Standard Textbook

標準神経病学

第2版

監修
水野　美邦　順天堂大学名誉教授

編集
栗原　照幸　東邦大学名誉教授
中野　今治　元 自治医科大学教授・神経内科

執筆（執筆順）

中野　今治	元 自治医科大学教授・神経内科	
水野　美邦	順天堂大学名誉教授	
西野　一三	国立精神・神経医療研究センター神経研究所疾病研究第一部部長	
川井　　充	元 国立病院機構東埼玉病院院長	
後藤　雄一	国立精神・神経医療研究センター神経研究所疾病研究第二部部長	
埜中　征哉	国立精神・神経医療研究センター病院名誉院長	
庄司　進一	一之瀬脳神経外科病院脳神経センター長	
栗原　照幸	東邦大学名誉教授	
田代　邦雄	北海道大学名誉教授	
今井　壽正	東京臨海病院神経内科／順天堂大学客員教授	
山口　修平	島根大学教授・内科学第三	
篠原　幸人	国家公務員共済組合連合会立川病院顧問／東海大学名誉教授	
橋本洋一郎	熊本市民病院首席診療部長／神経内科部長／地域連携部長／リハビリテーション科部長	
近藤　智善	リハビリテーション花の舎病院院長／和歌山県立医科大学名誉教授	
辻　　省次	国際医療福祉大学大学院教授・医療福祉学研究科	
松原　洋一	国立成育医療研究センター研究所長	
吉岡　　博	よしおかこどもクリニック院長	
庄司　紘史	聖マリア病院神経内科主幹	
吉良　潤一	九州大学大学院医学研究院教授・神経内科学	
清水　夏繪	帝京大学名誉教授	
森　　秀生	元 順天堂大学教授・神経内科（越谷病院）	
伊規須英輝	福岡中央総合健診センター施設長	
伊達　　勲	岡山大学大学院教授・脳神経外科学	
新井　　一	順天堂大学教授・脳神経外科	
辻　　貞俊	国際医療福祉大学福岡保健医療学部長／教授・医療検査学科	
荒木　信夫	埼玉医科大学名誉教授／よみうりランド慶友病院副院長	
山本　昌彦	東邦大学名誉教授（耳鼻咽喉科学）	
小島　重幸	松戸市立病院神経内科部長	
梶　　龍兒	国立病院機構宇多野病院院長	

医学書院

標準神経病学

発　行	2000 年 2 月 1 日　第 1 版第 1 刷
	2010 年 12 月 15 日　第 1 版第 13 刷
	2012 年 3 月 15 日　第 2 版第 1 刷Ⓒ
	2022 年 4 月 15 日　第 2 版第 6 刷

監修者　水野美邦
編集者　栗原照幸・中野今治
発行者　株式会社　医学書院
　　　　代表取締役　金原　俊
　　　　〒113-8719　東京都文京区本郷 1-28-23
　　　　電話　03-3817-5600(社内案内)
組　版　リーブル プランニング
印刷・製本　三報社印刷

本書の複製権・翻訳権・上映権・譲渡権・貸与権・公衆送信権(送信可能化権を含む)は株式会社医学書院が保有します.

ISBN978-4-260-00601-9

本書を無断で複製する行為(複写,スキャン,デジタルデータ化など)は,「私的使用のための複製」など著作権法上の限られた例外を除き禁じられています.大学,病院,診療所,企業などにおいて,業務上使用する目的(診療,研究活動を含む)で上記の行為を行うことは,その使用範囲が内部的であっても,私的使用には該当せず,違法です.また私的使用に該当する場合であっても,代行業者等の第三者に依頼して上記の行為を行うことは違法となります.

JCOPY〈出版者著作権管理機構 委託出版物〉
本書の無断複製は著作権法上での例外を除き禁じられています.複製される場合は,そのつど事前に,出版者著作権管理機構(電話 03-5244-5088,FAX 03-5244-5089,info@jcopy.or.jp)の許諾を得てください.

第2版の序

　神経内科は疾患の数が多く，症状も色々あって，神経系の機能と解剖がわかっていないと整理がつかなくなる傾向がある．しかし，いったん頭の整理がつくと，神経系は理論的にまとまっていて，各疾患もそれぞれの引き出しにさっと収まるようになる．神経系は末梢のほうから大脳のほうに逆にたどっていくと，以下のようになる．

①筋肉（障害されると筋萎縮と筋力低下）
②神経筋接合部（障害されると易疲労性をきたし，朝より夕方に強く筋力低下の症状がみられ，特に目，口，咽頭，頸部と四肢近位筋を中心に筋脱力がでる）
③末梢神経（障害されると運動障害，感覚障害，自律神経障害をきたす）
④脊髄（あるレベル以下の運動・感覚障害と膀胱直腸障害がでる）
⑤脳幹（障害されると脳神経麻痺，運動・感覚障害，意識障害，失調症などがみられ，顔は右，体は左というように交代性片麻痺をきたす特徴がある）
⑥小脳〔障害されると手足の運動失調症（ふらつき），小脳性の構音障害（鼻声，言語緩徐，断綴性言語），筋トーヌス低下をきたす〕
⑦大脳〔障害されると運動・感覚障害，失語，失行，失認，視野欠損，認知症，意識障害，てんかん発作など様々な神経症候をきたす．大脳基底核の障害が起きると，Parkinson病や，不随意運動（舞踏病，振戦，バリズムなど）が起こったり，筋トーヌスの異常がみられる．間脳は視床，視床下部，視床上部，視床後部に区分される．視床は体性感覚や視覚，聴覚のリレー中継部位で，大脳基底核や小脳からの信号も視床を介して大脳皮質に送り，運動・感覚の調整をしている．視床下部・下垂体系の障害では，様々な内分泌系の異常（性早熟症，副腎や性腺機能障害，視床下部性甲状腺機能低下症，尿崩症）をきたす．肥満や痩せなどにも関係している．また下垂体腫瘍では，独特な視野欠損（両耳側半盲）をきたすので，部位診断上重要である〕

　これらの順序でそれぞれの部位の症状と所見を知っていれば，神経系の理解がしやすいであろうという企図で，本書は初版のときから，比較的症状が簡単な筋疾患から脳へとさかのぼるような順序で記載されている．
　第2版では各章が最近数年の間にも目覚ましい進歩をとげた内容をそれぞれの分野の専門家が大幅な改訂を行って，新しい知識が盛り込まれた．
　アメリカのレジデントプログラムのなかには，神経病理のローテーションが組

まれていて，私は3年目の神経内科レジデントのときに，4か月間神経病理を回り，1日おきに当直をした．朝から晩まで毎日5～8体の剖検をするなかで，まず症例の病歴から臨床経過を review してメモをとり，脳を取り出してホルマリンにつけて固定し，脳が固定されてから毎週 brain cutting をして，臨床経過と照らし合わせながら，マクロとミクロの報告書を書き，神経病理の教授に顕微鏡をはさんで1対1で見てもらって最終的な病理診断を出すという経験をした．およそ500個くらいの脳を見て，脳に触れたり見たり脳刀で切る経験をしているうちに神経解剖も立体的に体得でき，神経内科疾患の概念と実態が自分の頭の中でまとまってきた感じを得た．

　第2版では，幸いにして神経病理を米国で専門的に学んできた共同編者・中野今治教授がマクロの脳の主な疾患を写真に出して，「臨床に役立つ神経解剖」という項を巻頭に加えることにした．あまり細かい神経解剖にはこだわらずに，脳の写真を見ることで大局をつかみ，神経内科疾患の理解を深めることになると考えている．

　その他，神経内科疾患の問診のとり方(医療面接)の章を，栗原が米国でのインターンと神経内科レジデントの経験をふまえて書き加えた．米国での臨床は，厳しいものがあり，問診が不十分であると，何回もとり直しや追加の質問をしてくるように1年上のレジデントから指示され，週3回ある教授回診でも厳しく指導を受ける．神経学的診察は順序よく行えば，取り落としがないように診察をすることができるが，診察の前に行う問診は，患者からよく話を聞いて，鑑別するべき疾患も考慮に入れながら，医師の側からも質問をして，大切な臨床症状の始まり方や経過をよく聞き出す必要がある．そして問診の内容と神経学的診察所見が辻褄があうようでなくてはいけないので，良い問診はかなり疾患の知識をもっている必要がある．医師に対して患者が話しても大丈夫と感じるような雰囲気作りも大切で，良い問診のとり方は芸術的であるともいえる．このように問診と神経学的診察をすることからすべてが始まり，これで80％方の診断の予測をつけることができ，検査や画像は，問診と診察所見を裏づけるものである．最近では生化学，脳波，筋電図，画像検査，遺伝子検査などの著しい進歩によって，検査に頼る医師が多くなっている傾向があるが，問診と診察所見に基づいて検査の計画を立てるのが本来の姿であり，必要な検査に絞り込むことは，患者負担を軽減し，毎年増え続ける医療費を削減するためにも不可欠である．

　本書は，医学部，リハビリテーション学部，薬学部(6年制になって服薬指導や副作用の説明を患者に行うようになっている)の学生をはじめ，初期臨床研修医，神経内科を専門とする後期臨床研修医の方々，神経内科の実際の臨床にあたっている方々にも，知識の整理に役立てていただけると信じる．

2012年2月

編者を代表して

栗原　照幸

初版の序

『神経病学』第1版が発行されてから20年，第3版が発行されてから既に11年が経過した．今日の医学の進歩の速さを考えると，教科書というものは毎年のようにでも改訂しなければならないのではないかとの観念にとらわれる．事実，アメリカの学生向けの内科学教科書である有名な『Harrison's Principles of Internal Medicine』などほとんど毎年のように改訂されているように思う．

『神経病学』は，田崎義昭北里大学名誉教授と，故吉田充男自治医科大学名誉教授の共同編集で高い内容を誇ってきた神経学教科書として有名であるが，第3版発行以来10年以上を経過してしまったので，その改訂は焦眉の急であった．今回，標準シリーズの1冊として，新たに出発することとなった．

今回の改訂に当たっては，できるだけ易しく，最新の内容を伝えることと，抵抗なく神経学の学習ができることを心がけた．この辺の経緯は，「第1章 神経学を学ぶ人へ」に少し詳しく，我々の考え方を述べておいたが，筋肉疾患の学習から入り，末梢から中枢へとたどる学習方法を考えた．最初から神経系の解剖に煩わされて，神経は難しい，複雑だとの印象を持たないように配慮したつもりである．

神経学は，欧米では内科と精神科の間にあって独自の発展をとげてきた領域で，対象とする疾患や病態はかなり多いが，本書ではそれを順序だてて頭の中に整理しやすい形で，記載することを心がけている．幸い本書の分担執筆者は，神経学の教育・臨床・研究の第一線で現在最も活躍しておられる方々であり，その内容はかなり高度ではあるが，大変解りやすい形で執筆していただいている．本書は，学生諸君のみならず，何科であれ，卒後まもない研修医の人々が神経学の臨床を学ぶのにも最適な教科書になっていると考える．

1999年11月

編　者

目次

● 巻頭カラー　臨床に役立つ神経解剖
　　　　　　　　　　　　　　中野今治　xvii

第1章
神経学を学ぶ人に　水野美邦

1. 神経学とは？ ……………………………… 1
2. 神経学はむずかしいか？
   それともやさしいか？ …………………… 1
3. 神経学の学び方，本書の構成 …………… 2
4. 神経系を侵す疾患の種類 ………………… 4
5. 仕上げ ……………………………………… 4
6. 神経疾患の診断と治療の流れ，
   鑑別診断，検査・治療プラン …………… 4
7. 医学生の義務 ……………………………… 5
8. 神経学と内科の関係 ……………………… 5

第2章
筋肉疾患

I．筋肉の形態　西野一三　6
　A．骨格筋の構造 …………………………… 6
　B．筋線維内部の構造 ……………………… 8
　C．筋線維鞘の構造 ………………………… 10
　D．筋線維タイプ …………………………… 13
　E．筋病理診断 ……………………………… 13

II．筋ジストロフィー　川井　充　14
　A．総論 ……………………………………… 14
　　1．定義 …………………………………… 14
　　2．分類 …………………………………… 15
　　3．検査総論 ……………………………… 15
　　4．診断 …………………………………… 17
　B．ジストロフィン異常症（Duchenne 型
　　筋ジストロフィー，Becker 型筋ジス
　　トロフィー） …………………………… 17
　C．Emery-Dreifuss 型筋ジストロフィー … 27
　D．顔面肩甲上腕型筋ジストロフィー …… 28
　E．肢帯型筋ジストロフィー ……………… 29
　F．先天性筋ジストロフィー ……………… 32
　　1．福山型先天性筋ジストロフィー …… 32
　　2．非福山型先天性筋ジストロフィー … 34

　G．遠位型ミオパチー ……………………… 36
　H．筋強直性ジストロフィー ……………… 37
　　1．1 型筋強直性ジストロフィー
　　　（Steinert 病） ………………………… 38
　　2．近位型筋強直性ミオパチー
　　　（2 型筋強直性ジストロフィー） …… 43
　I．眼咽頭型筋ジストロフィー …………… 43

III．ミトコンドリア病　後藤雄一　46
　1．慢性進行性外眼筋麻痺症候群 ………… 49
　2．ミトコンドリア脳筋症・乳酸アシ
　　ドーシス・脳卒中様発作症候群 ……… 50
　3．赤色ぼろ線維・ミオクローヌス
　　てんかん症候群 ………………………… 52
　4．Leber 遺伝性視神経萎縮症 …………… 52

IV．糖原病　埜中征哉　52
　A．分類 ……………………………………… 52
　B．臨床像 …………………………………… 53
　　1．2 型糖原病（Pompe 病） …………… 53
　　2．3 型糖原病（脱分枝酵素欠損） …… 54
　　3．4 型糖原病（分枝酵素欠損） ……… 54
　　4．McArdle 病，5 型糖原病 …………… 54
　　5．Tarui 病，7 型糖原病 ………………… 54

V．先天性ミオパチー　54
　1．ネマリンミオパチー …………………… 55
　2．セントラルコア病 ……………………… 55
　3．中心核ミオパチー ……………………… 56
　4．重症乳児型ミオチュブラー（筋細管）
　　ミオパチー ……………………………… 56
　5．先天性筋線維タイプ不均等症 ………… 57
　6．先天性筋強直症 ………………………… 57

VI．周期性四肢麻痺　庄司進一　57
　A．概念と分類 ……………………………… 57
　B．低カリウム血性周期性四肢麻痺 ……… 58
　C．高カリウム血性周期性四肢麻痺 ……… 61
　D．正カリウム血性周期性四肢麻痺 ……… 61
　E．先天性パラミオトニア ………………… 61

VII．内分泌性・代謝性ミオパチー　61
　1．甲状腺中毒性ミオパチー ……………… 62
　2．甲状腺機能低下症に伴うミオパチー … 62
　3．ステロイドミオパチー ………………… 62
　4．低カリウム血性ミオパチー …………… 62

    5. アルコール性ミオパチー ……… 63

VIII. 多発筋炎，皮膚筋炎　　　　　**64**
  A. 概念と分類 ……………………… 64
  B. 臨床像 …………………………… 64
    1. 成人型多発筋炎，皮膚筋炎 …… 64
    2. 小児多発筋炎，皮膚筋炎 ……… 67
    3. 膠原病に伴う多発筋炎，皮膚筋炎 … 67
    4. 悪性腫瘍に伴う多発筋炎，皮膚筋炎 … 67
    5. 封入体筋炎 …………………… 68
    6. 肉芽腫性筋炎 ………………… 68

IX. 神経筋接合部の形態と機能 ……　**68**

X. 神経筋接合部の疾患　　　　　　**68**
    1. 重症筋無力症 ………………… 68
    2. Lambert-Eaton 症候群 ……… 72

第3章
末梢神経疾患　　　　　栗原照幸

I. 末梢神経の機能解剖 ……………　**77**
    1. 運動系 ………………………… 77
    2. 感覚系 ………………………… 77
    3. 自律神経系 …………………… 80

II. 末梢神経障害の病理 ……………　**82**
    1. 節性脱髄 ……………………… 82
    2. 軸索変性 ……………………… 82
    3. Waller 変性 …………………… 82

III. 末梢神経障害の検査法 …………　**82**
    1. 針筋電図，末梢神経伝導検査 … 82
    2. 神経生検 ……………………… 84

IV. 末梢神経障害の分類 ……………　**85**

V. 遺伝性ニューロパチー …………　**86**
    1. Charcot-Marie-Tooth 病（CMT 病）
       腓骨筋萎縮症 …………………… 86
    2. Dejerine-Sottas 病 …………… 88
    3. X 連鎖 Charcot-Marie-Tooth 病 … 88
    4. 家族性アミロイド多発ニューロパチー
       ……………………………… 88

VI. 栄養障害性末梢神経障害
    —ビタミン欠乏性ニューロパチー　**91**
    1. ビタミン B_1 欠乏性ニューロパチー，
       アルコール性ニューロパチー …… 91
    2. ビタミン B_6 欠乏性ニューロパチー … 92
    3. ビタミン B_{12} 欠乏性ニューロパチー … 92
    4. ペラグラ ……………………… 92

VII. 炎症性ニューロパチー …………　**93**
    1. Guillain-Barré 症候群 ……… 93
    2. Fisher 症候群 ………………… 95
    3. 慢性炎症性脱髄性多発ニューロパチー… 96
    4. Lewis-Sumner 症候群 ……… 96

VIII. 内科疾患に伴うニューロパチー …　**99**
    1. 糖尿病性ニューロパチー …… 99
    2. 尿毒症性ニューロパチー …… 100
    3. Crow-Fukase 症候群 ……… 101
    4. 多発性骨髄腫に伴うニューロパチー … 101
    5. ポルフィリンニューロパチー … 102
    6. 膠原病に伴うニューロパチー … 103
    7. 癌性ニューロパチー ………… 103

IX. 単ニューロパチー　　　　　　　**104**
    1. Bell 麻痺 ……………………… 104
    2. 手根管症候群 ………………… 106
    3. 橈骨神経麻痺 ………………… 108
    4. 尺骨神経麻痺 ………………… 108

第4章
脊髄疾患，脊椎疾患　　　田代邦雄

I. 脊髄の機能解剖 …………………　**112**
    1. 伝導路 ………………………… 112
    2. 血管支配 ……………………… 115
    3. 脊髄の髄節性支配 …………… 118

II. 脊髄疾患　　　　　　　　　　　**124**
  A. 脊髄血管障害 …………………… 125
    1. 脊髄血管奇形 ………………… 125
    2. 脊髄梗塞 ……………………… 127
    3. Foix-Alajouanine 病
       （亜急性壊死性脊髄炎） ……… 128
  B. 脊髄空洞症 ……………………… 129
  C. 若年性一側上肢筋萎縮症（平山病） … 132
  D. 横断性脊髄炎 …………………… 135
  E. HAM（HTLV-I 関連ミエロパチー）… 137

III. 脊椎疾患　　　　　　　　　　　**138**
  A. 変形性頸椎症と頸椎椎間板ヘルニア … 138
  B. 後縦靱帯骨化症 ………………… 141
  C. 腰椎椎間板ヘルニア …………… 142

第5章
脳幹・小脳・大脳の構造・機能と症候

脳幹の構造・機能と症候 　145

Ⅰ．延髄の構造と主な症候群 …中野今治 146
- A. 延髄外側症候群（Wallenberg 症候群） 146
- B. 延髄内側症候群（Dejerine 症候群） 147
- C. 交叉性片麻痺 148

Ⅱ．橋の構造と主な症候群 149
- A. Millard-Gubler 症候群（橋底下部外側症候群） 150
- B. 側方注視麻痺，内側縦束症候群，one-and-a-half 症候群 150
- C. 閉じ込め症候群 151

Ⅲ．中脳の構造と主な症候群 151
- A. Weber 症候群 153
- B. Benedikt 症候群（赤核症候群） 153
- C. Claude 症候群（下部赤核症候群） 153
- D. Nothnagel 症候群 153
- E. Parinaud 症候群（背側中脳症候群） 154

小脳の構造・機能と症候 　154

Ⅰ．小脳の形態 154
- A. 概説 154
- B. 小脳の発生 155
  1. 系統発生 155
  2. 組織発生 156
- C. 小脳皮質 156
- D. 小脳皮質への入力 157
- E. 小脳皮質からの出力 158

Ⅱ．小脳の機能 158
- A. 小脳の機能単位 158
- 【小脳による運動制御】 159

Ⅲ．小脳症状 161
- A. 協調運動障害 161
- B. 平衡障害，歩行障害，失調性歩行 162
- C. 筋緊張低下 162

大脳の構造・機能と症候 　163

Ⅰ．視床の構造 163
- A. 外側核群 163
- B. 内側核群 163
- C. 前核群 164
- D. 髄板内核群 164
- E. 正中線核群 164

Ⅱ．視床の機能 164
- A. 特殊核（皮質中継核） 165
  1. 感覚系中継核 165
  2. 非感覚系中継核 165
- B. 連合核 166
- C. 非特殊核 166

Ⅲ．視床障害の臨床症候 166
- A. 感覚症候 166
- B. 運動症候 166
- C. 認知・精神症候 167
  1. 神経精神症状 167
  2. 意識障害 167
- D. 垂直性眼球運動障害 167

Ⅳ．視床下部の構造と機能 167

Ⅴ．視床下部障害の臨床症候 169
- A. 尿崩症 169
- B. 抗利尿ホルモン分泌異常症候群 170
- C. 性腺機能異常 170
  1. 思春期早発症 170
  2. 性腺機能低下 170
- D. 摂食の異常 170
- E. 体温調節異常 170
- F. 情動の障害 171

Ⅵ．大脳基底核の構造—線維連絡，伝達物質も含めて …今井壽正 171
- A. 大脳基底核の構成核群 171
- B. 大脳基底核の神経回路 171
  1. 神経回路の概説 171
  2. 大脳基底核の入力部：線条体（被殻と尾状核） 174
  3. 大脳基底核の介在部：淡蒼球外節と視床下核 175
  4. 大脳基底核の出力部：淡蒼球内節と黒質網様部 176
  5. 大脳基底核の修飾部：黒質緻密部 176

Ⅶ．大脳基底核の機能 176
- A. 行動の選択 176
  1. 持続的抑制と脱抑制—直接路の機能 176
  2. 周辺抑制—間接路・ハイパー直接路の機能 177
- B. 報酬による行動の学習 178
  1. 報酬による行動の選択—線条体投射ニューロンの役割 178
  2. 報酬を目指す学習とドパミンニューロンの役割 179
  3. 線条体におけるドパミンとアセチルコリンの生理的相互作用 180
- C. 手続き記憶または手続き学習 180

VIII. 大脳基底核の症状 — 181
- A. 総論 — 181
- B. 各論 — 182
  1. パーキンソニズム（Parkinson 症状） — 182
  2. 不随意運動 — 188
  3. 認知機能障害 — 191

IX. 大脳基底核障害を起こす疾患 — 193
- A. パーキンソニズム — 193
  1. Parkinson 病 — 193
  2. パーキンソニズムを随伴する神経変性疾患または代謝異常 — 193
  3. 症候性パーキンソニズム — 193
- B. 振戦 — 193
- C. 舞踏運動 — 194
- D. バリズム，片側バリズム — 194
- E. アテトーゼ — 194
- F. ジストニア — 194
- G. チック — 195

X. 大脳皮質の構造と機能局在 — 195
- A. 終脳，発生と外部構造 — 195
  1. 大脳皮質の発生学的区分 — 195
  2. 大脳皮質の領域分類 — 197
- B. 大脳皮質の組織学的構造 — 197
- C. 大脳皮質のカラム構造 — 198
- D. 大脳皮質のニューロンと入出力 — 198
- E. 大脳皮質の細胞構築と区分 — 201
- F. 大脳皮質を巡る神経回路網 — 202
- G. 大脳皮質の機能局在 — 202
  【付言】 — 202

XI. 前頭葉の機能とその障害 — 203
- A. 溝と回 — 203
- B. 領野と機能 — 203
- C. 左または右前頭葉病変による症候 — 205
  1. 運動麻痺 — 205
  2. 肢節運動失行 — 205
  3. 把握現象 — 205
- D. 左（優位側）前頭葉病変による症候 — 205
  1. Broca 失語（運動性失語） — 205
  2. 純粋語唖 — 206
  3. 超皮質性運動性失語 — 206
  4. 純粋失書 — 206
  5. 口舌顔面失行 — 206
  6. 道具の強迫的使用 — 206
- E. 右（劣位側）前頭葉病変による症候 — 207
  1. 運動維持不能 — 207
  2. 模倣行為 — 207
  3. 他人の手徴候 — 207
- F. 両側前頭葉病変による症候 — 207
  1. 吸引反射 — 207
  2. 使用行為 — 207
  3. 失立失歩・歩行失行・前頭葉性運動失調 — 207
  4. 高次の知的機能障害・精神症状 — 207

XII. 頭頂葉の機能とその障害 — 208
- A. 溝と回 — 208
- B. 領野と機能 — 208
- C. 左または右頭頂葉病変による症候 — 210
  1. 皮質性感覚障害 — 210
  2. 触認知障害 — 210
  3. 肢節運動失行 — 210
  4. 同名性下四分盲 — 211
  5. 構成失行 — 211
  6. Garcin 型視覚性運動失調 — 211
  7. 追跡眼球運動の障害と視運動性眼振の誘発不良 — 211
  8. 頭頂葉性運動失調 — 211
  9. 筋萎縮 — 211
- D. 左（優位側）頭頂葉病変による症候 — 211
  1. 身体部位失認 — 211
  2. 手指失認 — 211
  3. 純粋失書 — 211
  4. 観念運動失行 — 212
  5. 観念失行 — 212
  6. 伝導性失語 — 212
  7. 健忘性失語 — 212
  8. 失読失書 — 212
- E. 右（劣位側）頭頂葉病変による症候 — 212
  1. 片側身体失認 — 212
  2. 病態失認 — 212
  3. 半側空間無視 — 212
  4. 触覚性消去現象 — 212
  5. 着衣失行 — 212
- F. 両側頭頂葉病変による症候 — 213
  1. Bálint 症候群 — 213

XIII. 後頭葉の機能とその障害 — 213
- A. 溝と回 — 213
- B. 領野と機能 — 213
- C. 左または右後頭葉病変による症候 — 214
  1. 同名性半盲 — 214
  2. 変形視 — 214
  3. 幻視 — 214
- D. 左（優位側）後頭葉病変による症候 — 214
  1. 純粋失読 — 214
  2. 同時失認 — 214
- E. 右（劣位側）後頭葉病変による症候 — 214
  1. 地理的認知障害 — 214
  2. 相貌失認 — 214
- F. 両側後頭葉病変による症候 — 215
  1. 皮質盲 — 215
  2. 視覚性物体失認 — 215
  3. Bálint 症候群 — 215

XIV. 側頭葉の機能とその障害 — 215
- A. 溝と回 — 215
- B. 領野と機能 — 215

- C. 左または右側頭葉病変による症候 …… 215
  - 1. 同名性半盲または上四分盲 ……… 215
- D. 左（優位側）側頭葉病変による症候 … 215
  - 1. 純粋語聾 …………………………… 215
  - 2. Wernicke 失語 ……………………… 216
  - 3. 超皮質性感覚性失語 ……………… 216
  - 4. 語義失語と意味性認知症 ………… 216
  - 5. 健忘性失語 ………………………… 216
- E. 右（劣位側）側頭葉病変による症候 … 216
  - 1. 環境音認知障害 …………………… 216
  - 2. 地理的認知障害 …………………… 216
  - 3. 相貌失認 …………………………… 216
- F. 両側側頭葉病変による症候 ………… 217
  - 1. 皮質聾 ……………………………… 217
  - 2. 音楽認知障害 ……………………… 217
  - 3. 陳述記憶の障害 …………………… 217

XV. 島の機能とその障害 ……… 山口修平 217
- A. 形態と機能 …………………………… 217
- B. 島病変による症候 …………………… 217

XVI. 大脳辺縁系の機能とその障害 …… 217
- A. 形態と機能 …………………………… 217
- B. 記憶の分類 …………………………… 218
- C. 記憶の種類と辺縁系 ………………… 219
- D. 記憶障害と疾患 ……………………… 219
  - 1. 一過性全健忘 ……………………… 219
  - 2. 急性記憶障害をきたす疾患 ……… 219
  - 3. 慢性記憶障害をきたす疾患 ……… 220
- E. 情動機能と辺縁系 …………………… 220
- F. 情動障害と疾患 ……………………… 220

XVII. 大脳白質の構造・機能とその障害 … 220
- A. 大脳白質の構造と機能 ……………… 220
- B. 大脳白質病変による症候 …………… 221
  - 1. 連合線維の障害 …………………… 221
  - 2. 交連線維（脳梁）の障害 ………… 221

第6章 脳血管障害

脳血管障害の診断と治療　篠原幸人　223

I. 脳血管障害の定義 …………………… 223

II. 脳の血管支配 ………………………… 223
- A. 脳の動脈系 …………………………… 223
- B. 脳の静脈系 …………………………… 223

III. 脳血管障害の分類 …………………… 220

IV. 主な脳動脈の閉塞・血流障害による症候 …………… 230
- A. 形態と機能 …………………………… 230
- B. 前大脳動脈閉塞 ……………………… 231
  - 1. Heubner（反回）動脈およびその末梢の閉塞 ……………… 231
  - 2. 前大脳動脈主幹部の閉塞 ………… 232
- C. 中大脳動脈領域の閉塞 ……………… 232
- D. 前脈絡叢動脈領域の閉塞 …………… 233
- E. 後大脳動脈領域の閉塞 ……………… 233
- F. 脳底動脈領域の閉塞 ………………… 233
  - 1. 上小脳動脈 ………………………… 233
  - 2. 橋傍正中枝・短周辺動脈 ………… 233
  - 3. 前下小脳動脈 ……………………… 234
- G. 椎骨動脈領域の閉塞 ………………… 234

V. 虚血性脳血管障害 …………………… 234
- A. 脳梗塞 ………………………………… 234
  - 1. アテローム血栓性脳梗塞 ………… 234
  - 2. ラクナ梗塞 ………………………… 236
    - 付 線条体内包梗塞 …………………… 238
  - 3. 心原性脳塞栓症 …………………… 238
    - 付 その他の脳塞栓症 ………………… 239
  - 4. 血行力学性脳梗塞 ………………… 239
- B. 一過性脳虚血発作 …………………… 241
  - 付 一過性全健忘症候群 ……………… 242
- C. Binswanger 病と Binswanger 型脳梗塞 ……………… 242

VI. 出血性脳血管障害 …………………… 243
- A. 脳出血 ………………………………… 243
  - 1. 高血圧性およびその他の脳出血 … 243
  - 2. 脳アミロイドアンギオパチーとそれによる脳出血 ……………… 249
- B. 脳動脈瘤とくも膜下出血 …………… 250

VII. その他の脳血管障害 ………………… 253
- A. 脳動静脈奇形 ………………………… 253
- B. Willis 動脈輪閉塞症（もやもや病） … 254
- C. 高安病（大動脈弓症候群） ………… 254
- D. 側頭動脈炎 …………………………… 255
- E. 脳静脈・静脈洞閉塞症 ……………… 255
- F. 高血圧性脳症 ………………………… 256

脳血管障害のリハビリテーション　橋本洋一郎　257

- A. 脳卒中急性期治療とリハビリの連携 … 257
  - 1. 主な機能障害 ……………………… 257
  - 2. 予後予測 …………………………… 257
  - 3. 急性期治療と並行した急性期リハビリ … 257
  - 4. 回復期リハビリ …………………… 258
  - 5. 維持期リハビリ …………………… 259
- B. 片麻痺のリハビリ …………………… 259
  - 1. 離床プログラム …………………… 259

    2. 運動麻痺 ……………………………… 260
    3. 起居動作 ……………………………… 260
    4. 立位・歩行障害 ……………………… 260
    5. ADL …………………………………… 261
  C. 言語のリハビリ ………………………… 261
    1. 言語訓練の実際 ……………………… 261
    2. 失語の回復 …………………………… 262
  D. 嚥下障害のリハビリ …………………… 262
    1. 嚥下障害 ……………………………… 262
    2. 口腔ケア ……………………………… 262
    3. スクリーニングおよび嚥下機能評価… 262
    4. 嚥下訓練の実際 ……………………… 262

第7章
変性疾患　　　　　　　　近藤智善

Ⅰ. 概念と分類 …………………………… 264

Ⅱ. 認知症を主とする疾患 ……………… 264
    1. Alzheimer 病および Alzheimer 型
       老年認知症 …………………………… 264
    2. 前頭側頭葉変性症 …………………… 267
    3. Lewy 小体型認知症 ………………… 270

Ⅲ. パーキンソニズムを主とする疾患 … 271
    1. Parkinson 病 ………………………… 271
    2. 進行性核上性麻痺 …………………… 277
    3. 線条体黒質変性症 …………………… 278
    4. Shy-Drager 症候群 ………………… 279

Ⅳ. 不随意運動を主とする疾患 ………… 280
    1. Huntington(舞踏)病 ……………… 280
    2. 有棘赤血球舞踏病 …………………… 282
    3. ジストニア …………………………… 283
    4. 本態性振戦 …………………………… 287

Ⅴ. 脊髄小脳変性症 ……………………… 287
  A. 孤発性脊髄小脳変性症 ………………… 288
    1. 孤発性皮質性小脳萎縮症 …………… 288
    2. オリーブ橋小脳萎縮症 ……………… 288
  B. 遺伝性脊髄小脳変性症 ………………… 289
    1. 常染色体優性遺伝の脊髄小脳変性症 … 289
    2. 常染色体劣性遺伝の脊髄小脳変性症 … 292
    3. 家族性痙性対麻痺 …………………… 294
    4. 脊髄小脳変性症の治療 ……………… 294

Ⅵ. 運動ニューロン疾患 ………………… 294
    1. 筋萎縮性側索硬化症 ………………… 294
    2. 脊髄性筋萎縮症 ……………………… 297
    3. Kennedy-Alter-Sung 症候群
       (球脊髄性筋萎縮症) ………………… 297
    4. 平山病(若年性一側上肢筋萎縮症)…… 298

第8章
神経遺伝学　　　　　　　　辻 省次

Ⅰ. 単一遺伝子疾患と多因子疾患 ……… 302

Ⅱ. 単一遺伝子疾患—病因遺伝子, 病態
機序の解明から治療法の確立へ— … 303

Ⅲ. 多因子疾患(孤発性疾患)への
アプローチ ……………………………… 304

Ⅳ. 遺伝子解析の診療への応用………… 307
  A. 遺伝子診断の進め方 …………………… 308
  B. 遺伝子診断の際の留意点 ……………… 309

第9章
先天性代謝異常

Ⅰ. 脂質代謝異常症 ……………辻 省次 310
    1. スフィンゴ脂質の代謝 ……………… 310
    2. G_{M1}-ガングリオシドーシス …………… 310
    3. G_{M2}-ガングリオシドーシス …………… 312
    4. Niemann-Pick 病(スフィンゴ
       ミエリンリピドーシス) …………… 314
    5. Gaucher 病
       (グルコセレブロシドーシス)……… 315
    6. Fabry 病(びまん性全身性被角血管腫) … 315
    7. 異染性白質ジストロフィー ………… 316
    8. Krabbe 病(グロボイド細胞白質
       ジストロフィー) …………………… 317
    9. 副腎白質ジストロフィー …………… 318
   10. Refsum 病…………………………… 319
   11. Bassen-Kornzweig 病 ……………… 320

Ⅱ. ムコ多糖症 …………………………… 320
    1. Hurler 症候群(MPS ⅠH 型) ……… 321
    2. Hunter 症候群(MPS Ⅱ型) ………… 321
    3. Sanfilippo 症候群(MPS Ⅲ型) …… 321
    4. Morquio 症候群(MPS Ⅳ型) ……… 322
    5. Maroteaux-Lamy 症候群
       (MPS Ⅵ型) ………………………… 323
    6. Sly 症候群(MPS Ⅶ型) …………… 323

Ⅲ. 糖蛋白代謝異常症 …………………… 323
    1. シアリドーシス ……………………… 324
    2. ガラクトシアリドーシス …………… 325

Ⅳ. アミノ酸代謝異常 …………松原洋一 325
    1. フェニルケトン尿症 ………………… 325
    2. かえでシロップ尿症 ………………… 328
    3. ホモシスチン尿症 …………………… 329

4. Hartnup 病 …………………… 329
　　5. 尿素サイクル代謝異常症 ………… 330
Ⅴ. その他の代謝異常 ………………… 332
　　1. Wilson 病（肝レンズ核変性症） … 332
　　2. Menkes 病 …………………… 332
　　3. Lesch-Nyhan 症候群 ………… 333
　　4. Hallervorden-Spatz 病 ……… 333

第10章
先天性疾患
吉岡 博

Ⅰ. 先天奇形 …………………………… 335
　　1. 二分脊椎 ……………………… 335
　　2. Arnold-Chiari 奇形 ………… 336
　　3. 先天性水頭症 ………………… 336
Ⅱ. 胎内感染症 ………………………… 336
　　1. 先天性トキソプラズマ症 ……… 336
　　2. 巨大細胞封入体病/サイトメガロ
　　　ウイルス症 …………………… 337
　　3. 先天性梅毒 …………………… 337
Ⅲ. 周産期脳損傷 ……………………… 338
　　1. 脳性麻痺 ……………………… 338
Ⅳ. 母斑症 ……………………………… 339
　　1. 結節性硬化症 ………………… 339
　　2. 神経線維腫症 ………………… 340
　　3. Sturge-Weber 症候群 ……… 341
　　4. 毛細血管拡張性運動失調症 …… 341
　　5. von Hippel-Lindau 症候群 … 341

第11章
神経感染症
庄司紘史

Ⅰ. 脳炎 ………………………………… 343
　A. 急性ウイルス性脳炎 ……………… 343
　B. 亜急性硬化性全脳炎 ……………… 346
　C. 進行性多巣性白質脳症 …………… 347
　D. HIV 脳症/AIDS 脳症 …………… 348
　E. トキソプラズマ感染症 …………… 349
　F. プリオン病 ……………………… 350
Ⅱ. 髄膜炎 ……………………………… 351
　A. ウイルス性髄膜炎 ……………… 352
　B. 細菌性髄膜炎 …………………… 353
　C. 結核性髄膜炎 …………………… 355
　D. 真菌性髄膜炎 …………………… 356
Ⅲ. 神経梅毒 …………………………… 356

Ⅳ. 脳膿瘍 ……………………………… 358

第12章
脱髄性・非感染性炎症性疾患
吉良潤一

Ⅰ. 脱髄性疾患 ………………………… 360
　A. 多発性硬化症 …………………… 360
　B. 多発性硬化症の特殊型・類縁疾患 … 365
　　1. Devic 病（視神経脊髄炎） …… 365
　　2. Balò 病（Balò 同心円硬化症） … 366
　C. 急性散在性脳脊髄炎 ……………… 367
Ⅱ. 非感染性炎症性疾患 ………………… 367
　A. 神経 Behçet 病 …………………… 367
　B. サルコイドーシス ……………… 369
　C. Wegener 肉芽腫症 …………… 370

第13章
内科疾患に伴う神経障害

Ⅰ. 肝・腎・肺疾患に伴う神経障害
　　………………………清水夏繪 371
　A. 肝性脳症 ………………………… 371
　B. 尿毒症による神経障害 ………… 372
　　1. 尿毒症性脳症 ………………… 372
　　2. 不均衡症候群 ………………… 373
　　3. 透析認知症 …………………… 373
　　4. 尿毒症性ニューロパチー …… 373
　C. 肺性脳症 ………………………… 374
　　1. 高炭酸ガス血性脳症/炭酸ガス
　　　ナルコーシス ………………… 374
　　2. 低酸素性脳症 ………………… 374
Ⅱ. 内分泌疾患に伴う神経障害 ……… 375
　A. 甲状腺機能亢進症に伴う神経・筋障害 … 375
　　1. 甲状腺中毒性ミオパチー …… 375
　　2. 甲状腺中毒性周期性四肢麻痺 … 376
　　3. 甲状腺中毒性脳症 …………… 376
　　4. 甲状腺異常性眼症 …………… 376
　　5. 振戦 …………………………… 376
　　6. 重症筋無力症 ………………… 376
　B. 甲状腺機能低下症に伴う神経・筋疾患 … 376
　　1. 甲状腺機能低下性ミオパチー … 376
　　2. 甲状腺機能低下性ニューロパチー … 377
　　3. 甲状腺機能低下性脳症 ……… 377
　C. 副甲状腺機能亢進症に伴う
　　神経・筋疾患 …………………… 377
　D. 副甲状腺機能低下症に伴う
　　神経・筋疾患 …………………… 378

- E. Cushing 症候群 ……………………… 379
- F. Addison 病 …………………………… 379
- G. 糖尿病による神経・筋障害 ………… 380
  1. 糖尿病性ニューロパチー ………… 380
  2. 糖尿病性中枢神経障害 …………… 380

III. ビタミン欠乏症に伴う神経障害 …… 381
- A. ビタミン B₁（サイアミン）欠乏による神経・筋障害 ………………… 382
  1. Wernicke 脳症 ……………………… 382
  2. Korsakoff 症候群 …………………… 382
  3. Strachan 症候群 …………………… 382
  4. 脚気ニューロパチー，多発ニューロパチー ……………… 382
- B. ビタミン B₆ 欠乏症 …………………… 382
- C. ビタミン B₁₂ 欠乏症 ………………… 383
- D. ニコチン酸欠乏症 …………………… 383
- E. ビタミン D 欠乏症 …………………… 383
- F. ビタミン E 欠乏症 …………………… 384

IV. 膠原病に伴う神経障害 …… 森 秀生 384
- A. 膠原病 ………………………………… 384
  1. 全身性エリテマトーデス ………… 384
  2. Behçet 病 …………………………… 385
  3. Sweet 病 …………………………… 385
  4. Sjögren 症候群 ……………………… 386
  5. サルコイドーシス ………………… 386
  6. 関節リウマチ ……………………… 387
  7. 混合性結合組織病 ………………… 387
- B. 血管炎症候群 ………………………… 387

V. 血液疾患に伴う神経障害 …………… 388
- A. 赤血球疾患 …………………………… 388
  1. 悪性貧血 …………………………… 388
  2. 多血症 ……………………………… 388
- B. 血小板疾患 …………………………… 389
  1. 本態性血小板血症 ………………… 389
  2. 血栓性血小板減少性紫斑病 ……… 389
- C. 白血球およびリンパ球の腫瘍性疾患 … 389
  1. 白血病，悪性リンパ腫 …………… 389
  2. 血管内悪性リンパ腫症 …………… 390
- D. 形質細胞障害 ………………………… 390
  1. 多発性骨髄腫 ……………………… 390
  2. Waldenström マクログロブリン血症 … 390
  3. 意義不明の単クローン性免疫グロブリン血症 ……………… 390
  4. POEMS 症候群 …………………… 391
- E. 凝固異常症 …………………………… 391

VI. 悪性腫瘍による神経障害 …………… 392
- A. 癌の転移 ……………………………… 392
- B. 髄膜癌腫症 …………………………… 392
- C. 傍腫瘍性神経症候群 ………………… 392
  1. 傍腫瘍性脳脊髄炎 ………………… 393
  2. 傍腫瘍性辺縁系脳炎 ……………… 393
  3. 傍腫瘍性小脳変性症 ……………… 393
  4. 亜急性感覚性ニューロノパチー … 393
  5. 傍腫瘍性眼球クローヌス・ミオクローヌス …………………… 393
  6. Lambert-Eaton 症候群 …………… 394
  7. 皮膚筋炎，多発筋炎 ……………… 394

第14章 中毒性神経疾患　　伊規須英輝

I. 重金属中毒 ………………………… 396
- A. 鉛中毒 ………………………………… 396
- B. 水銀中毒 ……………………………… 397
- C. マンガン中毒 ………………………… 398
- D. タリウム中毒 ………………………… 398
- E. ヒ素中毒 ……………………………… 399

II. 有機物質中毒 ……………………… 400
- A. エタノール（エチルアルコール）中毒 … 400
- B. メタノール（メチルアルコール）中毒 … 401
- C. ノルマルヘキサン中毒 ……………… 402
- D. トルエン中毒 ………………………… 402
- E. 有機リン中毒 ………………………… 403
- F. 一酸化炭素中毒 ……………………… 404

III. 薬物中毒 …………………………… 405
- A. 抗精神病薬 …………………………… 405
- B. 抗うつ薬，気分安定薬 ……………… 405
- C. 抗てんかん薬 ………………………… 405
- D. 抗癌剤 ………………………………… 406
- E. その他 ………………………………… 406

第15章 脳腫瘍と脊髄腫瘍　　伊達 勲

I. 脳腫瘍 ……………………………… 407
  1. 脳腫瘍の概念 ……………………… 407
  2. 脳腫瘍の組織分類と発生頻度 …… 407
  3. 脳腫瘍の好発部位と組織分類 …… 407
  4. 脳腫瘍の症状 ……………………… 408
  5. 脳腫瘍の診断 ……………………… 409
  6. 脳腫瘍の治療 ……………………… 409
  7. 脳腫瘍の予後 ……………………… 411
- A. 神経膠腫（グリオーマ） …………… 411
  1. 星状細胞系腫瘍 …………………… 411
  2. 乏突起膠細胞系腫瘍 ……………… 412
  3. 上衣系腫瘍 ………………………… 412
- B. 髄芽腫 ………………………………… 412
- C. 髄膜腫 ………………………………… 413
- D. 下垂体腺腫 …………………………… 416
- E. 神経鞘腫 ……………………………… 417

F. 頭蓋咽頭腫 ……………………… 418
G. 胚細胞腫瘍 ……………………… 419
H. 悪性リンパ腫 …………………… 419
I. 転移性脳腫瘍 …………………… 420

II. 脊髄腫瘍 …………………………… 420

第16章
水頭症，本態性頭蓋内圧亢進
新井 一

I. 水頭症 ……………………………… 423

II. 本態性頭蓋内圧亢進 ……………… 428

第17章
頭部外傷，脊髄外傷
新井 一

I. 頭部外傷 …………………………… 430

II. 脊髄外傷 …………………………… 437

第18章
機能性疾患

I. てんかん ……………… 辻 貞俊 439
A. 概念 ……………………………… 439
B. 分類 ……………………………… 439
C. 疫学 ……………………………… 441
D. 病理・病態生理 ………………… 441
  1. てんかんの発症機序 ………… 442
  2. てんかん発作型の出現機序 … 442
  3. てんかんの病因 ……………… 442
  4. てんかん遺伝子 ……………… 443
E. 臨床症状 ………………………… 443
  1. 全般発作(痙攣性あるいは非痙攣性)… 443
  2. 全般発作と二次性全般発作の鑑別 … 443
  3. 部分(焦点，局所)発作 ……… 444
  4. てんかん重積状態 …………… 445
  5. てんかんおよびてんかん症候群 … 445
F. 検査所見 ………………………… 449
  1. 脳波検査 ……………………… 449
  2. 脳画像検査 …………………… 450
G. 診断・鑑別診断 ………………… 450
H. 予後 ……………………………… 451
I. 治療 ……………………………… 451
  1. 全身痙攣発作時の処置 ……… 451
  2. 非痙攣性発作の対処 ………… 451
  3. てんかん重積状態の治療 …… 451

  4. 抗てんかん薬での内服治療 … 451
  5. てんかんの外科治療 ………… 453
  6. てんかん治療のゴール ……… 454

II. 頭痛 ………………… 荒木信夫 454
A. 頭蓋内外の疼痛感受部位 ……… 454
B. 頭痛に関与する感覚神経 ……… 454
C. 頭痛の分類 ……………………… 455
  1. 片頭痛 ………………………… 455
  2. 群発頭痛 ……………………… 461
  3. 緊張型頭痛 …………………… 462
  4. 三叉神経痛 …………………… 463

III. めまい ……………… 山本昌彦 463
A. めまいの概念・症状・原因 …… 463
B. 内耳障害によるめまい疾患 …… 464
  1. Ménière 病 …………………… 464
  2. 良性発作性頭位めまい症 …… 466
  3. 前庭ニューロン炎 …………… 468
C. 内耳性めまいと鑑別を要する
   中枢性めまい ………………… 471
  1. 小脳障害 ……………………… 471
  2. 脳幹障害 ……………………… 471
  3. 変性疾患 ……………………… 471
  4. その他のめまい類似疾患 …… 471
D. まとめ …………………………… 472

第19章
医療面接(問診のとり方)：
history taking
栗原照幸

A. 患者プロフィール ……………… 473
B. 発症の早さと経過 ……………… 473
C. 既往歴 …………………………… 474
D. 社会活動，職歴 ………………… 474
E. 家族歴 …………………………… 474
F. 労働衛生の重要問題 …………… 475
G. 神経内科分野で頻度の高い疾患 … 476

第20章
診断学
水野美邦

I. 神経学的診察の進め方 …………… 477

II. 精神状態 …………………………… 477
  1. 意識障害 ……………………… 477
  2. 知能障害 ……………………… 484

III. 高次脳機能 ………………………… 485
  1. 失語 …………………………… 485
  2. 失行 …………………………… 488
  3. 失認 …………………………… 491

IV. 脳神経 494
1. 嗅神経 494
2. 視神経 495
3. 動眼・滑車・外転神経 498
4. 三叉神経 503
5. 顔面神経 505
6. 内耳神経 507
7. 舌咽・迷走神経 509
8. 副神経 511
9. 舌下神経 512

V. 運動機能 512
1. 随意運動の形態・生理 512
2. 歩行 513
3. 平衡機能 514
4. 筋萎縮 515
5. 筋力 516
6. 不随意運動 521
7. 筋緊張 525
8. 運動失調 527

VI. 反射機能 528
1. 深部腱反射 528
2. 表在反射 532
3. 病的反射 533
4. 前頭葉徴候 534
5. 錐体外路性異常反射 535
6. 異常共同運動 535
7. 模倣性連合運動 536

VII. 感覚機能 536

VIII. 髄膜刺激症候 542

IX. 自律神経系 542

第21章
検査法

I. 脳脊髄液 ………………庄司紘史 546
1. 脳脊髄液の産生と吸収 546
2. 腰椎穿刺 546
3. 髄液の性状と病的変化 546

II. 神経放射線学的検査 ……小島重幸 550
A. X線CT 550
B. MRI, MRA, MRS 552
C. 血管撮影 556
D. ミエログラフィ 558
E. SPECT 560

III. 電気生理学的検査 …………梶 龍兒 562
A. 役割—臨床診断の道具として 562
B. 筋電図・末梢神経伝導検査 562
  1. 筋電図検査の原理 562
  2. 筋電図検査の実際 565
  3. 末梢神経伝導検査 565
  4. 検査の進め方 565
C. 大脳・脊髄誘発電位 566
  1. 原理 566
  2. 体性感覚誘発電位 566
  3. 視覚誘発電位 567
  4. 聴性脳幹反応/脳幹聴覚誘発電位 567
D. 脳波 568
  1. 脳波の起源 568
  2. 脳波の分類 568
  3. 正常脳波 570
  4. 異常脳波 570

和文索引 575
欧文索引 590

【執筆協力】

冨永　佳代　国立病院機構東埼玉病院神経内科
〔第2章「II. 進行性筋ジストロフィー　E, F」(29〜35頁)〕

三橋　里美　Research Fellow, Program in Genomics, Children's Hospital Boston
〔第2章「II. 進行性筋ジストロフィー　C, D, G」(27〜29, 35〜37頁)〕

渡邊　進　熊本機能病院神経内科部長
〔第6章「血管障害のリハビリテーション」(255〜261頁)〕

野寺　裕之　ハーバード大学助教授・神経内科学
〔第21章「III. 電気生理学的検査」(554〜566頁)〕

臨床に役立つ神経解剖

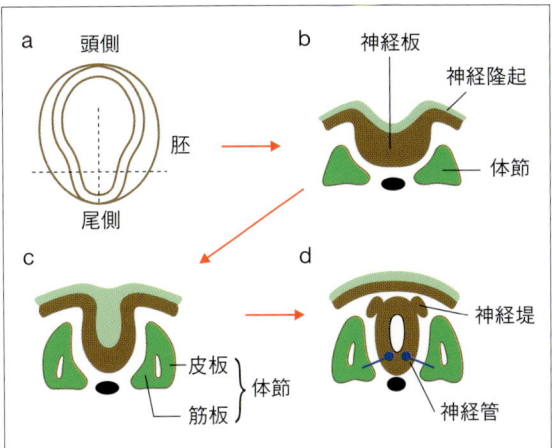

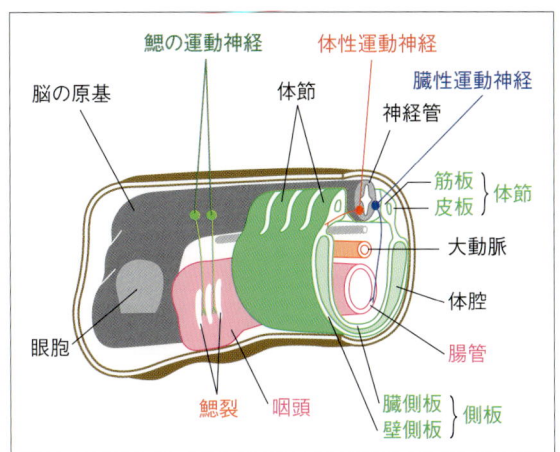

神経管の発生　a. 胚の背側に将来の脳・脊髄に発達する外胚葉性の原基が出現する。
b. その原基が肥厚して神経板となり、両側が盛り上がって神経隆起になる。
c. 神経板は陥入し、左右の神経隆起が接近する。
d. 左右の神経隆起が癒合して神経管となる。神経隆起からは、脊髄神経節や交感神経節になる神経堤が生じる。
〔時実利彦（編）：脳と神経系．p41, 岩波書店、東京、1976 より一部改変〕

神経管の発生　初期胚は内胚葉系の腸管（前端の口と後端の肛門で開いている）を外胚葉系の体表組織が覆っている管状の構造である。その間のスペースは、背側に体表から陥入した神経管（脳と脊髄）が、他のスペースは中胚葉系の体節が埋めている。体節は筋板を経て四肢体幹などの横紋筋になる。腸管の吻側端には鰓（鰓裂）が出現し、その筋は、本来腸管平滑筋を支配していた神経細胞が特殊化した脳神経で支配されるようになる。〔時実利彦（編）：脳と神経系．p52, 岩波書店、東京、1976 より一部改変〕

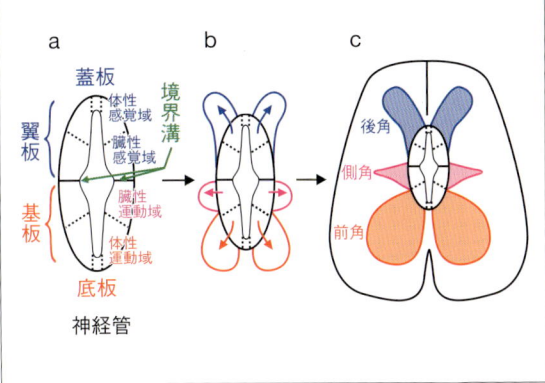

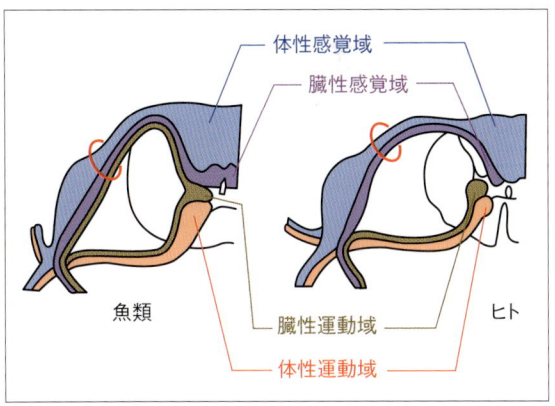

神経管からの脊髄の発生　a. 神経管の背腹中央には境界溝があり、それより腹側は運動と関係する基板、背側は感覚にかかわる翼板からなる。左右の基板と翼板が合する部位がそれぞれ底板と蓋板である。基板の腹側は体性運動（横紋筋）と、背側は臓性運動（平滑筋）をつかさどる。翼板の腹側は臓性感覚、背側は体性感覚（皮膚など）にかかわる。
b. 体性運動域と臓性運動域はそれぞれ腹側あるいは側方に発達して前角と側角ができる。翼板からは体性感覚域が後角へと発達する。
c. これらの灰白質の周りに上下に走る白質が加わって脊髄が完成する。

魚類とヒトの前根と後根　脊髄では、運動神経は前根から出、感覚神経は後根から入る〔Bell-Magendie（ベル・マジャンディ）の法則〕が、魚類では後根からも臓性運動神経が出る。
〔時実利彦（編）：脳と神経系．p56, 岩波書店、東京、1976 より一部改変〕

これらの口絵は、東京医科歯科大学名誉教授 故萬年 甫先生の講義録および萬年 甫（著）「脳と神経系」、時実利彦（編）、岩波書店、東京、1976 に基づいて作成した。

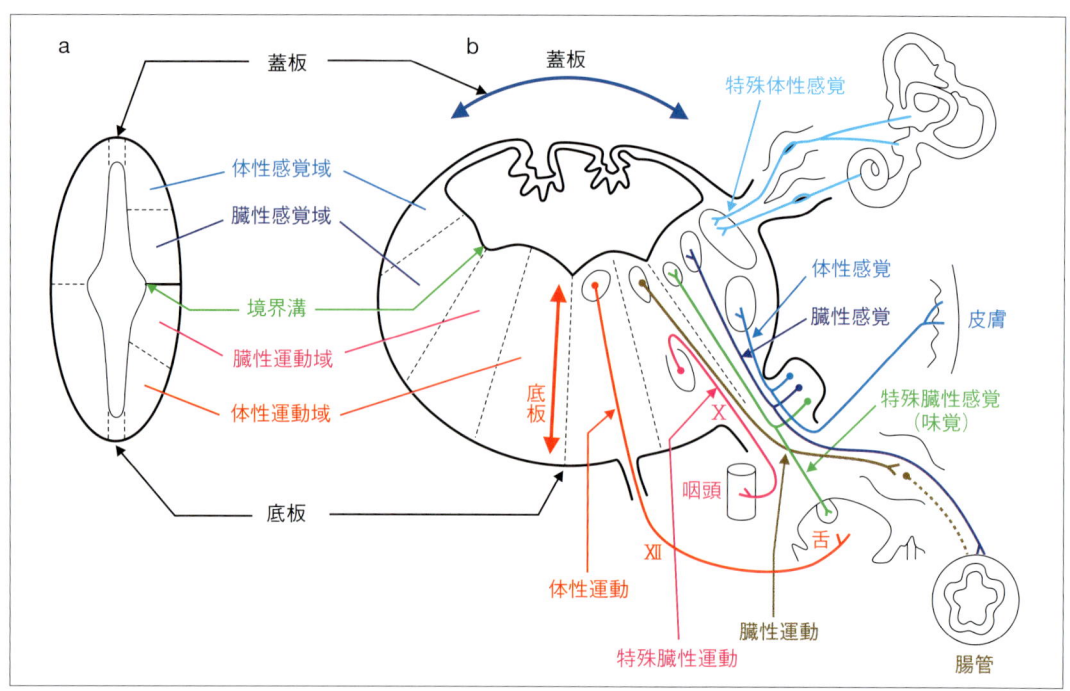

神経管からの脳幹の発生 神経管(a)の翼板を左右に引き延ばし,底板を背腹に引き延ばすと脳幹被蓋の基本構造ができる(b).脳幹では境界溝の内側に運動域,外側に感覚域が存在する.図では運動域の内側に体性運動神経である舌下神経核があり,外側には一般臓性運動神経である迷走神経運動背側核と特殊臓性運動神経である迷走神経核(疑核)が位置する.感覚域には,内側に臓性感覚神経核(孤束核上部)と特殊臓性感覚神経核(孤束核下部)が存在し,その外側には顔面の体性感覚をつかさどる三叉神経核が存在し,最外側には特殊体性感覚神経の核である前庭神経核と蝸牛神経核が位置する.脳幹では臓性運動神経と臓性感覚神経が同一根に含まれており,魚類の後根に相当する.これには鰓弓由来筋を支配するⅤ,Ⅶ,Ⅸ,Ⅹが属する.〔時実利彦(編):脳と神経系.p60,岩波書店,東京,1976より一部改変〕

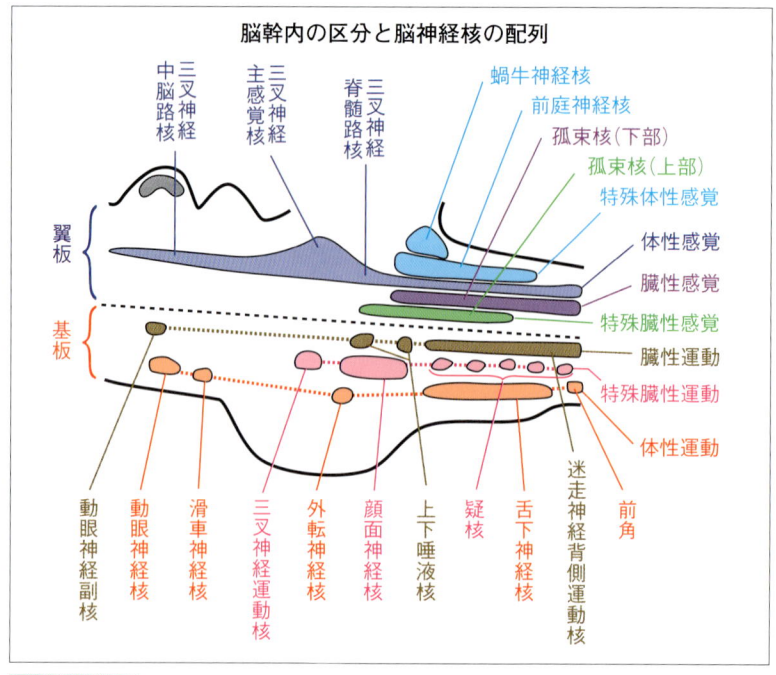

脳幹の神経核 前図の脳神経核を吻尾方向に配置した図である.脳神経核は不連続なものが多いが,配列には規則性があるのがわかる.
〔時実利彦(編):脳と神経系.p60,岩波書店,東京,1976より一部改変〕

臨床に役立つ神経解剖　xix

〈脳表の基本は簡単〉脳を描くには「の」の字を書く

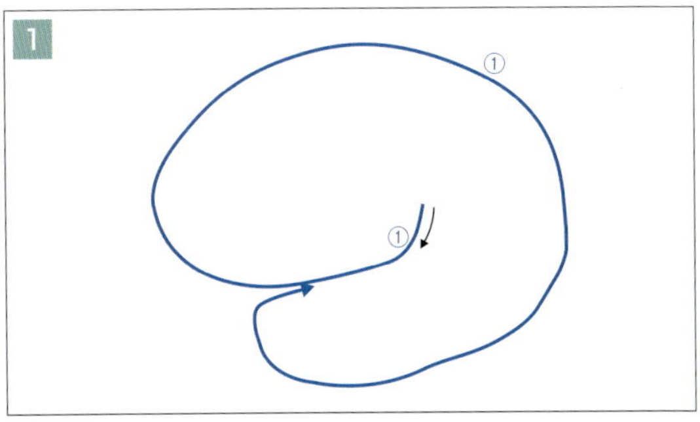

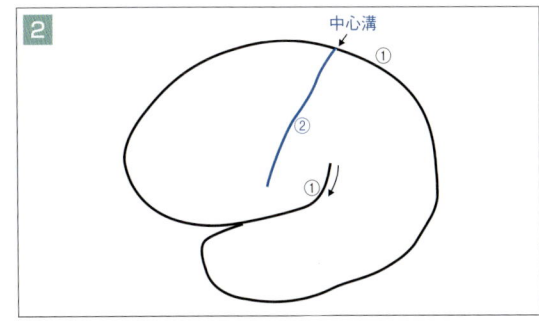

①：脳を描くには「の」の字を書く．書き始めが上にはねているのがポイント．書き始めの溝が Sylvius（シルヴィウス）裂である．

②：ほぼ中央部に斜めの線（中心溝）を引く．

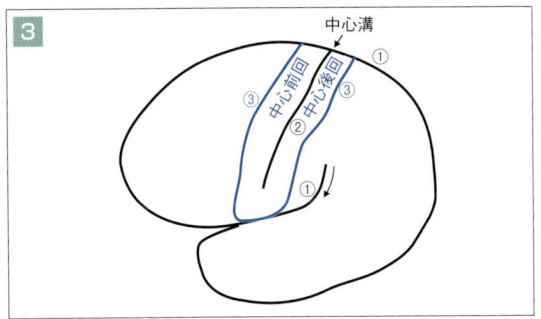

③：②を取り囲むように線を引くと，中心前回と中心後回が描ける．

④，⑤：前頭葉運動前野に2本の線を引くと，上から上前頭回，中前頭回，下前頭回となる．

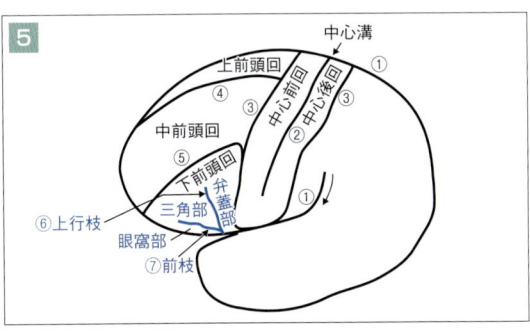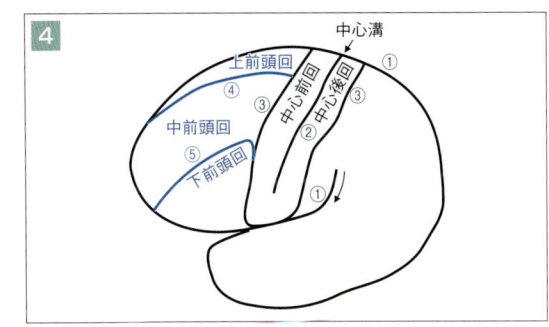

⑥，⑦：上行枝（⑥）と前枝（⑦）を引いて，下前頭回を後ろから弁蓋部，三角部，眼窩部に分ける．

⑧，⑨：側頭葉に2本の線（⑧，⑨）を引くと，上から上側頭回，中側頭回，下側頭回が描ける．⑧の線（上側頭溝）の後端は上にはねるのがポイント．

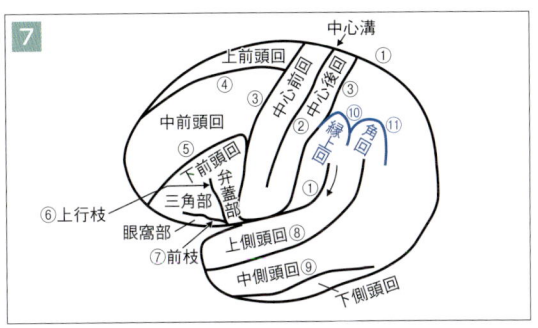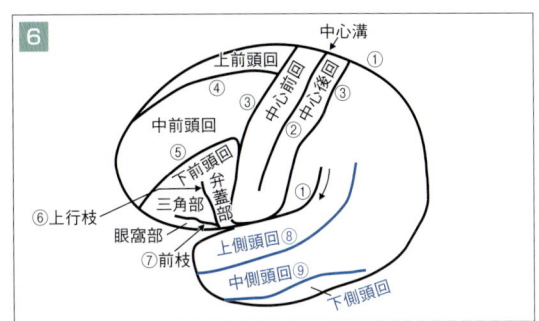

⑩，⑪：Sylvius 裂と上側頭溝（⑧）の後端に蓋をするように⑩，⑪を引くと，縁上回と角回が描ける．

⑫，⑬：後方部の高い位置と低い位置にそれぞれ短く頭頂後頭溝（⑫）と鳥距溝（⑬）を引く．

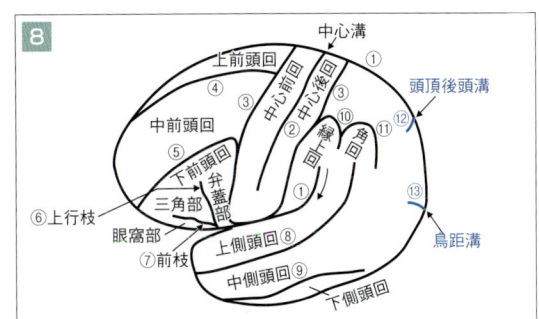

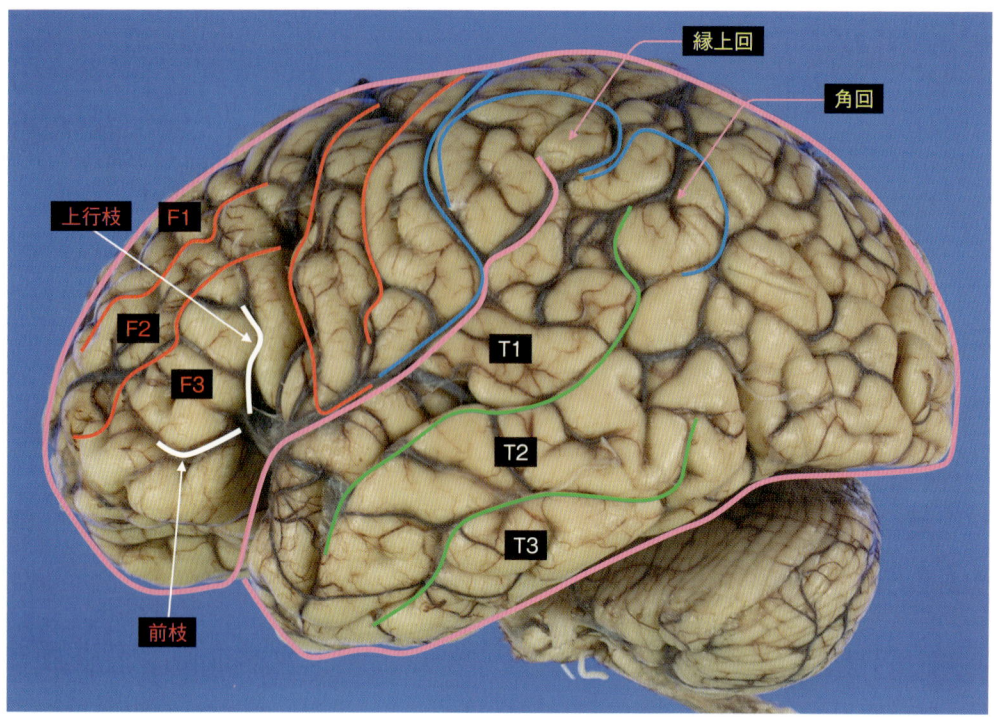

実物脳での左半球解剖 F1：上前頭回，F2：中前頭回，F3：下前頭回，T1：上側頭回，T2：中側頭回，T3：下側頭回

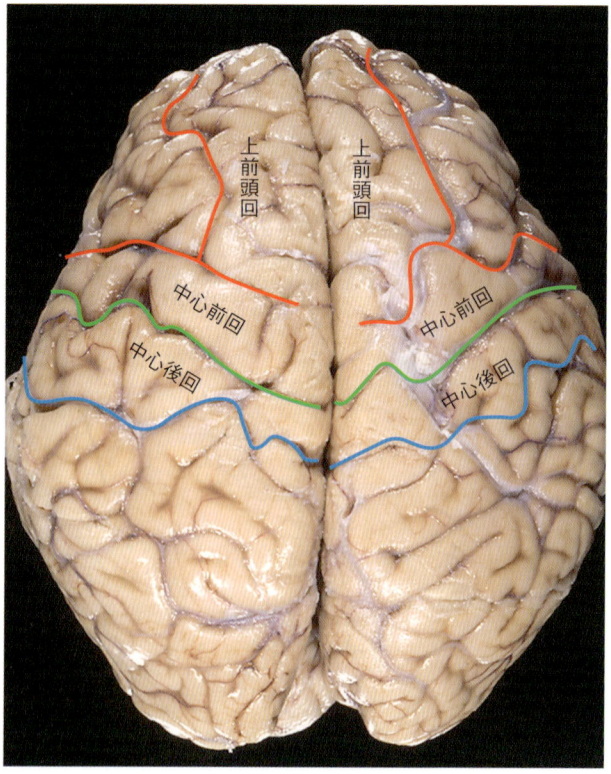

大脳半球上面 前頭葉運動前野の脳溝はほぼ前後に走る．それを斜めに遮るのが中心前回である．

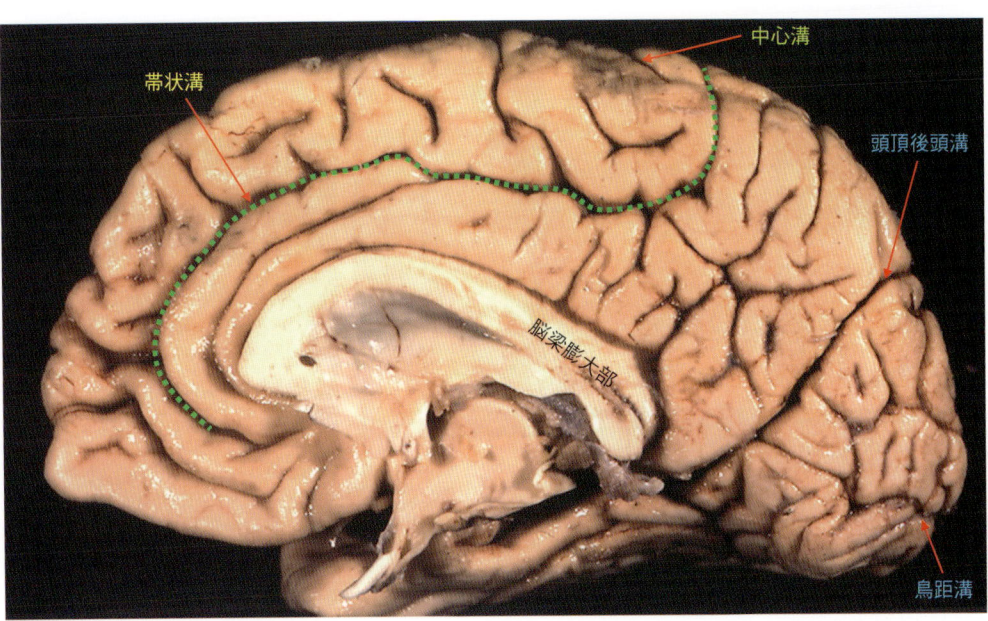

大脳半球内側面 帯状溝を後方にたどると大脳半球上縁に達する．その1つ前で，内側面にわずかに顔を出しているのが中心溝である．大脳縦裂を押し広げて斜め上からこの様子を見ることができる．外側面ではわずかに見えていた頭頂後頭溝と鳥距溝が明瞭な溝として認められる．

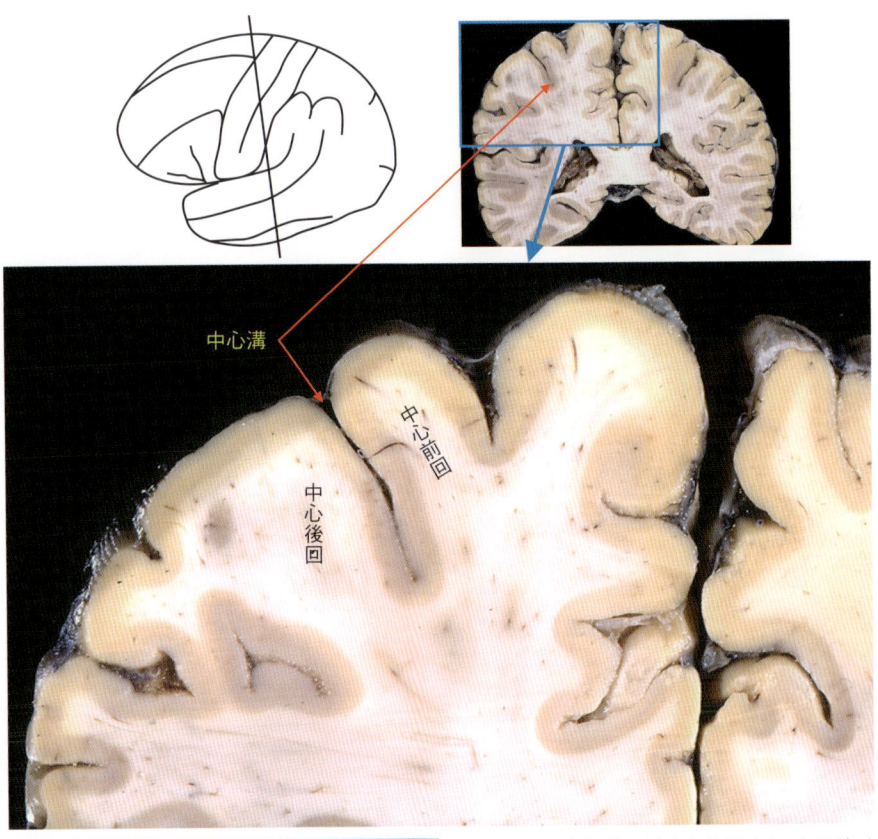

正常脳の中心溝を挟む脳回（中心前回と中心後回） 皮質の幅は中心前回が中心後回より1.5倍くらい厚い．脳溝を挟んで向かい合う脳回の皮質幅にこのような差がみられるのは中心溝のみであるので，これを手がかりにしてこの溝を同定する．

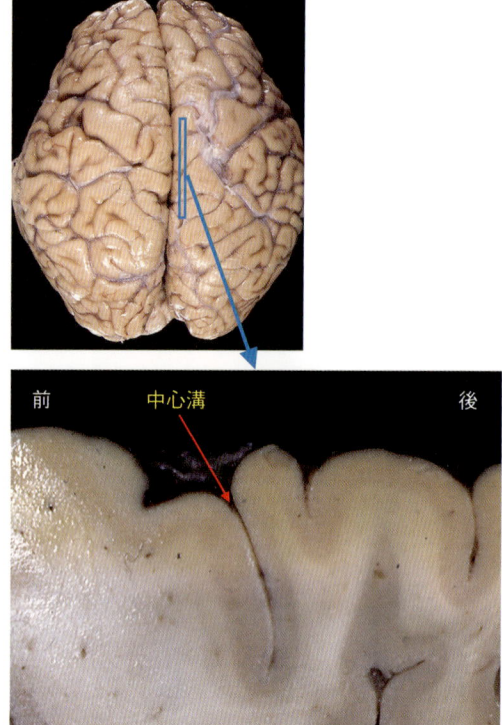
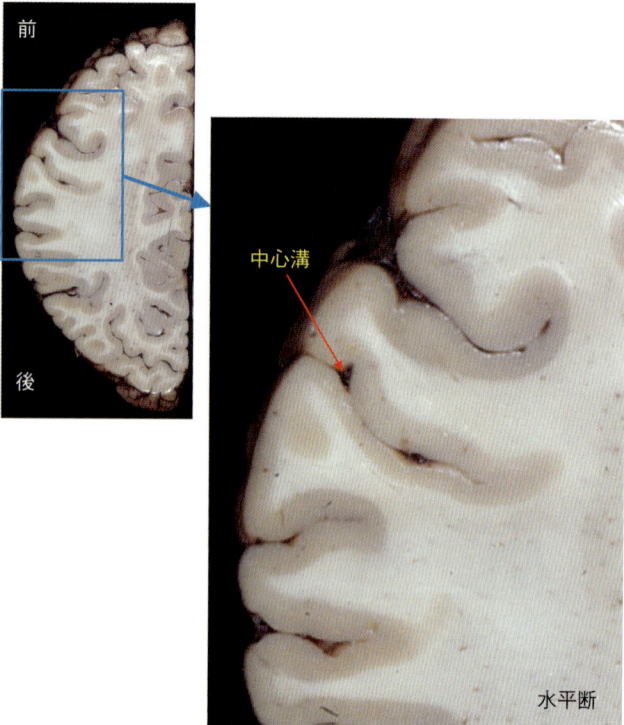

正常脳の中心溝を挟む脳回（中心前回と中心後回）
皮質厚の差は矢状断（左）と水平断（右）でも認められる．

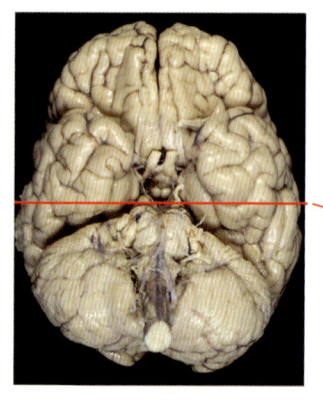
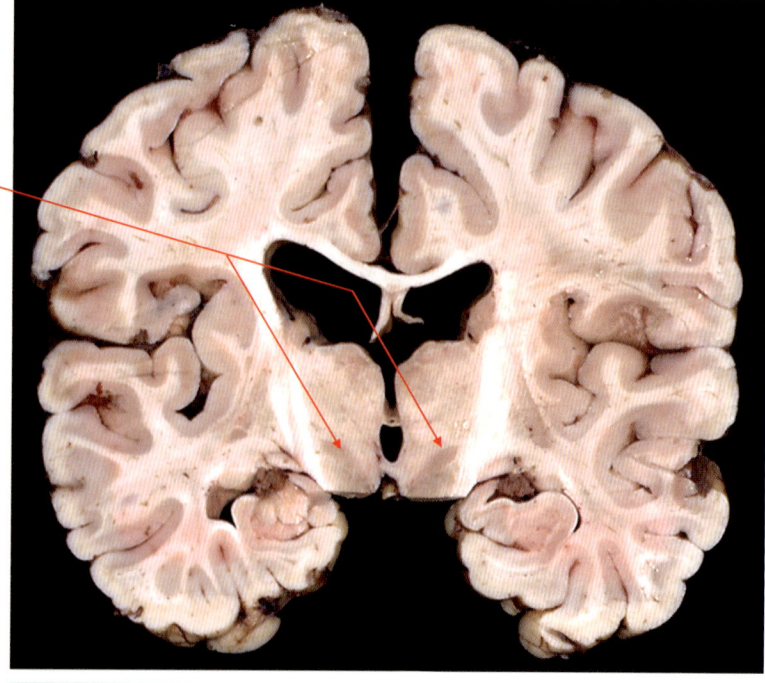

正常脳の視床下核（矢印） この核をうまく出すには，前頭葉眼窩面を水平にし，乳頭体後縁から2, 3 mm後方で前額断する．こうするとほとんど外れない．

臨床に役立つ神経解剖　xxiii

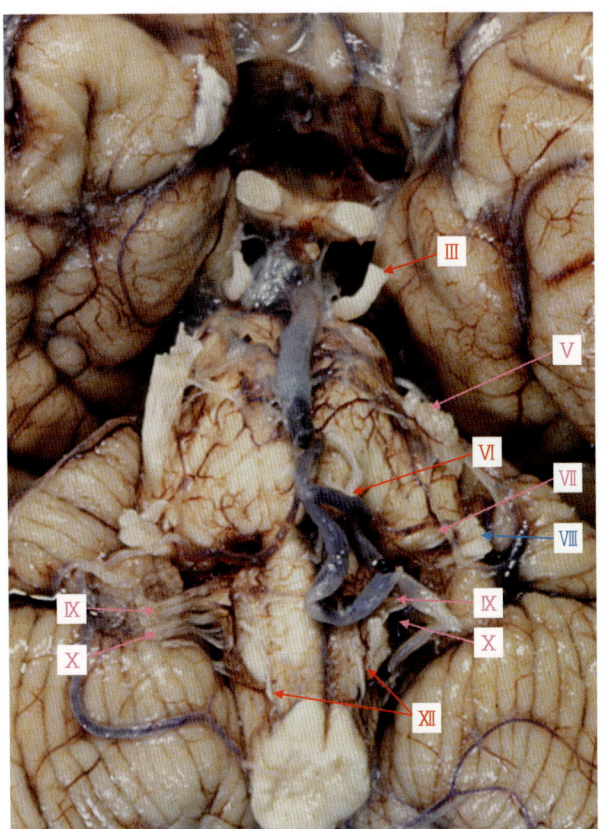

脳神経根の配列
最も内側には体節由来の筋を支配するⅢ, Ⅳ, Ⅵ, Ⅻ（赤）が並び，最外側には特殊体性感覚神経であるⅧ（青）が位置する．その中間に，鰓弓由来の筋を支配し，かつ感覚線維を含むⅤ, Ⅶ, Ⅸ, Ⅹ（ピンク）が吻尾方向に走る．Ⅵ, Ⅶ, Ⅷは橋延髄接合部（pontomedullary junction）で横一列に並ぶ．

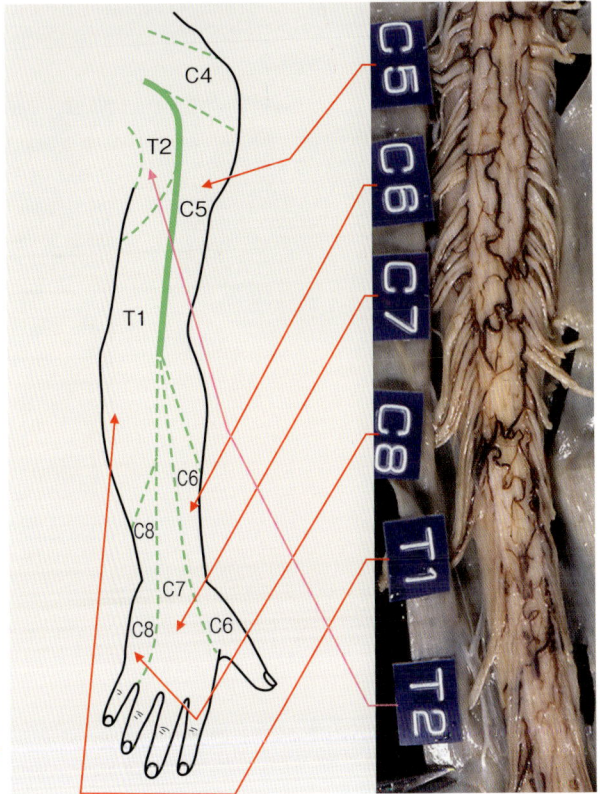

頸髄・胸髄移行部の後根の太さとレベル
後根は第2胸髄根で急に細くなるので，これを手がかりにして根のレベルを同定できる．T2で急に細くなるのは，腕に存在するデルマトーム（皮膚分節）T2から後根に入る感覚線維が著減するからである．

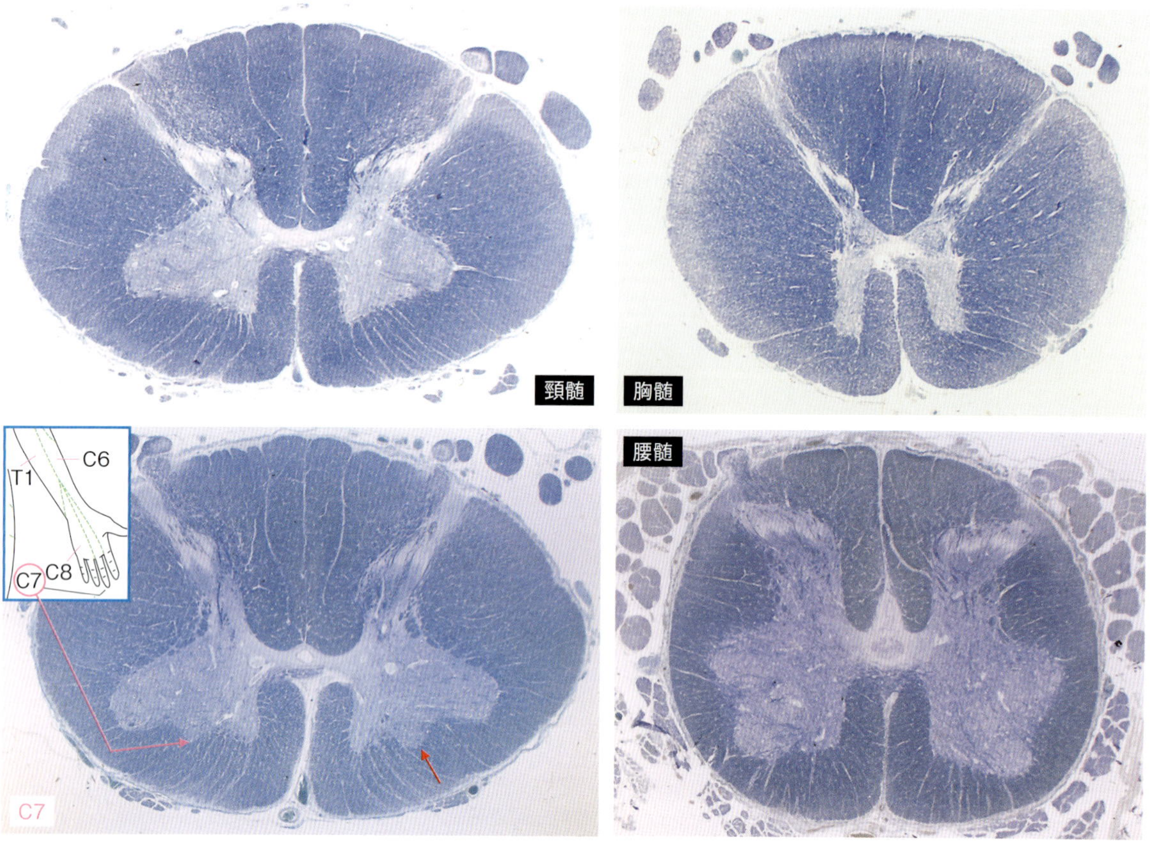

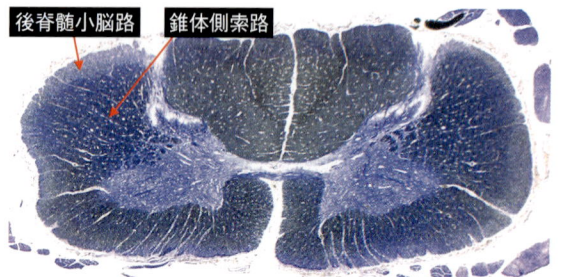

頸・胸・腰髄の形 頸髄は横長の楕円，胸髄はほぼ円形，腰髄は腹側が大きめのおむすび形と表現できる．第7頸髄の前角は一部が腹側に突出している．手のデルマトームではC7が最も長い中指に相当しているので，これと関連させると覚えやすい〔Klüver-Barrera（クリュヴァー・バレラ）染色〕．

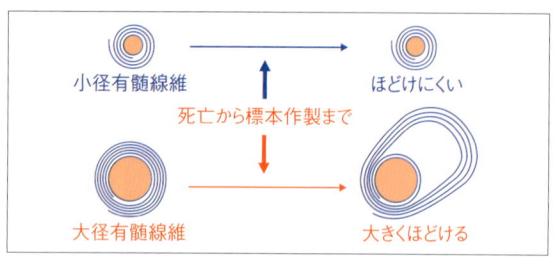

正常頸髄 後脊髄小脳路は錐体側索路より淡明である（Klüver-Barrera 染色）．

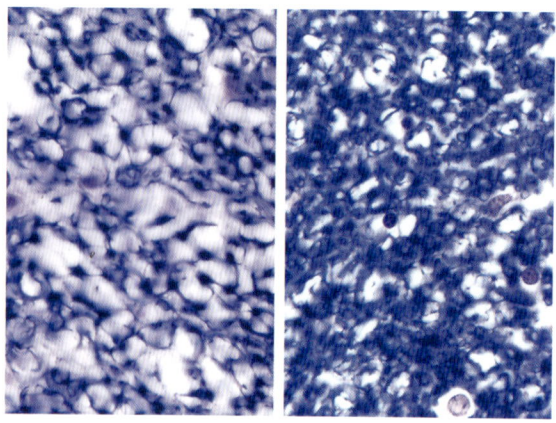

正常頸髄の後脊髄小脳路（左）と錐体側索路（右） 空隙（穴）は後脊髄小脳路のほうに多い（Klüver-Barrera 染色，×200）．

死亡から標本作製までの間の中枢性髄鞘の変化 大径有髄線維は厚い髄鞘を有しており，大きくほどけやすく，これに対して小径有髄線維はほどけにくい特性をもっている．

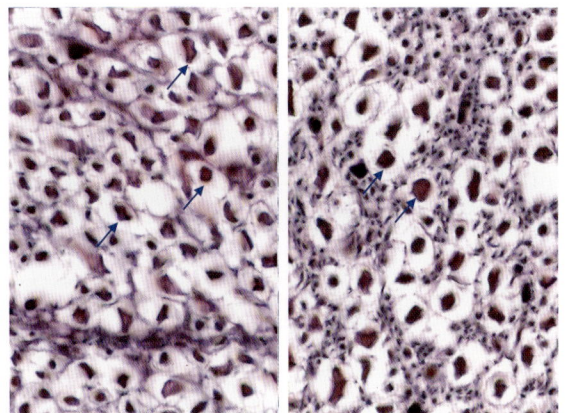

正常頸髄の後脊髄小脳路（左）と錐体側索路（右）　錐体側索路は小径神経線維の密度が高いのに対して後脊髄小脳路はほぼ大径軸索（→）から構成されている．これがKlüver-Barrera染色で淡明に見えた背景である〔鍍銀軸索染色（Bodian（ボジアン）染色），×200〕．

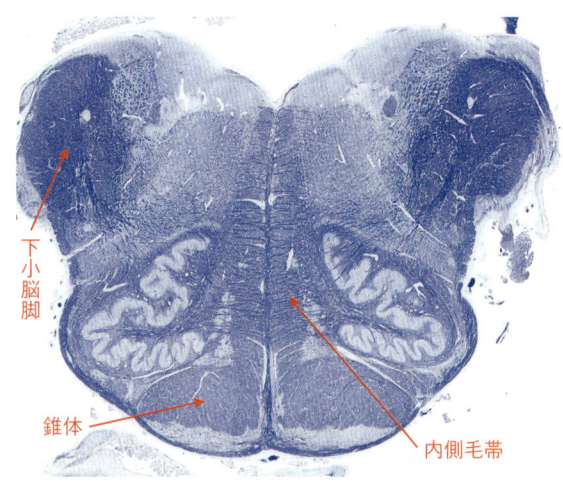

正常延髄　Klüver-Barrera染色では延髄錐体と内側毛帯の染色性はほぼ同等．線維束が斜めや長軸方向に切れると染色性が高まる．

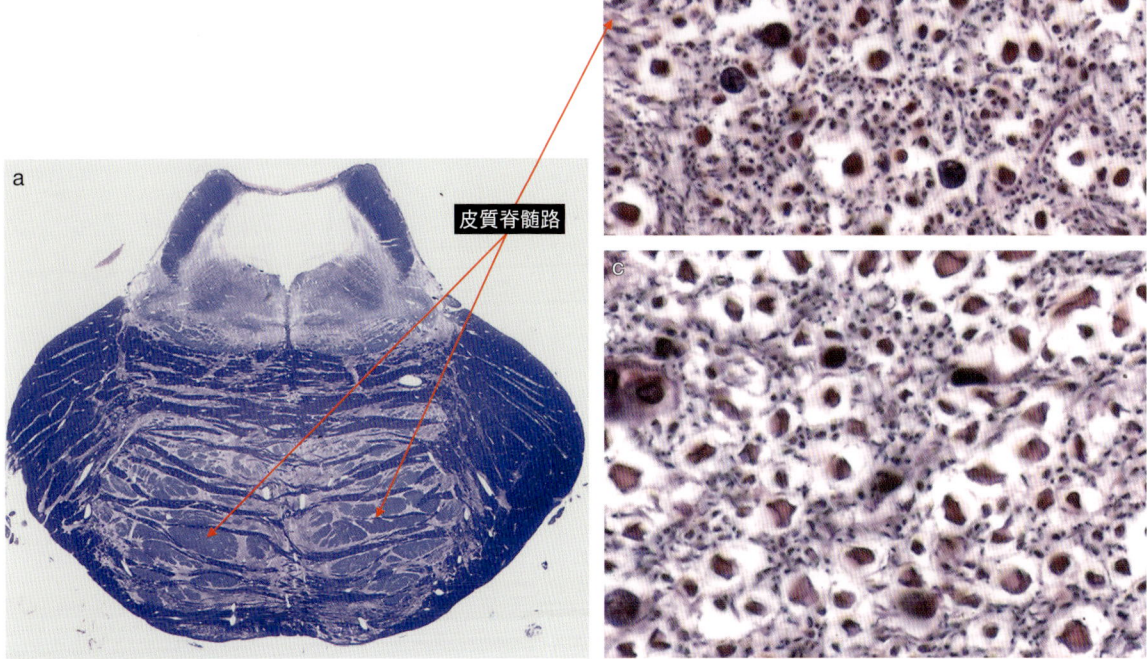

正常脳の橋での皮質脊髄路　a．横断されている皮質脊髄路は，縦断あるいは斜めに切れている線維より淡明に見える（Klüver-Barrera染色）．Bodian染色で橋の皮質脊髄路（b）を頸髄のそれ（c）と比べると，橋では混入してくる皮質橋路の小径軸索のため大径軸索の密度が低くなる．これが，筋萎縮性側索硬化症（ALS）における錐体路の淡明化（主として大径有髄線維の脱落による）が橋およびその吻側で目立たなくなることの要因の1つである．

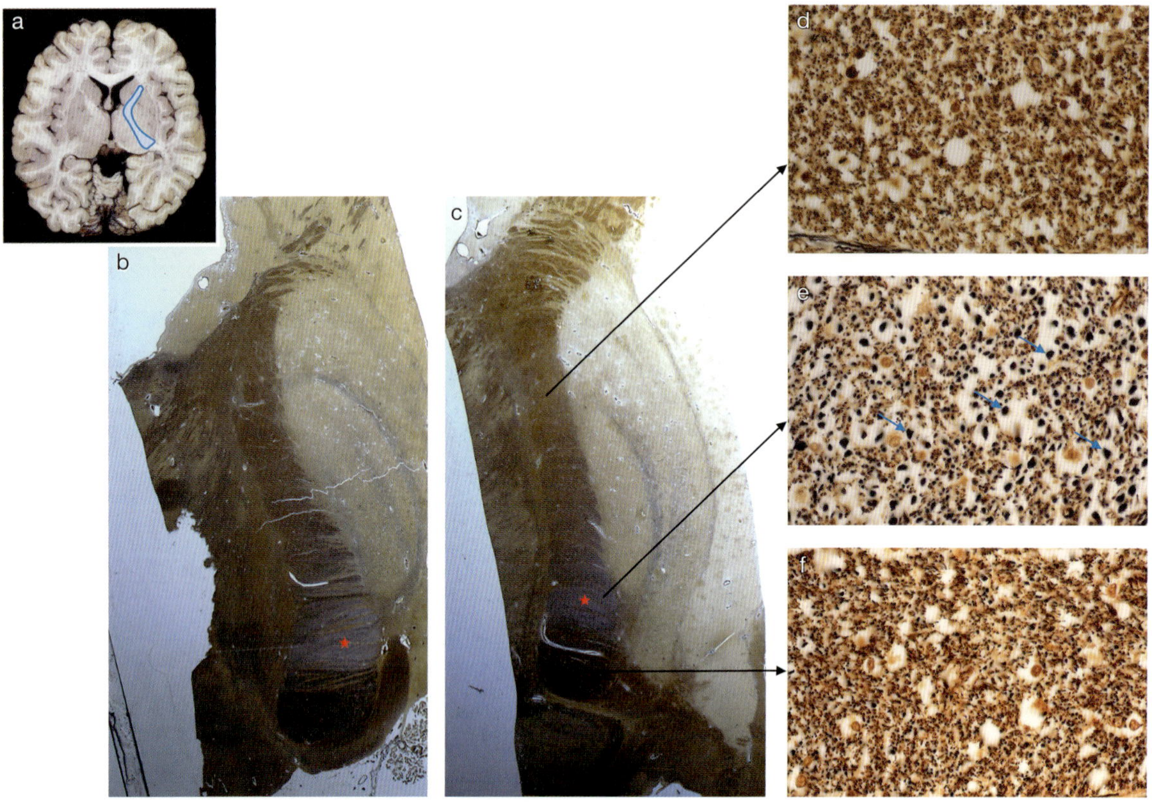

水平断した正常脳内包後脚の Bielschowsky(ビールショウスキー)・平野変法　後脚後方の箇所(☆)が淡く見えるのは，ここにのみ大径軸索(eの→)が集簇しているからである．大径軸索はBetz(ベッツ)巨細胞からの投射線維と考えられることから，皮質脊髄路はここを走ることが推測される．

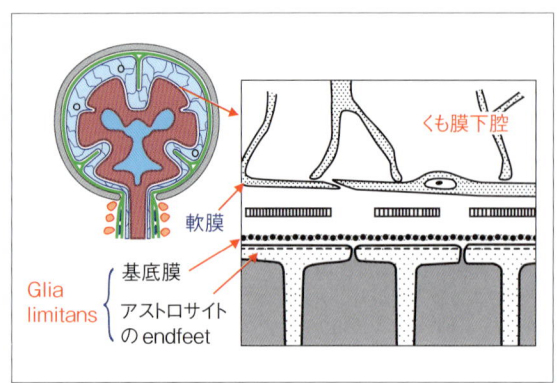

脳の最表面　脳の最表面はアストロサイトのendfeetで裏打ちされており，神経細胞やその突起がくも膜下腔に露出することはない．

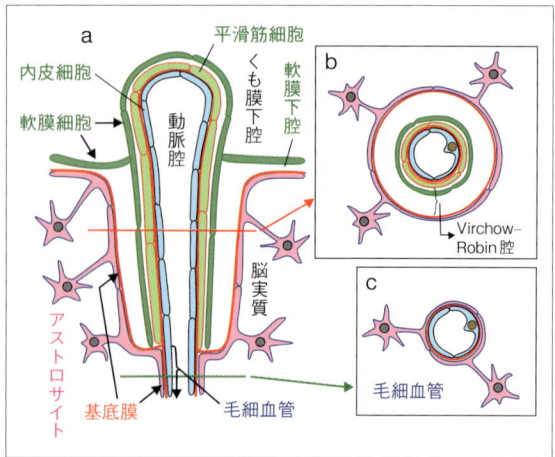

脳に入る動脈と脳の模式図　a．くも膜下腔の動脈が脳実質に進入する際には，途中まで血管と脳表の軟膜細胞も一緒に入る．途中から平滑筋細胞がなくなり，その時点で脳表の基底膜(赤線)と血管の基底膜(赤線)が癒合して血管周囲腔[Virchow-Robin(ウィルヒョー・ロバン)腔]が消失する．ここから先が毛細血管である．
b, c．それぞれの横断面．

臨床に役立つ神経解剖　**xxvii**

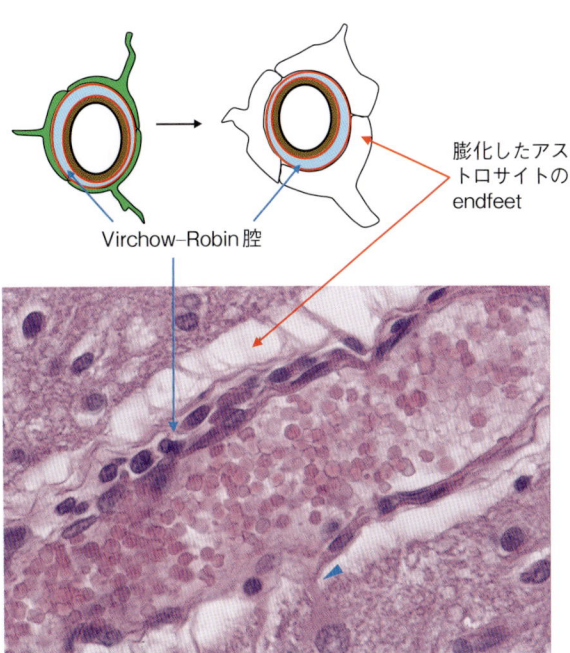

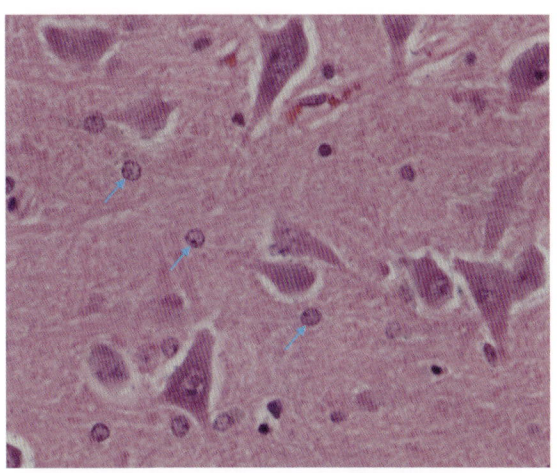

神経細胞を取り巻くアストロサイトの endfeet の膨化　ニューロンの周囲にはスペースがあるが，アストロサイト（矢印）の周りにはない．このことが小さなニューロンとアストロサイトとを判別する1つのマーカーとなる（HE染色）．

血管を取り巻くアストロサイトの endfeet の膨化　アストロサイトの endfeet は死亡から標本作製までの間に膨化する．これが血管周囲腔と誤認されやすいので注意が必要である．

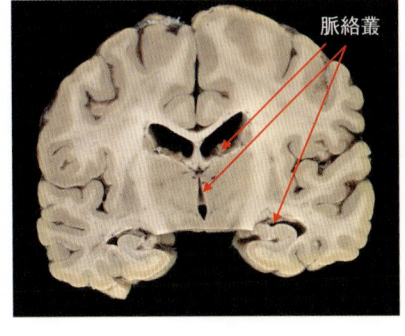

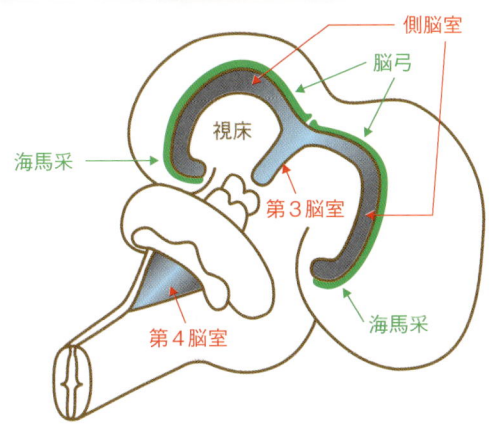

脳室系　立体像がつかみにくいが，脳室は脳表面に掘られた溝であり，中脳水道でいったんトンネルに入ると考えると理解しやすい．この図では蓋である脈絡組織は取り外してある．

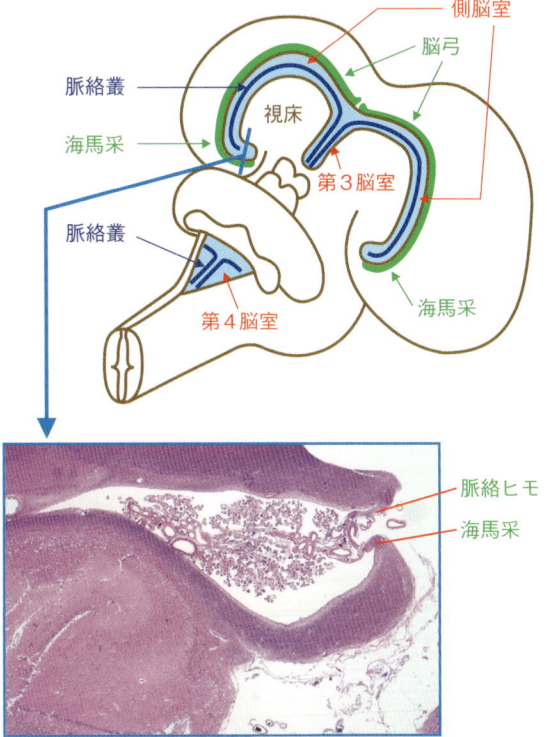

脳室系　脈絡組織と脈絡叢を追記してある．脈絡組織は，いわば溝の蓋であり，溝と蓋とで脳室ができる．

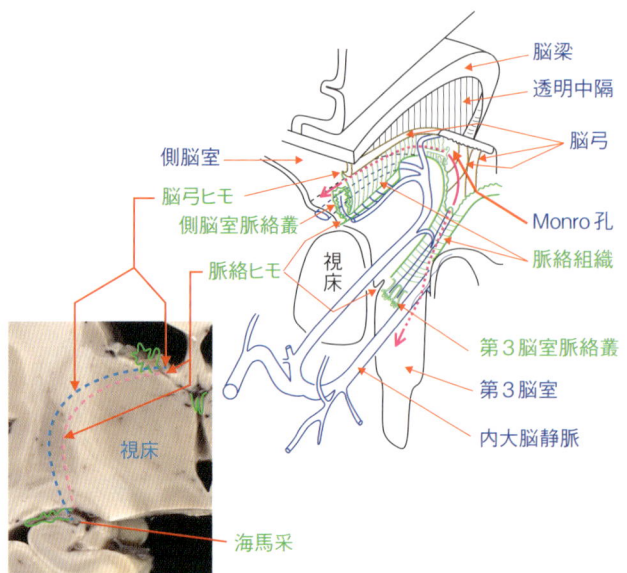
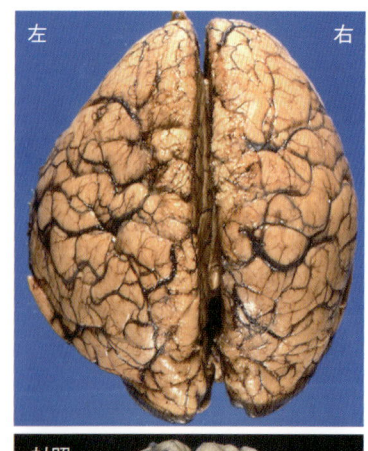

脳室系 第3脳室，側脳室，視床，内大脳静脈と脈絡組織の関係．第3脳室脈絡組織で2列平行に走っていた脈絡叢がMonro（モンロー）孔で左右に分かれて側脳室に移動する．

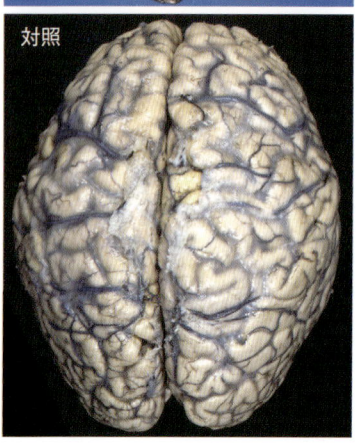

脳の腫大（脳出血） 脳が腫脹すると表面が硬い硬膜に押しつけられるために，脳回頂が扁平になってつるりとした観を与える（上）．これは接線方向に見たときに特に明瞭である．正常脳（下）では，接線方向には中等度の凹凸がみられる．

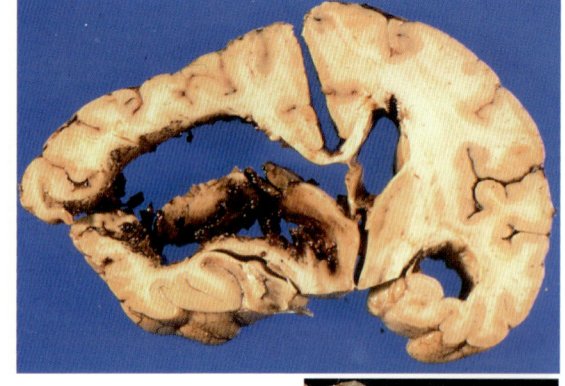
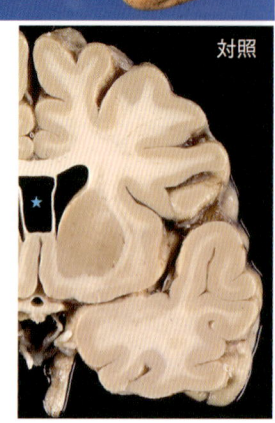

脳の腫大 前図の脳の割面（上）．腫大脳では脳回頂が扁平となり脳溝がつぶれている．正常脳（下）では脳回の頂は丸みを帯び，脳溝が開いている．ちなみに透明中隔腔（☆）が存在する．

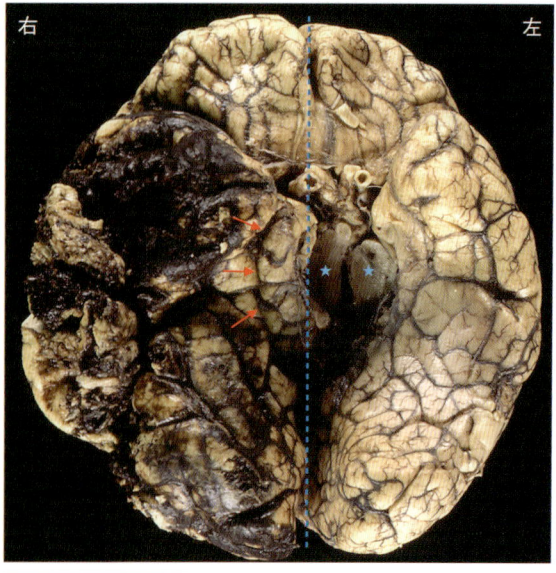

テント切痕ヘルニア 右大脳半球内の大出血のため，右の鉤と海馬がテント縁から大きくせり出し，中脳（☆）を左に圧排している．赤矢印はテントの切痕，青破線は正中を示す．

臨床に役立つ神経解剖　xxix

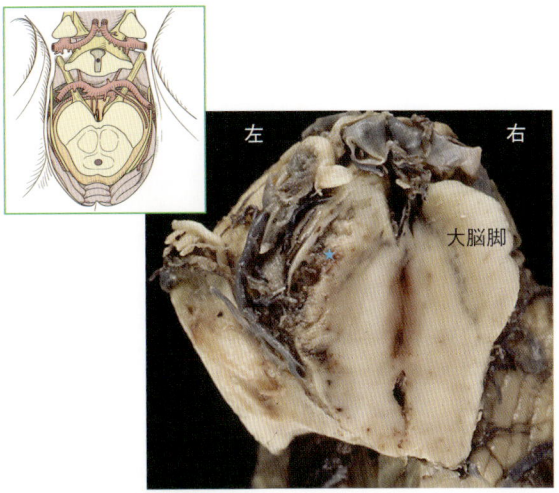

Kernohan(カーノハン)圧痕　前図の中脳を上から見た図である．右からのテント切痕ヘルニアにより中脳は右から押されているが，左の小脳テント縁に押しつけられていた左大脳脚(☆)が壊死に陥っている．左上のシェーマと比較するとわかりやすい．

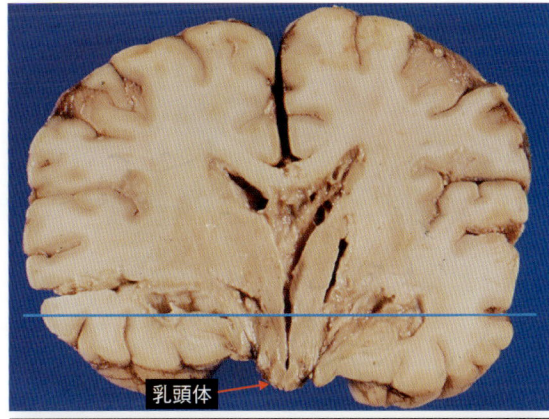

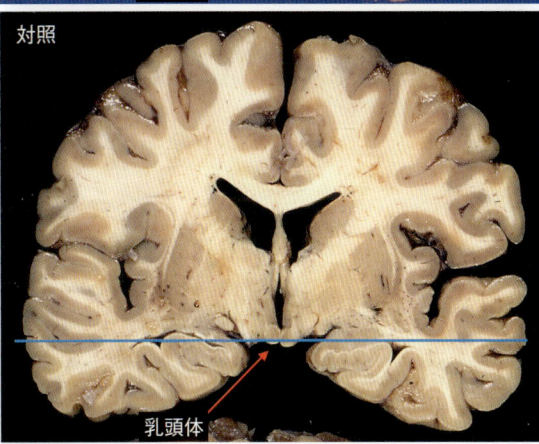

中心ヘルニア　左右の大脳半球が腫大すると間脳がテント切痕から下へ絞り出され，乳頭体が下垂する(上)．正常脳(下)の乳頭体の高さは海馬足上縁とほぼ一致するので，これを正常マーカーにするとよい．

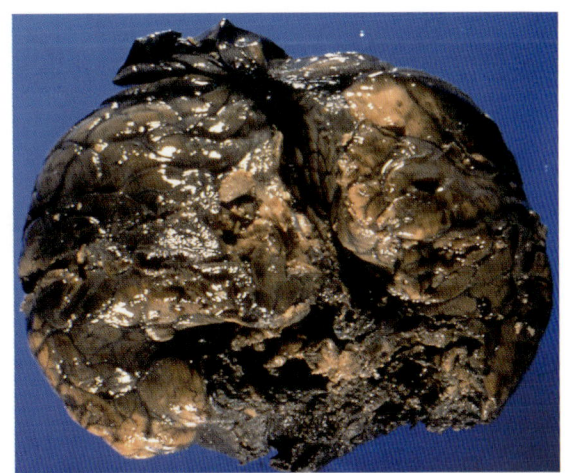

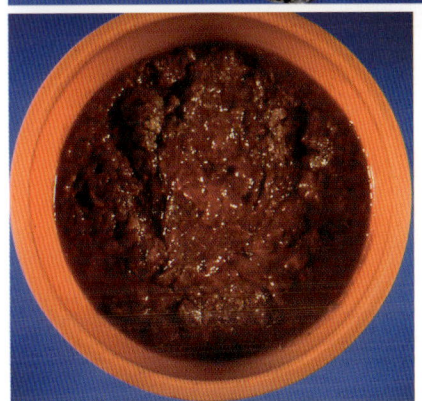

脳死患者脳　脳は汚い灰褐色調を呈し，脳底部や小脳が融解している(上：ホルマリン固定)．さらに長期延命すると，脳は原形をとどめないまでに融解する(下：木固定)．

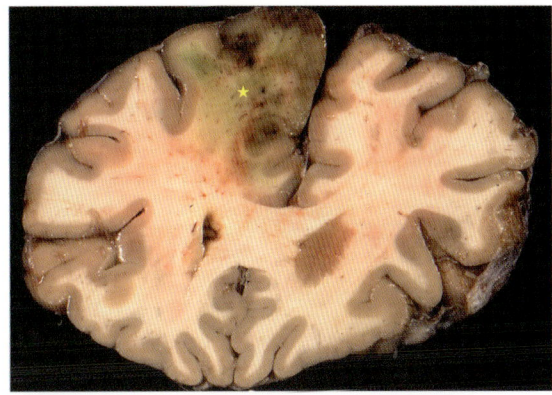

新鮮脳梗塞　梗塞部(☆)は皮髄境界が不明瞭となる．ここでは，脳溝が狭小化していて局所的に腫大しているのがわかる．梗塞部が緑色に着色しているのは，梗塞により生前に血液脳関門が破綻して血液中のビリルビンが漏出し，ホルマリンで酸化されて緑色のビリベルジンになったためである．「色は物なり」を意識すると病理所見の理解が深まる．

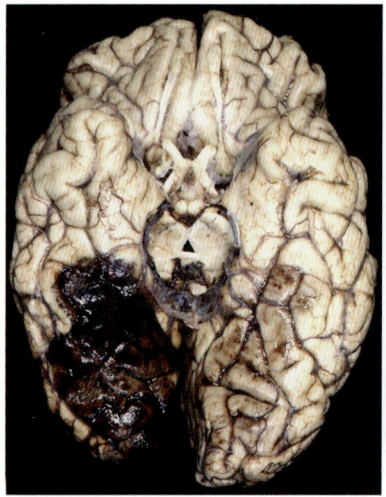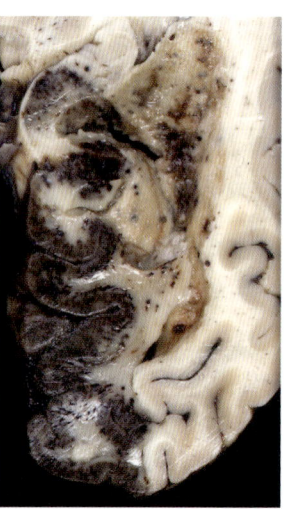

心原性脳塞栓による出血性脳梗塞 脳表の基本構造が保たれていることから出血性梗塞とわかる(左). 割面では, 出血斑は大脳皮質に強調される(右). このことを知っておくと画像の読みが深くなる.

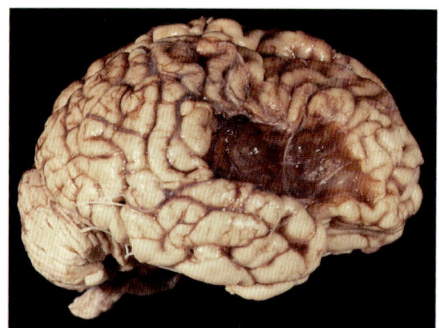
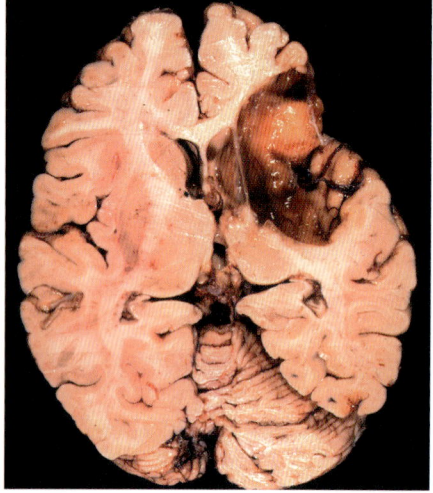

陳旧性脳梗塞 梗塞部が茶褐色に見えることから, 古い出血性梗塞が示唆される. ここにも「色は物なり」がみられる.

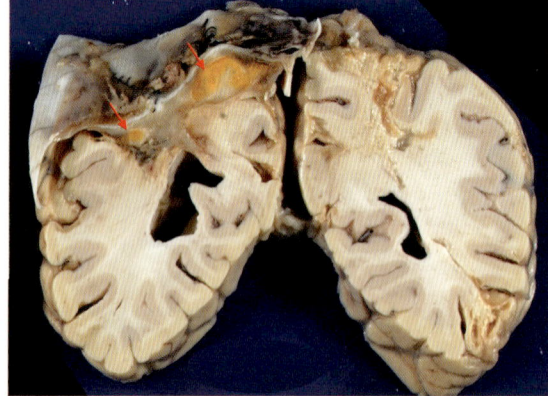
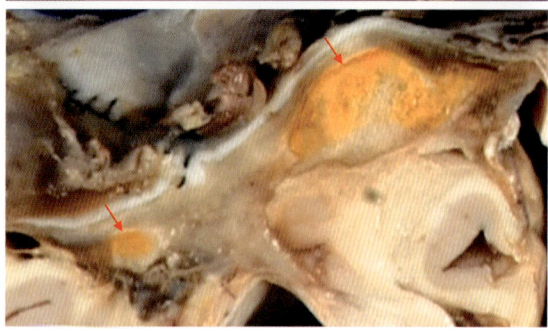

脳の凝固壊死 梗塞発症6か月後の脳. 通常, 脳の梗塞巣は自己融解して1か月後には囊胞状になるが, ここでは融解せず硬い壊死巣として残存する(矢印). 黄色くなっているのはヘモジデリンによる. 脳の凝固壊死は心原性脳塞栓症で時々みられる.

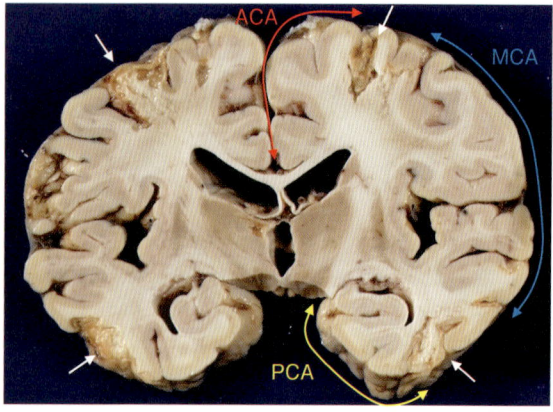

分水嶺梗塞 左右の前大脳動脈(ACA), 中大脳動脈(MCA), 後大脳動脈(PCA)の境界領域に梗塞がみられる(白矢印).

臨床に役立つ神経解剖　**xxxi**

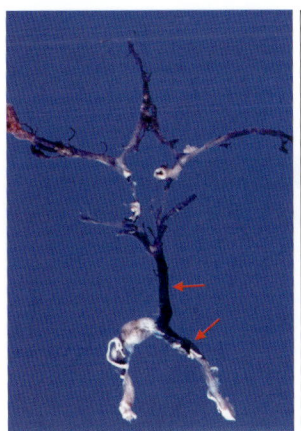
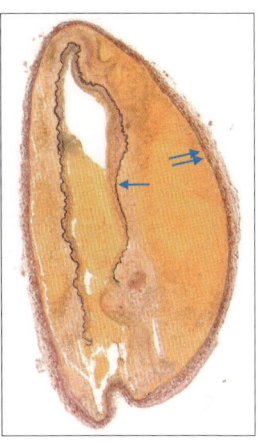

椎骨・脳底動脈解離　左椎骨動脈と脳底動脈が黒色を呈し（→），偽腔内に血液が充満しているのがわかる（左）．この例の脳底動脈の elastica van Gieson（ヴァン・ギーソン）染色（右）では，内弾性板（→）と筋層（二重→）の間が裂けて血液が充満している．

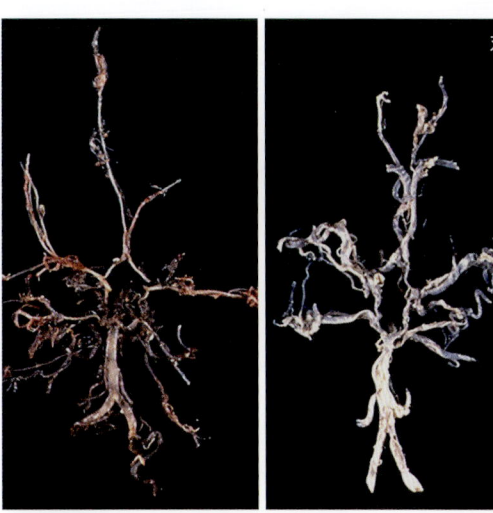

もやもや病　成人例の脳主幹動脈（左）．対照（右）に比べて中大脳動脈，前大脳動脈が細くてたわみがなくなり針金のようにまっすぐになっている．

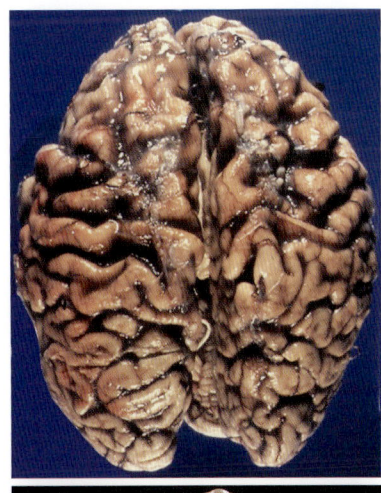
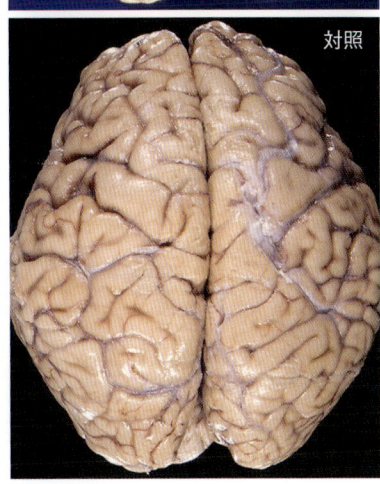

脳の萎縮〔Alzheimer（アルツハイマー）病〕　対照（下）に比して前頭葉で脳回の萎縮と脳溝の開大がみられる（上）．接線方向の視線で脳回の凹凸が目立つのがよくわかる．

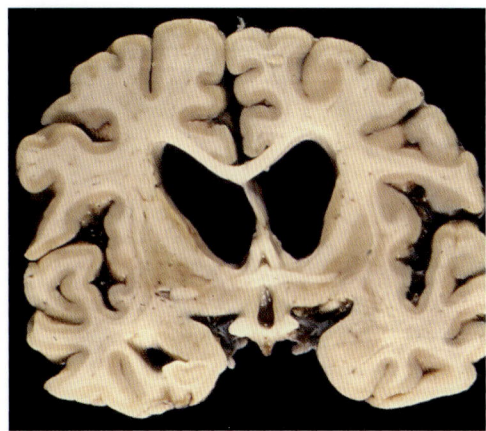
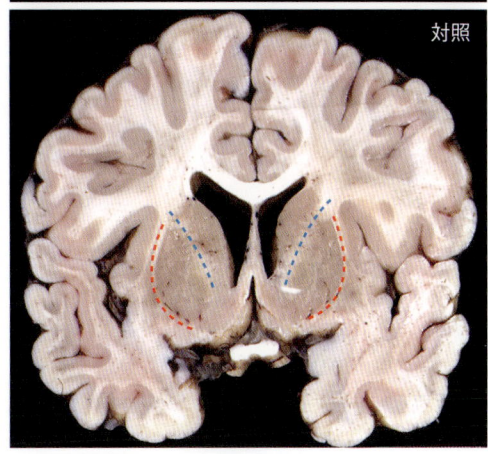

基底核の萎縮〔Huntington（ハンチントン）病〕　対照（下）では尾状核と内包前脚（青）は内側に凸，被殻外縁（赤）は外側に凸になっている．Huntington 病（上）では尾状核縁が平坦になり，内包前脚が内側に凹となっている．被殻外側縁は外側に凸のままである．すなわち，内包前脚のカーブが被殻萎縮のマーカーとなる．

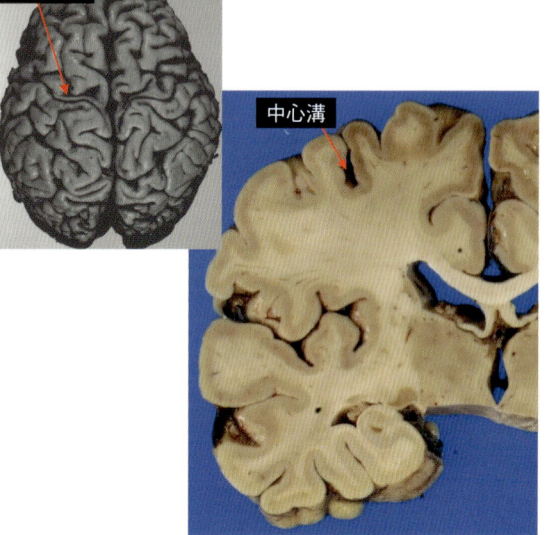

筋萎縮性側索硬化症(ALS)の萎縮した中心前回 高度に変性した中心前回では皮質厚が減じて，茶色に変色している．正常脳でみられる中心前回・後回間の厚さの差が不明瞭になっている．

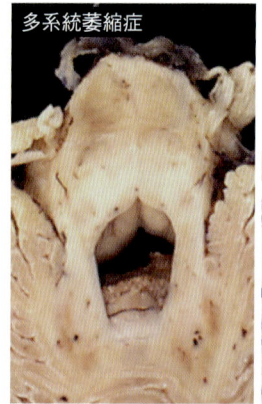

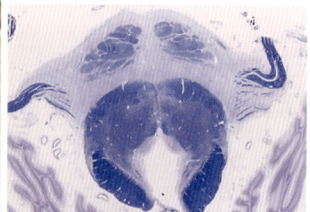

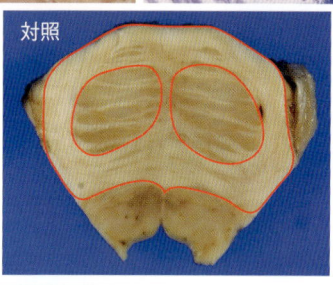

多系統萎縮症(MSA-C)の橋底部 正常の橋底部(下)では，橋核と縦走線維の束を横走線維の厚い線維束がメガネ状に取り巻いている(最外周の赤線と脳底部の2つの赤丸線に挟まれた箇所)．多系統萎縮症では橋核神経細胞の脱落のため，この線維束が消失して縦走線維のみが残る(左上)．このことは髄鞘染色標本でより明瞭になる(右上)．MRIでの十字サイン〔正しくはホットクロスバン徴候(hot cross bun sign)〕は，この線維束が消失した部位が高信号を呈することで生じる．ただ，十字の下方への線分は被蓋正中に相当するが，通常そこには目立った変性はみられない．

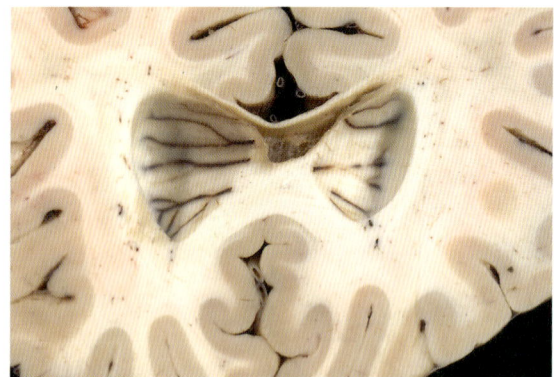

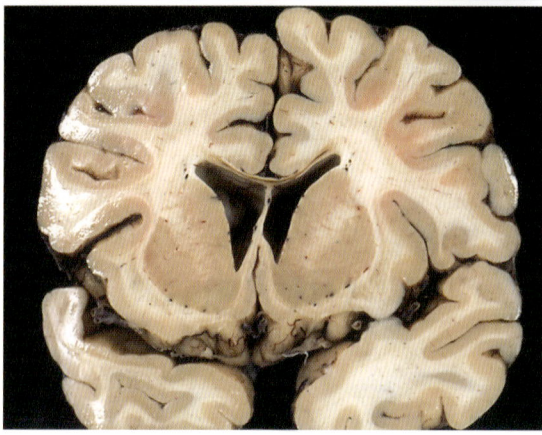

Marchiafava-Bignami(マルキアファーヴァ・ビニャミ)病 脳梁膝部(上)と体部(下)．いずれもその中央部分が嚢状になっている．茶色に着色していることから，古い出血が推測される．壊死は脳梁を破って外に通じることはない．

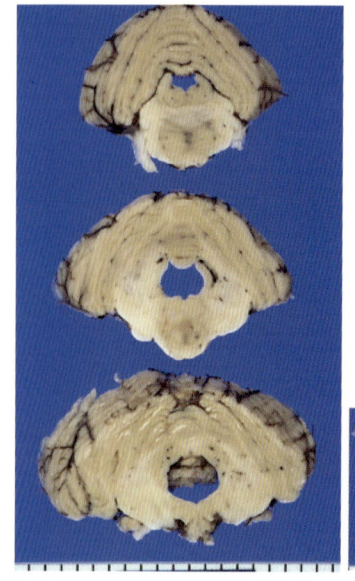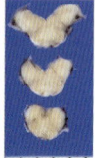

遺伝性成人型 Alexander(アレキサンダー)病 橋(左)はほぼ正常のサイズであるが，延髄(右)は極端に小さい．MRIでの tadpole sign の背景にある所見である．

第1章 神経学を学ぶ人に

1. 神経学とは？

　神経学とは，神経系の主に器質的障害や代謝障害による疾患・病態について，その原因，疫学，病態生理，症候，診断法，鑑別診断，治療などを学ぶ学問である．神経系には大脳はもちろんのこと，小脳，脊髄，末梢神経，筋肉までが含まれる．神経系の疾患に悩む人は多く，医学を学ぶ人は，神経学を専門にするかどうかは別にして，誰でもがある程度の知識はもっている必要のある領域である．

　たとえば，外来を訪れる人の主訴で最も多いものの1つに頭痛がある．大部分は緊張型頭痛といわれるものであるが，なかに脳動脈瘤破裂によるくも膜下出血，脳腫瘍，髄膜炎，硬膜下血腫などによる頭痛があり，適切な検査と処置をしないと一大事に至ることがある．緊張型頭痛は不安や過労からくるもので心配のないものではあるが，その適切な治療法を知っているといないとでは，医師に対する信頼に大きな差が出てくる．これはほんの一例であるが，そのほかにも神経の知識が少しあるのとないのとで，治療・処置の内容に大きな開きが出てくる疾患や病態が少なくない．神経疾患の症状としては，頭痛のほかに，てんかん，失神，意識障害，めまい，麻痺，しびれ感など日常の臨床でよくあるもので，このように具体的に症状を挙げてみると，神経疾患としてはこのような病気を扱っているのだということが読者の方によくわかってもらえると思う．また神経疾患に限らず，自分が診ている患者さんの状態が自分の手に負えるものか負えないものかの判断も臨床家と

しては重要である．手遅れにならないように専門家にコンサルトすることが大切だからである．この点からも，神経疾患をしっかり学習してほしい．

2. 神経学はむずかしいか？ それともやさしいか？

　神経学を学び始めた学生から，よく神経はむずかしくてわかりにくいといわれる．そう感じる原因はおそらく次のような事実に起因するのであろう．すなわち第一に，学生は神経疾患を理解するには脳や脊髄の解剖を理解しなければならないと感じるのではないであろうか？　しかし脳にはいろいろな神経核（たとえば大脳基底核や視床など）がたくさんあり，それぞれ独特の神経経路で結ばれている．また脳幹には脳神経の諸核があり，脳神経が脳幹から派出する部位もそれぞれ整然と決まっている．神経疾患の診断では症候から推定して，病巣がどこにあるかを推定する局所診断というプロセスがまず出てくるが，神経学を学び始めた人は，解剖がわからないと局所診断もわからないであろうというところでつまずいてしまうのではないか？

　解剖が大切であることを否定するものではないが，何も神経解剖を相当わかっていないと局所診断ができないというものでは決してない．第一あのごちゃごちゃした神経系の解剖は，神経を専門にする人でも細かいところまでわかっている人は少ないと思う．大部分の患者さんの局所診断は，脳や脊髄の解剖に関する概略の知識があれば，可能なのである．概略の知識とは何かというと，運動野から発する錐体路の通り道（図1–1），末梢

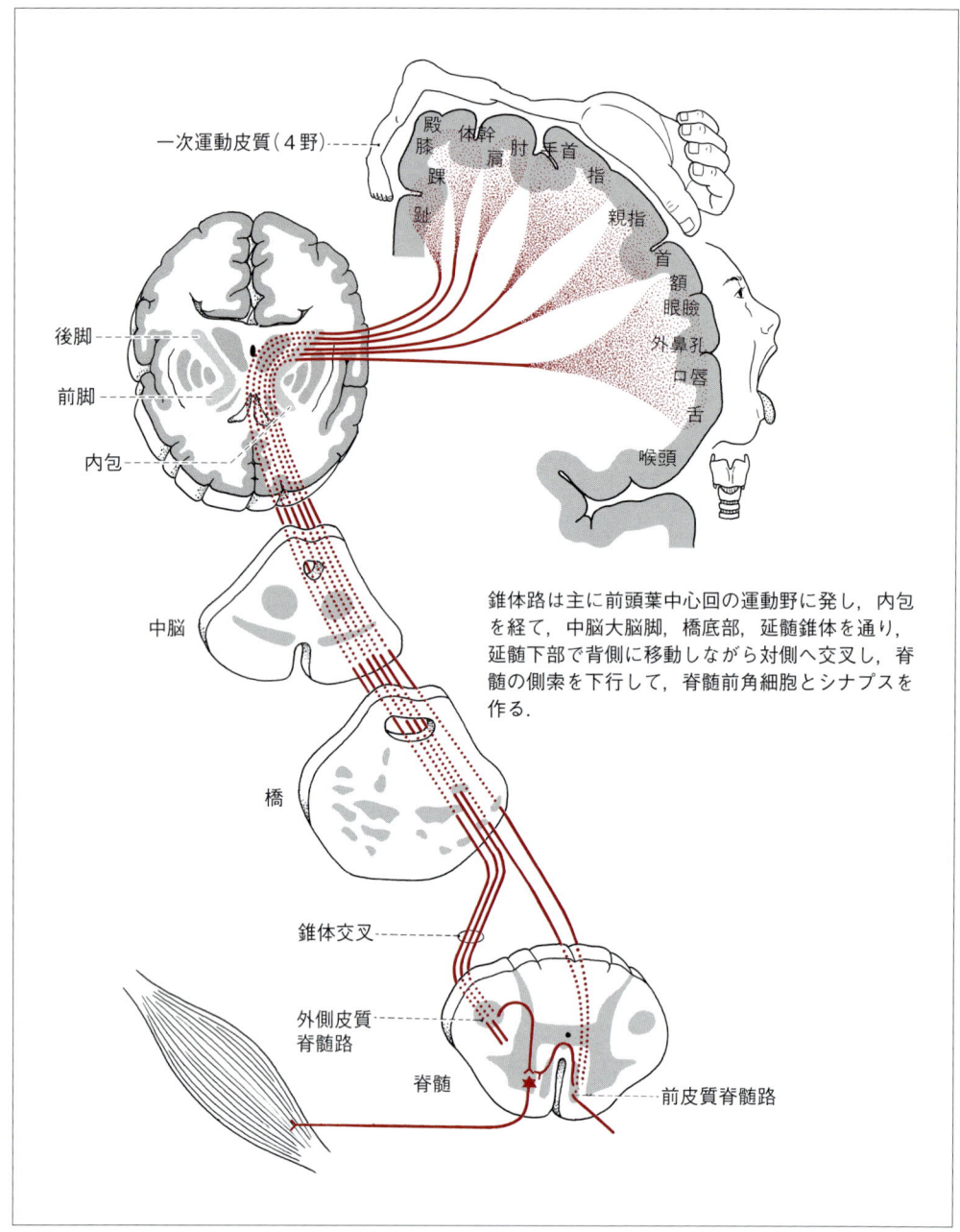

図 1-1　随意運動をつかさどる経路
〔水野美邦：神経疾患理解に役立つ解剖・生理学的知識．篠原幸人，水野美邦（編）：脳神経疾患のみかた ABC．p.3，日本医師会発行，医学書院発売，1993 より改変〕

神経から入る感覚線維の通り道(**図 1-2**)，それと 12 対の脳神経とそれらの脳からの派出部位である(495 頁，**図 20-13** 参照)．このくらいの知識があれば，患者さんの示す神経症候からどこに責任病巣があるかを推定するプロセス，すなわち局所診断は謎解きのようなおもしろささえもって

くるのである．少しおもしろさがわかってきたら大脳基底核や小脳が錐体路系とどうからんでいるかなどを勉強していくとよいと思う．

3. 神経学の学び方，本書の構成

　初心者が神経学を学ぶのに神経解剖の復習から

神経学を学ぶ人に　3

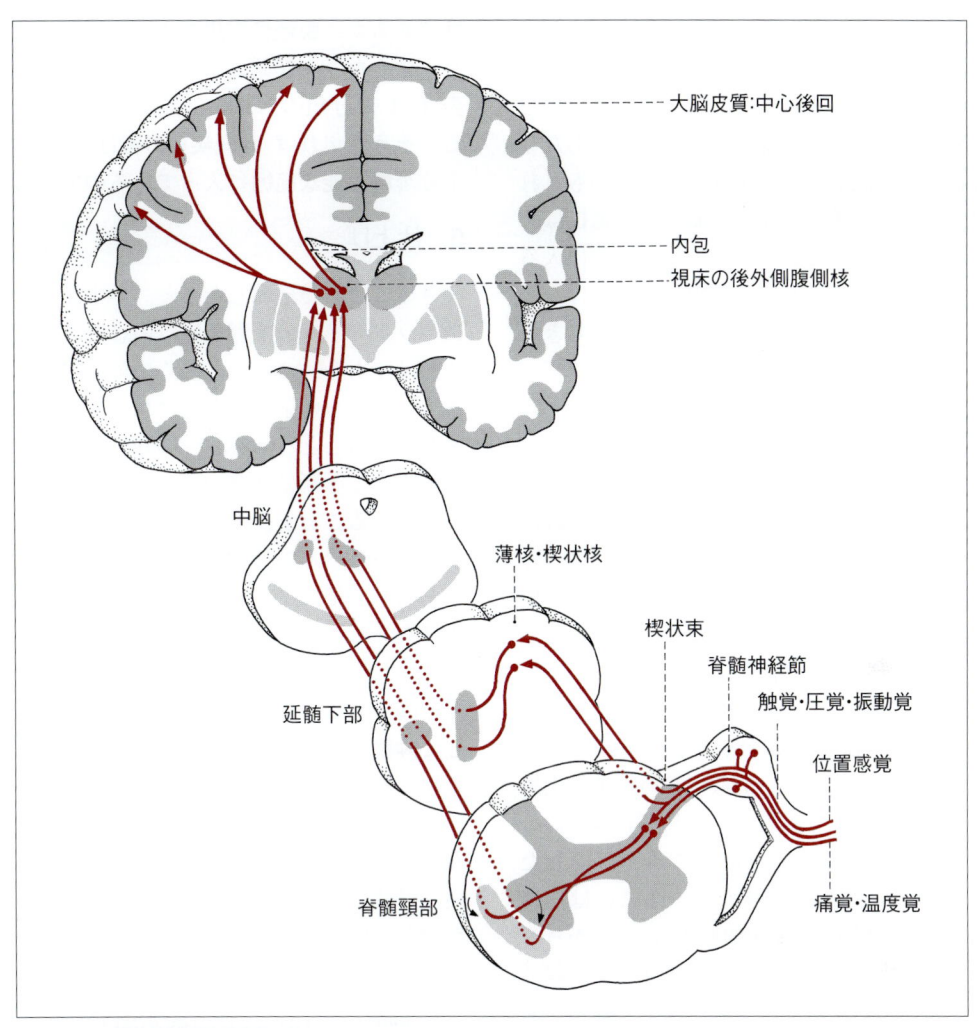

図1-2　感覚線維の走行
〔水野美邦：神経疾患理解に役立つ解剖・生理学的知識．篠原幸人，水野美邦（編）：脳神経疾患のみかた ABC．p.8，日本医師会発行，医学書院発売，1993 より改変〕

行うのはいかにも無味乾燥である．そこで，本書は通常の神経学の教科書とはやや配列を異にして，最初から神経解剖に悩まされずに自然に神経疾患に馴染める方法をとることにした．すなわち，神経系（大脳から筋肉まで）を川にたとえ，川を溯るようにして神経疾患を学ぶ方式を考えた．最初に学習するのは筋疾患である．骨格筋はどこをとっても形態にそう大きな差はなく，原因はいろいろあっても症状としては筋力低下と筋萎縮が主たるもので，この点も割合と単純ではっきりした主症状なので，肝疾患や心疾患を学ぶ感じで学習していくことが可能である．あるいはそれらよりもやさしく学べるかもしれない．さらに筋疾患は，最近の分子遺伝学の発展でこれまで原因不明の難

病とされていた疾患の原因が次々と遺伝子レベルで解明され，臨床医学において最もはなやかな領域の1つである．このような最近の進歩についてまず学べることも，筋疾患から神経の学習を始める利点の1つであろう．

筋疾患に続いて，神経筋接合部の異常について学び，その次には末梢神経の疾患を学習する．末梢神経障害では，運動障害（脱力）のほかに感覚障害や立ちくらみなどの自律神経障害が起こることがあるので，筋疾患より症状が多様である．ここまで学ぶと次は自然に脊髄に入っていける．

脊髄疾患の理解には多少解剖の知識が必要であるが，脳に比べればまだまだ単純である．脊髄障害では，①レベルのある運動障害，②レベルのあ

る感覚障害，③膀胱直腸障害の3つの症状があることが特徴である．それから脳に入り，最初に脳幹・小脳の形態や機能を学習し，大脳基底核・視床から大脳の機能・形態へと進む．このあたりでは神経系の機能形態に多少悩まされるかもしれないが，脊髄から順に進んでいるので，抵抗はそう大きくはないはずである．脳疾患の各論に入る前に機能・形態の学習を行う理由は，そのほうがより各論をわかりやすく，また楽しく学習できるようになるからである．

4. 神経系を侵す疾患の種類

さていよいよ神経疾患の各論の学習に入るが，ここにもつまずきの原因が1つある．それは，神経系には疾患の種類が多いということである．局所診断が正しくできたあとは，その病巣を形成する疾患の原因は何であるかとの病因診断に移るが，このとき神経系には何かよくわからないが疾患が多数ありそうで，そのなかから可能性の最も高い診断を1つ抽出してくることは至難の業にみえるのである．そこで，あらかじめ，神経疾患をどのように分類して頭の中に入れておくとこの病因診断が楽になるかの秘訣をここで伝授したい．**表 1-1** を見ていただきたい．ここには神経疾患をその成立機序（病理学的原因）にしたがって分類してある．すなわち脳血管の異常により起こる疾患，脳の感染症および炎症性疾患，髄鞘が崩壊する脱髄性疾患，特定の神経細胞集団が徐々に死滅する変性疾患などの分類である．それぞれのカテゴリーには，さらにいくつもの疾患が含まれるが，まずこの疾患成立機序による大分類を頭に入れることで神経学がやさしくなる．この分類からはみ出る神経疾患はきわめてわずかである．大部分の神経疾患はこのどれかに入るのである．そして病気の始まり方が，血管障害のように急性であるか，腫瘍や変性疾患のようにゆっくりと進行

性であるか，脱髄性疾患のように増悪・寛解を繰り返すかなど，起始および経過をよく問診すると**表 1-1** の分類のどれかにあてはめることができる．そう考えれば，神経疾患の幅はそう広くない．十分理解可能な範囲に入ってくるのである．

5. 仕上げ

さてここまで学習したあと，学生諸君はいよいよベッドサイドの実習で実際の患者さんを診察するわけである．このとき多くの学生諸君は，いままでいろいろ勉強してきたけれど，いざ患者さんを前にするとどう診察し，その所見をどう記載し，どのように診断に結びつければよいのか，とまどいを覚えることが少なくない．さらにいままでの学習が患者さんの診断に生かせないと感じることもあろう．そこで，本書の20章に診断学の章を設けた．ここはこれまでの知識の応用編であるとともに，患者さんに接するときのための診断法の入門編である．患者さんの意識状態はどのようにして診察すればよいのか，その異常はどのように表現すればよいのか，などを神経系全体にわたって解説してある．この部分は，最初の間，患者さんを診察するとき，ベッドサイドで開いてそれに従って診察を進めていくとよい．これだけの診察ができればもう脳神経内科医の卵である．そのつもりで頑張っていただきたい．

6. 神経疾患の診断と治療の流れ，鑑別診断，検査・治療プラン

いろいろ書いてきたが，本書の目的は，本書を読んで神経学を学んだ人が，患者さんを前にして適切な診断と治療ができるようになることを目的としている．もちろんこれは本を読みつつ，指導者について臨床の実際を学ぶことがさらに必要であるが，1つ覚えておいてほしいことがある．それは診断にあたって誤診をできるだけ少なくするよう努力することが大切なことである．これは当たり前のことに聞こえるが，臨床の現場に立つと，これを達成することは容易でないことを実感するはずである．誤診を少なくするために重要なことは鑑別診断の重要性を認識することである．神経疾患に限らず診断の流れは，患者さんの症状と診察所見から病巣のある部位の推定に始まり（局所診断），これに病歴を加味して原因の推定を行う．

表 1-1 神経疾患の病因別分類

1. 血管障害	7. 中毒性疾患
2. 感染症	8. 内科疾患に伴う障害
3. 非感染性炎症性疾患	9. 腫瘍
4. 脱髄性疾患	10. 外傷
5. 変性疾患	11. 先天性疾患
6. 代謝性疾患	12. 発作性疾患（てんかん，頭痛など）

表1-2 神経疾患の患者さんの診断の流れ

1. 病歴聴取	5. 鑑別診断
2. 診察	6. 検査プラン
3. 局所診断	7. 治療プラン
4. 病因診断	

これが病因診断で，まず最も可能性の高そうな疾患を1つ抽出するが，それに引き続いて，他の可能性のある疾患をできるだけ多数思い出し，それをカルテに記載することが大切である．これが鑑別診断のプロセスである．多数の疾患が思い出せるほど見逃しによる誤診を少なくでき，腕のよい医師との評価も受けることができる．

鑑別診断を記載したら，次に検査プランを立てる．検査プランは，第一に考えた診断が正しいかどうかを実証するための検査と，鑑別診断に考えた疾患の可能性があるかどうかを検証する検査プランを立てる．検査は，患者さんに与える苦痛や危険を十分考慮し，その必要性をよく吟味してから実行する．検査プランの次には治療プランを立てて，初診時，あるいは入院時のワークアップが完了する（表1-2）．

7. 医学生の義務

上に述べたごとく誤診をできるだけ少なくするためには，たくさんの知識を吸収しておくことが必要である．ある患者さんが主治医からよい医療を受けられるかどうかは，その主治医が学生時代，また医師となってから，どのくらいよく学習したかにかかっているのである．医学生は，将来自分が診るであろう患者さんのために，学生時代からよく勉強する義務があることを十分自覚してもらいたい．将来主治医となって，毎日患者さんを診るようになると，病気がよくなることも，悪くなっていることも目の当たりにわかるので，学生時代および卒後臨床研修で身につけた総力が患者さんの容態に現れてくる．診断と治療が正しく行われて，患者さんの容態がよくなることは，もちろん本人と家族にとって喜びであるし，主治医にとってもうれしいことである．

8. 神経学と内科の関係

わが国においては，神経学は内科の一専門分野と考えられることが多い．診療科も神経内科と表示されていることが多い．患者さんに対するアプローチは，科学的データと過去に文献に発表されているデータに基づいて，診断・治療を進めていく分野であり，治療方法としては内科の手法を主としており，対象とする疾患は基質的障害のある疾患である点では，確かに内科との共通点は多い．またわが国においては，内科のなかから神経内科が独立してきた歴史的背景もあって，内科の一専門分野とみられることが多い．しかし，欧米では，内科と神経科の中間にある独立の領域として発展してきた専門領域であることも頭の片隅に入れておいてもらいたいと，われわれ脳神経内科医はいつも考えているのである．

社会が複雑になり，うつ病や神経症の患者さんも多く，抑うつ性頭痛や，神経症のために体がしびれたり，本当の身体的疾患ではないが，神経疾患と紛らわしい訴えをする人も少なくない．よく話を聞いて鑑別し，またよき相談相手になるには，ある程度の精神医学的知識とアプローチが必要となる．誠意をもって患者さんの相談相手になれることは，医師にとってもやりがいのある仕事であるし，大きな喜びである．またそのような臨床家を社会が求めている．

第2章 筋肉疾患

I. 筋肉の形態

　筋肉には，骨格筋（skeletal muscle），心筋（cardiac muscle），平滑筋（smooth muscle）がある（図2-1）．骨格筋と心筋には横紋が認められることから，横紋筋（striated muscle）と呼ばれる．平滑筋の名は，この横紋が認められないことに由来する．機能的には，骨格筋は下位運動ニューロンの支配を受けて随意収縮をつかさどるのに対し，心筋と平滑筋は自律神経支配を受けて不随意運動をつかさどっている．人体には，骨格筋は約400個あり，体重の約50%を占める．本項では，骨格筋の構造に焦点を当てて記載する．

A. 骨格筋の構造（図2-2, 3）

　骨格筋は，筋線維（muscle fiber）の集合体である．成人の場合，筋線維径は30〜100 μm，特に通常筋生検が施行される四肢近位筋では，60〜80 μm 程度である．長さには大きな幅があり，体内最小のアブミ骨筋（stapedius muscle）で約1 mm，最長の縫工筋（sartorius muscle）では数10 cm に及ぶ．横断面で見ると，正常骨格筋は，円形ではなく多角形の形をとっている．

　一本一本の筋線維は1つの細胞であり，し

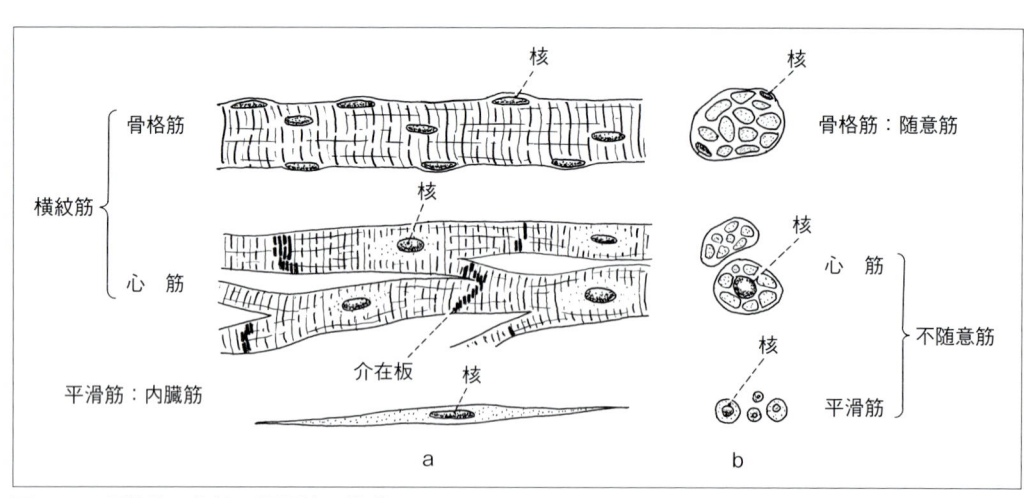

図2-1　骨格筋・心筋・平滑筋の模式図
　a. 縦断面，b. 横断面．
（山田安正：現代の組織学．第3版，p122，金原出版，東京，1994 より改変）

がって，筋線維の膜は細胞膜である．もともと筋線維は，数多くの筋芽細胞(myoblast)が直列状に融合してできたものであるため，多核である．平均10μmに1個の割合で核が存在すると考えられている．正常骨格筋では，核は筋線維内の辺縁部で，細胞膜の直下に偏在している．

筋線維は，数本から数十本がまとまって，筋束(muscle fascicle)を形成している．筋束がさらに束ねられて，いわゆる筋肉となる．筋肉全体は丈夫な結合織である筋膜(fascia)に包まれている．

全体として紡錘形をなし，起始部および停止部は腱に移行している．

筋束と筋束の間は，筋周鞘(perimysium)と呼ばれ，正常でも線維組織が観察される．一方，筋束内部の筋線維と筋線維の間隙は筋内鞘(endomysium)と呼ばれ，正常では，ほとんど隙間を認めることはなく，末梢神経進入部を除けば，線維組織は観察されない．このことから，組織学的に線維化を評価する際には，筋内鞘の線維組織の増生の有無を基準に判断する．筋ジストロフィーなどで，筋内鞘線維化(endomysial fibrosis)が認められると，増生した線維組織に押される形で，多角形であった筋線維が円形化してくる．

骨格筋組織を観察する場合は，特別な理由がない限り，横断面が用いられる．これは，縦断面では，筋線維の直径についての正確な情報が得られないためである．正常骨格筋の横断面を見ると，しばしば骨格筋内には筋線維だけでなく，血管や末梢神経，神経筋接合部(neuromuscular junction)，筋腱移行部(myotendinous junction)，さらには筋紡錘(muscle spindle)などが認められる．筋紡錘の中には，錘内線維(intrafusal fiber)が数本認められる．筋緊張(強直)性ジストロフィーでは，錘内線維の数がしばしば10本以上に増加してい

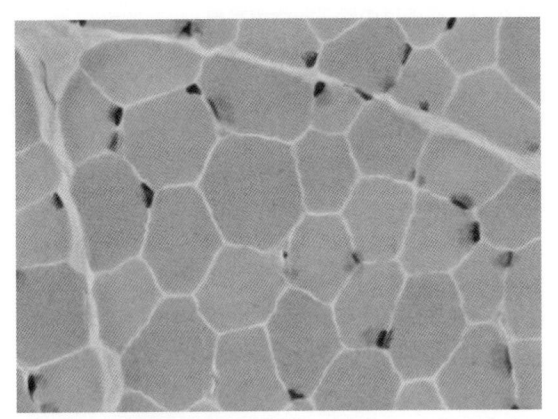

図2-2　正常骨格筋〔ヘマトキシリン・エオジン(hematoxylin and eosin：HE染色)〕

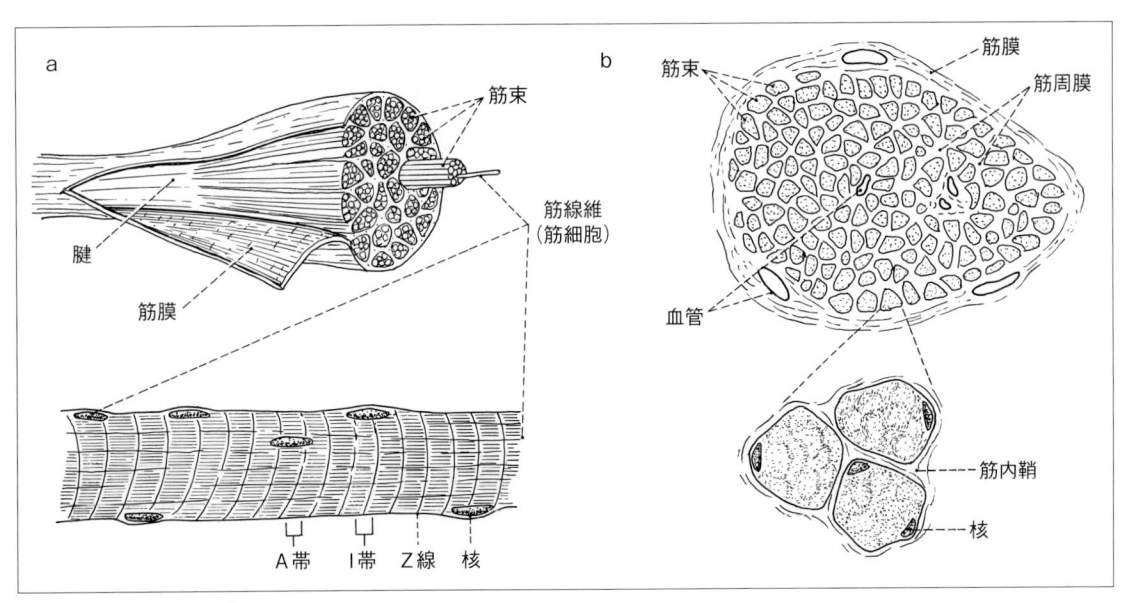

図2-3　骨格筋の構造
上から肉眼レベル・光学顕微鏡レベル　a．縦断面，b．横断面．
(山田安正：現代の組織学．第3版，p122，金原出版，東京，1994より改変)

る．一般の筋線維は，錘内線維に対して，錘外線維（extrafusal fiber）と呼ばれることもある．

B. 筋線維内部の構造

筋線維の細胞質の大部分は，収縮装置そのものである筋原線維（myofibril）で占められている．縦断面を電子顕微鏡下で観察すると，筋原線維には，明るいI帯（isotropic band）と暗いA帯（anisotropic band）が観察される（図2-4）．I帯の中央部は，電子密度が高くZ線（Zwischenscheibe）と呼ばれる．A帯の中央はやや明るく，H帯〔Hensen（ヘンゼン）線）〕と呼ばれ，さらにその中央部には，M線（Mittelscheibe）がある．隣り合うZ線同士の間は筋節あるいはサルコメア（sarcomere）と呼ばれる．I帯は直径6 nmの細いフィラメント（thin filament）からなり，これはアクチンフィラメント（actin filament）である（図2-5）．アクチンフィラメントは主にα-アクチニン（actinin）で構成されるZ線で束ねられている．一方，A帯は直径16 nmの太いフィラメント（thick filament）からなり，これはミオシンフィラメント（myosin filament）である．筋収縮に際しては，I帯の幅が変化し，それに伴ってサルコメアの長さが変化する．A帯の長さは，1.5〜1.7 μmとほぼ一定である．これは，筋収縮に際して，平行に並ぶアクチンフィラメントがミオシンフィラメント上を滑走し，A帯内にすべり込むためである．

筋蛋白質のほとんどは，ミオシン（60%）とアクチン（20%）で占められている．ミオシンは，2本の重鎖（heavy chain）と4本の軽鎖（light chain）（2本のアルカリ軽鎖とリン酸化を受ける2本の調節性軽鎖）からなっている．哺乳類の骨格筋においては，主に7種類の重鎖遺伝子が発現している．胎生期に発現するMYHC-embryonic（*MYH3*）とMYHC-prenatal（*MYH8*），速筋に発現するMYHC IIa（*MYH2*），MYHC IIb（*MYH4*），MYHC IIx/d（*MYH1*），遅筋に発現するMYHC-β/slow（*MYH7*），そして外眼筋に主に発現するMYHC-extraocular（*MYH13*）である．一方，軽鎖については，速筋では，アルカリ軽鎖MYL1と調節性軽鎖MRLC2が，遅筋では，アルカリ軽鎖MYL3と調節性軽鎖MYL2が，胎児筋では，アル

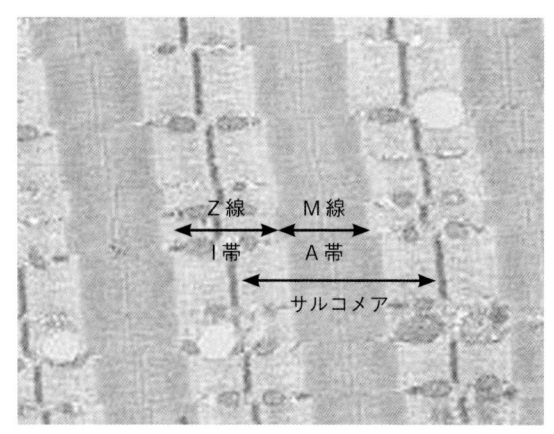

図2-4 筋線維の電子顕微鏡写真

カリ軽鎖MYL4と調節性軽鎖MYL5が主に発現している．アクチンは，モノマーである球状アクチン（globular actin：G-actin）が重合して線維状ポリマー（filamentous polymer），すなわちF-アクチンを形成してできている（図2-6）．等電点の差から，酸性側よりα-アクチン，β-アクチン，γ-アクチンに分類される．α-アクチンには骨格筋，平滑筋，心筋に存在するアイソフォームがあり，それぞれ*ACTA1*，*ACTA2*，*ACTC1*によりコードされている．β-アクチンは，*ACTB*によりコードされ，γ-アクチンは*ACTG1*と*ACTG2*にコードされるアイソフォームが知られているが，いずれも平滑筋および非筋細胞で主に発現している．

ミオシンとアクチン以外の主な筋原線維構成蛋白質としては，タイチン（titin）〔α-コネクチン（α-connectin）とも呼ばれる〕やネブリン（nebulin）などがある（図2-7）．ともに巨大な蛋白質であり，それぞれサルコメアの長さとアクチンフィラメントの長さを規定する役割を有していると考えられている．

一本一本の筋原線維の周りは，筋小胞体（sarcoplasmic reticulum：SR）で囲まれている（図2-8）．この筋小胞体はサルコメア単位で網目状構造を作り，筋原線維を取り巻いている．2つのサルコメアが隣り合うZ線上では，2組みの筋小胞体がT管（transverse tubule：T-tubule）と呼ばれる管状の構造を挟んで向かい合っている．この部分は特に三つ組み（triad）と呼ばれ，興奮収縮連関（excitation-contraction coupling：E-C coupling）にとってきわめて重要な構造である．

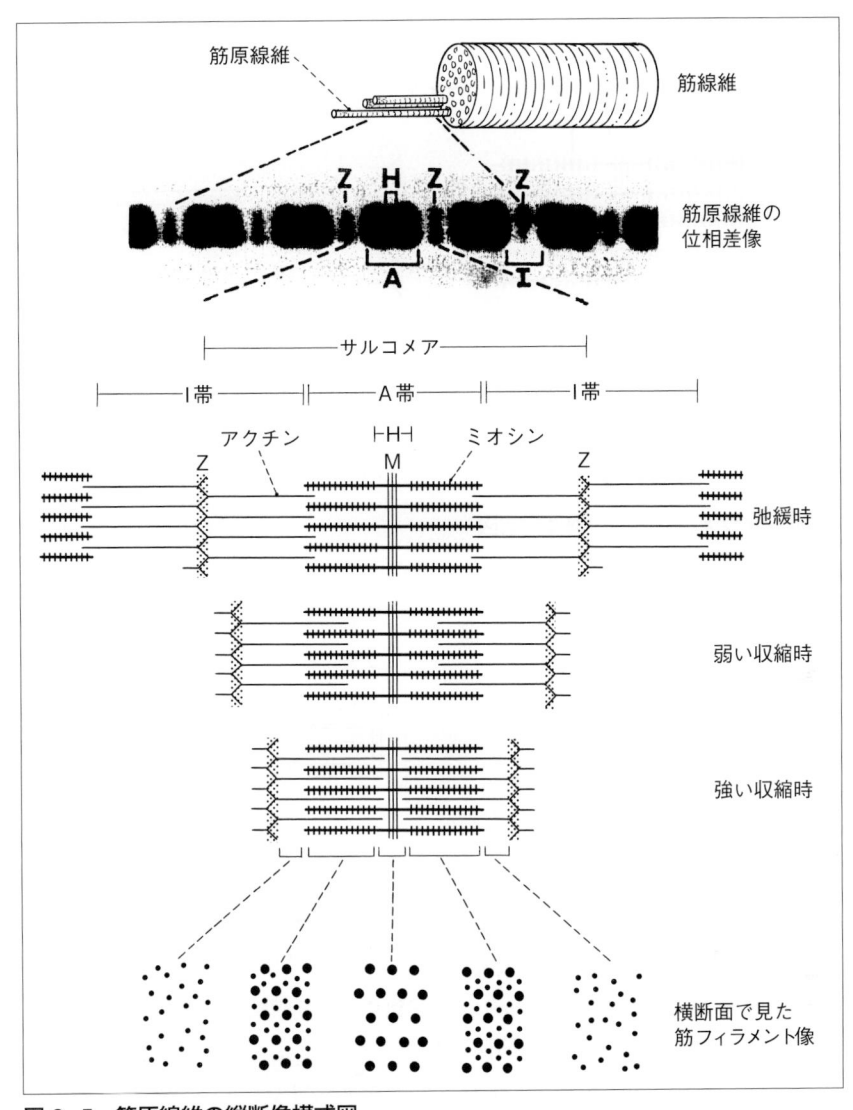

図 2-5 筋原線維の縦断像模式図
〔Engel AG, Banker BQ(eds): Myology. McGraw-Hill, New York, 1986 より改変〕

この三つ組みの T 管側には電位感受性 Ca^{2+} チャネル CACNL1A3〔ジヒドロピリジン受容体(dihydropyridine receptor:DHPR)とも呼ばれる〕があり、これと接する形で、小胞体側には 1 型リアノジン受容体(ryanodine receptor 1:RYR1)が存在している。T 管は、実は細胞膜が細い管状に陥入したものであり、下位運動ニューロンから神経筋接合部を経て伝えられた細胞膜の脱分極は、この T 管に伝わり、CACNL1A3 がリアノジン受容体を開くと考えられている。リアノジン受容体は小胞体膜上の Ca^{2+} チャネルそのものであるため、このチャネルが開くと小胞体に高濃度で蓄えられていた Ca^{2+} が細胞質内に放出される。この Ca^{2+} がアクチンフィラメント上のトロポニン(troponin)に結合する。トロポミオシン(tropomyosin)は、アクチンフィラメント上で、ミオシンとの結合部位を塞いでいる。トロポニンに Ca^{2+} が結合すると、そのアロステリック効果によりトロポミオシンの位置がずれ、ミオシンがアクチンフィラメントと結合できるようになり、筋の収縮が起こる。ミオシンはアデノシン三リン酸(adenosine triphosphate:ATP)を加水分解して、アクチンから離れて、筋の弛緩が起こる。つまり、ATP は筋の収縮ではなく、弛緩に必要な

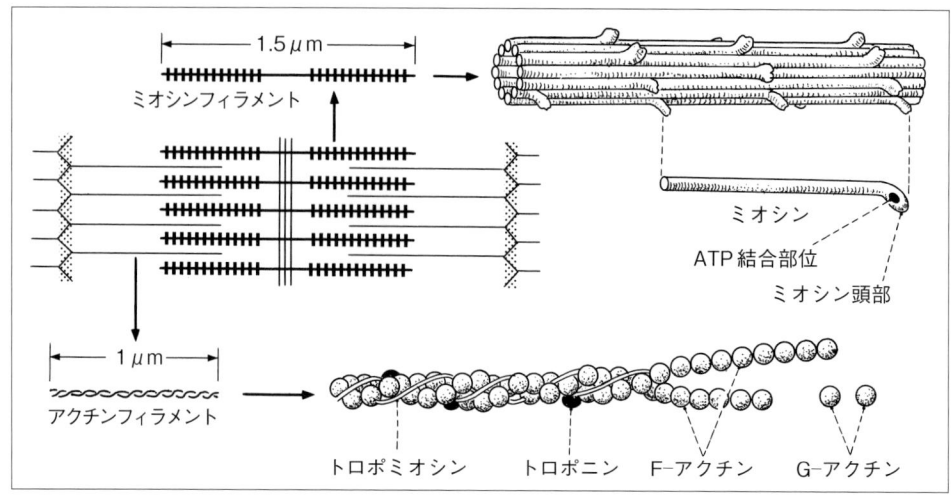

図2-6 筋フィラメント分子の構造模式図

のである．このため，死後ATPが欠乏すると筋の硬直が起こる（死後硬直）．

C. 筋線維鞘の構造

筋が発生する際は，まず単核細胞の筋芽細胞（myoblast）ができ，これが融合して線維状に長い多核の筋管細胞（myotube）ができる．さらにこれが成熟して筋線維となる（図2-9）．したがって，1本1本の筋線維は，1つの多核細胞であり，筋線維の膜は，細胞膜そのものである．しかし，筋線維膜は歴史的に筋線維鞘（sarcolemma, 筋鞘）と呼ばれることが多い．狭義の筋線維鞘は，細胞膜（形質膜）そのもの，すなわち，脂質二重層である．しかし，筋線維は伸縮することがその第1の目的であることから，他の臓器と比べて，はるかに機械的なストレスを受けやすい．特に筋線維鞘には常に機械的ストレスがかかっているといっても過言ではない．このことから，骨格筋は細胞膜を保護する特別な構造を有している（図2-10）．1つは，細胞外にある基底膜である．この基底膜は，主にIV型コラーゲン（collagen IV）とラミニン（laminin）でできている強固な膜構造である．一方，細胞内側にも緩やかなアクチンフィラメントのネットワークが細胞膜を裏打ちしている．すなわち，筋細胞膜は，細胞内外の2つの層によって保護されているのである．しかし，これら2つの保護層をもつだけでは依然として，機械的ストレ

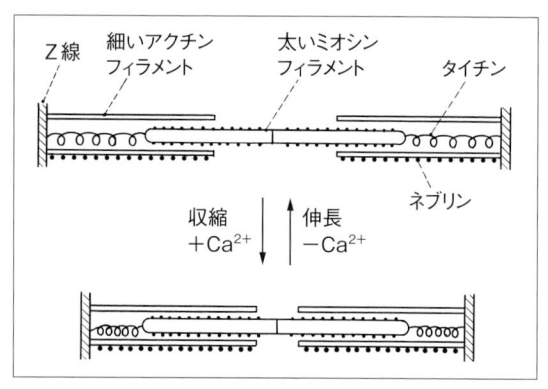

図2-7 筋収縮と弾性構造
アクチンフィラメントとミオシンフィラメントは，一定の長さを保ったまま互いにすべり合う．スプリング状のタイチンはミオシンフィラメントをサルコメア中央部に保持する．
〔丸山工作：コネクチンとネブリン．杉田秀夫，小澤鍈二郎，埜中征哉（編）：新筋肉病学．p250，南江堂，東京，1995 より許諾を得て改変し転載〕

スに抗するには不足である．細胞膜をも含めてこれら3層を束ねるような構造が必要である．このような目的から，筋線維鞘はジストロフィン軸（dystrophin axis）と呼ばれる特別な構造を有している．このジストロフィン軸は，最外部のラミニンからα-およびβ-ジストログリカン（ジストログリカン複合体），ジストロフィンで構成され，最後にジストロフィンが筋細胞膜を裏打ちしているアクチンと結合している．さらに，α, β, γ, δの4つのサルコグリカンからなるサルコグリカン複

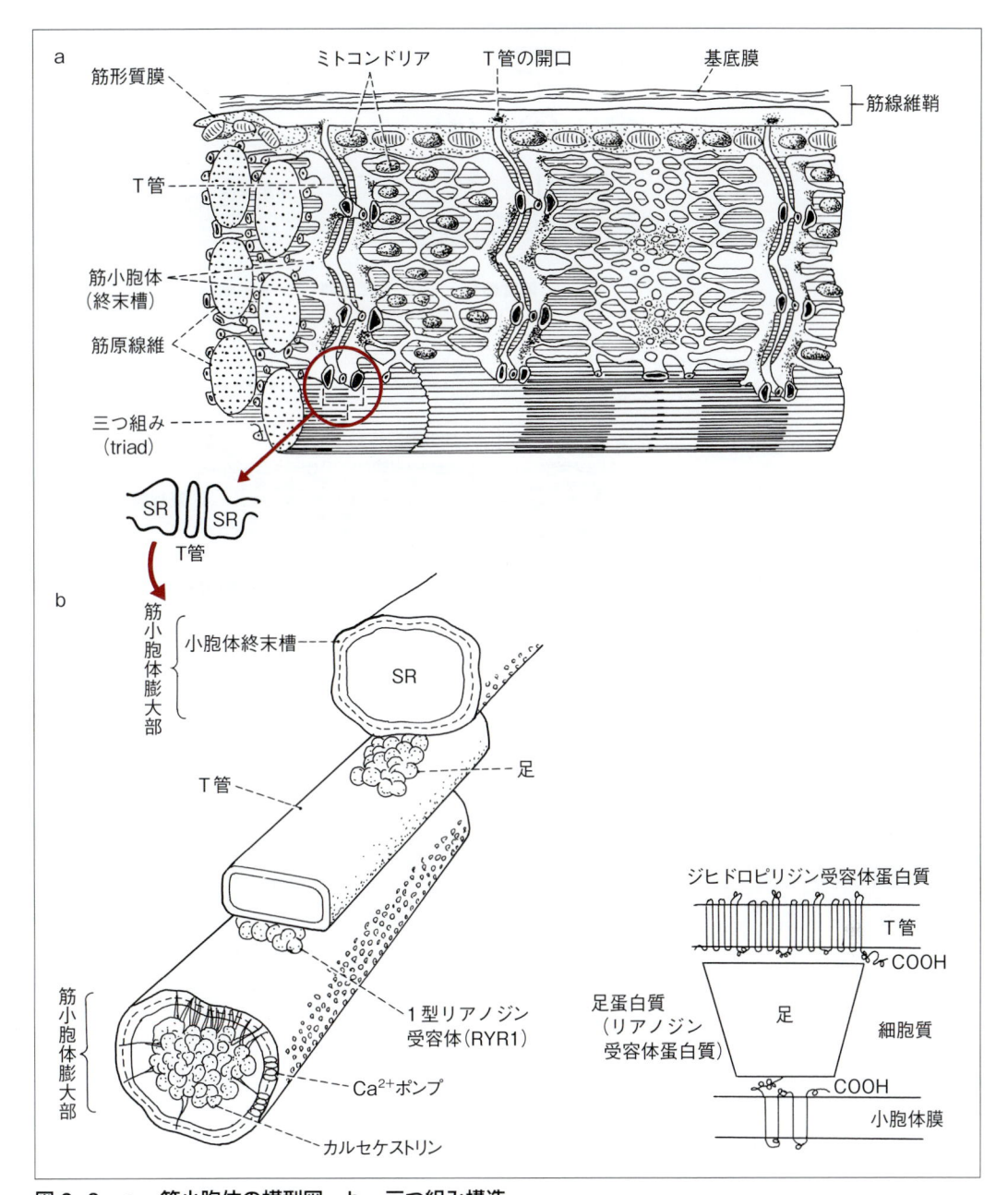

図2-8　a．筋小胞体の模型図，b．三つ組み構造
〔a. 山田安正：現代の組織学．第3版，p126，金原出版，東京，1994；b. 丸山工作：骨格筋の微細構造とその機能．井村裕夫ほか（編）：ミオパチー，最新内科学大系 71，p12，中山書店，東京，1996 より改変〕

合体がこのジストロフィン軸を補強している．たとえば，Duchenne（デュシェンヌ）型筋ジストロフィー（Duchenne muscular dystrophy：DMD）でジストロフィンが欠損すると，3層を束ねることができなくなり，筋線維鞘が脆弱になる．細胞外の Ca^{2+} 濃度は細胞内よりも数万倍高い．したがって，機械的ストレスから筋線維鞘が何らかの損傷を受けると，一気に筋線維内に Ca^{2+} が流入する．高濃度の Ca^{2+} は，筋線維の局所的な強い収縮（過収縮）を引き起こして壊死に至らしめる．これが，現在主流となっている筋ジストロフィーの膜説の考え方である．

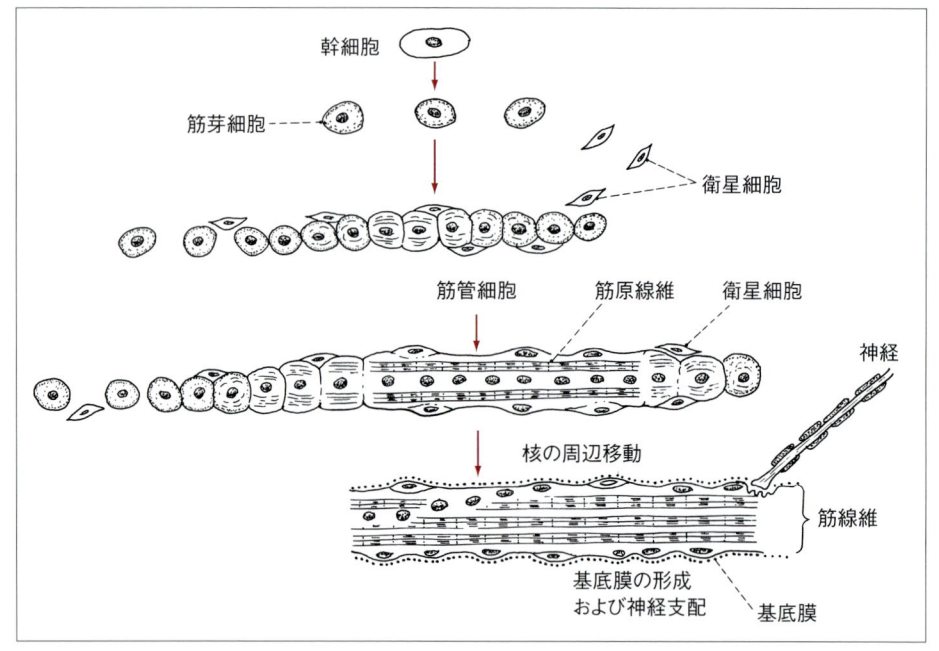

図 2-9 骨格筋の発生
(山田安正:現代の組織学. 第3版, p130, 金原出版, 東京, 1994 より改変)

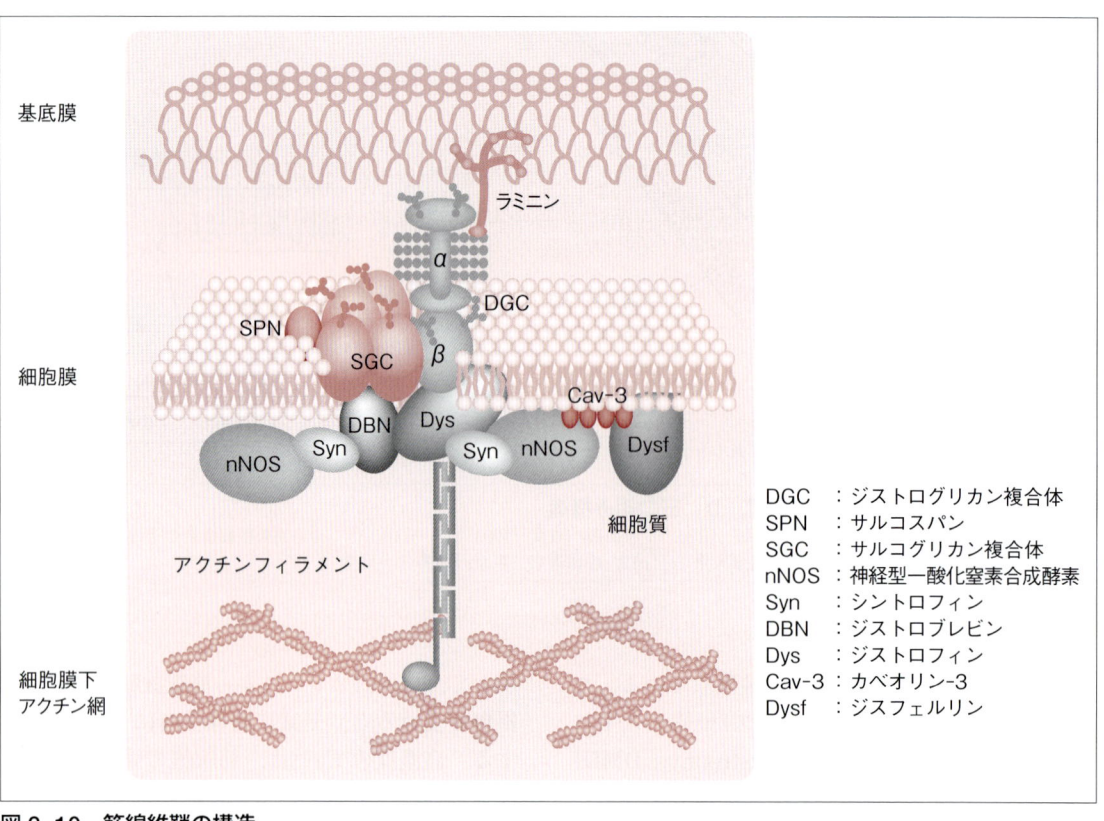

図 2-10 筋線維鞘の構造

DGC : ジストログリカン複合体
SPN : サルコスパン
SGC : サルコグリカン複合体
nNOS : 神経型一酸化窒素合成酵素
Syn : シントロフィン
DBN : ジストロブレビン
Dys : ジストロフィン
Cav-3 : カベオリン-3
Dysf : ジスフェルリン

表2-1 赤筋と白筋の比較

	赤筋（タイプ1）	白筋（タイプ2）
生理学的特徴		
収縮時間	遅(tonic)	速(phasic)
神経伝導速度	遅	速
生化学的特徴		
酸化酵素活性	高	低
ミオグロビン	多	少
解糖系酵素活性	低	高
グリコーゲン	少	多
脂質	多	少
電子顕微鏡的特徴		
ミトコンドリア数	多	少
Z線幅	広	狭

表2-2 各筋線維タイプの組織化学的特徴

筋線維タイプ	1	2A	2B	2C
ATPase（ルーチン）	○	●	●	●〜●
（pH 4.6）	●	○	●〜●	●〜●
（pH 4.2）	●	○	●〜●	●〜●
NADH-TR(SDH)	●	●	○	●
PAS	○	●	●	●
phosphorylase	○	●	●	●

●濃染，●中間，○淡染．
（埜中征哉：臨床のための筋病理．第4版，p19，日本医事新報社，東京，2011）

D. 筋線維タイプ

筋線維には2つのタイプがある．病理学的には，pHの異なる前処理に対するミオシンATP分解酵素（ATPase）の染色性の違いから，タイプ1線維とタイプ2線維とに分類されている（**表2-1, 2**）．生理学的には，タイプ1線維は収縮が遅いことから遅筋と呼ばれ，タイプ2線維は収縮が速いことから速筋と呼ばれる．生化学的には，タイプ1線維は酸化的リン酸化依存性が高く，ミトコンドリアが大きく数も多い．また，ミオグロビンを豊富に含んでいるためより赤みが強く，赤筋とも呼ばれる．一方，タイプ2線維は，解糖系依存性が高く，グリコーゲンを豊富に含んでいる．ミオグロビン含有量が少なく白っぽく見えることから白筋と呼ばれる．電子顕微鏡下では，ミトコンドリアの違いに加えて，タイプ1線維のほうがZ線の幅が広いことでも鑑別できる．抗重力筋ではタイプ1線維が豊富で，小手筋など細かな運動をする筋はタイプ2線維を豊富に含む．

正常筋では，2種類のタイプ2線維が存在し，タイプ2A線維，タイプ2B線維と呼ばれる．上腕二頭筋や大腿直筋などでは，タイプ1, 2A, 2Bが1/3ずつ，ほぼ均等にモザイクをなして存在している（**図2-11**）．先天性ミオパチーの一部や，神経原性変化では，このモザイク状の分布が崩れて，タイプ1線維優位や筋線維タイプ群化などの所見をみることがあり，診断の重要な根拠となる．

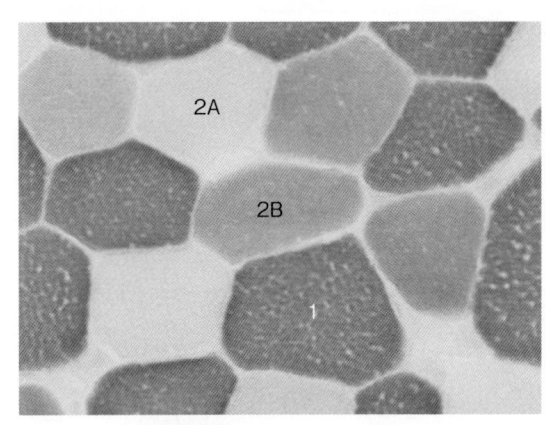

図2-11 正常骨格筋のミオシンATPase染色
（pH 4.6）

実は，筋線維タイプを決定しているのは脊髄前角細胞である．神経支配を受ける前の未熟な筋線維はタイプ2C線維と呼ばれる．胎児筋や再生筋に加え，脱神経を受けた筋線維などがタイプ2C線維である．正常筋ではタイプ2C線維の頻度は1％以下である．

E. 筋病理診断

筋疾患が疑われる患者では，筋生検が行われる．骨格筋は基本的に力を発生することに特化した臓器であるため，原則としてその異常はすべて筋力低下という症状として現れ，さらに，慢性に経過すると筋萎縮が出現してくる．これは大部分の筋疾患において一般に認められる現象である．したがって，骨格筋の障害は，臨床的な観察だけで病態を詳細に絞り込むことはしばしば困難である．このことから，歴史的に骨格筋の病理学は，病理医よりもむしろ臨床医によって育て上げられてき

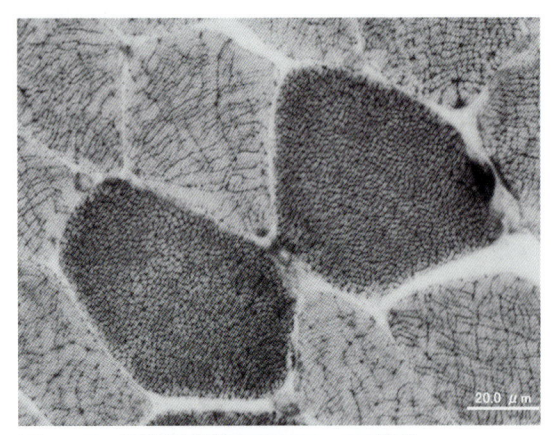

図 2-12　正常骨格筋の NADH-TR 染色
この染色では，筋原線維網が明瞭に染め出される．

た．分子医学が発展した現在においても，特に筋疾患の診断に関しては，依然として病理学が中心的な役割を果たしている．特に，先天性ミオパチーでは，病名そのものが組織学に基づくものであり，筋生検なしには診断をつけることができない．骨格筋の組織学は，このような背景のもと，他の臓器の組織学とは異なった独自の固定法や組織化学染色法が発達してきた．

各種の組織化学染色法が発達しているが，最も重要な染色法は，ヘマトキシリン・エオジン（hematoxylin and eosin：HE）染色，Gomori（ゴモリ）トリクローム染色変法（modified Gomori trichrome stain），還元型ニコチンアミドアデニンジヌクレオチド・テトラゾリウム還元酵素（nicotinamide adenine dinucleotide-tetrazolium reductase：NADH-TR）染色の 3 種類があればおよそ 90％ の神経・筋疾患は診断がつくといわれている．加えて前述のミオシン ATPase 染色を行えば，さらに診断の確度が上がる．

HE 染色は，全体の構築と筋線維の大小不同を判断するのに用いられる最も基本的な染色法であり，筋線維は淡いピンク色に，核は紫色に染色される（図 2-2）．さらには，壊死・再生線維，炎症細胞浸潤，内鞘線維化の有無などが観察される．Gomori トリクローム染色変法は，ミトコンドリアやライソゾーム，変性した筋蛋白質を赤く染めることから異常所見をとらえるのに用いられる．たとえば，ミトコンドリアミオパチーでは，増加したミトコンドリアが筋線維を埋めつくしているために，筋線維は強く赤く染まるとともに，ぼろぼろと壊れたように見える．このような筋線維は，赤色ぼろ線維（ragged red fiber）と呼ばれ，ミトコンドリアミオパチーの診断にきわめて重要な所見である．NADH-TR 染色は，主にミトコンドリアや筋小胞体を染色するため，筋原線維間の隙間が染め出される（図 2-12）．これは，網目構造を呈しており，筋原線維網（intermyofibrillar network）と呼ばれる．筋原線維の配列に異常をきたすような疾患では，この筋原線維網のパターンから筋原線維の配列を間接的に観察することができる．また，タイプ 1 線維は濃く，タイプ 2 線維は淡く染色されることから，簡単な筋線維タイプの分別にも用いられる．

そのほかに行われる特殊な組織化学染色としては，ミトコンドリア呼吸鎖酵素であるコハク酸脱水素酵素（succinate dehydrogenase：SDH）染色やチトクローム c 酸化酵素（cytochrome c oxidase：COX）染色，グリコーゲンの蓄積をみる過ヨウ素酸 Schiff（シッフ）染色（periodic acid Schiff stain：PAS），ライソゾーム酵素の 1 つである酸ホスファターゼ（acid phosphatase）染色，脂肪をみる oil red O 染色などがあり，これらの染色を行うことで，より詳細な情報を得ることができる．各々の疾患における筋病理所見は，各項を参照されたい．

II. 筋ジストロフィー
（muscular dystrophy）

A. 総論

1. 定義

筋ジストロフィーは，骨格筋の細胞である筋線維が壊死と再生を繰り返しながら，筋萎縮と筋力低下が進行する多数の遺伝性の骨格筋疾患の総称である．グリコーゲンの蓄積やネマリン小体などの特異的な病理学的構造がみられる疾患は除外される．筋ジストロフィーに分類される疾患のことを歴史的に「（病）型」と呼ぶことが多い．

この定義からの当然の帰結として筋ジストロフィーの主要な症状は筋萎縮と筋力低下に基づく運動障害であり，そのなかには呼吸（換気）障害，咀嚼嚥下の障害なども含まれる．また二次的に生じた骨格筋の線維化と伸展障害によって引き起こされる関節可動域制限や脊柱変形も一連のものと理解できる．

しかし，これは骨格筋以外の臓器に一次的な異常が現れることを除外するものではなく，遺伝性筋疾患では骨格筋以外の症状が現れるものが少なからず存在する．たとえば Duchenne 型筋ジストロフィーでは作業心筋にも病変があり，拡張型心筋症で死亡することが多い．Emery–Dreifuss（エメリ・ドレフュス）型筋ジストロフィーでは心伝導障害が一般的である．また，Duchenne 型や福山型先天性筋ジストロフィーにおける知能障害，顔面肩甲上腕型筋ジストロフィーにおける網膜血管異常による眼底出血なども骨格筋以外の病変と理解することが可能である．

古い文献では進行性筋ジストロフィー症という言葉をみるが，ジストロフィー（dystrophy）という言葉のなかにはすでに症（病気）という意味が含まれているので現在では症はつけないのが一般的である．また筋ジストロフィーそのものが進行性の疾患であるのであえて進行性を冠することも少なくなっている．

成人の遺伝性筋疾患のなかで最も頻度が高く，進行性の筋萎縮を示す筋強直性ジストロフィーは第2，第3の特徴として筋強直（myotonia），すなわち収縮した骨格筋が弛緩しにくい現象と全身多臓器系の多彩な症状を伴い，筋ジストロフィーではなく筋強直症に分類されることも多い．

2．分類

従来，遺伝形式と臨床症状の違いによって，Duchenne 型，Emery–Dreifuss 型，顔面肩甲上腕型などさまざまな病型に分類されていたが，1987年に Duchenne 型の原因遺伝子であるジストロフィンが同定されて以来，次々に原因遺伝子が同定され，その種類はいまなお増加中である．しかしそのほとんどはきわめてまれな病型であり，疾患の頻度を考えるとほとんどの患者にとって，自分の病気の原因遺伝子は既知のものとなっている．

分子遺伝学的知見が充実するに伴って，従来臨床的にはたとえば肢帯型のように1つの型として分類されていた疾患群の原因遺伝子が現在では多数存在することが知られるようになった．一方では Duchenne 型と Becker（ベッカー）型はいずれもジストロフィン遺伝子のアレル変異（allelic variant）であるなど，異なる臨床型の原因遺伝子が同じである例も存在する．また一部には遺伝子座は判明しているが遺伝子そのものは同定されていないものある．

筋ジストロフィーの分類は長い歴史をもつ臨床型による分類が用いられることが多いが，原因遺伝子あるいは遺伝子座のわかっているものはその知見を考慮に入れて，アルファベットと数字を組み合わせた略号による分類を使うことも多くなった．さらにジストロフィン異常症（dystrophinopathy）のように原因遺伝子産物に異常症（-pathy）をつけて呼ぶ場合もある（表2-3）．

3．検査総論

筋ジストロフィーという疾患群全体を理解するうえで重要な検査について述べる．代表的ないくつかの病型の検査所見についてはそれぞれの項で触れることにする．

筋の病変を肉眼的レベルで最も明瞭に示すことができるのは骨格筋の CT 像であるが，筋ジストロフィーの多くは進行に伴って単に小さくなるというよりは，小さくなるとともに脂肪組織に置換される傾向が強い．

病理形態学的には壊死から再生に至るいろいろな段階が観察される一方，慢性進行性の経過を反映して筋線維間や筋線維束間の結合織や脂肪組織の増生が認められるのが特徴である．ジストロフィン異常症，ジスフェルリン異常症などいくつかの病型については原因となる蛋白質の欠損を生検筋を用いた免疫組織化学で証明することによって診断が可能である．

針筋電図では筋原性変化として最も基本的な所見である神経筋単位活動電位の早期動員（early recruitment）がみられるほかに，病理学的変化に応じてさまざまな形の電位が記録される．すなわち壊死線維が多ければ線維性収縮電位（fibrillation potential），再生や筋線維の大小不同を反映して low voltage polyphasic unit potential，肥大線維

表 2-3　筋ジストロフィーの分類と遺伝子座・原因蛋白質

遺伝形式	従来の分類			新分類	遺伝子座	原因蛋白質
X染色体連鎖	Duchenne型			DMD	Xp21.2	dystrophin (DMD)
	Becker型			BMD		
	Emery-Dreifuss型			EDMD1	Xq28	emerin (EMD)
				EDMD6	Xq26.3	four and a half LIM domains 1 (FHLD1)
常染色体優性	肢帯型			LGMD1A	5q31	myotilin (MYOT)
				LGMD1B	1q21.2-q21.3	lamin A/C (LMNA)
				LGMD1C	3p25	caveolin-3 (CAV3)
				LGMD1D	7q	?
				LGMD1E	6q23	?
				LGMD1F	7q32.1-q32.2	?
				LGMD1G	4q21	?
	顔面肩甲上腕型			FSHD	4q35	?
	Emery-Dreifuss型			EDMD3	1q21.2-q21.3	lamin A/C (LMNA)
				EDMD4	6q25	nesprin-1 (SYNE1)
				EDMD5	14q23.2	nesprin-2 (SYNE2)
	先天性	Bethlem (ベスレム) ミオパチー			21q22.3	collagen type Ⅳ alpha-1 (COL6A1)
					21q22.3	collagen type Ⅳ alpha-2 (COL6A2)
					2q37	collagen type Ⅳ alpha-3 (COL6A3)
常染色体劣性	肢帯型			LGMD2A	15q15.1-q21.1	calpain-3 (CAPN3)
				LGMD2B	2p13.3-p13.1	dysferlin (DYSF)
				LGMD2C	13q12	γ sarcoglycan (SGCG)
				LGMD2D	17q12-q21.33	α sarcoglycan (adhalin) (SGCA)
				LGMD2E	4q12	β sarcoglycan (SGCB)
				LGMD2F	5q33-34	δ sarcoglycan (SGCD)
				LGMD2G	17q12	telethonin (TCAP)
				LGMD2H	9q31-q34.1	tripartite motif-containing protein 32 (TRIM32)
				LGMD2I	19q13.3	fukutin related protein (FKRP)
				LGMD2J	2q31	titin (TTN)
				LGMD2K	9q34.1	protein O-mannosyltransferase-1 (POMT1)
				LGMD2L	11p14.3	anoctamin 5 (ANO5)
				LGMD2M	9q31	fukutin (FKTN)
				LGMD2N	14q24.3	protein O-mannosyltransferase-2 (POMT2)
				LGMD2O	1p34.1	protein O-mannose beta-1, 2-N-acetylglucosaminyl transferase (POMGNT1)
	Emery-Dreifuss型			EDMD2	1q21.2-q21.3	lamin A/C (LMNA)
	先天性	福山型		FCMD	9q31	fukutin (FKTN)
		非福山型		MDC1A	6q22-23	laminin alpha 2 chain of merosin (LAMA2)
				MDC1B	1q42	?
				MDC1C	19q13.3	fukutin related-protein (FKRP)
				MDC1D	22q12.3-13.1	acetylglucosaminyl transferase-like protein (LARGE)
		筋眼脳病		MEB	1p34-p33	protein O-mannose beta-1, 2-N-acetylglucosaminyl transferase (POMGNT1)
		Walker-Warburg (ウォーカー・ワールブルグ) 症候群		WWS1	9q34.1	protein O-mannosyltransferase-1 (POMT1)
				WWS2	14q24.3	protein O-mannosyltransferase-2 (POMT2)
				WWS3	19q13.3	fukutin related-protein (FKRP)
		Ullrich (ウルリッヒ) 症候群		UCMD	21q22.3	collagen type Ⅳ alpha-1 (COL6A1)
					21q22.3	collagen type Ⅳ alpha-2 (COL6A2)
					2q37	collagen type Ⅳ alpha-3 (COL6A3)
		Bethlemミオパチー			2q37	collagen type Ⅳ alpha-3 (COL6A3)
		強直脊椎症候群		RSS	1p36.13	selenoprotein N1 (SEPN1)
		インテグリン欠損型			12q13	integrin alpha 7 precursor (ITGA7)
		ダイナミン欠損型			19p13.2	dynamin 2 (DNM2)

表 2-4 筋ジストロフィーの診断レベル

診断レベル	判断すべきことおよびその根拠
筋ジストロフィーであることの診断	遺伝，臨床経過，筋電図，筋生検により他疾患を除外して筋ジストロフィーの診断をする
臨床病型の診断	臨床症状と遺伝形式によって Duchenne 型，Becker 型，顔面肩甲上腕型などの「病型」を診断する
原因遺伝子の診断	DNA 検査により原因遺伝子そのものの変異や遺伝子座を証明したり生検筋の免疫組織化学検査により原因遺伝子の産物の欠損を証明したりすることによりジストロフィン異常症，ジスフェルリン異常症など原因遺伝子の診断を行う
遺伝子変異の診断	遺伝子解析により，エクソン欠失，1 塩基置換など具体的な変異を特定し，in-frame か out-of-frame か，あるいはミスセンス変異かナンセンス変異かを診断する

を反映して high voltage unit potential を認める.

　一般に血清クレアチンキナーゼ(CK)は高値となるが，その程度は大まかにいって壊死再生過程の激しさとともに骨格筋の総量によって規定される．たとえば病理学的に壊死再生過程が活発な Duchenne 型筋ジストロフィーでは歩行可能な幼少期は 10,000 IU/L を超えるのが普通であるが，歩行不能となり，さらに人工呼吸器を装着するような段階では体全体の骨格筋総量の著しい減少を反映して血清 CK 値は軽度上昇あるいは正常範囲ということもありうることに注意しなければならない．一方，壊死再生過程のおだやかな病型では血清 CK 上昇は軽度にとどまる．

　筋ジストロフィーが遺伝性疾患である以上最終的な検査は遺伝子検査である．2010 年 8 月現在保険診療において遺伝学的検査として Duchenne 型筋ジストロフィー，Becker 型筋ジストロフィー，福山型先天性筋ジストロフィーに対して，厚生労働省「医療・介護関係事業者における個人情報の適切な取り扱いのためのガイドライン」および関係学会による「遺伝学的検査に関するガイドライン」を遵守するという条件のもとに，患者 1 人につき 1 回算定できることになっている．

4. 診断

　筋ジストロフィーの診断には**表 2-4** に示す 4 つのレベルがある．原因遺伝子と臨床病型は必ずしも 1 対 1 で対応しない．Duchenne 型ではエクソンスキッピング，ストップコドンリードスルーなど特定の遺伝子変異を標的とする治療法が開発中であり，遺伝子変異の診断が治療法選択のうえで重要となる日が近い．

B. ジストロフィン異常症 (dystrophinopathy) 〔Duchenne 型筋ジストロフィー (Duchenne muscular dystrophy : DMD), Becker 型筋ジストロフィー (Becker muscular dystrophy : BMD)〕

【概念】
1) 古典的な定義

　最も患者数が多く，発生頻度の高い小児の筋ジストロフィーで，X 染色体連鎖遺伝の形をとる．初期には一部の筋(特に腓腹筋とヒラメ筋)は結合織と脂肪組織の増加により体積が大きくなる〔偽性肥大(pseudohypertrophy)〕のが特徴とされる．筋萎縮と筋力低下は常に進行性で，下肢から体幹上肢に及び，平均 10 歳で歩行不能，自然経過では 10 歳代後半に呼吸不全ないしは心不全で死亡することが多い．

2) 現在の定義

　X 染色体短腕(Xp21.1)に遺伝子座を有するジストロフィン遺伝子の変異により，骨格筋，心筋に存在するジストロフィン蛋白の欠損を生じる疾患と理解されている．

3) 歴史

　フランスの神経学者で神経生理学者である Duchenne du Boulogne は 1858 年に，今日彼の名前が冠せられている疾患と考えられる 9 歳の男児を報告し，後の研究も含めて，①運動麻痺が下肢から始まり，腰部脊椎の筋，さらに上肢に及び，最後はまったく動けなくなる，②麻痺筋が大きくなる，③筋の結合織が増加し，最後は結合織と脂肪組織が著しく増加することが特徴とし，偽性肥大性筋麻痺(paralysie musculaire pseudo-hypertrophique)と呼んだ．図 2-13 に典型的な患者

のスケッチが示されている．彼は筋生検を行い，罹患筋の病理学的変化も併せて記載した寄与は大きい．Edward Maryon はこれに先立つ 1851 年にすでにのちに Becker 型と理解される 1 家系も含めて 3 家系を報告し，この疾患に本質的な事実，すなわち，①家族性の疾患で患者はすべて男性であること，②脊髄（運動神経）は正常であること，③筋細胞の膜が障害されることを述べている．上記の古典的な概念はすでにこのように 18 世紀後半には確立していたが，1987 年のジストロフィン遺伝子の発見によって，診断に求められる根拠は大きく変わることになった．無論ほとんどの患者は臨床的な診断で変更を求められることはないが，家族歴のない孤発例ではジストロフィン遺伝子の変異あるいは生検筋におけるジストロフィンの欠損の証明が不可欠になり，ごく一部ではあるが，肢帯型筋ジストロフィー（のある亜型）に診断の変更を求められる症例が存在するようになった．したがって，Duchenne 型筋ジストロフィーの患者を診る場合はどの時代にどのような根拠で診断を受けたかを確認することが大切である．

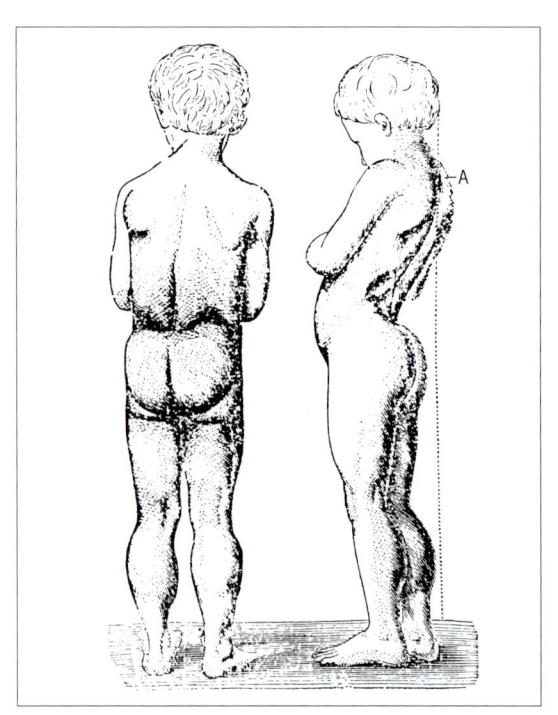

図 2-13 Duchenne 型筋ジストロフィーの典型例
1861 年に描かれたイラスト．近位筋の萎縮，腰部前彎，腓腹筋の偽性肥大が示されている．

4) Becker 型筋ジストロフィー

筋障害の分布や偽性肥大が目立つこと，X 染色体連鎖遺伝であることなど，臨床症状と遺伝形式は Duchenne 型筋ジストロフィーと同じであるが，発症年齢，進行速度が遅く，良性と考えられる variant form の家系を 1953 年に Becker が報告した．臨床像は Duchenne 型と連続しているが，便宜的に 14 歳以後に歩行不能となるものを Becker 型とすることが多い．歩行不能年齢が 12～16 歳までのものを中間型とすることもあるが，いずれにせよこれでは歩行不能となる前には判断できず，また家系内に両方にまたがる発症があったりするとどう判断してよいかわからないなどの問題点がある．Becker 型の家系は結婚して子孫を作る場合が多いので，保因者の娘が男性の患者を生むいわゆる隔世遺伝の家系図が得られるのが Duchenne 型の家系図と異なるといわれる．ジストロフィンの発見以後は，ジストロフィン蛋白の欠損ではなく，異常なジストロフィンの発現が原因と考えられている．

【疫学】

Duchenne 型の発生率は従来，男子出生 10 万人あたり 33 人といわれた．第二次世界大戦以後発生頻度そのものが減少し始め，現在は半分以下になっている．発生率の減少はすでにジストロフィン遺伝子の発見のはるか以前に始まっており，遺伝子検査に基づく遺伝カウンセリングのためではない．発症した男子同胞をもつ女性が社会的圧力のため患児をもたなくなったためと考えるのが最も自然である．現在の有病率に関するデータは存在しない．1980 年代の調査で従来人口 10 万人あたり 1.7～2.6 人といわれていたが，その後の発生率の減少と寿命の著しい延長があり，これらから考えると現在およそ 2,000 人台の患者が日本にいると推定される．

Becker 型の発生率と有病率はさらに不明である．有病率は Duchenne 型の 1/10 程度であろうといわれている．

【原因】

1) ジストロフィン遺伝子

ジストロフィン遺伝子の変異によりジストロフィン蛋白が発現しないと Duchenne 型筋ジストロフィーとなり，異常なジストロフィンが発現すると Becker 型筋ジストロフィーとなる．両者を併せてジストロフィン異常症とも呼ばれる．

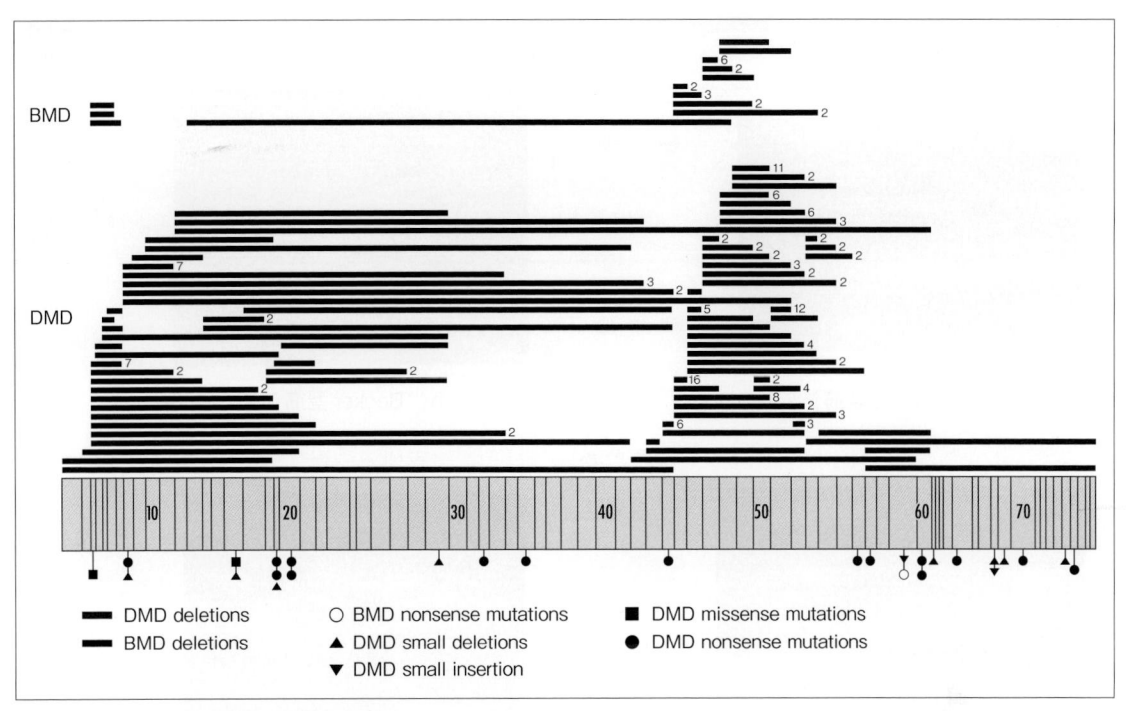

図2-14 DMD遺伝子の変異の分布
下段の帯状バーはジストロフィンのエクソン（〜79）を示す.
(Prior TW, Bartolo C, Pearl DK, et al : Spectrum of small mutations in the dystrophin coding region. Am J Hum Genet 57 : 22-33, 1995 より改変)

ジストロフィン遺伝子はX染色体短腕Xp21に遺伝子座をもつ2.4 Mbpの巨大な遺伝子であり，実にヒトX染色体の1%，ゲノム全体の約0.1%を占める．この間に79エクソンが散在し，エクソン領域はわずか14 kbpである．したがってエクソン/イントロン比が0.007ときわめて小さい（通常の細胞骨格蛋白は0.5以上）．巨大遺伝子であることがジストロフィン異常症の突然変異率が高い原因の1つと考えられている．ジストロフィン遺伝子には少なくとも8種のプロモータが存在し，組織特異的な活性化と多様な分子種を形成している．

Duchenne型およびBecker型の遺伝子変異にはさまざまなものがある．その内訳に関してはいくつかの報告があるが，どれもほぼ同じでおおむね以下のようである．

エクソン欠失	60%
エクソン重複	10%
点変異（ナンセンス変異）	15%
微小欠失/挿入	10%
その他（スプライトサイトの変異など）	5%

圧倒的多数はエクソンの欠失であるが，好発部位（いわゆるhot spot）が存在し，エクソン3〜20と45〜55を中心とした2か所が知られている（図2-14）．

2) 遺伝子変異と臨床病型の関係

遺伝子変異と臨床病型（Duchenne型，Becker型）との関係は十分解明されたとはいいがたいが，点変異の場合はナンセンス変異では完全長の蛋白が作られずDuchenne型となり，ミスセンス変異では異常な蛋白が作られるが機能が存在するとすればBecker型になると理解できる．欠失・重複・挿入の場合は読み取り枠説（frame shift theory）で説明されることが多い．すなわち，mRNAがアミノ酸に翻訳される際に，アミノ酸の読み取り枠（reading frame）である3つ一組の塩基配列トリプレットコドン（triplet codon）がシフトせずに保持されているBecker型では，たとえ大きな遺伝子欠失が存在しても（それは3の整数倍のin-frame欠失であるので）アミノ酸の置換はなく，短いが部分的に機能しうるジストロフィンが作られる．他方，読み取り枠がシフトし

a．Duchenne 型筋ジストロフィー

b．Becker 型筋ジストロフィー

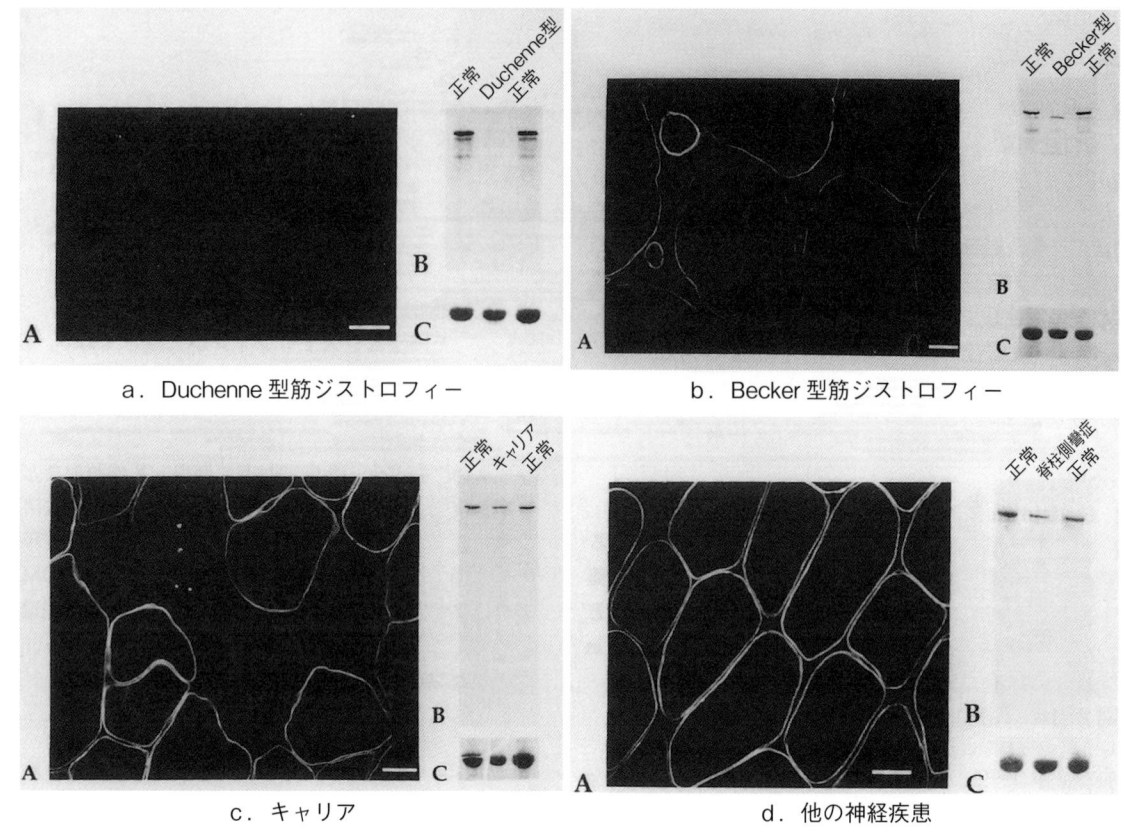

c．キャリア

d．他の神経疾患

図 2-15 ジストロフィンテスト
　A に免疫組織化学染色法，B にウェスタンブロット法による結果を示す（スケールは 25 μm，C はミオシン重鎖のマーカー）．
（Arahata K, Hoffman EP, Kunkel LM, et al : Dystrophin diagnosis: comparison of dystrophin abnormalities by immunofluorescence and immunoblot analyses. Proc Natl Acad Sci USA 86 : 7154-7158, 1989 より）

てしまう Duchenne 型では，① mRNA が（停止コドンのため）ある部位から下流が翻訳されなくなるとか，②たとえ翻訳されてもアミノ酸配列が変化してしまい，結果的に不安定で分解されやすい蛋白質になってしまうものと推測される．エクソン欠失の場合は読み取り枠仮説は，90％ ケースであてはまるが，エクソン重複の場合は 70％ 程度しかあてはまらない．あてはまらない場合は mRNA を直接解析しないとそのメカニズムは明らかにできないと考えられる．

3）ジストロフィン蛋白

　ジストロフィン蛋白は骨格筋，心筋，脳，平滑筋などに発現する．骨格筋や心筋では筋形質膜に存在する．筋細胞膜蛋白中の約 5％ を占めるが，筋蛋白全体ではわずか 0.002％ にすぎない．その存在は免疫組織化学で証明することができる．

Duchenne 型では正常筋でみられる筋形質膜の染色は完全に欠損し，Becker 型では弱く染色され，保因者では patchy に染色されるので，診断的意義がある（ジストロフィンテスト図 2-15）．骨格筋のジストロフィン蛋白は分子量 427 kDa で，ウェスタンブロットを行うと Duchenne 型ではバンドが欠損し，Becker 型では大きさの異なる（通常小さい）バンドが弱く認識される．なお脳ではジストロフィンはシナプス後肥厚（post-synaptic density）部に存在するといわれている．

4）発症メカニズム

　ジストロフィンは，分子量約 43 万（427 kDa）の巨大な棒状の蛋白質で，モノマーで存在していると考えられる．ジストロフィンは N 末端側で F-アクチンと，C 末端側でジストロフィン結合蛋白質（dystrophin-associated proteins : DAPs）

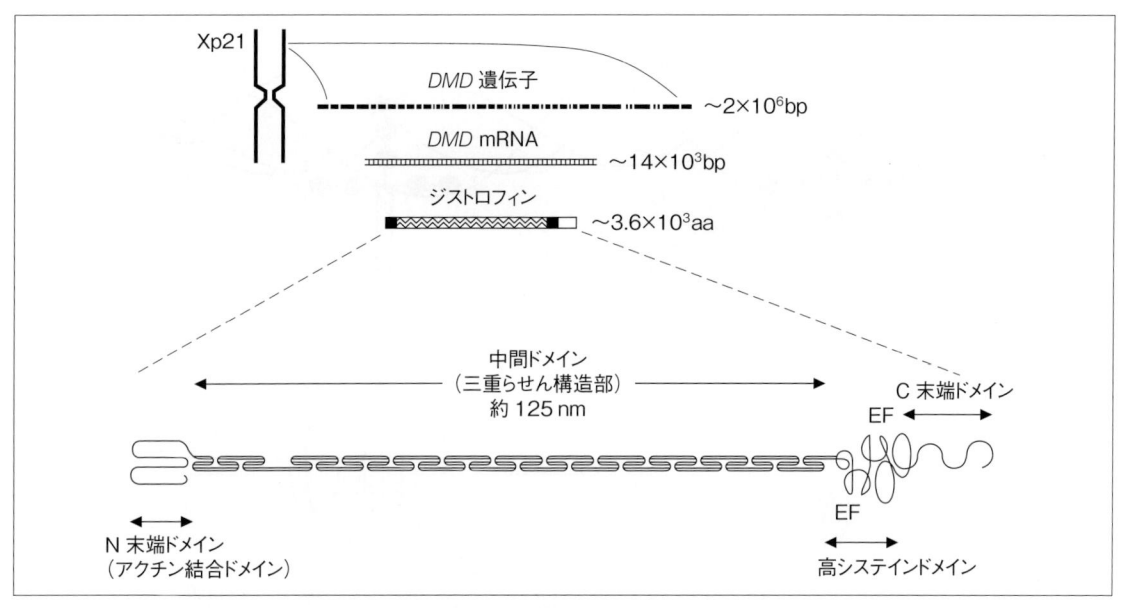

図2-16　*DMD*遺伝子とジストロフィン分子の構造模式図
　ジストロフィンはXp21にある*DMD*遺伝子（約2,300 kb）によってコードされる棒状の蛋白質であり，N末端から順にアクチン結合ドメイン，中間ドメイン，高システインドメイン，C末端ドメインの4つの部分に大別される．このうち，β-ジストログリカンに結合するドメインは高システインドメインとC末端ドメインの前半部分である．
(Koenig M, Monaco AP, Kunkel LM : The complete sequence of dystrophin predicts a rod-shaped cytoskeletal protein. Cell 53 : 219-228, 1988 より改変)

複合体と結合している（図2-16）．ジストロフィン結合蛋白質複合体には筋細胞膜蛋白であるジストログリカン複合体，サルコグリカン複合体，および細胞内にあるシントロフィン複合体などが含まれる．ジストロフィン結合蛋白質複合体はさらに細胞外に存在する細胞基底膜の構成成分であるラミニンと結合している（図2-17）．すなわち，ジストロフィンは筋形質膜の裏打ち蛋白として，収縮する細胞骨格である筋原線維と細胞膜，細胞基底膜を結びつける役割を果たしており，これが存在しないと収縮によって形態を変える細胞膜の安定性が損なわれ，膜の断裂によって筋の変性が誘発されるものと理解される．ジストロフィンの発見前から主張されていたDuchenne型筋ジストロフィーの膜異常説（図2-18）が正しかったことになる．

【症状】
　はじめにDuchenne型もBecker型も一部の例外を除いて患者は男性である．一部の例外とはTurner（ターナー）症候群やX染色体転座など明らかな根拠のある場合を指す．症状は大きく，1）骨格筋病変，2）心筋障害，3）知能障害の3つにまとめることができる．

1）骨格筋病変
　近位筋優位の進行性の筋萎縮，筋力低下が主な症状である．一般に顔面肩甲上腕型筋ジストロフィーのように著しい左右差は現れることはない．進行すれば呼吸筋を含む全身の骨格筋が障害されるが，眼球運動，舌，咽頭，喉頭機能，括約筋機能は比較的保たれる．初期に一部の筋が肥大しているようにみえるが，実際は結合織や脂肪組織の増加によるもので，偽性肥大と呼ばれ，Duchenne型（図2-19）やBecker型の筋ジストロフィーの重要な特徴である．偽性肥大は下腿後面の筋群（腓腹筋，ヒラメ筋）に必ずみられるといってよいが，そのほかに咬筋や三角筋に現れることもある．床から立ち上がれる患者は，四つ這いになった姿勢から，両上肢で交互に下肢を押さえてよじ登るように立ち上がる．この特徴的な立ち上がり方は下肢近位筋の筋力低下のある患者にしばしばみられ，Gowers（ガワーズ）徴候と呼ばれる（図2-20）．歩行可能な患者では運動量が多かったりすると筋が腫脹して筋痛を訴えることがある．

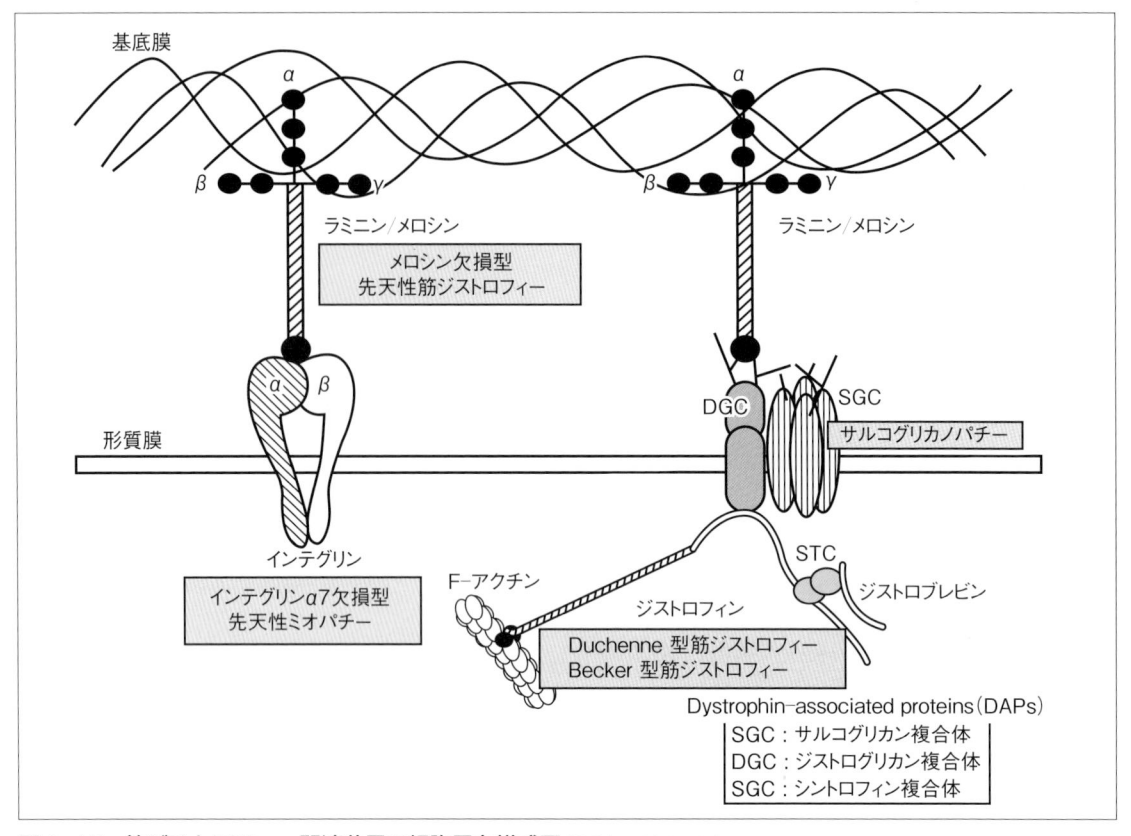

図2-17 筋ジストロフィー関連分子の細胞局在模式図(林由起子博士原図)

2) 心筋障害

すべての患者に心筋病変が存在する．左心室後側壁から線維化が始まる．進行すると拡張型心筋症となる．しかし運動量も少なくなるために心筋病変の程度に対して心不全症状は顕在化しにくい．一部の患者は10歳代から急速に心拡大をきたし，うっ血性心不全(左心不全)となる．近年呼吸管理が進歩し寿命が延長するとともに，20歳代以降に心不全で死亡する患者が増加している．筋強直性ジストロフィーなどとは異なり，初期からペースメーカ埋め込みが必要な心伝導障害や致死性不整脈をきたすことはほとんどない．多くの患者，特に心拡大のみられる患者では凝固系が亢進しており，脳，肺などさまざまな臓器で血栓症が生じることが知られている．

3) 知能障害

知能は正常の患者から高度に障害される者までさまざまであるが，平均知能指数は80前後である．Duchenne型筋ジストロフィー患者は集団としては知能が低下していることは古くから知られていたが，運動障害のために同年代の健常児と同じような経験を日常生活のなかで積むことができないためであるのか，疾患そのものの症状であるのかが議論の対象となっていた．現在ではジストロフィンが脳に存在することが知られており，その欠損による症状であると考えられている．一部の患者では自閉症状がみられる．

4) その他

開咬など咬合が障害されることが多い．一般に進行して運動量が低下すると便秘になるが，一部に高度の胃拡張や麻痺性イレウスを繰り返す患者が存在する．これが平滑筋のジストロフィン欠損によるものであるかどうかは明らかでない．また骨格筋の萎縮は筋線維の減少に結合織の増生を伴い，これによって筋の短縮が起こると関節の可動域が減少していわゆる関節拘縮が明らかとなる．一般に歩行しているころから尖足となるが，歩行不能となるとさらに側彎，後彎などの脊柱変形が進行することが多い．またこれに伴い著しい胸郭変形が現れることがある．骨萎縮，骨粗鬆症がみ

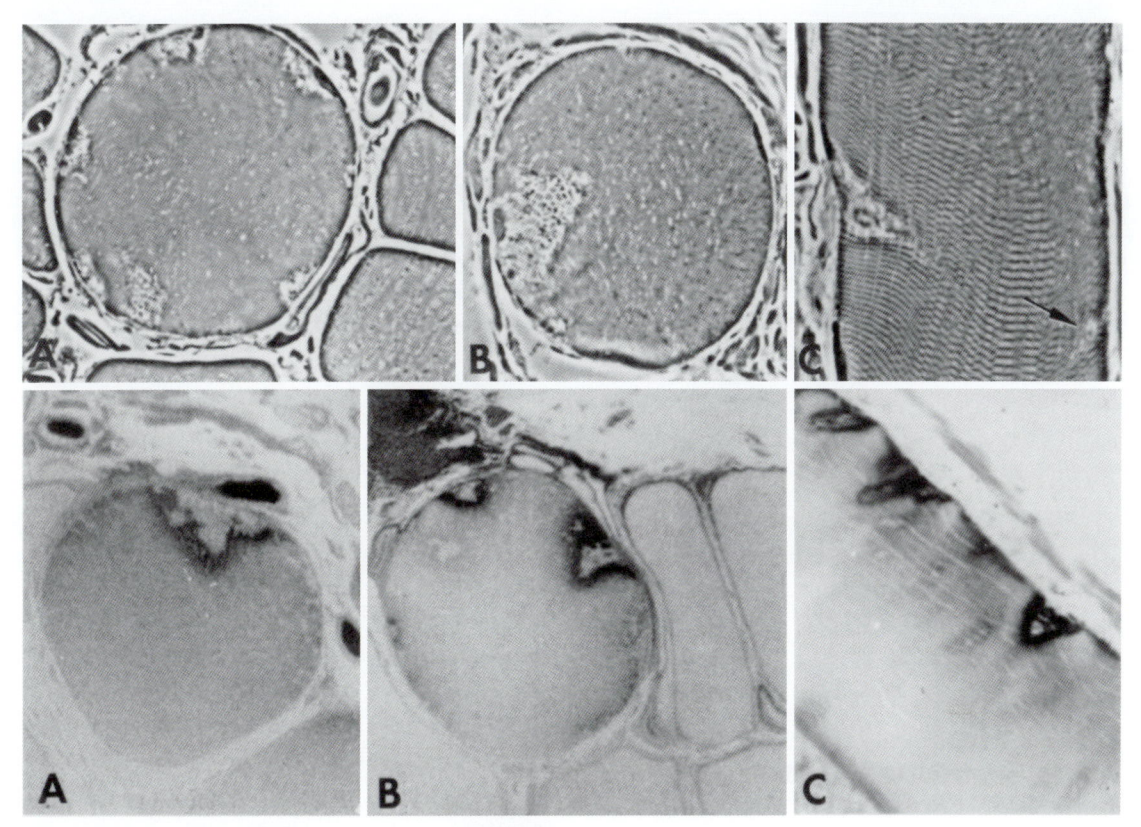

図2-18　Duchenne 型筋ジストロフィーの膜異常説
　筋形質膜の破綻による，いわゆるデルタ領域（上段A～C）と同部からの細胞外液の流入がペルオキシダーゼを指標として（下段A～C）示されている．
（Engel AG, Franzini-Armstrong C : Myology. 2nd ed, McGraw-Hill Inc, New York, 1994 より）

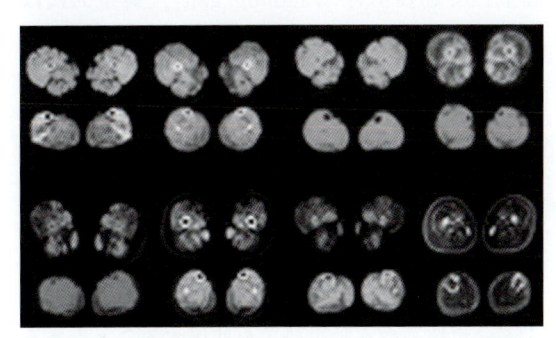

図2-19　Duchenne 型筋ジストロフィー8名の患者の大腿（上段）と下腿（下段）のCT像
　病変の軽いものから重度のものまで並べた．一定の順序で骨格筋が脂肪組織で置換されていくことが示唆される．

られることも多く，ステロイド治療（後述）で悪化する可能性がある．

5）Becker 型筋ジストロフィーの症状
　Duchenne 型と症状は類似し，軽症で進行が遅い．症状の程度はさまざまだが，ジストロフィン異常が遺伝子検査や免疫組織化学検査で診断できるようになると，著しく症状の軽い患者の場合は大腿四頭筋ミオパチー（quadriceps myopathy）や労作性ミオグロビン血症程度のこともあることがわかっている．筋力低下の進行が青年期以後になると，側彎などの脊柱変形は目立たない．運動機能が比較的保たれると，逆に心不全が進行することがあり注意を要する．

【検査所見】
　血清CK値は著しい高値で，歩行している小児期であれば10,000 IU/Lを超える．骨格筋量が減少するに従って次第に減少し，進行例では正常範囲に入ることもある．針筋電図ではいわゆる筋原性変化を示す．神経筋単位活動電位の早期動員（early recruitment），線維性収縮電位（fibrillation potential）が重要である．肥大線維は高振幅活動電位を出すが，持続の長い高振幅電位がみられるこ

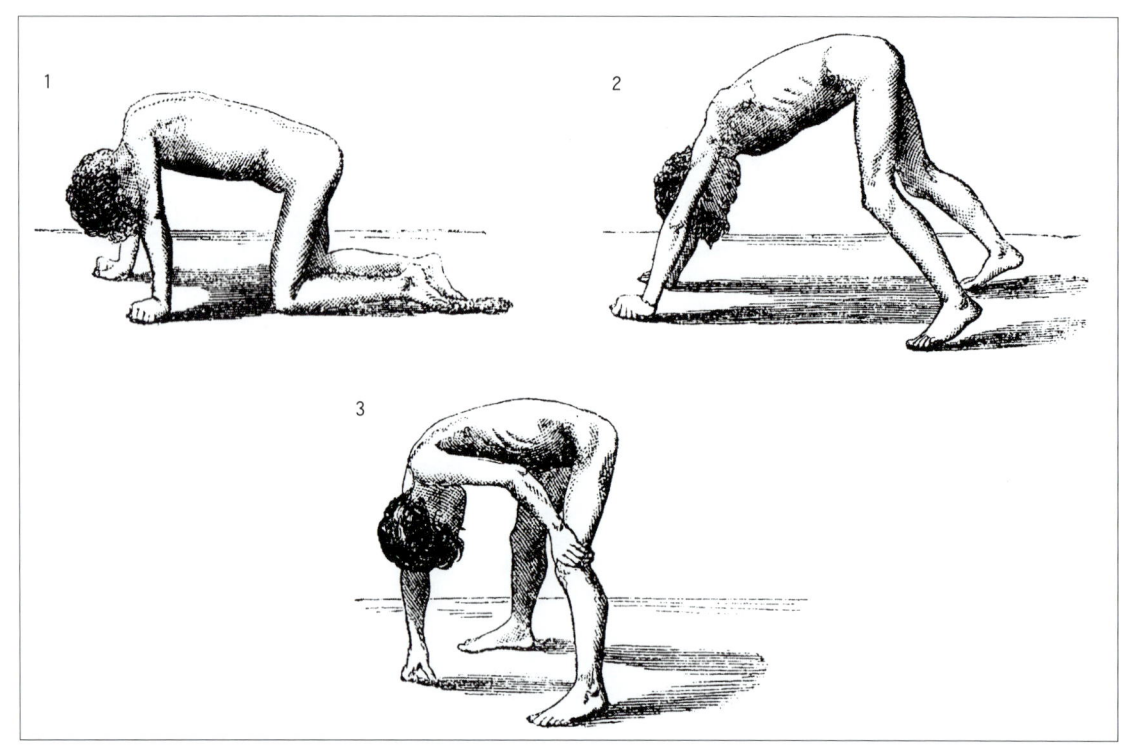

図 2-20 登攀性起立（Gowers 徴候）
1879 年に描かれたイラスト．

とはない．骨格筋の CT は筋の萎縮と脂肪化などの肉眼的レベルでの筋の形態的変化をとらえるのに有用である．筋生検で筋線維の円形化と大小不同，壊死線維と再生線維，間質の結合組織増生がみられ，ジストロフィンテストでジストロフィン蛋白の欠損を証明できれば Duchenne 型筋ジストロフィーが確定する．Becker 型では染色性は弱い．最近は筋生検を行わずに遺伝子検査を先に実施することも多くなっている（後述「診断」の項）．

診療においては呼吸機能評価のためにスパイロメトリや動脈血液ガス検査，心機能評価のために心電図，心エコー検査，脳性ナトリウム利尿ペプチド（BNP）測定，側彎評価のために全脊柱 X 線撮影を行う．

【経過】

Duchenne 型筋ジストロフィー患者は新生児期から高クレアチンキナーゼ血症が存在するので何らかの理由でたまたま採血を行うと精査を受け発症前に診断を受けることがある．また，兄弟に発症者がいると診断が早くなることがある．しかし一般には 4〜5 歳で同じ年齢の子どもと比較して歩き方がおかしい，よく転ぶ，ジャンプができないなどの理由で受診することが多い．歩行は動揺性で動揺歩行（waddling gait），典型的には Gowers 徴候がみられ，下腿後面の筋に偽性肥大がみられ，血清 CK の著しい高値で本症が疑われる．次第に階段昇りが困難となり，椅子からの立ち上がりもむずかしくなる．Duchenne 型では平均 10 歳で歩行不能となる（Becker 型の歩行不能年齢についてはすでに述べた）．歩行不能となった後は四つ這いで移動し，これができなくなるとずり這いで移動する．最近は歩行できなくなるとすぐに車椅子や電動車椅子を使用することも多くなった．10 歳代後半にかけて横隔膜をはじめとする呼吸筋の障害が進行し，肺胞低換気のために呼吸不全となったり，排痰困難のために肺炎になったりして，多くの患者は 10 歳代後半で死亡し成人を迎えることは珍しかった．

1980 年代後半から呼吸管理を積極的に行うようになり，寿命は著しく延長した．心不全管理法の進歩もあって現在では平均寿命は 30 歳を超えている．かつて死因は肺胞低換気と呼吸器感染症

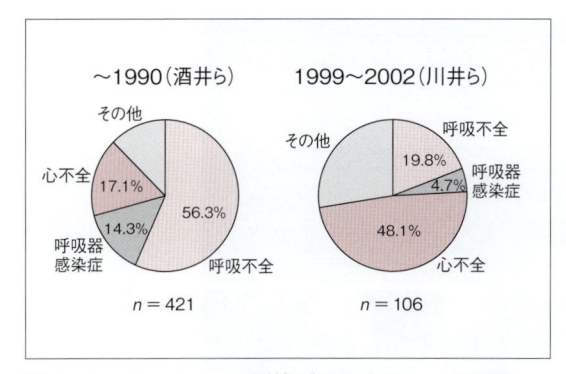

図 2-21　Duchenne 型筋ジストロフィーの死因

で全体の 2/3 を占めていた．現在は半分が心不全死である（図 2-21）．

なお，Becker 型は発症も進行も遅いが，Duchenne 型に近い患者から，筋痛と高クレアチンキナーゼ血症を示す程度の患者までいて，個人差が大きい．運動障害が軽度な分，心不全で死亡する率が高い．

【診断】

上記のような典型的な初期の経過と高クレアチンキナーゼ血症で本症を疑う．従来は筋生検を行って診断を確定したが，最近は遺伝子検査が保険収載されたこともあって，初めに multiplex ligation-dependent probe amplification（MLPA）法による遺伝子検査が実施されることが多い．この方法で診断可能なのは，連続する複数のエクソンの欠失と重複による患者である．79 エクソンを同時に調べることができるのが利点である．この方法で診断できなかった場合は以下の①または②を行う．

① 筋生検を行う．筋の壊死，再生，間質の増生を認め，ジストロフィンテスト（免疫組織化学）でジストロフィン発現の異常を確定．
② 遺伝子診断を別の方法で行う．一本鎖 DNA 高次構造多型（single strand conformation polymorphism：SSCP）法などがあるが，最近は DNA 配列を直接解析することが多い．

なお，遺伝子診断を含めて遺伝病を診断する場合は，遺伝カウンセリングがきわめて重要である．

【治療】

1) 医学的管理

呼吸不全や心不全の管理，血栓症の予防，リハビリテーション，脊柱側彎症の予防と治療，療育指導などトータルなケアにより寿命の延長と QOL の改善が図られる．なかでも呼吸管理は重要で，これによって 2010 年現在 Duchenne 型の死亡年齢は 30 歳以上になっている．具体的な内容は以下のとおりである．

10 歳以後定期的にスパイロメトリで呼吸機能を評価し，肺活量 50% 以下となったら呼吸リハビリテーションを開始する．その目的は肺と胸郭の拡張性の維持と痰の喀出による気道の清浄性の維持である．さらに夜間に低酸素血症が出現するようになったら非侵襲的人工呼吸を導入する．

心機能に関しては心エコー検査と脳性ナトリウム利尿ペプチド測定による定期的評価が重要である．うっ血性心不全に対しては，塩分制限，利尿薬投与などの古典的治療が行われるが，現在はそれよりもはるか以前から，アンジオテンシン変換酵素阻害薬あるいはアンジオテンシン受容体遮断薬処方により心筋保護を図り，心機能低下症例に対して β 遮断薬処方を行うことが多くなっている．

2) 現在実施されている骨格筋病変に対する薬物治療

副腎皮質ステロイド薬は一時的であるが確実に筋力，日常生活動作（ADL）の改善をもたらす唯一の薬剤である．歩行可能な時期には多くの専門施設で処方されているが，歩行不能となった後に続けて使用すべきかどうかは意見の一致をみていない．

3) 2010 年の段階で臨床試験が行われた/行われている薬物治療

a) ナンセンス変異のストップコドン読みとばし（マクロライド系抗生物質，PTC124）

点変異でストップコドンが現れたために翻訳がそこで打ち切られて，完全長の蛋白が作られなくなった患者が対象となる．これを読みとばして，完全長の蛋白を作れるようにする．

b) エクソンスキッピング

エクソン欠失のため out of frame となってジストロフィンが作られなくなった患者が対象である．アンチセンスオリゴヌクレオチドを用いて近接したエクソンも転写されないようにすることによって，out-of-frame を in-frame に変え，短いジストロフィンが作られるようにする．結果として Duchenne 型を Becker 型に変えることができる．

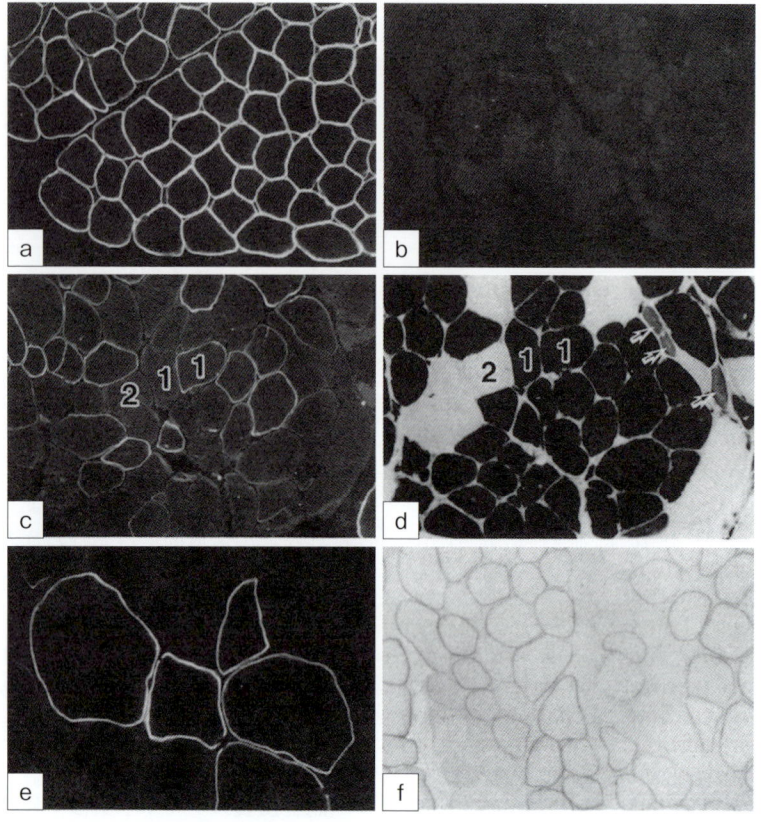

図 2-22 Duchenne 型筋ジストロフィーの症候性保因者にみるジストロフィンのモザイクパターン

ジストロフィンの免疫組織化学染色.
a．正常筋，b．Duchenne 型筋ジストロフィー（ジストロフィンは欠損），c〜f．Duchenne 型筋ジストロフィーの症候性保因者では，ジストロフィン陽性線維とジストロフィン陰性線維または部分陰性線維が，モザイク状に混在している．このモザイクパターンは筋線維の線維タイプとは一致しない〔c，d：ATPase pH 4.3（1：タイプ1，2：タイプ2）〕が，タイプ2C線維（d：矢印）はいずれも陰性であった．
(Arahata K, Ishihara T, Kamakura K, et al : Mosaic expression of dystrophin in symptomatic carriers of Duchenne's muscular dystrophy. N Engl J Med 320 : 138-142, 1989 より)

c）マイオスタチンの抑制

マイオスタチンは筋の成長を抑制する蛋白で，その変異で筋が肥大したヒトや動物が生まれることが知られている．マイオスタチンに結合してその働きを抑制する薬物で筋の体積を増加させることが期待できる．

d）心筋のエネルギー代謝改善薬（イデベノン）

比較的進行した心筋障害のある患者が対象となる．

4）研究開発中の治療

ウイルスベクターを用いたジストロフィンの遺伝子の導入や細胞移植が研究されている．

【Duchenne 型筋ジストロフィー保因者】

Duchenne 型筋ジストロフィーは一般的には X 染色体連鎖劣性遺伝と考えられており，血清 CK は高値を示すことはあるものの，筋力低下などの臨床症状を示すことはないとされる．しかししばしば筋痛を訴える人はまれでない．女性の本態性高クレアチンキナーゼ血症のなかには少なからず Duchenne 型筋ジストロフィー保因者が存在することは念頭におく必要がある．図 2-22 にみられるように，ジストロフィンテストでは patchy な染まり方を示す．

また一部には Duchenne 型筋ジストロフィー患者ほどひどくはないが，明らかに進行性の筋力

表2-5 Emery-Dreifuss型筋ジストロフィー（EDMD）の原因となる遺伝子

遺伝形式		原因遺伝子	遺伝子座	その他
EDMD1	X染色体連鎖	emerin（EMD）	Xq28	
EDMD2	常染色体優性	lamin A/C（LMNA）	1q21.2	
EDMD3	常染色体劣性	lamin A/C（LMNA）	1q21.2	
EDMD4	常染色体優性	nesprin 1（SYNE1）	6q25	
EDMD5	常染色体優性	nesprin 2（SYNE2）	14q23	
EDMD6	X染色体連鎖	four and a half LIM domains 1（FHL1）	Xq27.2	肥大型心筋症

低下と筋萎縮を示す人や心筋障害を示す人が存在する．発症保因者と呼ばれるこれらの患者では筋障害の分布に著しい左右差がみられるのが特徴である．

C. Emery-Dreifuss（エメリ・ドレフュス）型筋ジストロフィー
（Emery-Dreifuss muscular dystrophy：EDMD）

【概念】

Emery-Dreifuss型筋ジストロフィーが疾患概念として確立したのは比較的最近で1960年代のことである．1961年にDreifussとHoganがDuchenne型の良性型としてX染色体連鎖の家系を報告した．1966年にEmeryとDreifussがその家系を詳細に評価して，別タイプのX染色体連鎖の筋ジストロフィーであるとした．

その特徴は後に詳しく述べるように，①筋萎縮と筋力低下，②筋力低下だけで説明できない早期からの関節拘縮，③伝導障害を主徴とする心筋障害である．同様の特徴をもつ常染色体優性遺伝の家系は1941年にHauptmannとThanheuserによって報告されており，現在ではすべてを併せてEmery-Dreifuss型筋ジストロフィーと呼ぶ．

【遺伝】

Emery-Dreifuss型筋ジストロフィーは，上記のような特異な臨床症状を示す筋ジストロフィーの症候群名である．遺伝形式と原因遺伝子によって6つ病型が知られている（表2-5）．知られている既知の原因遺伝子は，X染色体劣性遺伝形式をとるEMD（エメリン）と，常染色体優性遺伝形式（常染色体劣性を示す変異も少数だがみられる）をとるLMNA（ラミンA/C）があり[1,2]，これらで全体の35%を占めるといわれる．これらも含めてEmery-Dreifuss型筋ジストロフィーの原因蛋白質の多くは核内膜の蛋白質である．LMNAの変異により，近位筋の筋萎縮を特徴とする肢帯型筋ジストロフィー1B（LGMD1B）や，先天性筋ジストロフィー，頭部下垂症候群（dropped head syndrome）など，多彩な臨床像もとりうることが知られている[3-5]．さらに，同一家系内でも臨床症状は多彩なことがある．また，LMNAは，変異によって，早老症，リポジストロフィー，拡張型心筋症などの原因になりうることが知られており，どのような機序で，多彩な臨床像となるかは不明である．

近年，還元小体ミオパチーなどの原因遺伝子として知られていたFHL1の変異によっても，X染色体劣性遺伝形式のEmery-Dreifuss型筋ジストロフィーの臨床症状を呈することがわかった（EDMD6）[6]．また，エメリンやラミンと同じく，核膜の蛋白質であるネスプリン-1と-2（SYNE1，SYNE2）によってもEmery-Dreifuss型筋ジストロフィーが引き起こされることが報告されている[7]．また膜貫通型蛋白（transmembrane protein43：TMEM43）の変異によりEmery-Dreifuss型筋ジストロフィー類似の症状が出現するという報告がある．

Emery-Dreifuss型筋ジストロフィーには，原因遺伝子が不明の症例も多く，未知の原因遺伝子が存在すると考えられる．

【臨床症候/検査所見】

Emery-Dreifuss型筋ジストロフィーの臨床的3主徴は，①肘・アキレス腱，後頸部筋の早期拘縮，②上腕-腓骨型の筋萎縮と筋力低下，③重篤な伝導障害を伴う心筋症である．本疾患の拘縮は筋力低下が明らかとなる以前の早期から現れ，典型例では前腕は肘で半屈曲位をとり，頸部

の前屈が障害される．筋萎縮と筋力低下は，主に上腕二頭筋，上腕三頭筋，前脛骨筋，腓骨筋が初期に障害され，後に肩甲-上腕-下肢帯-下腿に至る．脊柱筋の拘縮が著しいことがあり，強直性脊椎症候群と診断されている症例もみられる．

心伝導障害を高率に合併するため，失神や心不全症状を呈することがある．心電図ではPR間隔の延長〜完全房室ブロックがみられる．

血清CK値は，軽度から中等度の上昇がみられる．

筋病理では，筋の壊死・再生や筋線維の大小不同がみられる．また，結合織の増生，内在核や，核の数の増加が目立つことがある．*LMNA*変異では，炎症細胞浸潤を伴っていることがあり，筋炎と診断されうる．

【診断・鑑別診断】

エメリンの変異では，生検筋の免疫組織化学染色により核膜にエメリン蛋白が存在していないことが診断の根拠になる．*LMNA*の変異は，ほとんどがミスセンス変異であるため，ラミンA/C蛋白は核膜に存在しており，免疫組織化学染色では診断ができない．よって，診断には遺伝子検査が必要である．最近，*LMNA*変異によるEmery-Dreifuss型筋ジストロフィー患者の一部では，ラミンA/C蛋白がリン酸化されていることがわかり，リン酸化ラミン特異的抗体を用いた免疫組織化学染色によって，診断できる可能性が示唆されている[8]．

【予後／治療】

筋障害の進行は緩徐であるが，突然死が高率にみられる．これは，合併する心伝導障害のためである．早期診断により，適切な時期に心ペースメーカなどの措置をとることが肝要である．

D. 顔面肩甲上腕型筋ジストロフィー
（Facioscapulohumeral muscular dystrophy：FSHD）

【概念】

顔面肩甲上腕型筋ジストロフィーは1884年にLandouzyとDejerineによって記載された常染色体優性遺伝のミオパチーで，顔面および上肢帯，上腕の筋萎縮に始まり，進行とともに下肢に及ぶが，歩行などの機能予後と生命予後は比較的よいのが特徴である．第4染色体長腕のテロメア近くに存在するD4Z4領域の3.3kbタンデム反復配列の反復回数の縮小がみられるもの（大部分）をFSHD1，みられないもの（一部）をFSHD2と呼んでいる．有病率は20,000人に1人とされ，3番目に多い筋ジストロフィーとされている．

【発症機序】

第4染色体長腕末端（4q35）には，D4Z4と呼ばれる3.3kbの11〜100回の反復配列がある．大部分の患者（FSHD1）でこの領域の欠失により，D4Z4反復が1回以上10回以下となっている．さらにテロメア側にはβサテライト配列の有無の違いにより4qA（あり），4qB（なし）という多型が存在する．一般集団における頻度はほぼ同じであるが，顔面肩甲上腕型筋ジストロフィー患者はすべて4qAである．またFSHD2も含めて，すべての患者でこの領域のDNAのメチル化が減少していることが知られている．これらの変化が近傍の遺伝子の発現に影響を与えるといった，エピジェネティックな機序が発症に関与している可能性が示唆されている[9,10]．近年，D4Z4内に，*DUX4*という遺伝子が存在し，正常の筋組織では発現が抑えられているが，患者では発現していることが知られるようになった．*DUX4*は，筋肉の形成異常や細胞死を引き起こすことが報告されており，顔面肩甲上腕型筋ジストロフィー発症に関与する可能性があるといわれている．

D4Z4の反復回数が著しく少ないと発症年齢が早く重症になる．表現促進現象がみられる家系も知られているが，反復回数そのものは変化しない．未発症の保因者も多い．

【臨床症候／検査所見】

主として，顔面と上肢帯〜上腕に分布する進行性の筋萎縮と筋力低下をみる．このため，上肢挙上は困難となり，翼状肩甲（scapula alata）と肩甲骨の挙上に伴う肩甲挙筋の膨隆をみる（図2-23 b）．顔面筋障害が特徴的で，眼裂を完全に閉じられなくなり，口輪筋の障害で口笛が吹けず，ストローで水が飲めなくなる．また，笑うときに口角が上がらない（水平のまま）ので，横笑い（rire de travers）と呼ばれる（図2-23 a）．これらの特異な顔貌はミオパチー顔貌（facies myopathica）と呼ばれている．しかし，通常は側頭筋や咬筋，舌筋などは障害されず，外眼筋も障害されない．

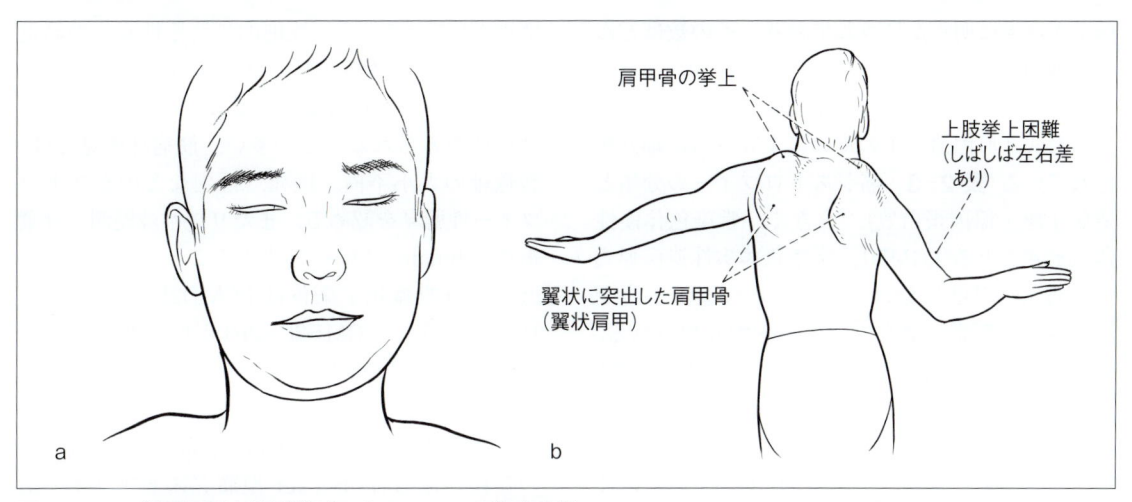

図2―23 顔面肩甲上腕型筋ジストロフィーの臨床症候
a．ミオパチー顔貌：閉眼ができずに白眼が若干見える(兎眼)，両口角の上がらない水平の口(横笑い)を認める．
b．上肢挙上の困難．

下肢から症状が始まることはまれである．腹直筋の上部は保たれるが下部が侵されやすいため，腹筋に力を入れると臍が上部へ移動する〔Beevor(ビーヴァー)徴候〕．筋障害の著明な左右差が随所にみられることが特徴である．

顔面肩甲上腕型筋ジストロフィーに特徴的な合併症として，高率に網膜症，毛細血管拡張症(telangiectasia)，微小動脈瘤(microaneurysm)や，軽度の聴覚障害をみる．このうち，網膜症は自覚症状を伴わないことが多いが，眼底出血を起こすことがある．心筋障害は通常は認めないが，不整脈が合併することがある．呼吸筋障害は比較的まれである．

【検査所見】
血清 CK 値は正常上限の5倍程度まで上昇することがあるが，正常値のものも多い．筋病理では，特徴的な所見はみられず，多彩である．筋線維の大小不同や肥大線維とともに，壊死や再生線維がみられる．また，小角化線維がしばしば出現する．炎症性変化がみられやすいので，筋炎との鑑別が重要である．DNA 検査は診断に有用で，ほとんどの患者で D4Z4 領域の欠失がみられる．なお，DNA 検査は 2012 年 2 月の時点では保険適用となっていない．

【診断】
特徴的な臨床症状，常染色体優性遺伝で診断し，DNA 検査で確定する．

【予後】
進行速度は遅く，生命予後は比較的良好である．しかしながら，進行すると下肢の筋力低下もきたし，日常生活に支障をきたす．網膜症・難聴などの合併症は，特に若年発症者では注意すべきであり，見逃さないようにすべきである．

【治療】
発症機序に基づく治療法は存在しないが，リハビリテーション的な対処は重要で，必要であれば呼吸管理を行う．

E. 肢帯型筋ジストロフィー (limb-girdle muscular dystrophy : LGMD)

【概念】
歴史的には，肢帯型筋ジストロフィーは 1954 年に Walton と Nattrass らによって提唱された疾患概念である．また，主に四肢近位筋が進行性に障害されるさまざまな筋疾患のなかから，Duchenne 型筋ジストロフィー／Becker 型筋ジストロフィーや顔面肩甲上腕型筋ジストロフィーのように疾患概念の確立したものと，代謝性ミオパチーなど特定の原因が判明した筋疾患を除外診断した後に，なお分類されず残った筋ジストロフィーを指してきた．したがって肢帯型筋ジストロフィーには遺伝的に多様な疾患が含まれている．近年肢帯型筋ジストロフィーの原因となる遺

伝子が次々に明らかにされており，その数はどんどん増加している．

そのようななかで，肢帯型筋ジストロフィーは遺伝形式と原因遺伝子の違いによりさらに細分類されている（**表 2-3　筋ジストロフィーの分類と遺伝子座・原因蛋白質**）．大きく，常染色体優性遺伝形式をとる LGMD1，常染色体劣性遺伝形式をとる LGMD2 に分けられ，さらに遺伝子座が同定された順番にアルファベットで分類される．現在 LGMD1 は 1A から 1G に，LGMD2 は 2A から 2O に分類されている．診断できる病型では，LGMD2B（ジスフェルリン欠損症），2A（カルパイン-3 異常症）が多く，次いで 1C（カベオリン-3 異常症），LGMD2C-2F（サルコグリカン異常症）の頻度が高い．ちなみに三好らが報告した"悪性肢帯型"の多くは LGMD2D に相当する可能性が示されている．なお，LGMD2B の遺伝子座は三好型遠位型ミオパチーのそれと同じ 2p13 にあり，この両者の責任遺伝子はジスフェルリン遺伝子である[11, 12]．しかし，およそ 60％ の肢帯型筋ジストロフィー症例が分類未定のまま残されている．

【疫学】

肢帯型筋ジストロフィーの有病率は人口 10 万人あたり 0.8 人程度とされているが，0.7〜4.4 人と報告者によってかなり幅がある．これは本症に多様な疾患が含まれていることに由来すると考えられる．遺伝形式による分類では，LGMD2 のほうが LGMD1 より圧倒的に多い．

【臨床症候】

筋力低下と筋萎縮がみられ，下肢帯または上肢帯の筋および四肢近位筋に出現し進行性である．病期が進むと全身性となり，顔面筋を冒す場合もある．腱反射は減弱ないし消失する．筋疾患発症時期は小児期から成人期まで幅広く一定していない．腓腹筋の偽性肥大は，LGMD1C（カベオリン-3 異常症），LGMD2C-2F（サルコグリカン異常症）などでみられることがある．拡張型心筋症による心不全の合併もまれにみられる．重症度はさまざまであるが，遺伝子変異の判明しているタイプ（後述）では，ナンセンス変異かフレームシフト変異の場合に（ミスセンス変異よりも）重症となる傾向がある．

【検査所見】

血清 CK 値は軽度から高度（正常値の 2〜10 倍以上）に上昇する．原則的に筋原性変化の筋電図を示す．骨格筋 CT では，体幹，四肢近位筋優位に筋萎縮，脂肪浸潤を認める．また罹患筋の選択性がみられることが多い．筋病理所見では，筋線維の大小不同，壊死，再生などのジストロフィー性所見を認める．またリンパ球浸潤，分葉線維（lobulated fiber）を認めることもある．筋組織の免疫組織化学染色は LGMD2B（ジスフェルリン欠損症），LGMD2C-2F（サルコグリカン異常症）の診断に必要である．

【鑑別診断】

鑑別疾患として，Duchenne 型筋ジストロフィーの症候性保因者，Becker 型筋ジストロフィー孤発例，Emery-Dreifuss 型筋ジストロフィー，顔面肩甲上腕型筋ジストロフィー，先天性筋ジストロフィー，大腿四頭筋ミオパチー，代謝性ミオパチー，炎症性ミオパチー，脊髄性進行性筋萎縮症などが挙げられる．

1）LGMD1

a）LGMD1A

筋原線維の Z 線にある蛋白質を生成するミオチリン（*MYOT*）遺伝子の異常が報告されている．臨床的特徴として，成人発症であること（平均 27 歳），良性経過で歩行が可能であること（まれに車椅子使用），構音障害を 25％ 程度に認めること，足関節の拘縮をみること（しかし，肘関節にはみない），顔面筋の障害を 20％ 程度に認めることなどが挙げられる．

b）LGMD1B

核膜の核内側面にあり，核膜を裏打ちするラミンを生成するラミン A/C（*LMNA*）遺伝子の異常が原因とされている．また，同遺伝子異常により，Emery-Dreifuss 型筋ジストロフィーを起こすことが知られている．LGMD1B においても Emery-Dreifuss 型筋ジストロフィーにおいても心筋障害をきたすことは同様であるが，LGMD1B では早期の足関節拘縮はきたさないことが Emery-Dreifuss 型筋ジストロフィーとの鑑別点である．

c）LGMD1C（カベオリン-3 異常症）

ハーバード大学の Kunkel グループとイタリアのグループによってカベオリン-3（*CAV3*）遺伝子の変異が判明した．臨床症状として，Becker 型筋ジストロフィーと類似した高クレアチンキナー

ゼ血症,腓腹筋偽性肥大,筋痛を認めることが多い.

2) LGMD2

a) LGMD2A(カルパイン-3異常症)

これは1991年にBeckmannらによって肢帯型筋ジストロフィーで最初に遺伝子座が特定された(15q)ものである.当初インド洋のReunion Islandの家系で発見されたが,その後米国のAmish家系,ブラジル,わが国も含め世界各国に存在することが確かめられた.カルパイン-3の遺伝子(*CAPN3*)に変異を認める.特定の変異好発部位は認めない.不思議なことは,Reunion Island内の閉鎖的な集団においてさえ多様な変異が検出されたことである〔アレル異質性(allelic heterogeneity)〕.したがって,単一遺伝子の発端者効果(founder effect)は考えにくく,第2の疾患修飾遺伝子異常が想定されている(digenic disorder).臨床的多様性があり,家族間のみならず家族内においてさえ,発症年齢,重症度,腓腹筋の偽性肥大などが,まちまちである.心筋・呼吸筋障害はまれである.筋病理所見では,特異的ではないが,肥大線維,線維亀裂(fiber splitting),分葉状筋線維(lobulated muscle fiber)を認め,病気の進行に伴い分葉状筋線維を多数認めるようになる[13].

カルパインは細胞内に存在するシステインプロテアーゼであり,いくつかのアイソザイムが存在するが,このうち主として骨格筋に発現しているのがカルパイン-3である.カルパイン-3蛋白質は翻訳されるとまもなく(10分以内)分解されてしまうことから,蛋白質の局在や機能を解析するのは,非常に困難であるとされている〔偽陰性(false negative)がある〕.カルパイン-3は骨格筋のサルコメアの主要構成蛋白質であるコネクチン(タイチン)と特異的に結合しており,これが筋細胞の維持に重要な働きをしているものと推定されている.

b) LGMD2B(ジスフェルリン欠損症)

これは1994年Bashirらによって,パレスチナとイタリア(シシリー島)のLGMD2の家系が,それまでに判明していた染色体13qとも15qとも異なり,2p13-16であることを見いだした.遠位型三好型ミオパチーと同じジスフェルリン遺伝子異常によることが知られている[12].ジストロフィンとサルコグリカンには異常を認めない.臨床的にも,LGMD2Bは成人型であり(発症は15～25歳),サルコグリカン欠損症と異なる.ただし,血清CK値は著しく高く(正常の25～56倍),筋病理も壊死傾向が強く重篤である.

c) LGMD2C-2F(サルコグリカン異常症)

ジストロフィン結合蛋白質(DAPs)複合体の一員であるサルコグリカン複合体(SGC)に異常を認める.SGCは遺伝子の異なる,少なくとも4つの蛋白質($α, β, γ, δ$-サルコグリカン)から構成されており,どの構成要素に一次的な異常が認められても,SGC全体が影響を受ける.つまり,生検筋を用いて免疫組織化学染色を行うと,サルコグリカン異常症ではすべてのサルコグリカンの免疫反応が欠損,あるいは著減している.臨床症状はDuchenne型筋ジストロフィーと類似するが,心筋障害はまれであり,知能障害は認めないことがある.しかし,臨床症状のみでのDuchenne型筋ジストロフィーと類似との鑑別は困難であり,免疫組織化学染色が必要である.

(1) LGMD2C($γ$-サルコグリカン異常症;SCARMD1)

このタイプは北アフリカ(チュニジア)にみられていたDuchenne型筋ジストロフィー類似(Duchenne-like)であるがジストロフィンは正常の,いわゆる小児重症型常染色体劣性筋ジストロフィー(severe childhood autosomal recessive muscular dystrophy:SCARMD)である.1992年にBen Othmaneらによって疾患遺伝子座が染色体13qであることが示された.同年,Matsumuraらにより50 kDa-DAG〔$α$-サルコグリカン=アダリン(adhalin)〕の欠損によって引き起こされていることが報告され注目を集めたが,実は$γ$-サルコグリカン(35 DAG)の一次的異常であることがその後判明した.LGMD2Cは,ジストロフィンに一次的異常がなくともDAGに欠陥が存在すれば,結果としてジストロフィン欠損に類似の病態がもたらされることを最初に示した疾患としても重要である.

(2) LGMD2D($α$-サルコグリカン異常症;SCARMD2)

サルコグリカノパチーのなかで最も頻度が高い(～42%).このタイプは,フランスのSCARMD家系で,$α$-サルコグリカン(アダリン,50 DAG)

が骨格筋に欠損していながら，染色体13q12との連鎖が否定されたなかから最初に見つかった点が重要である．つまり，当初はα-サルコグリカノパチーは遺伝的にヘテロと考えられた．1994年KunkelらとCampbellらは，それぞれ独立に，α-サルコグリカンの遺伝子座が17q21であることを報告した．本症は世界各国で報告されている．

(3) LGMD2E（β-サルコグリカン異常症）

1995年KunkelらとCampbellらは，それぞれ独立に研究を進め，同時にヒトβ-サルコグリカン（43 DAG, A3b）のcDNAクローニングをし，その遺伝子座を染色体4q21に同定し，さらにその遺伝子変異をそれぞれ，米国のイタリア系女児（23か月）と，Amish家系とに見いだした．このAmishの肢帯型筋ジストロフィー家系はインディアナ州南部に住んでいたので，インディアナ州北部に住むAmishのLGMD2Aと同じと思われていたのに，連鎖解析で染色体15qに連鎖しなかった家系である．当初α-サルコグリカンの免疫染色に異常が判明し，議論を呼んだ．これらの事実は，サルコグリカンの構成要素の1つに異常が認められると複合体全体の安定性が損なわれることを意味していた．

(4) LGMD2F（δ-サルコグリカン異常症）

1996年，Zatsらは染色体5q33-34に連鎖するLGMD2を見いだし，これをLGMD2Fとした．同年Nigroらは，γ-サルコグリカンときわめてホモロジーの高い（アミノ酸レベルで70%）35 kDaの蛋白質の遺伝子座が，染色体5q33にみられたことで，これをδ-サルコグリカンと名づけた．翌年Yoshidaらはこれを生化学的に確認した．

【予後】

予後を一概に論ずることはできない．LGMD1Bのように，心筋障害が前面に出てくるタイプもある．詳細は各項目に記したとおりであり，肢帯型筋ジストロフィーはヘテロな疾患群で臨床的多様性に富む．

F. 先天性筋ジストロフィー
（congenital muscular dystrophy : CMD）

先天性筋ジストロフィーは生下時あるいは生後数か月以内から筋緊張・筋力低下，運動発達遅滞などが認められる筋ジストロフィーの総称である．

先天性筋ジストロフィーは臨床的にも遺伝的にも多様で，生後間もなく死に至る重篤なものから，緩徐進行性で成人に達するものまでがある．先天性筋ジストロフィーのうち，福山型先天性筋ジストロフィー（FCMD），非福山型先天性筋ジストロフィー1C（MDC1C），Walker-Warburg（ウォーカー・ワールブルク）症候群（WWS），Santavuori's Finnish muscle-eye-brain病（MEB）の病態には筋肉の膜蛋白質のうち，特にα-ジストログリカンと呼ばれる糖蛋白質異常が関連している．知的障害を合併しない先天性筋ジストロフィーには，欧米で古典型先天性筋ジストロフィーと分類されてきたものが該当するが，臨床的にはなお多彩であり，いくつかの疾患が含まれていると考えられてきた．そのなかの亜群に，遺伝子（*LAMA2*）異常と蛋白質（ラミニン-2のα2鎖）異常が判明したメロシン欠損症がある[14]．

1. 福山型先天性筋ジストロフィー（Fukuyama congenital muscular dystrophy : FCMD）

【遺伝】

福山型先天性筋ジストロフィーは，常染色体劣性遺伝の疾患である．福山型先天性筋ジストロフィーの遺伝子座はToda ら（1993）によって9q31-33にあることがホモ接合マッピング法によって突き止められた[15]．その後9q31の新たなマーカー，mfd220やJ12が得られ，このマーカーからわずか100 kb以内に原因遺伝子が存在する可能性が判明した．さらにマーカーのごく近傍に福山型先天性筋ジストロフィー患者のほとんどが約3 kbの挿入（insertion）変異をもつなどの事実が判明し，これをプローブとして遺伝子の単離（エクソン10個）に成功した．その結果，福山型先天性筋ジストロフィーの遺伝子産物は分子量53.7 kDa，アミノ酸461個よりなるフクチン（fukutin : FKTN）と名づけられた．ちなみに3 kbのレトロトランスポゾンの挿入変異は3'の非翻訳領域に存在する．なお一部に点変異，微小挿入，微小欠失など変異も存在する．

【疫学】

わが国では，小児期発症の筋ジストロフィーのなかでは，Duchenne型筋ジストロフィーに次い

で多くみられる（DMD の約半数）．発生率は人口 10 万人あたり約 6～12 人，有病率は 0.5～1 人である．わが国の推定遺伝子頻度は 5.2～9.7×10^{-3} で，保因者数は約 80 人に 1 人といわれている．一方，諸外国での類似例の報告はきわめてまれである．

【臨床症候】

福山型先天性筋ジストロフィーは，先天性筋ジストロフィーの一型として 1960 年福山らによって報告された，いわゆる "congenital cerebro-muscular dystrophy"（筋ジストロフィーと精神発達遅滞が同時に認められる，特殊なタイプの先天性筋ジストロフィー）である[16]．

本症は，筋のジストロフィー変化に加えて，高度の知能障害と中枢神経系の形態異常を合併する．生後 8 か月以前に気づかれることが多く，新生児期に哺乳力，啼泣力微弱などのエピソードを有するものが半数を占める．重篤な運動発達遅滞（定頸，寝返り，座位保持などの遅れ）と著明な筋力低下を示し，通常独り立ち，独り歩きが不能で，いざり程度の運動発達しか獲得しない．筋病変は近位筋優位であるが，全身性で，顔面筋罹患のために特有の開口した顔貌を示す．筋の偽性肥大は約半数に認められ，巨舌もみられる．関節拘縮は手，足，膝，股関節などに，乳幼児期から出現する．6 歳くらいまでは一時的な運動機能の発達を示す例もあるが，筋萎縮，関節拘縮は常に進行する．腱反射は低下もしくは消失する．中枢神経病変は進行しないが，精神遅滞は中等度から重度で，半数以上は有意語を話さない．感情面での疎通性は一般によい．有熱性ないし無熱性痙攣発作，および発作波の出現や基礎律動の異常などの脳波異常が，半数以上にみられる．また，数パーセントに網膜周辺部の特異な円形病変が認められる[17]．福山型先天性筋ジストロフィーは Duchenne 型筋ジストロフィーに比べて，呼吸不全に陥りにくい．

【検査所見】

血清 CK 値は出生直後から正常上限の 10～200 倍の異常高値を示し，経年的に減少する．筋電図は筋原性変化を示す．末梢神経伝導速度は正常範囲内であるとされるが，詳しい検討はされていない．頭部 CT，MRI では，厚脳回（脳回が平滑となる），小多脳回（脳回の表層に多数の細かな凹凸を認めるもの），脳室拡大，大脳白質に一致した異常吸収域，脳梁形成異常，小脳や錐体路の異常所見などを認める．

筋病理所見は Duchenne 型筋ジストロフィーに類似し，筋ジストロフィーの特徴である筋線維の変性・壊死・再生をみるが，福山型先天性筋ジストロフィーでは筋内膜～筋周膜の結合織増生（線維化）がさらに著しい．小径筋線維が目立ち，30 μm 以下のものがほとんどを占め，円形化と大小不同を伴う．ジストロフィンは正常に発現するが，免疫組織化学的に二次的な変化が強い[18]．

福山型先天性筋ジストロフィー骨格筋は，基底膜（basal lamina）に異常がみられる．個々の筋線維の細胞膜は，外側を基底膜という丈夫な細胞外マトリックスの膜で覆われている．福山型先天性筋ジストロフィーの筋細胞基底膜に明らかな形態学的異常が存在することが電子顕微鏡的に明らかにされ，さらに基底膜の主要成分であるラミニン $\alpha 2$ 鎖免疫反応が福山型先天性筋ジストロフィーでは著しく減少していることが示されている[19,20]．ラミニン $\alpha 2$ 鎖遺伝子は染色体 6q2 で，福山型先天性筋ジストロフィーは 9q31 であるので，福山型先天性筋ジストロフィーの $\alpha 2$ 鎖変化は二次的なものに違いないが，基底膜の脆弱性は本症の筋病理と，脳成立機序を考えるうえで重要である[14]．

中枢神経系の病理は特に重要である．福山型先天性筋ジストロフィー脳の特徴的な病理所見に，大脳および小脳の小多脳回と厚脳回，あるいは無脳回がある[21,22]．また大脳の左右両半球の癒着，水頭症や中脳水道狭窄ないし閉塞を伴う例もある．大脳白質では，髄鞘の淡明化が認められ，脳幹では錐体路に走行異常，形成異常を認める．組織学的にみると，大脳，小脳ともに皮質神経細胞の層構造が乱れ，皮質外層部には異常なグリア間葉組織の不規則な増殖がみられる．これらは発生の途中で，皮質神経細胞が本来止まるべき位置を越えて表層の膜組織へ移動してきた結果と考えられている．すなわち，星状膠細胞の小足とその外側の基底膜よりなる神経膠性表層限界膜（glia limitans）に微小な欠損が認められ，その欠損部から外側の間葉組織に向かって脳実質が吹き出している病変が観察されている．したがって，脳の奇形病変は神経細胞の移動を抑止する glia limitans

に何らかの脆弱性があり，それによって生じた亀裂から神経細胞，神経膠細胞（glia）が突出することが原因であると考えられている[13]．

【診断】
　福山型先天性筋ジストロフィーは，常染色体劣性遺伝でありfukutinの遺伝子変異が原因である．日本人の患者の大部分は3´非翻訳領域における約3 kbのレトロトランスポゾン挿入変異を70%でホモ接合体，30%でヘテロ接合体の形で認める．診断には同部位のPCR法による遺伝子検査が保険適用となっている．

【予後】
　死亡年齢は2～27歳（平均は15歳前後）といわれたが，呼吸管理の進歩により寿命は大きく改善している．死因としては呼吸器感染症が多く（肺炎が約半数），次いで心不全（約1/3），突然死，痙攣重積などがみられる．

2．非福山型先天性筋ジストロフィー
（non-FCMD）

　この範疇にはメロシン欠損型筋ジストロフィー（MDC1A），Walker-Warburg症候群，muscle-eye-brain病，Ullrich病などが含まれる．非福山型先天性筋ジストロフィーの発生率の信頼できる統計はないが，わが国では福山型先天性筋ジストロフィーの約半分程度とされている．男女比はほぼ同数である．

1）メロシン（ラミニン-2のα2鎖）欠損型先天性筋ジストロフィー（merosin-deficient congenital muscular dystrophy 1A：MDC1A）

【遺伝】
　古典的先天性筋ジストロフィー患者のなかに，メロシン（ラミニン-2のα2鎖）が欠損する一群が存在することが，フランスのToméら（1994）によって報告された[24]．ラミニンα2鎖遺伝子（*LAMA2*）異常によって引き起こされ，MDC1Aとも呼ばれている．常染色体劣性遺伝を示す．本症の遺伝子座はホモ接合マッピング法によりラミニンα2鎖の遺伝子座と同じ，染色体6q22-23に同定された．ヒトのラミニンα2鎖遺伝子（*LAMA2*）は約260 kbにわたる巨大遺伝子で，64個のエクソンをもち，9.5 kbのcDNAにコードされる蛋白質はおよそ400 kDaである．

【疫学】
　欧米における先天性筋ジストロフィーの発生率は人口10万人あたり約2人，有病率は1人程度と予想されるが，このうちの約40%程度が本症である．一方，わが国における本症の頻度は，ヨーロッパ諸国のわずか1/10程度と少なく，福山型先天性筋ジストロフィーがわが国において際立って多いのと好対照をなして興味深い．

【臨床症候】
　本症は，生下時より重症の経過をとるものが多く，著明な運動発達遅延を認め，自力歩行を獲得するに至らない．また，著しい筋緊張低下と多発性関節拘縮を認める．しかし，明らかな知能障害は認めず（例外的に痙攣発作や軽度の知能障害を認めたとの報告はある），福山型先天性筋ジストロフィーとの重要な鑑別点となっている．なお，本症は良性経過をとり，30歳代後半まで自力歩行し，社会的責任ある地位についている例がある[25]．

【検査所見】
　血清CK値は中等度～高度の上昇（正常の10倍以上）を示す．筋病理所見は，福山型先天性筋ジストロフィーときわめて類似する．結合織の増生，大小不同の筋線維，壊死・再生像を認める．生検筋の凍結切片を抗ラミニンα2鎖抗体を用いて免疫染色すると，ほとんどのメロシン欠損型先天性筋ジストロフィーではその免疫反応が認められない．

　頭部CT，MRIで大脳白質に広範な異常信号を認める．さらに，それに対応するかのように体性感覚誘発電位（somatosensory evoked potential：SEP），視覚誘発電位（visual evoked potential：VEP）の異常，末梢神経伝導速度の遅延などを認め，中枢ならびに末梢神経系の異常も示唆される．しかし，画像上見いだされる大脳白質の異常に対応する病理学的変化の報告はない．ただ，ラミニンα2鎖は末梢神経のSchwann（シュワン）細胞基底膜にも発現し，またα2鎖の欠損するdy/dy筋ジストロフィーマウスでは，脊髄神経根の髄鞘形成不全が認められる事実を考えあわせると，ミエリン形成不全が関与している可能性が示唆される．ちなみに，骨格筋線維の基底膜は筋形質膜の外側を覆うように存在し，筋細胞を保護するとともに筋の再生・分化にも重要な役割

を果たしている．基底膜にはラミニン-2が発現しており，その構成要素であるラミニンα2鎖がGドメインを介してα-ジストログリカンの糖鎖と結合する．さらにこれらは，β-ジストログリカンを介してジストロフィンと結合して，いわゆる細胞外マトリックス-ジストログリカン-ジストロフィン機軸を形成している．したがってラミニンに異常が生じた場合，筋細胞に重大な変化が起こることは想像に難くない．実際，骨格筋の基底膜を電子顕微鏡的に観察してみると，光学顕微鏡的にラミニン異常の認められた福山型先天性筋ジストロフィーとメロシン欠損型先天性筋ジストロフィーでは，菲薄化や分断などきわめて異常な基底膜像が認められる．

【診断・鑑別診断】

本症と福山型先天性筋ジストロフィーとは，早期発症，重症の運動発達遅滞，筋病理像，大脳白質病変など共通点が多く，わが国においては，知能障害の有無の判定が十分に行えない早期の症例では，鑑別がきわめて困難となることが考えられる．

生検筋の免疫組織化学検査は診断に有用であるが，前述したように部分欠損症例と福山型先天性筋ジストロフィーとの鑑別は困難である．皮膚生検による免疫組織化学的診断法は，侵襲が少なく有用な診断法であろう．

ラミニンα2鎖の遺伝子は前述したように約260 kbにわたり，またmRNAのサイズも9.5 kbと非常に大きい．したがって，個々の症例について遺伝子変異を発見するのは非常に労力を要する．また，変異のホットスポットは明らかとなっておらず，遺伝子変異の検索は困難である．

【予後】

本症は予後不良である．生下時より著明な筋緊張低下，多発性関節拘縮，著明な運動発達遅延など，重症の経過をとる症例が多い．これまで報告されているものは，一部の例外を除き，いずれも自力歩行を獲得するに至っていない．ほとんどの症例で呼吸不全がみられ，自然経過では10歳前後で死亡する場合がある．しかし，荒畑らはメロシンの部分欠損症例で，良性経過を示す臨床型の存在を見いだし報告した[25]．

2) Ullrich（ウルリッヒ）病

【遺伝】

1930年，Ullrichによって報告された特異な症状を示すミオパチーである．組織学的にⅥ型コラーゲンの完全欠損（complete deficiency），筋線維鞘特異的Ⅵ型コラーゲン欠損（sarcolemmal specific collagen Ⅵ deficiency：SSCD）に分類される．Ⅵ型コラーゲンは，*COL6A1*，*COL6A2*，*COL6A3*遺伝子によりコードされる．

【臨床症候】

生下時より脊柱，肩，股，膝関節などの体幹近位部に強い関節拘縮を認める一方で，手，足，指などの遠位関節は過伸展を示す．高口蓋や華奢な体つきが特徴的で，筋症状の進行はきわめて緩徐か，あるいはほとんど進行がみられない．乳幼児期には呼吸障害は認めないが，経過とともに呼吸不全をきたすようになる．

【検査所見】

血清CK値は正常ないし軽度上昇を示す．筋電図は筋原性であるが，筋病理所見では，筋線維の著明な大小不同，まれに壊死・再生像を認め，間質の結合織の増加は著明である．また，部分的に同一の筋線維タイプが群をなして存在する神経原性の変化もみられることもある．Ⅵ型コラーゲンの免疫組織化学染色により，完全欠損では発現が欠如し，SSCDでは筋線維鞘の発現が認められず，間質のみ染まる像を認める．

【診断】

Ⅵ型コラーゲンの免疫組織化学染色により，本症が証明可能である．

【予後】

予後については明らかではないが，慢性呼吸不全が予後に関係してくると考えられる．

3) Walker-Warburg（ウォーカー・ワールブルク）症候群（Walker-Warburg syndrome：WWS）と muscle-eye-brain 病（MEB）

中枢神経障害を合併し，福山型先天性筋ジストロフィーとの鑑別が問題となる疾患としてWalker-Warburg症候群とmuscle-eye-brain病が挙げられる．両者ともに常染色体劣性遺伝を示し，精神発達遅滞と大脳の小多脳回・厚脳回，骨格筋のジストロフィー様変化，ならびに眼症状を合併する疾患であり，共通点がある．

WWSでは，protein O-mannosyltransferase-1

表2-6 遠位型ミオパチーの分類

	疾患原因遺伝子	発症年齢(歳)	症状(侵されやすい部位)	骨格筋病理	呼び名
常染色体優性	MYH7	小児期	腓腹筋,ヒラメ筋	Type 1 線維萎縮	Laing 型遠位ミオパチー
	ZASP	40-60	腓腹筋,ヒラメ筋	MFM	Markesbery-Griggs 型遠位ミオパチー
	?	40-60	手指筋,前腕伸筋		Welander 型遠位ミオパチー
	VCP		前脛骨筋	RV,萎縮筋線維	
常染色体劣性	DYSF	15-30	腓腹筋,ヒラメ筋	壊死・再生筋線維が散在	三好型ミオパチー,LGMD2B
	GNE	15-30	前脛骨筋	RV,萎縮筋線維	DMRV,埜中型ミオパチー,hIBM
	TTN		前脛骨筋	RV,萎縮筋線維	脛骨筋ジストロフィー,Udd 型ミオパチー

* RV:縁取り空胞(rimmed-vacuole)

(POMT1), protein O-mannosyltransferase-2 (POMT2), fukutin related-protein(FKRP)遺伝子変異が報告されている.欧米に多い疾患で,水頭症,Ⅱ型滑脳症,脳幹低形成など高度の脳奇形,ならびに小眼球症,網膜剥離を主病変とし,しばしば後頭部脳髄膜瘤を合併する.臨床的には著明な精神発達遅滞と急速に増大する水頭症が目立ち,生後4～9か月と早期に死亡することが多く,筋疾患の存在は見逃されやすい.

muscle-eye-brain 病は protein O-mannose β-1,2-N-acetyltransferase(POMGNT1)遺伝子変異が原因とされている.フィンランドで報告された疾患で,男児に多い傾向がある.筋ジストロフィー,知能障害に加え,進行性の網膜変性,重度近視,眼球陥没などの眼病変をみる.生命予後は6～34歳と Walker-Warburg 症候群より良好である.

G. 遠位型ミオパチー(distal myopathy)

【概念】

遠位型ミオパチーは臨床的な概念で,四肢遠位筋(多くは下腿の筋)が強く萎縮する遺伝性筋疾患の総称である.そのなかには三好型ミオパチーのように三好型遠位型筋ジストロフィーと呼ばれ,特異的な筋病理所見を示さず筋ジストロフィーとして分類されてきたものから,縁取り空胞が多数みられることが特徴とされる縁取り空胞を伴う遠位型ミオパチー(distal myopathy with rimmed vacuoles:DMRV),異常な凝集蛋白質の蓄積が特徴の筋原線維ミオパチー(myofibrillar myopathy)と呼ばれるグループなど,病理学的にも多様なものが含まれる.これまでさまざまな原因遺伝子が報告されている(表2-6)[26].

【遺伝】

常染色体優性遺伝を示すものと,常染色体劣性遺伝を示すものがある.

常染色体優性遺伝を示すものとしては,MYH7[ミオシン重鎖7(myosin heavy chain 7)]による若年発症の Laing(レイン)型遠位ミオパチーや,ZASP(Z-band alternatively spliced PDZ-motif-containing protein)変異による遅発性に発症する遠位型ミオパチー(Markesbery-Griggs 型)などが代表的である[27,28].ZASP は,ミオフィブラーミオパチー(myofibrillar myopathy:MFM)と呼ばれる,筋原線維の乱れと,異常な凝集蛋白質の蓄積を特徴的な筋病理学的変化とする疾患の原因遺伝子として知られていた.

ほかにもミオフィブラーミオパチー原因遺伝子である DES[デスミン(desmin)],MYOT[ミオチリン(myotilin)],FLNC[フィラミンC(filamin C)],CRYAB[αB-クリスタリン(αB-crystalline)]では,遠位型ミオパチーの臨床像を示しうることが知られている.TTN[タイチン(titin)]の変異によって,前脛骨筋が好んで侵される脛骨筋ジストロフィー[tibial muscular dystrophy(Udd 型ミオパチー)]を発症し,ヨーロッパを中心に報告されている[29].また,VCP(valosin-containing protein)は,前頭側頭葉型認知症と骨 Paget(パジェット)病を伴う封入体筋炎(IBMPFD)の原因遺伝子として知られているが,臨床的には筋症状で発症することが多く,前脛骨

筋が好んで侵される[30]. Welander（ウェランダー）型遠位型ミオパチーと呼ばれている. 手指の筋力低下をきたし, 遅発性に発症する遠位型ミオパチーについては, いまだ原因遺伝子が明らかになっていない.

常染色体劣性遺伝を示すものに, 三好型ミオパチーがある[11]. 原因遺伝子の *DYSF* は, 筋細胞の膜修復に関与することが知られており, 筋収縮のストレスによる微小な細胞膜の傷を修復できないために疾患が発症するのではないかと推測されている[31]. ほかに常染色体劣性遺伝を示すものでは, シアル酸の生合成経路の酵素遺伝子 *GNE* (UDP-*N*-acetylglucosamine 2-epimerase/*N*-acetylmannosamine kinase) の変異による, 縁取り空胞を伴う遠位型ミオパチー (DMRV) が挙げられる[32].

【臨床症候・検査所見】

わが国で比較的患者の多い三好型ミオパチーと縁取り空胞を伴う遠位型ミオパチーについて記載する.

三好型ミオパチーでは, 下腿屈筋群が好んで侵される. この疾患は, 肢体型筋ジストロフィー2B (LGMD2B) と同じ原因遺伝子によるが, 臨床的に LGMD2B とされていても, 腓腹筋, ヒラメ筋が好んで侵されていることがみられる. 患者では, 発症前や, 筋力低下が軽度の時期であっても, 血清 CK が正常値の 10 倍～100 倍という高値を示すことが知られている. 診断には, 遺伝子検査が必要であるが, 生検筋のジスフェルリン免疫染色によって診断することも可能である.

縁取り空胞を伴う遠位型ミオパチーでは, 前脛骨筋が好んで侵されるが, 大腿四頭筋はかなり進行してからでも保たれていることが知られている. このため, イスラエルの同一遺伝子を原因とする疾患は, quadriceps-sparing myopathy と呼ばれていた. 心筋障害はみられない. 診断には遺伝子検査を必要とする. 筋病理では, 筋線維の萎縮と, 縁取り空胞を入れた筋線維が認められる. また, *TTN* や *VCP* の変異でも前脛骨筋が好んで侵され, 縁取り空胞がみられる.

【診断・鑑別診断】

筋病理学的特徴や筋病理所見からある程度まで疾患を絞ることが可能であるが, 確定診断は遺伝子検査が必要なものが多い. 遠位筋の筋力低下をきたすものとして, 筋強直性ジストロフィーや, 神経原性筋萎縮症との鑑別も重要である.

【予後・治療】

三好型ミオパチーや縁取り空胞を伴う遠位型ミオパチーでは, 生命予後に直結するような心筋や呼吸筋障害などはみられないが, 比較的若年発症であり, 日常生活に支障をきたすようになる. ミオフィブラーミオパチーの原因遺伝子に変異がある場合, 心筋症や呼吸筋障害を合併することがあり, 注意が必要である.

縁取り空胞を伴う遠位型ミオパチーでは, シアル酸の補充がマウスモデルで発症を予防することが報告されており, 臨床応用が期待されている.

H. 筋強直性ジストロフィー
（myotonic dystrophy）

【概念】

進行性の筋萎縮と筋力低下を主徴とする常染色体優性遺伝を示す遺伝性ミオパチーであり, ミオトニア (筋強直症, myotonia) と骨格筋以外の多臓器障害で特徴づけられるものを筋強直性ジストロフィーと呼ぶ.

①ミオパチー：特有の萎縮と筋力低下の分布を示し, 進行性であることが重要.
②ミオトニア：骨格筋が収縮したあと, すぐに弛緩できない現象.
③多臓器障害：後述の表 2-7 に示す全身の多系統臓器の障害. 白内障, 心筋障害, 糖尿病などが重要.

症状に個人差が大きく, ぐにゃぐにゃ乳児 (floppy infant) として出生する先天性筋強直性ジストロフィーから一生発症に気づかず過ごす軽症者まである. 本症の病態, 治療, ケアについて詳しく解説しているモノグラフがあるので参照されたい[33].

第 19 染色体長腕に遺伝子座をもつものが 1 型筋強直性ジストロフィー (DM1), 第 3 染色体長腕に遺伝子座をもつものが 2 型筋強直性ジストロフィー (DM2) =近位型筋強直性ミオパチー (PROMM) とされる.

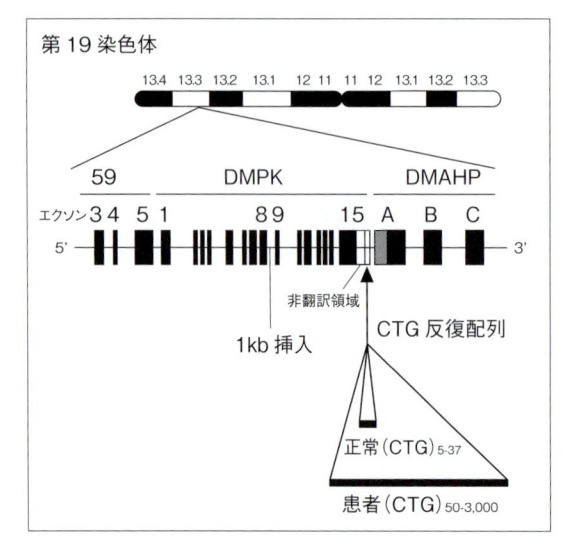

図2-24 CTG反復配列反復回数の増大

1. 1型筋強直性ジストロフィー（DM1）〔Steinert（シュタイネルト）病〕

【病因】

　第19染色体長腕19q13.3に存在するミオトニンプロテインキナーゼ（DMプロテインキナーゼ：DMPK）遺伝子の3′側非翻訳領域に存在する不安定CTG反復領域があり，患者ではその反復回数が正常者の5〜37回に対して通常100回以上に延長している[34]．一般にこの反復回数が多いほど重症であり，重症者あるいは先天性筋強直性ジストロフィー患者では反復回数は1,000回以上である．CTG反復回数は延長すると体細胞においても生殖細胞においても細胞分裂において不安定であり，減少することもあるが一般には増加することのほうが多い．後に述べる表現促進（anticipation）は代を重ねるにしたがって反復回数が延長することで説明される（図2-24）．

　患者ではDMPK遺伝子の非翻訳領域のCTG反復回数の延長により，CUG反復回数が異常に延長したmRNAができるが，この異常なmRNAは細胞質に移行せず核内にとどまる[35]．通常大部分のCUG結合蛋白（CUGBP1）はRNAと結合していないが筋強直性ジストロフィーではmRNAと結合した形で存在する．またCUGBP1の発現量も増えているという[36]．CUGBP1はさまざまな遺伝子のpre-mRNAのスプライシングをコントロールするとされており，CUGBP1の発現量や細胞内の分布の異常はさまざまな遺伝子のスプライシングの異常を引き起こすと考えられている．筋強直性ジストロフィーでさまざまな臓器の障害と関連する可能性のあるスプライシングの異常のリストには，DMPKそれ自体[37]に加えて，myotubularin-related protein 1[38]，cardiac troponin T[39]，muscle specific chloride channel[40,41]，microtubule-associated protein tau[42]，insulin receptor[43]などがある．これらにより，心筋障害，筋強直，脳老人性病変，耐糖能異常（糖尿病）などが説明できるようになった．さらに最近，CUG反復延長部位に結合するCUGBP1以外のRNA結合蛋白muscleblind protein（mbnl）をノックアウトしたマウスにおいて，ヒトの筋強直性ジストロフィーの特徴である白内障と筋強直に加えてこの疾患に特徴的なスプライシングの異常が確認された[44]．特定のRNA結合蛋白を発現させたり補ったりすることが将来治療に結びつくかもしれないので重要な知見である．

　スプライシングの異常が注目されているが，それ以外の発症機序に関する研究にも注目すべきものがある．*DMPK* 遺伝子のCTG反復領域がセントロメア側に存在する *DMAHP/Six5* 遺伝子のプロモーター領域になっている．CTG反復領域の近傍に反復回数の延長によって失われるDNase高感受性領域が存在し[45]，そのなかにエンハンサー要素が存在する．筋強直性ジストロフィーでは予想されるとおりに *DMAHP/Six5* 遺伝子の発現は低下しており[46]，またこの遺伝子をノックアウトすると白内障が現れるという[47]．*DMAHP/Six5* 遺伝子ホメオドメイン蛋白であり，これが転写制御を行う標的遺伝子の探索が重要である．

【病態】

1）症状

a）進行性筋萎縮，筋力低下

　特徴的な筋障害の分布を示す（図2-25）．すなわち頭頸部においては，側頭筋，咬筋と胸鎖乳突筋の萎縮が著明であるのが特徴である．上顎の特徴的な形態も相まって斧状顔貌を示す．胸鎖乳突筋の萎縮も早期から著明で，そのため患者は仰臥位のまま起き上がることができない．進行すると顔面筋の筋力低下，眼瞼下垂，外眼筋麻痺が出現することが多い．四肢ではどちらかというと遠位

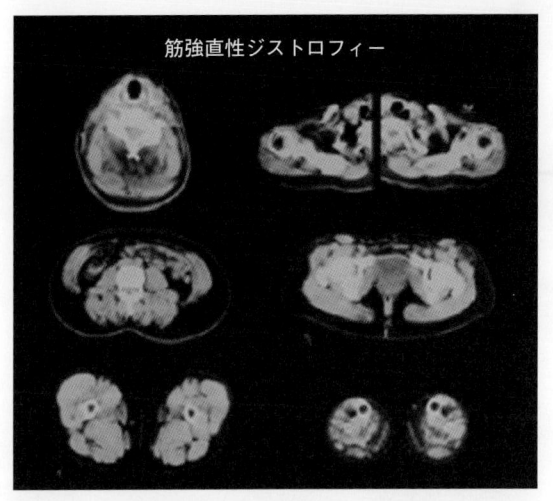

図 2-25 筋強直性ジストロフィーの筋障害の分布

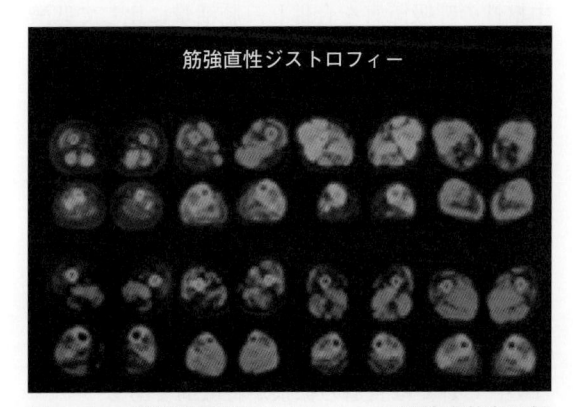

図 2-26 筋強直性ジストロフィーの筋障害分布は個人差が著しい
上段は大腿，下段は下腿．

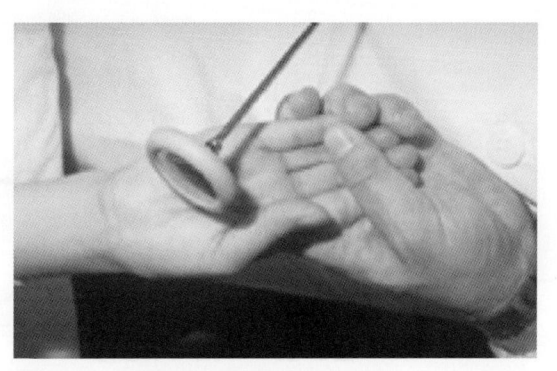

図 2-27 母指球の叩打性ミオトニア

表 2-7 筋強直性ジストロフィーにみられる多系統の臓器障害

神経系	脳病変（神経原線維変化，脳萎縮，認知症，性格変化，過眠症，先天性筋強直性ジストロフィーでは高度の知能障害）
眼	白内障，網膜変性症，眼圧低下，眼瞼下垂，眼球運動障害，衝動性眼球運動が少ない，瞬目が少ない
耳	感音性難聴
皮膚	若年禿頭/頭髪脱毛，石灰化上皮腫
消化器	齲歯，咀嚼障害，嚥下障害，胃拡張，イレウス，巨大結腸症，便秘，まれに下痢，胆石，脂肪肝
呼吸器	肺胞低換気，呼吸調節障害，嚥下性肺炎
循環器	心伝導障害，心筋病変，動脈硬化症
内分泌代謝	耐糖能異常（インスリン過反応）/糖尿病，脂質異常症，男性不妊（精巣萎縮），高頻度の流産，月経異常，早期閉経
免疫系	低ガンマグロブリン血症
骨格系	頭蓋骨肥厚，後縦靱帯骨化症，関節脱臼（顎関節など），副鼻腔巨大化
腫瘍	種々の悪性良性腫瘍を発生，女性は子宮筋腫がきわめて多い

〔川井　充（編）：筋強直性ジストロフィーの治療とケア．p2, 医学書院，東京，2000 より改変〕

筋が強く障害される傾向がある．前脛骨筋の障害は早期からみられ，鶏歩となる．進行すると後頸部の諸筋の萎縮が目立ち，首下がりとなり，また座位での頭部の固定が困難となる．他の筋の障害分布については個人差が著しい（図 2-26）．

b）ミオトニア

収縮した筋が弛緩しにくい現象である．握った手指が開きにくいことを患者が自覚している（把握性ミオトニア）．診察上は母指球の叩打により母指の対立が起こり，舌の叩打によって舌のクローバ状変形が起こる（叩打性ミオトニア，図 2-27）．

c）多系統臓器障害

全身臓器にきわめて多彩な症状が現れる．主なもののリストを表 2-7 に示す．

2）遺伝

遺伝形式は常染色体優性遺伝である．しかし，不全形が多く発症を自覚していない患者も多い．専門医が診察しても筋強直性ジストロフィーとしての所見がほとんどないにもかかわらず，子どもに発症者が現れることもあるため，診察のみで遺伝子異常がないと結論してはいけない．一般に女性のほうが軽症になる傾向があり，患者数の統計をとると女性が少なくなる．発病年齢は代を重ね

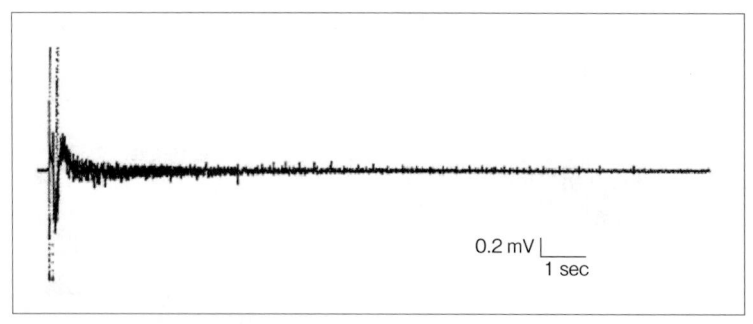

図2-28 ミオトニア放電

るに従って早まる傾向が古くから知られており，表現促進(anticipation)と呼ばれる．これに伴い，代を重ねるにしたがい重症となる傾向がある．新生児から症状がみられる先天性筋強直性ジストロフィーは母親からの遺伝であるが，わが国では例外的に父親からの遺伝と考えられる症例が報告されている．

3）検査所見
a）筋電図
早期動員，低振幅多相性電位などの筋原性変化に加え，ミオトニア放電(myotonic discharge)がみられる．ミオトニア放電は針の動きに伴って誘発される持続性の高頻度放電であり，スピーカーからは急降下爆撃音に似た音が聴かれる（図2-28）．

b）細隙灯検査
白内障は程度の差こそあれ必発である．初期の病変は細隙灯検査で前囊後囊下の点状の濁りで，しばしば虹のように多色であるのが特徴とされるが，必ずしも特徴的な病変が現れるわけではない．白内障のみが現れている軽症者も存在することに注意すべきである．

c）遺伝子検査
サザンブロット法でCTG反復配列の延長に一致した分だけ長くなったDNAフラグメントを検出することで，本症の診断が確定する．

d）心電図
最も重要なのは不整脈である．心房細動，心房粗動，房室ブロックの頻度が高い．発作性不整脈は通常の12誘導心電図でとらえることはむずかしく，Holter(ホルター)心電図が必要である．

e）呼吸機能検査および血液酸素飽和度，血液ガス分析
呼吸障害は本症の死因のなかで最も頻度が高く，定期的な呼吸機能検査は不可欠である．また中枢性の呼吸障害を合併し，肺活量に比して低酸素血症，高炭酸ガス血症が目立つのも特徴的である．

f）嚥下造影
進行した症例では咽頭筋麻痺，食道拡張があり，嚥下障害を高率に認める．誤嚥は肺炎や突然死の原因となるので，嚥下造影は重要な検査である．造影剤の梨状窩や喉頭蓋谷への貯留はしばしば認められる．気管への流入もしばしばみられるが，咳反射がまったく誘発されないこともまれでない．CTでは食道の拡張が特徴的である．

g）耐糖能異常/糖尿病と脂質代謝異常
耐糖能異常は高頻度に認められるが，糖尿病と診断される患者は一部である．血糖値，ヘモグロビンA_{1c}(HbA_{1c})の値と尿糖の有無は必ず定期的に調べることが望ましく，異常があればブドウ糖負荷試験を行う．血清中性脂肪とコレステロールも定期的に検査する必要がある．

h）その他
頭部CT，MRIで脳萎縮，白質病変，頭蓋骨肥厚がみられることが多い．頸椎X線写真で後縦靱帯骨化の有無を調べておくことが望ましい．血清CKは筋力低下を示し歩行可能な患者であれば高値であるが，普通は1,000 IU/L以下である．AST，ALT，LDHは筋病変に伴い高値となる．γGTPも高値であればフェニトインなどの薬剤の影響か脂肪肝を考えなければならない．心不全症例ではHANPやBNP，心超音波検査が必要である．

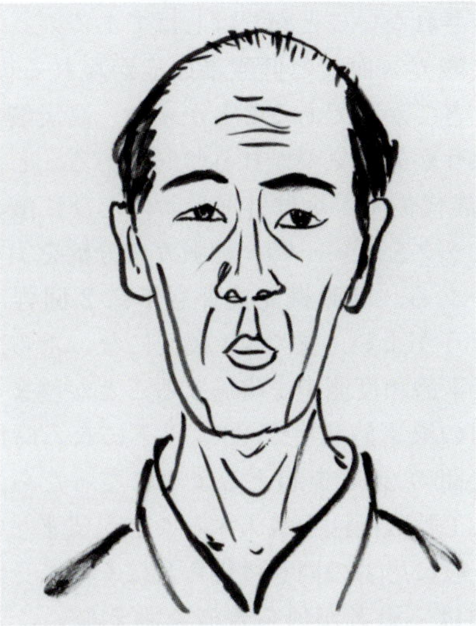

図2-29 筋強直性ジストロフィーの特徴的顔貌，斧状顔貌(hatchet face)

【診断と鑑別診断】

特異な顔貌（図2-29），特徴的な筋障害の分布，把握性ミオトニア，白内障や糖尿病などの多臓器障害の合併と家族歴から容易にこの疾患を疑うことができる．叩打性ミオトニア，筋電図におけるミオトニア放電で診断はほぼ確定するが，最近は遺伝子検査でDMPK遺伝子のCTG反復回数の延長を証明することで，確実に診断することができる．

先天性筋強直性ジストロフィーは，逆V字型上口唇のをもつ呼吸障害，哺乳障害を示すぐにゃぐにゃ乳児を診たとき本症を疑い，母親を診察する．筋強直性ジストロフィーであれば診断はほぼ確定する．患者本人はDMPK遺伝子のCTG反復回数の著明な延長（1,000回以上）を示す．ミオトニアを示すのは通常5歳以上である．

ミオトニアを示す疾患〔先天性ミオトニア，先天性パラミオトニア，Schwartz-Jampel（シュワルツ・ヤンペル）症候群〕，神経原性筋萎縮症，遠位筋優位の筋萎縮を示すミオパチー（遠位型ミオパチー，遠位型筋ジストロフィー），筋細管ミオパチーなどの先天性ミオパチー，心伝導障害を示すミオパチー（Emery-Dreifuss型筋ジストロフィー，デスミンミオパチー，Kearns-Sayre（カーンズ・セイヤー）症候群など〕が鑑別診断に挙げられるべきであるが，むしろそれぞれの疾患の鑑別診断に本症が挙げられるというのが正確なところであって，一般に筋強直性ジストロフィーの診断は容易である．

【治療と予後】

1）治療

本症の診療のポイントは，生命予後に直結する問題と生活の質(quality of life：QOL)を低下させる問題に適切に対処することである．QOLを低下させる問題には，筋力低下と筋強直，白内障，難聴，構音障害などがある．生命に直結する問題には呼吸障害，心臓の障害，嚥下障害，悪性腫瘍などがある．そのほか，専門医として対処すべき問題に，糖尿病，脂質異常症がある．

a）QOLを低下させる諸問題

（1）筋力低下と筋萎縮

患者が四肢筋力低下を自覚し始めるのが10歳代後半～20歳代，歩行障害を自覚しだすのが20歳代後半～30歳代である．筋力低下は前腕と下腿の筋に強い．頸部の筋も強く障害される．これと比較して上腕と手，大腿と足の筋は保たれる傾向がある（遠位筋優位の障害といわれることが多いが誤りである）．現在のところ筋力低下に対する確実な治療法はない．筋力トレーニングは無意味であり無理に行うと筋の炎症を惹起する．結果として生じる歩行障害などに対しては車椅子処方，日常生活動作(activities of daily living：ADL)指導などリハビリテーション的な考え方で対処する．本症はDuchenne型筋ジストロフィーと比較して関節拘縮はきたしにくいが，可動域(range of motion：ROM)訓練は実施したほうがよい．

（2）ミオトニア(myotonia)

ミオトニアは成人では必発であるが，意外にもこれによる日常生活の不都合を患者が訴えることはほとんどない．したがって，ミオトニアに対して薬剤を処方することはほとんどない．訴えがあるときは下記処方を行う．寒いときは手を温め，ウォーミングアップ現象を利用し，手の運動が必要なときは事前に予備的に指を動かしておくとよい．

処方例

内服
・アレビアチン®（25 mg）3T/日 分3から効果をみながら6T/日 分3まで増量

フェニトインで副作用が出るときは,
- テグレトール®(100 mg) 2T/日 分2 から効果をみながら 4T/日 分2 まで増量
- ダントリウム®(25 mg) 1T/日 分1 から効果をみながら 3T/日 分3 まで増量
- ワソラン®(40 mg) 3T/日 分3

このほかプロカインアミド,キニーネ硫酸塩水和物も筋強直に有効であるが,心伝導障害を誘発するので本症では使いにくい.

(3) 白内障(cataract)

白内障が現れ始めるのは 40 歳ごろからである.40 歳を超えたら毎年眼科受診が必要である.筋強直性ジストロフィーの白内障は特徴的といわれているが,実際に行う処置は一般の白内障とまったく同じである.まれに網膜色素変性症を合併していて白内障の手術で視力が回復しないことがあるので注意を要する.

(4) 難聴(hearing impairment)

多くは感音性難聴である.補聴器装着で対処する.50 歳代から始まることが多い.40 歳代後半から聴力検査を実施すべきである.

(5) 構音障害(dysarthria)

舌,顔面筋の障害にミオトニアが加わり,さらにおそらく中枢性の要素も加わって,筋強直性ジストロフィー患者の言語は理解しにくい.そして相手がわかりにくいことに患者は無頓着である.一般に本症の患者は早口であるのでできるだけゆっくり話すようにアドバイスする.

b) 生命予後に直結する症状

(1) 呼吸障害

患者の半分以上は肺胞低換気か肺炎のいずれかで死亡する.肺炎の多くは誤嚥と呼吸筋麻痺,喉頭機能障害による咳嗽の障害に起因する.

筋強直性ジストロフィー患者は他の筋ジストロフィー患者と同様,横隔膜や肋間筋の筋病変が進行し,呼吸機能は低下する.しかし,肺活量がさほど低下していない患者にも肺胞低換気が生じること,患者の多くは低酸素血症や高炭酸ガス血症があっても呼吸困難を訴えないこと,過呼吸によって低炭酸ガス血症になると正常ではみられない遷延する呼吸抑制が起こることなどから,何らかの呼吸調節の障害が存在すると考えられている.また本症では誤嚥が多く,また誤嚥しても咳が誘発されないことがしばしばである.

高炭酸ガス血症と低酸素血症が現れるのは 40 歳をすぎてからであることが多い.高炭酸ガス血症のほうが先に気づかれる傾向にある.したがって 30 歳代後半からは外来受診のたびに酸素飽和度チェックを行い,時々動脈ガス分析を実施する必要がある.呼吸機能検査も年に 2 回程度実施したほうがよい.また 40 歳代になったら,夜間持続酸素飽和度測定を実施することが望ましい.

夜間の酸素飽和度が 90% 以下になる時間が全睡眠時間の 20% を超えるようになったら,非侵襲的人工呼吸療法を導入することが望ましい.しかし一般に患者の同意は得られにくい.その最大の理由は,患者が何ら苦痛を訴えないことである.息こらえをして低酸素血症を誘発すると一般に患者は息苦しさを訴える.息こらえによって得られる低酸素血症は一般にその患者の 1 日の酸素飽和度の変動の最低値より高いことが多い.この事実を用いて患者に自らの身体にいかに危険なことが起こっているかを理解させることも有効である.

嚥下障害の頻度は高く危険であるため,40 歳になったら年に 1 回は嚥下造影を行い,食事指導を実施することが望ましい.

(2) 心伝導障害

筋強直性ジストロフィーでは Duchenne 型筋ジストロフィーのように作業心筋の障害により心不全となることは比較的少ない.これに対して房室(AV)ブロック(atrio-ventricular block:AV block)や心室性頻拍などの伝導障害で死亡することが多い.突然死は全死因の 1 割を占めるが,その大部分は不整脈であろうと想像されている.突然死を防ぐという観点からは厳密な不整脈に対する評価と管理が必要になる.

通常は検査で AV ブロックが発見されるのは 40 歳代である.しかし本症の突然死は若年患者にもみられるので,すべての患者は(たとえ 20 歳代であっても)不整脈に対する定期的な評価が必要であると考える.

最も重要な自覚症状は,動悸,めまい,失神である.これらが現れたら,12 誘導心電図と Holter 心電図で,Ⅲ度の AV ブロックと心室性頻拍の有無を調べる.Ⅲ度の AV ブロックはペースメーカ治療の対象となり,心室性不整脈は抗不整脈薬

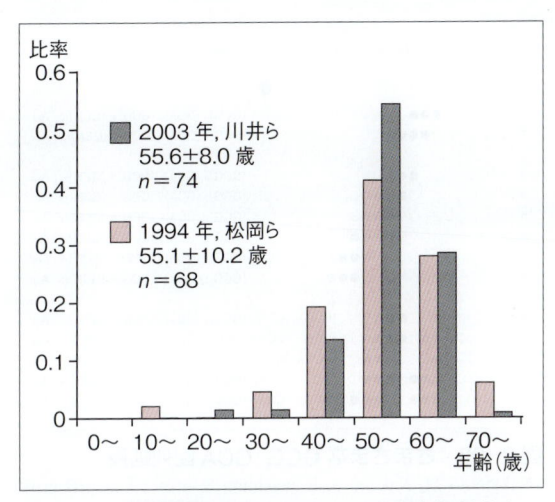

図 2-30　筋強直性ジストロフィーの死亡年齢分布

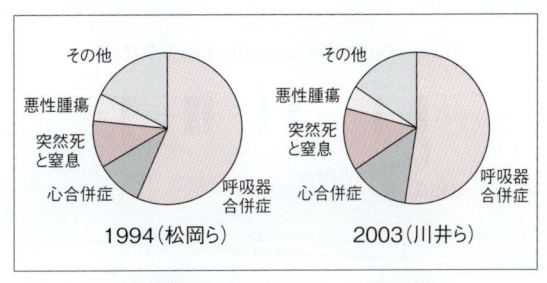

図 2-31　筋強直性ジストロフィーの死因

で治療する．一方何ら自覚症状がなくても，突然死を予防する見地からは，定期的に（できれば年に 2 回）12 誘導心電図と Holter 心電図を実施する．PR＞0.20 sec，QRS＞0.12 sec，発作性の AV ブロックのいずれかがあれば，心臓生理学的検査を実施することが望ましい．その結果 HV＞70 msec であればペースメーカ植え込み，心室性頻拍が誘発されれば抗不整脈薬による治療が望ましいとされる．なお，抗不整脈薬で心室性頻拍の治療が奏効しない場合は，植え込み型除細動器（ICD）の植え込みを考慮する．

(3) 悪性腫瘍

筋強直性ジストロフィーの第 3 の死因は悪性腫瘍であるが，一般集団の死因の第 1 位であるので，本症患者は悪性腫瘍にかかりやすいとはいえない．しかし悪性腫瘍発生の年齢が一般集団より早く，早い年齢からがん検診を受けることを勧めるべきであろう．

c) その他の問題

耐糖能異常／糖尿病と脂質異常症は高頻度にみられる異常である．糖尿病や脂質異常症は食事や運動によって治療することはいろいろな事情で困難である．耐糖能異常の本態はインスリン抵抗性であり，初期は高インスリン血症がみられる．これをピオグリタゾンなどのインスリン抵抗性改善薬で改善させることができるが，これによって糖尿病への移行が起こりにくくなるかどうか，そして最終的に寿命を延長させることができるかどうかは不明である．脂質異常症に関しても治療すべきかどうかについては現在のところエビデンスがない．

2) 予後

先天性筋強直性ジストロフィー患者は新生児期に呼吸障害などの問題で死亡しやすいが，これを乗り切ると知能障害を示しながらも青年期まで順調に成長することが多い．青年期以後は成人型の患者同様の症状を発現することとなる．どのくらいの率の患者が新生児期や乳児期に死亡するか，また成人した先天性筋強直性ジストロフィー患者のその後の経過は成人型の患者とどのように異なるかについては信頼に足るデータは存在しない（図 2-30, 31）．

2. 近位型筋強直性ミオパチー（proximal myotonic myopathy：PROMM）〔2 型筋強直性ジストロフィー（DM2）〕

遺伝子座 3q13.3-q24．近位筋優位の筋障害（大腿部から始まる）．筋痛，筋強直，白内障，内分泌障害，心伝導障害を認める．通常知的には問題ない．先天性の患者はいない．

zinc finger protein 9（ZNF9）の CCTG 反復回数の延長による．75〜11,000 回（平均 5,000 回）．

2006 年北海道からわが国初例の報告があった．

I. 眼咽頭型筋ジストロフィー
（oculopharyngeal muscular dystrophy：OPMD）

【概念】

眼瞼下垂と嚥下障害を主徴とする遺伝性ミオパチー．ほとんどの家系は常染色体優性遺伝で，一部は常染色体劣性遺伝．大部分は 45 歳以降に発症する．外眼筋麻痺と肢帯および近位筋の筋力低

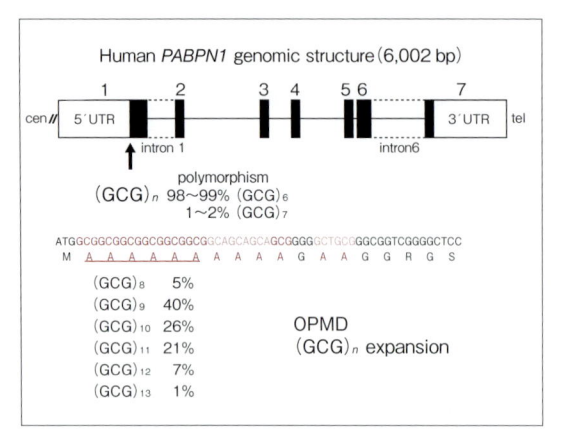

図 2-32 polyadenylate binding protein N1 遺伝子と GCG 反復配列延長による眼咽頭型筋ジストロフィー（OPMD）発症

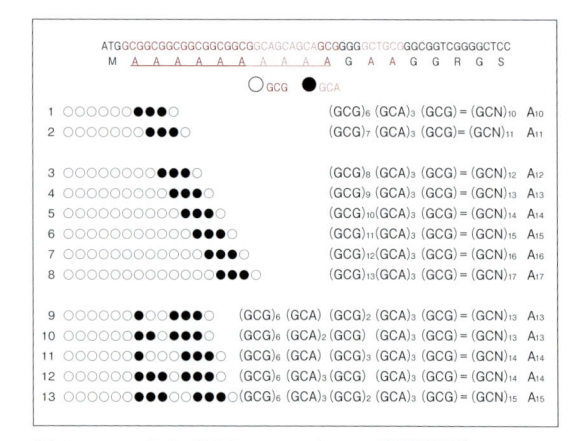

図 2-33 さまざまな GCG/GCA 配列延長
(Nakamoto M, Nakano S, Kawashima S, et al : Unequal crossing-over in unique PABP2 mutations in Japanese patients: a possible cause of oculopharyngeal muscular dystrophy. Arch Neurol 59 : 474-477, 2002 を改変)

下を伴うことが多く，症状が強いと筋力低下は全身に及ぶこともある．

【歴史】

1962 年，Victors らは晩年に嚥下障害と進行性の眼瞼下垂を発症した常染色体優性遺伝と考えられる 3 世代 9 人の家系を眼咽頭型筋ジストロフィーとして報告した[48]．うち 1 名は完全な外眼筋麻痺と肢帯筋の筋力低下を示していた．眼瞼下垂と咽頭筋の麻痺という組み合わせをもつ家族性の背景をもつ患者は 1915 年の Taylor による報告があり，それ以後もいくつかの報告がみられる[49]．Hayes らは Taylor の患者の家系をその後 2 世代にわたって追跡し，同様の疾患の発症を確認した[50]．病理学的には筋鞘核の 1〜10% に径 8.5 nm の管状線維で構成される核内封入体が認められ，この疾患に特異的であると考えられている[51]．

【原因】

1989 年 Brais らは 14q11 に遺伝子座を有する polyadenylate-binding protein 2 *PABP2*（polyadenylate-binding protein, nuclear 1 : *PABPN1*）を原因遺伝子として同定した[52]．PABP2 は 6,002 bp の遺伝子で 7 つのエクソンをもち，5′ と 3′ 側に非翻訳領域がある（図 2-32）．エクソン 1 の翻訳開始の ATG の次から GCG の反復配列があり，正常では反復回数が 6 回だが，2% 程度に 7 回のアレルがあり遺伝子多型と考えられる．眼咽頭型筋ジストロフィーでは 1 つのアレルの反復回数が 8 回から 13 回のヘテロ接合体であることが Brais らによって明らかにされた．反復回数は安定（家系内では同一）であり，また本疾患では表現促進現象は明らかではない．反復回数 7 回のアレルは多型と考えられているが，これをホモ接合体でもつと眼咽頭型筋ジストロフィーを発症し，その場合は常染色体劣性遺伝となる．また反復回数が 8 回以上のアレルをもつ家系でもう一方のアレルが反復 7 回であると重症になることが知られている．

エクソン 1 の GCG 反復領域はこれに引き続いて 3′ 側に GCA が 3 回，GCG が 1 回現れる．GCG，GCA，GCT，GCC はいずれもアラニンに翻訳されるので，GCN と一括して表すとすると，$(GCN)_{10}$ と記載することができ，翻訳されるとアラニンが 10 回連続して現れることになる．Brais の報告のあと，間に入っている GCA の数が多い家系も存在することがわかり，GCG 反復回数が 8 回以上に延長するというよりは，GCN 反復回数が 12 回以上に延長し，アラニンが 12 以上連続する蛋白が作られると眼咽頭型筋ジストロフィーを発症すると考えられるようになった[53]（図 2-33）．

GCA の挿入のされ方から，変異は不均等交差によることが示唆されている（図 2-34）．例外的には点変異により結果的に $(GCN)_{13}$ となる例も

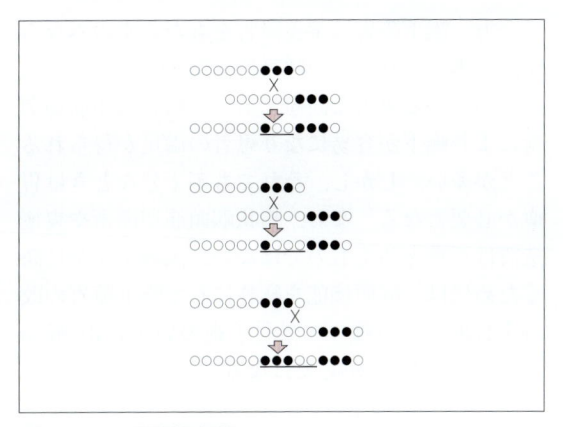

図 2-34 不均等交差
(Nakamoto M, Nakano S, Kawashima S, et al : Unequal crossing-over in unique PABP2 mutations in Japanese patients: a possible cause of oculopharyngeal muscular dystrophy. Arch Neurol 59 : 474-477, 2002 を改変)

報告されている[54]．

【発症機序】

　PABPN1 蛋白は真核細胞の核内に豊富に認められ，mRNA の polyA-tail の付加に際して polyA 配列に結合し，その長さを規定する「分子ものさし」としての役割を果たすと考えられている．PABPN1 をマウスの筋衛星細胞由来の C2 細胞に安定的に発現させると，MyoD や myogenin の発現が増加し，筋管構造形成が促進される[55]．アラニン配列の延長した PABPN1 蛋白の機能に異常があるかどうかは不明であるが，筋芽細胞において形成される polyA-tail の長さは正常と差がみられないという[56]．

　PABPN1 の GCN 反復の延長がどのような機序で眼咽頭型筋ジストロフィーの発症に結びつくのかは完全には解明されていないが，PABPN1 蛋白のアラニン配列の延長による gain of function と考えられている．この異常 PABPN1 蛋白は凝集し β シートを形成する[57]．GCN 反復の延長した細胞モデルや動物モデルでは眼咽頭型筋ジストロフィーの筋鞘核内に特異的に観察されるのと同様の 8.5 nm の線維で構成される封入体が出現する[58, 59]．そしてこの核内封入体には PABPN1 蛋白のみならず，ユビキチン，プロテアソームのサブユニット，熱ショック蛋白(heat shock protein : HSP)40，HSP70，SKIP および豊富な poly(A)-mRNA が含まれる[56, 60]．これらの核内蛋白や mRNA が隔離されることが眼咽頭型筋ジストロフィーの発症機序に重要な役割を果たしていると推定される．

【症状と経過】

　(GCN)$_{13}$ の変異をもつフランス系カナダ人の分析では，眼瞼下垂の発症年齢は平均 48.1 歳(26～65 歳)，嚥下障害の発症は平均 50.7 歳(40～63 歳)であった[61]．嚥下障害を示唆する症状は食事時間の延長と乾いた食物を避けるようになることであり，その他に舌の萎縮と筋力低下(82%)，下肢近位筋の筋力低下(71%)，発声障害(67%)，上方視制限(61%)，顔面筋の筋力低下(43%)，上肢近位筋の筋力低下(38%)であった．眼瞼下垂が強いと頸部を後屈することによってこれを代償するために，嚥下障害を悪化させることが知られている[62]．同じ家系の発症者と非発症者との間で寿命に有意差がなかったという報告がある[63]．

　血清 CK は正常ないし軽度上昇．筋生検では小角化線維や縁取り空胞がみられることが多く，これに加えて超微形態的に核内に径 8.5 nm の管状線維よりなる封入体が存在することが特徴的である．基本的にミオパチーであるが，一部に筋電図や筋生検で神経原性の変化が混在するという報告がある．

【診断】

　眼瞼下垂と嚥下障害を主徴とする家族性ミオパチーをみたら本症を疑い PABPN1 の遺伝子検査を行う．一方のアレルの (GCN)n の反復回数 n が 10 でもう一方が 12 以上のヘテロ接合体であれば常染色体優性遺伝の眼咽頭型筋ジストロフィー，n が 11 のホモ接合体であれば常染色体劣性遺伝の眼咽頭型筋ジストロフィーと診断する．n が 10 のホモ接合体であれば筋生検を行い，電子顕微鏡により筋鞘核を多数観察し径が 8.5 nm の線維からなる封入体が存在しなければ，本症は否定的と考える．

　外眼筋や咽頭筋の麻痺をきたす進行性のミオパチーが鑑別されるべきである．

①ミトコンドリアミオパチーに分類される進行性外眼筋麻痺は筋生検とその材料による遺伝子検査が重要である．発症年齢は眼咽頭型筋ジストロフィーより早く眼瞼下垂というより外眼筋麻痺が主徴であるが，それのみで除外することは危険である．

② 咽頭筋や声帯の麻痺を伴う遠位型ミオパチーが知られているが，外眼筋麻痺はみられない[64].

③ 眼咽頭遠位型ミオパチー：常染色体優性遺伝と考えられており，眼瞼下垂と咽頭筋麻痺に加えて顔面筋麻痺や遠位筋優位あるいは遠位筋に及ぶ広範囲の筋萎縮がみられる．*PABPN1* のGCG反復配列回数は正常の症例と延長が確認された症例があり，遺伝的には不均一であると考えられている[65]．一方，常染色体劣性遺伝の家系もあり，こちらは *PABPN1* 遺伝子が正常で核内封入体もみられないという[66]．

④ そのほか，重症筋無力症の非定型的な症例は注意深く鑑別しなければならない．筋強直性ジストロフィーは眼瞼下垂と咽頭筋麻痺，四肢体幹の筋萎縮を伴う常染色体優性のミオパチーであるが，典型的な筋障害の分布，特徴的な顔貌，他系統の臓器の障害，ミオトニアなどから鑑別は容易である．

【治療】

異常蛋白の凝集による細胞毒性抑制を目的としたHSP70やHSC70の誘導[67]，トレハロース[68]，ドキシサイクリン[69]，領域特異的抗体による異常PABPN1蛋白の凝集阻止[70]などの治療研究が細胞レベルやモデル動物で進行中である．フランスで障害の強い咽頭筋への筋芽細胞を移植する臨床試験を実施中であるが，結果はまだ明らかにされていない[71]．

実際の診療では，眼瞼下垂と嚥下障害への対処が最も重要である．眼瞼下垂に対しては，まぶたを一重から二重にするための化粧品〔アイプチ (Eye Putti®)〕が使いやすい．眼瞼挙上の程度を調節できるのが利点である．長時間あるいは繰り返し使用すると皮膚の炎症を起こすこともある．眼鏡フレームに装着して上眼瞼を押し上げるクラッチグラスは眼瞼を挙上したいときだけ使用することができ便利である．複視の訴えがある場合は左右一方を挙上すればよい．外科的に上眼瞼挙上術を実施することもある．眼瞼挙筋短縮術（眼瞼挙筋腱膜を瞼板に固定）と上眼瞼吊り上げ術（皮下トンネルを通して移植筋膜の一方を前頭筋に，他方を瞼板に固定してこれを吊り上げる）がある．前者は上眼瞼挙筋の機能がある程度保たれている必要があり，本症では術後効果が徐々に失われることがまれでない．

一方，嚥下障害は栄養障害をもたらすのみならず，誤嚥により窒息や呼吸器感染症など生命の危険につながる重大な問題である．輪状咽頭筋切開術により嚥下が容易になり患者の満足が得られることが多い．しかし，それでも不十分なときは胃瘻が必要となる．なお，輪状咽頭筋切開術や胃瘻造設は誤嚥を防ぐものではない．誤嚥を完全に防ぐためには，喉頭機能を犠牲にして嚥下障害の改善を目的とする種々の外科手術のいずれか（喉頭気管分離術など）が必要になる．

※本項「Ⅱ．筋ジストロフィー」は故荒畑喜一先生のご遺族の了承のもと，前版の原稿・図版を一部参照・使用させていただいた．

Ⅲ. ミトコンドリア病
（mitochondrial disease）

【概念】

ミトコンドリア病とはミトコンドリア機能低下を一義的な原因とする疾患の総称であり，血流障害や低栄養状態などによって起こる類似した病態は含めない．ミトコンドリアは細胞小器官の1つで，その機能の主体はエネルギー代謝であるが，活性酸素産生，アポトーシス，細胞内カルシウムイオン濃度調節などの機能もあり，ミトコンドリア機能低下は単純なエネルギー産生低下ではないことが明らかにされている．ミトコンドリアはほぼ全身のあらゆる細胞に存在するので臨床症状はさまざまである．特にエネルギーを大量に必要とする中枢神経，骨格筋，心筋などの症状が出やすい．

【病因】

ミトコンドリア内には核DNAとは独立して存在する16,568塩基からなる環状二本鎖のミトコンドリアDNA (mitochondrial DNA : mtDNA)があり，ミトコンドリア内で複製，転写，翻訳が行われる．コードしているのは電子伝達系酵素複合体5種類のうちの，複合体Ⅱ以外の4つの複合体の13個のサブユニット蛋白と22個の転移RNA，2個のリボソームRNAである（図2-35）．

mtDNAの特徴は，① ミトコンドリアごとに

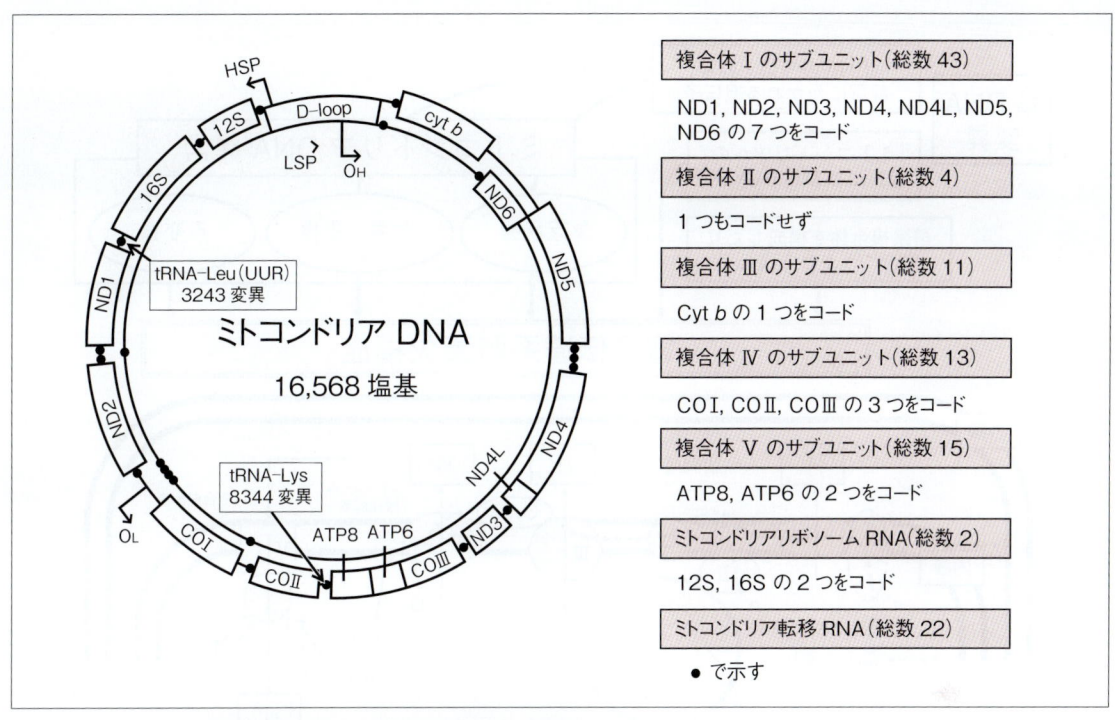

図2-35 ミトコンドリアDNA(mtDNA)の構造と特徴
　二本鎖のうち，外側が重鎖(heavy chain, H鎖)，内側が軽鎖(light chain, L鎖)を表す．Dループ（D-loop）と呼ばれるところに，種々の因子が結合し，複製，転写，翻訳が始まる．HSP：H鎖プロモーター，LSP：L鎖プロモーター，O_H, O_L：H鎖，L鎖の複製開始点．ヒトのミトコンドリアDNA配列はNCBI Reference Sequence（NC_012920.1）参照．

10個程度が存在し，ミトコンドリアが1細胞に数百個あることから1細胞では数千個（コピー）になること（マルチコピー性），②核DNAに比べて変異しやすいこと（易変異性），③受精卵のmtDNAはすべて卵由来であること（母系遺伝）である．マルチコピー性はmtDNAの最大の特徴であり，変異をもつmtDNAと正常mtDNAが一細胞内に混在する病気と，ほぼすべてが変異をもつmtDNAで占められる病気が知られている．前者はヘテロプラスミーと呼ばれ，ミトコンドリア病の代表的な慢性進行性麻痺症候群，ミトコンドリア脳筋症・乳酸アシドーシス・脳卒中様発作症候群（mitochondrial myopathy, encephalopathy, lactic acidosis, and stroke-like episodes：MELAS）などで認められる．一方，後者はホモプラスミーと呼ばれ，Leber（レーバー）遺伝性視神経萎縮症などにみられる．

　ミトコンドリア病の病因は，核DNA変異とmtDNAの変化の両者がある．さらにmtDNAの複製，転写，翻訳に必要な因子はすべて核DNA上にコードされているため，このような因子の遺伝子変異はmtDNAの変化（多重欠失か欠乏状態）をもたらし，核DNAとmtDNAの両者の変化を同時にもつことになる（図2-36）．

【病態生理】
　病気の本態であるミトコンドリア異常は，いろいろな構造レベルでとらえることができる（図2-37）．核DNA上の遺伝子やmtDNAの変化が細胞内のミトコンドリアや細胞に変化をもたらし，細胞機能を障害したり細胞死を誘発したりする．その影響が組織・臓器の機能低下となって初めて臨床症状が現れる．このような病態を理解するには，各構造レベルに対応した検査手段を利用することが必要になる．実際は神経症状をはじめとする種々の臓器症状を各専門診療科的に把握するとともに，その症状の基盤になっているミトコンドリア異常を生化学，病理学，分子遺伝学的検査で確認することが確定診断となる．

　また，mtDNAは母系遺伝することからmtDNAの変異で起こる病気の大部分も母系遺伝となり家

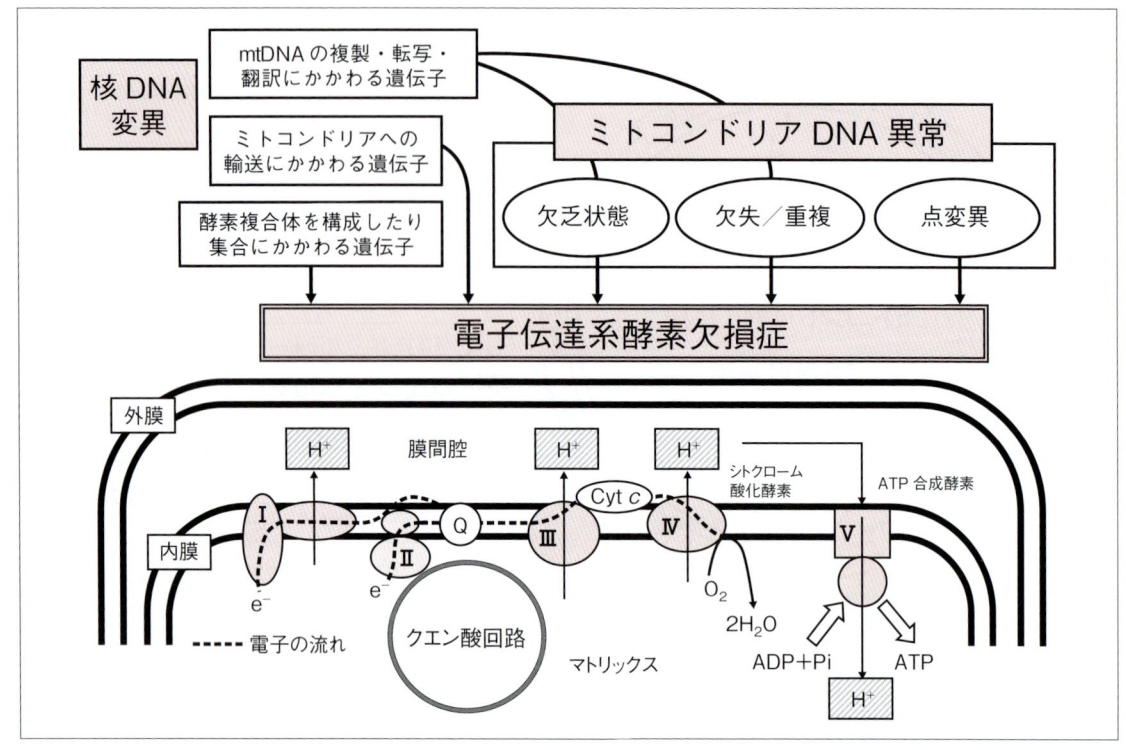

図2-36 ミトコンドリア病の病因
　ミトコンドリア病のなかで最も頻度の高い電子伝達系酵素欠損症の原因には，核DNA変異とミトコンドリアDNA異常がある．また，電子伝達系酵素複合体はミトコンドリア内膜に存在し，電子が酵素内や運搬体であるコエンザイムQ_{10}（Q）やシトクロームc（Cyt c）を伝わって，最終的に複合体Ⅳ（シトクロームc酸化酵素）の酸素から水ができる反応に終結する．電子が流れる際に，マトリックスの水素イオンは膜間腔に汲み出され，その濃度勾配と電荷の差を利用して，複合体Ⅴ（ATP合成酵素）が働いて，ADPとリン酸からATPができる．いずれの酵素複合体の活性低下でもATP合成が低下する．

族内発症が認められる．しかし必ずしもすべてが母系遺伝であるとはかぎらず，突然変異で起こっていると考えられる患者の報告も少なからずある．遺伝子検査のもつ意味や解釈についての臨床遺伝学的知識を十分もったうえで患者本人や家族に説明することが重要である．

【病型分類】
　ミトコンドリア病の診断，すなわちミトコンドリア異常をとらえるためには，生化学，病理学，分子遺伝学的な検査を行う必要がある．しかし，その結果がそれぞれの検査法で一対一に対応しないため，それぞれの検査法に基づいた病気の分類が使用されている（表2-8）．同様なことは核DNA上の遺伝子変異で起こる病気でも知られてはいるが，この遺伝子型と表現型の複雑さもミトコンドリア病の特徴の1つである．最も臨床的に使いやすいのは臨床症状による分類（臨床病型分類）であるので，以下に代表的な臨床病型を分子

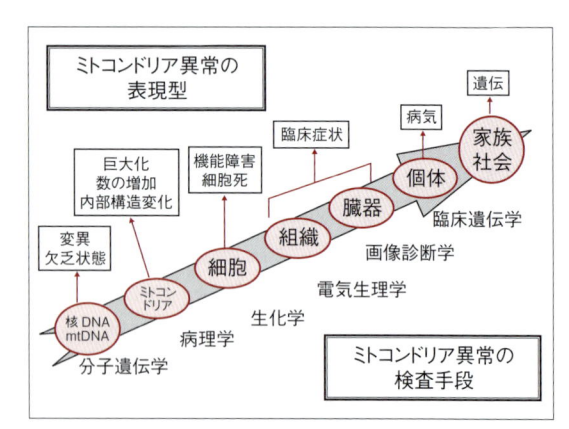

図2-37 ミトコンドリア機能異常の表現型と検査手段
　ミトコンドリア異常に関係するDNAレベルの異常（遺伝子型）は異なる構造レベルでその表現型を示す．臨床症状とは組織，臓器レベルの表現型のことである．ミトコンドリア病の確定診断には，分子遺伝学，病理学，生化学の検査法が必要になる．また臨床症状に対応して各臓器診療科の専門的検査が必要になる場合がある．さらに臨床遺伝に関しては遺伝カウンセリングが重要になる．

表 2-8 ミトコンドリア病の分類

I. 生化学的分類	II. DNA 異常による分類（図 2-36 参照）
1. 基質の転送障害 　a）カルニチンパルミトイルトランスフェラーゼ欠損症 　b）カルニチン欠乏症 　c）DDP1 欠損症 　d）ANT1 欠損症 2. 基質の利用障害 　a）ピルビン酸カルボキシラーゼ欠損症 　b）ピルビン酸脱水素酵素欠損症 　c）β 酸化の障害 3. クエン酸回路の障害 　a）フマラーゼ欠損症 　b）α-ケトグルタル酸脱水素酵素欠損症 4. 酸化的リン酸化共役の障害 　a）Luft（ルフト）病 5. 電子伝達系酵素の障害 　a）複合体 I 欠損症 　b）複合体 II 欠損症 　c）複合体 III 欠損症 　d）複合体 IV 欠損症 　e）複合体 V 欠損症 　f）複数の複合体欠損症 　g）コエンザイム Q_{10} 欠損症	1. 核 DNA 変異 2. ミトコンドリア DNA 異常 　a）欠失，重複 　b）点変異 　c）欠乏状態 III. 臨床症状による分類 1. 3 大病型 　a）慢性進行性外眼筋麻痺症候群（Kearns-Sayre 症候群を含む） 　b）ミトコンドリア脳筋症・乳酸アシドーシス・脳卒中様発作症候群（MELAS） 　c）赤色ぼろ線維・ミオクローヌスてんかん症候群（MERRF） 2. その他の病型 　a）Leber（レーバー）遺伝性視神経萎縮症 　b）Leigh（リー）脳症 　c）Pearson（ペアソン）症候群 　d）ニューロパチー・運動失調症・網膜色素変性症（NARP） 　e）ミトコンドリア神経胃腸管脳筋症（MNGIE） 　f）その他〔Friedreich（フリードライヒ）失調症，Barth（バース）症候群など〕

DDP: deafness dystonia protein, ANT: adenine nucleotide transporter, MELAS: mitochondrial myopathy, encephalopathy, lactic acidosis, and stroke-like episodes, MERRF: myoclonus epilepsy associated with ragged-red fibers, NARP: neuropathy, ataxia and retinitis pigmentosa, MNGIE: mitochondrial neurogastrointestinal encephalomyopathy.

遺伝学，病理，生化学の所見を含めて解説する．

1. 慢性進行性外眼筋麻痺症候群 (chronic progressive external ophthalmoplegia: CPEO)

【遺伝子】

　心伝導障害，網膜色素変性を併せもつ若年発症の慢性進行性外眼筋麻痺症候群を Kearns-Sayre（カーンズ・セイヤー）症候群といい，慢性進行性外眼筋麻痺症候群の重症型と考えられている．慢性進行性外眼筋麻痺症候群の約 70％，Kearns-Sayre 症候群の約 90％ に mtDNA の単一欠失を認める．また，一部の症例では，複数の種類の欠失をもつ多重欠失や 3243A＞G 変異（次の MELAS の項で詳述）などの点変異をもつ例が報告されている．いずれの欠失，点変異でも，変異をもつ mtDNA が正常 mtDNA と混在して存在するヘテロプラスミーの状態で細胞内に存在する．

【病理・生化学】

　骨格筋病理では，Gomori 染色で赤色ぼろ線維（ragged-red fiber: RRF）を認め，コハク酸脱水素酵素（SDH）活性染色で濃染する（図 2-38）．電子伝達系酵素複合体の 1 つであるシトクローム c 酸化酵素（cytochrome c oxidase: COX）の活性染色ではまったく活性のない線維（COX 陰性線維）の存在することが特徴である（図 2-38）．

　生化学的には，多くの場合，複数の蛋白コード領域，複数の転移 RNA 領域が欠失するので，mtDNA が関係する複数の電子伝達系酵素活性が低下する．

【臨床症状】

　慢性進行性外眼筋麻痺症候群と Kearns-Sayre 症候群はともに眼瞼下垂と外眼筋麻痺による複視を主症状とし，四肢筋の萎縮と筋力低下，咽頭筋罹患による嚥下障害をよく認める．また低身長，感音性難聴，知的障害（精神運動発達遅滞，認知症）なども認める．時に白質脳症，内分泌障害（糖

尿病，副甲状腺機能低下症，成長ホルモン欠乏症，月経異常など），腎尿細管機能異常〔Bartter（バーター）症候群など〕，消化管障害（下痢，便秘），発汗低下などを合併する．

乳児期に発症する鉄芽球性貧血（時に汎血球減少症），膵外分泌不全，乳酸アシドーシスを特徴とするPearson（ペアソン）症候群患者が，その後Kearns-Sayre症候群に移行する場合がある．

【検査所見】

血液検査では，多くの例で乳酸・ピルビン酸値が上昇するが，MELASなどに比較すると正常範囲の症例が多い．髄液検査では，乳酸・ピルビン酸値の上昇がみられる場合もあるが正常のこともあり一定していない．中枢神経の症状，特に白質病変が合併している場合に髄液の蛋白量が上昇する．

【診断・鑑別診断】

骨格筋生検が必要である．病理学的には赤色ぼろ線維とCOX陰性線維を認める．生化学的には，複合体Ⅳ，複合体Ⅰ欠損を示すことが多い．分子遺伝学的には，mtDNAの単一欠失，多重欠失，点変異を確認する．欠失mtDNAは骨格筋では検出できても，血液などの他の細胞では検出できないことがあるので慢性進行性外眼筋麻痺症候群の診断の際には骨格筋を用いるのが原則である．

【予後】

骨格筋症状は進行性であることが多い．心伝導障害，糖尿病などの他臓器症状の出現に注意する．

【治療】

原因療法として特異的なものはない．ミトコンドリア活性を高めるコエンザイム Q_{10}，ビタミン類を投与するのが一般的である．重要なのは各臓器症状に対する治療であり，心伝導障害に対するペースメーカ装着や難聴に対する補聴器の使用，人工内耳の装着などを行う．

2. ミトコンドリア脳筋症・乳酸アシドーシス・脳卒中様発作症候群(mitochondrial myopathy, encephalopathy, lactic acidosis, and stroke-like episodes : MELAS)

【遺伝子】

mtDNAに存在する2つのロイシン転移RNAのうちの1つ，tRNA-Leu(UUR)内の点変異である3243変異が約80%の患者で認められる（図2-35）．同じ転移RNA内の別の変異である3271変異，3252変異，3256変異，3260変異，3291変異などでも，MELASの症状を呈する場合のあることが報告されている．一方，転移RNA領域ではなく，mtDNAの蛋白をコードしている領域(ND4)内にある13513変異は日本人患者でも比較的多く認められる．これらの変異はヘテロプラスミーである．

【病理・生化学】

MELASに特徴的な病理所見として，小動脈の平滑筋細胞のミトコンドリアが増殖している高SDH反応性血管(strongly SDH-reactive blood vessel : SSV)がある（図2-38）．MELAS患者の骨格筋では，赤色ぼろ線維はCOX活性が低い場合と逆に高い場合のあることが特徴である（図2-38）．赤色ぼろ線維，SDH反応性血管，COX陰性線維などのいずれかの所見をもつ症例が症例全体の95%を超える．生化学的検査では，複合体Ⅰ活性低下が最も多く，次いで複合体Ⅳ(COX)活性の低下している症例が多い．

【臨床症状】

臨床症状については，脳卒中様症状が特徴的である．初発年齢は，15歳未満が全体の約70%を占め，脳卒中様症状と痙攣が初発症状であることが多い．脳卒中様症状として，意識障害，視野・視力障害の頻度が高い．脳卒中様発作とは関係なく，痙攣，感音性難聴，精神運動発達遅延や記銘障害，小脳性運動失調，視神経萎縮などを認める．中枢神経系以外の臓器症状としては，筋症状（筋力低下，眼瞼下垂，高クレアチンキナーゼ血症など），内分泌症状（低身長など）を伴う．心症状（心筋症，伝導障害など）は比較的頻度は低いが，MELAS患者の死亡原因としては重要な症状である．

【検査所見】

脳卒中様発作では脳MRI検査で血管支配領域に一致しない局所病変を認めることが多く，病変が時間とともに移動・拡大したり，数週間で一見正常化したりする場合があり通常の脳梗塞所見と異なる．マススペクトロスコピーで病変部位の乳酸値が高いことも特徴である．明らかな脳卒中様症状がなくても，全般性の大脳萎縮や小脳萎縮を認めることもある（図2-39）．心筋症などの重要臓器症状の合併も多いので，種々の臓器症状の有

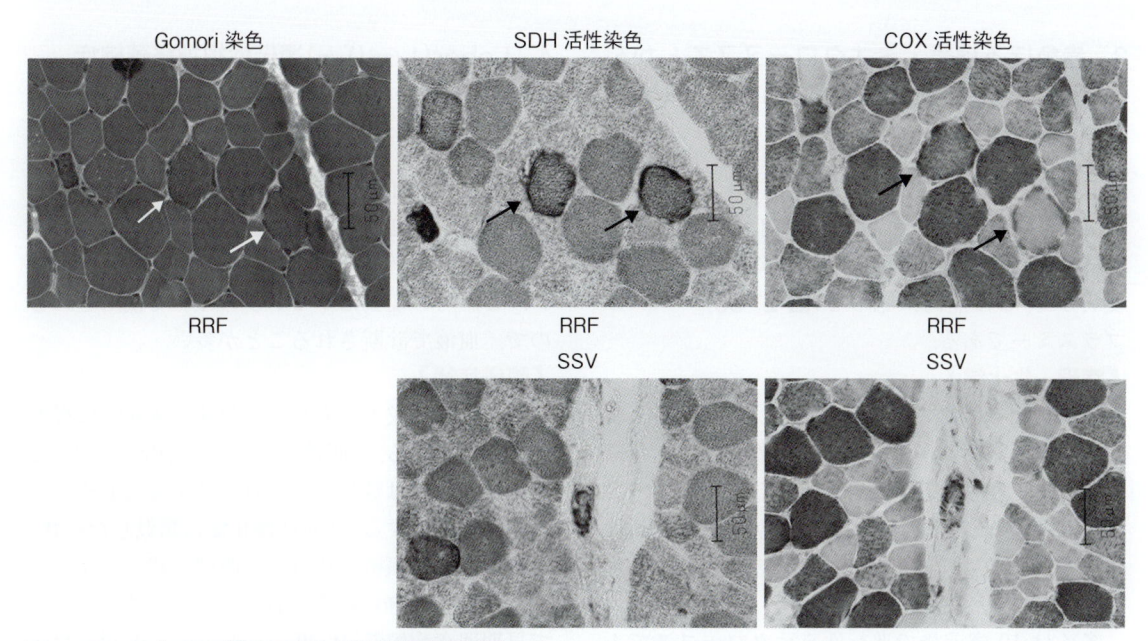

図2-38 ミトコンドリア病における筋病理所見
ミトコンドリア数が増加した赤色ぼろ線維（RRF）（矢印）は，Gomori染色やコハク酸脱水素酵素（SDH）活性染色で検出できる．またRRFは，シトクロムc酸化酵素（COX）活性染色の活性が低下している場合が多い（COX陰性線維）．また，MELASや赤色ぼろ線維・ミオクローヌスてんかん症候群（MERRF）では，筋肉内の小動脈の平滑筋細胞内のミトコンドリア数が増加し，SDH活性染色で高活性を示すことがある．

無を調べることが重要である．

【診断・鑑別診断】
　血液・髄液の乳酸・ピルビン酸値が高い．3243変異が血液で検出される場合もあり，必ずしも筋生検は必須ではないこともある．しかし，骨格筋による病理検査，生化学検査を併せて行うことで，診断の確実性が一段と上がる．

【予後】
　進行性であるが，脳卒中様発作を繰り返す場合でもしばらくすると数年間新たな発作が起こらないこともあり，予測が困難である．他臓器症状の出現も予測がつかないので，定期的な全身の検査が必要である．

【治療】
　確実な治療法はない．痙攣などの症状に対症療法を行うとともに，ミトコンドリアに負担がかかる飢餓や大食を避け，ビタミンを含むバランスのよい食生活を指導する．アルコール摂取，過度な運動，感染症なども避けるように指導する．

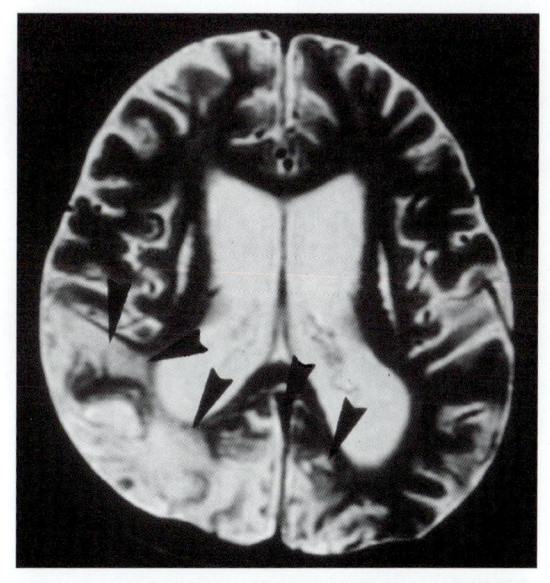

図2-39 ミトコンドリア脳筋症・乳酸アシドーシス・脳卒中様発作症候群（MELAS）のMRI
典型的な脳卒中様症状を示した症例のT2強調画像．後頭葉を中心に病変（矢頭）を認め，脳溝と脳室の拡大から全般性大脳萎縮も明らかである．

3. 赤色ぼろ線維・ミオクローヌスてんかん症候群 (myoclonus epilepsy associated with ragged-red fibers : MERRF)

【遺伝子】

mtDNA のリジン転移 RNA 内の 8344 変異, 8356 変異, 8363 変異が報告されているが, 8344 変異が 80% の症例に認める(図 2-35). ヘテロプラスミーである.

【病理・生化学】

筋病理で赤色ぼろ線維を認める. 時に SDH 反応性血管も認めるが, MELAS と異なり, 赤色ぼろ線維も SDH 反応性血管も COX 活性は確実に低下している. 生化学的には, 複合体Ⅳ(COX)欠損を示す.

【臨床症状】

多くは 10 歳前後で進行性ミオクローヌスてんかんの臨床像で発症し, その後, 歩行障害, 振戦, 構音障害などの小脳症状が出現してくる. 脳卒中症状を特徴とする MELAS との合併例(MERRF/MELAS オーバーラップ症候群)や脂肪腫症の合併例がみられる.

【検査所見】

脳 CT や脳 MRI では症状の進行とともに小脳および大脳皮質の萎縮をみる. 脳波所見は, 基礎波の徐波化, 棘波・棘徐波複合などの発作波, 光過敏性などミオクローヌスてんかんにおいて認められる所見を呈す. 血液で, 乳酸・ピルビン酸値が高い.

【診断・鑑別診断】

骨格筋生検で赤色ぼろ線維や COX 陰性線維を同定する. 遺伝子検査で 8344 変異などのリジン転移 RNA 領域の変異を認める.

鑑別診断は進行性ミオクローヌスてんかんの臨床像を示す疾患群であり, 特に歯状核赤核淡蒼球 Luys(ルイ)体萎縮症(dentato-rubro-pallido-luysian atrophy : DRPLA)がその代表である.

【予後】

進行性である. 心筋症などの合併症に注意が必要である.

【治療】

特異的な治療薬がなく, 痙攣に対する抗痙攣剤などの対症療法が中心である.

4. Leber(レーバー)遺伝性視神経萎縮症
(Leber hereditary optic atrophy)

【遺伝子】

mtDNA の 11778 変異(ND4), 14484 変異(ND6), 3460 変異(ND1)の 3 つの主な変異で起こる. 日本では 11778 変異が 90% を占め, 男性発症が多い. これらの変異はホモプラスミーで検出されるので, 血液で診断されることが多い.

【臨床症状】

多くは若い成人に発症し, 急速に無痛性に視力障害が進行する. 両眼性であることがほとんどで, 片眼性のときは数日, 数か月, 数年後にもう一方の視力も低下する. 多発性硬化症に類似した症状, ジストニア, 振戦, 片麻痺, 脳幹症状, てんかんなどの中枢神経症状を合併することがある. 10% で早期興奮症候群〔Wolff-Parkinson-White(ウォルフ・パーキンソン・ホワイト, WPW〕症候群など)も合併する.

【検査所見】

臨床経過と特徴的な眼底所見で多くは診断がつく. 視力障害より先に神経症状が現れる場合もある.

【診断・鑑別診断】

遺伝子検査で確定診断する. 多発性硬化症やジストニアを伴う疾患などを鑑別する必要がある.

【予後】

失明に至ることが多いが, 自然に回復する例もある.

【治療】

特異的な治療法はない.

Ⅳ. 糖原病 (glycogenosis, glycogen-storage disease)

A. 分類

糖原病は表 2-9 のように分類されている(実際は 15 型まである). このなかで骨格筋が侵されるのは 0, 2, 3, 4, 5, 7 型である. そのほかに最近見いだされた疾患として, ホスホリラーゼ b キナーゼ(phosphorylase b kinase), ホスホグ

表2-9 主な糖原病

型	欠損酵素	通称	骨格筋障害	その他の障害臓器
0	グリコーゲン合成酵素		あり	肝(肝型)
1	グルコース 6-ホスファターゼ	von Gierke(フォン・ギールケ)病	なし	肝, 腎, 小腸
2	酸性α-グルコシダーゼ	Pompe(ポンペ)病	あり	肝, 心臓
3	脱分枝酵素		あり	肝, 心臓
4	分枝酵素	Andersen(アンダースン)病	あり	肝, 脾
5	筋ホスホリラーゼ	McArdle(マッカードル)病	あり	なし
6	肝ホスホリラーゼ		なし	肝
7	筋ホスホフルクトキナーゼ	Tarui(垂井)病	あり	赤血球
8	ホスホリラーゼbキナーゼ		なし	肝, 白血球, 赤血球

リセレートキナーゼ(phosphoglycerate kinase), ホスホグリセレートムターゼ(phosphoglycerate mutase), 乳酸脱水素酵素(lactate dehydrogenase : LDH)サブユニット欠損がある. 2, 3型では筋力低下と, 筋線維内に著明なグリコーゲンの蓄積をみる. 5, 7型と上記の酵素欠損では運動時の筋痛, 時にミオグロビン尿をみることが共通の所見である. さらに阻血下運動負荷試験での血清乳酸値は上昇しないか, 軽度上昇のことが多い.

B. 臨床像

1. 2型糖原病(type 2 glycogenosis) 〔Pompe(ポンペ)病〕

【概念】

本症は常染色体劣性遺伝形式をとる. 遺伝子座は第17染色体長腕にあり, 種々の点変異が認められている. 酸性α-グルコシダーゼ(acid α-glucosidase : GAA)の欠損が原因で, 筋組織を含め, 全身の諸臓器にグリコーゲンが蓄積する. 本症は発症時期, その重症度から3型に分けられている.

【臨床症候】

1) 乳児型

狭義のPompe病である. 乳児期早期より筋力, 筋緊張低下があり, 発育・発達の遅れを主症状とする. 呼吸筋も侵されるために, 早晩人工換気を必要とする. 肝, 脾, 心, 舌の肥大が著明である. 呼吸不全, 心不全で通常2歳以内に死の転帰をとる.

2) 小児型

骨格筋の筋力低下を主症状とする. 早期発症例では心・肝肥大を伴うこともあるが, 伴っても軽度である. 進行性の筋力低下をみて, 臨床的には肢帯型筋ジストロフィー(limb-girdle muscular dystrophy)に似る. 呼吸筋が侵されることが多く, 肺炎, 呼吸不全でしばしば死の転帰をとる.

3) 成人型

思春期以降に筋力低下で気づかれる. 近位筋優位の筋力低下をみる. 臨床的には小児型と同じく肢帯型筋ジストロフィーと診断されることが圧倒的に多い. 頸部屈筋, 呼吸筋が特に強く侵される. 四肢筋力低下にまったく気づかなかったものが, 突然呼吸不全となり, 本症と診断されることもある.

【検査所見】

乳児型では発育・発達の遅れに加え, 肝・脾・心肥大があるので, 診断はそれほど困難でない. 心電図では左室肥大のほかに房室伝導時間(atrioventricular conduction time, PQ時間)の短縮, 高QRS波が特徴的とされている. 血清CK値は軽ないし中等度上昇する.

小児型や成人型の診断は臨床的にむずかしく, 筋生検を行うことが多い. いずれの型でも, 筋線維内のグリコーゲン蓄積, 酸性ホスファターゼ活性上昇などの所見をみて診断する. 酵素診断は白血球, 筋, 尿, リンパ球, 培養線維芽細胞, 筋で可能である.

【治療】

アルグルコシダーゼアルファ(alglucosidase alfa)〔マイオザイム®(Myozyme®)〕による酵素補充療法が行われるようになり, すべての型でその有効性が確認されている. 特に乳児型では著効を示し, 死亡率は激減している. 2週に1回薬剤

を点滴静脈注射する．

2．3型糖原病(type 3 glycogenosis)〔脱分枝酵素欠損(debrancher enzyme deficiency)〕

【概念】
本症は全身型と筋型に分けられている．前者が多い．常染色体劣性遺伝形式をとる．脱分枝酵素(debrancher enzyme)の欠損である．

【臨床症候】
全身型では肝機能障害による症状が前景にある．小児期より肝腫大，成長障害，低血糖をみる．思春期以降に症状は軽快，回復する．筋症状は軽度である．

筋型は小児期から成人にかけて，近位筋優位の筋力低下を主症状とし，肢帯型筋ジストロフィーに似る．肝腫大，心肥大もしばしば合併する．やはり，呼吸筋が侵されることが多い．

【検査所見】
一般臨床検査では決め手となるようなものはない．血清CK値は正常か軽度上昇するのみである．確定診断は筋生検により，筋線維内のグリコーゲン蓄積と，酵素活性の低下を証明することである．

3．4型糖原病(type 4 glycogenosis)〔分枝酵素欠損(brancher enzyme deficiency)〕

常染色体劣性遺伝形式をとる．乳児期から肝・脾腫大があり，成長障害をみる．筋力低下，筋萎縮は一部の患者にみられるのみである．小児期に肝不全，あるいは心不全で死の転帰をとる．筋生検では多数のポリグルコサン(polyglucosan)小体をみる．

4．McArdle(マッカードル)病，5型糖原病(type 5 glycogenosis)

【概念】
常染色体劣性遺伝形式をとり，筋ホスホリラーゼ(myophosphorylase)の欠損による．遺伝子座は第11染色体長腕にあり，いろいろな変異が報告されている．

【臨床症候】
典型的症状は，運動中ないしその直後の筋痛，こわばり，筋脱力である．筋症状は小児期からみられることもあるが，多くは20歳代に顕著となる．発症以前に易疲労性，検査上の高クレアチンキナーゼ血症で気づかれることもある．

運動中に筋痛が生じ，その筋痛に耐えて運動を持続すると，筋痛が消失することがある〔セコンドウィンド(second wind)徴候という〕．運動が過激すぎると，ミオグロビン尿をみ，急性腎不全となり，透析を必要とすることもある．筋症状は年齢とともに減少するといわれているが，永続的な筋力低下をみるものもある．

【検査所見】
血清CK値は上昇している．阻血下運動負荷試験(ischemic exercise test)（上腕に血圧計のマンシェットを巻き，最大収縮期圧以上の圧をかけ，手を強く握る運動を1回/秒で繰り返す）がスクリーニングに有用である．本症では運動負荷中，その後の乳酸値の上昇がみられないか，軽度上昇にとどまる．確定診断は筋生検による組織化学染色と，筋組織の生化学検査による．

5．Tarui(垂井)病，7型糖原病(type 7 glycogenosis)

【概念】
常染色体劣性遺伝形式をとる．遺伝子座は第1染色体のセントロメアから長腕にかけて存在する．まれな疾患で，わが国での報告も10例ほどである．筋ホスホフルクトキナーゼ(myophosphofructokinase)が欠損している．

【臨床症候】
McArdle病とほとんど同じように，運動時の筋痛で，時にミオグロビン尿を伴う．

【検査所見】
本症では血球中の酵素も欠損するので，末梢血での酵素診断が可能である．また軽度の溶血亢進をみ，血清尿酸値の上昇をみる．

V．先天性ミオパチー
(congenital myopathy)

【概念】
出生時ないし乳児期より筋緊張低下を伴う小児は，ぐにゃぐにゃ乳児(floppy infant)と総称さ

ている．原因疾患は多岐にわたるが，そのなかで筋原性疾患が基盤にあるものが先天性ミオパチーと呼ばれている．広義には先天性ミオパチーには先天性筋ジストロフィー(congenital muscular dystrophy)も含まれるが，通常は狭義の先天性ミオパチー〔ネマリンミオパチー(nemaline myopathy)，セントラルコア病(central core disease：CCD)，中心核ミオパチー(centronuclear myopathy)など〕を指す．

1．ネマリンミオパチー(nemaline myopathy)

【概念】
多くは常染色体劣性遺伝形式をとるが，優性遺伝もある．アクチン，ネブリン，トロポミオシンなど筋収縮蛋白をコードする遺伝子に変異が見いだされている．

【臨床症候】

1）重症乳児型(severe infantile form)
乳児期早期から呼吸困難や哺乳困難があり，頸定も獲得できず，多くは呼吸不全，感染症で1歳未満で死亡する．顔面罹患(細長い顔で，表情に乏しく，高口蓋がある)および全身の高度な筋力・筋緊張低下がみられるのが特徴的である．

2）良性先天型(benign infantile form)
ネマリンミオパチーの大半を占める．乳児期に筋力・筋緊張低下があり(ぐにゃぐにゃ乳児)，発育・発達の遅れがあるが，多くは3歳までに歩行を獲得する．筋力低下は顔面，頸筋，呼吸筋に強く，全身に分布する．顔は細長く，表情に乏しく，高口蓋がほとんど全例にみられる．生命予後は一般に良好であるが，時に筋力低下が進行し，呼吸不全で死亡することもある．必ずしも"非進行性"ではないことに留意すべきである．

3）成人型(adult onset form)
良性先天型で，成人になって症状が顕著になったものと，病理学的にネマリン小体の存在が確認されて診断されたものに2大別される．後者は多因性で，分類学上まだ問題が多い．

【検査所見】
血液生化学的には診断的異常所見はみられない．筋電図は正常ないし筋原性である．生検筋をGomori(ゴモリ)トリクローム変法染色(modified Gomori trichrome stain)すると，糸(桿)状小体〔ネマリン小体：ネマ(nema)はギリシャ語で，糸状

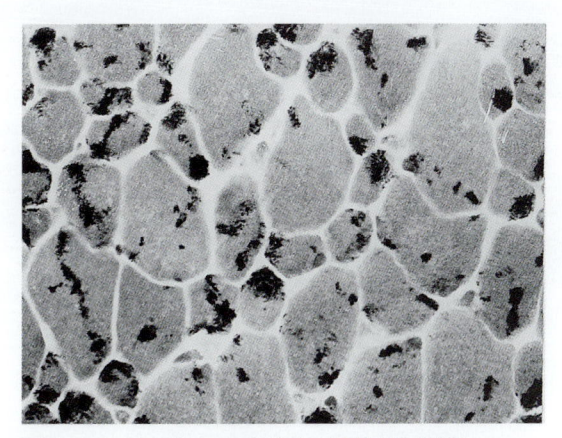

図2-40 ネマリンミオパチー患者の生検筋
筋線維の大小不同と，濃染する小桿状ないし顆粒状のネマリン小体(この症例ではすべての筋線維に存在する)．Gomoriトリクローム変法染色(×310)．

の意味〕を認める(**図2-40**)．そのほか，タイプ1線維がタイプ2線維より多く(タイプ1線維優位)，小径(タイプ1線維萎縮)である．

2．セントラルコア病
(central core disease：CCD)

【概念】
常染色体優性遺伝形式をとり，第19染色体長腕に遺伝子座があり，90％以上の患者にリアノジン受容体(ryanodine receptor)-1遺伝子(*RYR1*)に変異がみられる．悪性高熱患者の90％以上にもリアノジン受容体遺伝子に変異があり，両者には何らかの関係があると考えられている．

【臨床症候】
筋症状は一般に軽く，重症乳児型はきわめてまれである．多くは乳児期に筋力・筋緊張低下があり，発育・発達の遅れはあるが，歩行は獲得する．全身の筋力低下は持続する．顔面筋の罹患はあまり著明ではない．四肢の筋力低下に比較し，脊柱の変形(側弯)を高率に認める．また，麻酔時に悪性高熱を合併しやすいといわれているが，頻度は不明である．

【検査所見】
血液生化学，筋電図では特徴的所見を認めない．生検筋では筋線維の中心部にある筋原線維の配列が乱れ，同部のミトコンドリアが消失する．そのため，酸化酵素染色で，筋線維の中央部が果物の芯(コア)のように抜けて見える(**図2-41**)．筋

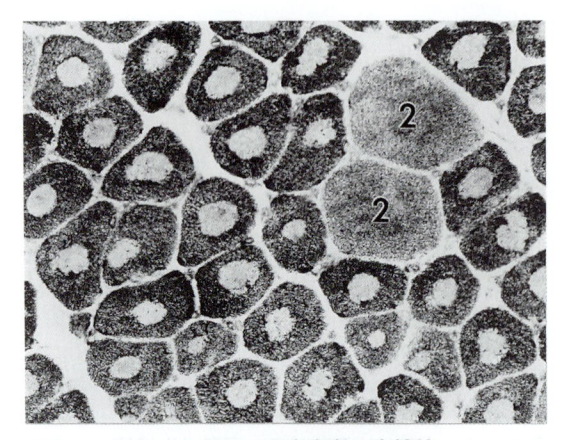

図2-41 セントラルコア病患者の生検筋
筋線維は円形化し，筋線維の中央は酸化酵素活性がなく抜けて見える（コア）．コアは小径のタイプ1線維にのみみられ，正常ないし肥大傾向にあるタイプ2線維（2）にはみられない．本症では本図にみられるように，例外なくタイプ1線維が圧倒的に多い（タイプ1線維優位）．ジヒドロニコチンアミドアデニンジヌクレオチド-テトラゾリンレダクターゼ（dihydronicotinamide adenine dinucleotide- tetrazolium reductase : NADH-TR）染色（×240）．

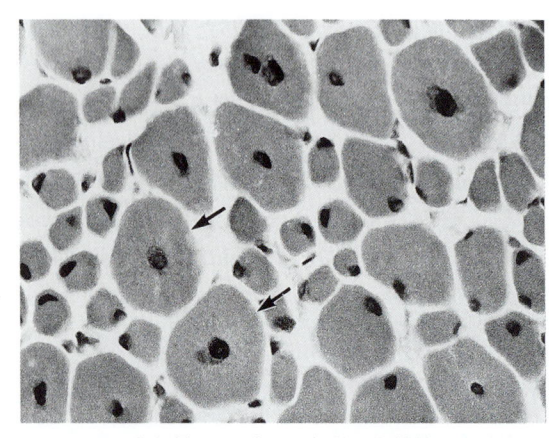

図2-42 中心核ミオパチー患者の生検筋
筋線維の大小不同と中心核が特徴的である．筋原線維が核を中心として放射状にみられることも特徴的所見とされている（矢印の筋線維）．ヘマトキシリン・エオジン（hematoxylin and eosin）染色（×400）．

線維は細く，ほとんどすべての筋線維はタイプ1線維よりなる．

3. 中心核ミオパチー
（centronuclear myopathy）

【概念】
筋線維の中心部に核が存在することを病理所見の特徴とする先天性ミオパチーである．胎生期の筋管細胞（myotube）は中心核をもつので，本症は最初ミオチュブラー（筋細管）ミオパチー（myotubular myopathy）の病名で報告された．しかし，本症の筋は胎生筋のような未熟性がない．さらに次の筋管細胞の特徴をもつ重症乳児型と区別するために，中心核ミオパチーと呼ばれることが多くなった．本症ではまれに常染色体優性遺伝形式をとることがあり，それらの家系ではダイナミン（dynamin）2の遺伝子変異が見いだされている．劣性遺伝をとる家系ではダイナミン2と相互作用するアンフィフィシン（amphiphysin）2遺伝子（*BIN1*）の変異が報告されている．リアノジン受容体に変異がある例もあり，本症は多因性と考えられる．

【臨床症候】
多くは乳児期からの発育・発達の遅れがあり，筋力・筋緊張低下（ぐにゃぐにゃ乳児）をみる．本症は顔面筋罹患が強く，約1/3の患者に眼瞼下垂をみる．近位筋が侵されるものが多いが，遠位筋が侵される例もある．本症でダイナミン2遺伝子変異を伴うものは思春期以降に発症する軽症例が多く，また遠位筋が侵されやすい．

【検査所見】
筋電図，血液生化学的には特別な所見はないが，ダイナミン2遺伝子変異をとるものでは末梢神経障害を合併することがある．筋生検では筋線維の大小不同と，多くの筋線維に中心核があり（**図2-42**），タイプ1線維萎縮，タイプ1線維優位の所見をみる．

4. 重症乳児型ミオチュブラー（筋細管）ミオパチー（severe infantile myotubular myopathy）

【概念】
大多数はX連鎖劣性遺伝形式をとる．遺伝子はクローニングされていて*MTM1*と名づけられている．遺伝子産物はミオチュブラリン（myotubularin）と呼ばれ，チロシンホスファターゼ（tyrosine phosphatase）の働きをしている．この遺伝子変異がなぜ，筋の未熟性を惹起しているかは解明されていない．

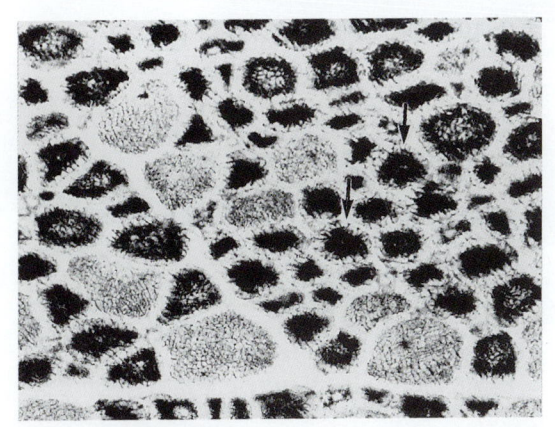

図2-43 重症乳児型ミオチュブラーミオパチー患者の生検筋
タイプ1線維(濃く染まっている)は細く、数も多い(タイプ1線維優位)。小径のタイプ1線維の中心は酸化酵素活性が高く濃染されている。胞体の周囲は明るく、peripheral haloと呼ばれている(矢印は代表的な線維を示す)。NADH-TR染色(×370)。

【臨床症候】

多くは新生児期ないし乳児期早期から全身の筋力低下があり、呼吸の自立がなく人工呼吸器を必要とする。哺乳力も弱く、経管栄養を必要とする。細長い表情のない顔、高口蓋、呼吸困難などネマリンミオパチーの重症型に似る。本症ではしばしば精神遅滞を伴う。筋生検では筋線維の周辺に酸化酵素活性が低く、明るく見える線維(peripheral halo)の存在を特徴とする(図2-43)。

*MTM1*に変異があっても成人するまでほとんど症状がなかった軽症例もまれながら報告されている。

5. 先天性筋線維タイプ不均等症
(congenital fiber type disproportion)

【概念】

筋細胞内にネマリン小体のような診断的な構造異常が認められず、タイプ1線維のみがタイプ2線維より小径の先天性ミオパチーをいう。遺伝形式は常染色体優性、劣性遺伝の両方がある。ごく一部の例でアクチン遺伝子(*ACTA1*)に変異がみられている。

【臨床症候】

先天性ミオパチーに共通の症状を示す。すなわち、乳幼児期の発育・発達の遅れ、顔面筋、呼吸筋罹患があり、ネマリンミオパチーなどとの臨床的な鑑別はむずかしい。

重症乳児型、良性先天型に区別されている。

6. 先天性筋強直症(congenital myotonia, myotonia congenita)

【概念】

常染色体優性遺伝形式をとるThomsen(トムゼン)病と、劣性遺伝をとるBecker型に分けられている。いずれのタイプも遺伝子座は第7染色体長腕7qにあって、筋Cl⁻チャネル遺伝子*CLCN1*の異常と考えられている。

【臨床症候】

両者に大きな症状の差はない。小児期に発症し、筋強直現象は眼瞼、手、足にみられる。閉じた眼瞼がなかなか開かないので、自分の手で上眼瞼を持ち上げて開眼することもある。寒冷、精神的緊張で増悪し、繰り返し運動で軽減する。筋の肥大が高頻度にみられる。筋力低下をみることはまれである。

診察時には、手を強く握らせ、急に開くように命じてもすぐに開かない〔把握性筋強直(grip myotonia)〕、母指球筋をハンマーで叩打すると、母指は内転するが、元に戻るのに時間がかかる〔叩打性筋強直(percussion myotonia)〕などを確認すれば診断は容易である。

【検査所見】

筋電図ではミオトニー現象をみる。筋強直性ジストロフィーと異なり、随伴症状(内分泌異常、白内障、脱毛、免疫不全など)は伴わない。筋生検では診断的所見に欠ける。

VI. 周期性四肢麻痺
(periodic paralysis)

A. 概念と分類

いろいろな原因で起こる特徴的症候群で、一次性と二次性がある。一次性は常染色体優性遺伝を示すが、孤発例もある。二次性は甲状腺機能亢進症(hyperthyroidism)、バリウム中毒、体内Kの重度の喪失や貯留によって起こる。

一次性は，発作中の血清 K 値により，低カリウム血性，高カリウム血性，正カリウム血性の 3 つに分けられる．二次性も低カリウム血性，高カリウム血性の 2 つに分けられる．

周期性四肢麻痺の定義を**表 2-10** に，分類を**表 2-11** に挙げた．一次性の遺伝子異常を**表 2-12** に，一次性のまとめを**表 2-13** に，二次性の原因を**表 2-14** に示した．

B. 低カリウム血性周期性四肢麻痺
(hypokalemic periodic paralysis)

1. 一次性

常染色体性優性遺伝を示し，Ca^{2+} チャネルの遺伝子変異が原因で，思春期の初発が多く，症状は早朝ないし昼間に起こる弛緩性麻痺発作である．発作中，低カリウム血症があり，二次性の原因疾患を否定できると診断が下せる．

女性では発症率が低く，かつ発症者も軽症の傾向がある．日本人男性では孤発例が多いが，その半数は二次性で，甲状腺機能亢進症を伴う．欧米では 3/4 が男性で，無症状の女性を介して遺伝している場合は一見伴性遺伝の形式をとるようにみえる．

7〜21 歳の間に最初の発作が始まる患者が多い．

麻痺発作には軽い発作と重い発作がある．軽い発作は昼間に起こりやすい．これは運動によって誘発されやすい．下肢から始まり全身に広がることも，一肢にとどまることもある．持続は数時間以内が多い．

重い発作は早朝に起こるのが通常である．患者は朝目覚めて気づいたり，発作のため目覚めることがある．

麻痺の分布は，下肢から全身に広がることが多い．四肢麻痺は，近位筋が遠位筋より強い傾向がある．横隔膜麻痺や球麻痺は通常少ない．外眼筋や顔面筋は侵されないが，眼瞼下垂をきたすことがある．眼瞼の筋緊張が起こることがある．

麻痺筋は硬い感じがする．これは筋に K とともに水が血管から入るためである．腱反射は麻痺が強い部位で消失する．

持続は数時間からまれには数日に及ぶ．回復は徐々で，早く麻痺した筋に遅くまで残る．通常数

表 2-10　周期性四肢麻痺の定義

1. 局所性ないし全般性運動麻痺発作が起こる
2. 発作は 1 時間未満から数日持続する
3. 発作中，腱反射は減弱ないし消失する
4. 発作中，筋線維は直接ないし間接電気刺激に収縮しない
5. 全般性脱力の際，近位筋から遠位筋へ広がる
6. 呼吸筋や脳神経領域の筋は侵されにくいが麻痺することもある
7. 運動後に休息をとると，運動した筋群に麻痺が誘発されやすいが，軽い運動を持続していると発作が誘発されにくい
8. 1 筋かごく一部の筋群のみの運動でこれらの筋群の麻痺が誘発された場合，血中の K 値に変動がみられないことがある
9. 一次性では寒冷曝露が発作の誘因になる
10. 完全回復が初期にはみられるが，一次性では発作を繰り返しているうちに発作間欠期に脱力と筋の病理変化が持続するようになる

表 2-11　周期性四肢麻痺の分類

1. 一次性　低カリウム血性
        　　高カリウム血性
        　　正カリウム血性
   二次性　低カリウム血性
        　　高カリウム血性

2. 低カリウム血性　一次性
               　　二次性
   高カリウム血性　一次性
               　　二次性
   正カリウム血性　一次性

表 2-12　一次性周期性四肢麻痺の遺伝子異常

低カリウム血性	高カリウム血性
L 型 Ca^{2+} チャネル（第 1 染色体長腕 1〜32）の遺伝子の残基番号 528, 1239 でのアミノ酸変異	Na^+ チャネル（第 17 染色体長腕 23〜25）の遺伝子の残基番号 698, 704, 1585, 1592 でのアミノ酸変異
	先天性パラミオトニア
	Na^+ チャネルの遺伝子の残基番号 1306, 1313, 1433, 1448, 1589 でのアミノ酸変異

時間で歩行可能となるが，完全に麻痺が回復するには数日を要する．

発作中に便や尿が体内に貯留し，麻痺が回復し始めると，利尿がついたり発汗が増えたり排便があることが多い．

表 2-13 一次性周期性四肢麻痺

	低カリウム血性	高カリウム血性	正カリウム血性
遺伝	常染色体優性，孤発	常染色体優性	常染色体優性
男女比	男性に多い	男女同率	男女同率
発症年齢	7〜21歳	10歳以下	10歳以下
発症時刻	昼間　軽い発作 早朝　重い発作	昼間	早朝
発作頻度	さまざま	頻回	少ない
持続時間	6〜24時間	数時間以内	2〜20日
侵襲範囲	下肢不全麻痺〜完全四肢麻痺	種々，一般に軽い	完全四肢麻痺
誘発因子	運動後休息，高炭水化物，高食塩食，寒冷，精神的ストレス，感染，外傷，手術，月経	運動後休息，睡眠，寒冷，感染，妊娠，麻酔，空腹	運動後休息，アルコール，精神的ストレス
血清K値	低カリウム血症 3.0 mEq/L 以下	高カリウム血症 7.0 mEq/L ぐらいまで	正K値
誘発試験	飽食，ブドウ糖・インスリン負荷，アドレナリン注	塩化カリウム投与	塩化カリウム投与
発作の治療	塩化カリウム 4〜5 g 経口投与	グルコン酸カルシウム水和物 10%　5〜20 mL iv ヒドロクロロチアジドと塩化ナトリウム div	塩化ナトリウム経口投与
発作の予防	アセタゾラミド（250〜1,000 mg/日）内服		
	スピロノラクトン（50〜100 mg/日）経口投与		フルドロコルチゾン酢酸エステル（0.1 mg/日）内服

表 2-14 二次性周期性四肢麻痺の原因

低カリウム血性	高カリウム血性
甲状腺機能亢進症 アルドステロン過剰状態 甘草根中毒 サイアザイド系利尿薬 アムホテリシン B 塩化アンモニウム過剰投与 腎尿細管障害 尿管 S 状結腸吻合術 持続する嘔吐 上部消化管内容物ドレナージ 結腸・直腸の絨毛腺腫に伴う下痢 膵の島細胞腫 緩下薬乱用	腎障害 副腎障害 利尿薬（トリアムテレン，スピロノラクトン）の使用

強い発作では心筋に対して影響が現れ，心拡大をきたして心不全が生じることがあり，命にかかわるような不整脈が起こることもある．

重い発作の誘因としては，第1に運動がある．運動で疲労した日の翌日に起こりやすい．特に日頃し慣れない運動をして疲れたときに多い．第2に，高炭水化物，高食塩の食事で誘発される．第3に，寒冷，精神的ストレス，感染，外傷，手術，月経などの刺激が誘因になる（表 2-15）．

誘発試験による診断がなされることがある．この場合，100 g ブドウ糖（glucose）経口投与と 20単位レギュラーインスリン〔速効型インスリン（insulin）〕皮下投与が行われる．十分な全身状態の監視が長時間できる準備が必要である．麻痺が誘発されたら血液を採取し，心電図モニターを行い，塩化カリウム 4〜5 g の経口投与で発作を終了させる．原則的に塩化カリウムは静脈注射を行ってはならない．心停止を避けるためである．麻痺が進行すると呼吸筋麻痺，心停止をきたすことがまれにある．経時的に血清 K 値の測定と心電図をモニターする必要がある（表 2-16）．

発作の頻度はまちまちで，1日のうちで2回以上のことも，一生のうちに1回だけのこともある．

片頭痛やてんかんを合併することがある．

発作のないときには異常がないか，軽度の四肢近位筋の筋力低下が持続していることがある．30歳代以降ではこの筋力低下が通常である．筋生検

表2-15 一次性低カリウム血性周期性四肢麻痺の麻痺発作の誘因

1. 運動後休息
2. 高炭水化物，高食塩食
3. 寒冷，精神的ストレス，感染，外傷，手術，月経

表2-16 周期性四肢麻痺の誘発試験

低カリウム血性
ブドウ糖(100 g，経口投与)，速効型インスリン(20単位，皮下投与)で誘発
麻痺症状と心電図でモニター
塩化カリウム（4～5 g，経口投与）で発作を終了させる

高カリウム血性
腎障害（－），高カリウム血症（－）が前提
カリウム（40～120 mEq，経口投与）で誘発
麻痺症状と心電図でモニター
グルコン酸カルシウム水和物(10%溶液 5～20 mL，静脈注射)で発作を終了させる

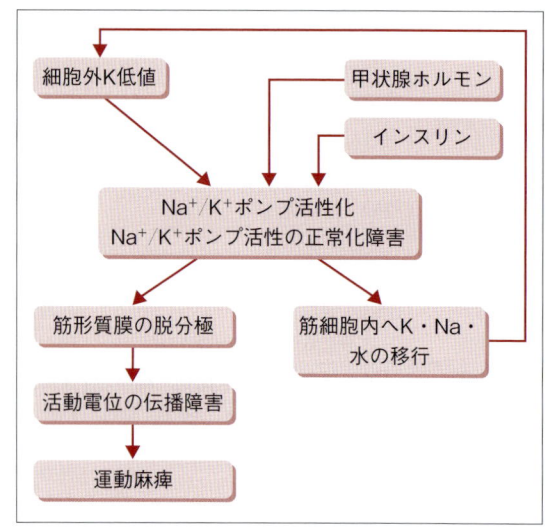

図2-44 低カリウム血性周期性四肢麻痺の発症機序

表2-17 周期性四肢麻痺の治療

発作の治療	
低カリウム血性	塩化カリウム 4～5 g の経口投与
高カリウム血性	グルコン酸カルシウム水和物10%溶液を5～20 mL 静脈注射 ヒドロクロロチアジドと塩化ナトリウムの点滴静脈注射
正カリウム血性	塩化ナトリウムの経口投与
発作の予防	
一次性	アセタゾラミド250～1,000 mg/日の経口投与
二次性	原因疾患の治療，原因の除去

では筋線維の中心に空胞が認められる．

発作中に血清K値が3.0 mEq/L以下に低下する．血中のK$^+$が筋中に入ることによって，血中濃度が低下する．筋中にはK$^+$とともに水やNa$^+$も血中から移行する．このため，筋は腫れたように硬くなり，発作中に患者が筋の不快感を訴えることがある．発作中の筋線維膜では伝播する活動電位(action potential)が生じなくなり，これが麻痺の原因と考えられる(図2-44)．

甲状腺機能は正常，尿路・消化管へのK$^+$の喪失が否定されることが診断の条件である．

発作の治療(表2-17)には，塩化カリウムの投与が最も早く効果を発揮する．ただし，静脈内(iv)投与は高カリウム血症による死亡の危険性があるので避ける．通常は液状にしたものを経口投与する．塩化物だけでなく，グルコン酸塩やアルカリ塩なども使われる．しかし，Kの補給にはCl$^-$の共存が必要で，塩化カリウムが最もよい．初回は塩化カリウムを4～5 g内服させ，1時間後にもう一度同量を内服させる．腎機能障害が疑われる患者には量を減らして一度だけ投与して様子をみる．

発作の予防には，アセタゾラミド(acetazolamide)やスピロノラクトン(spironolactone)を用いる．

2．二次性（含甲状腺中毒性）

甲状腺機能亢進症のほか，アルドステロン過剰状態，甘草根中毒，サイアザイド系利尿薬，アムホテリシンB(amphotericin B)，塩化アンモニウム過剰投与，腎尿細管障害，尿管S状結腸吻合術，長期に持続した嘔吐，上部消化管内容物のドレナージ，結腸や直腸の絨毛腺腫に伴った下痢，膵の島細胞腫，緩下薬乱用などによるKの喪失が原因となる(表2-14)．

麻痺発作は一次性とほぼ同様であるが，やや軽いことが多い．慢性K喪失によって，持続性筋力低下や，ミオグロビン尿や血清CK高値を伴う筋障害をきたすことがある．代謝性アルカローシスのため，テタニーを伴うことがある．

表2-18 診断のヒント

食塩嗜好	一次性正カリウム血性
筋緊張	一次性高カリウム血性
意識障害，腹部隆起，多飲多尿，テタニー	カリウム喪失性低カリウム血性
四肢末端の異常感覚，冷たい皮膚，発汗	二次性高カリウム血性

血清K値はほぼ全例で発作間欠期にも低下している．甲状腺中毒症の場合は発作中のみに軽度低値のことが多い．甲状腺中毒性でも甲状腺機能亢進症状は軽いことがありうる．

発作の治療は塩化カリウムの経口投与と原因の除去で，甲状腺中毒性の場合は機能の正常化で発作は起こらなくなる．

C. 高カリウム血性周期性四肢麻痺
（hyperkalemic periodic paralysis）

1．一次性

常染色体優性遺伝を示し，Na^+チャネルの遺伝子変異が原因で，発症は10歳以下に多く，男女同率である．

筋内K値は発作間欠期にも低下しており，筋線維膜の静止電位は脱分極している．発作中にはさらにこの脱分極が強まり，この脱分極が原因で麻痺が起こると考えられている．

昼間に起こる軽い短い麻痺発作が多い．誘因として，運動後の休息，睡眠，寒冷，感染，妊娠，麻酔，空腹などがある．高カリウム血症で不整脈を伴うことがあり，発作後まで持続することもある．

筋強直が脳神経領域の筋に目立つ．

発作中血清K値が7 mEq/Lぐらいまで上昇する．発作間欠期の筋生検では筋線維の空胞が認められるが，低カリウム血性より小さく，少なく，筋線維周辺寄りである．

発作の治療は，グルコン酸カルシウム水和物（calcium gluconate hydrate）の静脈注射を行う．予防には，アセタゾラミドが用いられる．

2．二次性

原因としては，腎障害，副腎障害，利尿薬〔トリアムテレン（triamterene），スピロノラクトン〕の使用などが挙げられる．

四肢末端に強い異常感覚が麻痺発作に伴う．発作中は顔色が悪く，皮膚は冷たく，発汗がみられる．不整脈を伴うことがある．

心電図で，T波から高カリウム血症が推定できる．

発作の治療は，グルコン酸カルシウム水和物や炭酸水素ナトリウム（sodium bicarbonate）の静脈注射ないし，インスリンとブドウ糖の静脈内投与を行う．

予防には，原因の除去ないし治療を行う．

D. 正カリウム血性周期性四肢麻痺
（normokalemic periodic paralysis）

食塩をほしがるという症状がある．麻痺発作は長く完全麻痺のことが多い．

発作中の血清K値は正常にとどまる．筋生検でミトコンドリアの増加例がある．

E. 先天性パラミオトニア
（paramyotonia congenita）

自発的にも寒冷刺激によっても脱力発作が起こる．運動により増悪するミオトニア（paradoxical myotonia）があることと，寒冷によって発作が誘発される．発作中の血清K値は正常である点が高カリウム血性周期性四肢麻痺と異なるが，電位依存性Na^+チャネル（voltage-gated sodium channel：VGSC）の *SCN4A* 遺伝子異常という点では類縁の疾患である．

ブドウ糖や炭水化物の摂取で発作は回復する．アセタゾラミドで発作の予防を行う．サイアザイド系利尿薬やメキシレチン塩酸塩（mexiletine hydrochloride）が発作間筋力低下の予防に役立つ．

VII. 内分泌性・代謝性ミオパチー
（endocrine/metabolic myopathy）

内分泌性・代謝性ミオパチーの主要なものを表2-19に示した．

表2-19 内分泌性・代謝性ミオパチー

```
甲状腺中毒性ミオパチー
甲状腺機能低下症に伴うミオパチー
副甲状腺機能亢進症に伴うミオパチー
Cushing（クッシング）症候群に伴うミオパチー
薬物性ミオパチー
　ステロイド，ヘロイン，クロフィブラート，クロロ
　キン，コルヒチン，ビンクリスチン，リファンピシン
低カリウム血性ミオパチー
アルコール性ミオパチー
ビタミンE欠乏性ミオパチー
ビタミンD欠乏性ミオパチー
```

1．甲状腺中毒性ミオパチー
（thyrotoxic myopathy）

主に近位筋が侵される．頸筋，肩，腰帯筋に好発する．咽・喉頭筋，呼吸筋，食道筋を侵し，嚥下障害や発声障害をきたすことがある．腱反射は一般に亢進してみえるが，これは筋の収縮が速いためである．線維束性収縮や痙攣を伴うこともある．

甲状腺機能亢進症（hyperthyroidism）の症状が比較的軽いことがあるので，甲状腺機能検査を行って機能亢進を証明する必要がある．甲状腺機能亢進症に重症筋無力症を伴うことが少なくないので，エドロホニウムテストを必ず行って否定しなければいけない．

甲状腺機能亢進症に対する治療を行う．

2．甲状腺機能低下症（hypothyroidism）に伴うミオパチー

1）筋緊張様症状

筋弛緩が遅いため筋緊張様症状があったり，急に動作をしようとした際に筋が動かなくなったりする．筋電図で真の筋緊張と鑑別できる．本症では連続的放電は長く続かず，電位の増減が明らかでない．ハンマー叩打によって筋緊張反応は起こらない．

2）筋肥大，筋痛，筋収縮，弛緩時間の延長，筋水腫（myoedema）

全身の筋肥大（図2-45），痛みを伴う筋のこわばりなどの症状と，筋収縮や弛緩時間の延長と筋水腫（筋膨隆現象）などの症候がある．アキレス腱反射の収縮や弛緩時間の延長が特徴的で著明である．筋水腫は筋をハンマー叩打したとき，その局所に隆起がみられる現象で，筋膨隆（mounding）とも呼び，電気的にはsilentで，低栄養や悪液質の患者でもみられる．

3）先天性甲状腺機能低下症（congenital hypothyroidism）〔クレチン病（cretinism）〕

クレチン病の乳児で，全身の筋肥大がみられることがある．疼痛を伴う痙攣がみられる場合，Hoffmann（ホフマン）症候群と呼ぶ．

4）筋力低下，筋痙攣

近位筋の筋力低下と筋痙攣をきたす．

5）重症筋無力症（myasthenia gravis：MG）の合併

甲状腺機能低下症と重症筋無力症の合併は，偶然の合併率より多い．

筋電図は筋原性変化を示す．血清CK高値をはじめ甲状腺機能低下症の所見を示す．

甲状腺機能低下症の治療を行う．

3．ステロイドミオパチー（steroid myopathy）

下肢近位筋の筋力低下のため，座位やしゃがんだ姿勢から立ち上がることが困難となる．進行すると，遠位筋や体幹へも広がり床に寝たままの状態となる（図2-46）．大量ステロイド（糖質コルチコイド）の静脈注射で急性四肢麻痺をきたすことがある．糖質コルチコイドのうちフッ素を含有するトリアムシノロン（triamcinolone），ベタメタゾン（betamethasone），デキサメタゾン（dexamethasone）などで起こしやすい．

筋電図では筋原性変化が認められることが多い．血清CK値は正常である．筋生検では，組織学的にはあまり大きな変化はなく，電子顕微鏡ではグリコーゲン顆粒の増加や空胞が，生化学的にはグリコーゲンの増加，蛋白の減少が，組織化学的にはタイプ2線維の選択的萎縮が認められる．

ステロイド薬の休止，減量，変更，隔日投与法などにより改善することが多い．

4．低カリウム血性ミオパチー
（hypokalemic myopathy）

下痢，利尿薬，アムホテリシンB，甘草根（glycyrrhiza）およびその誘導体のカルベノキソロン（carbenoxolone），アザチオプリン（azathioprine），イプシロンアミノカプロン酸（ε-aminocaproic acid）などの低カリウム血症を起こしうる薬剤の投与を受けている患者に起こる．

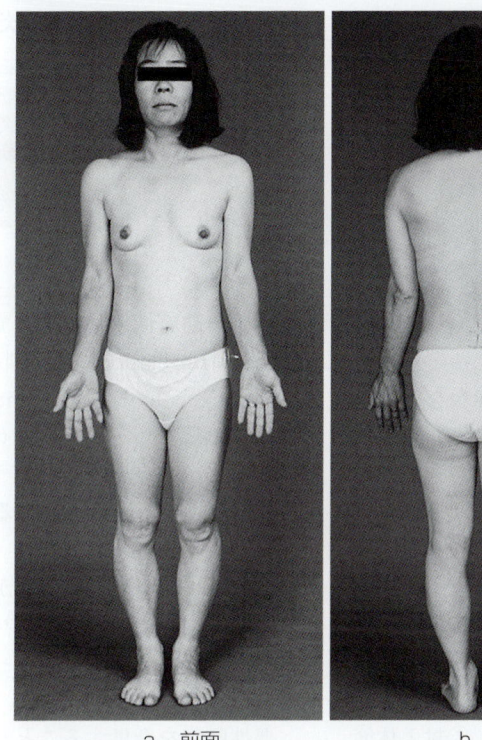

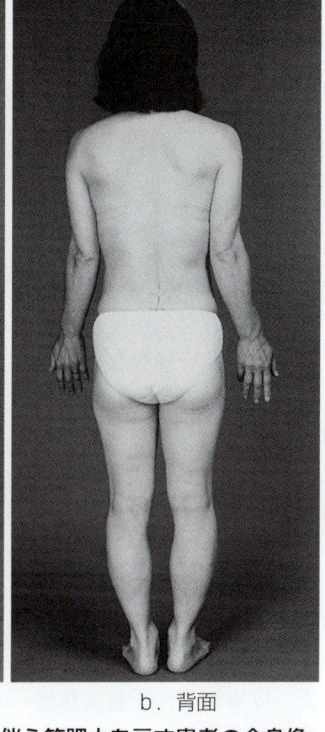

図2-45　甲状腺機能低下症に伴う筋肥大を示す患者の全身像
　　a．前面　　　　　　　　b．背面

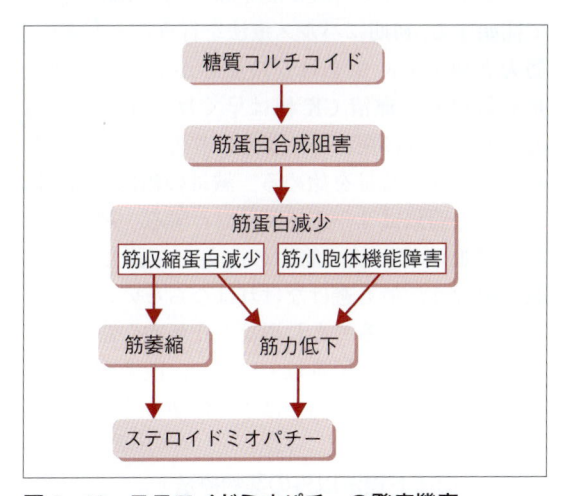

図2-46　ステロイドミオパチーの発症機序

　筋力低下は近位筋優位に起こり，尿が褐色になることがある．急性腎不全をきたすこともありうる．
　血清K値は低値を示す．血清中の筋由来酵素は高値を示す．筋生検では筋線維の壊死が認められる．ミオグロビン尿を認める．

塩化カリウムの経口投与と原因薬剤の中止で回復する．

5．アルコール性ミオパチー
　（alcoholic myopathy）

　アルコール多飲による急性筋障害には，局所性ないしびまん性の疼痛，圧痛，腫脹，筋力低下を主として四肢筋にきたす場合と，慢性の近位筋優位の左右対称性筋力低下がある．
　急性の場合は，血清中の筋由来酵素の高値やミオグロビン尿が認められる．筋生検では筋線維の壊死が認められる．慢性の場合は，筋電図，血清酵素，筋生検ともに軽度の筋原性変化を認めたり，正常であったりする．
　禁酒で回復する．

VIII. 多発筋炎(polymyositis：PM), 皮膚筋炎(dermatomyositis：DM)

表2-20 多発筋炎，皮膚筋炎の分類

成人型多発筋炎，皮膚筋炎
小児多発筋炎，皮膚筋炎
膠原病に伴う多発筋炎，皮膚筋炎
悪性腫瘍に伴う多発筋炎，皮膚筋炎
封入体筋炎
肉芽腫性筋炎

A. 概念と分類

原因不明の骨格筋の非化膿性炎症で，リンパ球の浸潤が主体をなす．皮膚に特有な発疹を伴うときには皮膚筋炎と呼び，皮膚病変を伴わないときには多発筋炎と呼ぶ．1/3は結合織疾患の合併があり，1/10は悪性腫瘍の合併がある．

分類は，多発筋炎，皮膚筋炎，悪性腫瘍に伴う皮膚筋炎ないし多発筋炎，血管炎を伴う小児皮膚筋炎ないし皮膚筋炎，結合織疾患を伴う多発筋炎ないし皮膚筋炎などに分けられる．ここでは，①成人型多発筋炎，皮膚筋炎，②小児多発筋炎，皮膚筋炎，③膠原病に伴う多発筋炎，皮膚筋炎，④悪性腫瘍に伴う多発筋炎，皮膚筋炎，⑤封入体筋炎，⑥肉芽腫性筋炎の項目に分けて述べる．

多発筋炎，皮膚筋炎の分類を表2-20に示した．

B. 臨床像

1. 成人型多発筋炎，皮膚筋炎

1) 成人型多発筋炎

【症候】

小児発症はまれである．成人期に数週ないし数か月でかなり進行し，障害が明らかになる亜急性の発症が多い．慢性発症や急性発症もある．近位筋の筋力低下，筋萎縮，筋痛，筋圧痛などの筋症状のほかに，関節痛，Reynaud(レイノー)症状を示す．近位筋のほかは，頸部の屈筋の筋力低下や嚥下障害が早期の症状である．心筋炎やリンパ球性肺炎，肺水腫，肺線維症などをきたす．微熱が出ることもある．

【検査】

血清CK値は急性期，亜急性期にはほとんどの例で上昇するが，慢性期では正常のこともあり，平均して約50%において高値を示し，その値は正常上限の15倍くらいである．筋生検で炎症像が見つからない場合もある(図2-47, 48)．筋電図では，筋原性変化に加えて，自発性細動(spontaneous fibrillation)，随意収縮時の複合多相電位(complex polyphasic potential)，筋の機械的刺激による偽ミオトニー電位(pseudo-myotonic potential)などが認められる．ESR亢進，血清γ-グロブリン増加などがみられる．

【診断】

家族歴に同様の症状の者がいない，甲状腺機能亢進症や他の内分泌性ミオパチー，重症筋無力症などが否定できることをもって行う．

【合併症】

悪性腫瘍を合併することがある．

【治療】

a) ステロイド療法

プレドニゾロン(prednisolone) 60〜100 mg/日で開始する．初期にパルス療法を行うこともよい．筋力と血清CK値を目安に反応があるまで初期量を続ける．血清CK値は早く反応するが，筋力などはこれに遅れる．筋力の改善がみられたならゆっくりと減量を始める．減量の幅は5 mg以下とし，間隔は1〜2週間以上とする．減量する際には血清CK値，筋力の改善を確認した後に減量を行う．最も避けなければならないのは減量を急ぐことである．もし再び悪化傾向が認められたら治療開始時の用量以上に戻し，改善が認められるまで維持する．あとはさらにゆっくり減量を行う．

b) ステロイド療法以外の薬物療法

ステロイド不応例，ステロイド禁忌例，またはステロイド減量不能例などで免疫抑制療法としてアザチオプリン(azathioprine)，メトトレキサート(methotrexate)，シクロホスファミド(cyclophosphamide)などの免疫抑制薬が試みられる．免疫グロブリン(Ig)静脈内投与も試みられる．

c) 悪性腫瘍に対する治療

悪性腫瘍が合併している場合は，この治療を優

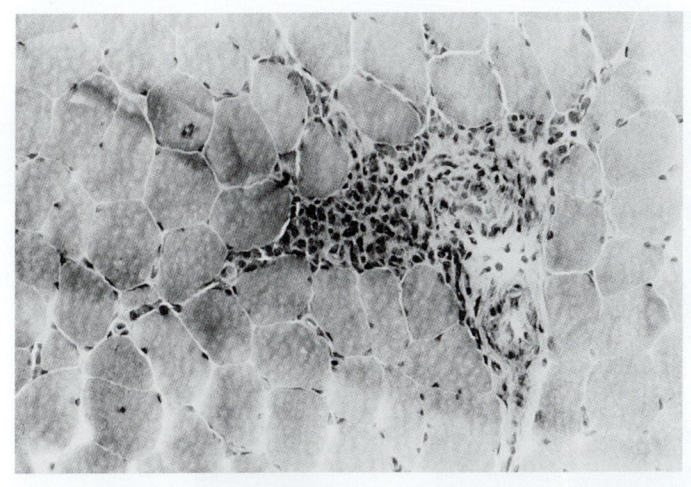

図 2-47 血管周囲に炎症細胞浸潤を示す多発筋炎の筋生検所見（×66）

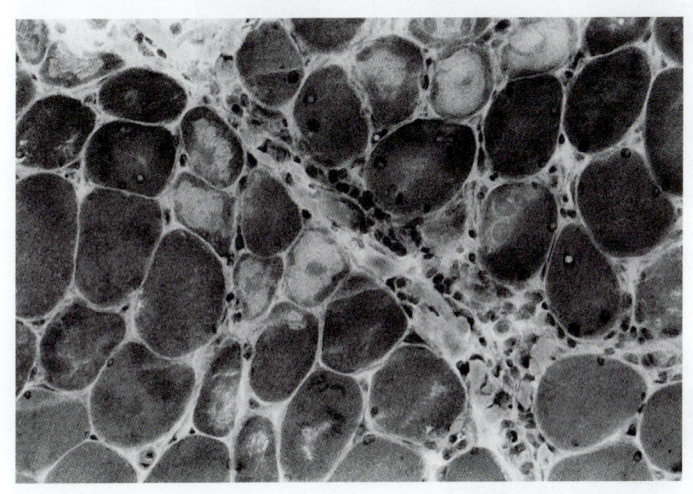

図 2-48 壊死・変性・炎症細胞の浸潤などを示す多発筋炎の筋生検所見（×66）

先する．

【予後】
　治療開始が発症 2 か月以内，血清 CK 値が著しく高値などの場合は，血清 CK 値に続いて臨床症状がステロイド療法に反応してほぼ正常近くまで回復することが多い．発症後数か月から数年を経過し，血清 CK 値が軽度増加の場合には，ステロイド療法でも 50～70％ ぐらいしか回復しないことが多い．悪性腫瘍の合併例は筋症状に関しても予後が悪い．

2) **皮膚筋炎**(dermatomyositis：DM)
【症候】
　各年齢層，両性で発症する．ほぼ同時に皮膚症状と筋症状が出現する(図 2-49)．皮膚症状としては，眼瞼の深紫色〔ヘリオトロープ様発疹(heliotrope red)〕の変色が特異的所見である．発疹は眼瞼と眼周囲，関節伸側，爪周部，上胸部が好発部位で，発赤，浮腫，毛細管拡張が特徴である．さらに，しばしば水疱や潰瘍を形成する．皮膚に色素沈着や脱失または萎縮を残すことがある．皮下石灰化は，指，関節の伸側，殿部などに起こる．筋膜に沿って広がったり，結節状石灰化が皮膚に現れたりする．10％ くらいに皮膚硬化が認められる．筋症状は筋力低下，筋痛，筋圧痛などで，筋力低下は近位筋優位で，次いで嚥下困難をきたすことがあり，食道の拡張もみられる．そのほかの症状として関節痛があるが，関節の変形は通常は伴わない．Reynaud 症状や微熱はまれである．

【検査】
　血清 CK 値は 2/3 の例で高値であり，平均で正常上限の 10 倍である．筋生検は線維束周囲性萎縮(perifascicular atrophy)といって線維束の外

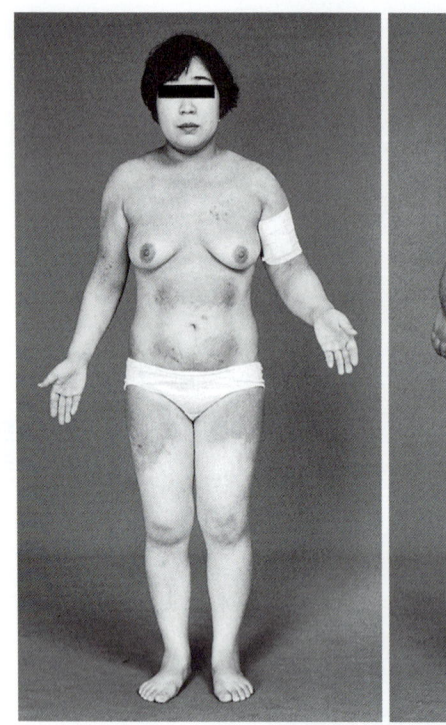

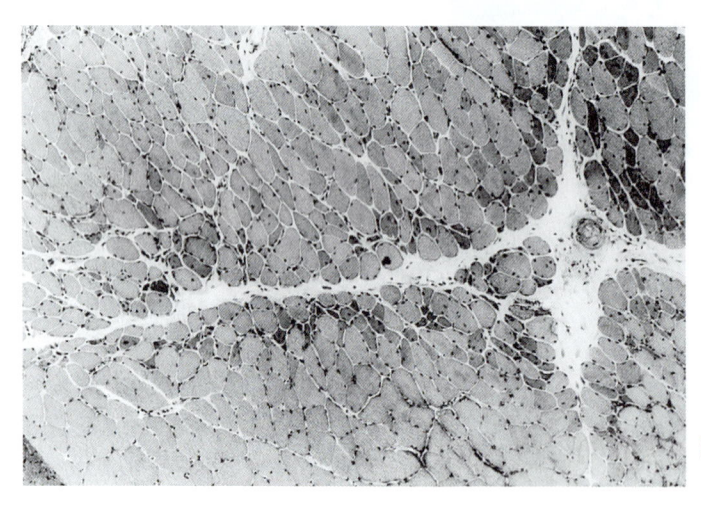

a. 前面　　　　　　　　　　b. 背面
図 2-49　皮膚筋炎患者の全身像

図 2-50　線維束周囲性萎縮を示す皮膚筋炎の筋生検所見（×20）

縁近くに萎縮線維が目立つ所見が特異的である（図 2-50）.

【診断】
　皮膚症状を伴わない場合は多発筋炎と診断される．この 2 疾患の原因は不明であるが，両者は同一原因によって発症すると考える者が多い．しかし，皮膚筋炎が 1 つの単位で均一な症候群で あることは確かである．これは多発筋炎がいろいろな疾患を含んでいる症候群であるのと対比できる．診断基準を表 2-21 に示す.

【合併症】
　悪性腫瘍の合併が高頻度にみられる．特に 40 歳以上では注意しなければならない．男性は胃癌，肺癌，女性は乳癌，子宮癌，卵巣癌などが多い．

表 2-21 皮膚筋炎の診断基準（WHO）

大基準	1. 典型的皮膚病変（眼瞼のヘリオトロープ様発疹） 　末梢血管拡張と手指伸側の鱗屑性紅斑あるいは四肢・体幹における紅斑 2. 筋力低下，筋の圧痛および硬結，緩慢な動作と四肢近位筋側に著明な筋萎縮 3. 筋生検所見：炎症性細胞浸潤，浮腫，筋線維の硝子様あるいは空胞壊死，筋線維直径の不ぞろい，間質の線維化，筋線維の再生像など 4. 血清酵素：AST，ALT，アルドラーゼ，LDH などが正常上限値を 50％以上超えていること 5. 筋炎の存在を示す筋電図所見（副腎皮質ステロイド，抗痙攣薬などの投与は陽性基準を得にくくする）
小基準	1. 石灰沈着症 2. 嚥下障害

【診　断】
1) 本基準 5 項目のうち 3 項目あるいは大基準 2 項目と小基準 2 項目があれば皮膚筋炎
　（皮膚症状を欠く場合は多発筋炎）
2) 大基準の第 1 項目（皮膚病変）のみの場合
　大基準 2 項目，あるいは大基準 1 項目と小基準 2 項目の場合には probable DM（PM）

【異　型】
悪性腫瘍に基づく多発筋炎あるいは皮膚筋炎

【除　外】
原因のわかっている炎症性筋疾患あるいは皮膚筋炎

AST：aspartate aminotransferase（アスパラギン酸アミノ基転移酵素），ALT：alanine aminotransferase（アラニンアミノ基転移酵素），LDH：lactate dehydrogenase（乳酸脱水素酵素）．

【治療】
　多発筋炎と同様にステロイド療法と，ステロイド療法以外の薬物療法がある．悪性腫瘍の合併がある場合には，その治療を最優先する．薬物療法に不応性のときにはこの合併を強く疑う．腫瘍の手術などにより筋症状や皮膚症状が寛解することがある．

【予後】
　症状の回復は全体の 2/3 くらいに認められる．1/3 は完全に回復し，1/3 は筋力低下を残し回復し，1/3 は肺感染症や合併する悪性腫瘍などで死亡する．再発が多い．自然寛解もある．

2. 小児多発筋炎，皮膚筋炎

　関節の伸側の皮膚や頬部の紅斑と筋脱力が特徴である．筋脱力と皮膚病変の発症は同時のことが多い．関節は指，肘，膝が多い．紅斑は鱗屑状となり，色素沈着や脱失となる．筋脱力は近位筋優位，外転筋が内転筋より優位，伸筋が屈筋より優位に侵されやすい．したがって，足首の屈曲拘縮によって爪先歩きが早期の特徴である．皮下石灰化，石灰化物の排泄，皮膚潰瘍などがみられることがある．こうした石灰化などの合併症や関節の拘縮は成人型より多い．

3. 膠原病（collagenosis, collagen disease）に伴う多発筋炎，皮膚筋炎

　進行性全身性皮膚硬化症（progressive systemic sclerosis），混合結合組織病（mixed connective-tissue disease：MCTD），全身性エリテマトーデス（systemic lupus erythematosus：SLE），関節リウマチ（rheumatoid arthritis：RA），Sjögren（シェーグレン）症候群，結節性動脈炎（arteritis nodosa），巨細胞性動脈炎（giant cell arteritis）などと合併する多発筋炎，皮膚筋炎（前述の初めの 2 疾患とのオーバーラップ症候群が多い）のグループがある．それぞれの疾患の診断基準を満たす場合で，筋炎の症候で差はない．それぞれの膠原病に比較的特異性の高い症候や検査所見によって診断する．

4. 悪性腫瘍に伴う多発筋炎，皮膚筋炎

　高齢，男性，皮膚筋炎で悪性腫瘍との合併率が高い．筋炎と悪性腫瘍の発症ないし診断は，1 年以内であることが多い．腫瘍の摘出と筋脱力の改善，腫瘍の再増殖と筋脱力の増悪が一致することがある．卵巣，乳腺，胃，結腸，鼻咽腔の癌，黒色腫（melanoma），非 Hodgkin（ホジキン）リンパ腫（non-Hodgkin lymphoma：NHL）などが合併

しやすい.

5. 封入体筋炎(inclusion body myositis)

50歳以降の男性に好発する. 孤発性でまれに家族性に起こる. 四肢筋脱力は遠位筋優位, 局部性, 広範性など種々である. 長指屈筋が侵される数少ない筋疾患の1つである. 嚥下障害もきたしやすい. 進行は遅い. 筋電図で筋原性変化とともに神経原性変化が混在しやすい. 血清CK値は正常か軽度上昇にとどまる. 筋の病理所見では, 多発筋炎の所見のほかに縁取り空胞(rimmed vacuole)が特徴である. 細胞質や核内の空胞は電子顕微鏡では細管線維が認められる. 副腎皮質ステロイド薬や免疫抑制薬に反応しないが, Ig静脈内投与に反応することがある.

6. 肉芽腫性筋炎(granulomatous myositis)

サルコイドーシス(sarcoidosis)患者の少なくとも1/4に骨格筋内にLanghans(ラングハンス)型多核巨細胞を伴った非乾酪肉芽腫が認められる[1]. 筋脱力をきたすのはその一部である.

IX. 神経筋接合部の形態と機能

脊髄の前角細胞の軸索突起は骨格筋に接し, その部分を神経筋接合部と呼んでいる. 神経細胞の興奮は軸索起始部で活動電位として発生し, それが有髄神経で, Ranvier(ランヴィエ)絞輪部に集積したNa^+チャネルとK^+チャネルによるNa^+の流入とK^+の流出により, 軸索膜を膜電位の変化として神経筋接合部まで伝えられる. 神経の末端の分岐のきわめて近くで髄鞘を失い, その分岐により広がって, 筋線維の特殊化した部位, すなわち運動終板と個々に一連の接触を形成する. 神経末端のシナプス前膜の活性部位(active zone)と呼ばれる部位には集積した電位依存性のCa^{2+}チャネルが開口し, 細胞外液のCa^{2+}がシナプス前部に流入する. このCa^{2+}が, 化学伝達物質であるアセチルコリン(acetylcholine : ACh)を含むシナプス小胞のシナプス前膜Ca^{2+}チャネル近傍への開口放出(exocytosis)を誘起し, AChがシナプス間隙へ放出される.

骨格筋のシナプス後膜にはニコチン性ACh受容体(AChR)がある(図2-51). この受容体は, 4種5個のサブユニットからなるヘテロオリゴマー($α2, β, γ, δ$)で, サブユニットあたり細胞膜貫通セグメントが4か所ある(M1〜M4). 全体で20本のセグメントによってチャネルが形成され, M2セグメントがイオンの通路に面していると考えられる. $α$サブユニットにAChが融合すると立体構造に変化が生じ, 分子の中心部を陽イオンが通るような構造になると考えられる. 素量のAChが運動神経から放出されるとき, 1,000〜2,000個のニコチン性AChRチャネルが同時に開くという. ニコチン性AChRの1回の開口時間は約1 msecで, その間約2万個のNa^+が流入し, それより少ないK^+が流出する. 差し引き過量陽イオンの流入により膜は脱分極し, 脱分極が閾値以上になると活動電位が発生する. 活動電位は筋形質膜を伝播し, 横管系を介して筋小胞体に達し, 筋小胞体はCa^{2+}を遊離し, Ca^{2+}はトロポニン分子と結合し, トロポニン-トロポミオシン系がアクチンに及ぼしている抑制を外し, アクチンはミオシンと相互作用を起こし, 太・細2つのフィラメントは互いにすべり込んで収縮を起こす.

刺激が去って筋線維形質膜が再分極すると, 小胞体がCa^{2+}を取り込み, トロポニンからCa^{2+}を奪う. Ca^{2+}を失ったトロポニンの抑制が復活し, フィラメントのすべり込みが止まり, 元の位置に復し弛緩する.

X. 神経筋接合部の疾患

1. 重症筋無力症(myasthenia gravis : MG)

【概念】

神経筋接合部の伝達障害による易疲労性を特徴とする疾患で, シナプス後膜のAChRに対する自己抗体が血清中に検出されることから, 自己免疫疾患と考えられている.

【発症機序】

胸腺内の類筋細胞に含まれるAChR蛋白が抗

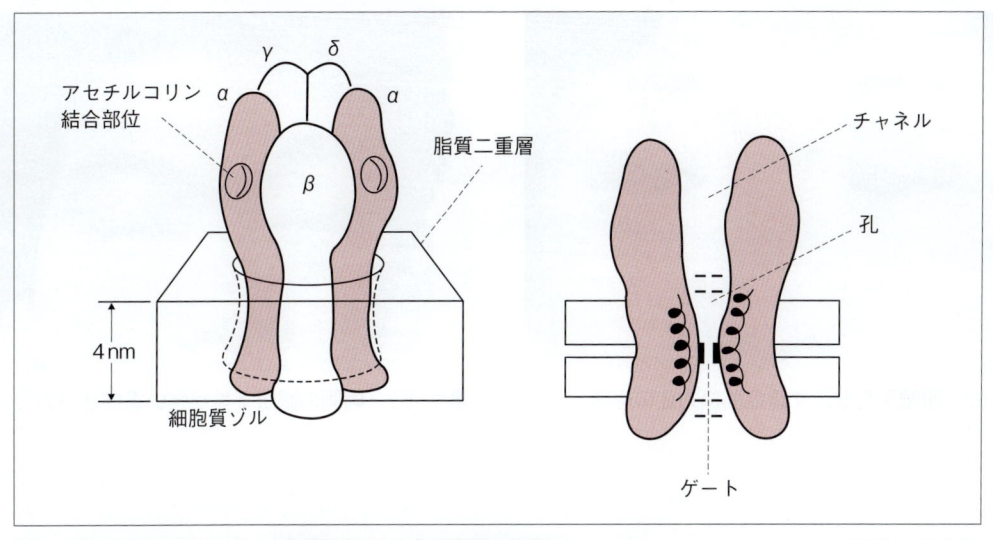

図 2-51　アセチルコリン受容体(AChR)の構造モデル

　5つの相似のサブユニット（α, α, β, γ, δ）が膜貫通性の水様孔を作っている．この孔は各サブユニットからなる5つの膜貫通性αらせんの鎖で縁取られている．このαらせんの鎖は膜貫通性のβシートの連続する縁で囲まれている．閉鎖された状態は，5つのロイシン残基の疎水性側鎖によって脂質二重層の中間近くでゲートを作り閉鎖されている．負に電荷した孔の端の側鎖によってプラスに電荷されたイオンのみがこのチャネルを通ることができる．2つのαサブユニットにACh結合部位があり，両方にAChが結合するとこのチャネルの立体構造が変化してロイシン残基が外側に動きゲートが開く．
〔Unwin N : Cell 72(Suppl) : 31-41, 1993 より改変〕

原性を得て，これに対する抗体を産生するようになったと考えられる．AChRの構造モデルを図2-51に示す．

【疫学】
孤発例が大部分で，幼児から老人まで発症するが，小児期～青年期に多く，女性に2～3倍多い．

【病理】
神経筋接合部ではシナプス後膜のひだが浅くなり，AChRの減少が認められる．骨格筋にはリンパ球浸潤が認められることがある．胸腺は，遺残，過形成，良性腺腫，悪性胸腺腫などが合併する．

【病態生理】
　AChRに抗体が結合すると，膜内に取り込まれて，AChRが分解を受けやすくなる．また補体系が働いて，シナプス後膜とともに破壊を受ける．両者の機序でAChRは減少する．AChRの数の減少が易疲労性の原因である．シナプス前膜側の異常はない．

【分類】
　Osserman（オッサーマン）分類を表2-22に示す．

表 2-22　Osserman 分類

Ⅰ型	眼型	Ⅳ型	晩期重症型
Ⅱ型	全身型	Ⅴ型	筋萎縮型
Ⅲ型	急性激症型		

a）眼型（Ⅰ型）
　1つの筋群のみを侵し，特に単眼に起こることが多く，眼瞼下垂，複視を呈するが，軽度で予後良好なことが多い．

b）全身型（Ⅱ型）
　徐々に発症し，眼筋から球部，四肢筋に広がるが，呼吸筋は侵されない．予後は比較的良好である．

c）急性激症型（Ⅲ型）
　急激に発症し，広範な筋力減退および球症状を示す．呼吸筋も早期に侵され，予後は一般に悪い．

d）晩期重症型（Ⅳ型）
　Ⅰ型，Ⅱ型が約2年くらい経過してより急性にⅢ型のように激症化する．

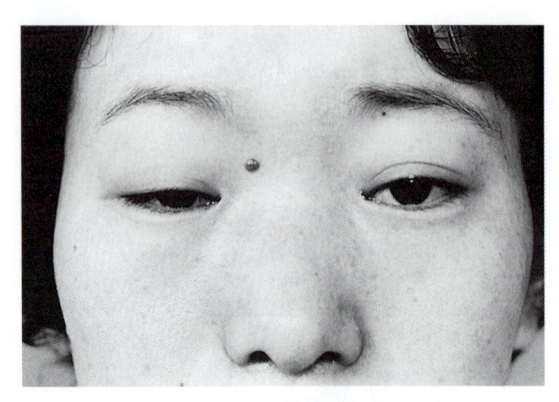

図2-52 眼瞼下垂を示す重症筋無力症の患者
右眼の下垂が左より強い.

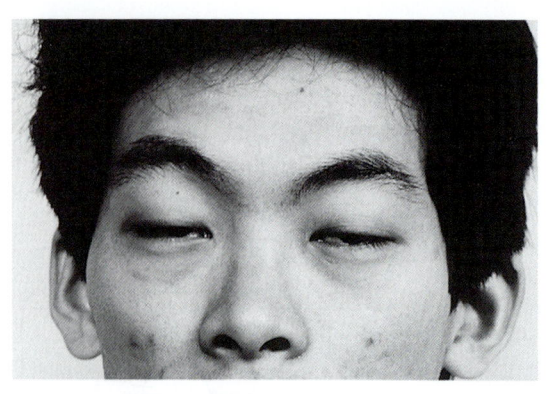

図2-53 両側の眼瞼下垂が強い重症筋無力症の患者

e) 筋萎縮型（V型）
Ⅱ，Ⅲ，Ⅳ型のうち廃用性萎縮ではない筋萎縮を示すものをいう．

f) 新生児型
筋無力症の母親から生まれ，生後一過性に筋無力症状を呈する．予後は良好である．

g) 若年型
健康な母親から生まれ，出生時から思春期までに発症し，恒久性となる傾向がある．しばしば家族性の発生がみられ，比較的薬物抵抗性の両側眼瞼麻痺が特徴である．

【症状】
眼瞼下垂，眼球運動障害と複視，嚥下困難，構語障害などが好発症状で，眼筋，咽頭筋などの筋力低下がみられる（図2-52, 53）．次いで症状が出やすい筋群は，四肢の近位筋と呼吸筋で，手筋などの遠位筋は症状が出にくい．

易疲労性とは，運動を繰り返すことによって一部の筋力または全身の筋力が低下してくることで，休息によって一時的に回復する．朝は症状が軽く，夕方から夜にかけて症状が増強する日内変動が40％くらいの患者で認められる．

呼吸困難をきたす状態をクリーゼと呼ぶ．本症の症状の増強の場合と抗コリンエステラーゼ薬の過量による場合がある．

【検査所見】
a) エドロホニウムテスト，ネオスチグミンテスト
エドロホニウム〔エドロホニウム塩化物（edrophonium chloride）〕2〜10 mg 静脈注射，ネオスチグミンテストはネオスチグミン（neostigmine）0.5 mg を静脈注射して行う．注射前に比べ劇的で，著明な筋力の回復が認められた場合を陽性とする．

b) waning 現象
筋電図での筋波形（M波）振幅の減衰（waning）現象は，随意収縮または50 cps 以下の最大連続刺激による誘発筋電図で判定する（図2-54）．明らかな筋電図の振幅の減少が認められる場合をwaning 現象陽性とする．

c) 抗アセチルコリン受容体（AChR）抗体
80％の本症患者血清で抗 AChR 抗体価の上昇を認める．偽陽性（false positive）はほとんどない．

d) その他の検査
胸腺異常（胸腺遺残，胸腺過形成，胸腺腫）（図2-55），甲状腺機能異常（機能亢進症，機能低下症），その他の自己免疫疾患の合併などが認められることがある．

【診断】
孤発例が大部分で，幼児から老人まで発症するが，青年期に多く，女性に多い．外眼筋，咽頭筋が侵されやすく，全身性の場合もある．易疲労性を示し，錐体路徴候や感覚障害を伴わない．エドロホニウムテスト，ネオスチグミンテストは陽性で，筋電図で waning 現象が認められ，抗AChR 抗体価の上昇を認めることによる．

【合併症】
重症筋無力症と合併しやすい疾患としては，甲状腺疾患では，甲状腺機能亢進症，粘液水腫，橋本病など，副甲状腺疾患では，特発性副甲状腺機能低下症，リウマチ性疾患では，Sjögren 症候群，

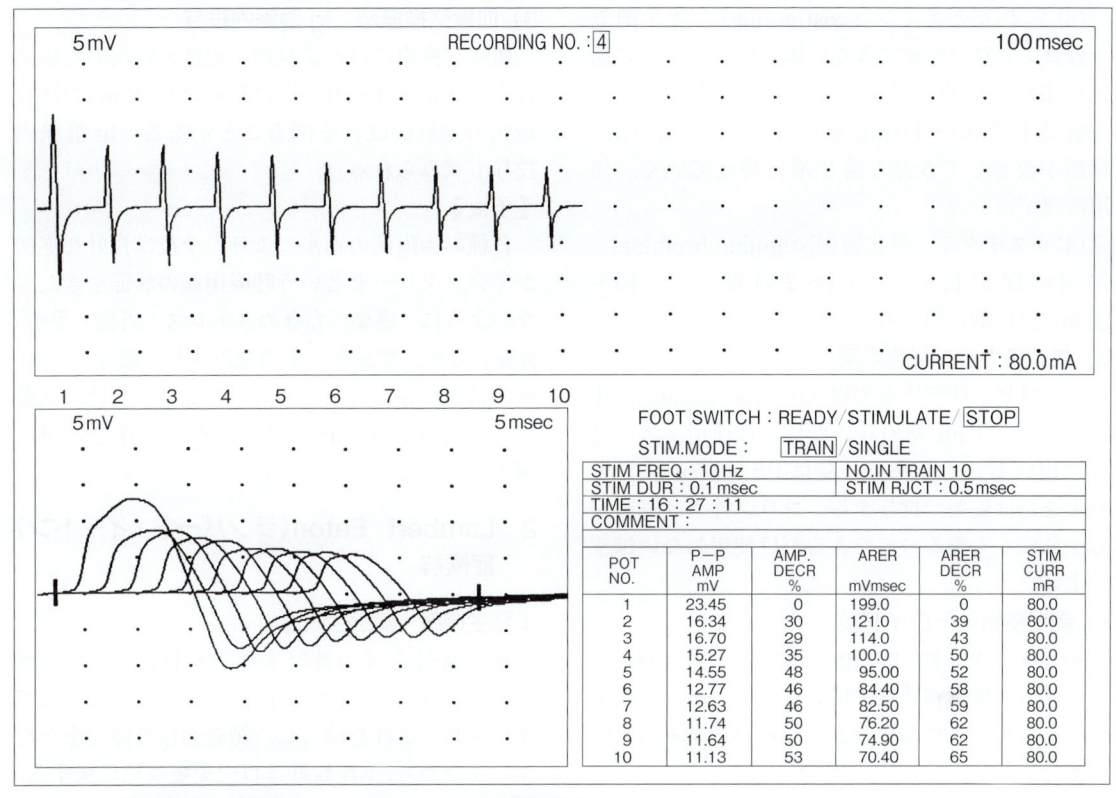

図 2-54 重症筋無力症患者の waning（10 cps 連続刺激）

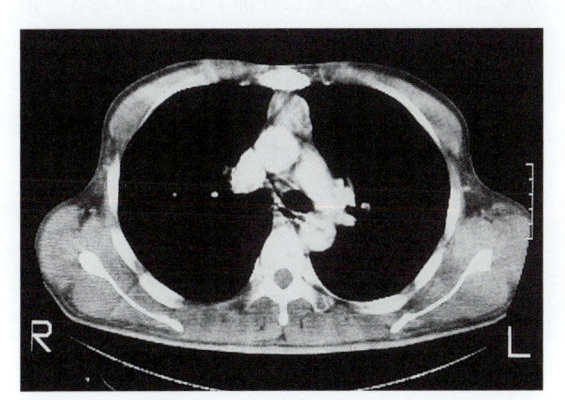

図 2-55 胸腺腫を伴う重症筋無力症の患者の胸部 CT 像

関節リウマチなど，血液疾患では，真性赤血球系無形成症（pure red cell aplasia：PRCA），自己免疫性溶血性貧血，悪性貧血など，胸腺疾患では，胸腺腫，胸腺過形成など，その他の自己免疫疾患などが挙げられる．

【治療】

1）薬物療法

a) 抗コリンエステラーゼ薬

アセチルコリンエステラーゼ（acetylcholinesterase：AChE）は ACh を分解し，ACh の神経伝達物質としての作用を止める．抗コリンエステラーゼ薬は AChE を阻害ないし不活性化する薬である．したがって，神経筋接合部に ACh が蓄積し，コリン作動性神経の連続刺激と同様な効果を生じる．

(1) ピリドスチグミン臭化物（pyridostigmine bromide）：1 錠 60 mg を 1 日 2〜3 回投与で開始，症状の改善をみながら増量する．増量の際にはエドロホニウムテストを行う．エドロホニウム塩化物 2 mg で陽性のとき増量を行う．最大量は 1 日 6 回で計 360 mg である．

(2) アンベノニウム塩化物（ambenonium chloride）：1 回 10 mg を 1 日 1〜2 回から開始し，症状をみながら増量する．最大量は 1 日 4 回で計 40 mg である．

(3) ネオスチグミン(neostigmine)：前2剤で十分コントロールができない場合に，これらに加えてまたは単独で用いる．筋肉注射ないし静脈注射で1回0.5〜1.0 mgを食前などに投与する．状態が改善してきたら前2剤に替えていく．作用時間が短い．

(4) ジスチグミン臭化物(distigmine bromide)：作用時間が長く，1日1〜2回投与で，10〜30 mg経口的に用いる．

b) 抗ムスカリン様作用薬

アトロピン硫酸塩水和物(atropine sulfate hydrate)を抗AChE薬のムスカリン様作用が強い場合に用いることがある．量は0.5〜1.5 mg/日を粉末または錠剤で投与する．コリン性クリーゼがわかりにくくなるのでできるだけ使用しないほうがよい．

c) 副腎皮質ステロイド薬

30 mgの中等量，10 mgくらいの少量，100 mgくらいの大量を初期量に用いるなど，また胸腺手術の前から，直後からなど，いろいろ試みられている．

d) 免疫抑制薬

シクロホスファミドなどが試みられている．副腎皮質ステロイド薬に抵抗性の場合に試みられる．

2) 胸腺に対する治療

胸腺の腫瘍の有無にかかわらず，脂肪組織を含めて胸腺を摘出すること(拡大胸腺摘除術)により，症状が軽快してくることが多い．女性で発症後早期で，組織が胸腺過形成のときに最もよい効果が得られる．

胸腺腫が悪性の手術所見があれば，術後X線照射や，化学療法が行われる．

a) 胸腺腫摘出術
前述した．

b) 拡大胸腺摘除術

胸骨を正中で割って広い術視野のもとに拡大胸腺摘除術を行う．脂肪組織を含め摘除し，胸腺上皮が脂肪組織の中に残らないようにする．

c) 胸腺X線照射
悪性度の高い胸腺腫の場合に術後などに行う．

d) 悪性胸腺腫に対する化学療法
術後に化学療法を行うこともある．

3) 血漿交換療法，Ig静脈内投与

血漿交換療法は，症状の一過性の軽快のために行う．特にクリーゼの際に行ったり，術前に行い，症状の全般的改善を図ることがある．Ig静脈内投与も試みられる．

【予後】

各種の治療法の進歩により，予後は良好な症例が多い．クリーゼという呼吸困難の状態をきたさないように，感染，心身のストレス，外傷，手術，妊娠，分娩，禁忌薬，薬の飲み忘れ，過労，不眠，薬の過剰投与などを避ける．全身型，女性，筋萎縮，発病後3年以内，クリーゼの既往などが危険因子である．

2. Lambert-Eaton(ランバート・イートン)症候群

【発生機序・病態生理】

神経筋接合部の神経末端の活性部位(P/Q型Ca^{2+}チャネル)に対する自己抗体が腫瘍によって産生され，これを障害し，神経筋伝導障害をきたす．すなわち，本症候群は自己免疫疾患に属する．肺癌が最も多く，なかでもえん麦細胞癌(oat-cell carcinoma)が大部分を占める．他の悪性腫瘍やサルコイドーシスなどに合併することがある．40歳以上の男性に多い．

神経末端からのAChの遊離に障害があり，カルシウムやグアニジン(guanidine)または連続刺激で回復すると考えられている．

【臨床症候】

無症状のこともあれば，四肢の軽度の筋力低下，筋痛，軽度の眼瞼下垂，一過性の複視，嚥下障害，構語障害，口内乾燥感などの症状が多い．筋力低下が中等度以上で萎縮を伴う場合がある．動作が遅くなっただけということもある．検者の指を力いっぱい握らせると，数秒のうちに力が増してくる．

【検査所見】

電気生理学的所見：これが確定診断に必要でかつ症候群の診断に十分である．

筋電図上，最大随意収縮をさせると筋無力症のwaningと逆のM波振幅の漸増(waxing)現象が起こる(図2-56)．誘発筋電図上，単発刺激では誘発電位の振幅は健常者よりはるかに小さい(10%くらい)．2サイクルくらいの連続刺激では

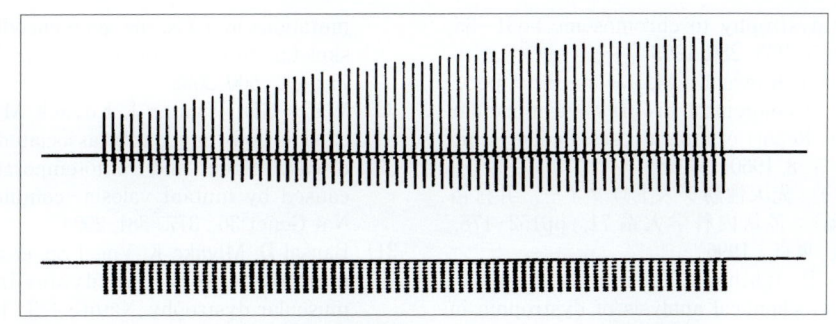

図 2-56 Lambert-Eaton 症候群患者の waxing（20 cps 連続刺激）

waning がみられるが，10〜200 サイクルくらいの連続刺激では明らかな waxing が認められる．この誘発電位の振幅増加は 30 秒程度持続する．グルコン酸カルシウム水和物やグアニジンの投与でこの現象は消失して正常化する方向に変化する．テタニー刺激による促進現象（post-tetanic potentiation）も本症候群で認められる．

【診断】

筋力低下や握力増強症候がある患者で，電気生理学的検査が上記の所見を示せば，診断が確定する．基礎に肺癌などがないか検索が重要である．

【治療・予後】

グアニジンを 0.3 g/日くらいから増量していく．1 g/日以上を長期に使用すると，副作用として Parkinson 症候群が起こることがある．この治療は対症的で，根本的には悪性腫瘍など基礎疾患の治療が必要である．悪性腫瘍に対する治療によって消失することがある．

◆◆◆文献◆◆◆

◆ II の項

1) Bione S, Maestrini E, Rivella S, et al : Identification of a novel X-linked gene responsible for Emery-Dreifuss muscular dystrophy. Nat Genet 8 : 323-327, 1994
2) Bonne G, Di Barletta MR, Varnous S, et al : Mutations in the gene encoding lamin A/C cause autosomal dominant Emery-Dreifuss muscular dystrophy. Nat Genet 21 : 285-288, 1999
3) Muchir A, Bonne G, van der Kooi AJ, et al : Identification of mutations in the gene encoding lamins A/C in autosomal dominant limb girdle muscular dystrophy with atrioventricular conduction disturbances(LGMD1B). Hum Mol Genet 22 : 1453-1459, 2000
4) Quijano-Roy S, Mbieleu B, Bönnemann CG, et al : De novo LMNA mutations cause a new form of congenital muscular dystrophy. Ann Neurol 64 : 177-186, 2008
5) Chemla JC, Kanter RJ, Carboni MP, et al : Two children with "dropped head" syndrome due to lamin A/C mutations. Muscle Nerve 42 : 839-841, 2010
6) Gueneau L, Bertrand AT, Jais JP, et al : Mutations of the FHL1 gene cause Emery-Dreifuss muscular dystrophy. Am J Hum Genet 85 : 338-353, 2009
7) Zhang Q, Bethmann C, Worth NF, et al : Nesprin-1 and -2 are involved in the pathogenesis of Emery Dreifuss muscular dystrophy and are critical for nuclear envelope integrity. Hum Mol genet 16 : 2816-2833, 2007
8) Matsuhashi H, Hayashi YK, Matsuda C, et al : Specific phosphorylation of Ser458 of A-type lamins in LMNA-associated myopathy patients. J Cell Sci 123 : 3893-3900, 2010
9) Wijmenga C, Hewitt JE, Sandkuijl LA, et al : Chromosome 4q DNA rearrangements associated with facioscapulohumeral muscular dystrophy. Nat Genet 2 : 26-30, 1992
10) Lemmers RJ, van der Vliet PJ, Klooster R, et al : A unifying genetic model for facioscapulohumeral muscular dystrophy. Science 329 : 1650-1653, 2010
11) Liu J, Aoki M, Illa I, et al : Dysferlin, a novel skeletal muscle gene, is mutated in Miyoshi myopathy and limb girdle muscular dystrophy. Nat Genet 20 : 31-36, 1998
12) Bashir R, Britton S, Strachan T, et al : A gene related to Caenorhabditis elegans spermatogenesis factor fer-1 is mutated in limb-girdle muscular dystrophy type 2B. Nat Genet 20 : 37-42, 1998
13) 埜中征哉：臨床医のための筋病理．第 2 版．日本医事新報社，東京，1993
14) Arahata K, Ishii H, Hayashi YK : Congenital muscular dystrophies. Curr Opin Neurol 8 : 385-390, 1995
15) Toda T, Segawa M, Nomura Y, et al : Localization of a gene for Fukuyama type congenital

muscular dystrophy to chromosome 9q31-33. Nat Genet 5 : 283-286, 1993
16) Fukuyama Y, Kawazura M, Haruna H : A peculiar form of congenital progressive muscular dystrophy. Report of fifteen cases. Pediatr Univ Tokyo 4 : 5-8, 1960
17) 大沢真木子：先天性筋ジストロフィー．井村裕夫ほか（編）：最新内科学大系 71, pp152-178, 中山書店，東京，1996
18) Arikawa E, Ishihara T, Nonaka I, et al : Immunocytochemical analysis of dystrophin in congenital muscular dystrophy. J Neurol Sci 105 : 79-87, 1991
19) Hayashi YK, Engvall E, Arikawa-Hirasawa E, et al : Abnormal localization of laminin subunits in muscular dystrophies. J Neurol Sci 119 : 53-64, 1993
20) Ishii H, Hayashi YK, Nonaka I, et al : Electron microscopic examination of basal lamina in Fukuyama congenital muscular dystrophy. Neuromuscul Disord 7 : 191-197, 1997
21) Nonaka I, Chou SM : Congenital muscular dystrophy. Handbook of Clinical Neurology, Vol.41, Part II, pp27-50, North-Holland Pub, Amsterdam, 1979
22) Takada K, Nakamura H, Suzumori K, et al : Cortical dysplasia in a 23-week fetus with Fukuyama congenital muscular dystrophy (FCMD). Acta Neuropathol 74 : 300-306, 1987
23) Nakano I, Funahashi M, Takada K, et al : Are breaches in the glia limitans the primary cause of the micropolygyria in Fukuyama-type congenital muscular dystrophy(FCMD)? Pathological study of the cerebral cortex of an FCMD fetus. Acta Neuropathol 91 : 313-321, 1996
24) Tomé FM, Evangelista T, Leclerc A, et al : Congenital muscular dystrophy with merosin deficiency. C R Acad Sci III(Paris) 317 : 351-357, 1994
25) Hayashi YK, Ishihara T, Domen K, et al : A benign allelic form of laminin alpha 2 chain deficient muscular dystrophy. Lancet 349 : 1147, 1997
26) Udd B : 165th ENMC International Workshop: distal myopathies 6-8th February 2009 Naarden, The Netherlands. Neuromuscul Disord 19 : 429-438, 2009
27) Meredith C, Herrmann R, Parry C, et al : Mutations in the slow skeletal muscle fiber myosin heavy chain gene(MYH7) cause laing early-onset distal myopathy(MPD1). Am J Hum Genet 75 : 703-708, 2004
28) Griggs R, Vihola A, Hackman P, et al : Zaspopathy in a large classic late-onset distal myopathy family. Brain 130 : 1477-1484, 2007
29) Hackman P, Vihola A, Haravuori H, et al : Tibial muscular dystrophy is a titinopathy caused by mutations in TTN, the gene encoding the giant skeletal-muscle protein titin. Am J Hum Genet 71 : 492-500, 2002
30) Watts GD, Wymer J, Kovach MJ, et al : Inclusion body myopathy associated with Paget disease of bone and frontotemporal dementia is caused by mutant valosin-containing protein. Nat Genet 36 : 377-381, 2004
31) Bansal D, Miyake K, Vogel SS, et al : Defective membrane repair in dysferlin-deficient muscular dystrophy. Nature 423 : 168-172, 2003
32) Eisenberg I, Avidan N, Potikha T, et al : The UDP-N-acetylglucosamine 2-epimerase/N-acetylmannosamine kinase gene is mutated in recessive hereditary inclusion body myopathy. Nat Genet 29 : 83-87, 2001
33) 川井 充（編）：筋強直性ジストロフィーの治療とケア．医学書院，東京，2000
34) Brook JD, McCurrach ME, Harley HG, et al : Molecular basis of myotonic dystrophy: expansion of a trinucleotide(CTG) repeat at the 3' end of a transcript encoding a protein kinase family member. Cell 68 : 799-808, 1992
35) Davis BM, McCurrach ME, Taneja KL, et al : Expansion of a CUG trinucleotide repeat in the 3' untranslated region of myotonic dystrophy protein kinase transcripts results in nuclear retention of transcripts. Proc Natl Acad Sci USA 94 : 7388-7393, 1997
36) Timchenko NA, Cai ZJ, Welm AL, et al : RNA CUG repeats sequester CUGBP1 and alter protein levels and activity of CUGBP1. J Biol Chem 276 : 7820-7826, 2001
37) Wansink DG, van Herpen RE, Coerwinkel-Driessen MM, et al : Alternative splicing controls myotonic dystrophy protein kinase structure, enzymatic activity, and subcellular localization. Mol Cell Biol 23 : 5489-5501, 2003
38) Buj-Bello A, Furling D, Tronchère H, et al : Muscle-specific alternative splicing of myotubularin-related 1 gene is impaired in DM1 muscle cells. Hum Mol Genet 11 : 2297-2307, 2002
39) Philips AV, Timchenko LT, Cooper TA : Disruption of splicing regulated by a CUG-binding protein in myotonic dystrophy. Science 280 : 737-741, 1998
40) Charlet-B N, Savkur RS, Singh G, et al : Loss of the muscle-specific chloride channel in type 1 myotonic dystrophy due to misregulated alternative splicing. Mol Cell 10 : 45-53, 2002
41) Mankodi A, Takahashi MP, Jiang H, et al : Expanded CUG repeats trigger aberrant splicing of ClC-1 chloride channel pre-mRNA and hyperexcitability of skeletal muscle in myotonic dystrophy. Mol Cell 10 : 35-44, 2002
42) Sergeant N, Sablonnière B, Schraen-Maschke S, et al : Dysregulation of human brain micro-

tubule-associated tau mRNA maturation in myotonic dystrophy type 1. Hum Mol Genet 10 : 2143-2155, 2001
43) Savkur RS, Philips AV, Cooper TA. : Aberrant regulation of insulin receptor alternative splicing is associated with insulin resistance in myotonic dystrophy. Nat Genet 29 : 40-47, 2001
44) Kanadia RN, Johnstone KA, Mankodi A, et al : A muscleblind knockout model for myotonic dystrophy. Science 302 : 1978-1980, 2003
45) Otten AD, Tapscott SJ : Triplet repeat expansion in myotonic dystrophy alters the adjacent chromatin structure. Proc Natl Acad Sci USA 92 : 5465-5469, 1995
46) Klesert TR, Otten AD, Bird TD, et al : Trinucleotide repeat expansion at the myotonic dystrophy locus reduces expression of DMAHP. Nat Genet 16 : 402-406, 1997
47) Sarkar PS, Appukuttan B, Han J, et al : Heterozygous loss of Six5 in mice is sufficient to cause ocular cataracts. Nat Genet 25 : 110-114, 2000
48) Victor M, Hayes R, Adams RD : Oculopharyngeal muscular dystrophy. A familial disease of late life characterized by dysphagia and progressive ptosis of the eyelids. N Engl J Med 267 : 1267-1272, 1962
49) Taylor EW : Progressive vagus-glossopharyngeal paralysis with ptosis. Contribution to group of family disease. J Nerv Ment Dis 42 : 129-139, 1015
50) Hayes R, London W, Seidman J, et al : Oculopharyngeal muscular dystrophy. N Engl J Med 268 : 163, 1963
51) Tomé FM, Fardeau M : Nuclear inclusions in oculopharyngeal dystrophy. Acta Neuropathol 49 : 85-87, 1980
52) Brais B, Bouchard JP, Xie YG, et al : Short GCG expansions in the PABP2 gene cause oculopharyngeal muscular dystrophy. Nat Genet 18 : 164-167, 1998
53) Nakamoto M, Nakano S, Kawashima S, et al : Unequal crossing-over in unique PABP2 mutations in Japanese patients: a possible cause of oculopharyngeal muscular dystrophy. Arch Neurol 59 : 474-477, 2002
54) Robinson DO, Wills AJ, Hammans SR, et al : Oculopharyngeal muscular dystrophy: a point mutation which mimics the effect of the PABPN1 gene triplet repeat expansion mutation. J Med Genet 43 : e23, 2006
55) Kim YJ, Noguchi S, Hayashi YK, et al : The product of an oculopharyngeal muscular dystrophy gene, poly(A)-binding protein 2, interacts with SKIP and stimulates muscle-specific gene expression. Hum Mol Genet 10 : 1129-1139, 2001
56) Calado A, Tomé FM, Brais B, et al : Nuclear inclusions in oculopharyngeal muscular dystrophy consist of poly(A) binding protein 2 aggregates which sequester poly(A) RNA. Hum Mol Genet 22 : 2321-2328, 2000
57) Shinchuk LM, Sharma D, Blondelle SE, et al : Poly-(L-alanine) expansions form core beta-sheets that nucleate amyloid assembly. Proteins 61 : 579-589, 2005
58) Shanmugam V, Dion P, Rochefort D, et al : PABP2 polyalanine tract expansion causes intranuclear inclusions in oculopharyngeal muscular dystrophy. Ann Neurol 48 : 798-802, 2000
59) Hino H, Araki K, Uyama E, et al : Myopathy phenotype in transgenic mice expressing mutated PABPN1 as a model of oculopharyngeal muscular dystrophy. Hum Mol Genet 13 : 181-190, 2004
60) Uyama E, Tsukahara T, Goto K, et al : Nuclear accumulation of expanded PABP2 gene product in oculopharyngeal muscular dystrophy. Muscle Nerve 23 : 1549-1554, 2000
61) Bouchard JP, Brais B, Brunet D, et al : Recent studies on oculopharyngeal muscular dystrophy in Québec. Neuromuscul Disord 7(Suppl.1) : S22-29, 1997
62) de Swart BJ, van der Sluijs BM, Vos AM, et al : Ptosis aggravates dysphagia in oculopharyngeal muscular dystrophy. J Neurol Neurosurg Psychiatry 77 : 266-268, 2006
63) Becher MW, Morrison L, Davis LE, et al : Oculopharyngeal muscular dystrophy in Hispanic New Mexicans. JAMA 286 : 2437-2440, 2001
64) Feit H, Silbergleit A, Schneider LB, et al : Vocal cord and pharyngeal weakness with autosomal dominant distal myopathy: clinical description and gene localization to 5q31. Am J Hum Genet 63 : 1732-1742, 1998
65) Minami N, Ikezoe K, Kuroda H, et al : Oculopharyngodistal myopathy is genetically heterogeneous and most cases are distinct from oculopharyngeal muscular dystrophy. Neuromuscul Disord 11 : 699-702, 2001
66) van der Sluijs BM, ter Laak HJ, Scheffer H, et al : Autosomal recessive oculopharyngodistal myopathy: a distinct phenotypical, histological, and genetic entity. J Neurol Neurosurg Psychiatry 75 : 1499-1501, 2004
67) Wang Q, Mosser DD, Bag J : Induction of HSP70 expression and recruitment of HSC70 and HSP70 in the nucleus reduce aggregation of a polyalanine expansion mutant of PABPN1 in HeLa cells. Hum Mol Genet 14 : 3673-3684, 2005
68) Davies JE, Sarkar S, Rubinsztein DC : Trehalose reduces aggregate formation and delays pathology in a transgenic mouse model of oculopharyngeal muscular dystrophy. Hum Mol Genet 15 : 23-31, 2006
69) Davies JE, Wang L, Garcia-Oroz L, et al : Doxy-

cycline attenuates and delays toxicity of the oculopharyngeal muscular dystrophy mutation in transgenic mice. Nat Med 11 : 672-677, 2005
70) Verheesen P, de Kluijver A, van Koningsbruggen S, et al : Prevention of oculopharyngeal muscular dystrophy-associated aggregation of nuclear polyA-binding protein with a single-domain intracellular antibody. Hum Mol Genet 15 : 105-111, 2006
71) Mouly V, Aamiri A, Périé S, et al : Myoblast transfer therapy: is there any light at the end of the tunnel? Acta Myol 24 : 128-133, 2005

◆Ⅳ～Ⅴの項
1) 埜中征哉：臨床のための筋病理．第 4 版，日本医事新報社，東京，2011
2) 鈴木義之：筋型糖原病の分子遺伝学と遺伝子診断．日本臨牀 55：3302-3303, 1997
3) 埜中征哉：先天的ミオパチー．小児内科 28：898-903, 1996

◆Ⅵ～Ⅹの項
1) Cannon SC : Ion-channel defects and abberrant excitability in myotonia and periodic paralysis. Trends Neurosci 19 : 3-10, 1996
2) Kullmann DM, Hanna MG : Neurological disorders caused by inherited ion-channel mutations. Lancet Neurol 1 : 157, 2002
3) Garlepp MJ, Mastaglia FL : Inclusion body myositis. J Neurol Neurosurg Psychiatry 60 : 251-255, 1996
4) Mastaglia FL, Garlepp MJ, Phillips BA, et al : Inflammatory myopathies : clinical, diagnostic and therapeutic aspects. Muscle Nerve 27 : 407-425, 2003
5) Drachman DB : Myasthenia gravis. N Eng J Med 330 : 1797-1810, 1994
6) Kaminski HJ : Myasthenia Gravis and Related Disorders. Humana Press, Totowa, New Jersey, 2003

第3章 末梢神経疾患

I. 末梢神経の機能解剖

末梢神経系(peripheral nervous system : PNS)は運動,感覚,自律神経の3つの機能に関係し,中枢神経(脳,小脳,脊髄)と体のすみずみに至るまでの間の情報伝達を行っている.運動系,感覚系,自律神経系の3つに分けてその機能と解剖をまず理解するとよい.

1. 運動系(motor system)

運動系を図3-1に示すが,大脳皮質→皮質脊髄路→脊髄前角細胞→末梢神経→神経筋接合部→筋肉というこの上から下への経路を頭に描いてみる.このなかで,末梢神経は脊髄前角細胞から出て,運動神経(motor nerve)として神経筋接合部に至るまでをいう[1]).

運動神経は,脳神経(cranial nerve : CN)12対のなかでは,首から上の動きに関係する眼球運動(CN Ⅲ, Ⅳ, Ⅵ),物をかむとき(咬筋)に作用する三叉神経運動枝(motor branch of trigeminal nerve)(CN Ⅴ),顔面の表情筋などを支配する顔面神経(facial nerve)(CN Ⅶ),声を出したり,嚥下に関係する舌咽神経(glossopharyngeal nerve)(CN Ⅸ)・迷走神経(vagus nerve)(CN Ⅹ),舌の動き(発声や食事にも関係する)を支配する舌下神経(hypoglossal nerve)(CN Ⅻ)が主なものである.四肢では上肢,下肢の筋肉を動かして行動を起こすわけで,運動神経の障害により,筋力低下,麻痺が起こり,時間が経過すれば筋萎縮が起こる.

主な運動神経と支配筋を図3-2〜6に示す.

どの神経が麻痺すると,どの筋肉が動かなくなるかという知識は神経疾患の部位診断に重要で,この知識は筋電図検査を自分で行っている医師が最もよく知っていて,また忘れることがない.したがって筋電図や末梢神経伝導速度の検査は見学したり,自ら行っておくと神経と支配筋の知識が身につき,これが神経学的診察をする際にも役立つ[2)].

上肢では,正中神経(median nerve)(母指球筋,レベルはC8, T1),尺骨神経(ulnar nerve)(小指球筋,背側骨間筋,レベルはC8, T1),橈骨神経(radial nerve)(長橈側手根伸筋,レベルはC5〜8)の3つの神経は疾患として障害される頻度も多いので主な支配筋を覚えておくとよい.また頸椎レベルで,特に高齢者では変形性頸椎症や椎間板症によって神経根の圧迫による障害も頻度が高く,末梢神経というよりも整形外科的治療を要する頸椎の疾患も考えに入れて,神経学的所見をとる必要がある.

下肢では,腓骨神経(peroneal nerve)(支配筋は前脛骨筋,長母趾伸筋,長腓骨筋,短腓骨筋,短趾伸筋,レベルはL4〜S1)と脛骨神経(tibial nerve)(腓腹筋,長母指屈筋,L5〜S2),坐骨神経(sciatic nerve)(L5, S1間の椎間板ヘルニアなどにより坐骨神経痛が起こることは割合多い)の3つの神経は特に大切である[2)].

2. 感覚系(sensory system)

感覚障害は,多くの末梢神経障害では手袋・靴

a. 運動系の各レベルとよくある疾患

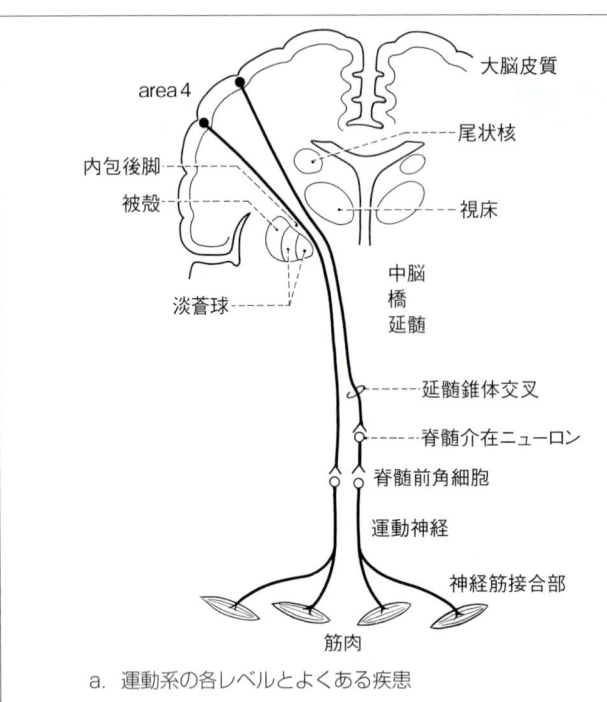

図の左側（運動系の経路）：
- 大脳皮質（area 4）
- 尾状核
- 内包後脚
- 被殻
- 視床
- 淡蒼球
- 中脳・橋・延髄
- 延髄錐体交叉
- 脊髄介在ニューロン
- 脊髄前角細胞
- 運動神経
- 神経筋接合部
- 筋肉

① 大脳皮質：頭部外傷，脳腫瘍，脳梗塞，脳炎

② 内包部分，基底核付近：脳卒中（出血，梗塞）

③ 脳幹：脳幹の脳梗塞，出血，多発性硬化症

④ 脊髄：変性疾患，変形性脊椎症，椎間板ヘルニア，脊髄炎，外傷，脊髄腫瘍，動静脈奇形など

⑤ 運動神経：Guillain-Barré症候群，鉛中毒，外傷など

⑥ 神経筋接合部
シナプス前膜：Eaton-Lambert（イートン・ランバート）症候群，ボツリヌス中毒
シナプス後膜：重症筋無力症

⑦ 筋疾患（ミオパチー）：筋ジストロフィー症，多発性筋炎，代謝性ミオパチーなど

b. 神経系の障害部位と麻痺の特徴

神経系の障害部位	異なるレベルの障害によって生じる麻痺の臨床的特徴
大脳皮質 　単麻痺（図①または②） 内　包 　片麻痺（図③） 脳　幹 　交代性片麻痺（図④） 　脳神経は病側，体は反対側の麻痺をきたす	① 右上肢の単麻痺　② 右下肢の単麻痺　③ 右片麻痺　④ 交代性片麻痺
脊髄障害 　対麻痺（図⑤） Brown-Séquard （ブラウン・セカール） 症候群（図⑥）	⑤ T10以下の対麻痺　⑥ 右T10レベルの胸髄右半切病変（運動麻痺（右），深部感覚障害（右），全感覚脱失，温感覚障害（左））
ニューロパチー（図⑦） 重症筋無力症（図⑧） ミオパチー（図⑨）	⑦ 多発ニューロパチー　⑧ 重症筋無力症（MG）　⑨ ミオパチー

a) 大脳皮質：反対側の単麻痺，広範な場合は片麻痺になることもある（左図①，②）．

b) 内包：神経線維が集まってくるので反対側の片麻痺（左図③）．

c) 脳幹：交代性片麻痺（病側の脳神経麻痺と反対側の片麻痺）（左図④）．

d) 脊髄：多くは対麻痺（両下肢の麻痺）の型をとるが，頸髄レベルでは四肢麻痺となる．レベルのある運動障害，レベルのある感覚障害と膀胱直腸障害をきたす（左図⑤，⑥）．

e) 末梢神経：四肢遠位部に靴下・手袋型に障害をきたし，手先・足先の脱力と感覚障害をきたすことが多い．進行すると遠位部のみならず近位部にも障害が及ぶが，麻痺は遠位部に行くほど強いという特徴がある（左図⑦）．

f) 神経筋接合部：この部分の疾患で一番多いのは重症筋無力症で，易疲労性（動作時疲れやすく，休むとまた力が出る），日内変動（朝より疲れの出る夕方によく脱力を訴える：まれには逆になる）を認める．脱力の部位は目の周囲（眼瞼下垂，複視），口や咽頭（構音障害，嚥下障害），呼吸筋の障害（呼吸困難）が起こるほか，上肢近位筋の脱力，頸部挙上困難がよく起こる（左図⑧）．

g) 筋肉：多発性筋炎などでみられるように，上肢・下肢近位筋の脱力であるから，具体的には，ふとんの挙げ降ろし，しゃがみ立ちの障害がくる（左図⑨）．

図3-1　運動系の神経障害，よくある疾患，各神経系の障害部位と症状の特徴

〔a：栗原照幸：麻痺はなぜ起こるか．厚東篤生，阿部敏明，岩田　誠ほか（編）：NIMF 神経，pp146-166，医学書院，東京，1986．
b：栗原照幸：神経学的診察と検査の進め方．medicina 29：2158-2177，1992 より改変〕

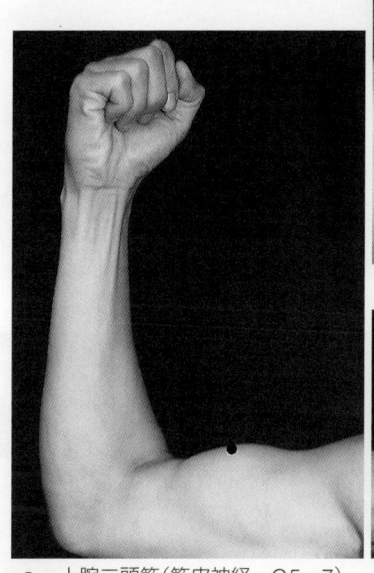

a．上腕二頭筋（筋皮神経，C5〜7）　　　c．長橈骨手根伸筋（橈骨神経，C5〜8）

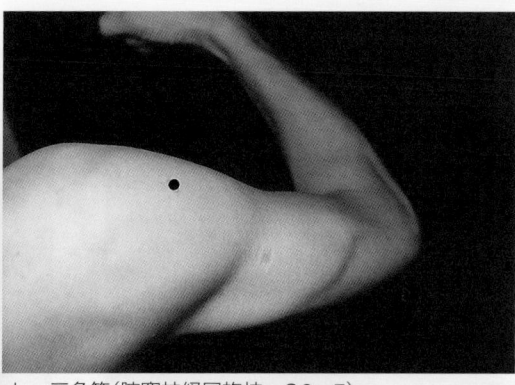

b．三角筋（腋窩神経回旋枝，C3〜7）

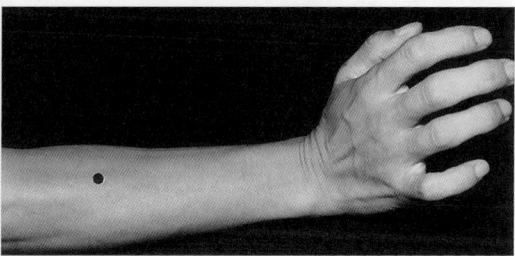

図3-2　主な運動神経と支配筋(1)
　筋腹に黒丸印をつけてある（カッコの中に支配神経と分節を示す）．

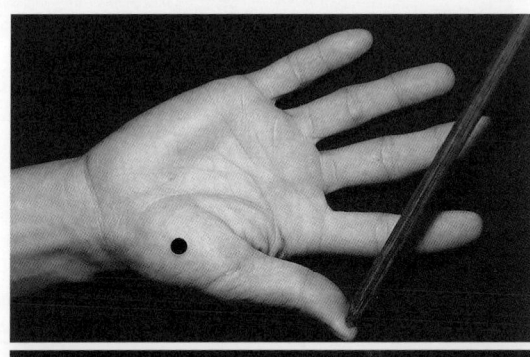

a．母指球筋というグループのなかの母指対立筋（正中神経，C8,T1）

　母指球筋のなかには，①短母指外転筋，②短母指屈筋，③母指内転筋，④母指対立筋が含まれている．

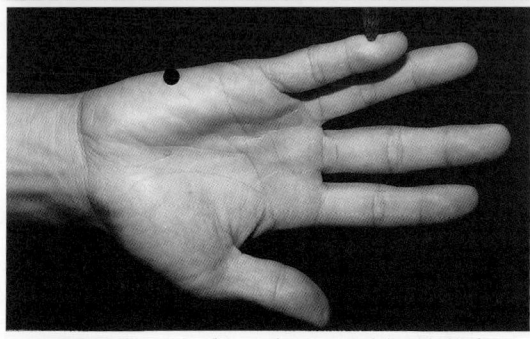

b．小指球筋というグループのなかの小指外転筋（尺骨神経，C8,T1）

　小指球筋のなかには，①小指外転筋，②短小指屈筋，③小指対立筋が含まれている．

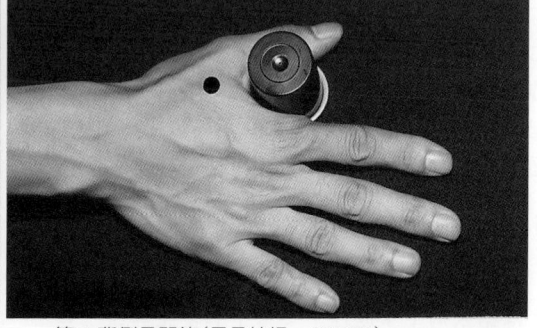

c．第1背側骨間筋（尺骨神経，C8,T1）

　背側骨間筋は第1，第2，第3，第4とあり，第1背側骨間筋が母指と示指の間に存在し最も大きい．
　針筋電図でもC8,T1レベルの筋の検査または尺骨神経の障害があるときによく検査される．この筋肉の運動単位電位（motor unit potential：MUP）の振幅は大きい．

図3-3　主な運動神経と支配筋(2)
　筋腹に黒丸印をつけてある（カッコの中に支配神経と分節を示す）．

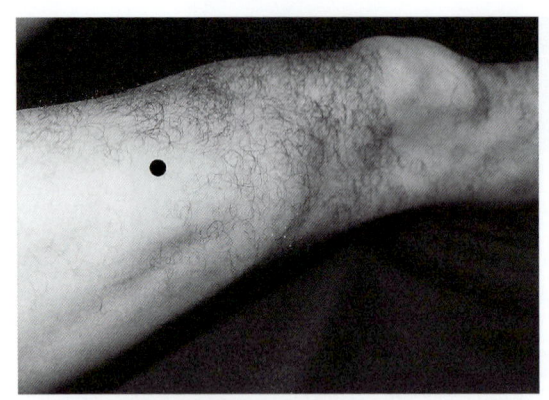

a．大腿四頭筋（大腿神経，L2〜4）

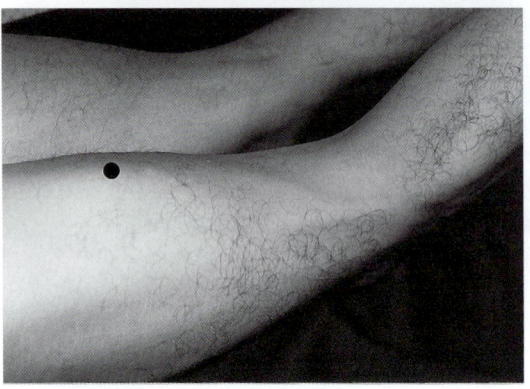

b．大腿屈筋群（hamstring muscles）
　（坐骨神経本幹，L5〜S2）

図3-4　主な運動神経と支配筋(3)
　筋腹に黒丸印をつけてある（カッコの中に支配神経と分節を示す）．

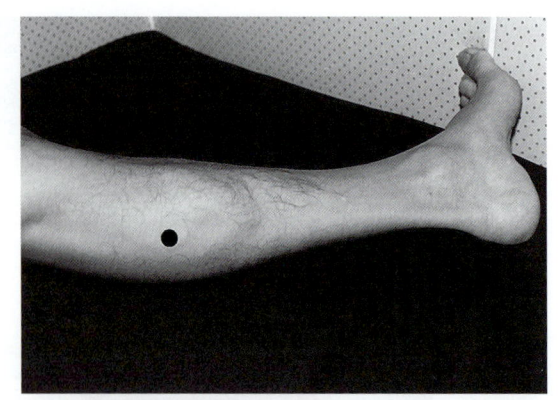

a．腓腹筋（脛骨神経，L5〜S2）

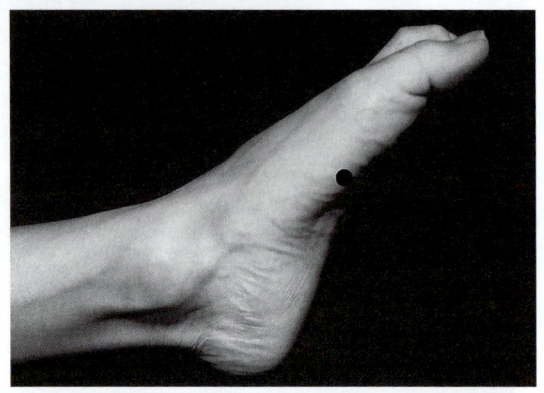

b．長母趾屈筋（脛骨神経，L5〜S2）
　椎間板ヘルニアで最も多いL5，S1間のヘルニアではこの筋力が低下する．そうすると，母趾の屈曲が弱くなる．

図3-5　主な運動神経と支配筋(4)
　筋腹に黒丸印をつけてある（カッコの中に支配神経と分節を示す）．

下型の分布で温痛覚や触覚が低下し，下肢では振動覚や位置覚が低下することが多い．疾患によっては1本または2,3本の大きな神経の分布のみに感覚の障害が認められることもある（多発性単神経炎のとき）．したがって，主な神経の感覚支配領域を知っていると，部位診断に有用である．図3-7に神経とその体表面の支配領域を示す[3]．

3．自律神経系(autonomic nervous system)

　自律神経の障害される末梢神経障害は，たとえば糖尿病や家族性アミロイド多発ニューロパチー，炎症などの後に起こる急性汎自律神経異常症(acute pandysautonomia)があるほか，Guillain-Barré（ギラン・バレー）症候群でも運動障害が主であるが，立ちくらみ，頻脈などの自律神経障害(autonomic disturbance)が起こることがある．

　自律神経は交感神経(sympathetic nerve)と副交感神経(parasympathetic nerve)があり，運動や感覚の障害とは異なる独特の症状を呈するので，まずその症状を頭のほうから順番に列挙すると次のようである[4]．

【**自律神経障害の臨床症候**】
①瞳孔異常
②発汗異常（一側で汗が出ない，全身汗が出ないなど）
③立ちくらみ（血圧を計測すれば起立性低血圧を呈する）
④脈拍の異常（頻脈，徐脈，心拍停止）
⑤体重減少，健康感の消失
⑥排尿障害，排便障害
⑦下痢や便秘の繰り返し，夜間の下痢
⑧インポテンス（男性の場合）

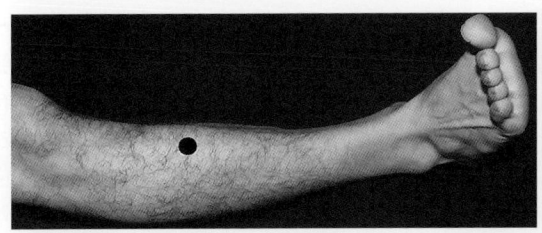

I. 末梢神経の機能解剖　81

a. 前脛骨筋（深腓骨神経，L4〜S1）
b. 長母趾伸筋（深腓骨神経，L4〜S1） 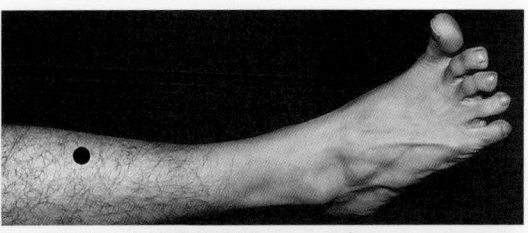
c. 長腓骨筋，短腓骨筋（浅腓骨神経，L4〜S1） 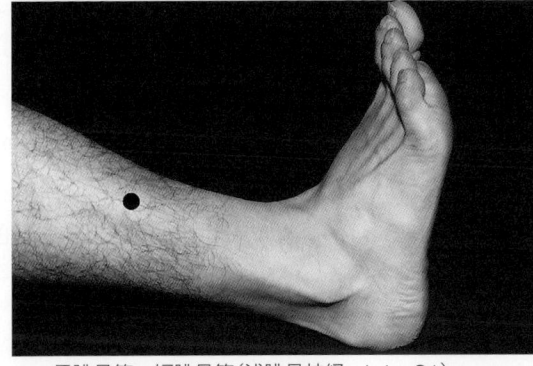
d. 短趾伸筋（深腓骨神経，L4〜S1） 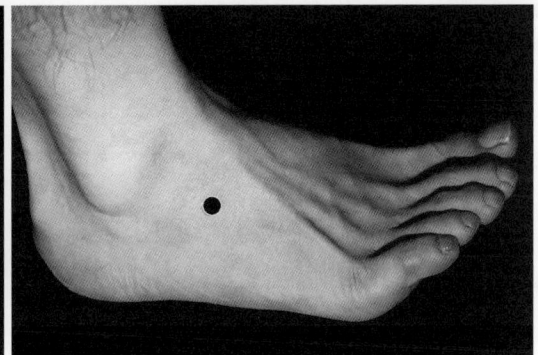

図 3-6　主な運動神経と支配筋(5)
　筋腹に黒丸印をつけてある（カッコの中に支配神経と分節を示す）．

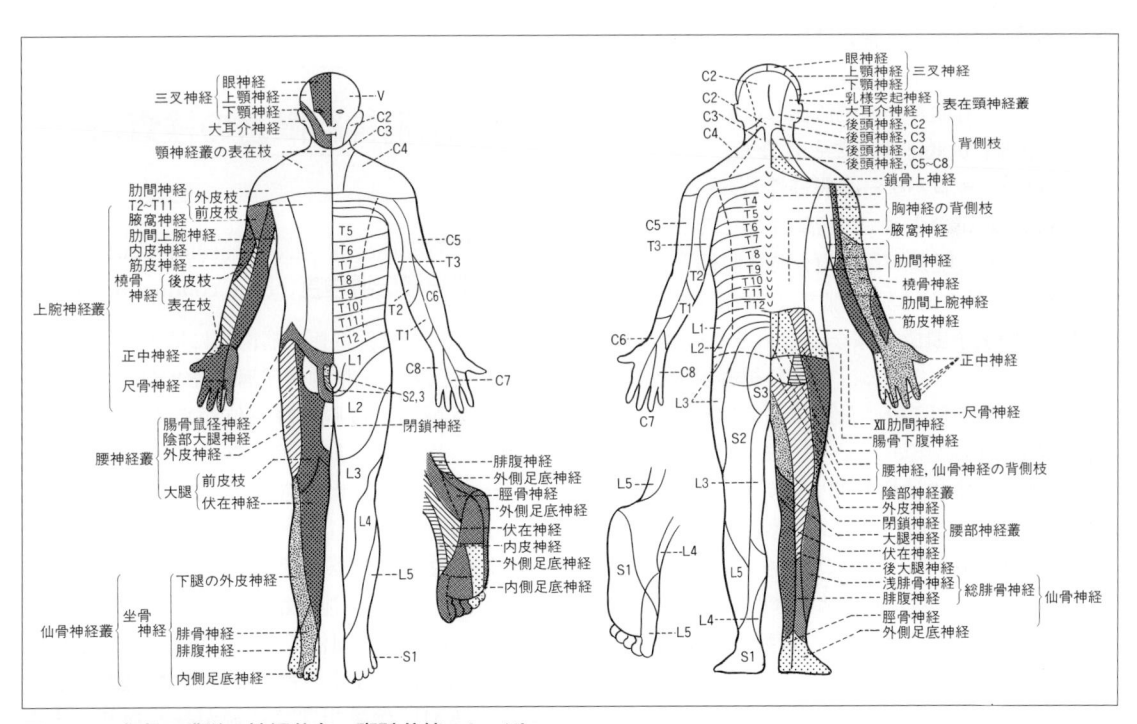

図 3-7　皮膚の感覚の神経分布，脊髄分節のレベル
　皮膚の神経分布（Brain, 1964）：前面；右半身は末梢性分布，左半身は脊髄分節性および根性分布．
　　　　　　　　　　　　　　　　　後面；左半身は脊髄分節性および根性分布，右半身は末梢性分布．

⑨月経異常（女性の場合）
⑩皮膚の栄養障害，皮膚潰瘍（痛覚の消失も潰瘍には関係する）

　自律神経は解剖学的には神経線維径の小さい無髄神経で，単独に障害されることもあるが，多くはやはり小径無髄神経の温痛覚を伝える感覚神経と一緒に障害されることが多い．特に軸索変性型のニューロパチー（後述）では，温痛覚障害と自律神経障害が病初期の主な症状として出現することが多い．

II. 末梢神経障害の病理

1. 節性脱髄 (segmental demyelination)

　末梢神経の髄鞘が障害されるニューロパチーには，ウイルスや細菌感染後に1～2週間の潜伏期間をおいてから免疫反応によりミエリン（myelin）が破壊される疾患があり，後に述べるGuillain-Barré症候群がある．軸索は保たれ，髄鞘が障害される．このときRanvier（ランヴィエ）絞輪で跳躍伝導をする有髄神経の刺激伝導は脱髄が起こると，伝導速度が低下することになる．そのほか，糖尿病性ニューロパチーも脱髄性ニューロパチーであるが，髄鞘のすべてで脱髄が起こるわけではなく，部分的に脱髄が起こり，節性脱髄と呼ばれる[5]．末梢神経の最も遠位部では，糖尿病性ニューロパチーの電子顕微鏡像などで示されるように，軸索変性が起こっている．つまり神経根や近位部では節性脱髄が起こり，最遠位部では軸索変性が起こっている．

　脱髄を起こすのは比較的大きい感覚神経（位置覚と振動覚および局在性のある感覚で後索に入る神経）と運動神経であり，これらの有髄神経に障害が起こるので，臨床症状としては，位置覚や振動覚の障害と運動障害（脱力，麻痺）が主な症候となる．

2. 軸索変性 (axonal degeneration)

　軸索そのものが変性する型のニューロパチーとしては，中毒性ニューロパチー（有機水銀，ヒ素中毒など），家族性アミロイド多発ニューロパチー，血管炎に伴うニューロパチー，癌性ニューロパチーなどが挙げられる．軸索が変性し，針筋電図では神経と筋肉の連続が絶たれるので脱神経電位が出る．これらは線維自発電位，陽性鋭波，線維束性収縮電位の3つをまとめて脱神経電位と呼び，安静時針電極より図3-8のように記録される．そして末梢神経伝導速度では神経刺激によって生じる複合筋電位（M波）の振幅が低下するのが特徴で，伝導速度は正常下限となる．感覚神経伝導速度は誘発不能となることが多い．

3. Waller（ワーラー）変性 (wallerian degeneration)

　末梢神経がある部分で圧迫を受け，その圧迫の程度が軽度なら，それより末梢は正座をしたときの後のようにしびれ感を感じ少し力も弱くなるが，すぐ回復する．しかし，圧迫が強度のときや末梢神経が切断されたときには，それより遠位部の神経については軸索も髄鞘も変性してしまう．これをWaller変性という．変性のあと軸索の再生，伸長が起こるが1日1～3mmで，末梢に至るまで時間を要する．

III. 末梢神経障害の検査法

1. 針筋電図 (needle electrocardiogram：EMG)，末梢神経伝導検査 (nerve conduction study)

　筋電図検査は針電極を筋肉内に挿入して記録する針筋電図と，末梢神経伝導検査とがある．針筋電図は安静時には脱神経電位があるか否かをまずみて，次に軽い筋収縮をさせて運動単位電位（motor unit potential：MUP），または神経筋単位（neuromuscular unit：NMU）の電位と振幅を計り，筋原性か神経原性変化があるか否かをみる．筋原性では1つの神経細胞によって支配される筋細胞が脱落する関係で，NMUの振幅が低下し，持続時間も短くなる．神経原性では，図3-9のようにNMUは多相性で持続が長くなり，また再生線維が他のNMUを支配下におくので大きな電位（5mV以上）の巨大電位（giant potential）が認められる．

　末梢神経の障害では末梢神経伝導速度を運動神

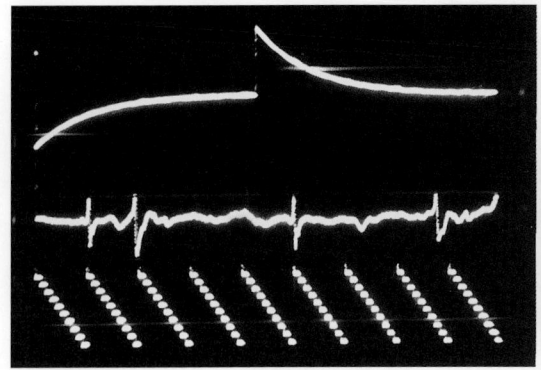

a．線維自発電位
　上段：キャリブレーション(較正)は 100 μV．
　下段：時間のキャリブレーションは左斜め上の線が 9
　　　本あるが，線の間が 10 msec．
　筋線維 1 本 1 本からの自発放電で振幅 20〜300 μV
の小さい電位である．

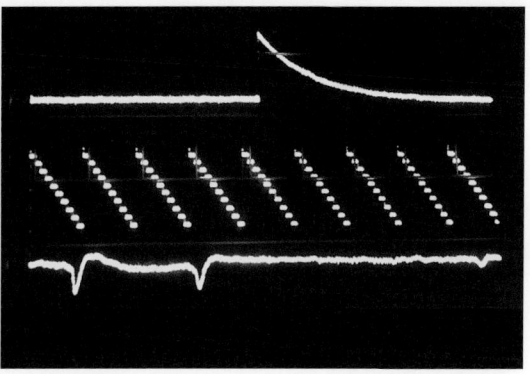

b．陽性鋭波
　上段：キャリブレーションは 100 μV．
　中段：時間のキャリブレーションは線の間が 10 msec．
　オシロスコープでは下向き(初期陽性波)とそれに続く
ゆっくりした陰性の波形で，振幅は 50〜200 μV の小
さい電位．

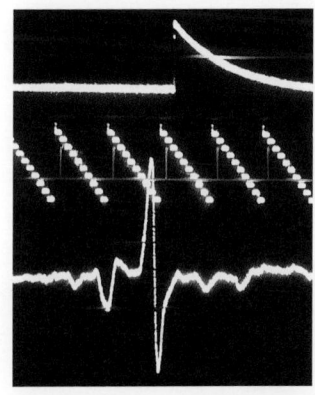

c．線維束性収縮電位
　上段：キャリブレーションは 100 μV．
　中段：時間のキャリブレーションは線の間が 10 msec．
　脊髄前角細胞，神経根や末梢神経に障害があるときに
みられ，脱神経電位のうちでは最も大きく，NMU の発
火が起こったもので，振幅は 0.3〜5 mV で，この大きさ
になると皮膚の下に筋収縮がピクピクと肉眼でも見るこ
とができる．

図 3-8　神経とその体表面の支配領域

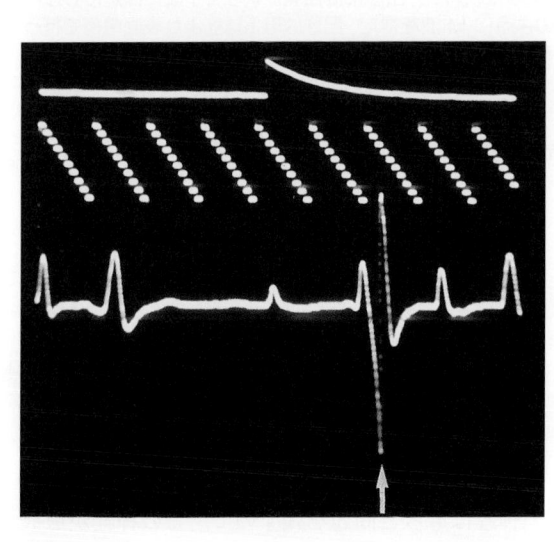

図 3-9　アミロイド多発ニューロパチーの針筋電図
　　　　(神経原性の所見を示す)
　左第 1 背側骨間筋より軽い筋収縮時に記録した．
　上段：キャリブレーションは 1 mV．
　中段：時間のキャリブレーションは線の間が 10 msec．
　下段：右のほうに多相性(6 相)で持続の長い(14 msec)
　　　NMU が 1 つ記録されている(白矢印)．振幅も大き
　　　く 8 mV ある．

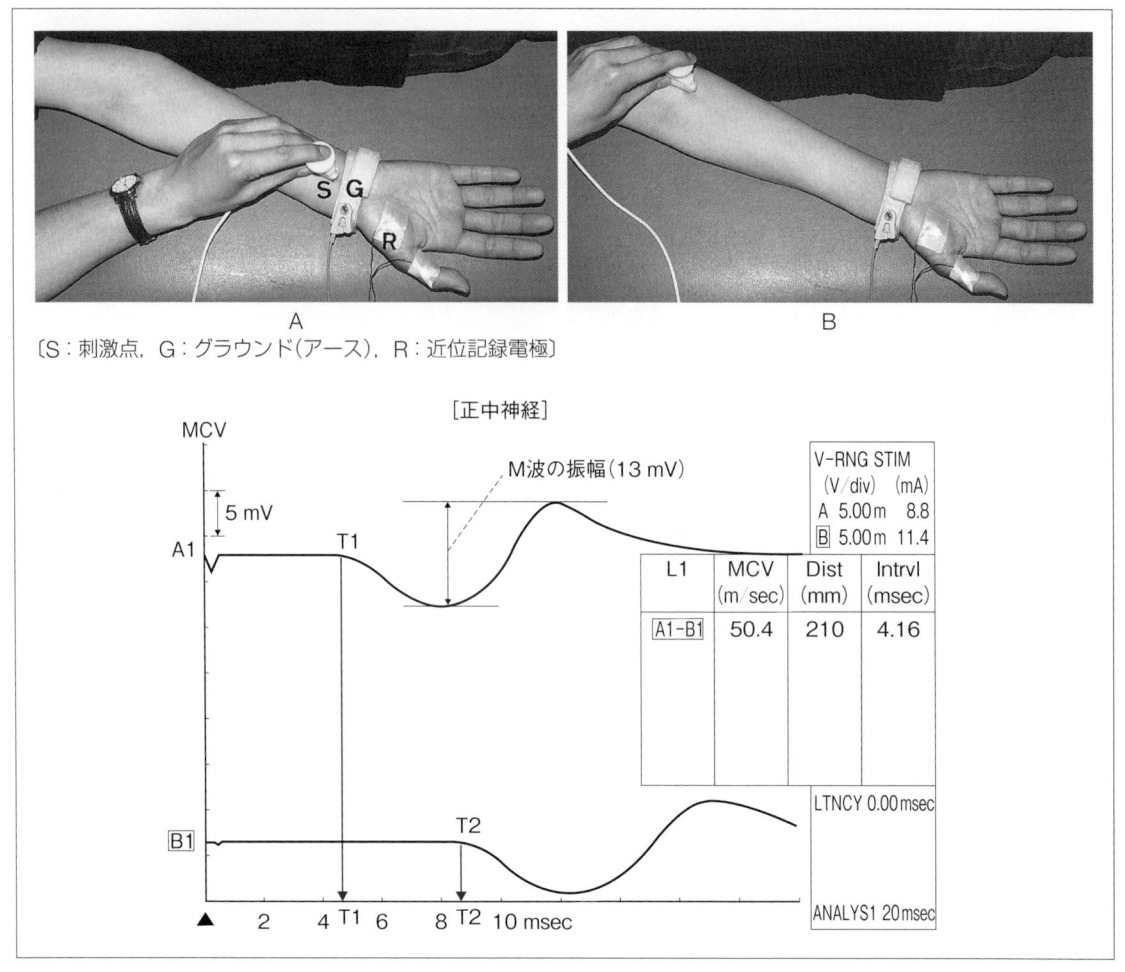

図3-10 糖尿病性ニューロパチーの検査(1)

　右正中神経の運動神経伝導速度(motor nerve conduction velocity：MCV)(正常値は47m/sec以上)．41歳女性．糖尿病性ニューロパチーがあるか否か検査の依頼があった．10年来の糖尿病で，上肢には自覚症状なく下肢には足にしびれ感がある．右正中神経刺激はAで手首の部分で刺激し下図A1のようにM波を得た．記録は母指球筋より表面電極で行っている．手首にはグラウンドをつけている．次にBで，肘にて刺激し，B1のようにM波を記録する．AとBの刺激点の距離を計る．
伝導速度の計算

$$\text{MCV} = \frac{210\,\text{mm}}{T2 - T1} = 50.4\,\text{m/sec}.$$ 上肢は正常値を示した．

経および感覚神経について計測して，伝導ブロックの部位や，速度，M波の振幅，感覚神経では感覚神経の活動電位や終末潜時の遅延などをみて総合的に判断する．**図3-10, 11**に糖尿病性ニューロパチーの実例を示す．

　針筋電図検査で大切なことはまず患者を診て，**検査プランを立てる**ことである．臨床的に何を明らかにするべきかを考えて，検査する神経を選択し，針筋電図と，末梢神経のどの部位を特に気をつけて検索するか上手にプランを立てるとよい．

2. 神経生検(nerve biopsy)

　神経生検は一般に腓腹神経(sural nerve)の生検を行う．下腿の後外側部から足関節外顆の下を回って第5趾にかけて走っているこの感覚神経は，生検をしても運動の障害をきたすことはなく，上記の部分の感覚低下を後遺症として残すが，他の神経はもっと問題を残すので，この神経が選択される．

　神経生検は観血的検査で患者の苦痛を伴うの

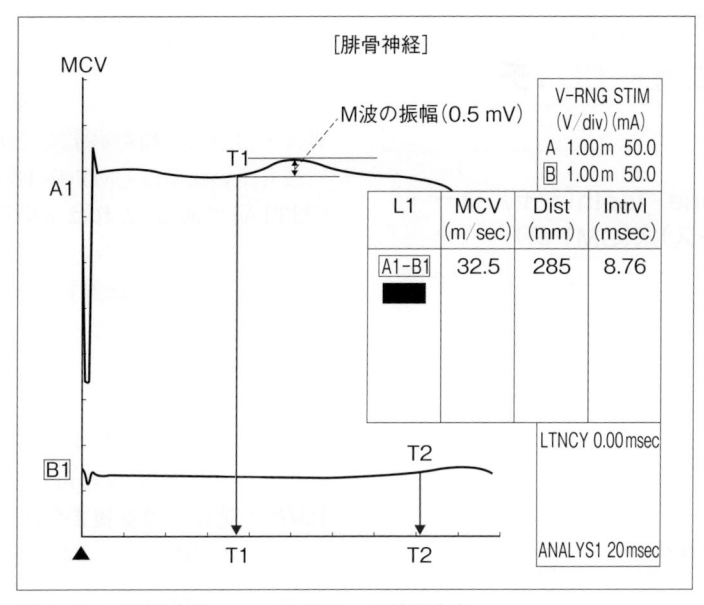

図3-11 糖尿病性ニューロパチーの検査(2)
　次に図3-10と同じ患者の右腓骨神経のMCVを計測すると，32.5m/secと遅延している．またM波の振幅も低い．正常下限は43m/secである．
　一般に糖尿病性ニューロパチーでは上肢より下肢のほうが先に伝導速度の遅延が起こり，特にこの図のように腓骨神経が脛骨神経より先に障害が起こる．

で，必要なときにだけ症例を選んで行うべきもので，他の方法で診断と治療ができれば行わない．
　神経生検が診断時に重要な意味をもつのは，次の3つの場合である[5]．
①異常な物質の沈着を確認する(家族性アミロイド多発ニューロパチーなど)．
②脱髄性か，軸索変性型かの鑑別〔先天性ニューロパチーで脱髄と再生が繰り返して起こっているために，たまねぎ形成(onion-bulb formation)をみることが診断に重要である場合，また他の家族員にも同病があるかもしれないなどの理由で神経生検が有用〕．
③大径および小径線維密度の定量的分析(遺伝性感覚自律性ニューロパチーで，有髄神経線維が正常数より減少しているか，また無髄神経の脱落の有無をみて1～5型に分類するときなど，臨床データや遺伝形式とともに神経生検の定量的分析が有用)．

Ⅳ．末梢神経障害の分類

　末梢神経障害は機能的，解剖学的および原因別に表3-1のように分類することができる[4]．
　そしてさらに神経が1本だけ(正中神経や腓骨神経など大きな神経が)圧迫，外傷などの原因で障害される単神経炎，大きな神経が2本以上障害される多発性単神経炎，そして臨床的には頻度が高い多数の神経が末梢でより強く障害される型の多発神経炎の3つに分類される．この3つの型をきたすよくある疾患を表3-2にまとめる[5]．
　一般に末梢神経障害は外傷，圧迫の原因では上肢にも下肢にも障害が起こるが，下肢の遠位部の障害のほうが，上肢よりも病初期においては症状が強いことが頻度的には多い．もちろん例外もあるが，下肢の感覚や反射低下，下肢の脱力や筋萎縮などに特に注意してみるとよい[6,7]．

V. 遺伝性ニューロパチー

1. Charcot-Marie-Tooth(シャルコー・マリー・ツース)病(CMT病)
腓骨筋萎縮症(peroneal muscular atrophy)

【遺伝】

この疾患は，1886年に記載されてから，Dyckらによって遺伝性運動感覚ニューロパチー(hereditary motor and sensory neuropathy : HMSN)と呼ばれたりして，定義や分類方法に混乱を生じたが，最近遺伝子異常の解明も進み[8,9]，病型分類が整理されてきている[10]．表3-3には，遺伝子異常を含めた分類を示す．

最も多い病型はCMT病1A型(CMT type 1A : CMT1A)である．これは常染色体優性遺伝で，脱髄性ニューロパチー(demyelinating neuropathy)であり，末梢神経伝導検査で伝導速度がびまん性に25m/sec以下と遅く，両側腓骨神経に支配される筋の萎縮をきたして，垂足(footdrop)を認め，腓骨神経は変性，再生を繰り返すので組織学的にonion-bulbを呈する．遺伝子異常としては末梢ミエリン蛋白(peripheral myelin protein 22 : PMP22)遺伝子の重複または点変異が報告されている[11]．PMP22は，末梢神経のミエリン形成に関与している．CMT1Aが常染色体優性遺伝のニューロパチーの60～80％を占めるとすると，それよりずっと少ない頻度ではあるが，CMT1Bが1.6％の割合で存在し，これは遺伝子異常としては，ミエリン蛋白ゼロ(myelin protein zero : MPZ, P_0蛋白)遺伝子の変異が認められる[11]．P_0蛋白はミエリンの構成成分である．CMT1A，CMT1Bは脱髄性ニューロパチーであり，末梢神経伝導速度は遅いことが特徴的である．

これに対してCMT2の頻度は20％を占め，いろいろな遺伝子異常[12]で起こる疾患であるが，軸索変性型ニューロパチーで伝導速度は38m/sec以上で正常かやや遅い程度である．

【臨床症候】

腓骨神経によって支配される筋肉は，前脛骨筋，長母趾伸筋，長腓骨筋，短腓骨筋，短趾伸筋で，これらは下腿前面～足背に存在して足関節の背屈

表3-1 末梢神経障害の分類

Ⅰ．機能的分類
1．感覚性ニューロパチー
2．運動性ニューロパチー
3．自律神経ニューロパチー
Ⅱ．解剖学的分類
1．軸索変性型ニューロパチー
2．脱髄性ニューロパチー
Ⅲ．原因による分類
1．薬物性，中毒性
2．代謝性(糖尿病など)，ビタミン欠乏性
3．血液疾患(悪性貧血など)
4．アルコール
5．炎症性，または感染後のニューロパチー
6．外傷，圧迫
7．リウマチ性疾患，膠原病
8．サルコイドーシス
9．虚血性
10．先天性
11．癌性

〔栗原照幸：末梢神経疾患．水野美邦(編)：神経内科 Quick Reference，第2版，p696，文光堂，東京，1995〕

表3-2 神経の分布によるニューロパチーの分類

単神経炎	多発性単神経炎	多発神経炎
圧迫や絞扼によるニューロパチー 外傷性ニューロパチー 顔面神経麻痺 糖尿病性ニューロパチーのうち，顔面神経麻痺や腓骨神経麻痺などの単神経炎 Hansen(ハンセン)病に伴うニューロパチー 鉛中毒によるニューロパチー	膠原病に伴うニューロパチー 糖尿病性ニューロパチーのうち，多発性単神経炎の型をとるもの Hansen病に伴うニューロパチー 血管炎に伴うニューロパチー(好酸球増多症に伴うニューロパチーなど)	Guillain-Barré症候群 遺伝性ニューロパチー 代謝性ニューロパチー(ビタミン欠乏性，アルコール性，糖尿病性ニューロパチーなど) 中毒性ニューロパチー〔重金属中毒，有機溶媒，薬物(抗結核薬など)，化学物質によるニューロパチーなど〕 癌性ニューロパチー

〔大西晃生：末梢神経障害(ニューロパチー)．荒木淑郎(編)：神経，pp133-148，メジカルビュー社，東京，1985 より改変〕

表 3-3 Charcot-Marie-Tooth(CMT)病の病型と遺伝子変異

病　型	遺伝子変異	遺伝子の役割	脱髄性/軸索変性型
CMT1A	末梢ミエリン蛋白 22(*PMP22*)遺伝子の重複，または *PMP22* の点変異	*PMP22* は糖膜蛋白で Schwann 細胞の分裂を止めることによってミエリン形成に関与する	脱髄
CMT1B	ミエリン蛋白ゼロ(P_0 蛋白)遺伝子の変異	P_0 蛋白はミエリンの構成成分である	脱髄
遺伝性圧過敏性ニューロパチー(hereditary neuropathy with liability to pressure palsies：HNPP)	*PMP22* の発現低下	*PMP22* はミエリン形成に関与する	脱髄
CMT2	*K1F1B* の変異 *MFS2* の変異 *MFN2* の変異 *RAB7* の変異 *GARS* の変異 *NEFL* の変異 *HSPB1* の変異 *HSPB8* の変異	キネシン(kinesin)をコードする ミトフシン(mitofusin)2 をコードする グアノシン三リン酸分解酵素(guanosine triphosphatase)をコードする グリシル転移 RNA 合成酵素(glycyl transfer RNA synthase)をコードする ニューロフィラメント(neurofilament)軽鎖サブユニットをコードする 熱ショック蛋白(heat shock protein)27 をコードする 熱ショック蛋白 22 をコードする	軸索変性
Dejerine-Sottas (CMT1A, 1B の重症型と考える)	P_0 蛋白遺伝子の変異 *PMP22* の遺伝子変異	P_0 蛋白はミエリン形成に関与する *PMP22* はミエリン形成に関与する	脱髄
CMTX	コネキシン(connexin)32 の遺伝子変異	コネキシン 32 遺伝子は末梢ミエリンの形成に関与する	脱髄

(解剖用語では足の伸展)に関係する．したがって腓骨神経の障害があると足はだらんと垂れ下がり，歩行に際して爪先が地面にひっかかって歩きにくいため膝関節を曲げ足を高く挙げて歩くようになる．つまり足は垂足となり歩行は鶏歩となる．足には変形を認め凹足(pes cavus)がある．下腿のみでなく，大腿の下 1/3 にも筋萎縮があって，下腿はまるでシャンペンボトルを逆さまにしたような型となるので，reversed champagne bottle またはコウノトリの足(stork legs)などとたとえられている．

運動障害が主体のニューロパチーで，感覚障害はあっても軽い．発症は 10～30 歳代で進行性である．

【検査所見】

末梢神経伝導速度は CMT1 で両側の腓骨神経伝導速度が著明に低下する．本症の診断には，腓腹神経生検が決め手となる．特徴的所見は onion-bulb 形成で，これは節性脱髄と再生を繰り返して慢性に経過したためこのような所見を呈する．変性した神経線維の周囲を Schwann(シュワン)細胞の突起が幾重にも取り巻くため玉ねぎのように同心円構造に見えるので onion-bulb と呼ばれる．

【診断】

10～30 歳代に発症し，ゆっくりと進行する遺伝性のニューロパチーで，運動障害を主体として両下肢腓骨神経領域に筋脱力と萎縮，足の変形，垂足をきたす疾患で，腓骨神経の伝導速度が低下し，腓腹神経生検で onion-bulb 形成を認めれば典型的な疾患であり，診断は可能である．病型としては，CMT1A が多く，80% を占める．

【鑑別診断】

糖尿病性ニューロパチー(diabetic neuropathy)で腓骨神経麻痺をきたしたもの，圧迫や外傷が腓骨神経に加わって(足を組んだり，腓骨外顆の下での外傷圧迫など)垂足をきたした場合，後に述べる慢性炎症性脱髄性多発ニューロパチーで腓骨

神経麻痺を免疫機序できたした場合，膠原病による多発性単神経炎（特に結節性動脈周囲炎），脊椎や椎間板症によるL4〜S1レベルの根性圧迫による麻痺が鑑別に挙げられる．

【治療・予後】

遺伝性の疾患で，根本的な治療法はない．足の変形に対しては短肢装具を作って垂足による歩行障害を改善させる．初期にはブーツや長靴，バスケットシューズのようなものでも垂足が改善されて足の先がひっかかる症状をとることができるので，好んで長靴をはく人も多い．ゴム長靴でなくても牛革などでできたブーツは天気のよい日でも履くことができるし，女性用も男性用も市販されている．

2. Dejerine-Sottas（デジュリン・ソッタス）病

【遺伝】

本症は常染色体劣性遺伝形式を示し，末梢神経が肥厚して皮膚の上から束状に触れることから肥厚性間質性ニューロパチー（hypertrophic interstitial neuropathy）とも呼ばれる．

遺伝子異常としてP_0蛋白遺伝子変異が認められる症例と，PMP22遺伝子変異のある症例が報告されていることから，基本的にはCMT1A, 1Bの重症型と位置づけてよいと考えられる[11]．これも脱髄性ニューロパチーである．

本症は，遺伝性運動感覚ニューロパチーのうち3型（HMSN type III）として分類されている．

【臨床症候】

小児期に発症し，症状は下肢および上肢の脱力と，進行性の靴下・手袋型の感覚障害をきたす．腱反射は全般的に低下または消失する．多発ニューロパチーの型をとり，運動と感覚の両方の障害をきたす．外眼筋麻痺や瞳孔反応が障害されることもある．末梢神経の走行に沿って束状に肥大を認め，手で触れることも特徴的である．

【検査所見】

末梢神経伝導速度は著明に遅延する．髄液の蛋白増多を認める．腓腹神経生検では，onion-bulbの形成が認められ，髄鞘の低形成，節性脱髄，肥大線維，Schwann細胞の増殖，膠原線維の増加をみる．

【診断・鑑別診断】

小児期に発症し，遺伝性で手足の運動および感覚障害を認め，多発ニューロパチーの型をとる．肥大した神経線維を皮下に束状に触れることから臨床的に本症を疑い，伝導速度の著明な低下と，腓腹神経生検で診断に至る．

本症はまれな疾患であり，著者は1家系経験したのみで，上記の特徴をもつ他疾患はあまりないが，鑑別疾患として神経が肥厚する他疾患としてHansen（ハンセン）病が挙げられる．

【治療】

特効薬はなく，対症的に治療するほかはないが，進行はCharcot-Marie-Tooth病より速い．

3. X連鎖Charcot-Marie-Tooth病
（X-linked Charcot-Marie-Tooth disease：CMTX）

X連鎖Charcot-Marie-Tooth病は，原因遺伝子がX染色体上に存在する病型で，X染色体優性遺伝[12]の疾患で頻度は10%を占める．Xp13.1にあるコネキシン（connexin）32に遺伝子変異が存在する．女性発症者は，男性より症状が軽いこと，父から息子への遺伝がないことが特徴となる．コネキシン32遺伝子は，末梢ミエリン形成に役割を担っていると考えられる．

4. 家族性アミロイド多発ニューロパチー
（familial amyloid polyneuropathy：FAP）

【遺伝】

常染色体優性遺伝で伝わる多発ニューロパチーで，1952年，ポルトガルのAndrade（アンドラーデ）らによって最初に報告された．わが国ではポルトガルの症例と同様な症状をもつFAP I型が多く，地域的に熊本県と長野県に2大focusがあり，遺伝形式から一定の地域に患者が集まって存在する傾向がある．

本症は線維構造を有する特異な蛋白質であるアミロイドが神経をはじめ腎，甲状腺，喉頭，心，肝，脾などに沈着する疾患である．

【臨床症候】

両下肢より始まるチクチクとする異常感覚，温痛覚の低下が靴下状の分布で起こり，自律神経症状としては下痢・便秘の交代，立ちくらみ，排尿障害，インポテンスが高率にみられ，女性では月経異常が起こる．体重減少，健康感の消失が起こり，症例によっては嘔気や嘔吐も起こる．発症年

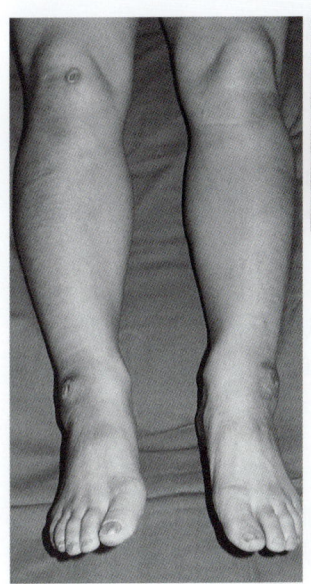

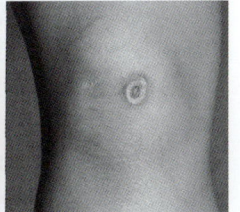

図 3-12 家族性アミロイド多発ニューロパチー：患者の下腿皮膚潰瘍

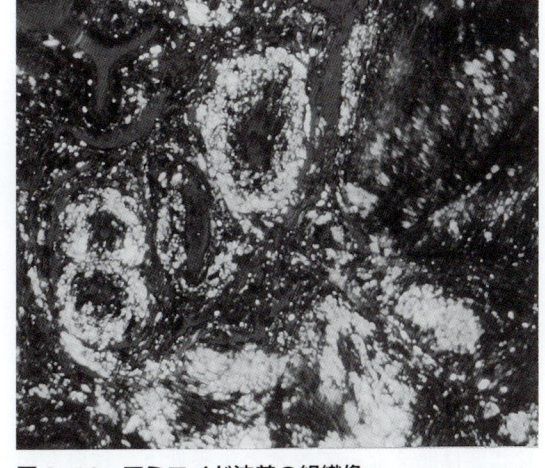

図 3-13 アミロイド沈着の組織像
アルカリコンゴレッド染色，偏光顕微鏡観察所見．カラーでは黄〜緑色に光る偏光を認め，アミロイドの沈着を確認できる．

齢は32歳前後が平均であるが，20〜50歳，まれには高齢発症もある．男女差はなく，浸透率の高い常染色体優性遺伝である．本症は進行性で，初めは自律神経と解離性感覚障害（温痛覚は低下するが，位置覚や振動覚は保たれる）を示すが，後には温痛覚以外の感覚も障害され，運動神経も侵されてさらに腎不全，心不全で全身のやせを伴って死亡することが多い[13]．

皮膚は温痛覚の障害のため，ポルトガルの症例では皮膚潰瘍が多いという．わが国の症例では図 3-12 のように下肢に皮膚潰瘍をきたした例もあるが頻度は低い．

【検査所見】

熊本県の家族性アミロイド多発ニューロパチー患者の臓器からアミロイド蛋白が抽出され，アミノ酸配列も明らかにされた．そしてアミロイド線維蛋白は127個のアミノ酸からなるトランスサイレチン（transthyretin：TTR）〔プレアルブミン（prealbumin）〕のなかで30番目のバリン（valine：Val）がメチオニン（methionine：Met）に置換した異常 TTR によって構成され，アミロイドとして末梢神経，自律神経をはじめとして心や腎や甲状腺などに沈着して障害をきたすものであることが明らかにされた．そして患者血清中にもこの異常 TTR が存在するので，ラジオイムノアッセイ（radioimmunoassay：RIA）を用いた血清診断法が確立された[14, 15]．

組織診断のためには生検組織として，直腸，胃，皮膚（アミロイド疥癬などのあるとき），甲状腺，精巣，その他肥大した臓器の生検が行われていたが，より非侵襲的には腹壁脂肪吸引生検によって18G 針で脂肪塊を得て，固定後アルカリコンゴレッド染色，偏光顕微鏡観察によってアミロイドを確認できるようになった[16]．図 3-13 にアミロイド沈着の組織像を示す．

DNA 診断も可能となり，Val[30] をコードしている GTG が ATG へ変換し Val → Met 置換していることが明らかにされたので，白血球を用いて分離した DNA を Nsi I あるいは Bal I という制限酵素で切断して，サザンブロット法を用い変異 TTR 遺伝子を検出することができる．

家族性アミロイド多発ニューロパチーの末梢神経伝導速度については，初期では計測可能であるが，発病後4年以降は下肢では腓骨神経などでは測定できなくなるほど障害が強い．上肢では測定でき，初めは正常，4年経過後は正常下限，17〜18年経過後では 20 m/sec 台に低下するが，上肢では計測できることが多い．そして M 波の振幅が小で，軸索変性型のニューロパチーである．髄鞘は二次的に障害されるので伝導速度も相当に

低下してくる．特に両下肢が先に障害され次に上肢にも障害が起こる．感覚神経伝導速度は，初期では計測できるが，軸索変性型のニューロパチーでは，他の疾患でもそうであるが，M 波振幅が低下して計測不能になる．

神経以外に心電図や心機図をとる[13]と，種々の伝導ブロック，不整脈，左室拍出力の低下が疾患の進行とともに強くなり，心不全で死亡したり，また腎にもアミロイドが沈着し腎不全で死亡することもある．

消化管にもアミロイド沈着が起こるので栄養も悪く，やせが進み，下痢も頻回に生じるので，全身状態は悪くなって脱水と栄養低下，貧血も起こってくる．一般的な血球算定，血液生化学，尿検査，心電図，腎機能なども追跡しながらみていくとよい．そのつど対症的に患者の状態に応じてケアをしていくことになる．

【診断・鑑別診断】

家族歴のあるニューロパチーで下肢の異常感覚と自律神経障害，温痛覚が障害されているが位置覚と振動覚は初期に保たれていることをポイントにおけば診断を思いつくことができる．現在では血清の RIA による異常 TTR 検出，または DNA 診断，腹壁脂肪吸引生検による組織診断で確定できる．現在では血清 RIA により，長野，熊本以外に北海道，東京，埼玉，山梨，愛知，三重，京都，広島，長崎にも家族性アミロイド多発ニューロパチー家系が散在していることが明らかになっている．

世界的には $Val^{30} \rightarrow Met$ の 1 アミノ酸置換を有する異常 TTR によって起こる家族性アミロイド多発ニューロパチーはポルトガル，日本，スウェーデン，オランダ，ギリシャ，イタリアに認められる．

その他の位置での異常 TTR は 11 種以上知られており，ユダヤ人にみられる家族性アミロイド多発ニューロパチー(TTR の 33 番目のフェニルアラニン→イソロイシンに置換；$Phe^{33} \rightarrow Ile$)，米国マリーランド，ドイツにみられる家族性アミロイド多発ニューロパチー(TTR の 58 番目のロイシン→ヒスチジンに置換；$Leu^{58} \rightarrow His$)，スイス，米国の家族性アミロイド多発ニューロパチー(TTR の 84 番目のイソロイシン→セリンに置換；$Ile^{84} \rightarrow Ser$)などが代表的なもので，さらに発見は時代とともに増している．

鑑別診断としては感覚と自律神経系の両方の症状が起こる疾患を挙げると，糖尿病，遺伝性感覚自律神経性ニューロパチー 1 型などがある．上記診断の項で述べたような手順で家族性アミロイド多発ニューロパチーの診断を進めれば鑑別は容易である．

【治療・予後】

本症は難病で，特効薬はない．ジメチルスルホキシド(dimethyl sulfoxide：DMSO)の皮膚塗布または経口投与によってアミロイド線維を溶解しようという試みがなされて，多少効果はあるが，完治するまでには至らない．したがって，血清 RIA によって早期診断を行って 32 歳前後で本症が発症する前から血清診断を行えば，遺伝指導をして次の世代へ異常な遺伝子を伝えないですむ．特効薬がないので，適切な遺伝相談を十分な人道的配慮をもって地域の人たちの協力と理解に基づいて行うのがよいと考えられる．

本症の予後は悪く，自然経過では発症後 15～20 年後に全身の諸臓器にアミロイドが沈着し心不全，腎不全で死亡することが多い．

最近の治療としては，肝移植がある[17]．罹病期間 5 年以上になると，アミロイドの沈着が腎や心，その他全身諸臓器に及ぶので，肝移植を施行する場合はできるだけ早期に行ったほうが効果的である．術後は血清の異常 TTR は低下し，自律神経症状や異常感覚は改善するが，他覚的な感覚の改善は遅れる．日本では兄弟からドナーを探して，肝の左葉を患者に移植するという生体部分肝移植が行われている．

■トピックス：ビンダケル®カプセル[18-20]

トランスサイレチン(TTR)型家族性アミロイドニューロパチー(国内患者 130 名)では，TTR の遺伝子変異により前駆蛋白である TTR 4 量体の解離および変性が生じる結果，アミロイドが神経，心臓，腎臓，消化管などの全身臓器に沈着して機能障害をきたす．有効な治療には肝移植しかなかったが，ビンダケル®(タファミジスメグルミン)が 2013 年 9 月に希少疾病用医薬品の指定を受けた．この薬は TTR 4 量体の解離を抑制することによって安定化して，アミロイド線維の蓄積を抑制することによって，病気の進行を抑える．この難病が内服薬で治療介入できるようになった．用法は 1 カプセル(20 mg)を 1 日 1 回内服する．

VI. 栄養障害性末梢神経障害—ビタミン欠乏性ニューロパチー

1. ビタミン B_1 欠乏性ニューロパチー，アルコール性ニューロパチー
（alcoholic neuropathy）

脚気ニューロパチー（beriberi neuropathy）はビタミン B_1 の欠乏で起こる．現在のわが国では一人暮らしで栄養摂取に偏りのある若年者や，中高年者ではアルコール依存症に合併してみられることが多い．

【原因】
中学生や高校生にみられる場合は，栄養摂取不良によるもので，肉や牛乳を嫌い，食事がインスタント食品に偏り野菜などの摂取が不足していると食欲が落ちる夏にはビタミン B_1 が特に欠乏し，症状が現れることが多い．妊婦ではつわりがひどくて嘔吐が続き，摂食不良でビタミン B_1 欠乏になり，点滴を受ける際ブドウ糖の輸液の中にビタミン B_1 を入れないでおくと，糖の代謝でビタミン B_1 がさらに体から失われて，後述するWernicke-Korsakoff（ウェルニッケ・コルサコフ）症候群をきたす例もある．

アルコール依存症患者では，ビタミン B_1 のみでなく他のビタミンも欠乏することが多い．アルコール依存症患者では，食事をしないで朝からアルコールを飲み，お金が少しでも入れば食物を買う前にアルコールを買って飲む．ビタミン B_1 を摂取しないばかりかアルコールを代謝するため使われてしまう．末梢神経の障害としては多発ニューロパチー，中枢神経系ではWernicke-Korsakoff症候群が起こる．

【臨床症候】
ニューロパチーとしては，ビタミン B_1 欠乏では多発ニューロパチーの型をとり，上肢より下肢に強く症状が出現し，いわゆる靴下状の分布でジンジン感，疼痛，感覚低下，脱力が起こり，上肢にも下肢よりは軽度に手袋状に運動感覚の障害が起こる．末梢神経は病初期感覚が低下する以外ジンジンしたりビリビリしたりする刺激症状が起こり，疼痛も自発的に下肢末梢で強く，日中は仕事でまぎれるが，夜間はこのジンジン感で悩まされると患者は訴える．

治療を行えば，症状は1～2か月の経過でよくなってくることが多い．表在感覚のみでなく振動覚や位置覚も障害される．

ビタミン B_1 欠乏の中枢神経に及ぼす障害は，アルコール依存症の患者でみられることが多く，ビタミン B_1 欠乏の程度も最も著しい．Wernicke-Korsakoff症候群では眼球運動障害，眼振，両下肢の運動失調症，記銘力低下，失見当識，作話症が起こる．そのほか，中心性橋脱髄症，アルコールてんかん（体からアルコールが抜けていくときに起こる）などの障害をきたす．

【検査所見】
血中ビタミン B_1 およびトランスケトラーゼ（transketolase）活性低値を示す．

【診断・鑑別診断】
食事の習慣，生活環境，偏食，アルコール依存症などの既往を明らかにし，上記の症候に注意して血中ビタミン B_1 低値やトランスケトラーゼ低値を認めれば診断できる．

鑑別すべき他疾患にビタミン欠乏症，薬物による中毒性ニューロパチー，代謝性ニューロパチーが挙げられる．

【治療・予後】
ビタミン B_1 の補給を行えばよいわけであるが，アルコール依存症でWernicke脳症の場合は急性期にビタミン B_1 を静脈注射や筋肉注射で緊急に投与するとよい．経口投与してもアルコール性胃炎などのため十分に吸収できないことがある．

（注意：まれではあるが，ビタミン B_1 は他のビタミン製剤には記載のないアナフィラキシーショックが静脈注射や筋肉注射後に起こった例が報告されているので，大量にビタミン B_1 を静脈注射するときには心停止に注意のこと．）

筆者は米国でレジデント時代に多数のアルコール依存症による神経系合併症を診療したことがある．Wernicke-Korsakoff症候群ではビタミン B_1 100～300 mg筋肉注射し，100～300 mg点滴静脈注射する．これを数日行って眼振や眼球運動障害，下肢の失調性歩行が改善して，無欲状態からも回復してくると，経口的に十分なビタミン B_1 補給を続けるとよいのであるが，アルコールを絶

つことが最もむずかしいと経験しているので，再発を予防するには，ただビタミン B_1 を補給するのみでなく，やはり家族と家庭の味を楽しみながら手作り料理を偏食なくとることが望ましい．

アルコール性ニューロパチーはビタミン B_1 欠乏性ニューロパチーの程度の強いもので，アルコールの神経毒性によるものとは考えない．栄養摂取が悪いために B_1 以外のビタミン B 群欠乏も同時に起こっていることが多い．

2. ビタミン B_6 欠乏性ニューロパチー

【原因】

低栄養状態におかれたときや，抗結核薬のうちイソニアジド(isoniazid：INH)を使用しているときにビタミン B_6 の欠乏が起こりやすい．

【臨床症候】

両下肢遠位部のジンジンする異常感覚や表在感覚低下がみられ，感覚障害のほうが栄養障害より強く起こる．

一般に身体的には皮膚および粘膜症状として脂漏性・落屑性皮膚炎が口や眼に起こったり口内炎や舌炎が起こる．

【検査所見】

末梢血では小球性低色素性貧血がみられる．血中ビタミン B_6 値の低下が認められる．

【診断・鑑別診断】

感覚優位の多発ニューロパチーで，低栄養，小球性貧血，皮膚および粘膜症状などに注目すれば診断できる．

鑑別としては，他のビタミン欠乏症，ペラグラなどがある．薬物によるビタミン B_6 欠乏症の原因としてイソニアジド，サイクロセリン(cycloserine：CS)，ペニシラミン(penicillamine)〔Wilson(ウィルソン)病に用いたり，関節リウマチ(rheumatoid arthritis：RA)の治療に用いられる〕などはビタミン B_6 と結合して，不活性の化合物をつくる．

【治療】

ビタミン B_6 を投与する．イソニアジドなどの薬物を用いる際は，初めからビタミン B_6 も 10〜30 mg/日投与する．

3. ビタミン B_{12} 欠乏性ニューロパチー

【原因】

本症は，悪性貧血や胃切除術後の吸収障害で起こることが多い．

【臨床症候】

症状としてはやはり両肢遠位部より始まるジンジンする異常感覚，表在感覚低下，次いで位置覚，振動覚の低下が起こる．末梢神経のみならず，脊髄後索と側索の障害が起こり，これは亜急性脊髄連合性脊髄変性症(subacute combined degeneration of the spinal cord)として知られている．後索障害による位置覚低下，Romberg(ロンベルク)徴候，運動失調のほかに側索障害による腱反射亢進，病的反射出現，痙性麻痺などの神経徴候がみられる．

【検査】

末梢血では大球性高色素性貧血，過分葉好中球の出現がみられる．血清ビタミン B_{12} 低値，Schilling(シリング)試験によって診断をつける．

【診断・鑑別診断】

上記の神経症状，大球性貧血，血清ビタミン B_{12} 低値などより診断は比較的容易である．消化器症状では食欲不振，胃のもたれ，嘔気，嘔吐，舌の乳頭萎縮なども診断の助けになる．

鑑別には他のビタミン欠乏症，葉酸欠乏症などでは大球性貧血を伴うが，ビタミン B_{12} 欠乏症のような症状は呈さない．また脊髄症(ミエロパチー)では，多発性硬化症で脊髄を障害された場合には症状が似てくるので鑑別を要する．髄液検査や脊髄 MRI は鑑別の助けになる．HAM(HTLV-I associated myelopathy)症候群は，ヒト T リンパ球向性ウイルス(human T-cell lymphotropic virus：HTLV)感染に伴う緩徐進行性のミエロパチーで痙性対麻痺をきたし，初期に両下肢の感覚性ニューロパチーと膀胱直腸障害をきたし，次第に痙性歩行が強くなるが，血液と髄液の HTLV-I 抗体が陽性であることが診断の決め手となるので，似た症候の場合は抗体価を検査する．

【治療】

ビタミン B_{12} の非経口投与をまず行う．1,000 μg を週 1〜3 回筋肉注射し，1〜2 か月後に維持量として 2〜3 か月に 1 回 1,000 μg 筋肉注射する．

4. ペラグラ(pellagra)

【原因】

ニコチン酸が欠乏するとペラグラが発生すると

いわれているが，ニコチン酸のみでなく他のビタミンB複合体の欠乏も伴っている．ニコチン酸は生体内でトリプトファンから生合成が可能であるが，トリプトファンの摂取も不足である場合に本症が起こる．

【臨床症候】

末梢神経障害は感覚および運動の両方を含む多発ニューロパチーの型をとる．そのほかペラグラの3徴である皮膚炎，認知症，下痢（3つのD：dermatitis, dementia, diarrhea）がみられる．

【検査所見】

末梢血で大球性貧血をきたす．末梢神経伝導速度も診断の助けになり，多発ニューロパチーの所見を呈する．

【診断・鑑別診断】

皮膚炎，認知症，下痢の3徴があり大球性貧血があって運動と感覚両方を障害する多発ニューロパチーということで診断は困難ではない．鑑別診断としては症状が出そろっているときにはほかにあまりないが，アミノ酸尿症，ビタミンB_{12}欠乏症，葉酸欠乏症，甲状腺機能低下症などとは鑑別を要することもある．これらは認知症とニューロパチーをきたしうるからである．

【治療】

トリプトファンを含む蛋白質を十分にとり，ニコチン酸アミドを投与する．ビタミンB複合体も欠乏していることが多いので，ビタミンB_1，B_2，B_6，B_{12}を投与する．

VII. 炎症性ニューロパチー

1. Guillain-Barré（ギラン・バレー）症候群

【発症機序】

上気道感染や，下痢などの胃腸症状が50％の症例で先行し，1～2週間後に両下肢の脱力が上行するように進行し，運動麻痺を主体とするニューロパチーである．脱髄性ニューロパチーで何らかのウイルス感染や細菌感染があって，その後末梢神経の髄鞘を場としたアレルギー反応が起こり，運動神経および位置覚や振動覚を伝える比較的大きい径の有髄感覚神経が，Ranvier（ランヴィエ）絞輪およびその周辺で障害される．運動神経の障害が主であるが，症例によっては両下肢ではなくて両上肢から症状が始まったり，位置覚の障害のために失調性歩行で症状が始まったりすることもある．また本疾患は，髄鞘が障害されて伝導速度が低下する型のニューロパチーが典型的であるが，なかには軸索変性型も散見される．

【臨床症候】

先行する感染症は急性ウイルス感染症が多いが，マイコプラズマ（*Mycoplasma*）やGram（グラム）陰性桿菌による感染後に発症する例もある．多くは上気道炎や，下痢のあと1～2週間後に下肢から脱力が上行して両上肢にも脱力が起こり，呼吸麻痺をきたしたり，両側の顔面神経麻痺をきたすこともある．はしか，風疹，水痘後や，種痘などワクチン接種後に発症することもある．

本症は脱髄性ニューロパチーであるので，感覚系では軽度の位置覚低下，振動覚低下をきたすことはよくある．温痛覚は無髄神経線維なので，比較的よく保たれることが多い．腱反射は消失する．呼吸麻痺はあっても軽いことが多いが，症例によってはレスピレータが必要になることもある．膀胱直腸障害は起こらないことが多いが，軽度に起こることもある．

自律神経障害としては，頻脈，起立性低血圧，または反対に高血圧が起こることがある．

【検査所見】

末梢神経伝導速度は低下する症例が多いが，例外的に軸索変性型の症例で伝導速度は正常でM波振幅が低下する例があり，症例報告されている．下痢を前駆症状とした場合は，便培養検査でカンピロバクタージェジュニ（*Campylobacter jejuni*）というGram陰性桿菌が分離されることがあり，軸索変性型のニューロパチーをきたすことが多い[21]．

髄液検査では細胞数は正常であるが蛋白が上昇して，いわゆる蛋白細胞解離（albuminocytologic dissociation）を示す．これは本症に特徴的所見である．しかし，蛋白上昇は，神経症状が出現した日から高いわけではなく，数日後に蛋白が上昇し始めて，4～6週後に最も高値を示す．

【最近の進歩】

1992年にIlyasら[22]により，本症および後に述べる慢性炎症性脱髄性多発ニューロパチー（chronic inflammatory demyelinating polyneuropathy：

CIDP)において血清中免疫グロブリン(immunoglobulin)IgG 分画に抗糖脂質抗体が見いだされ，具体的には Guillain-Barré 症候群患者 53 例中 36 例(67%)，慢性炎症性脱髄性多発ニューロパチー患者 16 例中 8 例(50%)において，このような抗体を認めた．この自己抗体は末梢神経に免疫学的機序によって障害を与えている．抗糖脂質抗体には LM1, G_{M1}, G_{D1b}, G_{D1a}, G_{T1b}, G_{M2}, G_{M3}, SGPG, サルファチド, そのほかまだ決定できないものに対する自己抗体がある．そして Guillain-Barré 症候群では単一の抗体ではなく複数の抗体を血清中に見いだす症例も 1/3 にあり，末梢神経の 2 つ以上の抗原に対する自己抗体を作っている症例もあることが明らかになってきている．また，臨床症状がよくなるにつれて自己抗体は低下してくることから，病態と自己抗体は因果関係をもっていると考えられる．これらの抗体価を測定することも検査として重要である．

【診断・鑑別診断】

上気道感染や下痢症または発疹性のウイルス感染症のあと，1〜2 週後に両下肢(または症例によっては両上肢)から上行する運動麻痺をきたし，髄液の蛋白細胞解離，末梢神経伝導速度の低下を認めるので，このような特徴をとらえれば診断は比較的容易である．鑑別疾患としては，急性横断性脊髄炎(レベルのある運動，感覚障害と膀胱直腸障害，髄液の細胞数増多と蛋白の増加の両方がある)，低カリウム血性周期性四肢麻痺(血清 K 低値のデータがないと四肢の運動麻痺が下肢から上行するので，似ている所見を呈するので鑑別を要する)がある．

【治療・予後】

本症の予後はよく，4〜6 か月以内に 85% の患者が満足のいく回復を示す．よいときには 1〜2 か月で歩行もでき退院する症例もしばしば経験している．しかし，なかには呼吸困難をきたし，レスピレータを必要とする重症例もある．

治療法として，以前は経口投与の副腎皮質ステロイド療法，筋肉注射による副腎皮質刺激ホルモン(adrenocorticotropic hormone：ACTH)，メチルプレドニゾロン(methylprednisolone)を用いたステロイドパルス療法が行われたが，これらの臨床効果は，1999 年以後になって科学的に検討されて，偽薬(placebo)と有意差がないことが示され

てきた．現在有効とされる治療法には，①血漿交換療法と，②免疫グロブリン大量静脈注射療法の 2 つがある[23]．

1) 血漿交換(plasma exchange)療法

1〜2 週間かけて計 4 回の単純血漿交換を行う．

発症後 4 週間以内で独歩不可能な患者に適応となるほか，発症 2 週間以内の独歩可能な患者にも適応となる．軽症例は 2 回，5 m 以上歩けない中等症以上では合計 4 回行う．

2) 免疫グロブリン大量静脈注射(intravenous immunoglobulin：IVIG)療法

Ig を 1 日に体重 1 kg あたり 400 mg を 4〜6 時間かけてゆっくり点滴静脈注射し，これを合計 5 日行う治療法であるが，血液の浸透圧が高くなるので，心筋梗塞や脳血栓症を予防するために，十分な輸液とともに行う必要がある．発症 2〜4 週間以内で，介助がないと歩行できない患者に適応となる．

この 2 つの治療効果を比較検討すると，Guillain-Barré 症候群の症状を改善する効果に差がない．血漿交換のあと IVIG 療法を併用しても単独療法以上の治療効果はないので，どちらか片方を選んで行えばよいことが治療研究で示されている[20]．IVIG 療法のほうが簡便であるので，最近はこの治療法を第一選択とする場合が多い．

【経過中の注意点】

肺機能，心機能に気をつけ，感染症の合併を防ぎ，起立性低血圧やショックの管理を行って合併症を予防することが大切である．本症では自律神経の障害も起こるので，低血圧，頻脈などにも気をつける．

急性の神経疾患では呼吸管理，循環系の管理，排尿障害の管理，よく合併しやすい肺炎，尿路感染，褥瘡の予防を初めから念頭において早めに対処する．

経過中，髄液の蛋白が多い症例で特にみられるが，眼底でうっ血乳頭をきたすことがある．Guillain-Barré 症候群の髄液蛋白は 40〜60 mg/dL と軽度に上昇する例が多く，実際の経験ではうっ血乳頭の症例は多くないが，その存在を知っていてときどき眼底検査を行うようにする．入院直後の髄液蛋白が高くなくても 1〜2 週間後に再検査すると高くなってくることがあるので，発症後 4〜6 週後に髄液蛋白がピークになることは覚

えておく必要がある．

2. Fisher（フィッシャー）症候群

【発症機序】
最近の免疫学的進歩，抗糖脂質抗体（抗 G_{Q1b} IgG 抗体）

1993 年，わが国の Chiba ら[24]により本症の 3 徴といわれる，①外眼筋麻痺，②小脳性運動失調，③腱反射消失について免疫学的にいかに説明するかの試みとして新しい発見が発表された．

本症患者の血清中に 23 例中 22 例において，抗 G_{Q1b} IgG 抗体が存在し，神経症状の出た 1～2 日後に抗体価は高値を示し，本症候群の外眼筋麻痺に関しては抗 G_{Q1b} 抗体が動眼神経の末梢部分で Ranvier 絞輪およびその周囲に付着し，免疫学的機序によって末梢神経伝導ブロックを起こし，眼筋麻痺が起こると考えるに至った．Ranvier 絞輪には Na^+ チャネルが存在し，神経の興奮を伝えるのに大切な部位で，この部位に抗体が付着すると，伝導ブロックが起こる．

Fisher 症候群は Miller Fisher 症候群ともいわれ，その疾患の位置づけとしては，Guillain-Barré 症候群の亜型であって，感染後のアレルギー反応，免疫学的機序で自己抗体が末梢神経を障害しているものである．眼筋麻痺については CN Ⅲ，Ⅳ，Ⅵの中枢で起こっているのか，末梢かについては必ずしもはっきりしていなかったが，上記 Chiba らの研究[21]で，動眼神経に関しては末梢での障害であり，中枢の障害ではないことが示された．

【臨床症候】
上気道感染または下痢症などのウイルス感染症後に 3 徴 ─ ①外眼筋麻痺（患者は複視を訴える），②小脳性運動失調（患者はフラフラしてよく歩けないと訴える），③腱反射消失（患者の訴えはなく，医師が腱反射をみて陰性になっている）─ がみられる．そのほか筆者の経験では四肢の脱力，経過中に下部脳神経（CN Ⅸ，Ⅹ，Ⅻ）の不全麻痺が起こって，嚥下困難，嗄声，構音障害をきたしたり，両側顔面神経（CN Ⅶ）の麻痺が加わることもある．

【検査】
1）髄液検査

細胞は正常，蛋白上昇を認める．この点は Guillain-Barré 症候群と同様，蛋白細胞解離が特徴的である．

2）抗糖脂質抗体（抗 G_{Q1b} IgG 抗体）

神経症状の最も強くなる前から抗体価が上昇し，症状が出た 1～2 日後の急性期に高値となる．

【診断・鑑別診断】
上記 3 徴と髄液の蛋白細胞解離より，本症を思いつけば比較的容易に診断できるが，頻度は高くない疾患で Guillain-Barré 症候群を 200 例経験すると 1 例 Fisher 症候群に出会うくらいである．筆者が最近経験した症例では，外眼筋麻痺で，歩行に際して失調があり，腱反射はすべて陰性であり，入院中，脳神経麻痺は CN Ⅲ，Ⅳ，Ⅵにとどまらず，CN Ⅶ，Ⅸ，Ⅹ，Ⅻに及び，嚥下困難もきたして一時は脳幹脳炎も考えさせられた．しかし運動失調，腱反射低下，四肢の軽い脱力なども含め，副腎皮質ステロイド薬を用いて約 2 か月の経過で完全によくなった．この症例は脳神経について外眼筋麻痺より広範な障害がみられたが，疾患を全体的にみるとやはり Fisher 症候群であったと考えている．

鑑別としては，重症筋無力症，脳幹脳炎，ウイルス感染症後の小脳炎〔急性小脳性運動失調（acute cerebellar ataxia）〕，Guillain-Barré 症候群のなかでも後根症状が強く出たいわゆる失調型（ataxic form，位置覚の障害が強い型で位置覚低下による失調症が起こる病型）が挙げられる．鑑別のため，初診で本症をみたときにはテンシロン〔エドロホニウム塩化物（edrophonium chloride）〕テストをすぐ行って外眼筋麻痺が重症筋無力症によるものでないことを確認する．

【治療・予後】
予後は良好で，治療は Guillain-Barré 症候群と同様に行えばよい．

なお，筆者が経験した患者で 16 歳女子高校生は，かぜのあと小脳性運動失調症が起こり，構音障害，失調性歩行を主訴とした．ここで鑑別に入れたウイルス感染症後の小脳炎に相当し，経過は 2～3 週間で回復している．Fisher 症候群は回復に 2～3 か月要し，前者より回復に要する時間はかかるが，予後はよいといえる．脱髄性疾患は軸索が保たれるので，再びミエリンが作られれば回復する．したがって，免疫学的機序で自己抗体の産生を阻止するような治療を行えばよい．血漿交換法（抗体を除いてしまう），IVIG 療法（高価であるのが難点）などの治療法のなかで，症例に応

じて選ぶ．軽症例では，経過を追って自然に軽快する場合もある．

3. 慢性炎症性脱髄性多発ニューロパチー
   (chronic inflammatory demyelinating polyneuropathy：CIDP)

【発症機序】

この疾患は慢性，再発性に経過する脱髄性ニューロパチーで，再発性 Guillain–Barré 症候群，慢性再発性多発神経根ニューロパチー，副腎皮質ステロイド依存性多発神経炎などと呼ばれていたものである．やはり機序としては自己抗体ができて，免疫学的機序で，脱髄性ニューロパチーが起こり，1回のエピソードではなく，再発性に何回もいろいろな神経に脱髄性の運動および感覚障害を起こしてくる[25]．

抗 G_{M1} 抗体：本症でも抗 G_{M1} 抗体は血清で高値を示し，末梢神経の Ranvier 絞輪部位やその近くに沈着し，髄鞘を破壊したり，Na^+ チャネルに作用して伝導ブロックを起こす機序が考えられている．

【臨床症候】

症状としては運動と感覚の両方が障害され，1回限りのエピソードではなく6か月〜年余にわたり症状が出現してくる点が Guillain–Barré 症候群（急性で1回限りのエピソード）と異なる．この疾患もステロイド療法で回復するが，減量していくと再び症状が強くなるという点でステロイド依存性多発神経炎と呼ばれたことがあった．今では慢性炎症性脱髄性多発ニューロパチーと統一されている．

【検査】

末梢神経伝導速度が低下する脱髄性ニューロパチーである．慢性経過のため筋萎縮も認められ，運動および感覚神経両方に伝導速度の低下がある．髄液では蛋白細胞解離を認める．血清では，最近抗 G_{M1} 抗体を測定できるようになり，抗体価の上昇を認めれば，診断の補助となる．

【診断】

基本的には慢性に経過する脱髄性の運動および感覚障害の両方をきたす多発ニューロパチーである．診断基準を表 3-4 に示す．血清抗 G_{M1} 抗体を検査すれば高値を示し，診断的にも有用である．腓腹神経生検を行えば脱髄性ニューロパチーで，免疫組織化学染色ができれば，Ranvier 絞輪および傍絞輪部 (paranodal area) に抗 G_{M1} 抗体が沈着していることを証明できる時代となった．

【鑑別診断】

慢性に経過する運動・感覚性ニューロパチーは鑑別疾患に入る．また，主に運動系に注目すると慢性経過のため筋萎縮も著明になることから，運動ニューロン疾患も鑑別する必要がある．主に下肢に障害をきたす症例では，圧迫性ニューロパチーや，Charcot–Marie–Tooth 病も鑑別する必要がある．慢性炎症性脱髄性多発ニューロパチーの症例で抗 G_{M1} 抗体陽性であった例を図 3-14 に示す．

【治療・予後】

副腎皮質ステロイド療法は約 30% の症例では無効で，血漿交換療法も 50% の症例で無効である．免疫抑制薬が効果のある症例もある．上記すべてが無効の場合は高価ではあるが人免疫グロブリン大量静脈注射療法が有効なことがある．過去1年間に筆者らは6例の本症患者を経験した．治療にあたっては，①副腎皮質ステロイド療法，②ステロイドパルス療法，③血漿交換療法，④人免疫グロブリン大量静脈注射の順に試みている．初期に診断がついて治療を行った例は①，②，③が無効でも④が有効で完全寛解した1例を経験したが，慢性の症例で10年以上他施設で経過し，筋萎縮が著明になってから治療を行ったような場合は反応が悪く，筋萎縮も回復しない例が多い．

予後は初期に治療すれば良好なこともあるが，慢性に経過してからでは予後不良という印象をもっている．

4. Lewis–Sumner（ルイス・サムナー）症候群

【発症機序】

本症候群は 1982 年に Lewis と Sumner ら[26]が5症例の報告をし，脱髄性ニューロパチーで，発症機序としては免疫学的異常によって神経走行のいろいろな部位において伝導ブロックが起こっている多発性単神経炎で，主に上肢の正中神経と尺骨神経を障害し，なかにはある時期下肢の腓骨神経を障害することもある．

多発性単神経炎であるから，症状は非対称性に出現し，伝導ブロックが慢性的に起こるので筋萎縮を認め，上肢に症状が強い．腱反射は上肢で陰

表 3-4 慢性炎症性脱髄性多発ニューロパチー（CIDP）の診断基準

Ⅰ．臨床所見
  A．必須項目
    1．四肢のうち一肢以上に，末梢神経障害によると思われる運動感覚障害がある．まれには，運動障害あるいは感覚障害のみのこともある．経過は進行性ないしは再発性である．少なくとも2か月以上にわたる進行がある
    2．深部反射の減弱ないし消失がある．これは通常，四肢のすべてでみられる
  B．支持項目
    1．大径線維障害に基づく感覚障害のほうが，小径線維障害に基づくそれより優位である
  C．除外項目
    1．手足の切断，網膜色素変性症，魚鱗癬，末梢神経障害を起こすことが知られている薬物や有毒物質に曝露された病歴，遺伝性ニューロパチーの家族歴がない
    2．レベルのある感覚障害がない
    3．明らかな括約筋障害がない

Ⅱ．生理学的所見
  A．必須項目
  末梢神経中枢部をも含めた伝導検査で，脱髄課程が優位であることが示されること．すなわち，以下の4項目のうち3項目以上が証明されること
    1．2つ以上の運動神経で，伝導速度の遅延がある
    2．1つ以上の運動神経で，部分的伝導ブロックあるいは異常な時間的分散がある
    3．2つ以上の末梢神経で，遠位潜時の延長がある
    4．2つ以上の運動神経で，F波が欠如するか，F波の最小潜時の延長がある
  B．支持項目
    1．感覚神経伝導速度の遅延がある
    2．H波が欠如している

Ⅲ．病理学的所見
  A．必須項目
    1．末梢神経生検で，明らかな脱髄と髄鞘の再生の所見がある
  B．支持項目
    1．神経周膜下あるいは神経内膜に浮腫がある
    2．単核細胞の浸潤がある
    3．onion-bulb形成がある
    4．神経束ごとに脱髄の程度に大きな差がある
  C．除外項目
    1．血管炎，ニューロフィラメントの蓄積により腫大した軸索，アミロイド沈着，白質ジストロフィーや他の特定のニューロパチーの診断を示唆するような細胞質内封入体がない

Ⅳ．髄液所見
  A．必須項目
    1．細胞数が，血清HIV抗体陰性の患者で10/μL以下，陽性の患者で50/μL以下
    2．VDRLテストが陰性である
  B．支持項目
    1．蛋白量が増加している

判定基準
  definite ：ⅠのAとC，ⅡのA，ⅢのAとC，ⅣのAを満足するもの
  probable ：ⅠのAとC，ⅡのA，ⅣのAを満足するもの
  possible ：ⅠのAとC，ⅡのAを満足するもの

HIV：human immunodeficiency virus（ヒト免疫不全ウイルス），VDRL：Venereal Disease Research Laboratory（米国性病研究所）．
(Ad Hoc Subcommittee of the American Academy of Neurology AIDS Task Force)

性，下肢では保たれることが多い．
  もし人名を用いなければ，この症候群は持続性伝導ブロックを伴う多巣性脱髄性ニューロパチー（multifocal demyelinating neuropathy with persistent conduction block）といえる．

【臨床症候】
  6か月～年余にわたり，慢性に起こる上肢を中心とした多発性単神経炎で，運動障害が主体であ

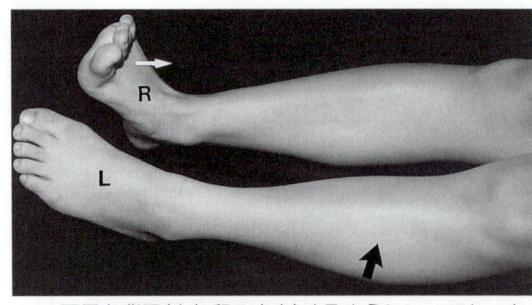

a．両足を背屈（白矢印の方向）するようにいっても，左下肢は垂足（footdrop）のため背屈できない．左の前脛骨筋など腓骨神経支配の筋萎縮（黒矢印）がある．

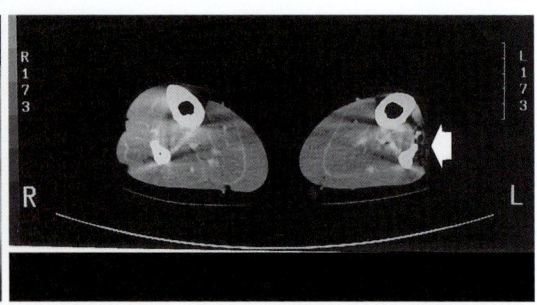

b．骨格筋 CT では下腿で左の前脛骨筋の萎縮（白矢印）が著明．

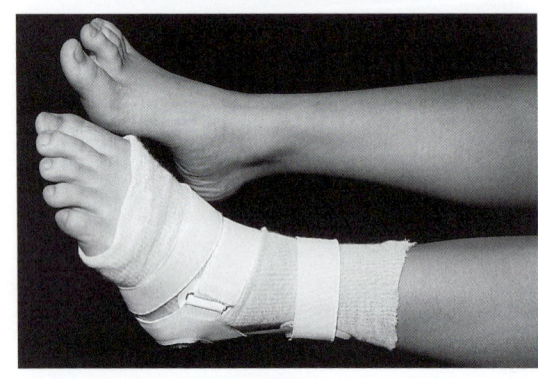

c．垂足に対して，短下肢装具をつけると，爪先がひっかからなくなるので歩行しやすくなる．

図 3-14 慢性炎症性脱髄性多発ニューロパチー（CIDP）の症例で抗 G_{M1} 抗体が陽性であった例
左腓骨神経の障害が強く前脛骨筋の萎縮が著明．左腓骨神経麻痺：左腓骨神経の運動神経伝導速度は 30.7 m/sec と低下（正常 > 43 m/sec）．

り，正中神経に伝導ブロックがあるときには母指球筋の萎縮が起こり，尺骨神経に伝導ブロックがあるときには小指球筋や背側骨間筋に萎縮と脱力を認める．なかには経過中下肢の腓骨神経にも伝導ブロックが起こって前脛骨筋や長母趾伸筋に脱力や萎縮が生じて垂足をきたす．運動障害は左右非対称性である．

感覚障害は上肢にしびれ感，疼痛などの自覚症状をきたすことがある．

【検査】
1）末梢神経伝導検査

末梢神経伝導検査を行うと，遠位部の神経刺激では M 波は出現するが，近位部では M 波が出現しなかったり，振幅が著明に低下する．つまりある神経の走行において，伝導にブロックが起こっているわけである．しかも一時的ではなく，伝導ブロックが持続することにこの疾患の特徴がある．伝導ブロックの原因は脱髄で，その機序は免疫学的異常による．

2）血清抗体検査

1988 年，Pestronk ら[27]によって 2 症例が報告され，血清中に抗ガングリオシド抗体が見いだされた．

したがって検査としては，酵素免疫吸着測定法（enzyme-linked immunosorbent assay：ELISA）で血清の抗 G_{M1} ガングリオシド抗体を見いだすと診断の助けになる．

【診断・鑑別診断】

末梢神経伝導検査は特に重要で，多発性単神経炎の患者を診たときには非対称に上肢の障害があり，遠位神経刺激では M 波が出るが，近位に刺激を移動すると M 波が出現しなくなることや，振幅が著明に低下する場合，伝導ブロックを考えて本症を疑う．血清の抗 G_{M1} ガングリオシド抗体を検査し，高値を示すが，治療によって正常化する．髄液の蛋白は慢性炎症性脱髄性多発ニューロパチーと異なり，本症では上昇しないのが原則であるが，42 mg/dL とか正常値（20～40 mg/dL）よりごくわずかに上昇することはあ

る．脳神経の障害をきたして構音障害や舌の萎縮をきたすこともあるので注意する．

鑑別診断としては運動ニューロン疾患が挙げられる．手の母指球筋の萎縮や脱力，手でペンが持てない，そして次に9か月～1年後には垂足，次に舌の萎縮と構音障害をきたした伝導ブロックによる多巣性脱髄性ニューロパチーは，まるで運動ニューロン疾患のようである．難病である運動ニューロン疾患に対して，本症候群は治療すればよくなる可能性のある疾患なので，見逃してはならない．

【治療・予後】

1992年，Kajiら[28]によって2症例が報告され，治療としてステロイド療法や血漿交換療法，シクロホスファミド(cyclophosphamide：CPA)(免疫抑制薬)は無効で，IVIG療法(5g/日，3日間を2週ごとに行う)によって1か月後に改善したという報告がある．シクロホスファミドが有効であった症例報告もあるが，何をやっても無効で，筋萎縮と脱力が続くことも多く，治療は試みるが，予後不良のことも多いといえる．しかし運動ニューロン疾患よりも予後はよく，治療しうるので，鑑別をしっかり行い，障害された末梢神経のどこに伝導ブロックがあるか，ていねいに末梢神経伝導検査を行う必要がある．上肢では伝導ブロックが腋窩で起こることもあり，神経刺激の部位は通常行う手首，肘だけでなく腋窩，さらに頸部のErb(エルブ)点でも行うとよい[29]．そのようにしないと腋窩での伝導ブロックは見いだせない．

Ⅷ．内科疾患に伴うニューロパチー

1．糖尿病性ニューロパチー
(diabetic neuropathy)

糖尿病の3つの合併症に，網膜症，腎症，ニューロパチーがあり，これらの合併症は糖尿病発症後10～20年の間に増加する．糖尿病患者の15～25%にニューロパチーが認められる．

【発症機序】

本症の病因には神経栄養血管の障害か，代謝によるものか，説はいろいろあるが，最近ポリオール(polyol)代謝が関与していることが注目されている．ポリオール代謝経路は，グルコース→ソルビトール→フルクトースという2つのステップからなる経路で，それぞれのステップの律速はアルドースレダクターゼ(aldose reductase)，次にソルビトール脱水素酵素によってなされている．通常，細胞内に取り込まれたグルコースは，大部分がグルコースに親和性の強いヘキソキナーゼにより解糖系へと代謝されている．しかし，糖尿病のように高血糖状態ではアルドースレダクターゼ活性が亢進し，ポリオール代謝系を介して細胞内にソルビトール，フルクトースが過剰に蓄積するため細胞内浸透圧を上げ，障害を起こすと考えられる．

糖尿病性ニューロパチーに対しては，以上の見地からアルドースレダクターゼ阻害薬の経口投与により自発痛やしびれ感の改善をみる症例も報告されている．食事療法，経口血糖降下薬，インスリン療法のほかに，発症機序から上記の治療もニューロパチーに対しては行われる．

【臨床症候】

糖尿病性ニューロパチーは，次のように5つに分けられる．

1）脳神経麻痺(cranial nerve neuropathy)

頻度的には，動眼神経，外転神経(図3-15)，次いで滑車神経の麻痺によって複視，眼痛をきたして来院する糖尿病患者がみられ，主に外眼筋の麻痺が起こることから糖尿病性外眼筋麻痺(diabetic ophthalmoplegia)と呼ぶ．瞳孔は保たれ，散瞳することは10～40%しかない．これは動眼神経の外周部を副交感神経線維(瞳孔収縮筋を支配)が通っていて血管支配は外周部で豊富であり，麻痺が起こりにくいので瞳孔は保たれ，動眼神経の束の中のほうを通る外眼筋支配神経(運動神経)がより強く障害されるので外眼筋の麻痺が起こる．これに対して動眼神経を外から圧迫する脳動脈瘤や，脳ヘルニアにおいては，先に瞳孔散大が起こることに注意する．後者では外周部を通る副交感神経が先に圧迫されて瞳孔が散大する．

他の脳神経では顔面神経麻痺が比較的よく起こる．

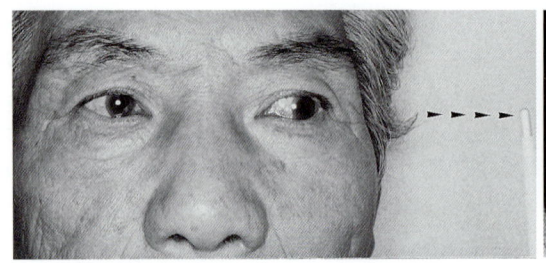

a. 体温計(右端)を見ようとすると右眼の内転が不十分．糖尿病性眼筋麻痺で右動眼神経の障害．患者が見ようとする方向は矢頭の方向．

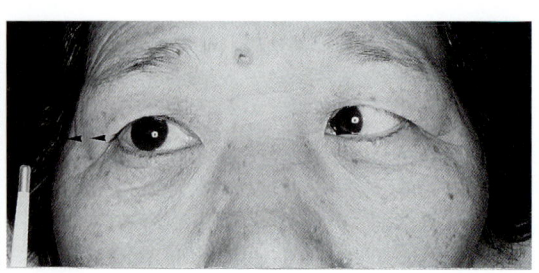

b. 体温計(左側)を見ようとすると右眼の外転が不十分．右眼の外転神経麻痺がある．患者が見ようとする方向は矢頭の方向．

図3-15　糖尿病性外眼筋麻痺

【治療・予後】

糖尿病性外眼筋麻痺の予後はよく，1～2か月で回復する．原病の治療やビタミンB複合剤を用いる．

2) 多発ニューロパチー (polyneuropathy)

これが糖尿病性ニューロパチーでは最も多い型で，靴下・手袋状に感覚障害をきたし，下肢のほうが上肢より障害が強い．腱反射は低下し，下肢は筋力も低下し，進行すると筋萎縮も起こり遠位部でより著明である．下肢では腓骨神経伝導速度の低下が最初に起こり，次いで脛骨神経，その後上肢のほうにも低下がみられてくる．節性脱髄をきたすが，ごく末梢では軸索変性も起こる．

3) 多発性単神経炎 (mononeuritis multiplex)

一側の腓骨神経麻痺が起こって垂足をきたしたり，何本か複数の大きな神経が障害されて多発性単神経炎の型をとることがある．この型は膠原病に伴うニューロパチーでは起こりやすい型であり，鑑別を要する．

4) 自律神経ニューロパチー (autonomic neuropathy)

夜間の下痢，胆嚢の機能障害，インポテンス，弛緩性膀胱，起立性低血圧，無汗症，浮腫などが症状として認められ，自律神経系も糖尿病では障害されうる．

【鑑別】

自律神経症状は，ほかに家族性アミロイド多発ニューロパチー，家族性にみられる遺伝性感覚自律神経性ニューロパチーなどが鑑別診断に挙げられる．また，ニューロパチーではないが Shy-Drager(シャイ・ドレーガー)症候群は自律神経症状が強く出る疾患であるが，錐体外路症状などもあり経過の早い疾患なので，全体像をみれば鑑別できる．

5) 糖尿病性筋萎縮症 (diabetic amyotrophy)

腰帯部の筋肉痛，脱力，筋萎縮が起こり，しゃがみ立ちが不可能になったり歩行も動揺性となる．糖尿病性ニューロパチーのなかでは頻度は少ないがときどきみられ，本態は腰帯部の筋肉を支配する末梢神経の疾患で，筋疾患ではない．

【検査】

ブドウ糖負荷試験，インスリン分泌，尿糖などを検査し，ヘモグロビン(hemoglobin：Hb)A_{1C}も検査して糖尿病であることを確認する．末梢神経伝導速度は節性脱髄をきたすので低下し，両下肢の腓骨神経での伝導速度が，ほかより先に低下するのが常である．

【治療・予後】

糖尿病の治療を行う．ニューロパチーに対しては，ビタミン B_1, B_6, B_{12} の投与，発症機序で述べたようなアルドースレダクターゼ阻害薬が治療法として存在するが，あまり有効ではなく，予後は原病のコントロール，患者教育にかかっている．

2. 尿毒症性ニューロパチー (uremic neuropathy)

【臨床症候】

腎不全患者には特に両下肢に異常感覚，ジンジン感，疼痛を伴って，特に夜間足の置き場がないという不快な感覚ニューロパチーが起こる．靴下・手袋状の感覚低下があり，腱反射は消失することが多い．感覚優位であるが，運動神経障害も起こって下肢遠位部では筋萎縮もみられる．末梢神経伝導速度は低下する．

【治療】

原病の治療，ビタミン B_{12} の投与，異常感覚が強いのでカルバマゼピン(carbamazepine)を夜間就眠前に投与すると症状は改善される．腎不全が長期に経過するとニューロパチーもゆっくり進行するので，やはり腎移植を早めに行うのがよい．

3. Crow-Fukase(クロウ・深瀬)症候群

【臨床症候】

本症候群は形質細胞腫(plasmacytoma)に合併するものと，血清M蛋白は認めるが形質細胞腫の合併がない場合とがある．

特徴的な臨床症状：全身の色素沈着，剛毛，下腿の浮腫，女性化乳房，胸水・腹水貯留などの身体症状があり，ニューロパチーとしては異常感覚(ジンジン感や疼痛)の強い多発ニューロパチーで，感覚と運動の両方の障害が起こる．日本人102症例について中西らの分析によると，男性69人，女性33人と男性に多く，発症年齢は平均46歳である[30]．

【検査】

血清検査ではM蛋白を認める例が多い．髄液では，50mg/dL以上の蛋白増加をきたす症例が97～98％を占める．腓腹神経生検では，軸索変性と節性脱髄の両方が見いだされる．

【診断・鑑別診断】

本症候群は特徴的な一般身体所見を呈する異常感覚の強い多発ニューロパチーである．血清のM蛋白，髄液の蛋白上昇がみられることで診断は比較的容易である．筆者も3例本症を経験した．皮膚は色素沈着があって下肢には剛毛があり，腹水・胸水貯留が認められ，両下肢の自発痛やジンジン感を訴え，脱力もあって下肢では膝以下に筋萎縮も起こる．一度症例を経験すれば，それ以後はすぐにベッドサイドで診断がつく．鑑別する他疾患で上記と同様な身体症状をきたすものはない．

【治療・予後】

治療としては形質細胞腫の摘除，骨硬化性病変への放射線療法，ニューロパチーはプレドニゾロン60mg/日の連日投与を開始すると約80％の症例はこれに反応する．ニューロパチーは改善し，皮膚の色素沈着も薄くなり，浮腫などの身体症状も改善する．改善がみられればステロイド薬を週に5～10mgずつ漸減して1日20mgぐらいを維持する．

改善がみられない場合は，ステロイドパルス療法，血漿交換療法，抗癌薬としてメルファラン(melphalan：L-PAM)などを用いる．ステロイド薬に反応することが多いが，長期予後は形質細胞腫という原病より考えて不良である．

4. 多発性骨髄腫(multiple myeloma)に伴うニューロパチー

多発性骨髄腫では21％と高頻度にニューロパチーをきたす．両下肢に運動と感覚障害を認め，遠位部に症状が強く，神経伝導速度は低下する．腎障害も原病に伴うので腎不全によるニューロパチーも加わってくることがある．

そのほか，骨髄腫の直接の浸潤や圧迫による脊髄障害，根性疼痛，馬尾神経障害による排尿・排便障害も起こる．脳神経麻痺をきたすこともある．

【検査】

骨の単純X線撮影にて，頭蓋骨や長管骨で打抜き病変(punched-out lesion)を多数認め，尿ではBence Jones(ベンス・ジョーンズ)蛋白，血清では単クローン性高γグロブリン血症(monoclonal gammopathy)，骨髄では形質細胞を認めるなどで診断に重要な所見を得る．

【診断・鑑別診断】

ニューロパチー以外に腰痛や背部痛などにも注意する．検査所見により診断は容易である．他の悪性腫瘍の骨転移や，脊髄，頭部への腫瘍浸潤や圧迫に注意して，ニューロパチー以外の身体症状にも注意し，貧血，蛋白尿，多発性骨髄腫に伴うアミロイドーシスなどの存在を念頭において総合的に診断する．

【治療・予後】

多発性骨髄腫の治療としてステロイド薬，抗癌薬を上手に用いれば，5～10年間は生存可能である．ニューロパチーよりも骨髄腫細胞の脊髄への浸潤や神経根の圧迫による疼痛，また圧迫骨折や病的骨折に対してどのように対処するかのほうが問題である．鎮痛薬や腰部コルセット装着など対症的に工夫しながら注意深く経過を追い，貧血に対しては輸血をしたり血清Caの上昇などにもできるだけ対処する．原病が悪性なので，結局予後は悪いが，経過は他の悪性腫瘍より少し長い．

5. ポルフィリンニューロパチー
（porphyrin neuropathy）

ポルフィリン症（porphyria）には種々の分類があるが，そのうちニューロパチーをきたすものは遺伝性肝性ポルフィリン症（hereditary hepatic porphyria）にみられるだけで，皮膚ポルフィリン症や赤芽球増殖性ポルフィリン症にはニューロパチーはみられない．

遺伝性肝性ポルフィリン症は常染色体優性遺伝疾患であるが，このうちの3つの疾患がニューロパチーをきたす．
①急性間欠性ポルフィリン症（intermittent acute porphyria：IAP）
②異型ポルフィリン症（variegate porphyria：VP）
③遺伝性コプロポルフィリン症（hereditary coproporphyria）

の3つの病型である．この3者のうち，①急性間欠性ポルフィリン症によるニューロパチーが最も頻度が高い．男性より女性に多い．

【臨床症候】

本症は成人発症が多く，発症時は腹痛が起こって急性腹症と誤診される場合も多い．不眠もよくみられ，バルビツール酸（barbituric acid）系薬剤を与えられたりすると発作が誘発されて腹痛などで入院してくる．

末梢神経症状はその後に出現する．四肢遠位部の筋力低下や筋萎縮など運動症状を主体とする多発ニューロパチーである．腱反射は低下または消失する．感覚障害は約半数の症例にみられ，靴下・手袋型の分布で表在感覚低下が起こるが，位置覚や振動覚は保たれる．

自律神経系では膀胱直腸障害が起こることがあり，尿失禁や残尿などが起こる．肛門括約筋の緊張低下も起こることがある．脳神経では両側の顔面神経や迷走神経が障害されることがある．そのほか，外眼筋麻痺や瞳孔不同をきたすこともある．精神的にも不安定で不穏状態をきたす．

【急性発作の予防】

本症では，急性の症状発現前に薬物摂取をしている場合が多い．特に注意する薬物は，バルビツール酸系薬剤，ステロイド薬，ホルモン薬，また現在ではあまり用いられないが，過去にはアセトアニリド（acetanilide），スルホン酸（sulfonic acid）などがある．バルビツール酸系睡眠薬は避ける必要がある．

薬物以外には月経時や，空腹時，感染症罹患時などに本症が出現しやすい．

【検査】

尿検査：肉眼的にポートワインのように赤い尿がみられ，種々のポルフィリン前駆物質，ポルホビリノーゲン（porphobilinogen：PBG），δ-アミノレブリン酸（aminolevulinic acid：ALA）の尿中排泄増加を認める．検査としては尿のSchwartz-Watson（シュワルツ・ワトソン）反応が陽性になる．

【診断】

不眠のため睡眠薬としてバルビツール酸系薬剤を服用したなどの既往について聴取し，急性腹症を疑わせるような腹痛，赤い尿，検査としてはSchwartz-Watson反応陽性で診断は可能である．

本症の可能性を考えないと，急性腹症として外科手術を受けたり，ヒステリーとして精神科を受診したりする．

【治療・予後】

本症の代謝異常を改善させる特効薬はない．バルビツール酸など発作発現の誘因となる薬物を避けることが重要である．治療としては対症療法が中心となる．腹痛にはフェノチアジン系薬〔クロルプロマジン（chlorpromazine）〕が有効である．嘔吐があるときには電解質とブドウ糖の輸液療法を行う．輸液が過量になると脳浮腫をきたすので，維持液は1,500 mL／日ほどとする．声が弱いときには呼吸筋麻痺の前兆なので，必要に応じてレスピレータを用いて呼吸管理をする．

糖分は本症を改善させるので炭水化物を300～400 g／日投与し，蛋白質も80～100 g／日投与する．

本症のニューロパチーの発現にはビタミンB_6欠乏が考えられているので，ビタミンB_6 200 mg分2で朝夕経口投与するとよい．改善してくればビタミンB_6は減量し30 mg／日を分3で1～2か月投与するとよい．

急性期を乗り越えればニューロパチーは改善するが，交感神経の過緊張状態によって心臓死をきたすことがあるので，頻脈があればβ遮断薬〔プロプラノロール（propranolol）〕なども用いて，いろいろな症状や訴えに対して適切に処置することが改善につながる．

6. 膠原病に伴うニューロパチー (neuropathy associated with collagen-vascular disorders)

【発症機序】

膠原病に伴うニューロパチーは末梢神経の栄養血管に血管炎を起こし，虚血性のニューロパチーをきたすものと考えられている．ニューロパチーの型としては多発性単神経炎か，対称性に出現する多発ニューロパチーの型をとる．

【臨床症候】

結節性多発動脈炎(polyarteritis nodosa)の約50％にニューロパチーがみられ，他の疾患より頻度が高い．関節リウマチ(rheumatoid arthritis：RA)の1～10％，全身性エリテマトーデス(systemic lupus erythematosus：SLE)の12％にニューロパチーをきたす．症状としては多発性単神経炎の際には垂足，垂手(wrist-drop)など大きな神経の走行に沿ってそれぞれの支配領域に麻痺をきたしたり，感覚低下を認める．多発ニューロパチーのときには四肢遠位部のチクチクする異常感覚や疼痛，感覚低下，運動障害としては脱力を認める．

【検査所見】

各膠原病による独特の身体所見があり，それに応じて赤血球沈降速度(erythrocyte sedimentation rate：ESR)，抗核抗体，補体価，腎機能，蛋白尿，関節のX線撮影を行って異常を見いだす．末梢神経伝導速度は多発性単神経炎の場合は障害された神経だけ低下し，他の神経は正常値を示す．また，針筋電図検査を行えば安静時に支配筋に一部脱神経電位を認めることがある．

【診断・鑑別診断】

特に結節性多発動脈炎はニューロパチーが診断の糸口になって原病の診断となることがある．この疾患はニューロパチーのほか，高血圧，腎不全，脳出血などいろいろと問題が多く，予後は悪い．一時的にステロイド薬でニューロパチーもよくなることはあるが，原病のために腎不全などで不幸な転帰をとる．他の膠原病のほうが，生命予後としてはよい．全身性エリテマトーデスではニューロパチー以外の中枢神経系障害のほうが頻度は高い．痙攣，意識障害，精神症状，運動麻痺などが起こって，ニューロパチーより中枢神経症状のほうが問題が大きい．また生命予後としては腎障害などが問題である．

鑑別としては，気管支喘息のあと好酸球増多症に伴うニューロパチー〔Churg-Strauss(チャーグ・シュトラウス)症候群〕が起こると，結節性多発動脈炎に伴うニューロパチーと似ていて多発性単神経炎の型をとり，軸索変性型の運動および感覚ニューロパチーをきたす．その他の血管炎に伴うニューロパチーは鑑別に入れる必要がある．糖尿病も多発性単神経炎の型をとることがある．

【治療】

ステロイド療法，ステロイドパルス療法，血漿交換療法，免疫抑制薬などを上手に選んで，原病の治療を行う．予後は腎不全なども考えるとよくない．

7. 癌性ニューロパチー (carcinomatous neuropathy)

【発症機序】

癌の直接浸潤ではないが，癌細胞が産生する蛋白がおそらくは血中に出て，自己免疫的機序により抗体産生が起こって，血清中の腫瘍の核蛋白と神経細胞の核蛋白とが共通の核蛋白と認識されることが起こる．すると肺小細胞癌のときなどにみられるように，癌がその部位に直接浸潤するわけではないのに，脊髄後根神経節細胞が免疫学的機序によって血清中の増加した抗体により障害される．すると脊髄後根神経節細胞は変性，脱落して，二次的に後根と後索および末梢神経が変性する．そして感覚神経のなかでも特に位置覚，振動覚を主体とするニューロパチーも起こり，運動失調のため立っていられなくなる．障害はさらに広範に及び，感覚，温痛覚も障害され，いわゆる癌性感覚性ニューロパチーとなる．癌や悪性リンパ腫など原病にもよるが，産生された抗体によってはニューロパチー以外に小脳性運動失調症，大脳辺縁系脳炎，脊髄炎，異常眼球運動・ミオクローヌス症候群，筋無力症様症候群などが起こり，これらを一括して傍腫瘍性症候群(paraneoplastic syndrome)と呼ぶ[31]．

【臨床症候】

感覚性ニューロパチーと運動性ニューロパチーがあるが多くは前者で，その症状は亜急性に進行し，位置覚の障害が強いため運動失調をきたし，自覚的には四肢末端の痛み，灼熱感など不快な異常感覚をきたす．診察所見では全感覚の低下，腱

反射低下または消失，運動失調を認め，運動系では脱力はほとんどないが軽度筋萎縮を認めることがある．末梢神経伝導速度は感覚神経伝導速度の著明な低下または反応がないほど障害されている場合がある．

神経症状が先行し，腫瘍が後になって見いだされることがある．

【検査】

一般X線検査のほか，最近では超音波検査，CT，MRI検査などが普及してきて，腫瘍がすぐにでも見つけ出されてもよいと考えるが，現実には1～2年間も見いだされないことがある．血清の抗体価は重要で，特に肺小細胞癌で癌性感覚性ニューロパチーが認められるときなど抗Hu抗体が高値になる．

【診断】

上記のような異常感覚を訴え，かつ位置覚低下が著明で運動失調をきたすようなニューロパチーでは，50～60歳の患者の場合は本症を考えて腫瘍の検索を行うとよい．

【治療・予後】

腫瘍が見つかったときは原病の外科的摘除術を試みる．これにより神経症状がよくなるときと，手術してもよくならないときがある．予後は原病が悪性のため不幸な転帰をとることが多い．

IX. 単ニューロパチー
(mononeuropathy)

1. Bell（ベル）麻痺 (Bell palsy)

【発症機序】

末梢性の顔面神経麻痺で，原因不明で急性発症するものをBell麻痺という．30～40歳代に多く，麻痺側に左右差はなく，一側性のことが多い．発症機序としては，顔面神経管は骨性の硬く狭いトンネルのようなものであるから，そこを通る顔面神経が帯状疱疹ウイルスのようなウイルス感染や何らかの原因で腫脹すると，管の中で圧迫を受け，麻痺をきたすと考えられている．

【臨床症候】

症状は顔面神経の障害された部位によって異なるが，一側の表情筋（前頭筋，眼輪筋，口輪筋）の麻痺，舌の前2/3の味覚低下，唾液の分泌低下，聴覚過敏，涙腺分泌障害などが認められる．症状が多彩なのは図3-16に示す顔面神経の走行と支配をみるとよく理解できる．

図3-17はBell麻痺の患者の写真である．

【中枢性麻痺との鑑別】

前頭部と上眼瞼の神経支配は両側性のため，一側の中枢性麻痺では額のしわ寄せが可能であるが，Bell麻痺は末梢性の顔面神経麻痺であるため，上方を向いてもらうと図3-17aのように患側では額のしわが寄せられない．閉眼すると眼球は上転するのが正常で，Bell麻痺のときは患側で閉眼ができないため眼球が上転して白眼が出るのがわかる（Bell現象，図3-17b）．Bell麻痺では鼻唇溝も浅く，また笑ったり口をとがらしたりすると顔が健側へ引きつれる．口笛は口輪筋が弱くて吹けなくなり，食物（水分）が口角からこぼれる．図3-18の写真に示すように眼輪筋と口輪筋の筋力をみるとよい．

【治療】

顔面神経の腫脹をとる目的で，病初期4週間ほど副腎皮質ステロイド薬を用いるとよい．改善の兆しがみえてきたら漸減して6週間ほどで中止する．麻痺した顔面の平手でのマッサージを患者に教えて毎日行ってもらい，ビタミンB複合剤（B_1, B_6, B_{12}）の経口投与を2か月ほど続ける．

【Ramsay Hunt（ラムゼイ ハント）症候群】

帯状疱疹（herpes zoster）の水疱が耳介や外耳道に出て，同側の末梢性顔面神経麻痺がみられるものをRamsay Hunt症候群，耳帯状疱疹（herpes zoster oticus）と呼ぶ．耳介や外耳道は耳鏡を用いてよく観察するとよい．また，時期的に初期は水疱が出ないで顔面神経麻痺が先行し，後に水疱が認められることもある．顔面神経の感覚枝は耳介後方の皮膚の感覚を支配するが，顔面神経麻痺患者は同側の耳の後ろが痛いと訴えることがある．この痛みが先行して2～3日すると顔面神経麻痺が起こることがあるので覚えておくと診断上助けになる知識である．原因不明のBell麻痺でもこの痛みはよく認める．

なお合併症として，水痘ウイルスによる髄膜炎を併発することがあるので注意する．幸い抗ウイルス薬〔ビダラビン（vidarabine, adenine

IX. 単ニューロパチー

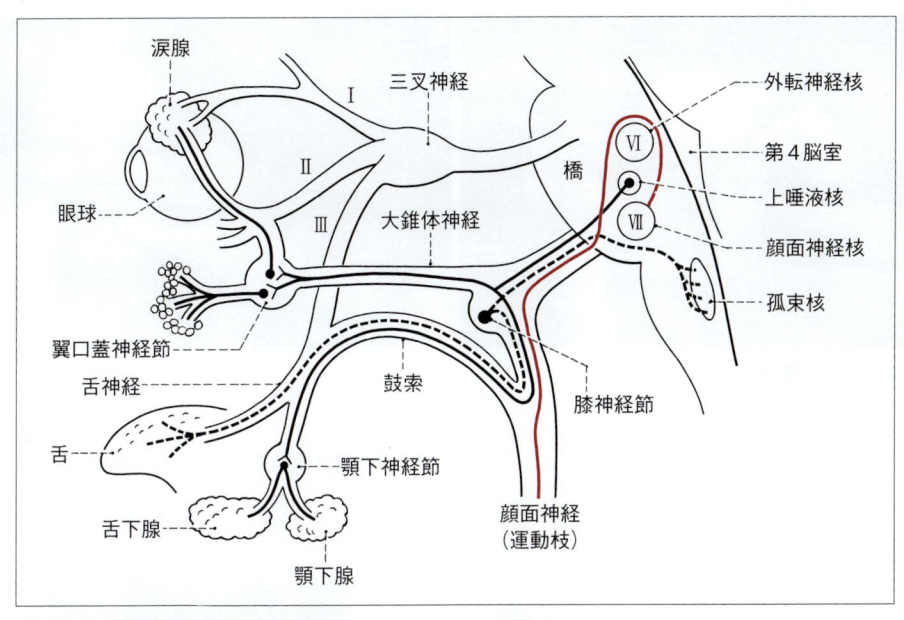

図 3-16　顔面神経の走行と支配
1. 顔面神経運動核から出た運動神経（色実線）は眼輪筋，頬骨筋，口輪筋，口唇筋などの表情筋を支配するほか，広頸筋，茎突舌骨筋，アブミ骨筋，顎二腹筋後腹などを支配する．
2. 副交感神経線維も顔面神経内に通っていて，これは上唾液核から始まり，破線のように鼓索を通るものは唾液腺を支配し，大錐体神経を通るものは涙腺に向かう．
3. 感覚線維は大きく2つに分けられ，一般体性入力としては外耳道と外耳の後ろの小領域の感覚を支配し，特殊感覚として舌の前2/3の味覚を支配する神経は味蕾からまず舌神経を伝わり，次いで鼓索に加わって顔面神経に達する．そして延髄の孤束核に終わる．

〔栗原照幸：麻痺はなぜ起こるか．厚東篤生，阿部敏明，岩田　誠ほか（編）：NIMF 神経, pp146-166, 医学書院，東京，1986〕

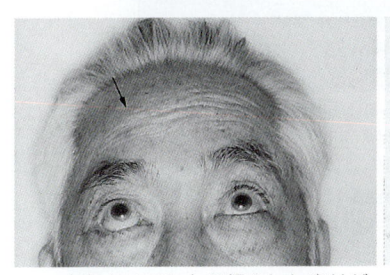

a. 上を向いても右の額のしわ寄せが左に比べてよくできない（矢印）．末梢性の顔面神経麻痺であることを示す．

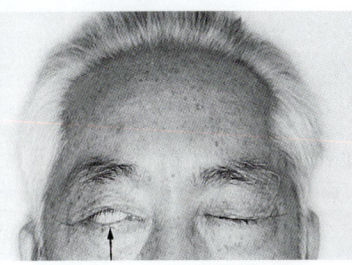

b. Bell 現象．閉眼時右眼は上転する．眼輪筋の麻痺で閉眼が不完全なので，右では眼球が上転して白眼が出るのがわかる（矢印）．

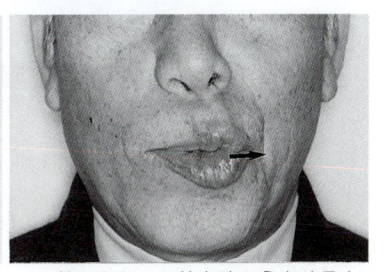

c. 笑ったり，口笛を吹こうとすると顔は健側の左へ引っ張られる（矢印）．麻痺側（右）の鼻唇溝は浅い．

図 3-17　右の Bell 麻痺

arabinoside：Ara-A），アシクロビル（aciclovir：ACV）〈ゾビラックス®（Zovirax®）〉〕がこの髄膜炎に有効である．

【予後】
　Bell 麻痺は予後のよい疾患で1〜3か月の経過で麻痺はよくなる．Ramsay Hunt 症候群のほうが麻痺の軽快は遅く，少し不全麻痺を残すことがある．初期に顔面神経の腫脹をとる（ステロイド薬）治療が大切で，あまり治療が遅れると予後はよくない．生命予後は問題ないが，水痘による脳炎を起こしたときは入院して抗ウイルス薬を10〜14日間点滴静注して完全に治療する．

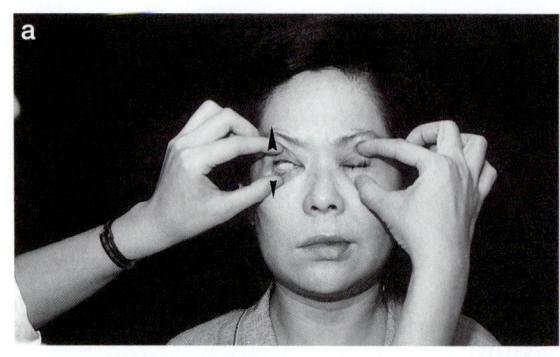

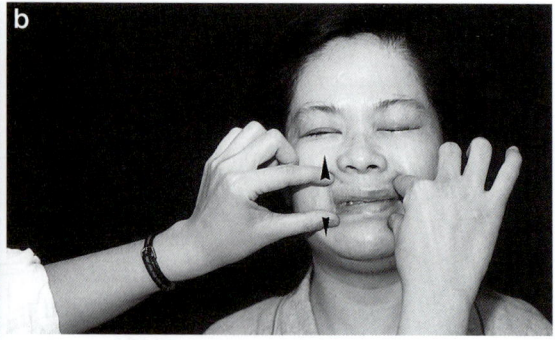

図3-18 右のBell麻痺
aは眼輪筋の筋力,bは口輪筋の筋力をみているところ.右はa, bともに弱いことがわかる.
aでは眼をきつくつぶるようにいっても抵抗できない.
bでは口をきつくつぶるようにいって開けようとしても筋力低下で右では開いてしまう.この症例では,口輪筋の麻痺のほうが軽く,眼輪筋の麻痺のほうが重い.

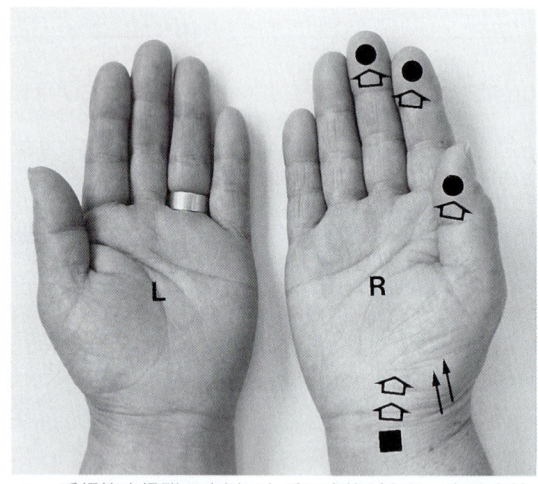

a. 手根管症候群の症例で右手に症状があり,右正中神経支配領域の母指,示指,中指の先(黒丸)にしびれ感があり,母指球筋の近位部(矢印)に軽度の筋萎縮を認める.Tinel徴候は■の部分をハンマーで叩打すると,しびれが走る(ビリッと走る方向 ⇦ を示す).

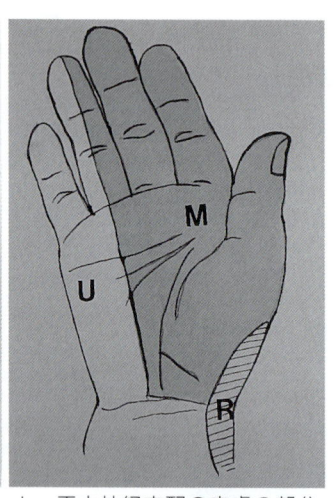

b. 正中神経支配の皮膚の部分を灰色で示した(M).母指の外側近位部〜前腕橈側の斜線部分(R)は橈骨神経支配で,小指と薬指の尺側半分(U)は尺骨神経支配である.

図3-19 手根管症候群,正中神経の支配領域

2. 手根管症候群(carpal tunnel syndrome)

【原因】

正中神経は手首で,狭いトンネルのような手根管を通って運動枝は母指球筋を支配し,感覚枝は母指〜薬指の橈側半分〔図3-19 bの灰色で示した部分(M)〕の皮膚の感覚を支配しているが,手根管では圧迫を受けやすい.甲状腺機能低下症,先端巨大症(acromegaly),痛風(gout),限局性アミロイドーシスなどでは,手根管を通る部分において線維性の肥厚やアミロイド沈着などによって正中神経が圧迫性の麻痺をきたす.手をよく使う人(編物や手芸などをやりすぎて)では,正中神経が機能的に圧迫を受けて,本症候群をきたすこともある.他の神経も含めて,圧迫を受けやすい部位を図3-20に示した.各々の神経にweak pointがある[32].

IX. 単ニューロパチー　107

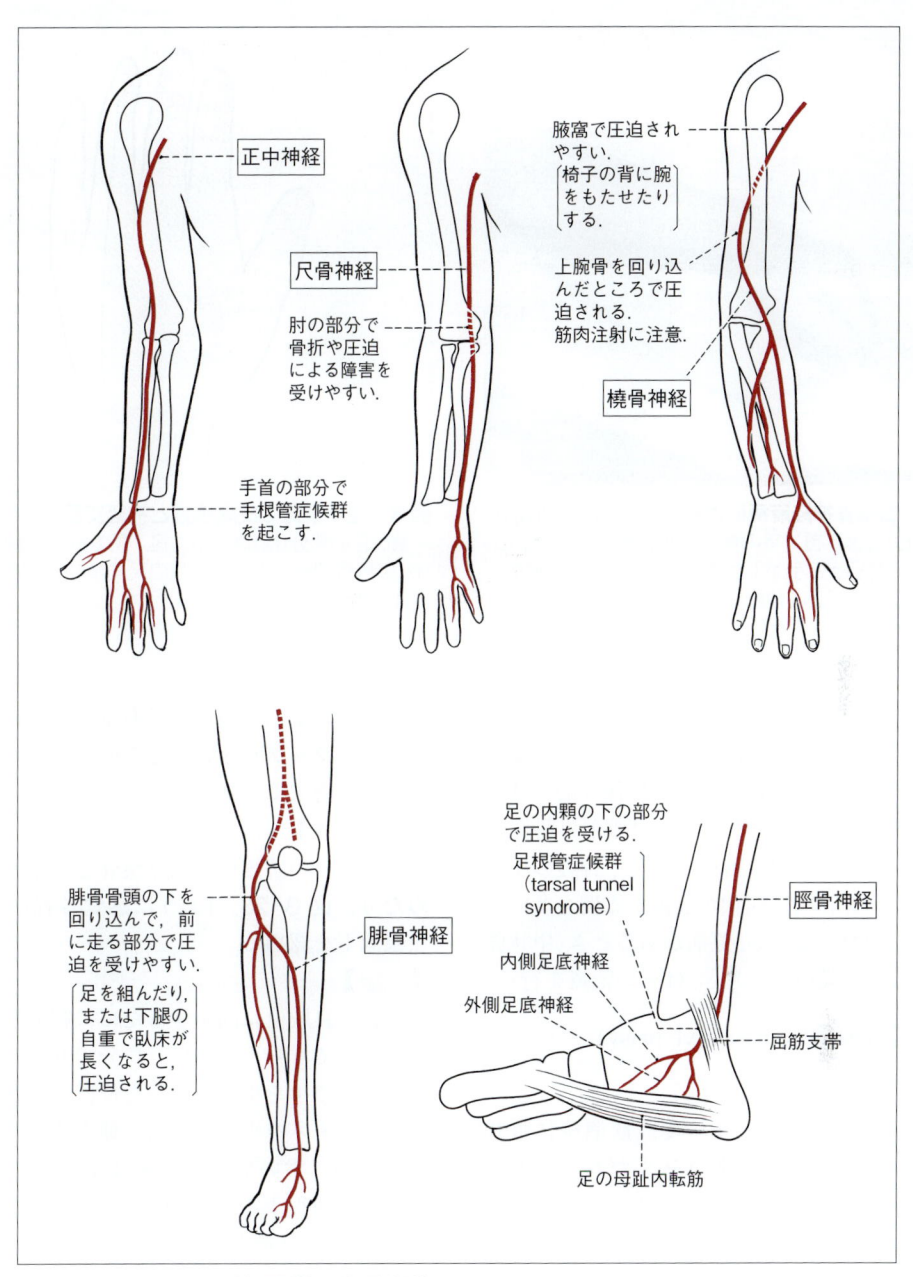

図 3-20　圧迫による神経障害の好発部位
(栗原照幸, 木下和夫：神経病レジデントマニュアル. 第 2 版, p217, 医学書院, 東京, 1997 より改変)

【臨床症候】

主に母指と示指の先にしびれ感をきたし, 長期経過した症例では患側母指球筋の萎縮と筋力低下をきたす (**図 3-19 a**). また手根管の部分をハンマーで叩打すると, ビリッとした異常感覚が母指や示指へ走る. これを Tinel (ティネル) 徴候と呼ぶ. 感覚は母指と示指の遠位部を中心に表在感覚低下を認める.

【検査所見】

正中神経の感覚神経伝導速度を測定すると終末潜時が延長し, 圧迫のある部分より遠位, つまり手首→指での伝導速度が低下する. しかし, 肘→手首の伝導速度は正常である. 運動神経伝導速度も終末潜時の延長があるが, 圧迫より中枢側の肘→手首の伝導速度は正常である. 感覚神経の検査のほうが運動神経より先に異常を示す.

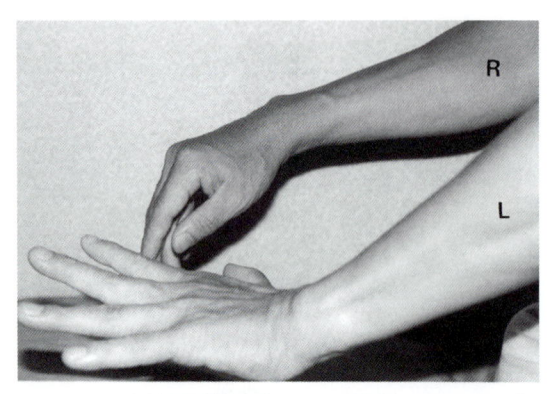

図 3-21 右橈骨神経麻痺による垂手(wrist-drop)
麻痺側(右)では手首で手の伸展(背屈)ができないため,手首から先でだらっと手が下がる.左手は正常で写真のように手をしっかり手首で伸展(背屈)できる.

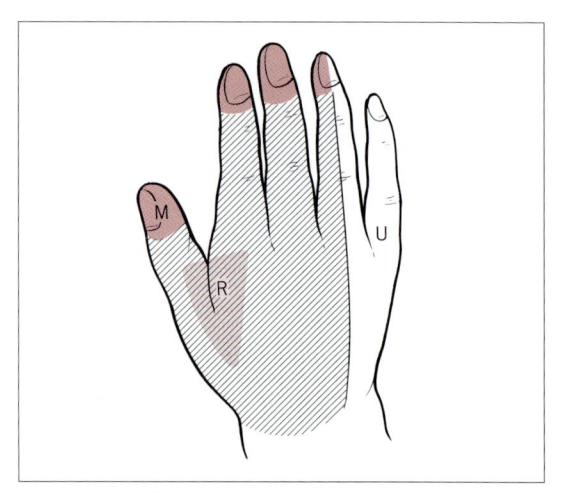

図 3-22 手背の皮膚感覚と神経支配
濃い色の部分(M)は正中神経,黒の斜線と薄い色の部分(R)は橈骨神経,小指と薬指の尺側半分(白抜き)(U)は尺骨神経支配.

【治療】
　手をよく使う人ではしばらく休息を与えるようにして,ビタミンB複合剤を用いて保存的に1～2か月経過を追う.改善しなければ整形外科医に依頼して,手根管の開放術をして正中神経の圧迫を取り除く.保存的に症状が改善する例も多いので手術は急がなくてよい.原病があるとき(甲状腺機能低下症や先端巨大症など)はその治療を行う.

3. 橈骨神経麻痺(radial nerve palsy)

【原因】
　圧迫によるニューロパチーで,飲酒後に腋窩部を椅子の背にもたれて眠り込んだりしたときに圧迫されたり,上腕部を橈骨神経が回り込むところで圧迫されたり(妻が夫の上腕を枕にして寝たときなど)して起こる.前者は土曜の夜の麻痺(Saturday night palsy),後者を花婿麻痺(bridegroom palsy)という.

【臨床症候】
　運動障害として橈骨神経支配の橈側手根伸筋の脱力が生じて,垂手が起こり,図 3-21 のように手首から先がだらっと下がって手指が背屈できなくなる.感覚は手背の表在感覚が図 3-22 の黒い斜線のような分布で低下する.薄い色の部分(R)は母指と示指のつけ根の部分の皮膚感覚領域(図 3-22)であるが,この部分は橈骨神経のみが支配している感覚の領域である.他の神経支配とオーバーラップしない部分なので,特にこの部の感覚を検査するとよい.

【検査所見】
　橈骨神経の感覚神経伝導検査をすると遅延を認めたり,図 3-23 のように感覚神経活動電位の振幅低下を認める.

【治療】
　手首を良肢位に固定するために整形外科でシーネを作ってもらうとよい.自分でも材料さえあれば,手首で手を少し背屈した位置で固定するようにしてシーネを当て,手指を使えるようにしておくとよい.幸いにして予後はよく約1か月以内に筋力は回復する.この間,ビタミンB複合剤を服用したり,飲酒を避け,睡眠するときにも患側上肢に圧迫がかからないように気をつけるとよい.

4. 尺骨神経麻痺(ulnar nerve palsy)

【原因】
　尺骨神経が肘を通過する部分は上腕骨内顆尺骨神経溝で,この溝が浅い人や,長時間肘をついて仕事をする人,長期臥床者,または肘関節骨折をした後に整復が正確にできなかったときなど,機械的圧迫が続いて尺骨神経の圧迫性麻痺が起こる.後者では小児期に手をついて倒れ,上腕骨外顆骨折が起こった後に数年～10年以上も遅れて

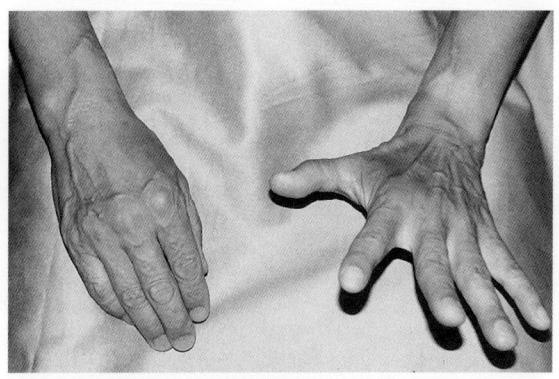

IX. 単ニューロパチー 109

a. 右手の垂手で, 右橈骨神経麻痺である.

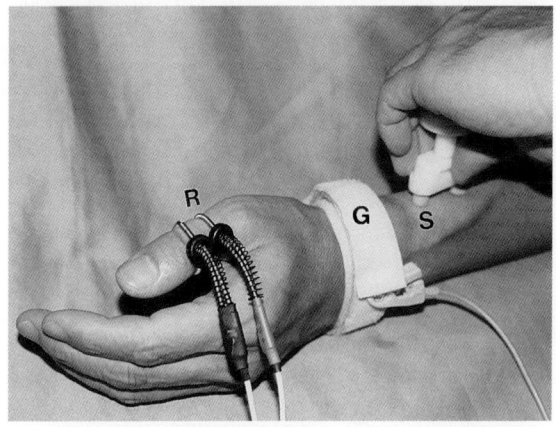

b. 橈骨神経の感覚神経伝導速度を逆行性刺激で検査している. 記録はリング電極で感覚神経の活動電位を記録する. Sは刺激点, Gはグラウンド(アース), Rは記録電極.

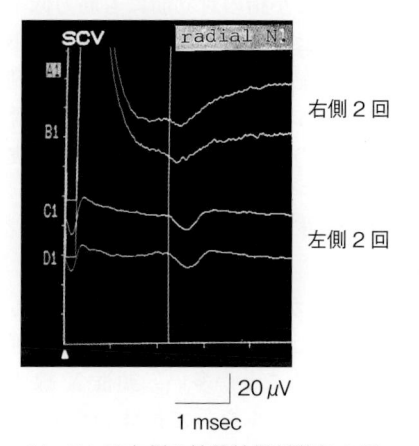

c. A1, B1は右側の橈骨神経刺激を2回行って感覚神経の活動電位を記録したもの. 2回ずつ行って再現性がある. C1, D1は左側(健側)橈骨神経刺激で感覚神経の活動電位を記録したもの. 潜時は左右とも2.2 msecと正常であったが, 振幅は右5μV, 左14μVと右側の麻痺側で著明に低下している.

図3-23 橈骨神経麻痺の検査

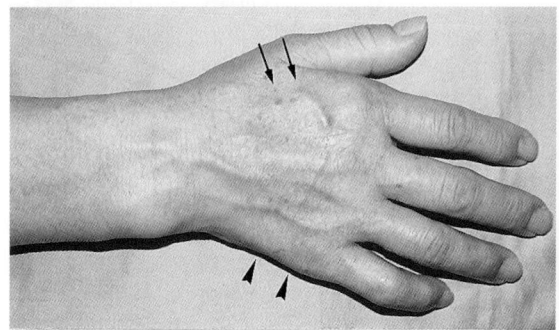

a. 尺骨神経支配の背側骨間筋の萎縮が認められる. 矢印は第1背側骨間筋の萎縮を示す. 矢頭は小指外転筋(やはり尺骨神経支配)の萎縮を示す.

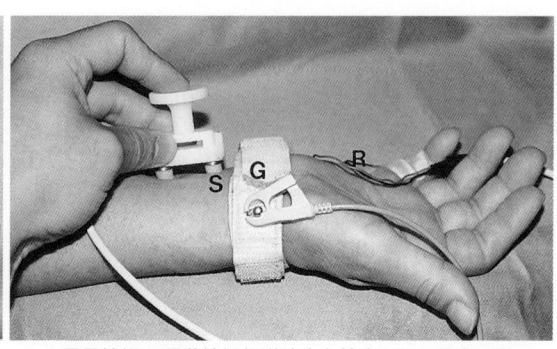

b. 尺骨神経の運動神経伝導速度を検査しているところで, 小指球筋より筋活動電位を記録している. 手首尺側で尺骨神経の刺激をしている. Sは刺激, Gはグラウンド(アース), Rは近位記録電極.

図3-24 右尺骨神経麻痺

尺骨神経麻痺が起こることがある．これを遅発性尺骨神経麻痺(tardy ulnar palsy)と呼ぶ．

【臨床症候】

図 3-24 のように運動障害が主体で，手背をみると尺骨神経支配の第1背側骨間筋の萎縮が目立ち，他の骨間筋(第2，3，4)の萎縮もみられる．そして手掌の側では小指球筋の萎縮がみられ，小指の外転や母指と小指の対立筋にも筋力低下をきたす．母指球筋は正中神経支配であるが，小指球筋は尺骨神経支配でどちらも神経が出る頸髄レベルは C8，T1 である．感覚支配としては尺骨神経は小指と，薬指の尺側半分，手掌の尺側の皮膚表在感覚で，図 3-19 b のように分布している．この部分の感覚低下も認める．

【検査所見】

肘の部分で骨折がなかったか，X線撮影もしてみるとよい．また尺骨神経伝導検査で肘を通る部分で遅延を認めることが多い．頸椎 X 線 4 方向も撮り C8，T1 レベルをみて椎体の変形，椎間板症なども除外診断する．その他手首で尺骨神経の圧迫を受けることもあるのでよく観察し，運動神経伝導速度の遅延する部位を確認する．

【治療】

治療は圧迫の除去であり，整形外科医とも連絡をとる．必要なら尺骨神経の外科的移動手術(神経溝から上腕骨内顆の前方へ移動)，神経移植(nerve transplantation)も行われる．

◆◆◆文献◆◆◆

1) 栗原照幸：麻痺はなぜ起こるか．厚東篤生，阿部敏明，岩田 誠ほか(編)：NIMF 神経，pp146-166，医学書院，東京，1986
2) 栗原照幸，石田哲朗，鶴田和仁：症例で学ぶ神経生理検査—Questions & Answers．pp44-63，中外医学社，東京，1988
3) 栃木捷一郎，川上正人，伊東 享：表在感覚神経障害を主体とするニューロパシー．日内会誌 81：182-187，1991
4) 栗原照幸：末梢神経疾患．水野美邦(編)：神経内科 Quick Reference，pp635-655，文光堂，東京，1989
5) 大西晃生：末梢神経障害(ニューロパシー)．荒木淑郎(編)：神経，pp133-148，メジカルビュー社，東京，1985
6) 栗原照幸：末梢神経と筋疾患の診かた．栗原照幸(編)：症例神経内科学，pp79-102，医学書院，東京，1986
7) 栗原照幸：ニューロパシーを疑った時の診断の手順．日内会誌 81：168-171，1992
8) 辻 省次：分子神経病学と臨床神経学の相克．中村重信(編)：分子神経病学，pp7-8，南江堂，東京，1996
9) 早坂 清：Charcot-Marie-Tooth 病．垂井清一郎，多田哲也(編)：遺伝子病マニュアル(下)，Molecular Medicine 33 臨時増刊号，pp46-47，中山書店，東京，1996
10) 大矢 寧：Charcot-Marie-Tooth 病．田村 晃，松谷雅生，清水輝夫(編)：EBM に基づく脳神経疾患の基本治療指針，第 2 版，pp464-466，メジカルビュー社，東京，2006
11) 亀井英一，中村重信：Charcot-Marie-Tooth 病．中村重信(編)：金澤一郎，辻 省次(編集協力)：分子神経病学，pp110-112，南江堂，東京，1996
12) Scherer SS：Finding the causes of inherited neuropathies. Arch Neurol 63：812-816, 2006
13) Sawayama T, Kurihara R, Araki S：Noninvasive cardiovascular findings in familial amyloid polyneuropathy. Br Heart J 40：1288-1292, 1978
14) Nakazato M, Kurihara T, Kangawa K, et al：Diagnostic radioimmunoassay for familial amyloidotic polyneuropathy. Lancet ii：1274-1275, 1984
15) Nakazato M, Kurihara T, Matsukura S, et al：Diagnostic radioimmunoassay for familial amyloidotic polyneuropathy before clinical onset. J Clin Invest 77：1699-1703, 1986
16) 中里雅光，松倉 茂，寒川賢治ほか：家族性アミロイドポリニューロパチーの早期診断法．栗原照幸，田代邦雄，水野美邦(編)：モダンコンセプト神経内科，pp50-53，医学書院，東京，1991
17) 荒木淑郎：家族性アミロイドポリニューロパシー患者に対する肝移植療法—第 2 回 国際ワークショップ(リスボン)に出席して．日本医事新報 3751：50-53，1996
18) Coelho T, Maia LF, Martins da Silva A, et al：Tafamidis for transthyretin familial amyloid polyneuropathy: a randomized, controlled trial. Neurology 79：785-792, 2012
19) Coelho T, Maia LF, da Silva AM, et al：Long-term effects of tafamidis for the treatment of transthyretin familial amyloid polyneuropathy. J Neurol 260：2802-2814, 2013
20) Sekijima Y：Recent progress in the understanding and treatment of transthyretin amyloidosis. J Clin Pharm Ther 39：225-233, 2014
21) 小宅睦郎，宮下光太郎，結城伸泰ほか：固有手筋に限局した筋力低下を認めた Campylobacter 感染後急性軸索型ポリニューロパチー．臨床神経 32：304-308，1992
22) Ilyas AA, Mithen FA, Dalakas MC, et al：Antibodies to acidic glycolipids in Guillain-Barré syndrome and chronic inflammatory demyelinating polyneuropathy. J Neurol Sci 107：111-

121, 1992
23) Hughes RAC, Wijdicks EFM, Barohn R, et al : Practice parameter : immunotherapy for Guillain-Barré syndrome. Report of the Quality Standards Subcommittee of the American Academy of Neurology. Neurology 61 : 736-740, 2003
24) Chiba A, Kusunoki S, Obata H, et al : Serum anti-GQ_{1b} IgG antibody is associated with ophthalmoplegia in Miller Fisher syndrome and Guillain-Barré syndrome : clinical and immunohistochemical studies. Neurology 43 : 1911-1917, 1993
25) 松岡幸彦：慢性経過をとるニューロパチー．日内会誌 81 : 210-214, 1992
26) Lewis RA, Sumner AJ, Brown MJ, et al : Multifocal demyelinating neuropathy with persistent conduction block. Neurology 32 : 958-964, 1982
27) Pestronk A, Cornblath DR, Ilyas AA, et al : A treatable multifocal motor neuropathy with antibodies to GM_1 ganglioside. Ann Neurol 24 : 73-78, 1988
28) Kaji R, Shibasaki H, Kimura J : Multifocal demyelinating motor neuropathy : cranial nerve involvement and immunoglobulin therapy. Neurology 42 : 506-509, 1992
29) 梶　龍兒：Lewis-Sumner 症候群．田代邦雄，水野美邦，栗原照幸（編）：モダンコンセプト神経内科 2，pp52-55，医学書院，東京，1992
30) 本多虔夫：悪性腫瘍に伴うニューロパチー．Clin Neurosci 4 : 56-57, 1986
31) 塚本哲朗：Neurologic paraneoplastic syndromes. 後藤文男，高倉公朋，木下真男ほか（編）：Annual Review 神経，pp267-277，中外医学社，東京，1992
32) 栗原照幸：末梢神経障害．栗原照幸，木下和夫（編）：神経病レジデントマニュアル，第 2 版，pp213-233，医学書院，東京，1997

第4章 脊髄疾患，脊椎疾患

I. 脊髄の機能解剖

　脊髄の機能解剖としては，伝導路，血管支配，脊髄の髄節性支配についての知識をもつことが大切である．また，脊髄は脊柱管の中に存在することにより脊髄・脊椎疾患では，脊髄実質の疾患のみならず，脊椎を形成する構造の病変が脊髄機能への影響を与え神経症候を出してくることになる．

　近年の画像診断の発達は目覚ましく，脊椎（図4-1）ならびに脊髄（図4-2）があたかも解剖で実際にみているように描出できる時代となっており，脊髄・脊椎疾患の診断，病態の理解，そして治療の進歩も著しいものがある．

　しかし，脊髄疾患では機能解剖を念頭におき，問診と神経学的診察による神経症候の正確な把握より，脊髄の上下のどのレベルに病変が存在するのか（「高位診断」），また脊髄の横断面の構造から，どの部位が障害されたための症候か（「横断診断」）を知ることが大切である（123〜124頁参照）．

1. 伝導路

　脊髄は，延髄頸髄移行部から，頸髄，胸髄，腰髄，仙髄，円錐に至る．脊髄は第1腰椎レベルまで存在し，その下端は終糸となり，神経根とともに馬尾を形成する（図4-3a）．

　脊髄の横断面の模式図を示す（図4-4）．白質は主として上下行する伝導路を含み，前索，側索，後索に分けられる．後索は胸髄から頸髄に至るとさらに後中間溝により薄束と楔状束に分けられる．灰白質は神経細胞や樹状突起が存在するところであり前角，後角，側角がある．側角は第8頸髄から第2腰髄までの間にのみあり，交感神経の節前線維の起始である脊髄中間外側核が存在する．前角は運動ニューロンが分布し，内側核群は体幹筋を支配し，外側核群は四肢の支配に関与する髄節で発達し，そのなかでも近位筋を支配する細胞群は内側にあり，外方に向かうにつれて遠位筋を支配する細胞群となる．後角には終帯，後縁核，膠様質，後柱固有核が存在する．頸髄，胸髄，腰仙髄の横断面を提示された場合，その灰白質の形や後索の大きさ，そして，側角の有無からどのレベルの切片であるか判定できなければならない（図4-5）．

　伝導路については図4-6の模式図（左側は下行性線維，右側は上行性線維の主なもの）を示すが，その下行路，上行路の名称とその位置を頭に入れておく必要がある．

　上行性線維のうち，脊髄視床路（spinothalamic tract）は表在感覚（痛覚，温度覚，触覚の一部）を伝える経路である（図4-7）．その経路の最初のニューロンの細胞体は後根神経節にあり，その軸索は後根から脊髄に入り，1〜2髄節上行または下行した後，膠様質でニューロンを変え対側の脊髄視床路として上行し視床外側後腹側核に至り，主に痛覚，温度覚を伝導する．深部覚（関節位置覚，振動覚）を伝える経路も，その最初の細胞体は後根神経節にあり，それを発した神経線維はまず後角，次いで後索に入って上行する．そして延髄下

I. 脊髄の機能解剖   113

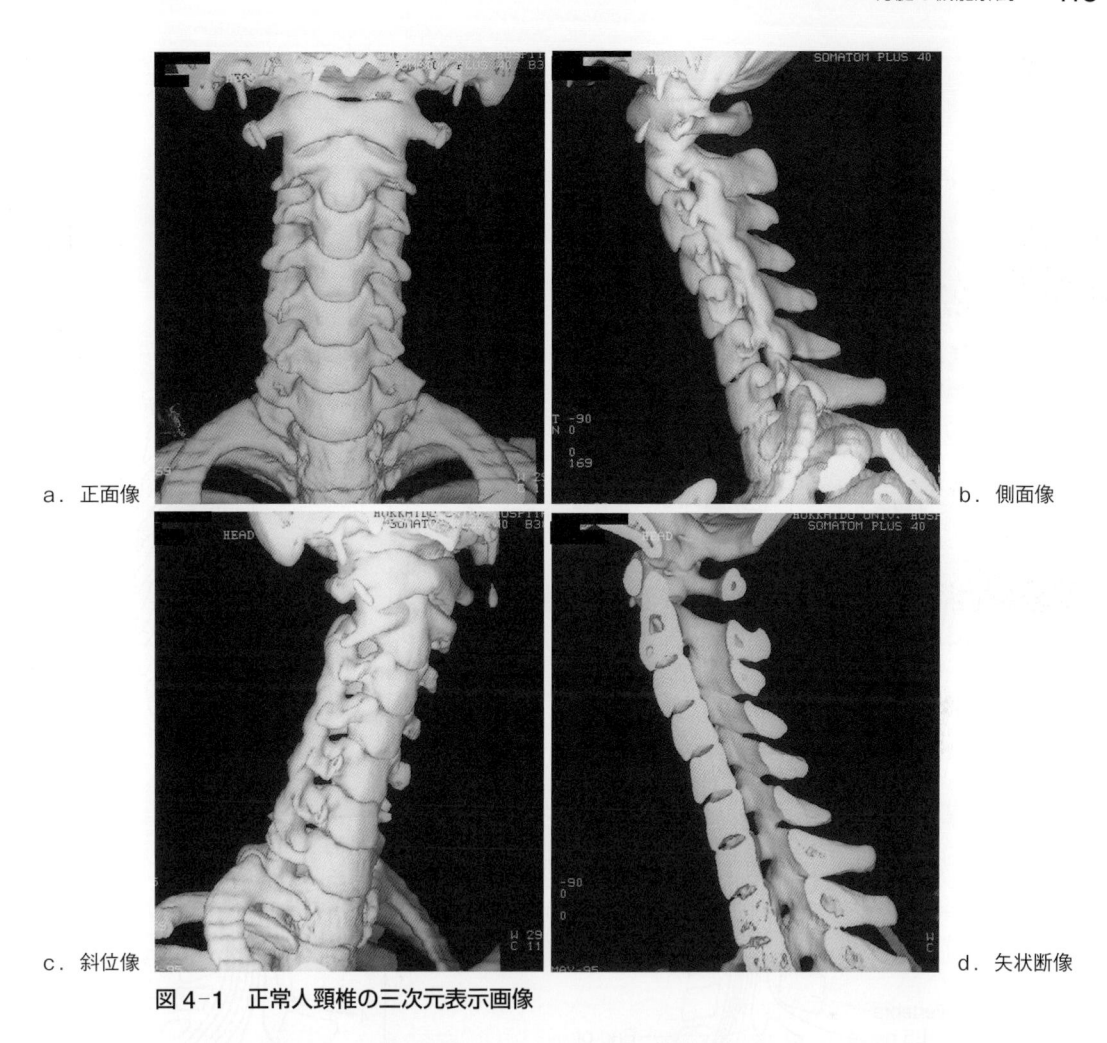

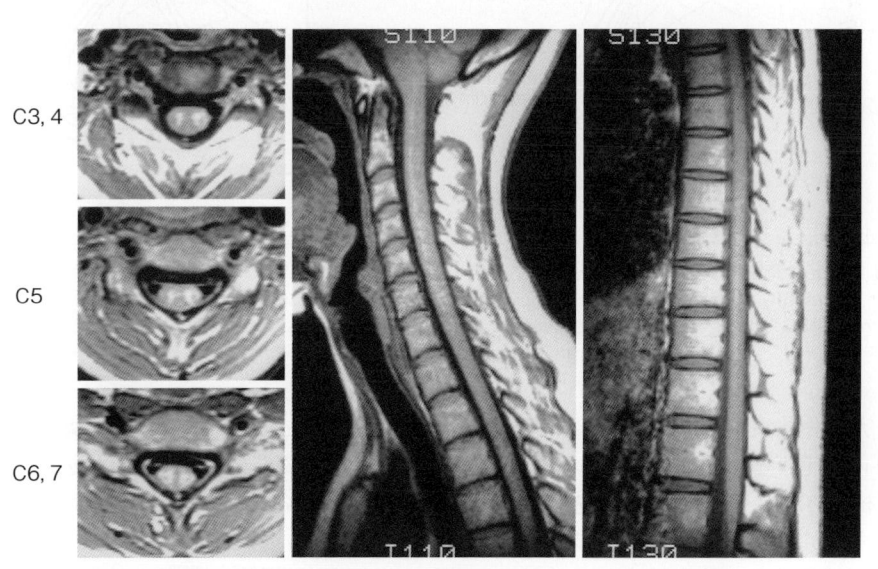

a. 正面像

b. 側面像

c. 斜位像

d. 矢状断像

図4-1 正常人頸椎の三次元表示画像

C3, 4

C5

C6, 7

図4-2 正常人脊髄のMRI(T1強調画像)
脊髄, 椎体, 椎間板の同定可能, 脊髄横断面では脊髄灰白質, 白質も描出される.

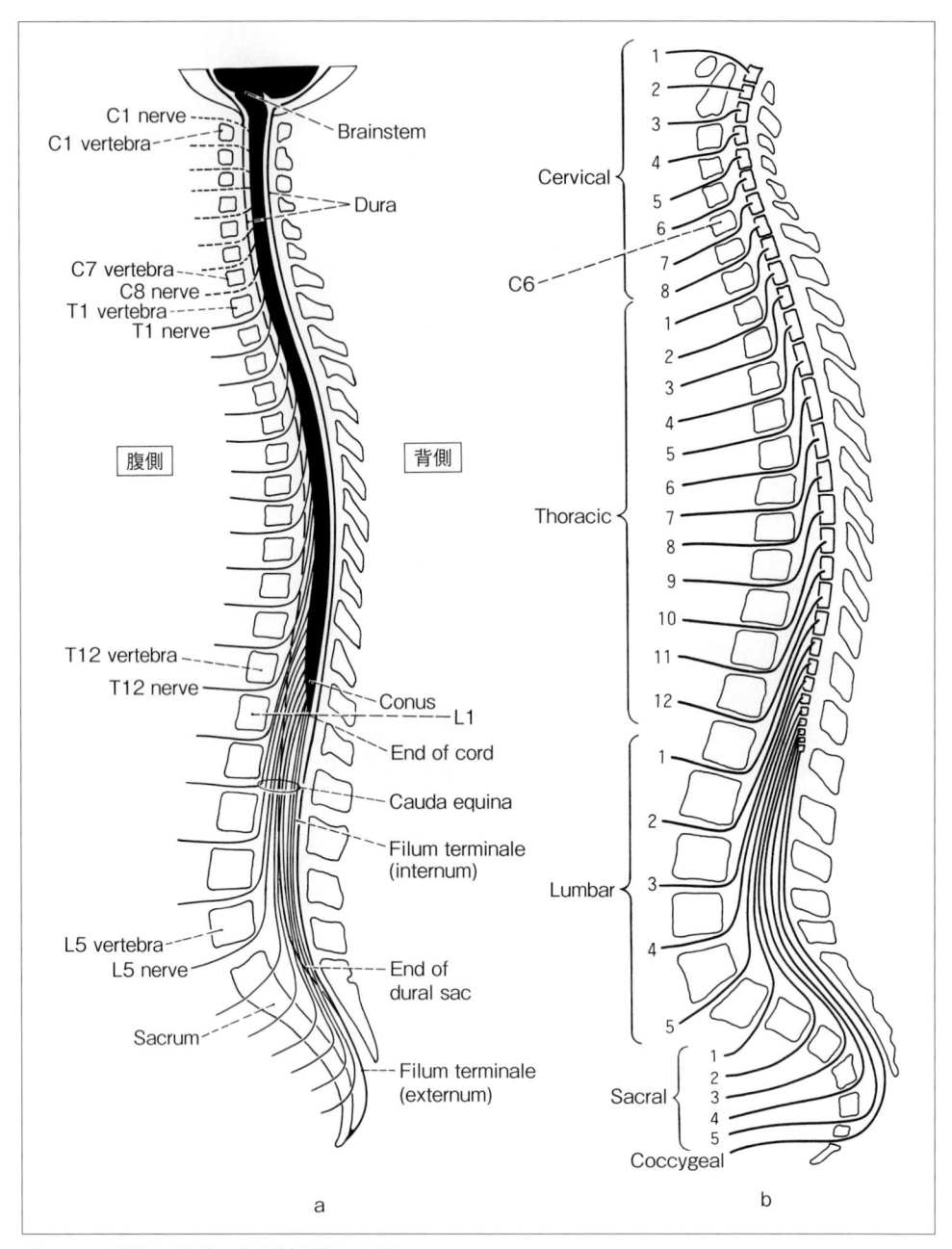

図4-3 脊椎と脊髄，脊髄神経根の相関
(deGroot J, Chusid JG : The Spinal Cord & Spine. Correlative Neuroanatomy. 20th ed, p38, p54, Appleton & Lange, Connecticut, 1988 より改変)

部の薄束核または楔状束核でニューロンを変え，対側にわたり内側毛帯となり上行して，同じく視床外側後腹側核に終わる．脊髄では図4-8に示したような層状構造がみられ，腰仙髄より線維は薄束〔Goll(ゴル)束〕を形成し，胸頸髄よりの線維は楔状束〔Burdach(ブルダッハ)束〕を形成する．

脊髄小脳路は筋紡錘および腱，関節膜など深部組織に存在する受容器よりの固有覚および皮膚よりの刺激の一部を小脳に伝える系で，意識に上る感覚は生じないが，運動制御にとって重要な求心性刺激となる．腹側および背側脊髄小脳路に分けられ，背側脊髄小脳路に至る系は後根から入った

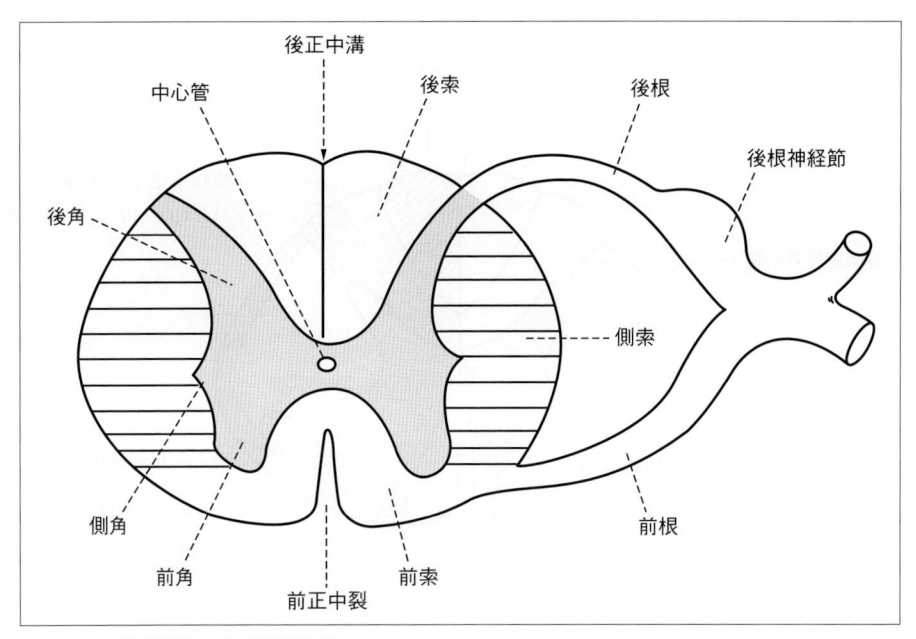

図 4-4 脊髄横断・神経根模式図

後，Clarke（クラーク）柱（C8～L2 の間に存在）の細胞でニューロンを変え，同側の側索を上行し，下小脳脚より小脳に入り，下部虫部の顆粒層神経細胞に終わる（両側性）．腹側脊髄小脳路，主に対側にわたり側索を上行し（一部は同側を上行），中脳までいって上小脳脚より小脳に入って虫部に終わる．

2. 血管支配

脊柱管に分布する体節性動脈の主なものを挙げると，大動脈弓の枝としての椎骨動脈，上行頸動脈が重要である．頸髄から第 2 胸髄までは椎骨動脈，上行頸動脈に加えて，深頸動脈，頸肋動脈，最上肋間動脈により栄養される．胸腰髄は，下行大動脈，内腸骨動脈，外側仙骨動脈などからの脊髄枝で栄養されるが，そのうち，特に太い動脈を Adamkiewicz（アダムキーヴィッツ）動脈という（図 4-9）．したがって，中部胸髄は，肋間動脈からの前根動脈が支配することになるが，血管が少なく，脊髄への血液循環が低下した場合には血流障害が起こりやすい部分となる．

脊髄表面ならびに脊髄内部への血管分布を横断面で模式図とすると前根動脈，後根動脈より各々，前脊髄動脈，後脊髄動脈となり脊髄を栄養する．前脊髄動脈は中心溝動脈となり脊髄前面 2/3 を

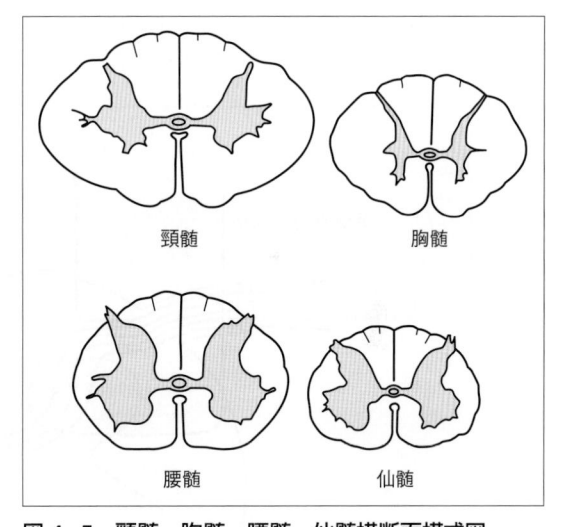

図 4-5 頸髄，胸髄，腰髄，仙髄横断面模式図
(deGroot J, Chusid JG : The Spinal Cord & Spine. Correlative Neuroanatomy. 20th ed, p36, Appleton & Lange, Connecticut, 1988)

支配するといわれている．また，冠状動脈から分岐する多数の細枝で脊髄白質の辺縁部に血液を送っている．後脊髄動脈は脊髄後面の 1/3 を養うとされている．従来の教科書では 1 本の前脊髄動脈と左右 1 本ずつの 2 本の後脊髄動脈が存在すると図示されているが，脊髄の血管に関する微細解剖の進歩により後脊髄動脈とされているもの

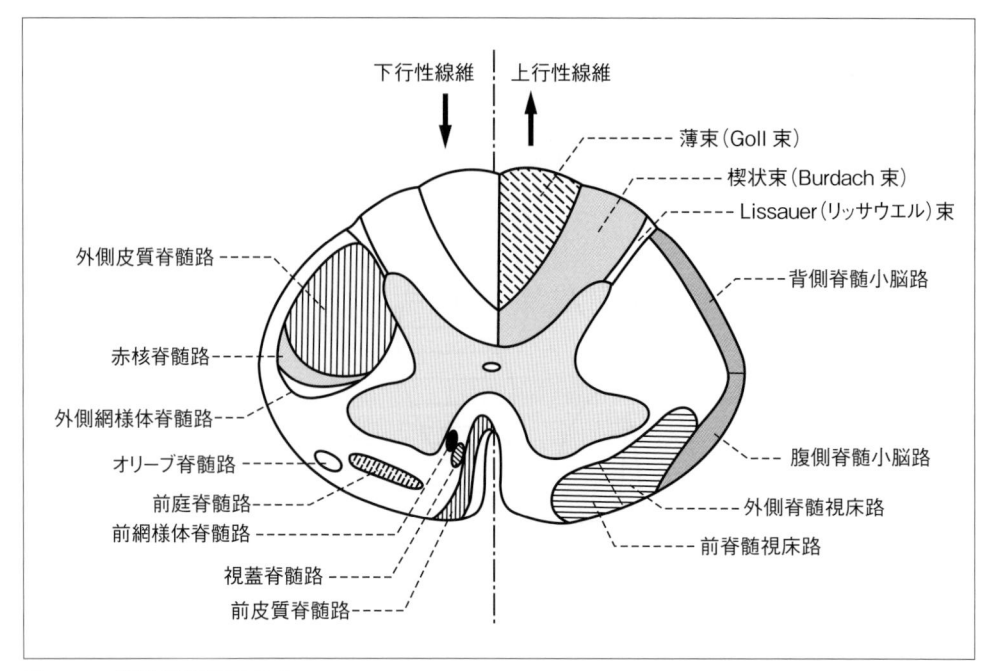

図 4-6 脊髄横断面模式図
　左側に下行路の主なもの，右側に上行路の主なものを示す．
〔水野美邦：脊髄の機能とその異常．田崎義昭ほか（編）：神経病学，第3版，p95，医学書院，東京，1988〕

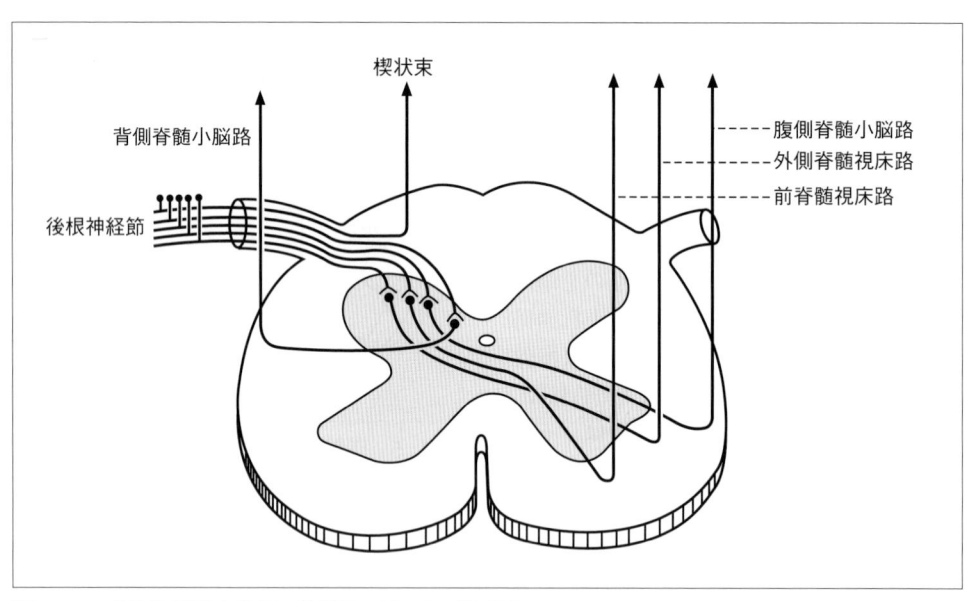

図 4-7 求心性線維の走行，胸髄レベルでの模式図
〔水野美邦：脊髄の機能とその異常．田崎義昭ほか（編）：神経病学，第3版，p96，医学書院，東京，1988〕

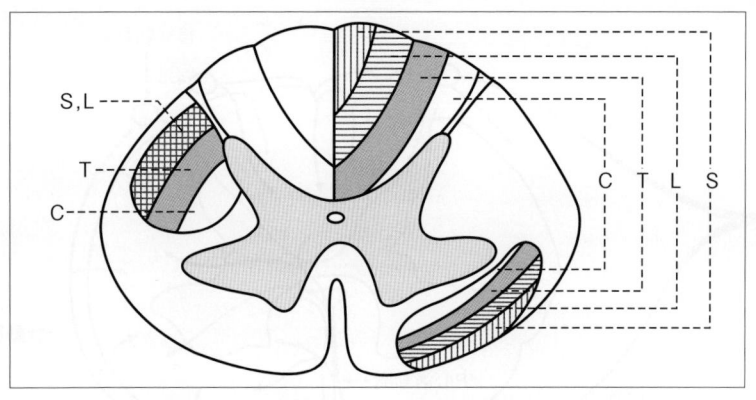

図4-8 皮質脊髄路，脊髄視床路および後索の層状構造(頸髄)
　C：頸髄，T：胸髄，L：腰髄，S：仙髄．
〔水野美邦：脊髄の機能とその異常．田崎義昭ほか(編)：神経病学，第3版，p96，医学書院，東京，1988〕

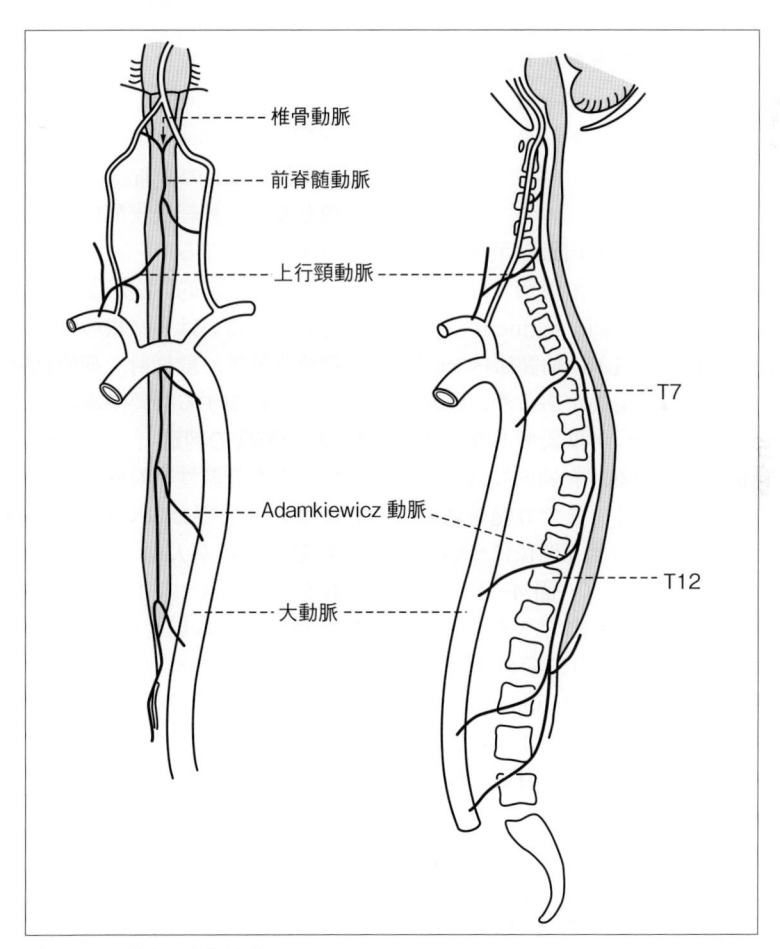

図4-9 脊髄の血管支配

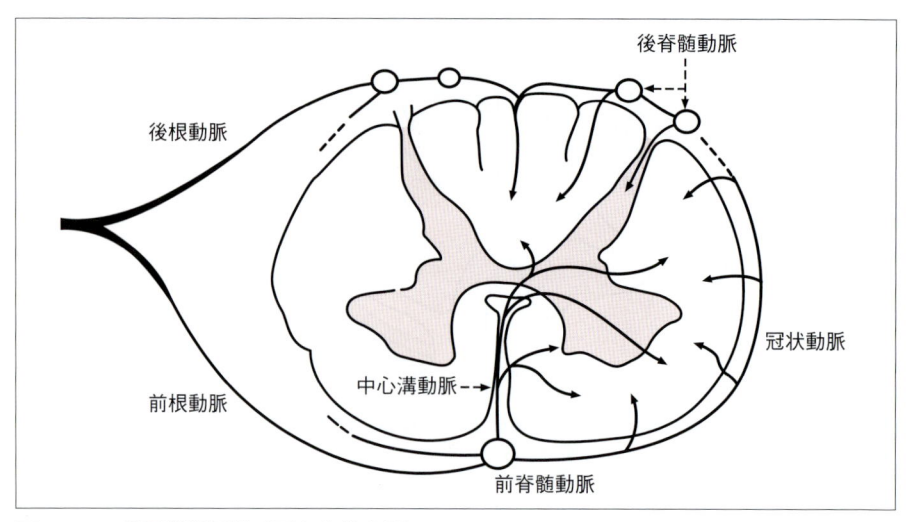

図 4-10　脊髄横断面模式図と血管支配

は後脊髄動脈と後外側脊髄動脈とがあり，それらを統合したものと理解されるようになってきている（図 4-10）．

3. 脊髄の髄節性支配

脊髄は延髄頸髄移行部に始まり円錐に至り，その先は終糸といわれる．脊髄は頸髄節（cervical segment：C）8，胸髄節（thoracic segment：T）12，腰髄節（lumbar segment：L）5，仙髄節（sacral segment：S）5 と，その先に尾髄があるが，C から S までの 30 髄節（segment）が重要であり，それに対応する神経根が存在する．脊髄内に髄節間の境界が存在するわけではなく，また脊髄神経根と，脊髄髄節，そして脊椎との相互関係については同一レベルにあるわけではない（図 4-3）．頸髄節は第 6 頸椎椎体（C6）レベルまで，また，円錐は第 1 腰椎（L1）レベルで終わり，それより下方は神経根が馬の尾のように馬尾（cauda equina）を形成している．これは脊髄の発育が止まった後も脊椎の発達がさらに続く，すなわち身長が伸びることによる．神経根のうち前根は運動神経，後根は感覚神経である（図 4-4）．

運動神経の髄節性支配については，その支配筋がわかっており，徒手筋力検査（表 4-1）や，筋萎縮が存在する場合には，どの支配筋が障害されているかで判定できる．一方，感覚神経の神経根による髄節性支配は皮膚の感覚の分布を示す皮膚分節（dermatome）（図 20-67，540 頁）で示される．皮膚分節は報告者によりその分布にかなりの違いがある．しかし，上限としての C2（注：C1 の支配領域はない），乳首の T4，臍の T10，そして下肢の S1 の分布はほぼ共通しており重要な指標となる．神経根支配に一致した神経痛も局在を示す指標となる．

【脊髄の神経学的診察法】

脊髄，あるいは神経根の障害でみられる運動および感覚障害，腱反射，病的反射，筋トーヌスの診かたを熟知する必要がある．

1）軽い麻痺の判定

明らかな脊髄性の対麻痺や四肢麻痺については特に触れる必要はないが，軽い麻痺の存在をどう判定するかが大切である．上肢では患者に両上肢を前方へ水平挙上させ閉眼を命じると，もし軽い麻痺がある場合にはその側の上肢が下降する．これを上肢の Barré（バレー）徴候という（図 4-11 a）．Barré 徴候として記載のあるものは次にも述べる下肢での徴候のみで，上肢の場合には Mingazzini（ミンガッツィーニ）試験とするのが正しいが，Barré 上肢徴候として一般には定着しているといえる．さらに軽度の麻痺で上肢の下降もみられない場合，両手掌を上方に向けて閉眼させると麻痺側の手の回内のみがみられる．これを回内徴候（pronation sign）という（図 4-11 b）．下肢の Barré 徴候は，患者を腹臥位にして下肢を膝関節で 90°に曲げ，その位置を保持するように命ずると麻痺側が下降してくる（図 4-11 c）．下

表 4-1 徒手筋力検査票

	氏名		番号				
	検査日　　年　　月　　日		検者				
	被検筋		支配神経		右	≧	左
NECK	Flexor ; Sternocleidomastoid.		Accessory				
	Extensor group			C2, 3, 4			
SCAPULA	Abductor ; Serratus ant.		Long thoracic	C5, 6, 7			
	Elevator ; trapezius		Spinal accessory	C3, 4			
	Abductor ; Rhomboideus		Dorsal scapular	C5, 6			
SHOULDER	Abd ; Deltoideus		Axillary	C5, 6			
	Ext ; Latissimus dorsi		Subscapular	C6, 7, 8			
	Add ; Pectoralis major		Pectral	C5, 6, 7, 8			
	Ext ; rotat ; Infraspina.		Suprascapular	C4, 5, 6			
	Int. rotat ; Supraspinatus		Suprascapular	C4, 5, 6			
ELBOW	Flexor ;	Biceps brachii	Musculocutaneous	C5, 6			
		Brachioradialis	Radial	C5, 6			
	Extensor ; triceps		Radial	C6, 7, 8			
FOREARM	Supinator		Radial	C5, 6			
	Pronator teres		Median	C6, 7			
WRIST	Flexor ;	Flex. carpi rad.	Median	C6, 7			
		Flex. carpi uln.	Ulnar	C7, 8　T1			
	Extensor ;	Ext. carpi rad.	Radial	C6, 7, 8			
		Ext. carpi uln.	Radial	C6, 7, 8			
FINGER	Flexor ;	Flex. digit. com.	Median	C7, 8　T1			
		Lumbricales	Median	C8　T1			
	Extensor ; Ext. digit. com.		Radial	C7, 8			
	Add ; Palmer interossei		Ulnar	C8　T1			
	Abd ; Dorsal interossei		Ulnar	C8　T1			
	Abductor digiti V		Ulnar	C8　T1			
	Opponens digiti V		Ulnar	C8　T1			
HIP	Flexor ; Iliopsoas		Femoral	L1, 2, 3			
	Extensor ; Gluteus maximus		Inf. gluteal	L4, 5　S1, 2			
	Abductor ; Glut. med. & min.		Sup. gluteal	L4, 5　S1			
	Adductor		Obturator	L2, 3, 4			
KNEE	Flexor ; Biceps femoris		Sciatic	L4, 5　S1, 2			
	Extensor ; Quadriceps		Femoral	L2, 3, 4			
ANKLE	Flexor ; Gastrocnemius		Tibial	L5　S1, 2			
	Extensor ;	Tibialis ant.	Deep peroneal	L4, 5			
		Tibialis post.	Tibial	L5　S1			
		Peroneus br. & l.	Sup. peroneal	L5　S1			
TOE	Flexor ;	Lumbricales	Plantar	S1, 2			
		Flex.dig. br. & l.	Tibial	S1, 2			
	Extensor ; Ext. dig. br. & l.		Deep peroneal	L4, 5　S1			
HALLUX	Flexor hall. br. & l.		Tibial	L5　S1, 2			
	Extensor hall. br. & l.		Deep peroneal	L4, 5　S1			

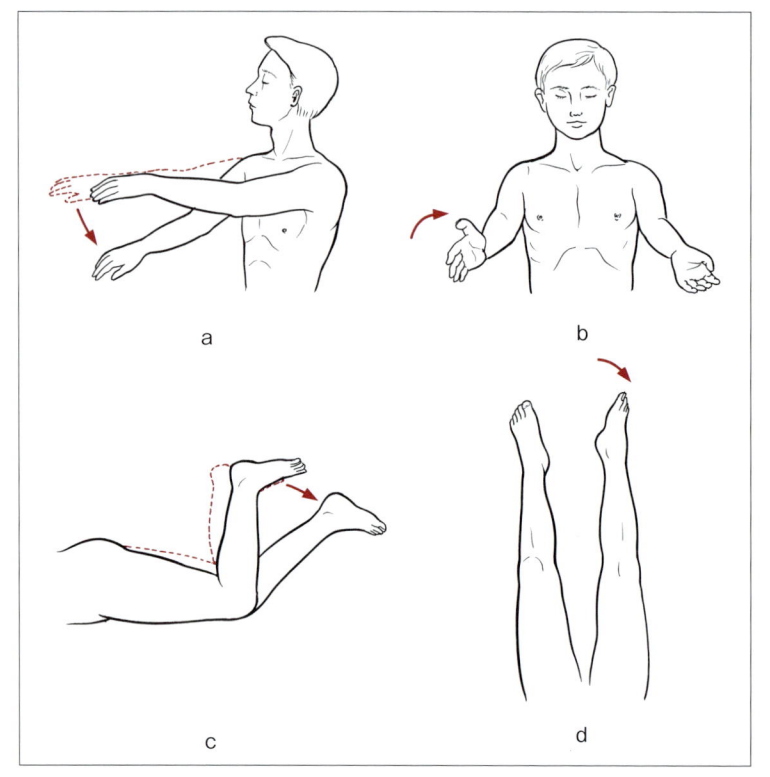

図 4-11　軽い麻痺の判定法
　Barré 徴候(a. 陽性で麻痺側が下降，b. 軽度麻痺では回内するのみ，c. 下肢の Barré 徴候)と，麻痺側下肢外旋位(d).

肢の麻痺がある場合に，ベッド上に仰臥位になった際の下肢の姿位をみると外旋位をとっている．この徴候は Barré 徴候よりも敏感に出るようであるが偽陽性のこともあり注意が必要である(**図 4-11 d**).

2) 筋トーヌスの調べ方

　筋トーヌスを正しくとらえるには，その正しい手技と経験をつむことである．上肢では手首での背屈，掌屈，前腕の回内，回外がとらえやすく，特に痙縮は，前腕の急速な回外の際にどのように軽くても spastic catch としてつかまえることが可能である．下肢の筋トーヌスでは，膝窩に検者が手を入れ急速に挙上すれば，もし痙縮があれば折りたたみナイフ現象(clasp-knife phenomenon)を起こしてくる．

3) 腱反射および病的反射の診かた

　腱反射は，その亢進や低下をみることも大切であるが，左右差を証明することがさらに大事といえる．したがって，被験者の姿位を左右対称にして検査することが絶対の条件となる．通常，ルーチンに下顎反射より始め，次いで上肢，下肢と検査を進めていく習慣をつけておく．

　下顎反射(**図 20-55 a**，529 頁)は，患者に軽く閉口させ顎の緊張をとるように命じ，検者の指を下顎にのせ，その上をハンマーで叩く．健常者では反応は軽度存在するか，むしろ消失している．上下肢の腱反射が異常に亢進して錐体路障害を疑わせ，しかも下顎反射の亢進がないときは上位頸髄の病変の可能性があるが，もし，下顎反射も同様に亢進であれば，むしろ両側性の大脳半球や脳幹障害による皮質球路や錐体路の障害を考えなければならない．ただし，神経質な人では，正常でも，下顎反射も含めて四肢の腱反射亢進がみられることがあることを知っておく必要がある．腕橈骨筋反射(反射中枢 C5, 6，**図 20-56 c**，530 頁)，上腕二頭筋反射(C5, 6，**図 20-56 a**)，上腕三頭筋反射(C6, 7, 8，**図 20-56 b**)のうち，上腕二頭筋反射は検者の指を二頭筋の腱筋に当て，その上を

叩くが，そのほかは直接ハンマーで腱を叩いてよい．下肢では，膝蓋腱反射（大腿四頭筋反射）(L2, 3, 4，図 20-58 a, 531 頁），アキレス腱反射（下腿三頭筋反射）(S1, 2，図 20-58 d）を行うが，特に膝蓋腱反射の検査法は両下肢を左右対称に保持して検査をしなければわずかの左右差を見逃すことになる．膝蓋腱反射の出にくい人での増強法としては，椅子かベッドに座らせ下肢を下垂させて両手を胸の前で組ませて強く引っぱるように命じる．その際に膝蓋腱を叩打すると誘発しやすく，これを Jendrassik（イェンドラシック）の手技という．アキレス腱反射が出にくかったり，微妙な左右差をみるときには，椅子の背に向かって膝で座り，アキレス腱を叩打するとよい．

Hoffmann（ホフマン）反射（図 20-57 c, 530 頁）は，患者の中指の末節を検者が屈曲してから急に離すことで母指を含めた他の手指が屈曲するものを陽性とする．Hoffmann 反射の出現は腱反射亢進の指標として意味があり，左右差があるときに重要な徴候といえる（下肢の Babinski 反射と等価の錐体路障害を示す上肢の反射とする誤った考えが以前にあったが，Hoffmann 反射は腱反射亢進を意味するが錐体路障害の絶対的指標ではない）．

Babinski（バビンスキー）反射（図 20-61 a, 534 頁）は，足底外側縁を刺激することで母趾の背屈を誘発することを陽性とする足底反射で，錐体路障害の存在を意味する最も重要な反射である．足底の敏感な人，あるいは末梢神経炎があり異常感覚を有する場合，また足底把握反射が存在する症例では母趾背屈が判定しづらいことがある．

Chaddock（チャドック）反射（図 20-61 b, 534 頁）は，足背外側で外顆の下を後方より前方に向けて刺激する手技で，母趾背屈が誘発されれば陽性である．この反射は Babinski 反射と同じ意味であり，かつ，その陽性率は，Babinski 反射に負けず劣らず高く，足底の刺激でないことから逃避による混乱もなく，また，足底把握反射の有無にも影響されない．さらには，明らかな錐体路障害が疑われる症例で Babinski 反射が陰性であっても Chaddock 反射は陽性であることを時折経験する．したがって，下肢病的反射の検査では Babinski 反射と Chaddock 反射を必ず両方とも調べるべきである．

下肢の腱反射亢進が特に著明なときには，足間代（足クローヌス），膝蓋間代（膝蓋クローヌス）が誘発できる（図 20-59 c, d, 532 頁）．このうち，足間代の誘発は比較的容易であるが，膝蓋間代が上手に出せるか否かは経験によりかなり差がみられる．

腹皮反射は，臍を中心に上下半分ずつ，左右に分けて腹壁を刺激して，腹筋の収縮をみる．左右差があれば意味があるが，両側消失していることは正常でもよくあり，その際には診断的価値はない．仙髄，馬尾の障害が疑われ，排尿・排便障害がある患者では，肛門反射(S3～5)も試みる．

4) 感覚検査

感覚検査は脊髄疾患の診断では非常に重要であるにもかかわらず，この検査自体が患者の協力に頼らざるをえないことが問題である．したがって，感覚検査をする場合には，脊髄疾患では，どの部位の障害ではどういう感覚障害が出現するのかという基本的な解剖学的知識のもとに，しかも，できるだけ短時間で有意な所見を引き出さなければならない．表在感覚(痛覚，温度覚，触覚)と，深部感覚(位置感覚，振動覚)を検査する．

脊髄の病変では種々の感覚障害のパターンがみられるが，その検査の際には脊髄神経根支配領域について解剖学的分布を絶えず念頭において検査を進めていく必要がある（図 20-67, 540 頁）．上限としての C2，乳首の T4，臍の T10，そして下肢 S1 が重要な指標となることは前述した．脊髄および神経根での病変でみられる感覚障害を模式図で示す（図 4-12）．上肢にみられる根性の感覚障害は根徴候（root sign）として高位レベルの決め手となる．一側上肢の根徴候と，同側の振動覚低下，運動麻痺があり，対側の温痛覚低下があれば頸髄レベルでの脊髄半側病変による Brown-Séquard（ブラウン・セカール）症候群となる（図 4-12 b）．胸髄レベルでの Brown-Séquard 症候群も当然存在する（図 4-12 c）．上位頸髄の横断性脊髄症では，四肢，体幹の感覚障害（図 4-12 d），胸髄では下半身の横断性感覚障害となる（図 4-12 e）．脊髄空洞症や髄内腫瘍などの脊髄髄内病変による解離性感覚障害（温痛覚障害はあるが触覚は保たれる）（図 4-12 f）や仙部回避（sacral sparing）（図 4-12 g）も特徴的である．一方，円錐や馬尾の病変では，肛門，会陰部にサドル状

a. root sign　b. root sign + B.S. syndrome　c. Brown–Séquard syndrome　d. transverse myelopathy（C）

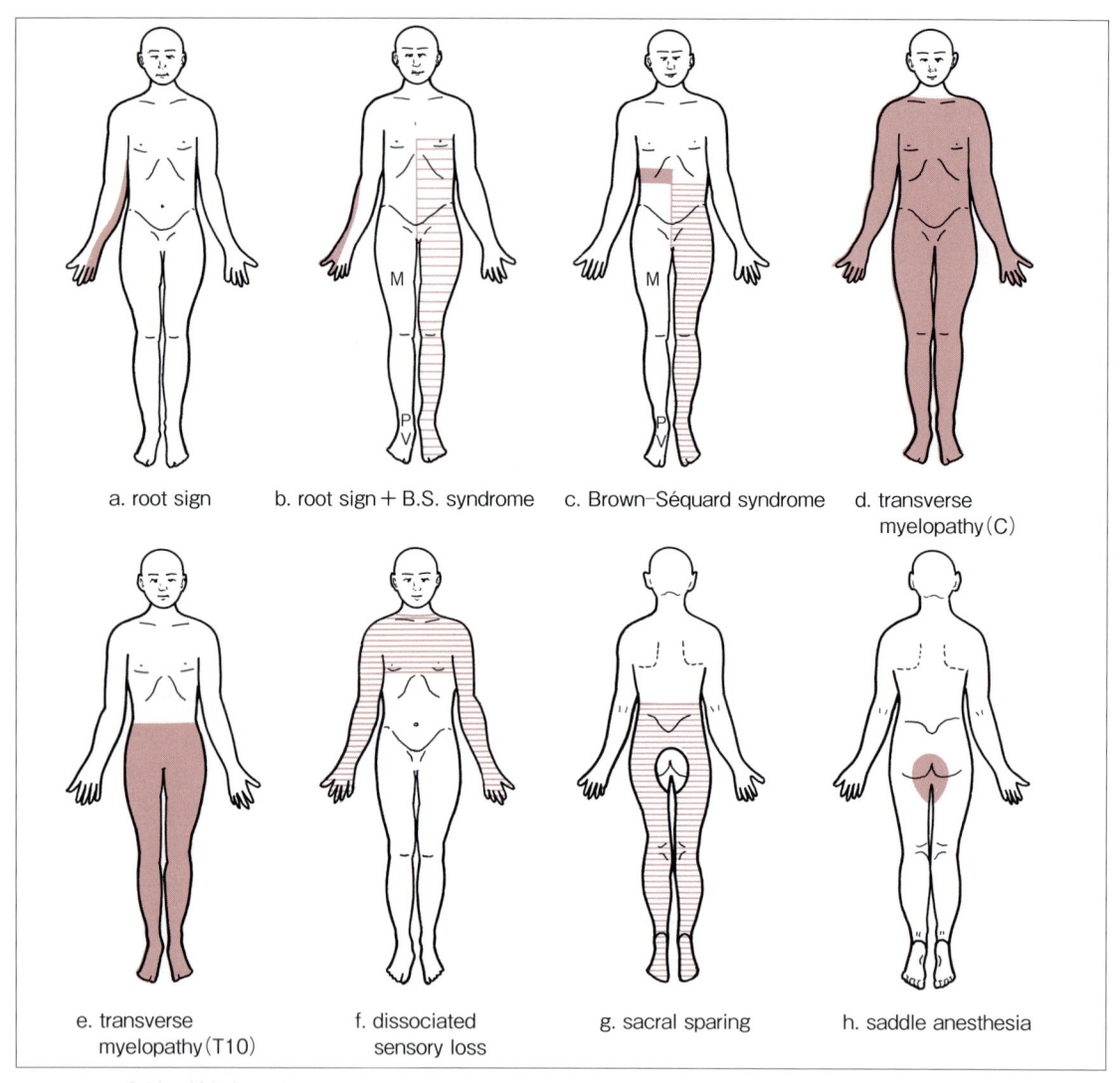

e. transverse myelopathy（T10）　f. dissociated sensory loss　g. sacral sparing　h. saddle anesthesia

図4-12　脊髄・神経根の病変でみられる感覚障害
M：運動麻痺，P：位置覚障害，V：振動覚障害．

感覚消失（saddle anesthesia）（図4-12 h）が出現する．

　そのほか，脊髄や神経根の障害で注目すべき感覚障害について言及する．頭部を前屈した際に項部よりビリッとする電撃様の疼痛が脊椎に沿って走る場合にはLhermitte（レルミット）徴候といい脊髄後索の障害を示唆し，頸髄における多発性硬化症病変が最も疑われるが，頸部脊椎症や腫瘍などの圧迫性病変でも出現することがある．頸髄の後索の病巣で上肢の位置感覚，振動覚，二点識別覚，立体覚などが障害され，手指を伸展させると指がアテトーゼ様に不随意に動く偽性アテトー

ゼ（pseudoathetosis）がみられたり，またその手の機能が障害されてしまうことをOppenheim（オッペンハイム）の手廃用症候群（useless hand syndrome of Oppenheim）と呼ぶことがある．

　坐骨神経痛は，疼痛が殿部より大腿後面，下腿まで走るもので，背臥位で一側下肢を膝で伸展させたままで挙上しそれを誘発できればLasègue（ラゼーグ）徴候陽性という．この疼痛は病態生理学的には神経根の伸展により惹起される．

　問診で，手に火傷をしてもまったく気づかなかったという患者をみた場合には，脊髄空洞症，Hansen（ハンセン）病（らい），アミロイドーシス

なども念頭におくことが大切である．

【臨床症候・診断】

　脊髄疾患は，先に述べた脊椎と脊髄・神経根の関連（図4-3）を念頭におき，脊髄の延髄頸髄移行部から，頸髄，胸髄，腰髄，仙髄，円錐，馬尾に至るまでのどのレベルに病変が存在するかという「高位診断」と，脊髄の横断面の構造から，そのどの部分の障害による症候があるかという「横断診断」により病変部位を決定し，そして補助検査法により確定することを原則とする．あまり補助診断法が先行し，画像を見てから神経所見をとったり，すでに画像で病巣があるからといって神経学的診察をおろそかにすることがあってはならない．正しい臨床的な局在診断がなされていなければ，異なったレベルを検査することで病変が同定できないということも起こりうる．また，画像では見えない疾患もまだまだ多数存在するということも念頭においておく必要がある．

1）高位診断（表4-2a）

　（1）延髄頸髄移行部は，頭蓋骨でいえば大孔のレベルにあたり，髄外病変，髄内病変とも多彩な神経症候を呈し診断がむずかしいところとされている．脊椎病変としては環軸脱臼，脊髄髄外病変としては髄膜腫，神経鞘腫などの脊髄腫瘍，Chiari（キアリ）奇形（脊髄空洞症を伴うことが多い）などがある．この部位の髄外病変の神経症候の特徴は，頸部痛と頸部運動制限，それに加えて下位脳神経障害，眼振，四肢腱反射亢進，四肢の異常感覚，しかもこれらの症候が変動することがあるのが特異な点である．一方，髄内病変では頸部痛が明らかではないが，多彩な症候は髄外病変と同様である．また，延髄から頸髄（C1, 2）にかけては呼吸中枢が存在することより睡眠時無呼吸が起こることもあり"Ondine（オンディーヌ）の呪い"という名も存在する．

　（2）上位頸髄レベルでは上肢へ神経根を出していないことより，上肢の根徴候がないことになる．C2〜4の根性感覚障害，下顎反射亢進を伴わない四肢腱反射亢進，上肢筋萎縮，手廃用症候群（useless hand syndrome）という深部感覚障害による手の巧緻障害，Babinski徴候，またC4は横隔膜を支配しているのでその麻痺の有無にも注意する．

　下位頸髄では，上肢にみられる根性の運動・感覚障害や，上腕二頭筋，腕橈骨筋および上腕三頭

表4-2a　高位診断

1. 延髄頸髄移行部：頸部痛・運動制限，下位脳神経徴候，眼振，異常感覚，神経症候の変動，Ondineの呪い
2. 上位頸髄：横隔膜（C4），手指筋萎縮，手廃用症候群（C4） 　下位頸髄：根徴候（感覚・運動），腱反射（二頭筋・腕橈骨筋— C5, 6，三頭筋— C6〜8），逆転橈骨反射（C5, 6）
3. 胸髄：肋間筋運動，乳頭線（T4），Beevor徴候（T10）
4. 腰髄：根徴候（感覚・運動） 　　　　腱反射（膝蓋腱— L2〜4）　　　　　　　　　　　　　　　　　　　　　　円錐上部症候群
5. 仙髄：根徴候（感覚・運動） 　　　　腱反射（アキレス腱— S1, 2）
6. 円錐：サドル状感覚消失，疼痛（＋），排尿・排便障害→脊髄円錐症候群
7. 馬尾：サドル状感覚消失，疼痛（＋＋＋）→馬尾症候群

筋反射の脊髄レベルの反射弓を知っていれば，その亢進，低下・消失の所見から病変部位が推定できる．たとえばC5, 6の脊髄病変では腕橈骨筋反射が消失し，指屈曲反射が誘発され，「逆転橈骨反射」としてレベル決定の重要な所見となる．

　（3）胸髄は，脊髄のうちでも最も長く，しかも神経根が12対もあるが胸髄におけるレベル決定の手段は少ない．感覚検査では患者の協力が必要で，また腹皮反射はレベル決定に役立たない．他覚的に胸髄病変を証明する手段の1つとしてBeevor（ビーヴァー）徴候がある．これは，背臥位で頭部挙上を命じると，第10〜12胸髄およびその神経根レベルの障害があれば臍が上方へ移動することをいう．

　（4）腰髄のレベル決定は，腰髄神経根支配の運動・感覚障害，そして膝蓋腱反射（L2〜4）の低下・消失より判定する．

　（5）仙髄では，腰髄と同じく仙髄神経根支配の運動・感覚障害と，アキレス腱反射（S1, 2）の低下・消失をみる．また，排尿・排便障害が起こりうる．

　（6）円錐はS3以下の脊髄の下端で，この部位の病変では肛門周囲のサドル状感覚消失の存在，排尿・排便障害がみられるが下肢の運動麻痺がないのが特徴で「脊髄円錐症候群」といわれる．

　（7）馬尾は，円錐が終わり終糸となったものと，L3以下の神経根・末梢神経よりなり，形態的にも馬の尾に類似している．会陰部や下肢の神経根性の強い自発痛が最も特徴的であり，サドル状感

表4-2b　横断診断

```
1. 錐体路(側索, 前索):
     (弛緩性→)痙性, 筋力低下
     Babinski, Chaddock 反射(+)          ┐
2. 脊髄視床路(側索): ↓表在感覚              │ Brown-
3. Goll 束, Burdach 束(後索):              │ Séquard
     ↓深部感覚(振動覚＞位置覚)              │ 症候群
     Romberg 徴候, Lhermitte 徴候, 手廃用   │
     症候群                                ┘
4. 前角細胞: 線維束性収縮, 筋萎縮・筋力低下
5. 中間外側角細胞: 自律神経障害
6. Onuf 核: 排尿障害(S2)
7. 後根進入部: 神経痛, 神経炎
8. 前根: 筋萎縮・筋力低下
9. 後根: 神経根痛, 根性感覚障害, Lasègue 徴候
```

覚消失も起こりうる．これを「馬尾症候群」という．

　脊髄の高位診断で注目すべきものは，「円錐上部症候群」の存在である．すなわち，胸椎11～12椎体レベルは，脊髄でいえばL3～S1に至る髄節に相当し，円錐上部，腰膨大部などと呼ばれる．この部位の病変では，下肢の弛緩性麻痺，垂れ足，表在感覚障害，Babinski 徴候，など脊髄の前角細胞，末梢神経，さらには錐体路の障害が複雑に混在するなど多彩な神経症候を呈するのである．

2) 横断診断(表4-2b)

　脊髄の横断面については機能解剖と頸髄，胸髄，腰髄，仙髄での横断面で特徴的な解剖学的形態を理解しつつ診断していく．すでに記載したように錐体路徴候としてBabinski 反射，Chaddock 反射，脊髄半側に病変でのBrown-Séquard 症候群，後索障害によるRomberg(ロンベルグ)徴候，Lhermitte 徴候，手廃用症候群がある．なお，前角細胞，中間外側角細胞，Onuf(オヌフ)核〔Onufrowicz(オヌフロヴィッツ)核〕，後根進入部，前根，後根の障害で出現する徴候は重要であり，表4-2b にまとめて示した．

【検査所見】

　脊椎・脊髄疾患の補助診断法として，X線単純・断層撮影，ミエログラフィ，髄液検査，電気生理学的検査のほかに，近年の画像診断の進歩は目を見張るものがある．しかし，直ちにコンピュータ断層撮影(computed tomography：CT)，磁気共鳴画像(magnetic resonance imaging：MRI)検査に走るのではなく，その適応を考慮しつつ検査を進めていくことが大切である．

(1) X線単純撮影：正面，側面，斜位像を撮る．特に頸椎では側面の前屈，中間位，後屈により椎体不安定の有無を検討する．脊柱管狭窄も判定可能である．

(2) X線断層撮影：靱帯骨化症の同定に有用である．

(3) 脊髄MRI：脊髄の髄内・髄外病変，椎間板ヘルニアによる圧迫，特に脊髄空洞症，脱髄巣，脊髄梗塞も同定できることで画期的である．

(4) 脊髄CT：骨棘，椎間板突出，椎間孔狭小，脊柱管狭窄，靱帯骨化の描出に有用である．

(5) ミエログラフィ：水溶性造影剤により安全に行えるようになり，MRI，CTに加えてその適応がある場合に実施する．

(6) 脊髄血管造影：脊髄動静脈奇形の診断に有用である．

(7) 神経生理学的検査：針筋電図，末梢神経伝導速度，F波導出，体性感覚誘発電位(somatosensory evoked potential：SEP)，さらに近年，経頭蓋磁気刺激(transcranial maginetic stimulation)による運動誘発電位(motor evoked potential：MEP)も臨床応用されている．

(8) 脳脊髄液検査：髄液圧，外観，細胞(細胞数，種類，異常細胞など)，総蛋白，糖，γグロブリン，オリゴクローナルバンド，など．

II. 脊髄疾患

　脊髄障害は，原因が外傷でも，椎間板ヘルニア，膿瘍や腫瘍による圧迫，また炎症や脱髄でも，麻痺の形としては対麻痺・四肢麻痺という徴候をとりやすいが，麻痺は24時間以内に脊髄の圧迫を取り除かないと，永久に後遺症を残すことが多い，したがって救急として対処する心構えが必要である．それでは，いつ脊髄障害であると疑ったらよいであろうか？

　臨床的に脊髄が障害されていると疑わせる3つの徴候を挙げると，

(1) レベルのある運動障害
(2) レベルのある感覚障害
(3) 膀胱直腸障害(排尿困難，膀胱充満，便秘など)

男性では，これに加えてインポテンスが起こる．

脊髄障害の原因はこれから記載するようにいろいろあり，細かいことをいえば，上に述べたことのほかにも疾患による特徴的な徴候があるが，とにかく救急として扱う心構えで臨み，神経内科，整形外科，脳外科の専門医が，よく連絡を取り合って，神経学的診察法でレベル診断をつけ，原因を明らかにして，早急に適切な処置（減圧処置など）をとることが必要であることを強調しておきたい．特に急性に起こった対麻痺と背部痛のある患者では，一刻を争って対処することが麻痺を残さないために欠かせない．

A. 脊髄血管障害

同じ中枢神経系にあっても脳と脊髄の血管障害の病因はまったく異なる．脳血管障害にて頻度の高い動脈硬化性閉塞による梗塞や高血圧性の出血は脊髄においてはきわめてまれである．逆に，脊髄血管障害の大部分は脊髄血管奇形に起因するものである．次いで脊髄動脈閉塞性疾患がある．なお，脊髄出血は血管奇形からの出血を除けば，海綿状血管腫と外傷性脊髄出血のみであるといえる．

1. 脊髄血管奇形

脊髄血管奇形は，近年の超選択的脊髄血管造影法と MRI 画像診断の進歩とともに疾患概念の大きな変化がみられる．また，脊髄血管造影法とカテーテルの進歩は脊髄血管奇形の病態解剖学的理解と人工塞栓術による治療の可能性を広げた．

【病因・病理】

脊髄血管奇形の多くは先天性と考えられ，脊髄動静脈奇形（spinal arteriovenous malformation；AVM）と脊髄動静脈瘻（spinal arteriovenous fistula：AVF）に大別できる．AVM は動静脈奇形の血管腫瘤部に流入動脈が入り，そこから還流静脈が出る．一方，AVF は動脈から直接静脈へ移行するものを指す．

脊髄血管奇形は，流入動脈が硬膜内動脈か硬膜動脈か，①硬膜内髄内 AVM，②硬膜内脊髄辺縁部 AVM/AVF，③硬膜 AVM/AVF に大別され，これらの混合型も存在する（図 4-13）．

硬膜内髄内 AVM は脊髄栄養動脈を流入血管とする巣状部（nidus）髄内にあり，硬膜内脊髄辺縁

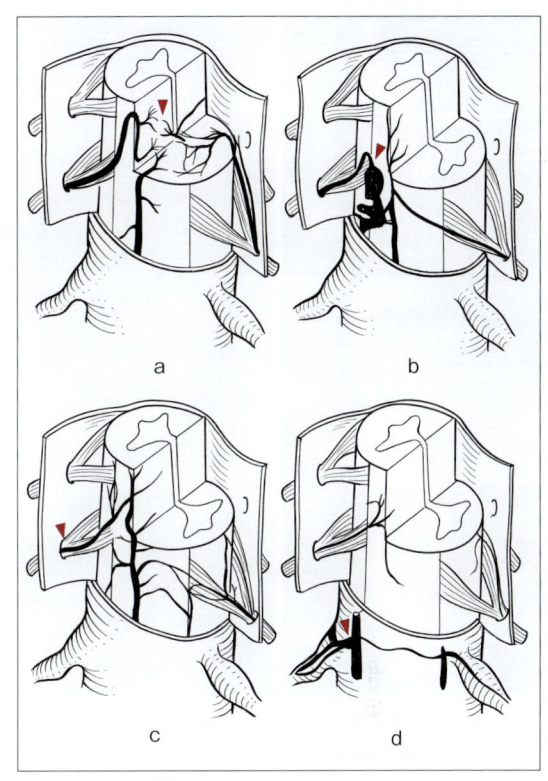

図 4-13 脊髄動静脈奇形（AVM，一部 AVF も含む）の病型

硬膜内髄内 AVM(a)，硬膜内脊髄辺縁部 AVM/AVF(b)，硬膜 AVM/AVF(c. 硬膜内静脈還流，d. 硬膜外静脈還流)，矢頭は巣状部（nidus）あるいは瘻（fistula）を示す．
（宮坂和男：脊髄動静脈奇形の焦点 脊髄動静脈奇形—その分類と診断．脊椎脊髄ジャーナル 6：479-485, 1993）

部 AVM/AVF は脊髄周辺部巣状部もしくは瘻（fistula）が存在する．流入動脈は神経根軟膜動脈もしくは神経根髄質動脈であり，前脊髄動脈・後脊髄動脈，あるいは脊髄側面の動脈に由来する．いずれの場合も前・後脊髄静脈へと還流し，静脈瘤やまれには動脈瘤と合併する．巣状部・動脈瘤の破綻や，静脈還流のうっ滞により脊髄症状を呈する．また，大きな静脈瘤は脊髄を圧迫し腫瘤性病変となりうる．

硬膜 AVM/AVF は，巣状部あるいは瘻が椎間孔付近の硬膜上にあり，神経根動脈あるいは硬膜動脈が流入血管となる．流入動脈が前神経根髄質動脈であれば動脈性盗血症状を生じ，導出静脈が脊髄静脈であればうっ滞還流障害のため脊髄症状をきたす．

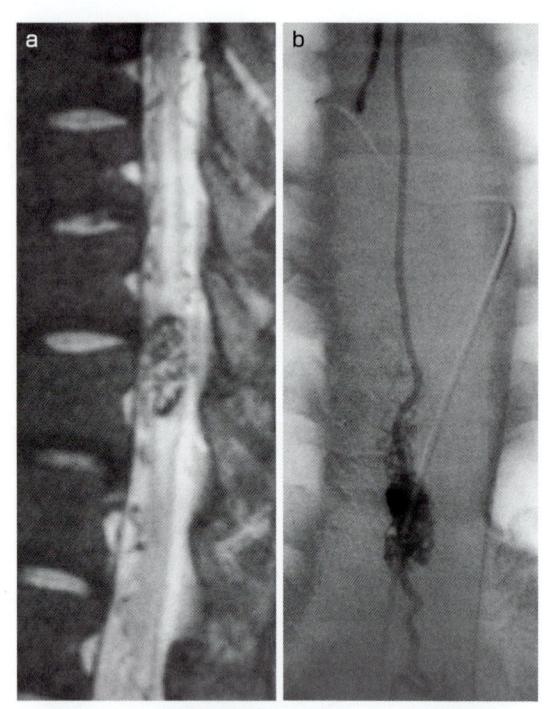

図4-14 脊髄動静脈奇形のMRI T2強調画像(a)と血管撮影像(b)

【臨床症状】

硬膜内髄内AVMは出血や動脈性盗血による急性脊髄症状にて発症し，脊髄辺縁部AVM/AVFは脊髄静脈のうっ滞による血流障害により慢性進行性に脊髄症状をきたすことが多い．硬膜AVM/AVFは，硬膜内の神経根髄質静脈から脊髄表面の静脈うっ血を生じ，慢性進行性の脊髄血流障害の経過をとることが多い．動静脈瘤の破裂はくも膜下出血となり突然の背部痛にて発症する．これは，頭蓋内脳動脈瘤破裂と誤診されることがある．

適切な治療を行わなければ，予後は一般に進行性で不良である．脊髄出血にて高度の脊髄横断症状を残すものや，脊髄虚血症状を反復して徐々に神経脱落症状の悪化をみるものある．熱い風呂に入ったあとで下肢の一過性脱力を訴えることもあり病歴をとる際の留意点である．

【検査所見】

MRIにより異常血管の血流消失(flow void)を確認するのが，最も簡便で侵襲の少ない診断法である．特に，拡張した導出静脈や静脈瘤は無信号の線状陰影あるいは腫瘤として描出される(図4-14 a)．T2強調画像では，脊髄内の浮腫・梗塞巣は高信号域となり，急性期の出血は低信号域，慢性期の古い出血はヘモジデリン沈着のため低信号域として残存する．

脊髄造影では，脊髄表面あるいは脊髄根表面を走行する異常血管の陰影が認められる．脊髄の腫大があれば髄内出血や脊髄浮腫を示唆し，動静脈瘤のための陰影欠損も重要な所見である．CTでは，血管奇形にまれに伴う椎骨の骨変形が明らかとなることがある．

腰椎穿刺ではくも膜下出血や脊髄髄内出血の場合には血性，あるいは黄色調を伴う髄液が得られる．

【診断・鑑別診断】

特徴的な神経徴候，そしてMRI・脊髄造影によりその存在が推定されれば，脊髄血管撮影にて確定診断する(図4-14 b)．

【治療】

選択的脊髄動脈造影とその技術の延長にある人工塞栓術，および外科的治療がある．硬膜AVMには定位放射線照射も応用されるが，現時点では一般的でない．

液状塞栓物質の臨床応用が可能となって以来，硬膜AVM/AVFは塞栓術のよい適応となった．これは外科治療よりもはるかに侵襲が少ない．しかしながら一方，塞栓術のみでは再発する例もあり，外科的摘出術のほうが確実性が高い．

脊髄辺縁部AVM/AVFでは，塞栓術と外科治療が症例によって選択される．前脊髄動脈が流入血管であったり，AVFの瘻が太い症例や脊髄円錐近傍にある症例，動脈瘤や大きな静脈瘤の合併例が外科的摘出術の適応となり，その他のものは塞栓術の対象となる．外科治療に先行して，部分的に塞栓術を行うことも多い．

前脊髄動脈を流入血管とする髄内AVMの治療は困難である．流入動脈である前脊髄動脈と中心溝動脈が太くかつ短く，巣状部より末梢の脊髄に側副血行路が認められるときには，塞栓術の適応がある．塞栓術後に再開通をきたすことがあるが，主流入血管を温存しておき，必要があれば繰り返し塞栓術を行う．

治療合併症としては，塞栓術と外科的摘出術ともに，脊髄栄養血管閉塞のための脊髄梗塞，あるいは導出静脈遮断のためのうっ滞性循環障害による虚血がある．

2. 脊髄梗塞

【病因・病理】

 脊髄の血管支配（図4-10）に示したように，脊髄の前面を走行する前脊髄動脈閉塞の血栓・塞栓による血流障害によって生ずるまれな病態として前脊髄動脈症候群がある．中位胸髄においては特に根動脈の数が少なく，前脊髄動脈は細く側副血行路に乏しいために，胸髄梗塞あるいは虚血の頻度が高い．

 後面を走行する後脊髄動脈の閉塞による病態は後脊髄動脈症候群といわれるが，その頻度はさらに低い．

 原因としては，大動脈の硬化性閉塞・大動脈瘤に随伴して肋間動脈・前神経根髄質動脈の閉塞から前脊髄動脈，あるいは中心溝動脈の虚血をきたすことが最も多い．解離性大動脈瘤や外科手術による胸腹部大動脈の遮断，あるいは塞栓の遊離による前脊髄動脈の閉塞もある．特に，胸腰椎移行部左側の大動脈から分岐するAdamkiewicz動脈（図4-9）は下位胸髄から腰髄部の広範な領域を支配するので，この動脈の閉塞は重篤な脊髄虚血を招く．

 脊髄髄膜炎に二次的に発生する脊髄血管炎，腫瘍による圧迫性閉塞などもある．古くは，結核や梅毒による脊髄髄膜炎に併発することが多かったが，最近では，大動脈血管撮影あるいは脊髄血管奇形の治療のため血管内外科操作による合併症として，血栓性脊髄動脈閉塞をみることがある．

【臨床症候】

 前脊髄動脈症候群では，前脊髄動脈が脊髄前面から横断面にして2/3の領域の脊髄組織を還流するので，神経症候は動脈閉塞部位と同一高位で，側索，前角の虚血症候をみる．原因となった疾患の諸症状と当然のことながら混在するが，突然の対麻痺あるいは四肢麻痺で発症することが多い．血管閉塞部位と同レベルの背部痛が先行することもある．膀胱直腸障害，血流障害部位以下の温痛覚障害は高度であるが，後索症状である振動覚，位置覚は保たれるという解離性感覚障害となる．

 頸髄レベルの虚血では，局所性の手・上肢の筋萎縮と筋力低下は脊髄前角細胞の障害により，体幹と下肢の麻痺は錐体路の虚血に起因する．

 発症初期には麻痺は弛緩性であるが痙性麻痺へと変化し，腱反射は消失することもあるがこれもやがて亢進する．下肢でのBabinski反射，Chaddock反射などの病的反射が陽性となる．一過性の虚血症状を呈し回復する虚血発作の時期と，梗塞となり恒久的な障害を残す場合がある．

 後脊髄動脈症候群は，その血管支配からみて後索症候として深部感覚が障害され温痛覚が保たれるという解離性感覚障害となるはずであるが，錐体路障害や尿閉を伴ったりすることにより臨床診断は必ずしも容易ではない．近年，MRIにて本症を診断しえた症例が報告されるようになった．

【検査所見】

 MRIで脊髄虚血巣はT2強調画像において高信号領域としてとらえられ，前脊髄動脈症候群では水平断像で前脊髄動脈支配域である脊髄腹側に病変を認める．急性期には，gadolinium-diethylene-triamine-pentaacetic acid（Gd-DTPA）による局所増強像が得られる．

 脊髄血管奇形との鑑別のために選択的脊髄血管造影を行うこともあるが，閉塞部位の同定は困難なことが多い．胸腹部大動脈疾患の有無も血管造影時に検索が可能である．

【診断・鑑別診断】

 まれな疾患ゆえに見過ごされる危険があり，突然発症した横断性脊髄障害をみたときには常に脊髄梗塞を念頭におく必要がある．逆に，鑑別診断は急性の脊髄横断症状を呈するすべての疾患が対象となる．なかでも，脊髄血管奇形による脊髄虚血は類似の症候を呈することが多く，急性横断性脊髄炎や多発性硬化症などの脱髄性疾患も症候学的には鑑別が困難なことがある．アテローム硬化性大動脈疾患や解離性大動脈瘤の合併は脊髄梗塞を示唆する所見である．転移性脊椎腫瘍は通常は緩徐進行性の経過をとるが，まれに脊髄硬膜外静脈叢の腫瘍塞栓による静脈還流障害により急速な症状の進行をみることがある．

【治療】

 保存的対症療法が主体で，温痛覚障害のための褥瘡の予防，排尿・排便管理など看護管理が重要となる．麻痺に対する理学療法は，通常の脊髄疾患と同様に進める．神経脱落症状のみならず，基礎疾患を有することが多いのでその治療も必要である．

 急性期の脊髄浮腫に対してグリセロールやD-

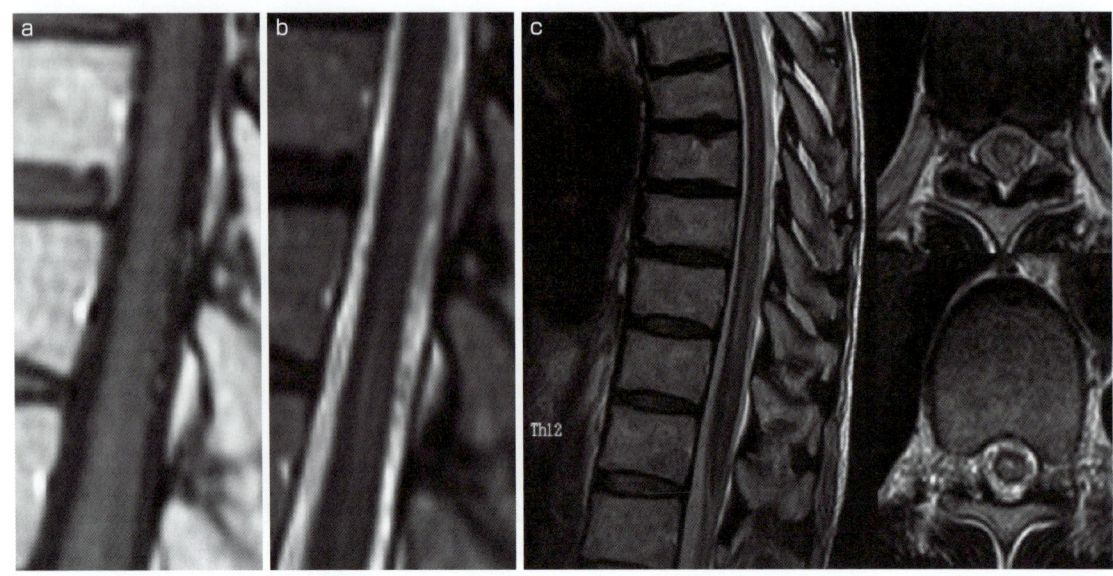

図4-15 Foix-Alajouanine 病のMRI
a. T1WI. b. T2WI. c. T2WI.

マンニトール，あるいは副腎皮質ステロイド薬の投与など脳梗塞に準じた治療がなされる．血圧の低下を防ぎ，高圧酸素療法を行うこともある．

前脊髄動脈閉塞による脊髄梗塞の予後は一般に不良である．大動脈疾患に二次的に発生しある程度側副血行が保たれている例では，脊髄機能の回復をみることもある．

3. Foix-Alajouanine（フォア・アラジュアニン）病〔亜急性壊死性脊髄炎(myélite nécrotique subaiguë, subacute necrotizing myelitis)〕

【定義】

1926年，FoixとAlajouanineは29歳と27歳の男性で，初めは痙性，次いで弛緩性となる進行性の筋萎縮性麻痺で，感覚障害，膀胱・直腸障害も伴い，髄液では蛋白細胞解離をきたす症例を報告した．第1例は2年9か月，第2例は11か月で死亡，この特異な脊髄疾患は亜急性壊死性脊髄炎と名づけられたが，その後，報告者の名を冠してFoix-Alajouanine病と呼称されることとなった．

病因としては，その名称が示すように初めは脊髄炎と考えられていたが，病理学的には炎症ではなく，下部胸髄から腰仙髄にかけて静脈の拡張と蛇行，さらに静脈のうっ滞による二次性の脊髄実質の虚血，そして壊死像をきたす病態であり，現在では動静脈奇形（AVM）の特殊なタイプと考えられており，早期臨床診断が治療を考えるうえでも重要な疾患である[1]．

【臨床症候】

初発症状としては，下肢に放散する疼痛，あるいは腰痛，背部痛が多いといわれている．それに続いて歩行障害，下肢脱力が起こってくる．間欠性跛行の存在は重要であるが，十分にその存在を認識して病歴を聴取しないと見逃すことがある．痙性対麻痺があり，進行すると弛緩性となり膀胱直腸障害も加わる．感覚障害としては脊髄空洞症様の解離性感覚障害が仙髄髄節部に始まり，下肢そして腰部，さらには下部胸髄まで上行する．進行すれば全感覚消失となる．

【検査所見】

MRI，水溶性造影剤による脊髄造影，また脊髄血管造影によって脊髄表面の異常に拡張した静脈の存在（図4-15 a, b）がみられるほかに，MRIによって脊髄実質の虚血を示唆する所見（図4-15 c）を早期にとらえることが重要である．また，^{18}F-fluorodeoxy glucose（FDG）-PETによる検討でその髄内変化をとらえた報告もあり，その適応について検討されるべきである[2]．

【診断】

臨床症候より本症を疑うこと，そして早期診断，適切な検査・治療を開始しなければ不可逆性の脊髄壊死に至ることになる．病理像の所見も特異的であり本症の実態を認識する必要がある．

【治療】

脊髄血管奇形に準ずる顕微鏡下手術〔マイクロサージェリー（microsurgery）〕が適応となる．また，静脈還流障害に伴う亜急性壊死性症候に対し高圧酸素療法で症状の改善を認めた報告もあり，今後ともその適応が期待される．

Foix-Alajouanine病は，かつては臨床診断は困難とされ，教科書，論文での病理像の記載でこの疾患概念が論じられてきたものであるが，的確な神経症候の理解と把握，そして検査法の進歩により治療可能な疾患になりうる可能性が証明されてきており注目すべきである．

B. 脊髄空洞症 (syringomyelia)

脊髄空洞症とは，脊髄実質内に空洞（syrinx）を形成する病態を指し，それにより多彩な神経症候を呈する疾患である．

その分類としてはBarnettらによるものがよく用いられる（表4-3）．このうち，交通性脊髄空洞症とされるものが典型的病像を示すためそれを中心に述べる．脊髄空洞症の空洞が延髄に及んだものと考えられているのが延髄空洞症で，非常にまれには延髄に限局した空洞形成も存在することがある．

その病理像としては，脊髄中心管が拡大したものや，脊髄中心管と交通する空洞形成などがあり，その剖検例を提示する（図4-16a）．

家族歴を支持するデータは非常に少ないが，家族性脊髄空洞症の報告も散見されている．

発症年齢としては20～30歳代での発症が最多の若年成人の病気とされているが，乳幼児から高齢者まで広範な年齢層での発症が報告されるようになっている．

【発症機序】

かつて原因不明の脊髄の変性疾患と考えられていた脊髄空洞症に対して，Gardnerにより提唱

表4-3 脊髄空洞症の分類

交通性脊髄空洞症
・大孔部および後頭蓋窩に先天性の奇形を伴うもの（Chiari奇形など）
・大孔部および後頭蓋窩に後天性の異常を伴うもの（頭蓋底部くも膜炎など）
非交通性脊髄空洞症
・外傷後の脊髄空洞症
・脊髄に限局するくも膜炎に続発する脊髄空洞症
・脊髄腫瘍に伴う脊髄空洞症
特発性脊髄空洞症

（Barnett et al : Syringomyelia. WB Saunders, London, 1973）

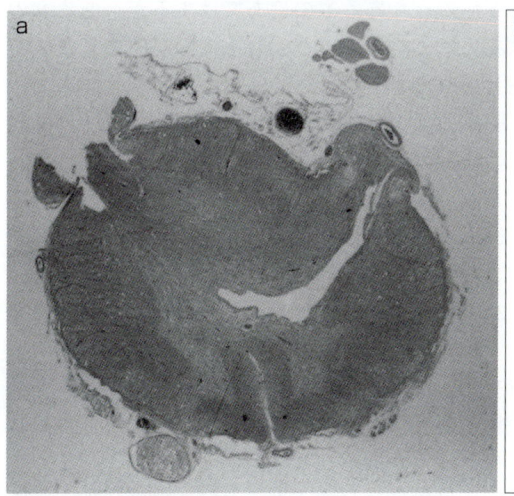

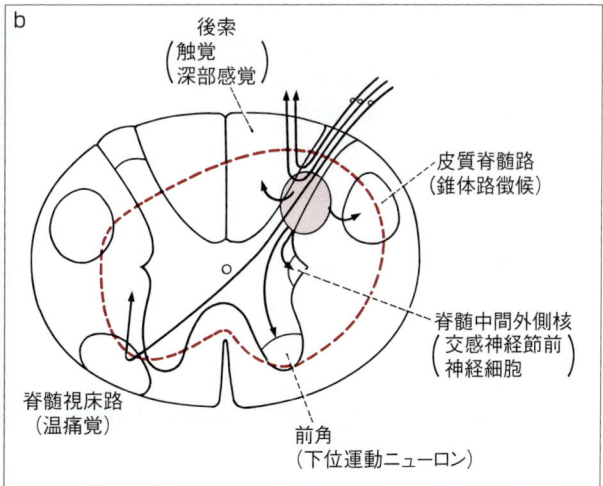

図4-16 脊髄空洞症剖検標本(a)と，空洞形成とその進展を示す模式図(b)
　空洞が拡大するにつれ交叉性温痛覚線維をはじめ脊髄内の神経細胞や神経連絡路に障害が及ぶ，空洞拡大のパターンの例を矢印で示す(b)．色の点線は拡大した脊髄空洞症を意味する．

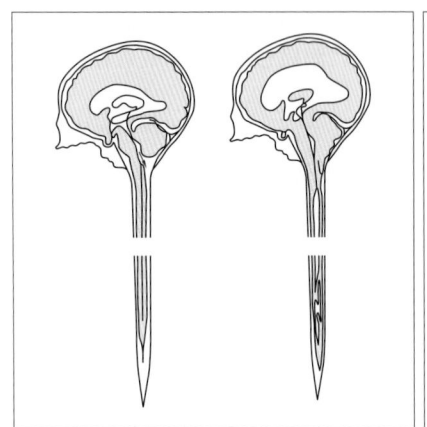

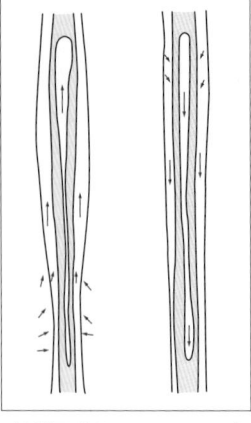

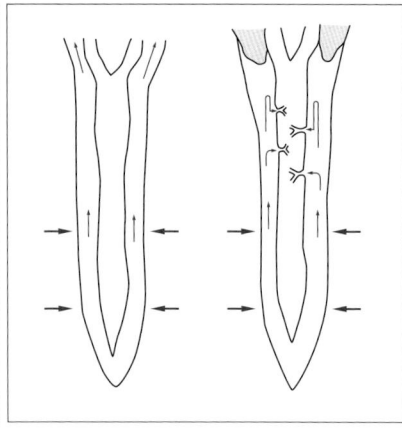

水力学説(Gardner, 1965)　　静脈圧説(Williams, 1972)　　経血管周囲腔説(Ball and Dayan, 1972)

図4-17　脊髄空洞症の成因に関する説(模式図)

された水力学的機序(hydrodynamic mechanism)とされる成因論が本症に対する治療方針を大きく変えることになった．その後，彼の説に矛盾点のあることが明らかになり，成因に関して諸説が唱えられるようになったが，髄液の流れの障害が大きく関与していることには疑いがない．以下に成因に関する代表的な理論と，それを説明する模式図を提示する(**図4-17**)．

(1)水力学説(Gardner, 1965)：胎生期中期まで交通を有していた脳室系と脊髄中心管が閉鎖せずそのまま開存を続け，脳室系の脈絡動脈の拍動が中心管に伝達され中心管壁に力を及ぼし〔脳脊髄液圧波効果(water hammer effect)〕，次第に中心管が拡大するという説である．しかし，水頭症を呈していない例があること，大部分の例で第4脳室と脊髄中心管の交通が否定されていることなどから，多くの例で彼の説は否定的であるが，少数例では脳室と中心管の交通が証明されており，成因を論じる際にまず最初に挙げられる説である．

(2)静脈圧説(venous pressure theory)(Williams, 1972)：Williamsは，当初，咳嗽，力みなどにより間欠的に上昇した静脈圧により頭蓋内圧が上昇し，第4脳室を介して中心管に伝わるという説を立てたが，その後訂正し，脊柱管内静脈圧上昇時に脳脊髄液は大孔を介して脊柱管内から頭蓋内へ流れ込むが，その圧勾配が消失したのち，脳脊髄液はChiari奇形(Chiari I型奇形，以下同じ)のため脊柱管内へは逆流できない，一方，脊柱管内は陰圧となるため第4脳室内の脳脊髄液は中心管のほうへ引かれる(suck効果)とした．

(3)経血管周囲腔説(transperivascular theory)(Ball and Dayan, 1972)：脊柱管内の脳脊髄液が頭蓋内への逆流を阻害しているとき，高まった脊柱管内圧により脳脊髄液が血管周囲腔(perivascular space)を介して脊髄灰白質内へ入るとする説である．

(4)経脊髄実質説(transmedullary theory)(Aboulker, 1979)：上記と同様に脳脊髄液が脊髄実質内に浸み込むとする．

以上の4つの説が代表的である．いずれの説も本症のうちあるものにあてはまるが，あるものはあてはまらないことから本症の病因の多様性が論じられてきている．

脳底部のくも膜炎，Chiari奇形は後頭頭蓋窩での髄液流を阻害しそれが空洞形成の原因となるとされるが，脊髄のくも膜炎に続発する脊髄空洞症はくも膜癒着と血管の炎症や癒着による血管狭窄または肥厚，脊髄外傷に続発する脊髄空洞症は，脊髄実質(特に灰白質の損傷)，髄内および軟膜血管の損傷，外傷性くも膜下出血によるくも膜の癒着ないし肥厚が原因として考えられている．脊髄腫瘍に続発するものは，腫瘍の種類により合併しやすさに差があるため，空洞発現機序としてくも膜炎や外傷に続発するものと同じ機序に加え，さらに別の要因も考えられている．

空洞の範囲は垂直方向では，上端は上部ないし

中部頸髄，下端は中・下部胸髄にあるものが典型的である．臨床徴候より推定される空洞上端・下端の位置は MRI，脊髄造影後 CT(computed tomography-myelography：CT-M)で証明できる空洞の位置と必ずしも一致しないことがしばしばある．軸面では，空洞は上端部で中心管の後外側の片側後角に位置するものが多いが，上端部で中心管の後方中央に位置する例もある．

空洞は下方へいくにしたがって中央へ寄ることが多いが，対側へ移ったり，上端から下端まで一貫して偏倚している例もある．

【臨床症候】

初発症状としては筋力低下，筋萎縮，感覚障害が多いといわれている．筋萎縮は脱力が出現してから数年以上経てから加わってくるのが通常である．また，部位は手筋を中心とする上肢が圧倒的である．

感覚障害としては，重苦しさ，痛み，しびれなどのさまざまな症状をすべて含めると総計では運動系の症状総計よりも多いといえる．これら感覚系の症状は脊髄後根からの入力系に対する障害と考えられ，上半身にみられることが多い．

ほかに顔面のしびれ，頭痛，めまい，側彎症を初発とするものも少数例存在する．症候は原則として左右差をもって出現してくる．めまいは Chiari 奇形，延髄空洞症の影響も考えられる．膀胱直腸障害や性機能障害が初発症状であることは非常にまれである．

臨床徴候は左右差が大きいが，それは空洞の偏在する側と一致する．空洞の拡大，進展により同側の後根から脊髄内に入る温痛覚線維を障害し，髄節性解離性感覚障害を呈する．さらに空洞の拡大，進展により前角障害(筋萎縮，筋力低下)，脊髄視床路障害(索性解離性感覚障害)，皮質脊髄路障害(錐体路徴候)，脊髄中間外側核障害(局在的発汗障害や肢の肥大)を示す(図 4-16 b)．延髄空洞症では脳幹の長経路(long tract)や脳神経の核性障害の症候を示すこともある．

脊髄空洞症として，最も有名なのは感覚障害のパターンである(図 4-18)．感覚障害は後根からの入力のうち交叉性の要素(髄節性)，または脊髄視床路(索性)の障害の両者による．従来は，両側宙づり型が特徴的とされていたが，これは早期診断が遅れた慢性経過の例の 1 つの型にすぎない(図 4-18，〜の図)．初期には一側性のことが多く(図 4-18，一の図)，経過が長くなるにつれて，対側の髄節性解離性感覚障害が出現する経過をたどる．温痛覚障害のため火傷をしても痛みを感じないのは注目すべき 1 つの症候である．さらに進行すると触覚も障害されることがある．

深部感覚障害は通常進行例になってから出現するが，表在感覚障害と比べると軽い．

自律神経症候としては Horner(ホルネル)徴候，発汗低下，比較的初期には発汗過多を示す例も存在する．障害側に肢肥大，皮膚栄養血管運動障害としての"多汗の手"(main succulente，手掌が発赤，腫脹して表皮が薄くなり，非常に湿潤で軟らかな感じを与える)，神経原性関節症〔Charcot(シャルコー)関節〕をみることがある．

【検査所見】

確定診断には，現在 MRI が必須であり，その典型例 MRI 所見を提示する(図 4-19)．このような空洞形成では，図 4-18 に示した感覚障害のうち，肩帯部から上肢・体幹に及ぶ片側あるいは両側の解離性感覚障害パターンを呈する症例の説明として矛盾しない[3]．

しかし，脊髄空洞症の感覚障害のパターンは多彩であり，体幹のみならず下肢にも及ぶ例があることも事実である．その説明ともなる Logue[4](1971)による多彩な空洞形成の模式図ならびにそれを実証する自験例の MRI を提示する(図 4-20)．

電気生理学的検査としては，筋電図，体性感覚誘発電位，また磁気刺激による脊髄伝導速度の検討も行われている．

【診断・鑑別診断】

従来，脊髄空洞症に特徴的として教科書的に記載されてきた両側宙づり型の解離性感覚障害にのみ注目していたり，若年成人のみの疾患とみなしていると早期診断を見逃すことになる．すでに述べてきたように，本症としては非定型的な症候を示す例もあるため，診断には注意深い神経学的診察と本症を疑うことが重要であるが，かつては診断のむずかしい疾患とされていた本症が MRI の登場によって確定診断が容易となったことは革命的ともいえる．しかし，症候学的に鑑別診断すべき疾患について十分に理解しておく必要がある．

交通性脊髄空洞症と鑑別すべき疾患としては，

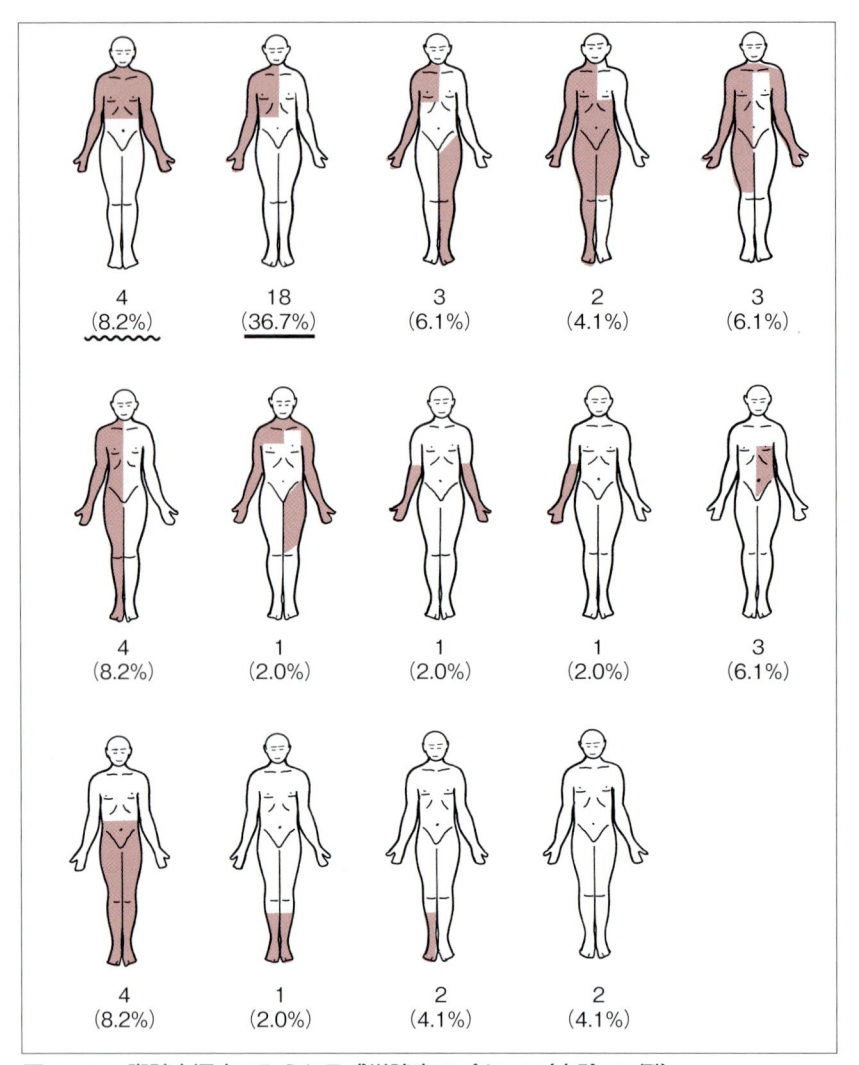

図4-18 脊髄空洞症でみられる感覚障害のパターン(自験49例)
特にアンダーラインの一側性宙づり型の頻度に注目する必要がある.

脊髄または神経根の障害,運動ニューロン疾患,若年性一側上肢筋萎縮症,多発性硬化症,末梢神経疾患,特発性側彎症などを挙げることができる.

【治療・予後】

臨床経過をみると,持続進行群,間欠進行群,進行後停止群,進行後改善群などが存在するが全体としては進行性と考えるべきであり,長く経過すると間欠期に入るもの,あるいは停止すると推定される例もあるとはいえ,外科的治療の適応時期を逃さないようにすることが重要である.外科的には後頭蓋窩減圧術,あるいは空洞-くも膜下腔短絡術が行われることが多い.続発性のものは原疾患に対する治療を優先する.

C. 若年性一側上肢筋萎縮症
(juvenile muscular atrophy of unilateral upper extremity)(平山病)

若年性一側上肢筋萎縮症(平山病)は,平山ら[5]により1959年に初めて報告された疾患で,若年者(10〜20歳代)において,一側性または一側優位性に前腕以下の遠位に優位な上肢の筋脱力と萎縮を認め,数年後には停止性となるという特徴を有する.著しい感覚障害や腱反射異常,さらに下肢の症候は認められない.1985年,本症の初剖検例により,その病理所見も明らかとなり,何らかの原因による下位頸髄の循環障害の関与が当時

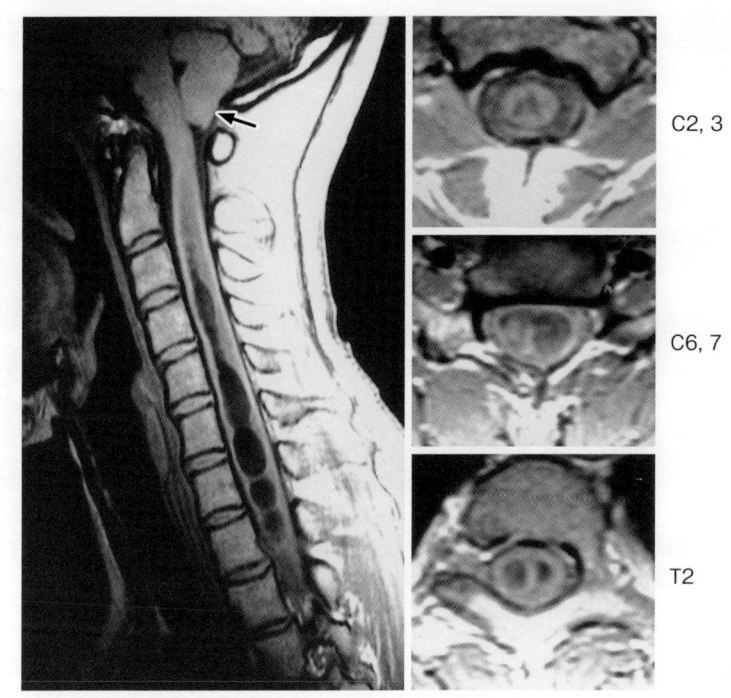

図 4-19 脊髄空洞症の MRI 所見（T1 強調画像）
Chiari 奇形を矢印で示す．

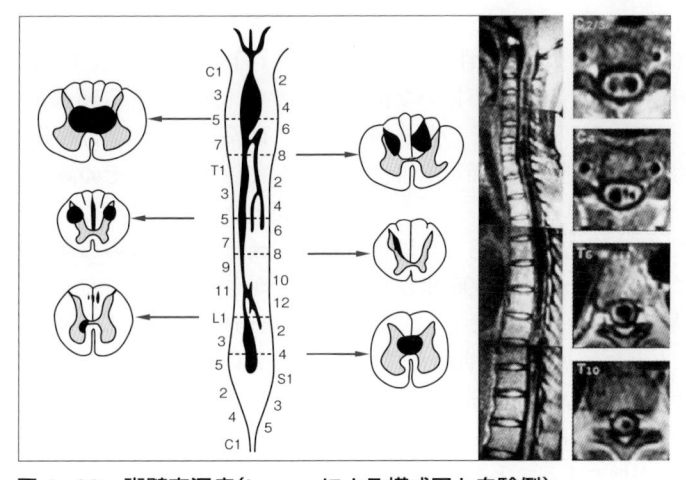

図 4-20 脊髄空洞症（Logue による模式図と自験例）

示唆され，その見解は英文[6]，ならびに邦文論文として国内外に発信されることとなった．

この発見から半世紀にあたる時点の 2008 年に BRAIN and NERVE 誌の特集「日本人の発見した神経疾患」において，平山による「若年性一側上肢筋萎縮症（平山病）―発見からの半世紀」とする総括がなされた[7]．以下にその記載を引用して紹介すると，本症の臨床的特徴は，発症年齢，性比としては 10 歳代と 20 歳代前半の若年（思春期），その中心は 15〜17 歳，男性に圧倒的に多く，罹患上肢（筋萎縮・脱力）は多くは一側性で，両側性でもほとんど一側優位，罹患手と利き手の関

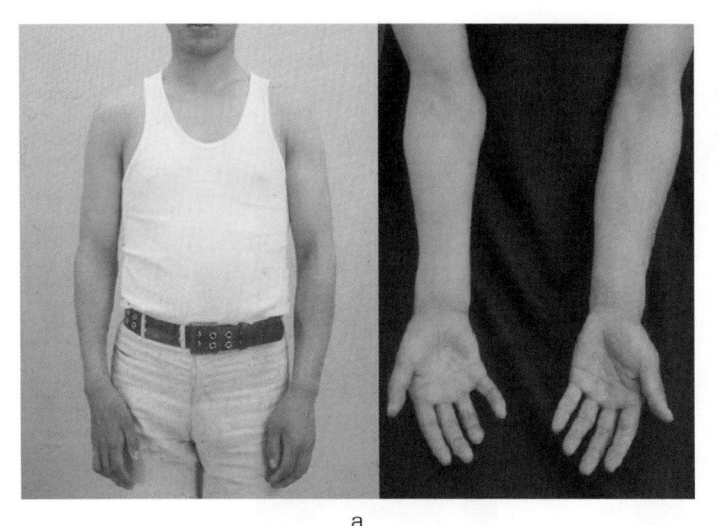

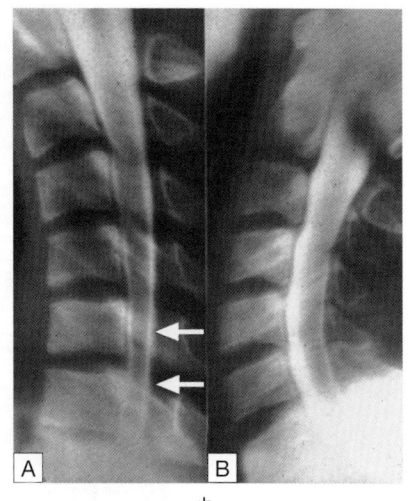

図4-21 平山病の上肢にみられる斜め型筋萎縮（oblique amyotrophy）(a) と，水溶性造影剤ミエログラフィによる硬膜管後壁の前方移動(A，矢印)による頸髄圧迫(b)

係はなく，初発症状は小手筋の脱力または萎縮，萎縮の分布は小手筋群，または前腕筋群〔斜め型筋萎縮(oblique amyotrophy)〕(図4-21a，自験例の提示)．筋脱力の特徴は筋萎縮性側索硬化症(amyotrophic lateral sclerosis : ALS)，脊髄性進行性筋萎縮症(spinal progressive muscular atrophy : SPMA)とは異なりある種の選択性がある，寒冷麻痺，罹患指の伸展での不規則・不揃いな指の振戦，とまとめられている．また，その剖検例の病理所見より病態は下部頸髄前角の循環障害性虚血壊死であることも証明された．

わが国においては，平山恵造代表のもと全国疫学調査研究グループが立ち上がり，1996年から1998年に調査が実施され，2000年12月に333症例という多数例をもとに解析，報告書の作成，さらに，その成果は邦文[8]，ならびに英文[9]で報告された．このうち，寒冷麻痺(cold paresis)とは，寒冷時に手指筋力低下が増悪することで，本調査でも333例中205例(61.6%)と高率にみられる特徴的な所見であり，調査票でその現象の"あり，なし"として記載した260例で計算すると79%にも上る重要な所見で，症例によっては初発症状として自覚され当初は冬期間のみの筋力低下を訴えることがあった．

一方，海外では，インドのGourie-Deviら(1984年)が，一肢筋萎縮症(monomelic amyotrophy)として報告したが，そこでは下肢の萎縮をきたす

ものまでも含まれており，それらの疾患を直ちに同一の概念に入れることは疑問であることより，平山病としての疾患概念は日本において確立され，世界で認められた画期的な業績ということができる．

検査方法としては，水溶性造影剤ミエログラフィ(図4-21b)，CT-Mも有用であるが，今日ではMRIによる頸部前屈位での頸髄前方移動，硬膜管後壁の前方移動ならびに頸髄圧迫の証明も容易となり，その診断・治療の指針としても重要となっている(図4-22)．平山病が筋萎縮性側索硬化症の研究のなかから特異な筋萎縮症として分離され，1つの疾患単位として確立されたことは世界的にも高く評価されており，また本症の早期発見がきわめて重要であり，頸部カラー着用による早期保存的治療で病状進行の頓挫が可能であることより本症の周知，そして若年者における集団検診の必要性も強調されている．

本症については，海外においても近年，同じ概念に入る疾患の散発的な報告がなされてきているが，わが国における全国規模の疫学調査は世界的にみても貴重な資料であり，その成果を海外に発信していく必要性があるといえる．

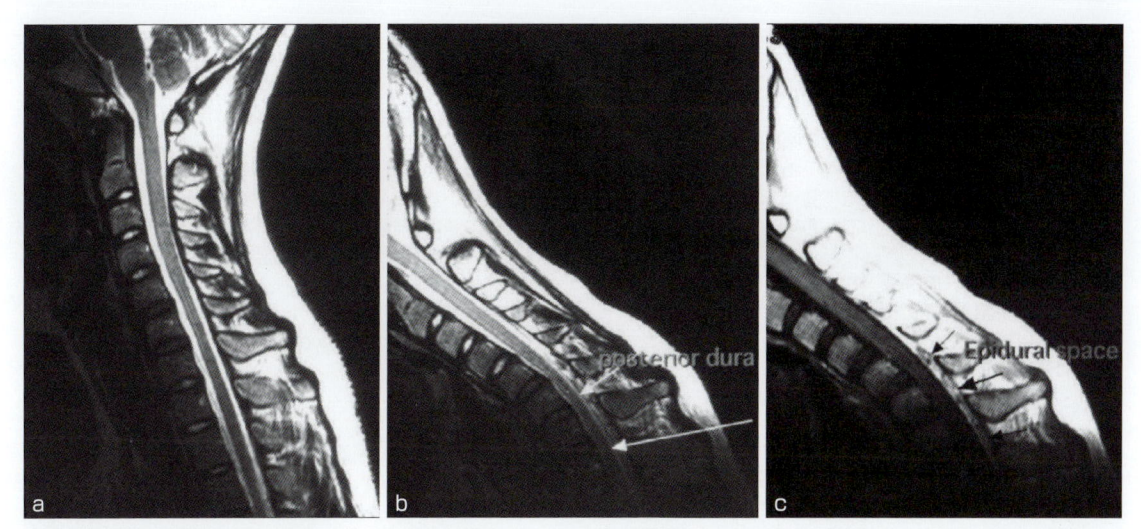

図4-22 平山病のMRI所見
a．中間位，T2WI．b．前屈位，T2WI．c．前屈位，T1WI．
前屈により硬膜管後壁の前方移動（b，白矢印）による頸髄圧迫と硬膜外腔に静脈のうっ滞がみられる（c，黒矢印）．

D. 横断性脊髄炎 (transverse myelitis)

【発症機序】

横断性脊髄炎は脊髄に限局した炎症性病変が，脊髄横断面で考えると脊髄全域に及ぶ病変の存在を示すものであるが，ウイルスや細菌などの直接的な感染による病変の場合のほかに，従来から「脊髄症」と呼ばれる広義の脊髄疾患群〔横断性脊髄症 (transverse myelopathy)〕も含んで解説されることが多い．したがって，横断性脊髄炎という用語は，純粋の感染性脊髄炎と，広義の横断性脊髄症を意味する場合があり，その原因，発症機序も多岐にわたることになる．本項ではこの両者を含んで述べることとする．

【臨床症候】

横断性脊髄炎では，障害レベル以下の全感覚障害，運動障害（四肢麻痺または対麻痺），腱反射異常，Babinski反射などの病的反射，膀胱直腸障害がみられる．神経根性の痛み，背部痛もよく認められる症状である．障害が急激かつ高度に起こった場合（急性横断性脊髄炎）には弛緩性麻痺（頸髄では四肢麻痺，胸髄では対麻痺），腱反射消失，病変以下の全感覚障害となり，脊髄ショック（spinal shock）といわれ，数時間から数週間で徐々に痙性麻痺へと移行して，痙縮，腱反射亢進を呈する．しかし，時として強い障害の場合には弛緩性麻痺のまま長期にわたって推移することがある．

【検査所見】

横断性脊髄炎の病因は多岐にわたる．したがって検査も病因によって選択することになる．脊髄X線単純撮影は椎体の病変や，そのアライメント (alignment)，椎間腔の狭小の有無など，どこでも検査可能なものであり，忘れてはならない．今日ではまずMRI，そして必要に応じてCT-M，水溶性造影剤を用いた脊髄造影を行う．そして重要なのは脳脊髄液検査である．病因によりその選択，緊急度は判断されなければならない．

【診断・鑑別診断】

横断性脊髄炎を起こしうる原因疾患としては，直接脊髄内に感染源が侵入する（原発性）感染性と感染症状後一定期間をおいて脊髄症状が起こってくる（感染後）アレルギー性のもののほかに，「横断性脊髄症」としての概念に入れられる脱髄性，血管性，腫瘍性，外傷性，中毒性などに分けられる（表4-4）．

感染性脊髄炎は一般的には脳・髄膜・脊髄炎の一部としてみられることが多い．感染原因が何かの同定が診断上最も重要であるが，その鑑別には脳炎・髄膜炎と同様に脳脊髄液所見が役立つ．身体のどこかに膿瘍などの感染源がある患者が，背部痛を訴え急速に横断性脊髄炎症状を呈した場合は，脊髄硬膜外膿瘍をまず考えるべきである．こ

表 4-4　横断性脊髄症の病因

1. 感染症
   1) ウイルス性：ポリオ，帯状疱疹など
   2) 細菌性：ブドウ球菌，連鎖球菌，マイコプラズマなど
   3) 結核性：髄膜脊髄炎，結核腫
   4) 梅毒性：髄膜脊髄炎，ゴム腫
   5) 真菌性
   6) 硬膜外膿瘍，肉芽腫
   7) 髄内膿瘍（溶連菌，真菌など）
   8) 寄生虫症：トキソプラズマ，肺吸虫，嚢虫など
   9) HTLV-Ⅰ関連ミオパチー（HAM），空胞化ミエロパチー（vacuolar myelopathy）（AIDS）
2. アレルギー性
   1) 感染後脊髄炎（麻疹，風疹，水痘，ムンプスなど）
   2) ワクチン接種後脊髄炎（インフルエンザワクチン，麻疹ワクチン，狂犬病ワクチンなど）
   3) ウイルス性疾患感染後脊髄炎（帯状疱疹，耳下腺炎など）
3. 脱髄性
   1) 多発性硬化症
   2) 急性散在性脳脊髄炎（acute disseminating encephalomyelitis：ADEM）
4. 血管性
   1) 脊髄動静脈奇形，Foix-Alajouanine 病
   2) 血管炎
      (1) 膠原病，特に全身性エリテマトーデス（SLE），混合性結合組織病（mixed connective tissue disease：MCTD）なども含む
      (2) 抗リン脂質抗体症候群
      (3) 抗好中球細胞質抗体（ANCA）関連の血管炎
   3) 脊髄動脈血栓症，脊髄梗塞
   4) 解離性大動脈瘤
5. 腫瘍性
   1) 髄内腫瘍（神経膠腫，上皮芽細胞腫，転移性腫瘍）
   2) 髄外腫瘍（髄膜腫，神経鞘腫，転移性腫瘍）
   3) 癌性くも膜炎
6. 脊椎，靱帯，外傷など
   1) 脊髄血腫（hematomyelia）
   2) 頸部脊椎症
   3) 椎間板ヘルニア
   4) 靱帯骨化症
   5) 炎症性関節炎（関節リウマチ，強直性脊椎炎）
7. 中毒など
   1) 脊髄麻酔
   2) 造影剤髄腔内注入
8. 物理的因子
   1) 放射線〔放射線ミエロパチー（radiation myelopathy）〕
   2) 電撃症
   3) 潜函病
9. 原因不明

れは外科的に治療することが可能であり，診断がつかず放置されてしまえば回復はないといえる．アレルギー性のものは原疾患に引き続いて発症する．神経内科領域で最も重要な疾患である脱髄性疾患の多発性硬化症は症状が寛解，増悪するという時間的多発と，視神経，小脳，脳幹，大脳のほかに脊髄にも症状を出すという空間的多発を特徴とする．脊髄症状は横断性脊髄症として認められ，脊髄症状が初発症状として出現することが少なくなく，横断性脊髄炎ないしは脊髄症として経過観察しているうちに，視神経炎，小脳性運動失調などが加わり，多発性硬化症の診断がつく場合もある．

一方，同じく脱髄性疾患に属する急性散在性脳脊髄炎（acute disseminated encephalomyelitis：ADEM）は，多発性硬化症と異なり，症状の出現が単相性で横断性脊髄炎のほかに脳・髄膜炎症状を同時に呈する．血管性疾患では，脊髄動静脈奇形が有名であるが，亜急性，進行性の脊髄炎を呈する亜急性壊死性脊髄炎（Foix-Alajouanine 病）の存在も忘れてはならない．内科的には，膠原病，特に全身性エリテマトーデス（systemic lupus erythematosus：SLE）の場合には神経症状の併発が多く，脊髄症状の発現もあり，横断性脊髄炎症状に視神経炎を伴った場合には，臨床症状のみからは多発性硬化症との鑑別が困難なことが少なくない．また，近年，ループスアンチコアグラントや抗カルジオリピン抗体陽性を示す抗リン脂質抗体症候群，そして抗好中球細胞質抗体（anti-neutrophil cytoplasmic antibody：ANCA）関連の血管炎による横断性脊髄炎が注目され，多発性硬化症や種々の血管炎との鑑別診断に挙げられる．脳梗塞と比べて頻度ははるかに少ないが，脊髄梗塞による突然の麻痺が起こることがある．また，解離性大動脈瘤は時として見逃しやすく，注意を要する．腫瘍性病変や脊椎症，椎間板ヘルニアなどの圧迫性病変は，慢性，進行性の経過が多く，外科的治療により改善するが，比較的急激に症状が出現し，緊急に治療を要することもある．

表 4-5 HAM/TSP 診断指針（1988 年鹿児島 WHO 学術会議による）

I. 臨床診断
  慢性痙性対麻痺の多彩な臨床像が初診時からそろっているとは限らず，発症初期の HAM/TSP では単一の徴候または身体所見のみが認められることもある
  A. 年齢ならびに性
    多くは孤発例で成人期発症，時に家系内発症や小児期発症，女性に多い
  B. 発症様式
    通常緩徐な発症であるが，急激な発症のこともある
  C. 主要な神経学的徴候
    1. 慢性痙性対麻痺，通常緩徐進行性，時にはじめ進行した後に症状の停止する例あり
    2. 両下肢（とくに近位部）の筋力低下
    3. 膀胱障害は通常初期症状，便秘は通常後期症状，インポテンスや性欲減退も稀ではない
    4. 刺痛・ジンジン感・灼熱感などのような感覚症状のほうが他覚的身体所見よりも優位
    5. 下肢に放散する下部腰痛が稀でない
    6. 振動覚はしばしば障害されるが，固有感覚はより保たれる
    7. 下肢腱反射亢進．しばしば足クローヌスや Babinski 徴候を伴う
    8. 上肢腱反射亢進．しばしば Hoffmann 徴候や Trömner 徴候陽性，上肢脱力は認めないこともある
    9. 下顎反射の亢進例も存在
  D. より出現頻度の少ない神経学的所見
    小脳症状・視神経萎縮・難聴・眼振・その他の脳神経障害・手指振戦・アキレス腱反射の減弱または消失（痙攣・認識力障害・認知症・意識障害はほとんどみられることはない）
  E. HAM/TSP に伴いうる他の神経学的症候
    筋萎縮・筋線維束性収縮（稀）・多発筋炎・末梢神経障害・多発神経炎・脳神経炎・髄膜炎・脳症
  F. HAM/TSP に伴いうる系統的症候
    肺胞炎・ぶどう膜炎・Sjögren 症候群・関節障害・血管炎・魚鱗癬・クリオグロブリン血症・単クローン性免疫グロブリン血症・成人 T 細胞白血病
II. 実験室的診断
  1. HTLV-I 抗体または抗原が血清ならびに髄液に存在すること
  2. 髄液に軽度のリンパ球性細胞増加をみることがある
  3. 血液あるいは髄液中に核の分葉したリンパ球を認めることがある
  4. 脳脊髄液中に軽度から中等度の蛋白増多を認めることがある
  5. 可能なら血液あるいは脳脊髄炎からの HTLV-I ウイルスの分離

【治療・予後】

　治療は原因疾患によって異なるが，急激に横断性脊髄炎症状が出現してきた場合には，その診断が確定するまでの間，何らかの起炎菌が疑われる場合にはその治療を開始し，または脊髄梗塞や多発性硬化症の脊髄症状などの場合には，脊髄の浮腫軽減などのために副腎皮質ステロイド薬の大量療法（メチルプレドニゾロン 1,000 mg を 2〜3 時間かけて 3 日間点滴投与するパルス療法など），プロチレリン（TRH®，ヒルトニン®，プロチレリン酒石酸塩水和物）点滴療法や高圧酸素療法などの内科的治療，早期からの理学療法などが行われる．一般的には脊髄腫瘍，骨変化などの圧迫性病変に対しては外科的治療を考慮する．完全四肢麻痺，あるいは対麻痺をきたした患者は長期にわたる治療が必要となり，その看護が身体的ばかりでなく精神的にも重要となってくるであろう．

E. HAM〔HTLV-I 関連ミエロパチー〕
（HTLV-I associated myelopathy）

　HAM（ヒト T リンパ球向性ウイルス脊髄症）はレトロウイルスである HTLV-I 感染による免疫異常が関係した脊髄症で，緩徐進行性の痙性対麻痺を特徴とする疾患である．多くは成人に発症するが，小児発症例もみられる．本症は 1986 年，鹿児島の納，井形ら[10]により発見され，HAM と命名され世界に向けて発表された疾患概念であり，WHO による診断指針がまとめられ発表されることとなり，本症の臨床診断，検査所見はそこに示された（表 4-5）．さらに，1988 年 4 月 15〜16 日フランス領 Martinique 島で開催された国際会議をベースとした「HTLV-I and the Nervous System」[11]が出版され，世界的にみた当時の研究成果がまとめられたのであった．

また，カリブ海，南米などの熱帯で熱帯性痙性不全対麻痺症(tropical spastic paraparesis：TSP)という痙性対麻痺が存在することも判明し，そのうち HTLV-I 抗体陽性例は HAM と同一と考えられ，HAM/TSP と呼称されるようになった．

　わが国における HAM の全国疫学調査の結果については 2003 年第 100 回日本内科学会総会において前鹿児島大学 納 光弘 教授[12]が宿題報告として発表．その内容は Web 上でも公表されており，そこでは，1989 年の第 1 回調査では HAM 患者数は 710 人，そして 1998 年の第 2 回では 1,422 人，しかも鹿児島を筆頭とするが，九州全体の患者総数は全国の半数以上とされた．性別では女性に多く，地域別では九州・沖縄地区が圧倒的に多いことが示されたが，次いで多いのが北海道であることも明らかにされた．このような国および地域偏在性は，世界的にみると日本が最多の患者数で，次いで，南米，カリブ海，イランという民族疫学の立場よりのデータも公表されているところである．HAM の発症機序はまだ十分に解明されていないが HTLV-I 感染 T リンパ球が脊髄に浸潤して慢性に炎症反応を起こしているものと考えられている．現在も，「HTLV-I と疾患」として基礎から臨床までの各領域の専門家による系統的研究成果を収めた教科書[13]が出版(2007 年)されており，また 2008 年の HAM の病態と臨床的多様性に関する review[14]では，世界中で現在でも 1,000〜2,000 万人の HTLV-I 感染者が存在し，約 3,000 人の HAM 患者が確認されていること，さらに経過中に症状の急速な悪化を伴う症例も注目されるに至っており，今後とも HAM に関する日本での研究発展が期待されるところであり，その発見から今日に至る総括が発表されている[15]．

　治療としてはインターフェロンの効果も報告されているが，下肢痙縮に対する抗痙縮薬，排尿障害に対する対症療法，そしてリハビリテーション療法が中心となっており，今後も患者への積極的な情報提供や啓蒙が重要であると考えられている．

III. 脊椎疾患

　脊椎疾患のうち神経学的に問題となるのは脊椎を形成する構造に異常が起こり，脊髄や神経根を圧迫することで神経症候を発現してくる病態である．代表的脊椎疾患をまず列挙する(表 4-6)．

　脊椎，椎弓，椎間板，そして靱帯に生じる代表的病変と，それらが脊髄や神経根にどのように関与するのかについて頚椎を例として模式図で示す(図 4-23)．椎体不安定(1)，椎間板突出(4)，黄色靱帯のたわみ(6)や後縦靱帯骨化(11)は脊髄の圧迫をきたし，脊髄の変形(8)や脊髄髄内変化(9)を伴い脊髄症候の要因となる．一方，骨棘形成(2)，椎間関節の肥厚(5)により椎間孔狭小(10)をきたすことによる外側への椎間板突出(4)なども神経根症候をきたす原因となる．

A. 変形性頚椎症と頚椎椎間板ヘルニア

1. 変形性頚椎症(cervical spondylosis deformans)

【概念】

　変形性頚椎症とは，椎間板の退行変性と，それに続発する椎体後縁あるいは前縁の骨棘形成を指す．これら椎間腔狭小と脊椎変形は，頚椎 X 線単純撮影を行うことでその存在の証明は容易である(図 4-24)．生涯，重い頭部を支え，しかも前後屈のみならず回旋という動きも加わることより頚椎の変形性変化の頻度は高く，また無症状の例

表 4-6　代表的脊椎疾患

1. 変形性脊椎症	b. 転移性脊椎腫瘍
a. 頚部脊椎症	6. 脊椎外傷
b. 腰部脊椎症	7. 脊椎炎
2. 脊椎椎間板ヘルニア	a. 脊椎カリエス
a. 頚部椎間板ヘルニア	b. 化膿性脊椎炎
b. 腰部椎間板ヘルニア	8. 発達異常
3. 脊柱管狭窄症	a. 二分脊椎
4. 脊椎靱帯骨化症	b. Klippel-Feil(クリッペル・フェール)症候群
a. 後縦靱帯骨化症	
b. 黄色靱帯骨化症	
5. 脊椎腫瘍	c. 環軸脱臼
a. 原発性脊椎腫瘍	

Ⅲ. 脊椎疾患

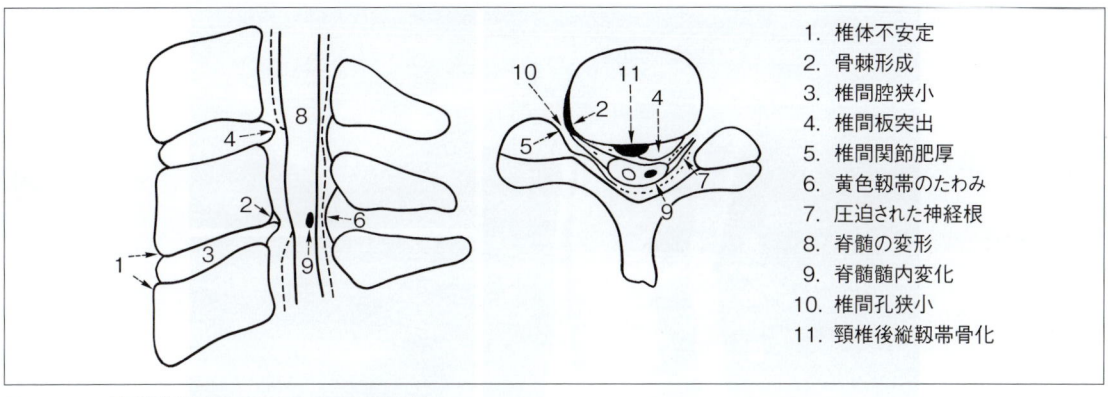

1. 椎体不安定
2. 骨棘形成
3. 椎間腔狭小
4. 椎間板突出
5. 椎間関節肥厚
6. 黄色靱帯のたわみ
7. 圧迫された神経根
8. 脊髄の変形
9. 脊髄髄内変化
10. 椎間孔狭小
11. 頸椎後縦靱帯骨化

図4-23　頸部脊椎症における病変の模式図

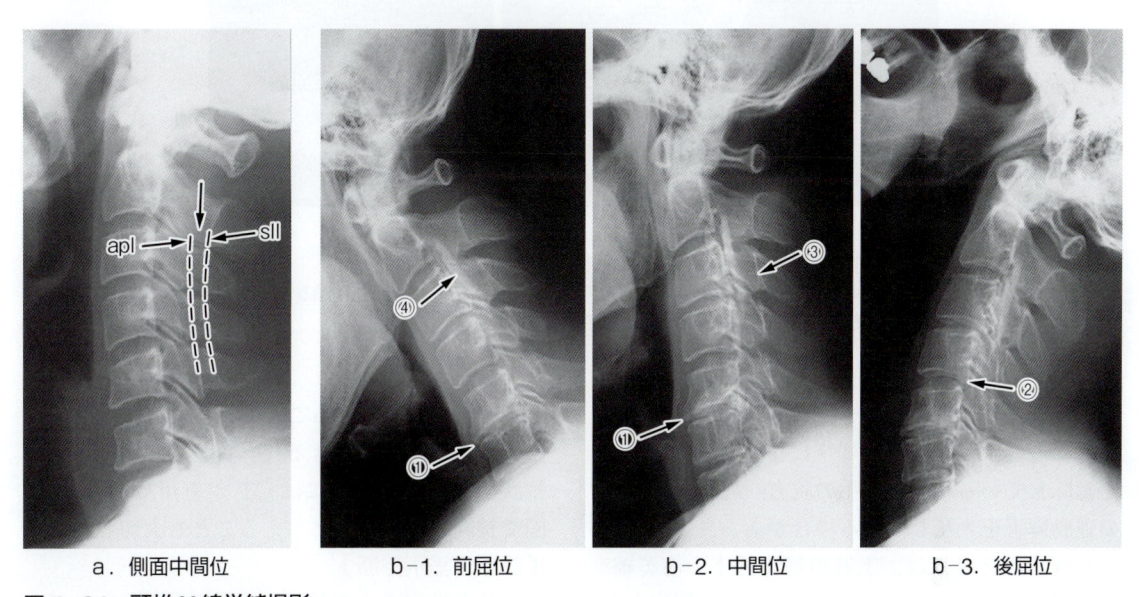

a．側面中間位　　b-1．前屈位　　b-2．中間位　　b-3．後屈位

図4-24　頸椎X線単純撮影
　a．正常像，b．異常像．
　頸椎側面正常像(a)では，椎間関節後面を示す articular pillar line(apl)と，棘突起前面を示す spino-laminar line(sll)の間隙(矢印)が存在する．異常像(b)では椎間腔狭小(①)，後屈位での椎体不安定(②)，脊柱管狭窄(③，apl と sll の間隙の消失)，さらに後縦靱帯骨化(④)も認められる．

も多い．ここでは変形性頸椎症，あるいは頸部脊椎症(cervical spondylosis)として臨床症状を呈してきた病態について述べる．

【発症機序】
　椎間板(図4-23, 25)は，中央部の髄核とその周辺部の線維輪よりなる．椎間板の変性，突出は椎間腔の狭小化をきたし，椎体辺縁の骨棘形成に至る．これに加えて靱帯のたわみや脊椎亜脱臼，脊柱管狭窄などの要素が種々の程度加わり神経症候の発現に関与してくる．頸部脊椎症の部位としては第6・第7頸椎(C6,7)間が最も頻度が高く，次いで C5,6，C7T1，C4,5 の順となっている．しかし，特に高齢者では多レベルにわたって変化がみられることが多い．その症状発現の機序としては，椎間板突出，骨棘形成，脊柱管の狭小などの静的要因のほかに，頸椎の過度の可動性による脊髄や神経根への接触という動的要因，さらには血管性の虚血性障害の関与も挙げられる．

【臨床症候】
　神経症状としては，上肢の痛みとしびれである．

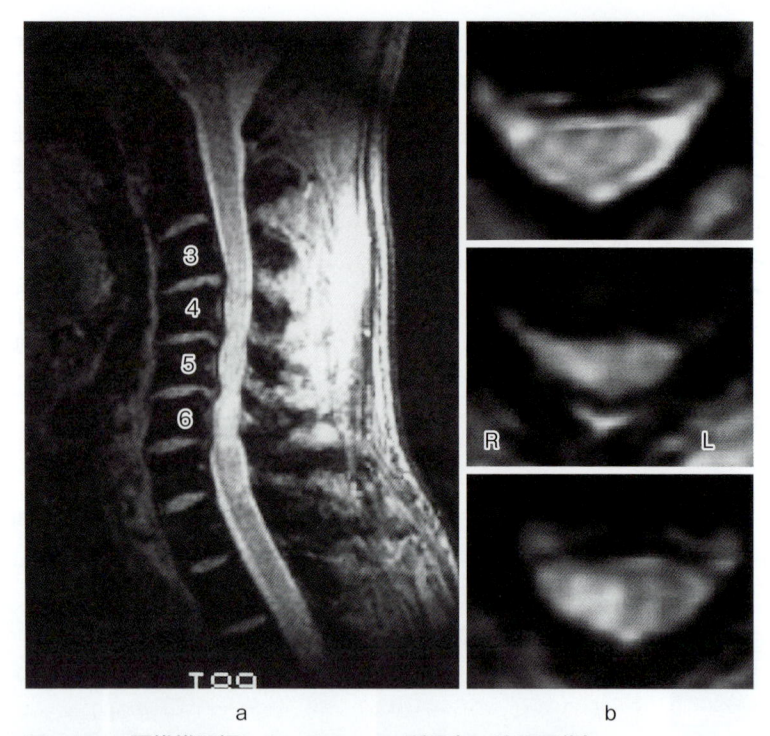

図 4-25　頸椎椎間板ヘルニアの MRI 所見(T2 強調画像)
側面矢状断像(a)で C4, 5, C5, 6 の椎間板ヘルニアが明瞭で脊髄を圧迫，横断像(b)で脊髄の扁平化と，特に右側(R)に強い髄内変化も認める．

患者が"しびれ"というときは，感覚鈍麻，痛覚過敏，あるいはピリピリ，ビリビリなどの感覚異常を意味している場合と，手の脱力，巧緻障害などの運動障害を表現している場合がある．

神経徴候としては，上肢の筋力低下，筋萎縮，腱反射の低下あるいは消失，根性の感覚障害などは，侵されている神経根や脊髄の高位レベル確定の決め手の 1 つとなる〔神経根徴候(root sign)〕．一方，脊髄の障害はそれ以下の錐体路徴候(痙縮，腱反射亢進，Babinski 徴候など)，感覚レベルの存在などの脊髄徴候(cord sign)をきたし，それは両側性のことも片側性のこともある．一側上肢の神経根徴候と，同側下肢の運動麻痺，振動覚低下，そして対側の温痛覚低下という脊髄徴候があれば，脊髄レベルでの脊髄半側病変(Brown-Séquard 症候群)といえる．

【検査所見】

頸椎 X 線単純撮影は，簡便，かつどこででも可能な検査であり，椎間腔狭小，骨棘形成，椎間孔狭小を描出できる．撮像方法は，正面，側面，斜位と撮る．特に頸椎側面の前屈，後屈，中間位という動的撮影を行うことで椎体不安定(亜脱臼)をとらえることもできる(**図 4-24**)．頸椎の脊柱管狭窄や椎間孔狭小には CT が有用である．筋電図で神経原性変化ととらえることも大切である．

【診断・鑑別診断】

頸部脊椎症での筋萎縮は，神経根の障害のほかに，脊髄の慢性反復性の圧迫による髄内前角部における循環障害に伴う運動ニューロン変性も機序として考えられている．現実に本症と筋萎縮性側索硬化症との鑑別が求められることがあるが，前者は髄節性の筋萎縮，筋力低下であるが，後者では筋力低下は全体に及びその程度もより高度である．感覚障害を欠く頸椎症性筋萎縮症(cervical spondylotic amyotrophy)という概念も存在する．

【治療・予後】

保存的治療法としては頸部カラー装着がある．しかし，症状の改善がみられず，また長期装着による頸部筋群の筋萎縮や筋力低下に気をつけなければならない．神経徴候の程度からみて，外科治療法が適応と考えられればその時期を失することがないよう早期に整形外科，脳神経外科へ紹介する．

2. 頸椎椎間板ヘルニア

【概念・発症機序】

椎間板髄核が線維輪の亀裂を貫通して脱出することを椎間板ヘルニア（herniation of intervertebral disk, protruded disk, soft disk）（髄核ヘルニア）という．脱出した髄核は，後外方，後正中，側方などさまざまな方向に突出し，頸髄および神経根を圧迫し神経症候を呈する．

【臨床症候・診断】

頸椎椎間板ヘルニアは30～40歳代に多く，発生部位としては第5・第6頸椎（C5,6）間，次いでC4,5，C6,7の順となる．ヘルニアの起こる方向により神経症状が異なり，外側へ突出すれば神経根を圧迫し肩から上肢にかけての痛み，しびれ，そして神経徴候としては上肢の根性の感覚障害，筋力低下，腱反射の変化がみられる．後外方に突出すればBrown-Séquard症候群，後正中に突出し脊髄圧迫が主となれば進行性の痙性四肢麻痺あるいは痙性対麻痺が起こりうる．両下肢に特に痙縮が強く，いかにも胸髄の圧迫病変を疑わせる場合でも上肢の軽微な痙縮をspastic catchとしてとらえたり，腱反射の所見より頸髄レベルと診断することが重要である〔腕橈骨筋反射，上腕二頭筋反射，上腕三頭筋反射の反射弓，ならびに逆転橈骨反射（inverted radial reflex），123頁参照〕．

【検査所見】

X線単純撮影の椎間腔狭小化は大切な所見である．また，CT，MRI（図4-25）でヘルニアならびに脊髄圧迫の描出は容易となった．

【治療・予後】

頸椎椎間板ヘルニアでは頸部カラーの装着で症状の改善がみられる．しかし，保存的治療で改善しない場合には外科的治療が必要である．

B. 後縦靱帯骨化症（ossification of posterior longitudinal ligament：OPLL）

【概念・疫学】

脊椎には椎体後面に沿って走る後縦靱帯と左右の椎弓後外側部にあって上下の椎弓を連結するように存在する黄色靱帯，そして椎体前面に沿って走る前縦靱帯があり，これらに肥厚，石灰化，骨化がみられることがある．このうち，後縦靱帯骨化症は日本をはじめとするアジア人に多く，欧米では非常にまれである．また本症は中年以後の男性に多く，ほとんどが頸椎OPLLであるが，胸椎にもみられることもある．

【発症機序】

なぜアジア人に多いのかは不明である．しかし，OPLLの家系調査により遺伝的背景が明らかに存在する例もあることがわかっており，後天的な要因との複合によって起こる多因子疾患とされている．ヒトリンパ球抗原（human lymphocyte antigen：HLA）ハプロタイプによる家系解析からOPLL遺伝子の少なくとも1つは第6染色体短腕上に存在するとする説もある．また，OPLLモデルであるtwyマウスで，マウス第10染色体に存在する軟部組織の骨代謝に関する酵素遺伝子に変異が証明され，twyマウスではこの酵素異常によりカルシウム代謝異常が起こることで靱帯に骨沈着が誘発されるとの研究もあり，臨床および分子生物学的立場からのアプローチが進行中である．

【臨床所見】

OPLLは頸椎X線単純撮影でも診断できることより，無症状で偶然発見されることも多い．神経症候としては，上肢の"しびれ"の訴えが多いが根性の感覚障害ではなく，そのなかには手指の巧緻障害と考えられるものがある．緩徐進行性の痙性歩行，痙性対麻痺，四肢麻痺をきたす例もある．

【検査所見】

頸椎X線単純撮影，特に断層撮影（図4-26 a）で明瞭に描出される．このX線所見より，連続型，分節型，混合型の3型と，その他に分類されている（図4-27）．CTでの同定はX線単純撮影より感度が高く，またMRIではOPLLは撮像されないが脊髄の圧迫，扁平化の同定が容易であり，これらの検査手段を組み合わせることで正確な診断と広がりが判定できる（図4-27 分節型，混合型）．

【診断・鑑別診断】

神経症候を呈する例ではOPLLによる脊髄症候のみではなく，そのなかには合併する頸椎症や椎間板ヘルニアの症候も重なっている可能性がある（図4-24 b）．

【治療・予後】

頸椎OPLLで進行性の症候を示す場合は頸部

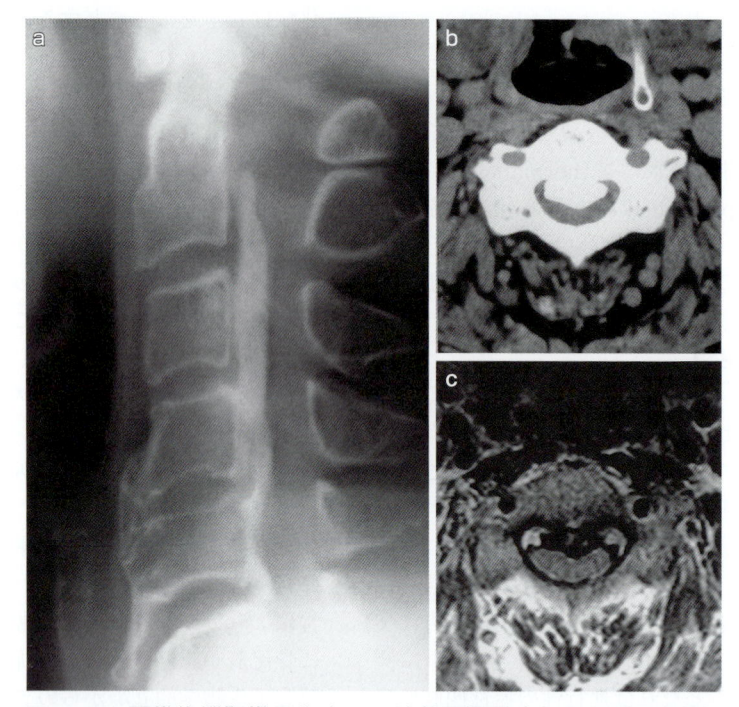

図 4-26 頸椎後縦靱帯骨化症の X 線断層撮影（a）および CT（b），MRI（c）の横断画像

連続型の後縦靱帯骨化(a)が存在し，CT(b)で脊柱管内への突出が明瞭，また MRI(c)で脊髄の高度の扁平化が認められる(C4, C5 椎体の前方への骨棘形成も存在する)．

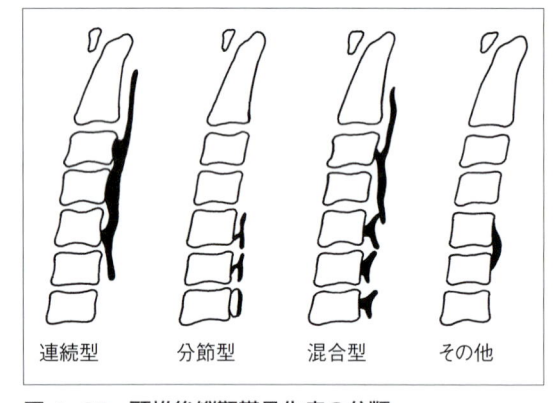

図 4-27 頸椎後縦靱帯骨化症の分類
〔厚生省特定疾患脊柱靱帯骨化症調査研究班研究報告書（昭和 57 年度），1983〕

連続型　分節型　混合型　その他

カラー装着などの保存的治療の効果は期待できず，外科的治療（椎弓切除術，前方除圧術）が行われる．ただし，神経症状がない症例や，あっても軽度のものは経過観察でよい．

C. 腰椎椎間板ヘルニア

【発症機序】

40～50 歳代の男性に多く，第 4・第 5 腰椎(L4, 5)間に好発，次いで第 5 腰椎・第 1 仙椎(L5, S1)間，第 3 腰椎・第 4 腰椎(L3, 4)間となっている．重い物を持ち上げる，腰をひねるなどを契機として激しい腰痛，下肢への放散痛で発症する．

【臨床症候】

神経症状としては，咳，くしゃみ，排便で力むと放散痛が誘発される．神経徴候としては，Lasègue 徴候陽性，根性の感覚障害，アキレス腱反射の低下・消失，また，足趾を伸展させることで短母趾伸筋(L5, S1 神経根支配)をテストすると筋萎縮がとらえやすく診断的価値は大きい．さらに傍脊柱筋の緊張を伴うことが多い．

【検査所見】

腰椎 X 線単純撮影をまず行うべきであるが，腰椎 CT，MRI が特に有用である．必要に応じて水溶性造影剤による脊髄造影を行う．

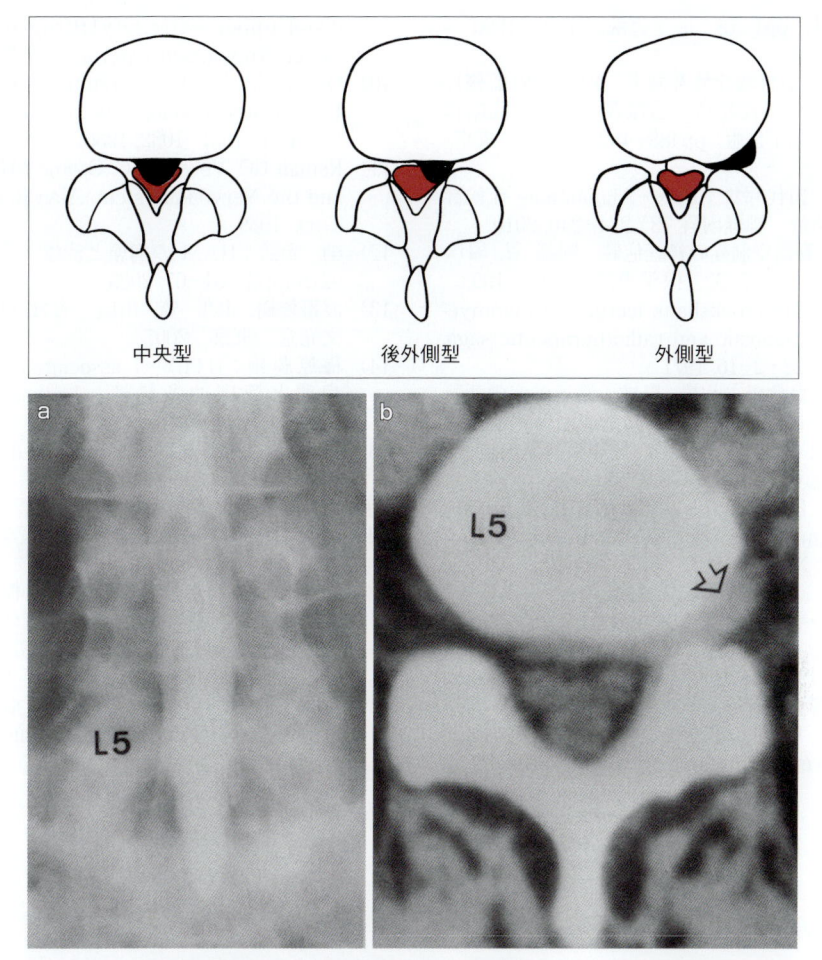

図 4-28 腰椎椎間板ヘルニアの模式図と外側型ヘルニアの脊髄造影(a)とCT像(b，矢印)の実例
外側型ヘルニアの診断は脊髄造影では明らかでなく，CT が重要である．

　腰椎椎間板ヘルニアでは，髄核の突出する方向によって中央型，後外側型，外側型に分けられるが，これらの同定には CT が威力を発揮する（図4-28）．特に外側型ヘルニアは脊髄造影でも見逃されやすく CT 所見での読影が重要である．

【診断・鑑別診断】
　典型的な発症パターン，神経学的所見，画像診断で確定診断可能である．腰痛と歩行中に生じる下肢痛のため休まなければならない間欠性跛行を呈する腰部脊柱管狭窄症を伴うことがある．馬尾の腫瘍，くも膜嚢腫で椎間板ヘルニア様の痛みを訴えることがある．

【治療・予後】
　急性期では，硬いベッド上に仰臥位安静，腰部牽引療法，腰部コルセット使用が行われる．保存的治療で改善しない場合には外科的治療が必要となる．

◆◆◆ 文献 ◆◆◆
◆ I の項
1) deGroot J, Chusid JG : The Spinal Cord & Spine. Correlative Neuroanatomy. 20th ed, p38, p54, Appleton & Lange, Connecticut, 1988
2) 水野美邦：脊髄の機能とその異常．田崎義昭，吉田充男（編）：神経病学．第 3 版，pp94-108，医学書院，東京，1988
3) 田代邦雄：神経系．川上義和（編）：身体所見のとりかた．第 2 版，pp151-207，文光堂，東京，1995．
4) 田代邦雄：診断のための症候学．阿部 弘（編）：

脊髄の外科，pp1-18, 医学書院，東京，1990
◆ IIの項
1) 田代邦雄：亜急性壊死性脊髄炎．平山惠造(監修)，廣瀬源二郎，田代邦雄，葛原茂樹(編)：臨床神経内科学，改訂5版，pp488-489, 南山堂，東京，2006
2) 濱田晋輔，田代邦雄：Foix-Alajouanine症候群の診断と治療．神経内科 73：234-240, 2010
3) 田代邦雄：脊髄空洞症の神経症候．阿部 弘(編)：脊髄空洞症，pp67-82, 医学書院，東京，1993
4) Logue V：14th crookshank lecture syringomyelia: a radiodiagnostic and radiotherapeutic saga. Clin Radiol 22：2-16, 1971
5) 平山惠造，豊倉康夫，椿 忠雄：筋萎縮症の新特異型の存在について—若年に発症し一側前腕より末梢に限局する進行の遅い特殊な筋萎縮症—．精神神経誌 61：2190-2197, 1959
6) Hirayama K, Tsubaki T, Toyokura Y, et al：Juvenile muscular atrophy of unilateral upper extremity. Neurology 13：373-380, 1963
7) 平山惠造：若年性一側上肢筋萎縮症(平山病)—発見からの半世紀．BRAIN and NERVE 60：17-29, 2008
8) 田代邦雄，菊地誠志，得丸幸夫ほか：平山病の全国疫学調査．神経内科 65：222-230, 2006
9) Tashiro K, Kikuchi S, Itoyama Y, et al：Nationwide survey of juvenile muscular atrophy of distal upper extremity (Hirayama disease) in Japan. Amyotroph Lateral Scler 7：38-45, 2006
10) Osame M, Usuku K, Izumo S, et al：HTLV-1 associated myelopathy, a new clinical entity. Lancet i：1031-1032, 1986
11) Roman GC, Vernant JC, Osame M(ed)：HTLV-1 and the Nervous System. Alan R. Liss, Inc, New York, 1989
12) 納 光弘：HAMの病態と治療．日本内科学雑誌 92(Suppl)：64-67, 2003
13) 渡邉俊樹，上平 憲，山口一成：HTLV-1と疾患．文光堂，東京，2007
14) 梅原藤雄：HTLV-1 associated myelopathyの病態と臨床的多様性．Annual Review 神経，pp246-254, 中外医学社，東京，2008
15) 特集：HAM(HTLV-1 associated myelopathy)．神経内科 75：356-401, 2011
◆ IIIの項
1) 阿部 弘(編)：脊髄の外科．医学書院，東京，1990
2) 田代邦雄：変形性脊椎症，椎間板ヘルニア，脊椎靱帯肥厚・骨化症．平山惠造(監修)，廣瀬源二郎，田代邦雄，葛原茂樹(編)：臨床神経内科学，改訂5版，pp475-481, 南山堂，東京，2006
3) 難病情報センター：後縦靱帯骨化症(OPLL), http://www.nanbyou.or.jp/sikkan/034_i.htm

第5章 脳幹・小脳・大脳の構造・機能と症候

脳は中枢神経のなかで頭蓋骨内に存在する部分を指し，形態的および機能的観点から便宜上，吻側から尾側方向に，前脳(forebrain)，中脳(midbrain)，後脳(hindbrain)〔菱脳(rhombencephalon)〕に大別され，それぞれが表5-1のように細分される．

脳幹の構造・機能と症候

脳幹は，脊髄と前脳を結ぶ構造であり，中脳(midbrain)，橋(pons)，延髄(medulla oblongata)からなる．中枢神経系は神経管(neural tube)から発生する．神経管はその機能にしたがって背腹方向に機能的構造が配置され(巻頭グラビア xvii 頁)，境界溝を境に腹側には基板(basal plate)，背側には翼板(alar plate)ができ，左右の基板と翼板がそれぞれ底板(floor plate)と蓋板(roof plate)で結ばれている．基板は運動にかかわり，翼板は感覚にかかわる構造である．そして，境界溝に近い部位が内臓の運動と感覚，遠い部分が体性(四肢と体表)の運動と感覚をつかさどる．脳幹では，この基本構造の底板を背腹に伸ばし，蓋板を左右に開いた構造になっている(巻頭グラビア xviii 頁)．

脊髄の機能区分は，体性運動域〔somatic motor area(骨格筋の運動をつかさどる領域)〕，臓性運動域〔visceral motor area(自律神経系の領域)〕，臓性感覚域〔visceral sensory area(内臓感覚の領域)〕，体性感覚域〔somatic sensory area(皮膚の感覚域)〕の4域であるが，脳幹ではこれに加えて，鰓弓(branchial arch)由来の筋肉の運動をつかさどる領域〔特殊臓性運動域(special visceral motor area)〕，味覚をつかさどる領域〔特殊臓性感覚域(special visceral sensory area)〕，平衡覚をつかさどる領域〔特殊体性感覚域(special somatic sensory area)〕の3つが加わる(表5-1)．そして，脳幹の核は，正中部から外側にかけておおむね体性運動域(Ⅲ，Ⅳ，Ⅵ，Ⅻ)，特殊臓性運動域(Ⅴ，Ⅶ，Ⅸ，Ⅹ，Ⅺ)，一般臓性運動域(Ⅶ，Ⅸ，Ⅹ)，特殊臓性感覚域(Ⅶ，Ⅸ，Ⅹ)，一般体性感覚域〔Ⅴ，Ⅶ，(Ⅸ)，Ⅹ〕，特殊体性感覚域(Ⅷ)の配列をとる(表5-1)．脳神経核は複雑な配列を示すが，発生学的には機能に応じて整然と並んでいるのである．脊髄では運動神経は前根から出て感覚神経は後根から入る〔Bell-Magendie(ベル・マジャンディ)の法則〕が，魚類では後根にも遠心性線維がある．脳幹では，発生学的に鰓弓と関係するⅤ，Ⅶ，Ⅸ，Ⅹは運動線維，感覚線維の両者を含んでおり，魚類の脊髄後根に近い構造をとっている．

脳幹は，背側の被蓋(tegmentum)と腹側の底部(base)に分かれる．被蓋は発生学的に古い構造であり，脳神経運動核と感覚核はすべてここに存在する(図5-1)．一方，底部は新しい構造であり，皮質脊髄路，橋核，下オリーブ核などが存在する．

脳幹は機能的に重要な構造が狭い領域に密集していることから，病変の部位により，それらがさまざまな組み合わせで障害されて種々の症候の組み合わせ(症候群)を呈する．脳画像が未発達な時代には，この症候群により病変の部位と性質

表5-1 脊髄と脳幹の機能分布

脊髄	脳幹
体性感覚域	特殊体性感覚域(Ⅷ)
	一般体性感覚域〔Ⅴ, Ⅶ, (Ⅸ), Ⅹ〕
臓性感覚域	一般臓性感覚域(Ⅸ, Ⅹ)
	特殊臓性感覚域(Ⅶ, Ⅸ, Ⅹ)
臓性運動域	一般臓性運動域(Ⅶ, Ⅸ, Ⅹ)
	特殊臓性運動域(Ⅴ, Ⅶ, Ⅸ, Ⅹ, Ⅺ)(鰓弓と関連)
体性運動域	一般体性運動域(Ⅲ, Ⅳ, Ⅵ, Ⅻ)

ローマ数字は脳神経の番号を表す.

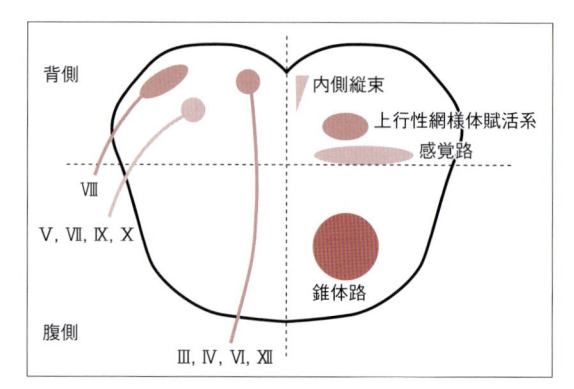

図5-1 脳幹の核と根(左側)と脳幹を上下行する経路(右側)の基本的位置関係

横の破線から背側が脳幹被蓋であり,脳神経の核はすべてそこにある.Ⅳの髄内根は中脳水道背側で交叉して対側の下丘の下端から外に出る.

を推測しなければならなかったので症候群を知ることに意義があったが,画像,特に磁気共鳴画像(magnetic resonance imaging:MRI)が発達した現在では症候群名は以前ほどの意義は有さなくなった.それよりも,脳幹の基本的解剖を理解して画像との対応で病巣と病理像を推測することがより有用である.このような理由から本項では基本的な症候群のみ記載することにする.

Ⅰ. 延髄の構造と主な症候群

延髄の主要構造には,髄節性の運動構造として舌下神経核(hypoglossal nucleus)とその根および舌咽・迷走神経の運動核としての疑核(ambiguus nucleus)とその根がある.感覚に関係する構造として味覚をつかさどる孤束核(solitary nucleus)上部,舌咽神経を介して舌奥1/3・扁桃・咽頭後壁の触覚と温痛覚をつかさどる孤束核下部,平衡感覚をつかさどる前庭神経核,後索の中継核である後索核(外側の楔状束核と内側の薄束核)がある.延髄を上下行する構造(長経路)としては,運動系では①内腹側の錐体路と②延髄網様体外側部を下行する交感神経の上位ニューロン路とがあり,感覚系では,①後索核を発して交叉した後の神経線維が上行する内側毛帯〔medial lemniscus(深部感覚を伝える)〕,②外側を上行する外側脊髄視床路〔lateral spinothalamic tract(温痛覚を伝える)〕,③その背側を走る後脊髄小脳路(posterior spinocerebellar tract)がある(図5-2, 3).延髄ではこれらの重要な諸構造が狭い領域に接して存在するために,その障害ではさまざまな症候を呈する.延髄に最も特徴的な点は深部覚路と表在感覚路が遠く離れて上行することである.そのために延髄は解離性の感覚障害が最も生じやすい部位である.

A. 延髄外側症候群〔Wallenberg(ワレンベルク)症候群〕(図5-4 a)

延髄の外側に病変で生じる症候群である.代表例では,病変と同側の迷走神経麻痺のために輪状咽頭筋の麻痺が生じてカーテン徴候(図5-5 a),嚥下障害,嗄声がみられる.三叉神経脊髄路(spinal tract of trigeminal nerve)とその核の障害のために,同側顔面に温痛覚脱失,また,延髄網様体(reticular formation of the medulla oblongata)を下る交感神経下行路が障害されて同側のHorner(ホルネル)症候群が生じる.脊髄小脳路が侵されると同側上下肢に小脳性運動失調が出現し,前庭神経核に病変が及ぶとめまいと嘔吐がみられ,同側への突進現象(lateropulsion)が生じる.対側の病変としては,外側脊髄視床路の障害による上下肢の温痛覚低下である.運動麻痺と深部感覚障害はいずれも認められないことが診断のポイントである.

病因として,圧倒的に多いのはアテローム血栓性脳梗塞,心原性脳塞栓症などの脳血管障害であ

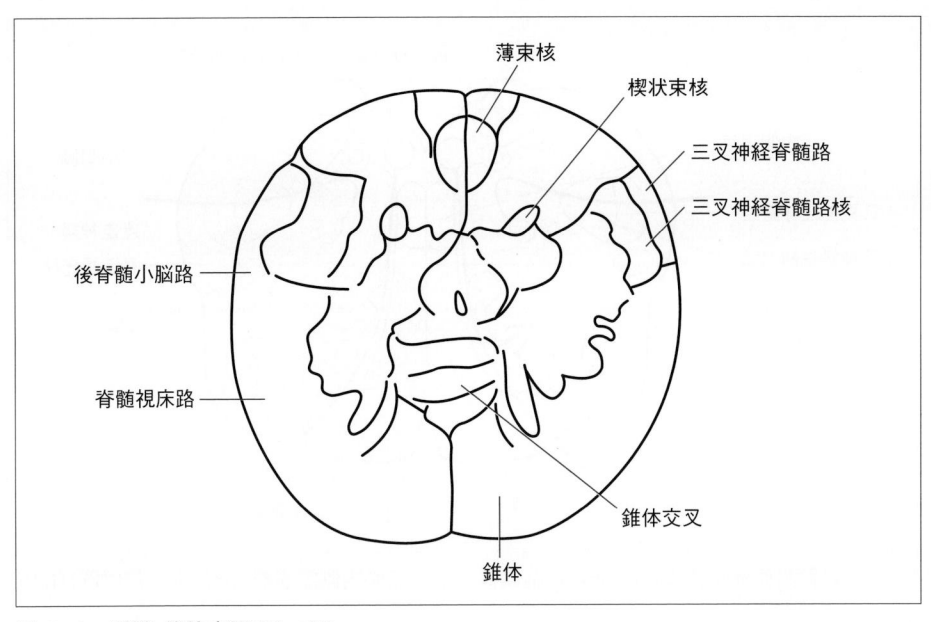

図 5-2 延髄—錐体交叉のレベル

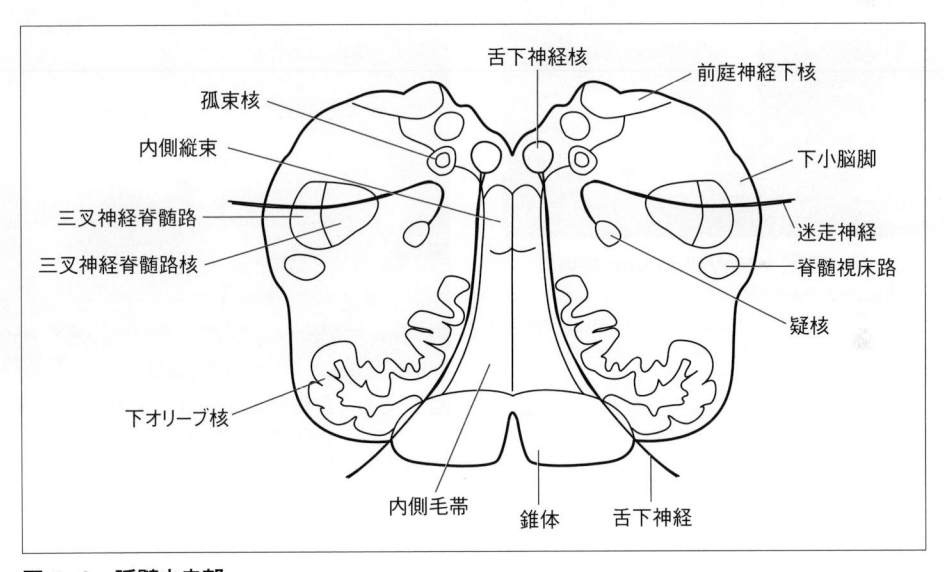

図 5-3 延髄中央部

る．若年者の場合には動脈解離などほかの動脈病変を鑑別する必要がある（**図 5-5 b**）．

典型的な場合は，神経症候のみで診断可能だが，確定診断には MRI 検査が必要である．

B. 延髄内側症候群〔Dejerine（デジュリン）症候群〕（図 5-4 b）

延髄の内側病変により，髄節性症候として同側の舌下神経麻痺が生じ，挺舌時に舌が同側に変位する．長経路症候として錐体路障害のため対側の片麻痺，対側の深部感覚障害が生じるが，温痛覚は保たれる．症候にはバリエーションが多く，舌

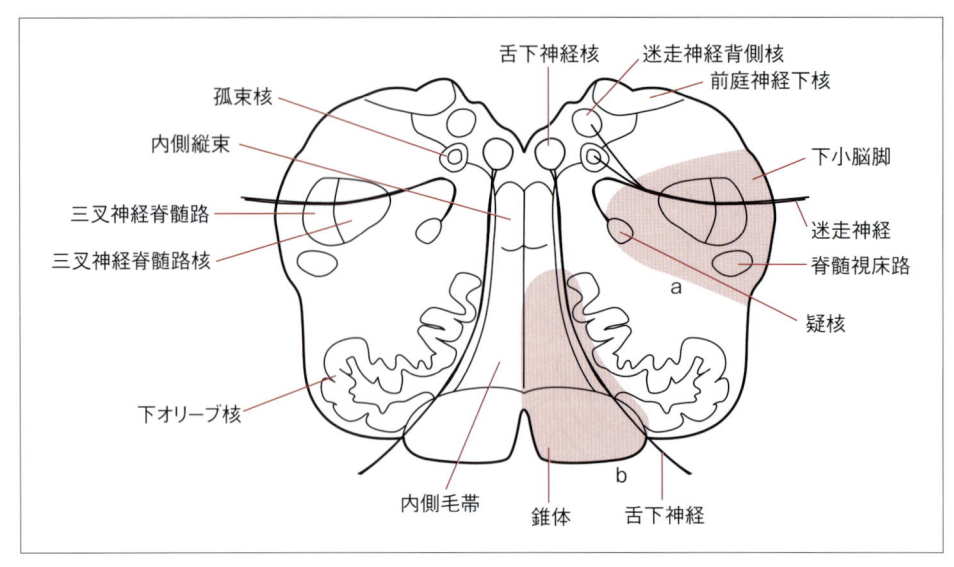

図 5-4　延髄外側症候群(Wallenberg 症候群)(a)と延髄内側症候群(Dejerine 症候群)(b)の病変部位

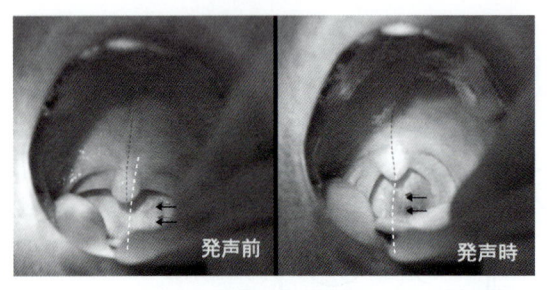

図 5-5 a　カーテン徴候：左 Wallenberg 症候群
　発声時には咽頭後壁が麻痺側(左側)から健側(右側)へ水平移動する(カーテン徴候)のがわかる(矢印で示した縦の白い構造の移動に注目)．同時に，健側での軟口蓋筋の収縮により軟口蓋縫線(赤い破線)も右に引かれる．口蓋垂自体はほとんど移動していない(上顎歯の位置と比較するとよい)．

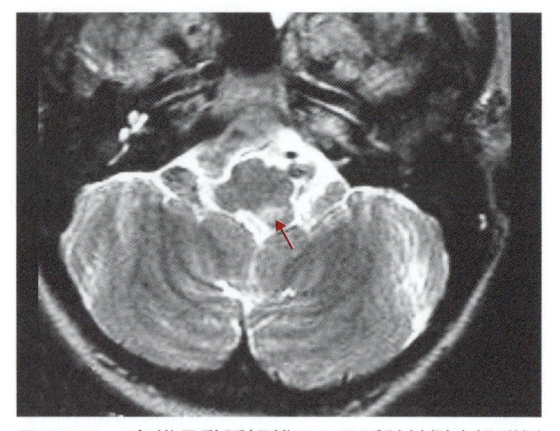

図 5-5 b　左椎骨動脈解離による延髄外側症候群例(30 歳代，女性)
　矢印の部位が梗塞．

下神経麻痺を伴わずに運動感覚性片麻痺として現れることもまれでない．
　原因としては，アテローム血栓性脳梗塞が最も多い．

C. 交叉性片麻痺

　錐体交叉においては，下肢にいく線維束は上肢にいくものよりも若干吻側で交叉するために，交叉付近の小病変では病変と同側の下肢と対側の上肢の麻痺が生じる(図 5-6 a)．これは非常にまれであるが，この交叉のしかたを知っておくと，この部の病変で病変と同側の下肢の運動麻痺のみや，上肢の運動麻痺のみが生じることが理解できる(図 5-6 b, c)．

II. 橋の構造と主な症候群

橋の構造も基本的には延髄と同様で，背側に核を有する被蓋があり，腹側に皮質脊髄路を含む底部がある．橋を上部，中部，下部に分けた場合，脳神経核があるのは中部と下部である．下部には外転神経核(abducens nucleus)と顔面神経核(facial nerve nucleus)(**図 5-7**)，中部には三叉神経運動核(motor nucleus of the trigeminal nerve)と主知覚核(principal sensory nucleus of the trigeminal nerve)がある(**図 5-8**)．感覚系の上行路では，内側毛帯が被蓋と底部の境界で左右に細長く伸びて，その外側部を走る外側脊髄視床路と接近してくる．したがって，延髄でみられる解離性感覚障害は橋中部以上では生じにくくなる．

内側縦束(medial longitudinal fasciculus：MLF)は延髄から中脳にわたって被蓋の背側傍正中部を走る構造である．

被蓋背側の外側には青斑(locus ceruleus)が認められる．これは三叉神経主知覚核の吻側で始まり，下丘下端のレベルまで伸びている．

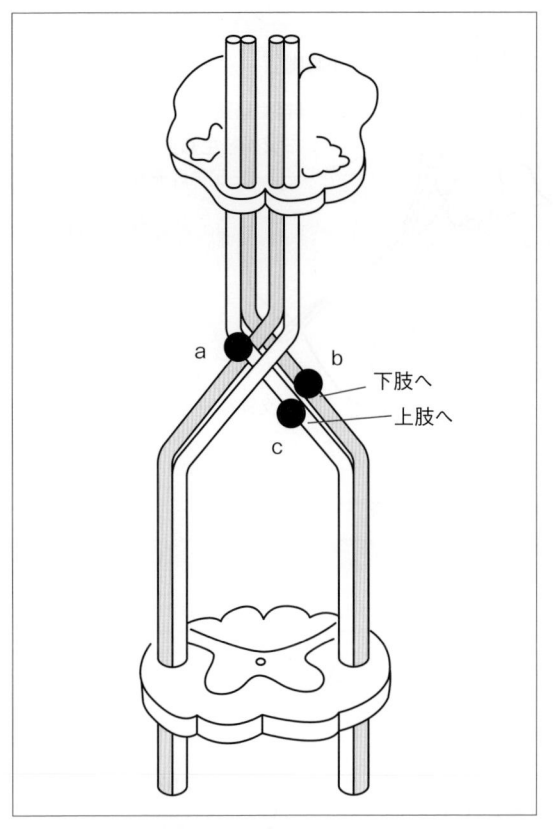

図 5-6 交叉性麻痺の機序
図の病変 a により同側下肢と対側上肢の麻痺が出現する．病変 b では同側下肢の単麻痺が，病変 c では同側上肢の単麻痺が生じる．

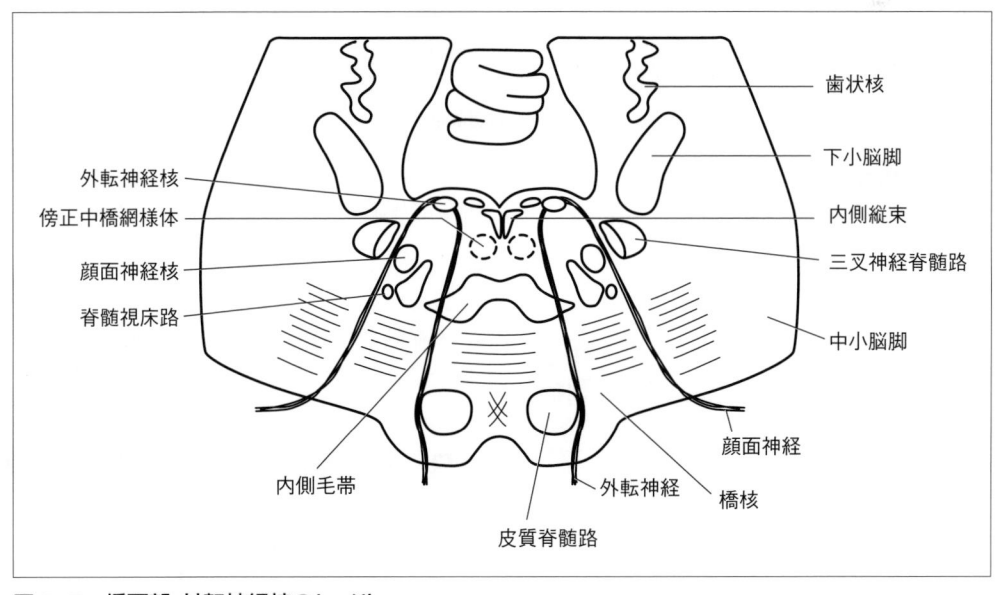

図 5-7 橋下部-外転神経核のレベル

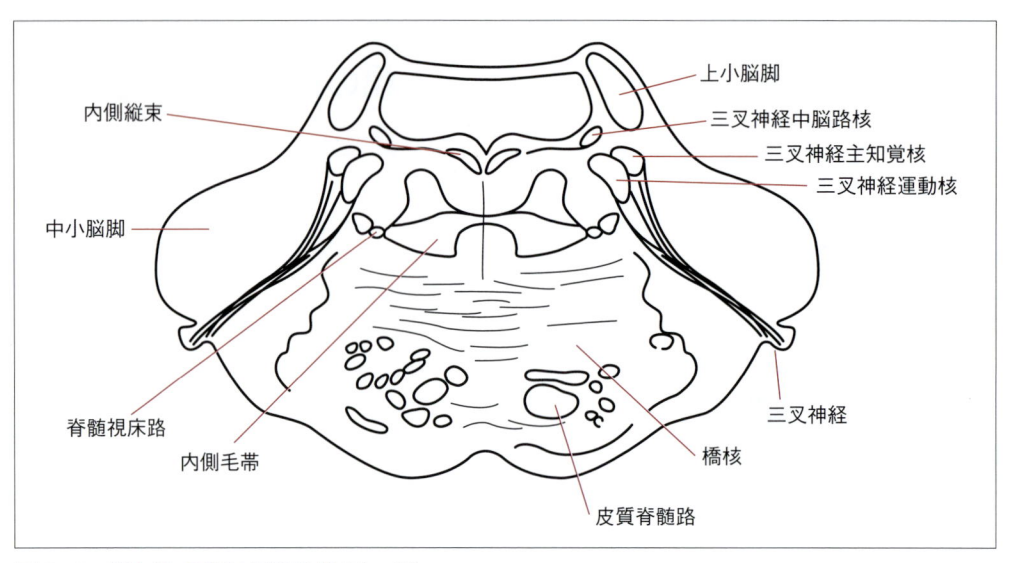

図5-8 橋上部-三叉神経運動核のレベル

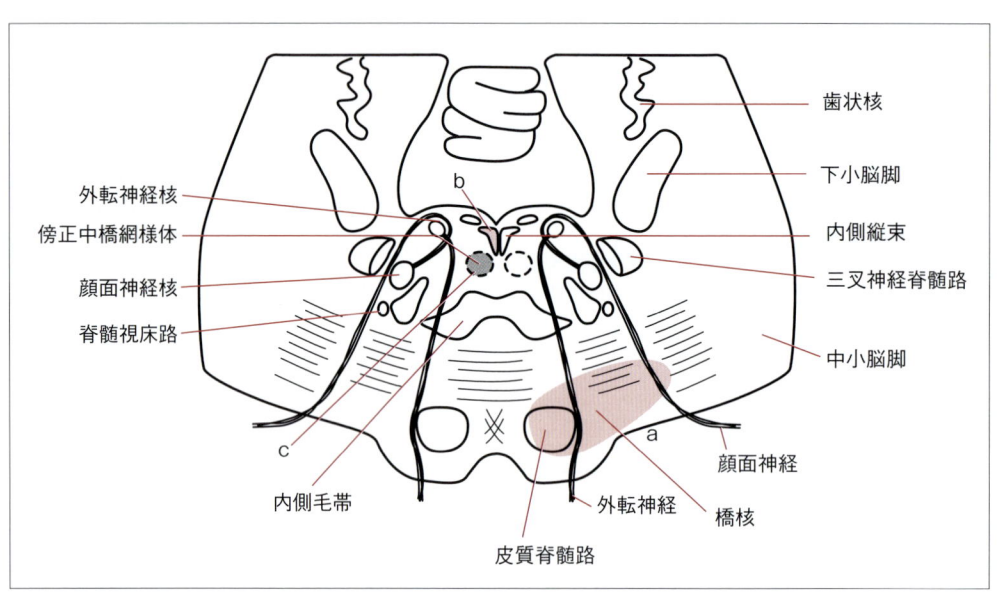

図5-9 橋の症候群
a. Millard-Gubler症候群, b. 内側縦束症候群, c. 傍正中橋網様体症候群, b+c. one-and-a-half症候群.

A. Millard-Gubler(ミヤール・ギュブレール)症候群(橋底下部外側症候群)

橋下部の底部で、外転神経根、顔面神経根、錐体路を侵す病変で生じる。病変と同側の外転神経麻痺と末梢性顔面神経麻痺、対側上下肢の片麻痺が生じる(図5-9)。

本症候群の原因は、腫瘍、出血の順で、梗塞性病変は非常に少ない。

B. 側方注視麻痺, 内側縦束症候群, one-and-a-half症候群

図5-10に側方注視の機序を示している。ここでは左側の前頭眼野(frontal eye field)からの

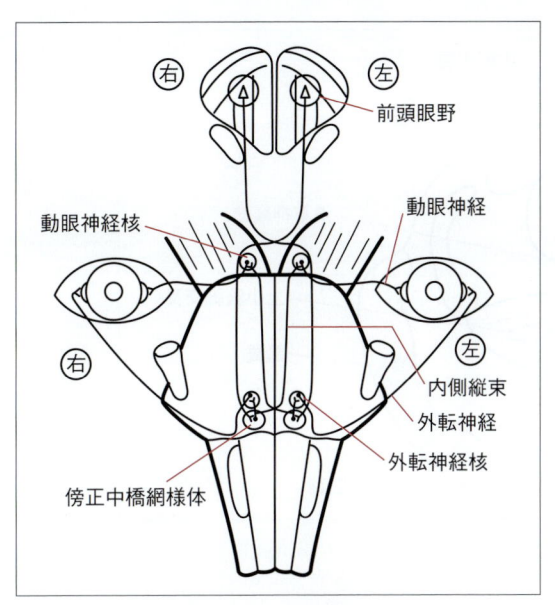

図 5-10 側方視に関連した諸構造

経路と目の動きを例示する．左の前頭眼野からの神経線維は脳幹上部で交叉して右側の傍正中橋網様体(parapontine reticular formation : PPRF)に至り，その刺激が右側の外転神経核を刺激するので右眼の外転が起こる．同時にPPRFからの刺激は左側の内側縦束(MLF)を上行して左側の動眼神経核に達して，内直筋支配核を刺激する．そのために左眼は内転し，両眼の右方視が生じる．同様の機序で，右前頭眼野の興奮は左方視を生じる．

1．側方注視麻痺

前頭眼野からPPRFへの投射線維が障害された場合とPPRF自体が障害された場合に生じる．投射線維が交叉する前の病変では対側への注視ができなくなり，交叉後線維とPPRFの障害では，同側への注視ができなくなる．交叉前の障害は大脳半球の出血や大梗塞，脳幹ではラクナ梗塞や若年者では多発性硬化症で生じる．

2．内側縦束症候群

一側の内側縦束が障害されると，対側への側方視の際に同側眼の内転障害が生じる．対側眼は外転するが，注視方向性の単眼性眼振が生じる．輻輳は正常である．原因は，脳幹被蓋の小梗塞が多く，若年者では多発性硬化症が多い．まれに両側性にみられることがあるが，この場合は圧倒的に多発性硬化症による．

3．one-and-a-half 症候群

一側のPPRFと同側内側縦束の障害で生じる．PPRFの障害により同側への注視麻痺が生じ，内側縦束障害により対側視の際に同側眼の内転ができず，対側眼のみが外転してかつ単眼性眼振を示す．すなわち，病変と同側眼は内側にも外側にも動かず，対側眼は外転のみ可能である．輻輳は正常である．原因は内側縦束症候群と同様である．

C．閉じ込め症候群

橋の被蓋を残して底部を両側性に侵す病変では意識は保たれているが，四肢麻痺，偽性球麻痺(pseudobulbar palsy)(発話不能，嚥下障害)，顔面筋麻痺が生じて意思の表出ができなくなる．意識的にできる運動は，眼球の上下転(保持された動眼神経と滑車神経による)と瞬目(上眼瞼挙筋の意図的弛緩)のみであり，これを通して簡単な意思疎通は可能となる．原因は，橋出血や底部の梗塞である．

III．中脳の構造と主な症候群

中脳では，中脳水道を通る水平線ならびに左右大脳脚(cerebral peduncle)と黒質の境の線に囲まれた区域を被蓋という．四丘体(quadrigeminal body)に相当する区域を中脳蓋〔あるいは視蓋(tectum)〕という．中脳に存在する脳神経核は，動眼神経核(oculomotor nucleus)，外転神経核(trochlear nucleus)，Edinger-Westphal(エディンガー・ウェストファル)核の3つであり，すべて被蓋の中に存在する(**図 5-11，12**)．滑車神経(trochlear nerve)は，核を発した後に第4脳室を背側に回って下丘(inferior colliculus)のすぐ尾側で交叉し，背側部で脳幹を離れて核とは対側の上斜筋を支配する．

大脳脚は大脳皮質から脳幹と脊髄に至る投射線

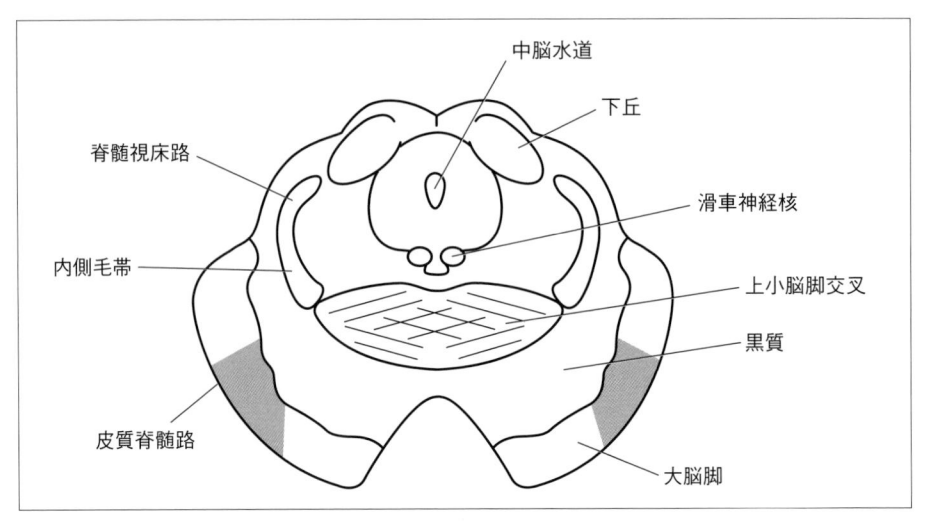

図 5-11　中脳：下丘レベル

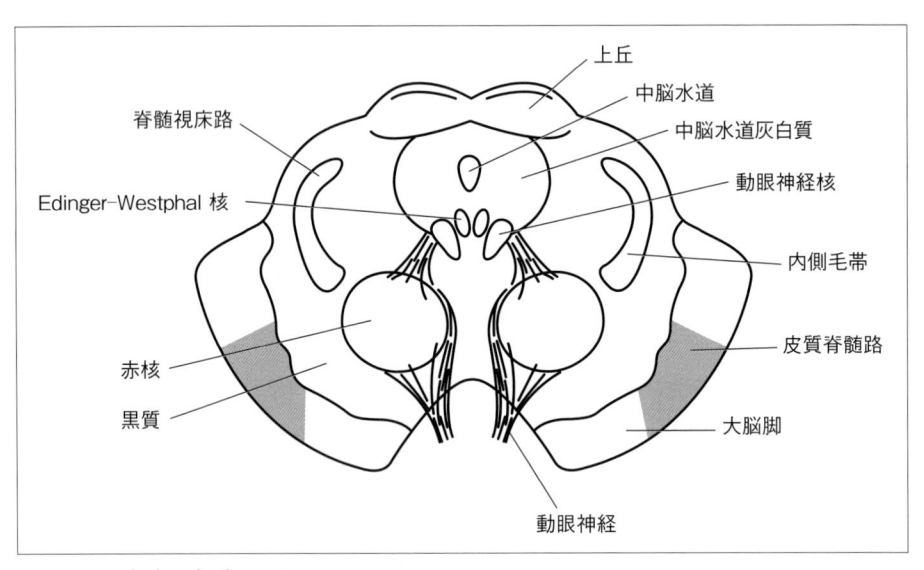

図 5-12　中脳：上丘レベル

維が走る構造である．内側約 1/3 は前頭葉から橋核への投射路であり，外側約 1/3 は頭頂・側頭葉から橋への投射路である．中央の約 1/3 弱は脳神経運動核および脊髄への投射路であり，外側から内側に向かって，下肢，上肢，脳神経運動核支配の線維配列を示す．

　下丘の高さでは，小脳からの遠心路である左右の上小脳脚（superior cerebellar peduncle）が交叉〔上小脳脚交叉（decussation of the superior cerebellar peduncle）〕し，赤核（red nucleus）を貫通あるいはそこでニューロンを変えて視床腹外側角に達する．神経線維はここでニューロンを変え，一次運動野（primary motor area）に到達する．すなわち，一側小脳からの遠心路は交叉して対側の一次運動野の機能を調節する．一次運動野からの皮質脊髄路は錐体交叉（pyramidal decussation）で交叉して，一次運動野と対側の上下肢を支配する．すなわち，小脳からの情報が体肢に伝わるまでに 2 回交叉するために一側の小脳半球の影響は同側の体肢に及ぶことになる．小脳半球病変と同側に小脳症状が出現するのはこのような構造によるのである．

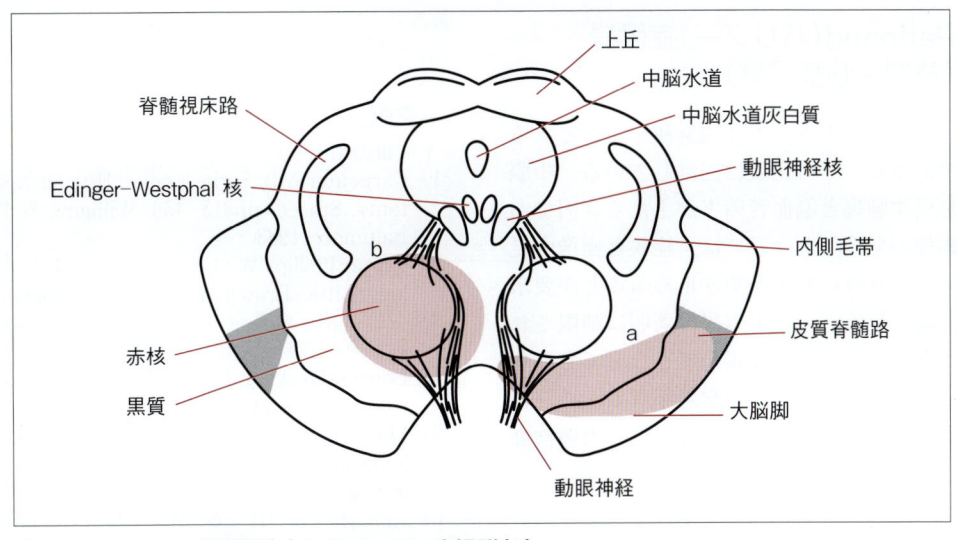

図5-13 Weber症候群(a)とBenedikt症候群(b)

同じような理由で，小脳症状は，上小脳脚線維が交叉前に障害されたときには病巣と同側の体肢に出現し，交叉後に障害されたときには病巣とは反対側の体肢に認められる．

このレベル(図5-11)より吻側では内側毛帯と脊髄視床路が非常に接近するために，解離性感覚障害はほとんど生じない．

上丘(superior colliculus)のレベルに特有の重要な構造は，動眼神経核，副交感神経の起始核である Edinger-Westphal 核および赤核である．Edinger-Westphal 核の神経線維は中脳内で動眼神経髄内根に沿って走り，動眼神経に入る．Edinger-Westphal 核とその神経線維は対光反射の遠心路の一部をなしている．

A. Weber(ウェーバー)症候群（図5-13a）

一側の動眼神経髄内根と同側の皮質脊髄路の障害によって生じる．動眼神経麻痺のために，同側の眼瞼下垂，眼球の内転・上転・下転障害が生じ，散瞳と対光反射消失が認められる．障害が部分的な場合は，これらの症候の一部のみが出現する．また，大脳脚障害により対側の核上性顔面神経麻痺と片麻痺が生じる．この症候群を呈する病変は内側部に位置するために，運動麻痺は脳神経と上肢に強い傾向がみられる．脳血管障害や腫瘍で生じるがまれである．

B. Benedikt(ベネディクト)症候群（赤核症候群）（図5-13b）

一側の動眼神経髄内根と同側の赤核の障害によって生じる．動眼神経麻痺の症候は Weber 症候群でみられるのと類似している．赤核の症候として，対側上下肢に舞踏運動やアテトーゼに類似した不随意運動が認められる．原因は脳血管障害や腫瘍である．

C. Claude(クロード)症候群（下部赤核症候群）

交叉した上小脳脚が赤核に終わる部位で障害されて生じる．同側の動眼神経麻痺と対側上下肢の小脳性運動失調からなる．Benedikt 症候群との違いは，自発的な不随意運動がみられないことである．原因は脳血管障害や腫瘍である．

D. Nothnagel(ノートナーゲル)症候群

中脳視蓋〜被蓋の腫瘍あるいは脳血管障害により一側の動眼神経と上小脳脚が侵され，動眼神経麻痺，上方注視麻痺，小脳性運動失調と意識障害が生じる．

E. Parinaud（パリノー）症候群（背側中脳症候群）

垂直方向，特に上方への注視麻痺を主体とする症候群であるが，その定義は混乱している．中脳背側部を侵す腫瘍と脳血管障害が主たる病因である．脳画像の発達した今日では，症候と画像所見から垂直注視麻痺の原因を突き止めることが要求される．高齢健常者では上方視は著明に制限される場合があるので，上方注視ができなくても直ちに異常とはいえないが，小児や若年者の上方注視制限では中脳病変を念頭において早急に画像検査を行うべきである．

画像の発達した現在では，上に記したような人名の冠された症候群を覚える意味はあまりなくなった．症候群そのものよりも，症候から病変の高さや侵されている構造を推測することが重要である．

◆◆◆文献◆◆◆

◆ I～IIIの項
1) Carpenter MB, Sutin J(eds)：Human Neuroanatomy. 8th ed, pp315-453, Williams & Wilkins, Baltimore, 1983
2) Pryse-Phillips W：Companion to Clinical Neurology. Little, Brown and Company, Boston, 1995
3) 中野今治，永井良三，浦部晶夫ほか(編)：症候群事典．診断と治療社，東京，1998
4) Bogousslavsky J, Caplan L(eds)：Stroke Syndromes. 2nd ed, Cambridge, 2001
5) Matsumoto S, Okuda B, Imai T, et al：A sensory level on the trunk in lower lateral brainstem lesions. Neurology 38：1515-1519, 1988
6) Kim JS, Lee JH, Lee MC：Patterns of sensory dysfunction in lateral medullary infarction. Clinical-MRI correlation. Neurology 49：1557-1563, 1997
7) 本間研一，大森治紀，大橋俊夫(編)：標準生理学．第7版，医学書院，東京，2009

小脳の構造・機能と症候

I. 小脳の形態

A. 概説

小脳は後頭蓋窩最大の器官である．橋と延髄の背側に第4脳室を隔てて位置しており，ほぼ球形の構造をしている．その正中に軽く陥凹して吻尾方向に走る虫部(vermis，蠕虫の意味)が位置し，その左右に小脳半球が存在する．半球部はさらに内側部と外側部に分けられ，内側部は中間部〔傍正中部あるいは脊髄小脳(spinocerebellum)〕とも呼ばれる．小脳深部には小脳核が存在し，正中から外側に向かって室頂核(fastigial nucleus)，中位核(interposed nucleus)〔球状核(globose nucleus)と栓状核(emboliform nucleus；この核はその外側に位置する歯状核の核門に栓をするかのように位置していることからこの名をもつ)〕，歯状核(dentate nucleus)が存在する．小節(flocculus)を除いた虫部からは室頂核に，内側部からは中位核と前庭神経核に，外側部からは歯状核に投射する．このように小脳皮質と小脳核には正中から外側へと配列される構造が認められる(図5-14)．近年，アルドラーゼC(ゼブリンII)に対する抗体で染色すると吻尾方向に走る細い帯状構造が小脳皮質に多数認められることが判明した．この構造をゼブリンバンドと呼ぶ．

一方，小脳は吻側から尾側方向にも区画される．小脳表面には小脳溝(cerebellar fissure)がほぼ左右方向に走り，小脳回(cerebellar folia)が形成される．小脳溝のうちで深い5つの溝〔吻側から一次溝(primary fissure)，後上溝(posterior superior fissure)，水平溝(horizontal fissure)，前錐体溝(prepyramidal fissure)，後外側溝(pos-

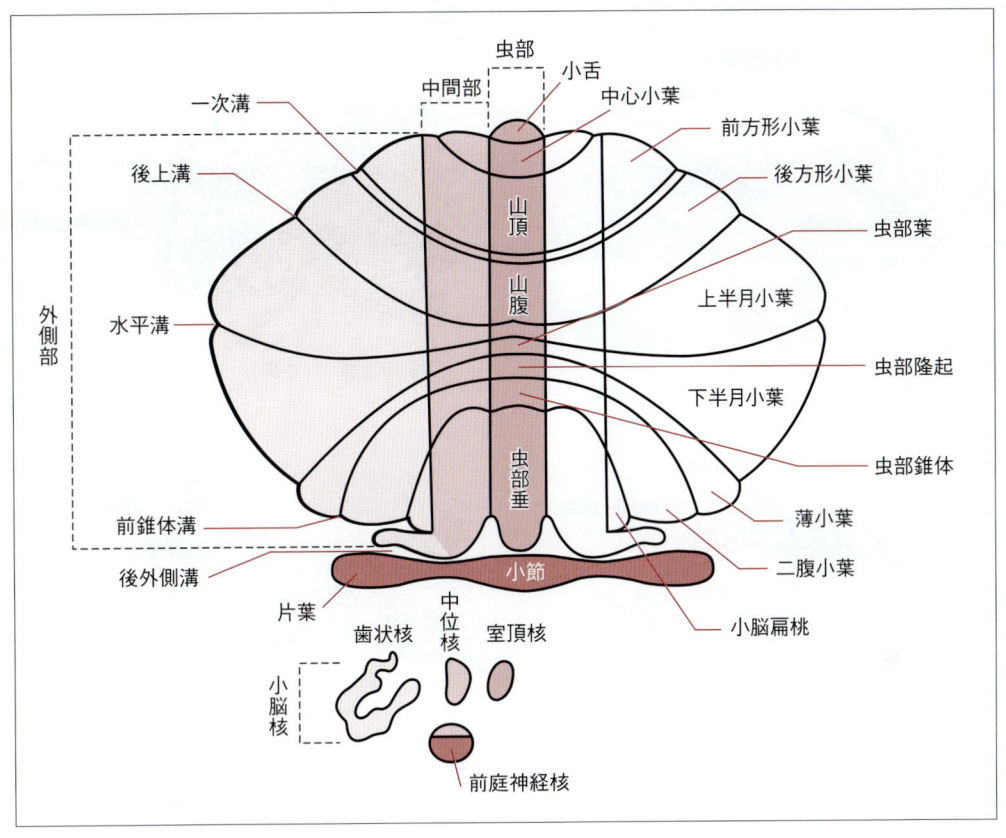

図5-14 小脳皮質と小脳核の関係
前方形小葉，後方形小葉，水平溝．

terolateral fissure)］により，虫部と半球部は小葉に分けられる．特に一次溝は前葉の尾側縁を境し，後外側溝は前庭小脳(vestibulocerebellum)の吻側縁を境する重要な小脳溝である．

　小脳は下小脳脚(inferior cerebellar peduncle)，中小脳脚(middle cerebellar peduncle)および上小脳脚(superior cerebellar peduncle)の3つの小脳脚で脳幹と結合し，小脳内では内側から外側に向かって上小脳脚線維，下小脳脚線維，中小脳脚線維の順で配列している．下小脳脚と中小脳脚線維の主体は求心線維であり，上小脳脚は小脳遠心路である．

B. 小脳の発生

1. 系統発生

　小脳は延髄の翼板(alar plate)前端の最外側部位(特殊体性感覚域と体性感覚域)の一部が背側に大きく隆起したものである．特殊体性感覚域から発達した小脳部位は，左右の片葉(flocculus)と虫部(vermis)の小節(nodulus)とからなり，両者併せて片葉小節葉(lobulus flocculonodularis)と呼ばれる．この部位は内耳神経(vestibulocochlear nerve)との関係が深く，ヒトでも前庭神経とほぼ閉鎖的に線維結合している．

　一方，体性感覚域から発達した部位は小脳体(corpus cerebelli)と呼ばれ，両棲類以上で大きく発達し，片葉小節葉との境が明らかになる．胴体だけで移動する蛇では小脳体はほぼ虫部のみからなるのに対し，ヒトを含めて体肢の発達した哺乳類では半球部の発達が著しい．

　このように小脳は基本的に3つの部分からなる．1つは最も古い構造である原小脳(archicerebellum)であり，片葉小節葉がこれにあたる．2つ目は古小脳(paleocerebellum)で，虫部がこれ

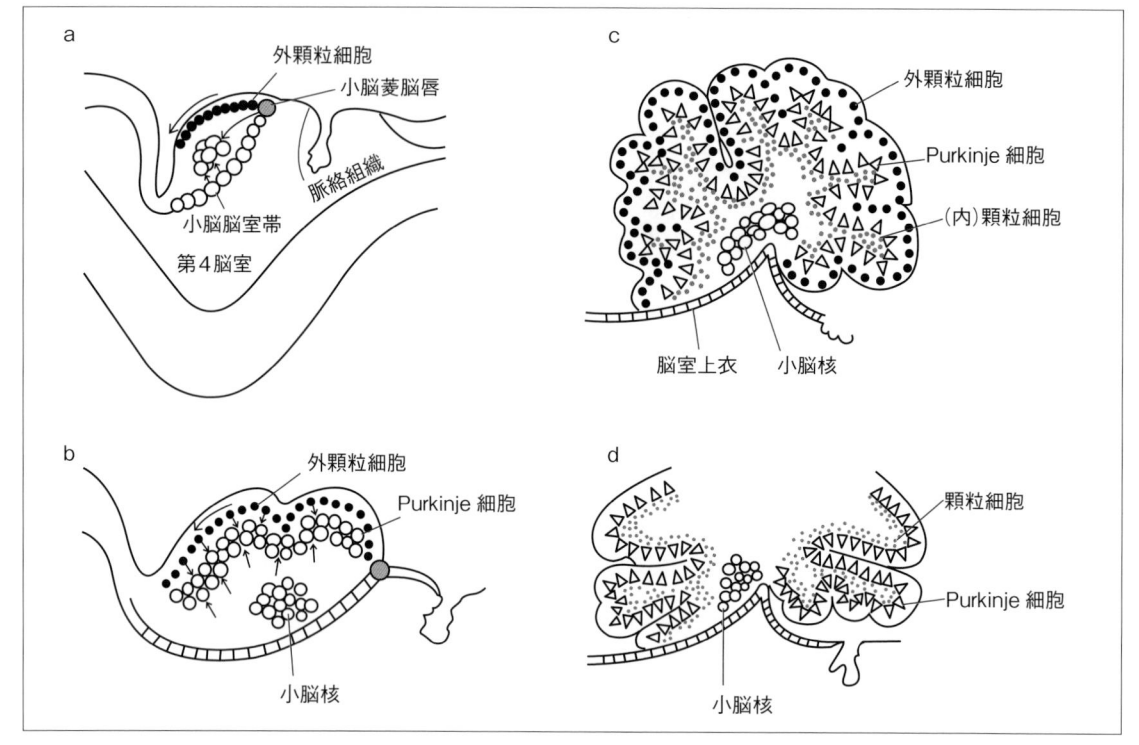

図5-15 小脳の発生
小脳核は小脳菱脳唇から発生．Purkinje細胞とは異なる．

に相当し，全身の筋紡錘や腱紡錘からの情報が固有感覚線維を介して到達する．第3番目は新小脳(neocerebellum)で半球部がこれに相当し，大脳皮質からの情報が橋核を介して流入する．

2. 組織発生

小脳の原器は中脳の尾側に接して形成される．胎生期の小脳原器には第4脳室の天井をなす小脳脳室帯とその後端部の小脳菱脳唇とが小脳の神経細胞のもととなる．小脳菱脳唇からは小脳の表面に沿って尾側から吻側に向かって外顆粒細胞が遊走する(図5-15a)．一方，小脳脳室帯からPurkinje(プルキンエ)細胞となるべき細胞が放射状に表面に向かって移動する(図5-15b)．次いで，外顆粒細胞は表面から深部に向かい，Purkinje細胞層を越えて内顆粒細胞層を形成する．ヒトの出生直後には外顆粒細胞がまだ認められる(図5-15c)が，成長とともに消失して成人でみられる3層構造が完成する(図5-15d)．小脳核は，小脳脳室帯と小脳菱脳唇のニューロンで形成されると考えられている．

C. 小脳皮質

小脳皮質は表面から分子層(molecular layer)，Purkinje細胞層(Purkinje cell layer)，顆粒細胞層(granular layer)の3層に分かれる．小脳皮質のニューロンは籠細胞(basket cell)，星状細胞(stellate cell)，Purkinje細胞，顆粒細胞(granule cell)とGolgi(ゴルジ)細胞の5種類のみである．このうち，軸索を小脳皮質の外に投射するのは，Purkinje細胞のみであり，他の神経細胞の軸索はすべて小脳皮質内に終わる．また，興奮性のニューロンは顆粒細胞のみで，ほかはすべて抑制性ニューロンである(図5-16)．

分子層の大半は，Purkinje細胞の樹状突起，顆粒細胞の軸索である平行線維およびBergmann(バルクマン)グリアの突起からなっている．そのほかに少数の籠細胞と星状細胞が含まれている．平行線維は小脳回の長軸方向に走っている．一方，Purkinje細胞の樹状突起はこの平行線維の走行を遮るかのように，小脳回の長軸に直行して扁平に広がるので小脳の縦方向(吻尾方向)に開

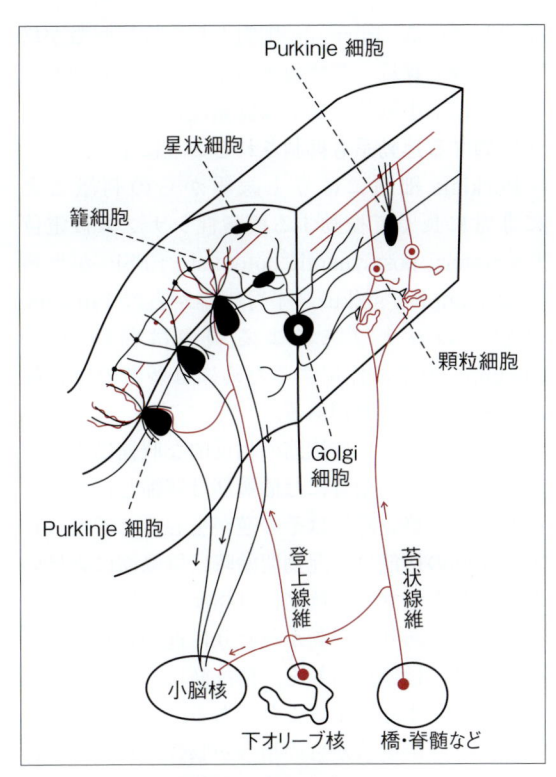

図 5-16 小脳皮質の入力と出力

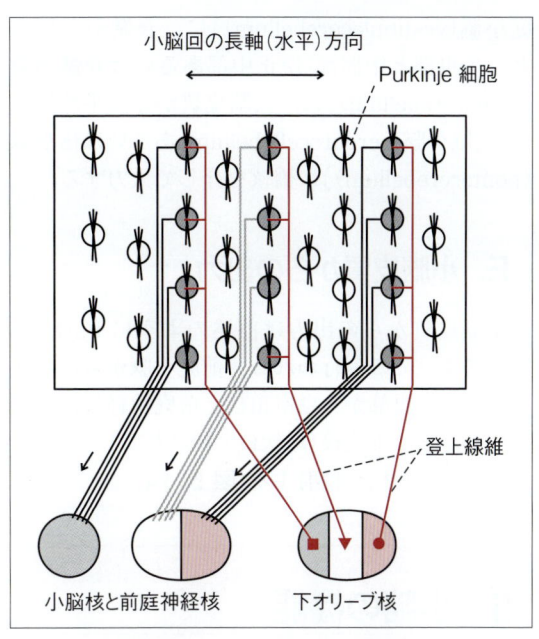

図 5-17 小脳回の1つを真上から俯瞰した図
下オリーブ核からの登上線維は，縦方向に狭い範囲に配列した Purkinje 細胞に投射する．そして，ここの Purkinje 細胞群からの軸索は小脳核および前庭神経核の同一部位に投射する．

いた扇子の形をしている(図 5-16, 17)．1個の Purkinje 細胞はその遠位樹状突起で数10万本の平行線維とシナプスを形成する．

籠細胞も樹状突起を縦方向に広げ，軸索も小脳回を越えるように吻尾方向に伸びて複数の分枝を出し，その終末は Purkinje 細胞の細胞体を籠のように取り巻いている．星状細胞もおおむね吻尾方向に軸索を出して，Purkinje 細胞の樹状突起に連結している．

Purkinje 細胞層には，Purkinje 細胞の細胞体と，この層にのみ分布している Bergmann グリアと呼ばれるアストロサイト(星状細胞)の細胞体が認められる．

顆粒細胞層は多数の顆粒細胞と少数の Golgi 細胞を含んでいる．顆粒細胞の軸索は分子層に入り，そこで T 字型に分岐して，上述したように小脳回の長軸方向(小脳回に沿う方向)に走り，多数の Purkinje 細胞の遠位樹状突起とシナプスを形成する．顆粒細胞層には4種の神経突起(苔状線維軸索終末，顆粒細胞樹状突起，Golgi 細胞の樹状突起と軸索終末)が集簇して構成される糸球体(glomerulus)がほぼ均等に分布している．

D. 小脳皮質への入力

小脳への入力は登上線維(climbing fiber)と苔状線維(mossy fiber)のみで行われる．いずれも興奮性線維である．登上線維は下オリーブ核(inferior olivary nucleus)を唯一の起始核とし，延髄で交叉して下小脳脚(inferior cerebellar peduncle)を通り，小脳核に枝を伸ばした後に Purkinje 細胞に向かう．1本の登上線維が約10本に枝分かれし，Purkinje 細胞の近位樹状突起とシナプスを形成する．1個の Purkinje 細胞には1本の登上線維が達し，何度も枝分かれして Purkinje 細胞の樹状突起と多数のシナプスを形成する．

下オリーブ核からの入力線維以外の小脳への入力線維はすべて苔状線維であり，小脳核に枝を送った後に顆粒細胞の樹状突起とシナプスを形成する(図 5-16)．苔状線維の起始領域は前庭神経系(前庭神経と前庭神経核)，脊髄，大脳皮質の3つであり，前庭神経系からは片葉小節葉〔前

庭小脳(vestibulocerebellum)〕に,脊髄からは主として虫部と中間部〔傍正中部あるいは脊髄小脳(spinocerebellum)〕に,大脳皮質からは半球外側部〔大脳小脳(cerebrocellebellum)あるいは橋小脳(pontocerebellum)〕に橋核を介して入力する.

E. 小脳皮質からの出力

小脳皮質からの出力は前述のようにPurkinje細胞によってのみ行われる.前庭小脳からは前庭神経核に,虫部からは室頂核と前庭神経核に,傍正中部からは中位核(球状核と栓状核)に,小脳半球からは歯状核に投射する(図5-14).

II. 小脳の機能

運動は意図的であれ,無意識的であれ,多関節にかかわる複数の筋の収縮によって行われる.運動が円滑かつ合目的に遂行されるためには,関連する複数の筋の収縮と弛緩が時間的にも空間的にも適切に統御される必要がある.運動の協調性を保つために小脳は非常に重要な役割を担っている.小脳が関与する具体的な作用は学習・熟練した運動の滑らかな遂行(協調運動),姿勢と歩行の制御および筋緊張の調節であるが,その活動はわれわれには知覚されず,意識下で行われる.

A. 小脳の機能単位

下オリーブ核の1個のニューロンから発した登上線維は,対応する小脳核に枝を伸ばした後,吻尾方向の狭い領域にある約10個のPurkinje細胞とシナプスを形成する.このPurkinje細胞群は対応する小脳核・前庭神経核に投射する(図5-17).これは1つのモジュール(機能単位)と考えられており,小脳には約3,000万のモジュールがあり,その1つ1つが小脳核から出力するといわれる.小脳核は小脳皮質への求心性線維の側枝から常に興奮刺激を受け,Purkinje細胞から抑制刺激を受けている.小脳核からの出力は非運動時でも興奮状態にあり,小脳核の細胞は高頻度で発射している.Purkinje細胞からの抑制刺激が増すか,登上線維や苔状線維の側枝からの刺激が低下すれば,小脳核の発射は低頻度になり,小脳核が統御する運動系も抑制されることになる.

Purkinje細胞には登上線維からの刺激ごとに非常に長くて振動する興奮性シナプス後電位(excitatory postsynaptic potential:EPSP)が出現する(complex spike).平行線維からのPurkinje細胞へのシナプスによる刺激は弱いので,Purkinje細胞に作用するためには多数の平行線維が興奮する必要がある.

運動は協働筋と拮抗筋の相反的な収縮によるために,運動の開始時には協働筋は収縮し拮抗筋は抑制され,終止時にはその逆が生じると考えられる.小脳の機能は,運動開始時に協働筋に素早い収縮信号を送り,拮抗筋には相反的な抑制信号を送ることであり,運動が終わりに近づいたときには協働筋には停止信号を,拮抗筋には収縮信号をタイミングよく発することである.

運動は大脳皮質からの指令が脳幹・脊髄の下行路を通って直接的に協働筋を収縮させ,同時に拮抗筋を抑制するパターンで始まる.同時にこれと相同の信号が橋小脳路の苔状線維を介して小脳にも伝えられ,分枝により小脳核に達する.小脳核は興奮性の刺激を視床経由で即座に皮質に伝達するか,脳幹の神経回路を介して脊髄の運動路に送り,すでに興奮している脊髄運動路の筋収縮信号がいっそう増強される(図5-16,18).

運動の終わりには協働筋のスイッチが切られる.その際には,苔状線維を経由した小脳入力が顆粒細胞を興奮させ,それがシナプス結合をしているPurkinje細胞を発火させる.この発火は運動開始時に興奮した小脳核の同一ニューロンを抑制して協働筋に至る刺激を抑制する.このような機序により,運動の開始時には協働筋の急速な収縮が可能となり,終了時には同じ協働筋のスイッチをタイミングよく切ることができる.

新しい運動を行うときには,開始時に小脳から発する協働筋収縮増強と拮抗筋抑制の信号や,運動停止時に小脳から伝わる拮抗筋収縮の強さが適正でないために動きはぎこちなく不正確であるが,運動を繰り返すことにより次第に滑らかになる.これは,練習の過程で小脳回路自体の感度が適正化することによる.たとえば,Purkinje細胞

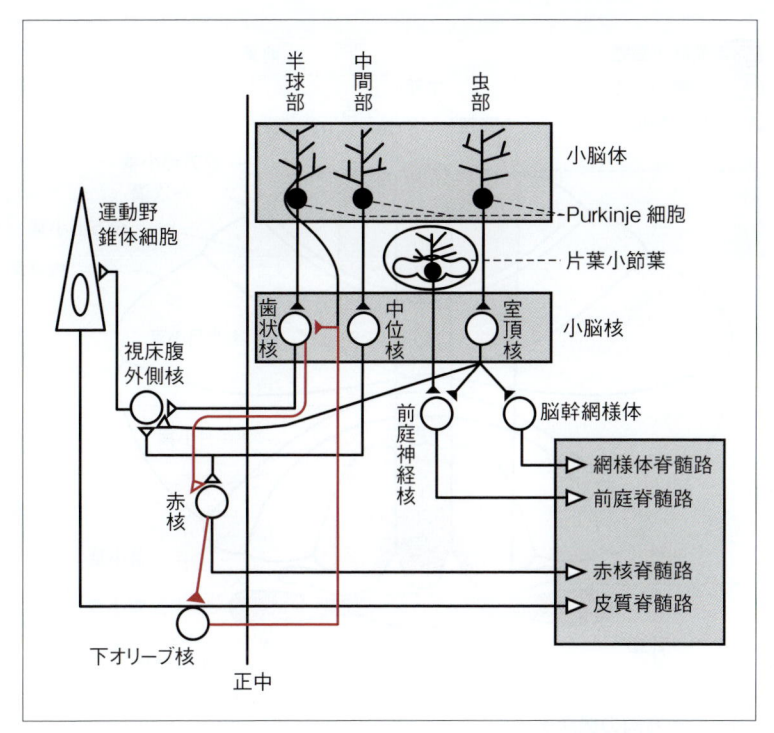

図 5-18　小脳：小脳から脊髄への経路と Mollaret の三角（赤線）

とシナプスを形成する登上線維の刺激の程度に応じて，平行線維からの刺激に対する Purkinje 細胞の長期感度が変化する．非運動状態では，登上線維は 1 秒に約 1 回の低頻度でしか発火しない．しかし，発火のたびごとに Purkinje 細胞の樹状突起全体に強い脱分極が生じ，Purkinje 細胞がスパイクを発する．未経験の運動を行って，それが意図したのと食い違った場合，登上線維の発火頻度は 4 サイクルからゼロサイクルまで著明に変化する．これにより，平行線維からの刺激に対する Purkinje 細胞の感度が変化して，時間の経過とともに小脳による運動のコントロールが上達すると推測されている．

【小脳による運動制御】

小脳による運動の制御作用は，前庭小脳，脊髄小脳（小脳虫部と中間部から構成される），大脳小脳に分けて考えるとわかりやすい（図 5-19）．

1）前庭小脳

前庭小脳には，頭の動きや重力に対する頭の相対的な位置の情報が前庭三半規管や耳石器から苔状線維を介して入る．この部位の Purkinje 細胞は前庭神経核に直接投射してニューロンを抑制する．外側前庭神経核（lateral vestibular nucleus）からは内側および外側前庭脊髄路（medial and lateral vestibulospinal tract）が発して，体幹の筋や四肢の伸筋（抗重力筋）の働きを調節する．一方，前庭神経核の一部は外眼筋核に作用して前庭動眼反射（vestibulo-ocular reflex）や視運動性反応（optokinetic response）を惹起する．すなわち，前庭小脳は眼球運動と体の平衡を調節する．

2）脊髄小脳

後脊髄小脳路（posterior spinocerebellar tract）と前脊髄小脳路（anterior spinocerebellar tract）は脊髄灰白質の介在ニューロンから発して，下小脳脚を経由して苔状線維として脊髄小脳に達し，下肢の筋や関節の固有感覚を伝える．

脊髄小脳のうち，①虫部の Purkinje 細胞は室頂核のニューロンを抑制する．室頂核ニューロンは左右の脳幹網様体と前庭神経核に投射しており，前者からは網様体脊髄路（reticulospinal tract）が発し，後者からは外側前庭脊髄路（lateral vestibulospinal tract）が発して，抗重力筋の活動を調節する．さらに室頂核は上小脳脚を通って対側の

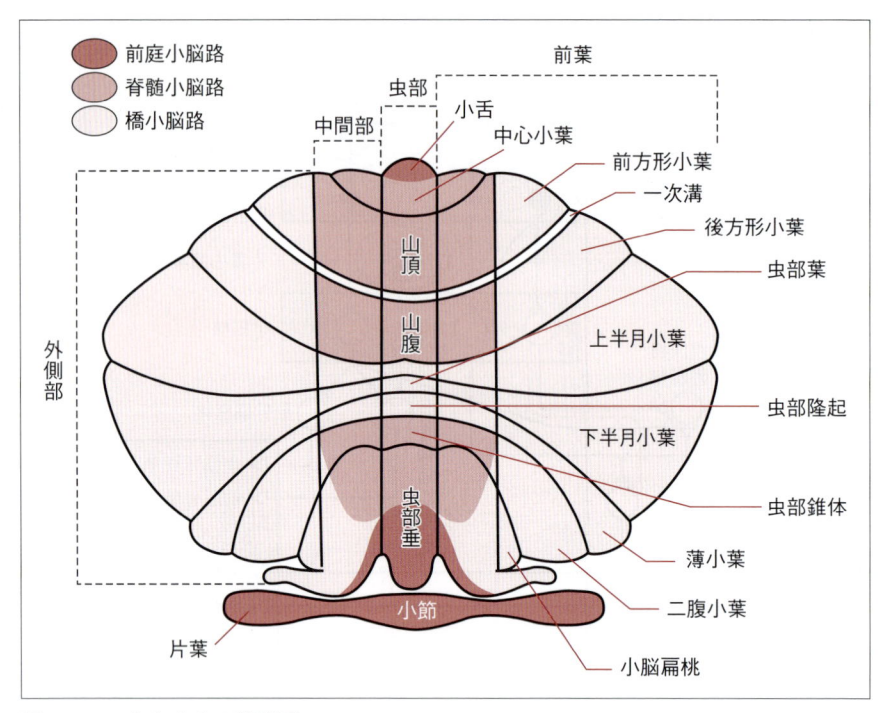

図 5-19 左右方向の機能図
前葉，脊髄小脳路，橋小脳路，前庭小脳路．

視床腹外側核に達し，一次運動野の体幹近位筋部に投射する．つまり，虫部は脳幹と一次運動野を介して頸部や体幹近位筋の活動を調節していることになる．②中間部の Purkinje 細胞は中位核に投射する．この核からは上小脳脚を通って，一部は対側の大細胞赤核(magnocellular part of red nucleus)に投射し，そこから交叉性の赤核脊髄路(rubrospinal tract)が発する．残りは対側の視床腹外側核に投射し，次いで一次運動野の四肢筋領域に達し，そこから皮質脊髄路が下行する．すなわち，小脳中間部は赤核脊髄路と皮質脊髄路によって四肢筋の活動を制御している．

3) 大脳小脳

前庭小脳と脊髄小脳は感覚系から直接入力を受けているが，大脳小脳は大脳皮質からのみ入力を受けている．すなわち入力は大脳皮質から橋核に達し，そこから苔状線維として中小脳脚を通って小脳半球外側部に達する．この部位の Purkinje 細胞は歯状核ニューロンに投射し，歯状核ニューロンからの刺激は上小脳脚を通って対側の視床腹外側核に達し，ここから運動前野と一次運動野に到達する．

小脳半球外側部は，ヒトが手・手指の繊細な運動や発話を行うようになるにつれて非常に発達したが，この部位は末梢の手や手指からは直接的な入力はない．また，小脳半球外側部と大脳皮質の結合の大部分は一次運動野ではなく，運動前野および一次感覚野となされている．それにもかかわらず小脳半球外側部と歯状核を破壊すると，手・手指，下肢および発話器官の高度の協調障害を生じる．小脳半球外側部と一次運動野とが直接結合されていないことを考えればこれは理解しにくい現象であるが，小脳半球外側部は運動に重要な 2 つの側面——プランニングとタイミング——とにかかわっていることがわかりつつある．

たとえば，タイプを打つときの指の動きは非常に速いために，運動が終わる前に末梢から小脳への，小脳から運動皮質へのフィードバック情報を受け取ることは不可能である．このような運動は弾道的運動と呼ばれ，いったん起こればいくところまでいかなければ止まらない運動であり，運動全体が学習されて前もってプランニングされていると考えざるをえない．順序立った運動のプランニングは，小脳半球外側部が大脳皮質の運動前野

や感覚野と連絡を有することと関連していると考えられている．この運動の"プラン"が，大脳皮質の運動前野や感覚野から小脳半球外側部に伝えられ，1つの運動から次の運動へと円滑に遂行されるためには，小脳半球外側部と大脳皮質との二方向性交通が必要である．このことは，歯状核ニューロンは現に行っている運動ではなく，次に続いて起こるべき運動の活動パターンを示すということからも推測される．したがって，小脳半球外側部はある特定時間に行われている運動ではなく，すぐ次に起こる運動にかかわっていると考えられる．運動を行う際の重要な条件の1つは，1つの運動から次の運動へと秩序だった連続性をもって滑らかに移行していくことである．小脳半球外側部の損傷ではこの機能が高度に障害される．

小脳半球外側部のもう1つの働きは，個々の運動に対して適切なタイミングを与える機能である．小脳半球外側部が障害されると，身体各部が次の瞬間にどのくらいの距離移動するのかということを無意識に予測する能力が失われ，連続した運動が遅れるようになる．それゆえ小脳障害では，書字，ランニング，発話などに要求されるような複雑な運動が協調不能になり，1つの運動から次の運動へ秩序だって進むことができなくなる．

III. 小脳症状

小脳の基本的な機能は，随意運動に関連する緒筋が，運動目的を速やかに達成するためにタイミングよく協調して作動することを補助する作用である．小脳の障害により，筋力低下はないものの身体の運動は滑らかさを失い，ぎくしゃくとして細切れの動きになり，スピードも遅くなる〔協調運動障害(incoordination)〕．Babinski(バビンスキー)はこれらの症状の本質を協調収縮不能(asynergia)とみなした．

「II. 小脳の機能」で記載した事項の多くは，小脳の破壊実験によって得られたものであり，これで得られた病変部位と小脳症状の対応はヒトには必ずしもあてはまらない．動物実験では機能解剖学的境界に沿って正確に切除できるが，ヒトの疾患ではそのようなわけにはいかないからである．また，仮にヒトにおいて片葉小節葉や小脳前葉など，特定部位に比較的限局した病変であっても，その症状は動物実験で得られた当該部位切除の症候と一致することはまれであり，機能的構造分布には種差があることが予想される．

ヒトの小脳の機能欠落によって起こる臨床症候(小脳性運動失調)は，現象的には随意運動の協調障害〔協調運動障害あるいは運動失調(ataxia)〕，歩行・平衡障害，筋緊張低下である．

一側小脳半球，特に前葉の広範な損傷では同側体肢の筋緊張低下と姿勢異常がみられる．小脳核や大脳脚の損傷では，この症状がより強く出現する．一方，小脳半球や白質の限局性病変ではほとんど症状がないこともある．上小脳脚や歯状核の病変では，同側体肢の高度な運動失調が出現して持続する．立位保持や歩行の障害は虫部病変で出現しやすい．片葉小節葉が侵されると，めまい感，めまい，嘔気・嘔吐，眼振など前庭障害症状が出現する．

A. 協調運動障害(incoordination)

これは体肢でみられる．健常人が体肢の運動をしようとするときには，時間的にも空間的にも最短の過程で滑らかに動いて目的とする運動を遂行する．協調運動が障害されると，まず，指令が出てから協働筋の収縮が始まるまでに時間がかかるために，運動の開始が遅れる．途中の運動自体も遅く不規則でぎくしゃくとし，目標に近づいたときに最も目立つ．運動終結時，正常ではその減速は滑らかで正確である．小脳障害患者では，素早く目標に近づけると行きすぎてしまう〔測定過大(hypermetria)〕が，これは運動終結時の拮抗筋の収縮開始(制動)が遅れるためと考えられている．患者は，意識的に逆方向に修正しようとするが，これも同じメカニズムで行きすぎてしまい，数回繰り返してようやく目標に到達できる．いわゆる小脳性の企図振戦はこのような機序で説明可能と思われる．逆に目標の手前でいったん止まり〔測定過小(hypometria)〕，それからゆっくりと目標に向かうが，これには行きすぎることを自覚している患者の意識的代償機転が働いている可能性がある．

運動の向きの素早い変換を要するような運動では，協調運動障害はより目立つ．上肢の回内回外変換運動では，患側肢では運動の開始と停止が遅れるために一定時間あたりの繰り返し回数が減ってしまう．患側の振幅は減少し運動は不規則になるが，これは意識的な代償機転が干渉しているためであろう．このことは，両腕を前方挙上して回外位をとらせておき，できるだけ素早く回内させると患側では運動開始が遅れるとともに過回内することからも推察できる．

膝踵試験(heel-knee test)で，仰臥位で患側下肢を持ち上げて踵を健側の膝蓋骨に下ろす際にも測定過大がみられる．膝蓋骨に達した踵を向こうずねをこするようにして踝に向けて移動すると，ガクガクとした細かい運動に分解される〔運動分解(decomposition of movement)〕．この運動では，股関節と膝関節の協働筋・拮抗筋の精緻な協調運動が要求されるが，運動分解はその障害によるものと推測される．症状が強い場合には，踵が向こうずねから外れて内側や外側に滑り落ちてしまうが，拮抗筋の制動の遅れとして理解できる．

小脳障害では，発話の滑らかさが失われて，音節を区切ってゆっくり発音する構音障害がみられる〔断綴性発語(scanning speech)〕．また，不自然に大きな声が出る〔爆発性発語(explosive speech)〕こともある．これらも構音筋の協調運動障害の現れと考えることができる．

小脳障害では，眼球運動にも異常がみられる．視野の端を両眼視させると，眼位を維持するために視方向性に衝動的な動き(眼振)がみられる．また，追視も滑らかさを失い，衝動性になる．また，指標に視線を移すときも行きすぎてしまう．このような眼球運動異常も体肢の協調運動障害と類似している．このような眼球運動の異常は眼振を含めて，前庭小脳の損傷によると考えられている．

B. 平衡障害(disequilibrium)，歩行障害(gait disturbance)，失調性歩行(ataxic gait)

小脳障害患者は平衡を保つのが困難であり，立位保持時に体幹が前後左右に動揺し，よろめきやすい．閉脚立位可能な場合，閉眼により動揺は増大するが，倒れることはない〔Romberg(ロンベルグ)徴候は陰性〕．開眼片足立ち，両足を縦一直線にそろえて立つこと〔Mann(マン)試験〕，つぎ足歩行(tandem gait)はいずれもできない．歩行では，一側立脚期には片足立ちになるためにバランスがとりにくくなり，代償するために歩隔が広くなる．歩幅は不規則で足取りは乱れ，突然よろめくこともある．軽症例では，前庭小脳の機能が強く要求される方向変換時にのみ平衡障害がみられて，軽くよろける程度のこともあるので注意が必要である．平衡障害が強い場合には開眼でも閉脚立位保持ができなくなり，端座位を維持することも不可能となる．また，動揺視(oscillopsia)が生じてそのために歩きながら看板の字などが読み取れないことがある．

これらは，前庭小脳の障害であると考えると理解しやすい．アルコール性小脳変性症では，変性は上虫部(前虫部ともいう)に限局し，四肢の協調運動障害を伴わない平衡障害を呈する．ヒトでは前庭小脳と平衡障害の関係は明らかにされていない．

C. 筋緊張低下(hypotonia)

筋緊張低下とは，筋を受動的に伸展したときの抵抗の減少である．小脳障害の症候としては最も目立たないが，一部の臨床像の説明にはなる．筋緊張低下は，小脳の慢性病変よりも急性病変で目立つ．体肢関節の伸展性が増しており，肘関節を強く受動屈曲させると，患側では手掌が肩に触れる．手首を弛緩させて被動的に揺り動かして屈曲伸展させると患側の振幅が大きくなる．また，前方挙上した腕の手首を下向きに叩くと，患側のほうがより大きく下がる．これは，緊張の低下した三角筋前部の筋が上肢を肩関節で維持できないからと考えることもできるが，前述のように三角筋の収縮開始遅延とも考えられる．また，健側上肢の手首を把持して肘関節の強い屈曲を命じ，突然手を離しても手は患者の顔を打つことはないが，患側肢では顔を打つ〔Stewart-Holmes(スチュワート・ホームズ)徴候〕．これも，患側の上腕三頭筋(拮抗筋)の筋緊張低下によると考えられているが，収縮開始の遅れと考えることもできる．

◆◆◆ 文献 ◆◆◆

◆ I〜IIIの項
1) 宇川義一：小脳刺激の基礎と臨床応用．臨床神経 49：621-628, 2009
2) 本間研一，大森治紀，大橋俊夫（編）：標準生理学．第7版，医学書院，東京，2009
3) Guyton AC, Hall JE : Textbook of Medical Physiology. 11th ed, Elsevier Saunders, Philadelphia, 2006

大脳の構造・機能と症候

I. 視床(thalamus)の構造

　脳の発生初期において，前脳胞の前方部から左右の終脳（telencephalon）が形成され，後方部位から間脳（diencephalon）が形成される．間脳は広義の視床と視床下部（hypothalamus）に2大別され，広義の視床は視床上部（epithalamus），背側視床（dorsal thalamus）（＝狭義の視床：本項で扱う視床はこれである），腹側視床に3分されるが，ヒトでは視床上部と腹側視床は退化する．以下，断らない限りは視床は狭義の視床を意味する．

　視床は内包後脚の背内側に位置し，前後長は約4cmで前方が細くなった卵形の構造である．内側は第3脳室の背側部に露出している．視床内部はそのほぼ中央を前後方向に走る内髄板（internal medullary lamina）によって内側核群と外側核群に2大別される．内髄板は視床に出入りする有髄線維で構成される白質であり，前方で二股に分かれてYの字状をなし，その間に前角群を挟んでいる．内髄板は視床深部で第3脳室方向にカーブしている．髄板内核は内髄板内にある小さな核である．正中心核（centromedian nucleus）は髄板内核のうちの大型の核であり，内髄板の後方深部で後内側腹側核の内側に位置する．

　視床核の分類は統一されておらず，研究者ごとに異なるといわれている．ここでは臨床に役立つ最大公約数的な分類を記載する（図5-20）．

A. 外側核群

　これはさらに腹側核群と外側背側核群に分かれる．

1. 腹側核群

　視床で最大の核群であり，吻側から尾側へと以下のように並ぶ．
　(1) 前腹側核（nuc. ventralis anterior : VA）
　(2) 外側腹側核（nuc. ventralis lateralis : VL）
　(3) 後腹側核（nuc. ventralis posterior : VP）
　　a. 後外側腹側核
　　　（nuc. ventralis posterior lateralis : VPL）
　　b. 後内側腹側核
　　　（nuc. ventralis posterior medialis : VPM）

2. 外側背側核群

　吻側から尾側へと以下のように並ぶ．
　(1) 背側外側核（nuc. lateralis dorsalis : LD）
　(2) 後外側核（nuc. lateralis posterior : LP）
　(3) 視床枕（pulvinar : Pul）

3. 外側膝状体（corpus geniculatum laterale : GL）と内側膝状体（corpus geniculatum mediale : GM）

　視床枕の腹側に位置する．視床後部（metathalamus）と呼ばれる核群に属する．視床枕を視床後部に含める考えもある．

B. 内側核群

　視床の背側で内髄板の内側に位置する背内側核

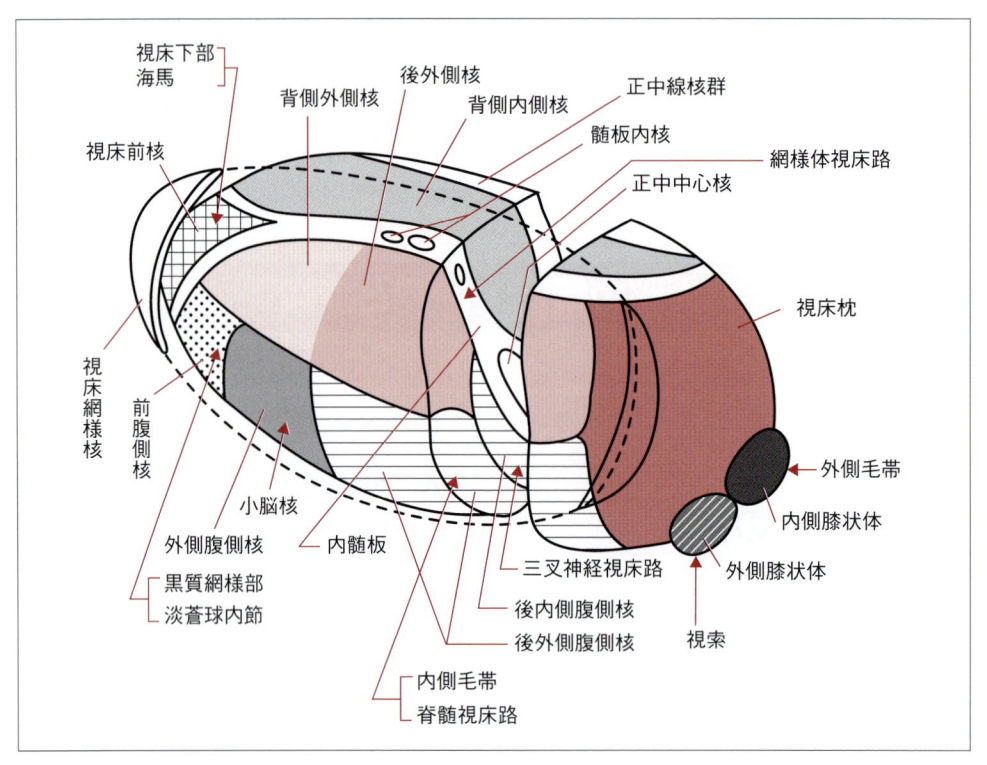

図 5-20 視床の構造と，視床に投射する構造（矢印）（左視床を後外方から眺める）

(nuc. dorsalis medialis : DM) がある．

C. 前核群

内髄板の Y の字の股に位置する核群である．

D. 髄板内核群 (nuc. intralaminares : IL)

(1) 正中中心核 (nuc. centrum medianum : CM)
(2) 束傍核 (nuc. parafascicularis : Pf)：正中中心核の内側で，背内側核尾側部の腹側に位置する．

E. 正中線核群 (midline nuclei : M)

視床の最内側に位置する核群であるが，明確には区分しにくい．

II. 視床の機能

　視床は大脳皮質〔新皮質 (neocortex)，古皮質 (paleocortex)，原皮質 (archicortex)〕のすべての領域に投射し，逆にこれらの皮質から投射を受ける．大脳皮質から視床への投射は外側膝状体と内側膝状体を含めて厳密に両方向性である．すなわち，視床のある部位から投射を受ける大脳皮質はすべて，その視床部位に投射する（図 5-21）．
　従来，視床核は機能的に特殊核（皮質中継核），連合核および非特殊核に分類されてきた．特殊核は明瞭な上行性入力を受けて皮質の特定の領域に投射する核，連合核は直接的な上行性入力は受けないものの大脳皮質の連合野に投射する核，そして非特殊核は特定の求心性線維を受けずに大脳皮質の広範な領域に投射する核，と定義されている．最近は，特殊核として分類される核が，ターゲットとする皮質領域に加えて他の広範な皮質領域に

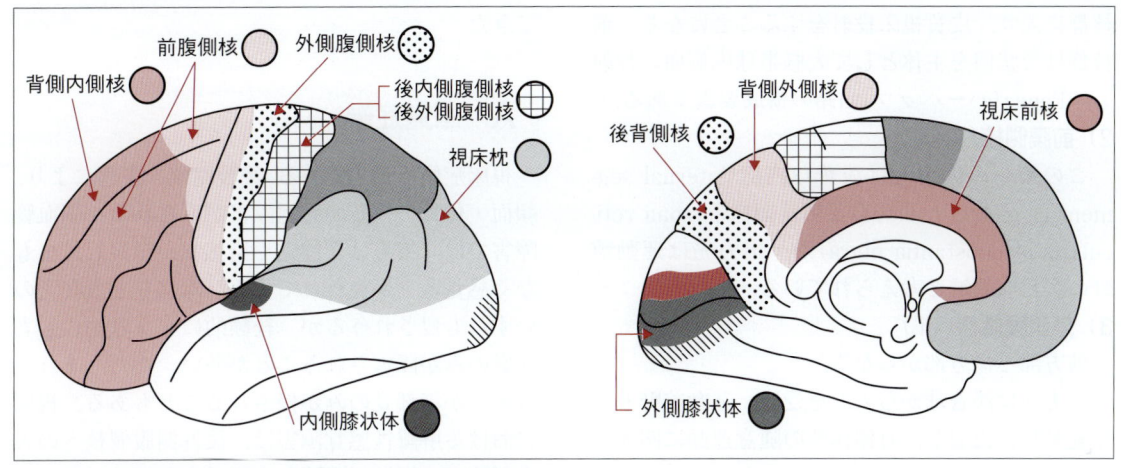

図5-21 視床の亜核から投射を受ける大脳皮質領域

も投射していることがわかり，このような核の機能分類には批判的な立場もあるが，臨床的には実用的な分類と思われるので，本項ではこれに従うことにする．

A. 特殊核（皮質中継核）

皮質中継核は前角群（海馬・視床下部から投射）と外側核群の腹側に位置する核である．後者は前から後へと前腹側核（錐体外路系が投射），外側腹側核（小脳核から投射），後腹側核（体性感覚が投射），外側膝状体（網膜から投射），内側膝状体（聴覚情報が入力）の順に配列する．中継核は感覚の中継核と非感覚系中継核に分けて考えると整理しやすい．

1. 感覚系中継核

1）後腹側核（VP）

体性感覚の投射を受け，中心後回の一次体性感覚野に投射する．後外側腹側核（VPL）には，体幹・体肢の深部覚と表在覚がそれぞれ内側毛帯，脊髄視床路を介して伝達される．一方，後内側腹側核（VPM）は三叉神経支配領域（頭部前半，顔面，口腔内）からの体性感覚を受容する．VPMの吻・腹・内側部位には味覚線維が投射し，ここから味覚野（43野）に情報が伝達される．VP全体では，秩序立った体部位局在が認められ，VPLへの投射は仙髄領域が最外側に，頸部が最内側に投射し，VPMには顔面頭部領域が投射する．

2）外側膝状体（GLあるいはlateral geniculate body：LGB）

視覚の中継核である．視床枕（pul）の腹外側で，内側膝状体（GM）の外側に位置する．断面はナポレオンの帽子のような形をしていて，6層構造をなしており腹側から順に第1層，第2層と呼ぶ．一側のLGBは，同側眼の耳側半分の網膜と対側眼の鼻側半分の網膜から投射を受け，1, 4, 6層には対側眼から，2, 3, 5層には同側眼からの線維が投射する．

3）内側膝状体（GMあるいはmedial geniculate body：MGB）

視床枕（pul）の尾側腹側で後方に突出している隆起であり，LGBの内側に位置する．聴覚の中継核であり，内側核，背側核，腹側核に分かれる．腹側核は層構造を有し，ここには下丘（inferior colliculus）から下丘腕（inferior collicular brachium）を介して線維が入ってくる．この核には周波数局在性があり，内側には高音刺激に対応する線維が，外側には低音刺激に対応する線維が入る．腹側核からは同側の一次聴覚野（41野）に投射する．

2. 非感覚系中継核

1）前核群（A）

乳頭体視床路（mammillothalamic tract）が投射する核である．乳頭体（mammillary body）は海馬から脳弓（fornix）を介して線維を受け入れる．この線維の一部は乳頭体をバイパスしてじかに前

核群に入り，皮質視床投射をすることになる．前核群は帯状回を主体として大脳半球内側面に投射し，Papez(パーペッツ)回路の構成要素である．

2) 前腹側核(VA)

この核への入力元は淡蒼球内節(internal segment of globus pallidus)と黒質網様帯(zona reticularis of substantia nigra)が，出力先は運動前野の広範な領域と考えられている．

3) 外側腹側核(VL)

前方部と後方部からなる．

前方部は淡蒼球から入力を受け，運動前野と補足運動野に投射し，対側体肢の随意運動に関連する．

後方部は小脳核から入力を受け，一次運動野(4野)に投射する．振戦に対して破壊あるいは刺激する視床中間腹側核〔ventral intermediate nucleus of thalamus(Vim 核)〕は，この部位に相当する．また，この部位には前述の後腹側核(VP)と類似の体部位局在があると考えられている．

4) 背内側核(DM)

扁桃体(amygdala)や梨状葉など辺縁系から入力を受け，前頭葉の広範な領域に投射する．

B. 連合核(association nuclei)

特定の求心性線維束をもたず，大脳皮質連合野に広く投射する核であり，視床枕(Pul)，後外側核(LP)，背側外側核(LD)がこれに属する．

C. 非特殊核

特定の求心性線維を受けずに，大脳皮質の広範な領域に投射する核で，髄板内核群(IL)や正中線核群(M)がこれに属する．非特殊核は上行性網様体賦活系の間脳への延長部と考えられている．

III. 視床障害の臨床症候

視床の症候としては，感覚障害，運動障害，認知・精神・意識障害，垂直性眼球運動障害が挙げられる．その多くは脳血管障害病変から解明され

てきた．

A. 感覚症候

視床症候の代表である．後腹側核の障害により，顔面・体幹・体肢の感覚障害がみられる．脳血管障害では，初めは異感覚や錯感覚が出現し，まもなく感覚低下が加わってくる．深部覚と表在覚のいずれも侵されうるが，経験的にも文献的にも表在覚のみが障害されることが多い．ただ，まれではあるが深部覚のみが侵されることもある．視床における解離性感覚障害は，後外側腹側核への入力部位が，脊髄視床路と内側毛帯とでは異なることに由来するものと思われる．

視床病変には2種類の感覚異常が伴う．1つはヒペルパチー(hyperpathia)であり，もう1つは自発痛(視床痛)である．ヒペルパチーは，感覚が低下している部位を強く刺激(痛，冷，温，擦過など)して感覚の閾値を超えると，不快感と耐えがたい痛みを感じる状態である．視床性の自発痛は，発病直後から始まり，持続性の痛みに発作性増強が加わる．後外側腹側核の障害で生じるといわれる．

外側膝状体が侵されたときには，病変の大きさに応じて種々の程度の同名性半盲が生じる．

B. 運動症候

視床の出血や梗塞の後，手を主体に混合性の不随意運動(delayed onset mixed involuntary movements)が出現することがある．ジストニア-アテトーゼ-舞踏運動(dystonia-athetosis-chorea)を呈する場合と，これに小脳性振戦が加わる場合がある．患者は，開眼していても手指を伸展して一平面上に維持できず，中手指節間関節は屈曲，指節間関節は伸展位をとり，指は不規則に内・外転位をとり，常に動いている(視床手)．責任病巣は視床外側腹側後部にある．このすぐかたわらを下行する皮質脊髄路をある程度巻き込んだうえに，深部覚障害(後外側腹側核病変)のみのときにはジストニア-アテトーゼ-舞踏運動(図 5-22)が出現し，小脳遠心路(外側腹側核病変)も侵されると動作性振戦が加わる．

純粋の視床病変では麻痺は生じない．

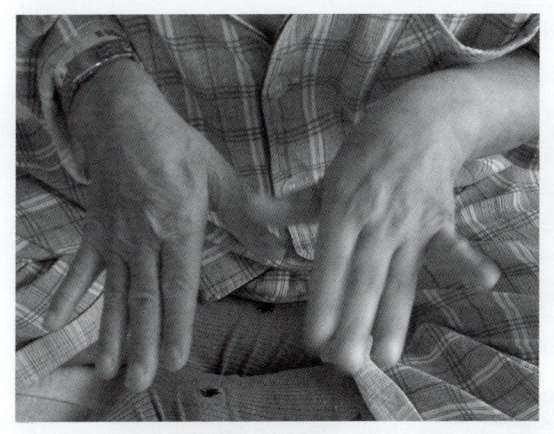

図5-22 視床手(左手)
深部覚障害のため手首,指を静止できず常時動いている.手指も不自然な形を示している.

C. 認知・精神症候

1. 神経精神症状

視床前核群や乳頭体視床路を含む視床前方部の左右いずれの病変でも,健忘症(amnesia),無為(abulia),保続(perseveration)など種々の神経精神症状が生じる.健忘症は Papez 回路が離断されて生じると考えられている.両側性病変ではこれらの症状が増強かつ遷延する.左側の病変では皮質下性失語が,右側の病変では半側空間無視が生じることがある.

2. 意識障害

一側性であっても,髄板内核や正中線核群を含む視床の後方内側部が侵されると意識障害が生じる.強い傾眠状態が特徴で,患者は話をしている最中に突然眠り込む.両側性損傷では,急性期には深昏睡となり意識の回復は遅れる.

D. 垂直性眼球運動障害

やはり視床の後方内側部の病変により生じる.上方注視麻痺と上下注視麻痺は一側性病変でも生じるが,下方注視麻痺単独は両側性病変で生じる.

IV. 視床下部の構造と機能

視床下部は第3脳室壁を前後に走る視床下溝(sulcus hypothalamicus)の下方で第3脳室近くに位置する.前縁は視交叉(optic chiasma)と終板(lamina terminalis)であり,後方は乳頭体後縁の線で境され,側方は腹側視床(subthalamus)と内包で区切られる(図5-23).

視床下部は吻尾方向に視交叉部(chiasmatic region),隆起部(tuberal region),乳頭体部(mammillary region)に3区分され,内外方向には脳室周囲帯(periventricular zone),中間帯(intermediate zone),外側帯(lateral zone)に3分される(表5-2).視床下部には多くの核があるが,明瞭に識別されるのは視交叉上核(suprachiasmatic nucleus),視索上核(supraoptic nucleus),室傍核(paraventricular nucleus),乳頭体(mammillary body)であり,他の核の境界は明確でない.

視床下部は脳の他の部位,あるいは身体の他の部位ときわめて独特の2種の方法で相互に連結している.その2種類とは神経結合と血流とである.

血流を介する連結は神経ホルモンによる(表5-3).特定の視床下部ニューロンは通常の中枢神経細胞と異なり,血液の温度,浸透圧,血糖,脂肪酸およびホルモンに対する受容体を有しており,これらの影響を受ける.一方,神経分泌細胞は神経ホルモンを分泌し,下垂体前葉や後葉に作用して種々の臓器に影響を与える.

近年注目されているのは,視床下部の主として弓状核(arcuate nucleus)のニューロンに作用して食欲をコントロールするグレリン(ghrelin)とレプチン(leptin)である.グレリンは胃壁から分泌され食欲を促進し,レプチンは脂肪細胞で産生されて食欲を抑制する.グレリンは,胃壁の迷走神経を刺激して脳幹の孤束核を経由して視床下部の弓状核のニューロンを刺激する経路と,血中に放出されて弓状核ニューロンに存在するグレリン受容体に結合する作用とが見いだされている.他方,レプチンは主として迷走神経経路を介してやはり弓状核ニューロンのレプチン受容体に結合して作用すると考えられている.

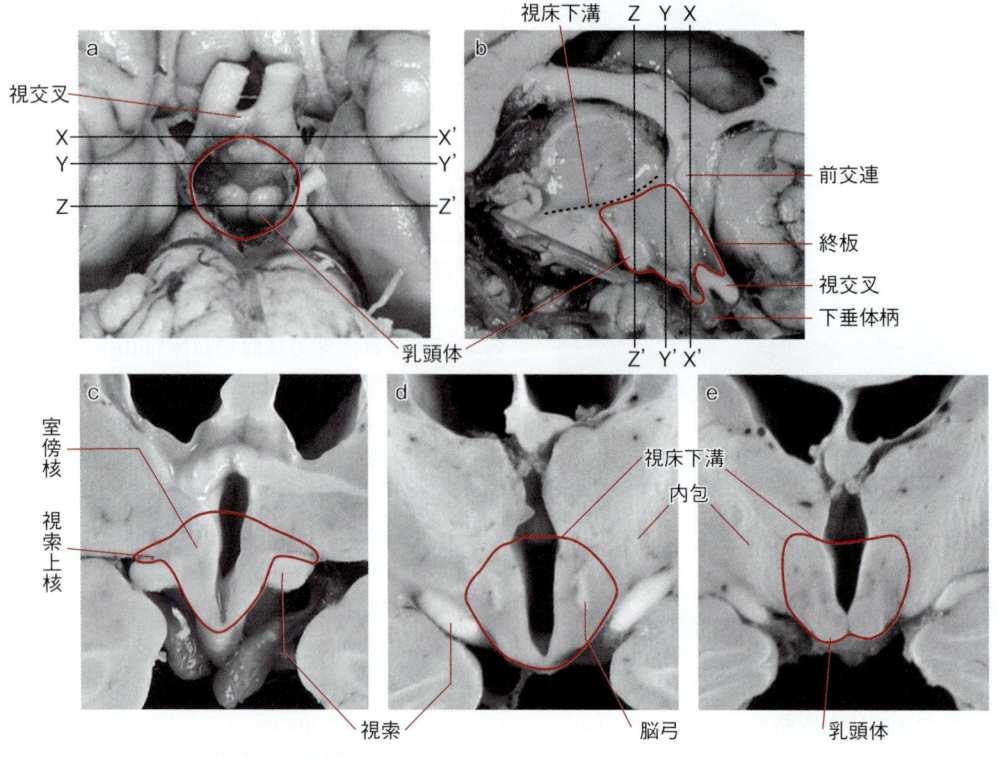

図5-23 視床下部の概略図
　視床下部の底面(a)と内側面(b)を示す．視床下部は，前縁は視交叉，後縁は乳頭体後縁の少し後部，外側は視索と大脳脚で境され(a)，視床下溝が上縁となる(赤線)．
　c, d, e はそれぞれ X-X', Y-Y', Z-Z' での前額断を示す．視床下部の上縁は視床下溝，外側縁は腹側視床と内包である．赤線で囲った範囲が視床下部の大まかな範囲．

表5-2 視床下部の区分と主な核

		内外方向の区分		
		脳室周囲帯	中間帯	外側帯
吻尾方向の区分	視交叉部	視索前核 視交叉上核 脳室周囲核	視索上核 室傍核	外側視床下部領域
	隆起部	弓状核 脳室周囲核	腹内側核 背内側核	
	乳頭体部	脳室周囲核	乳頭体核 結節乳頭体核	

　視床下部への神経結合を介する入力は，孤束核や内側毛帯側枝を経由して上行してくる経路，視覚/嗅覚からの経路，海馬・扁桃体を含めた辺縁系からくる経路など複数の経路を通る．視床下部からの神経投射は，上記の諸構造に相反性に行われる．そして，なかでも末梢性自律神経系の中枢に大きな影響を与える．以上から，視床下部の主な作用は，内分泌系と自律神経系を介して発揮されるといってよい．

　下垂体後葉(neurohypophysis)に対しては，室傍核と視索上核の大型ニューロンが下垂体漏斗(infundibulum)を介して軸索を下垂体後葉の毛細血管網に送り，血中にオキシトシン(oxytocin)とバソプレシン(vasopressin)を放出する(図5-24)．

　下垂体前葉ホルモンの制御は，視床下部-下垂体系のもつ独特の血管系(下垂体門脈系)を介して視床下部放出ホルモンにより行われている(図5-24)．すなわち内頸動脈の枝が視床下部の正中隆起(tuber eminens)で第1の毛細血管網を作り，視床下部放出ホルモン含有ニューロンは，この毛細血管網に軸索を伸ばして血中にホルモンを分泌する．この毛細血管網はその後1つに収束し〔下垂体門脈(hypophysial portal vein)〕，下垂体柄を通って前葉に達し，ここで第2の毛細血管網を

表5-3 視床下部からの下垂体への放出ホルモンと経路

ホルモン	分泌核	神経細胞	軸索投射	ホルモンの標的	標的への経路
成長ホルモン放出ホルモン	弓状核 脳室周囲核	小細胞	正中隆起の 毛細血管叢	下垂体前葉細胞	下垂体門脈
性腺刺激ホルモン放出ホルモン	弓状核 脳室周囲核	小細胞	正中隆起の 毛細血管叢	下垂体前葉細胞	下垂体門脈
副腎皮質刺激ホルモン 放出ホルモン	室傍核	小細胞	正中隆起の 毛細血管叢	下垂体前葉細胞	下垂体門脈
甲状腺刺激ホルモン 放出ホルモン	脳室周囲核, 腹内側核,背内側核	小細胞	正中隆起の 毛細血管叢	下垂体前葉細胞	下垂体門脈
ソマトスタチン	脳室周囲核	小細胞	正中隆起の 毛細血管叢	下垂体前葉細胞	下垂体門脈
オキシトシン	室傍核 視索上核	大細胞	下垂体後葉の 血管叢	下垂体後葉の 血管叢	軸索
バソプレシン(抗利尿ホルモン)	室傍核 視索上核	大細胞	下垂体後葉の 血管叢	下垂体後葉の 血管叢	軸索

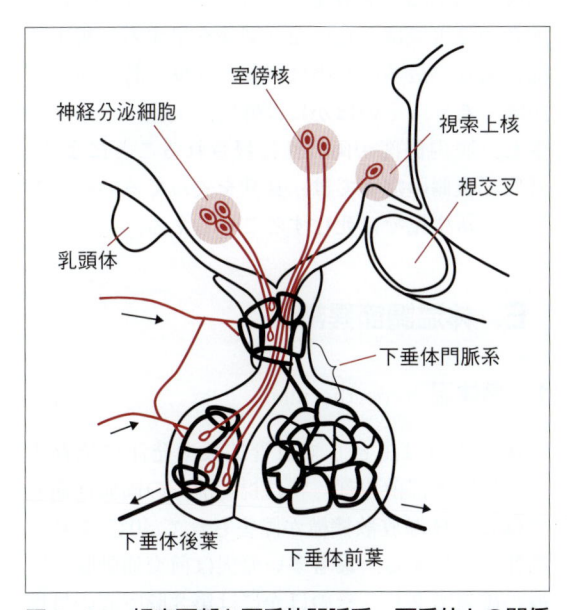

図5-24 視床下部と下垂体門脈系,下垂体との関係(下垂体正中部矢状断)

つくり,下垂体前葉細胞に視床下部ホルモンの情報を伝達する.この情報にしたがい前葉細胞は血中への前葉ホルモンの放出を制御する.毛細血管網は再び収束して下垂体前葉を出て,血中の下垂体ホルモンを末梢に伝達する.

V. 視床下部障害の臨床症候

神経細胞の軸索末端から血液などの体液中に放出され,標的器官に運ばれて作用するホルモンを神経ホルモンという.視床下部は複数の神経ホルモン産生部位であるとともに自律神経系の中枢であり,かつ辺縁系とも神経連結が強い.この部位の障害により,下垂体ホルモンの分泌異常とその症候,自律神経症候および情動の異常が種々の組み合わせで生じる.これらを全体として視床下部症候群(hypothalamic syndrome)という.

A. 尿崩症(diabetes insipidus)

抗利尿ホルモン(antidiuretic hormone)の合成あるいは作用の障害により多尿となる疾患をいう.視床下部の障害ではホルモンが産生されないことから生じる〔中枢性尿崩症(central diabetes insipidus)〕.ホルモン産生部位である視索上核・室傍核,あるいはそこから下垂体後葉への投射経路を侵す疾患で生じる.中枢性尿崩症には続発性,遺伝性,特発性があり,続発性は頭蓋咽頭腫,癌転移,胚芽腫などの腫瘍,サルコイドーシスに代表される炎症性肉芽腫性疾患,外傷,くも膜下出血で出現する.厚生労働省「間脳下垂体機能障

害調査研究班」の診断基準（http://www.nanbyou.or.jp/pdf/007_s.pdf）を参照されたい．

B. 抗利尿ホルモン分泌異常症候群
（syndrome of inappropriate secretion of ADH : SIADH）

抗利尿ホルモン（antidiuretic hormone : ADH）の過剰分泌か，腎臓の ADH 感受性が高まっているために生じる水分の過剰貯留状態で，低ナトリウム血症を主徴候とし，それが重篤な場合には意識障害，痙攣が生じる．その原因は，中枢性疾患（髄膜炎，脳炎，サルコイドーシス，脳腫瘍，頭部外傷など），肺疾患（肺炎，肺結核など）あるいは薬剤（カルバマゼピンなど）が原因で ADH 合成過剰あるいは分泌が正常に抑制されない場合と，悪性腫瘍（肺癌，膵癌など）により異所性に ADH が産生される場合とがある．診断は，①低浸透圧血症（低ナトリウム血症），②尿浸透圧≧300 mOsm/kg，③尿中ナトリウム濃度≧20 mEq/L，④腎機能，副腎機能正常，⑤血漿 ADH が測定感度以上であること，で下す．詳細は厚生労働省「間脳下垂体機能障害調査研究班」の診断基準（http://www.nanbyou.or.jp/pdf/007_s.pdf）を参照されたい．

SIADH の治療が水制限であるのに対して，塩分投与が治療の基本となる中枢性塩類喪失症候群（cerebral salt wasting syndrome）の鑑別が重要である．

C. 性腺機能異常

1. 思春期早発症（precocious puberty）

男女とも正常よりも早い時期に二次性徴が出現する状態をいう．男子では精巣および陰茎の肥大，精子形成開始，女子では乳房の発達や月経開始がみられる．思春期早発症をみた場合は，神経学的および内分泌学的精査をする必要がある．思春期早発症の原因として，男女とも視床下部の過誤腫（hamartoma）が最も多い．この場合には笑い発作（gelastic seizure）を伴うことがある．そのほかに，男子の場合には，松果体と縦隔の奇形腫（teratoma），精巣あるいは副腎の男性ホルモン分泌腫瘍を念頭におき，女子では卵巣の女性ホルモン分泌

腫瘍および視床下部病変を検索しなければならない．

2. 性腺機能低下（hypogonadism）

Fröhlich（フレーリッヒ）症候群では，女性型の肥満と性器の発育障害を2主症候とするが，それぞれが単独で生じることもある．視床下部の腫瘍（頭蓋咽頭腫，神経膠腫，下垂体腺腫など），炎症，外傷などで生じる．しばしば視力低下や突発的な怒りや攻撃的言動が認められる．

D. 摂食の異常

視床下部のなかで，満腹中枢（satiety center）は腹内側部に，食欲中枢（appetite center）は外側部腹側にあることが知られている．したがって，前者の障害では過食になり肥満を呈する．視床下部性過食の最多の原因は同部の腫瘍，特に頭蓋咽頭腫であり，そのほかには外傷，炎症，水頭症で生じ，腹内側部が両側性に侵されることによる．外側部腹側の病変では，食欲を失ってるいそうを呈し，新生児では死亡することもある．

E. 体温調節異常

1. 高体温（hyperthermia）

体温放散は主として血管拡張や発汗に依存する．視床下部前方部，特に視索前野の両側性病変ではこの体温放散機構が障害されて 40℃ を超す高体温を呈する．最も多い原因は前交通動脈動脈瘤の破裂であり，そのほかには第3脳室底の外傷あるいは手術に伴って生じる．体温を下げるのに唯一効果があるのは，沈静下でのアルコール清拭である．正常にみられる体温の日内変動が視交叉上部の手術操作や同部への転移性腫瘍によって消失することがある．

2. 低体温（hypothermia），変動体温（poikilothermia）

視床下部後部の病変で低体温（体温が常時 35℃ 以下の状態）あるいは変動体温（外気温に応じて体温が変動する状態）が出現する．後者では，夏季には高体温となって脱水に陥りやすく，冬季には

低体温のため動作が遅く反応が鈍くなり，傾眠状態や意識混濁を呈し，高度の徐脈がみられる．原因の多くは視床下部の腫瘍か梗塞である．

F. 情動の障害

視床下部病変で軽躁状態になって活動性が高まり，夜も眠らなくなることがある．また，強い興奮状態に陥って一時も注意を集中できなくなる．ただし，これらの症状は一過性のことが多く，病変が視床下部以外にも影響している可能性が高いことから，視床下部病変にのみ帰しうる症状とはいいがたい．

VI. 大脳基底核の構造
—線維連絡，伝達物質も含めて

A. 大脳基底核の構成核群

大脳基底核とは basal ganglia の和訳で医学用語として定着している．ganglia は ganglion(節)の複数形であり直訳すれば基底節となる．『神経学用語集』改訂第2版(1993)では，混同を避けるため，basal nucleus(Meynert)は"マイネルトの"基底核，basal ganglia は"大脳"基底核と訳している．

ところで大脳基底核は，大脳深部で皮質下白質と間脳との間にある灰白質群，すなわち ganglia をいい，線条体(corpus striatum または単に striatum)と淡蒼球(globus pallidus または単に pallidum)からなる．線条体はヒトでは内包によって尾状核(caudate nucleus)と被殻(putamen)に2分されている．淡蒼球は外節(external segment)と内節(internal segment)に分けられる．被殻と淡蒼球は隣接しており，これを一塊としてレンズ核(lentiform nucleus)と呼ぶが，両者は発生学的に異なる．さらに，これらの灰白質群から少し離れ中脳に向かって位置する視床下核(subthalamic nucleus：STN)，またの名を Luys(ルイ)体(corpus luysi)と黒質(substantia nigra)を大脳基底核に含ませるのが一般的である．その理由は，視床下核と黒質が線条体・淡蒼球と直接の線維連絡によって機能的に密に連携しているからである．黒質は腹側の網様部(pars reticulata)と背側の緻密部(pars compacta)に分けられる*．大脳基底核の諸構造の位置関係を冠状断で図5-25に，大脳基底核と視床・扁桃体との立体的位置関係を図5-26(左外側から見た図)に示す．

大脳基底核(線条体)は大脳皮質の広い領野から入力を受け，そこで処理された情報は，一部は脳幹に下行するが，大部分が視床(thalamus)を介して大脳皮質(主に前頭葉)に戻るという大脳皮質−大脳基底核−視床ループを形成している．

大脳基底核を構成する諸核は線維連絡を基に以下の4グループに分類すると理解しやすい．
①入力部：線条体(尾状核と被殻)と視床下核．大脳皮質から入力を受ける．
②出力部：淡蒼球内節と黒質網様部．ここから視床，脳幹に投射する．
③介在部：淡蒼球外節と視床下核．入力部と出力部をつなぐ．
④修飾部：黒質緻密部．主に線条体に投射し，大脳基底核の活動を調節する．

B. 大脳基底核の神経回路

1. 神経回路の概説

大脳基底核の構造と機能を理解するため，各部位の構造に言及する前に，まず大脳基底核内において情報が流れる主要経路を把握しておくのが便

---

* 大脳基底核の広がり—どこ(どの核)までを大脳基底核に含めるか？
もともと解剖学者が名づけた大脳基底核(basal ganglia)(複数形)は，線条体と淡蒼球〜レンズ核に限定されていた．視床を除く線条体近傍の核(灰白質)としては，ほかに前障(claustrum)，扁桃(体)(amygdala)があり，さらに脳幹中脳に下がって，視床下核・黒質と同レベルに赤核(red nucleus)がある．これらの神経核をすべて大脳基底核に含ませる向きもあるが，視床下核・黒質以外は現在は否定的である．前障はその機能がまったく不明であるためか，話題に上らない．扁桃(体)は海馬と並び大脳辺縁系に納められている．赤核は下行路が錐体外路の一角を占めるが，視床下核・黒質と異なり，線条体との線維連絡が不明で，大きな構造ながらその機能と障害による症状がほとんど未解明のままである．さらに下がって橋被蓋にある脚橋被蓋核(pedunculo-pontine tegmental nucleus：PPN)を大脳基底核(特に黒質・視床下核)との濃厚な線維連絡・機能的協働関係から大脳基底核に含ませる向きがあるが，ここでは採用しない．

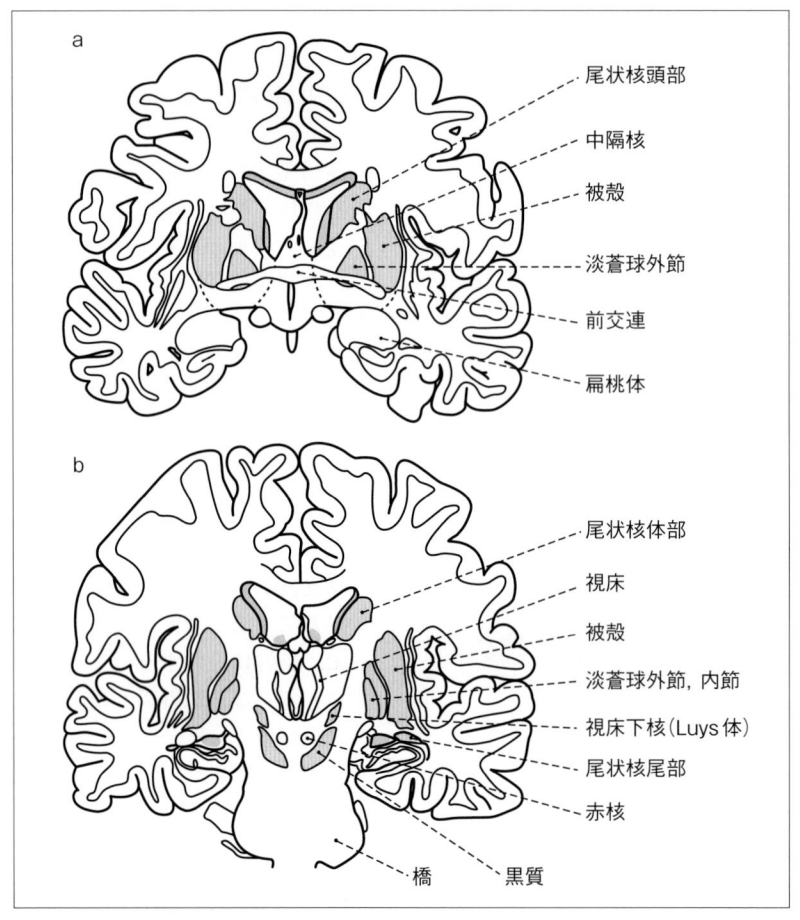

図 5-25　大脳基底核の諸構造の位置関係（冠状断）
　　a. 前交連を通る断面，b. 黒質を通る断面，いずれも後方より見る．
　（De Armond, SJ, Fusco MM, Dewey MM : Structure of the Human Brain. A Photographic Atlas. 3rd ed, Oxford University Press, New York, 1989）

利である．図5-27に現時点で通説となっている主要回路網と神経伝達物質の模式図（AlexanderとCrutcher[9], DeLong[10], 1990）を示す＊．以下に同図を参照しながら説明する．

　大脳基底核の主な入力部は線条体であり，大脳皮質からグルタミン酸作動性の興奮性入力を受けている．線条体の投射ニューロンは投射部位と伝達物質によって2つに分類され，主として以下の2つ，計3つの経路によって出力部に情報が伝達される．

＊ただし，回路の全容解明からはほど遠く，過度の簡略化のそしりを免れない現状である．たとえば，主要回路網（図5-27）から，①線条体から淡蒼球外節・淡蒼球内節へと向かう，②淡蒼球外節から淡蒼球内節へと向かう，線維連絡の明瞭な経路が抜け落ちている．

1）直接路（direct pathway）
　抑制性伝達物質GABAとサブスタンスP/ダイノルフィンを含む線条体ニューロンが，大脳基底核の出力部である淡蒼球内節・黒質網様部に直接（単シナプス性に）投射する経路．

2）間接路（indirect pathway）
　GABA/エンケファリンを含む線条体ニューロンから，介在部である淡蒼球外節（GABA作動性の抑制性ニューロンより構成），次に視床下核（グルタミン酸作動性の興奮性ニューロンより構成）を直列に経由して（すなわち直接路よりシナプスを2つ多く費やして）大脳基底核の出力部である淡蒼球内節・黒質網様部に至る経路．

　さらに，大脳基底核のもう1つの入力部である視床下核も大脳皮質から入力を受けており，3つ

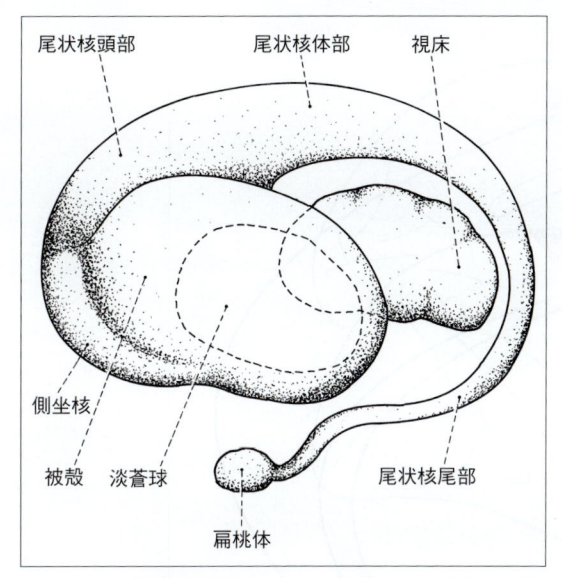

図5-26 大脳基底核と視床・扁桃体との立体的位置関係
左外側から見る.

めの経路として出力部に情報が伝達される.

3) ハイパー直接路(hyperdirect pathway)

　大脳皮質からグルタミン酸作動性の興奮性入力を受けた視床下核の同じくグルタミン酸作動性ニューロンが，大脳基底核の出力部である淡蒼球内節・黒質網様部に投射している経路．この経路は，大脳皮質からの興奮性入力を，直接路と間接路よりも速く大脳基底核の出力部に伝えている.

　大脳基底核の出力部である淡蒼球内節・黒質網様部は，これまたGABA作動性の抑制性ニューロンにより構成され，主として視床(腹側核)に，一部は脳幹(脚橋被蓋核・上丘など)に投射する．視床腹側核からは大脳皮質運動野に投射している.

　以上の基本的な神経回路に対して，修飾部である黒質緻密部のドパミン作動性ニューロンの線条体への投射は特異的で，直接路と間接路で逆に作用している．すなわち，ドパミンは直接路のニューロンにはD_1受容体を介して興奮性に，間接路のニューロンにはD_2受容体を介して抑制性に作用する.

　上記の大脳皮質-大脳基底核-視床ループは今までよく解明されてきた運動系ループ(motor loop)であり，大脳皮質としては一次運動野，運動前野

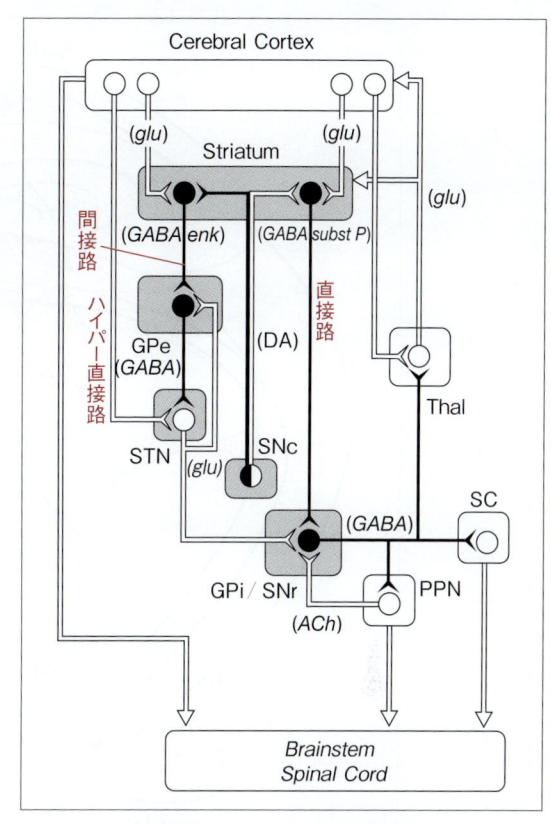

図5-27 大脳基底核の主要神経回路網とその神経伝達物質

　大脳皮質から大脳基底核への入力は，大脳基底核内で，直接路・間接路・さらにハイパー直接路となって出力部である淡蒼球内節・黒質網様部(GPi/SNr)に達し，視床を経て大脳皮質に戻る．このような回路が，運動系ループ以下，眼球運動系ループ，前頭前野系ループ，辺縁系ループと，並列に存在している.

　白丸は興奮性，黒丸は抑制系のニューロンを示す．ドパミン(DA)のみ白黒(両性)としている.

　ACh：アセチルコリン，DA：ドパミン，enk：エンケファリン，GABA：γ-アミノ酪酸，glu：グルタミン酸，subst P：サブスタンスP，GPe：淡蒼球外節，GPi：淡蒼球内節，PPN：脚橋被蓋核，SC：上丘，SNc：黒質緻密部，SNr：黒質網様部，STN：視床下核，Thal：視床.
(Alexander GE, Crutcher MD：Functional architecture of basal ganglia circuits: neural substrates of parallel processing. Trends Neurosci 13：266-280, 1990 より一部改変追加)

(premotor cortex)，補足運動野(supplementary motor area：SMA)などの運動野を，線条体では被殻を想定しており，ループに属する各構造内で顔・上肢・下肢の対応〔体部位局在性(somatotopy)〕がある(図5-28)．これ以外にも，眼球運動系ループ(oculomotor loop)，前頭前野系ループ(prefrontal loop)，辺縁系ループ(limbic loop)

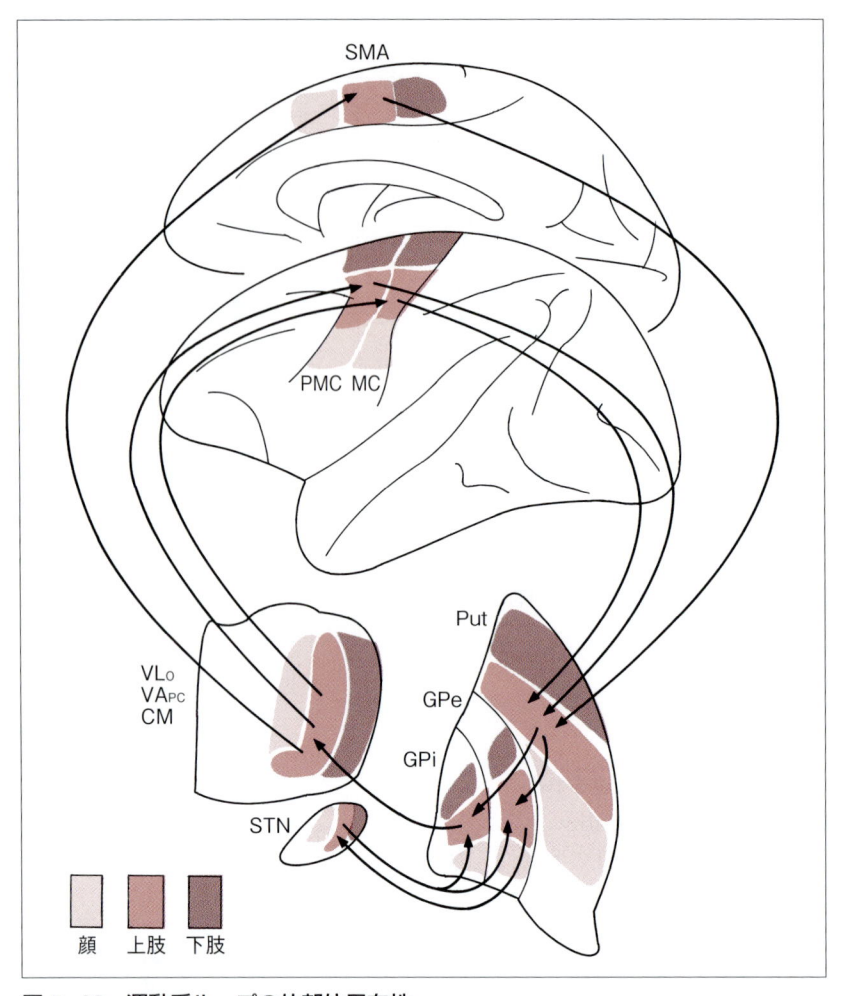

図 5-28 運動系ループの体部位局在性
運動野―被殻―視床のループ中，全構造で体部位配列が保たれている．
SMA：補足運動野，PMC：運動前野，MC：一次運動野，Put：被殻，GPe：淡蒼球外節，GPi：淡蒼球内節，STN：視床下核，VLo：視床外側腹側核吻側部，VApc：視床前腹側核主部，CM：視床正中中心核．
(Alexander GE, Crutcher MD : Functional architecture of basal ganglia circuits: neural substrates of parallel processing. Trends Neurosci 13 : 266-280, 1990 より)

などが存在し，大脳皮質の前頭眼野(frontal eye field)・補足眼野，外側前頭前野・眼窩前頭野，辺縁系皮質と，各々に対応する大脳基底核の領域および視床の亜核が並列し，機能的には異なるが相同なループを形成している．これら複数の大脳皮質の領野から出発した情報は大脳基底核内で並列・分散処理(図 5-28)と収束・統合処理が両面で行われている．このような複数のループ回路を形成することによって，大脳基底核は四肢の運動や眼球運動から高次脳機能や情動などの制御に関与していると考えられる．

以下，大脳基底核の神経回路に沿って，構成核群をみていく．

2. 大脳基底核の入力部：線条体（被殻と尾状核）

線条体は尾状核と被殻からなり，双方の前部は腹側でつながり(中隔)側坐核(nucleus accumbens septi)と呼ばれる(図 5-26)．線条体(striatum)とは，大脳皮質の求心路・遠心路をなす有髄線維の束が線条体の中を分散して霜降り状(striated appearance)に走っているところから名づけら

れた．特に，尾状核と被殻が一体となっている〔caudate putamen(CPu)と呼ばれる〕ラットなどげっ歯類の脳矢状断面で明瞭である．

線条体は大脳基底核の入力部にあたり，その主要な入力源はまず大脳皮質（グルタミン酸作動性の興奮性ニューロン，広範かつ両側性だが同側優位に投射），次に視床〔主として髄板内核群，特に正中中心核・束傍核(centromedian parafascicular nuclei complex)，同側〕，そして黒質緻密部（ドパミンニューロン，同側）と背側縫線核(dorsal raphe nucleus，セロトニンニューロン)である．

線条体ニューロンは，80～95％の投射ニューロンと少数の介在ニューロン（介在とは核外に投射しないの意味）より構成されている．投射ニューロンは中型の細胞と樹状突起上に豊富なスパイン（棘突起）をもつ中型有棘細胞(medium spiny neuron)でGABA作動性の抑制性ニューロンである．投射ニューロンは投射先と神経伝達物質の違いにより，①淡蒼球内節と黒質網様部（大脳基底核の出力部）に投射し，サブスタンスPとダイノルフィンを含み，ドパミンD_1受容体を発現しているニューロン（直接路ニューロン）と，②淡蒼球外節に投射し，エンケファリンを含み，ドパミンD_2受容体を発現しているニューロン（間接路ニューロン）に2分される．介在ニューロンはいずれもスパインを欠き，アセチルコリン作動性の大型ニューロンと，GABAを有するタイプに区別され，GABAニューロンはさらにパルアルブミン含有ニューロン，ソマトスタチン/NOS含有ニューロン，カルレチニン含有ニューロンに分けられる．介在ニューロンは投射ニューロンとシナプスを作ることにより投射ニューロンを修飾している．

線条体ニューロンは大脳皮質と違って層構造をなしているわけではないが，その基質は組織化学的に一様でなく，アセチルコリンエステラーゼに染色性の低いパッチ(patch)〔島，ストリオソーム(striosome)ともいう〕と，染色性の高いマトリックス(matrix)（海）に分けられる．マトリックスが線条体の全体積の9割を占める．パッチは発生学的に古く，辺縁系皮質から入力を受けて主に黒質緻密部に投射する（パッチと黒質ドパミンニューロンとの間でループ回路を形成している）のに対し，マトリックスは大脳新皮質から入力を受けて淡蒼球や黒質網様部に投射している．大脳皮質の運動野や体性感覚野，さらに視床に順行性トレーサーを微量注入すると線条体のマトリックスの中で複数の斑点状をなして終末が見いだされる．二重標識法によると体性感覚野は皮膚感覚と深部感覚のように異なる感覚種であっても同じ体部位からの情報は線条体の斑点状領域の中に収束する．体性感覚野と運動野からの情報も同一体部位由来のものは収束する．この斑点状の領域における入力情報の収束は，大脳皮質にかぎらず，視床，黒質ドパミン系入力など異質な入力情報にも当てはまると推測されている（モジュール型神経機構）．

被殻は淡蒼球を外側から覆っている塊で，その体積はヒトでは尾状核より大きい．大脳皮質からの入力は，両側性だが同側優位で，運動野，体性感覚野からが強い．運動野からは，顔の領域は腹内側に，下肢の領域は背外側に，上肢の領域はその中間部に投射するという体部位局在性(somatotopy)がみられ，前後方向に伸びる帯状の分布を示す．運動前野，補足運動野からも投射する．これらの構造は運動系ループを形成する（図5-28参照）．前頭前野(prefrontal cortex)から被殻への投射は少ないが，前交連よりも前方の尾状核とつながる部分では投射を受ける．

尾状核は視床よりも前方にある頭部(head)，視床の背部の体部(body)，扁桃体に近づく尾部(tail)に分けられる（図5-26参照）．大脳皮質からの入力は，被殻とは大きく異なり，主に連合野で，運動前野や前頭眼野からの投射もある．これらの投射にはやはり機能局在性があり，前後方向に伸びる帯状の分布を示す．すなわち頭頂連合野は尾状核背外側に，背外側前頭前野は中央部に，眼窩前頭野は腹内側にそれぞれ投射する．これらの構造は前頭前野系ループ，眼球運動系ループなどを形成する．辺縁系皮質は腹側線条体，腹側淡蒼球，視床背内側核に投射し辺縁系ループを形成する（図5-27参照）．

3. 大脳基底核の介在部：淡蒼球外節と視床下核

淡蒼球外節はGABA作動性の抑制性ニューロンより構成されており，線条体のGABA/エンケファリンニューロンから抑制性入力を受け，主

に視床下核に投射している．視床下核はグルタミン酸作動性の興奮性ニューロンより構成されており，淡蒼球外節と内節および黒質網様部に投射している．以上の線維連絡から，線条体→淡蒼球外節→視床下核→淡蒼球内節・黒質網様部という経路（間接路）が考えられる．

視床下核は，この介在部としての役割とは別に，大脳皮質前頭葉，特に運動野から体部位局在性の強い投射を受けており，線条体と並び大脳基底核の入力部を形成している（ハイパー直接路，図 5-27）．

4. 大脳基底核の出力部：淡蒼球内節と黒質網様部

淡蒼球内節と黒質網様部はやはり GABA 作動性ニューロンより構成されており，大脳基底核で処理された情報を大部分は視床を介して大脳皮質に戻す．一部は脳幹を下行する．淡蒼球視床投射は，淡蒼球内節からレンズ核ワナ（ansa lenticularis）とレンズ核束（fasciculus lenticularis）に分かれ，Forel（フォレル）の H 野で合流して視床束（fasciculus thalamicus）となり視床の外側腹側核 VL，前腹側核 VA などに至る．淡蒼球内節からの線維は一部脳幹を下行し脚橋被蓋核に投射する．黒質網様部から視床への投射は視床の前腹側核 VA，外側腹側核 VL の内側部などに至る．また黒質網様部は脳幹へ向かい，上丘，脚橋被蓋核にも投射する．

大脳基底核から視床を介して大脳皮質に至る経路は，手や指などの学習された運動やそのほかの高次脳機能を制御しているのに対して，脳幹を下行する経路は眼球運動や頭・頸部の運動，咀嚼・嚥下・発声，歩行など，より生得的な運動を制御していると考えられる．

5. 大脳基底核の修飾部：黒質緻密部

黒質緻密部とその内側に続く腹側被蓋野（ventral tegmental area）のニューロンはドパミン作動性である．ヒトでは，黒質緻密部と GABA ニューロンからなる黒質網様部とがモザイク状に入り組んでおり，組織化学的検査を施行せずに両者を区別することはむずかしい．黒質緻密部のドパミンニューロンは主として線条体と大脳皮質（主に前頭葉）に投射しており，黒質線条体ドパミン路は Parkinson 病の病態生化学をはじめとして重要な臨床的意義をもっている．サルの黒質線条体ドパミン路には緩やかな空間的配列が認められており，腹側被蓋野は主に側坐核に，黒質の吻側・背内側は主に尾状核に，黒質の尾側・腹外側は主に被殻に投射する．ドパミン受容体は G 蛋白共役型受容体の一種で，D_1～D_5 のサブタイプが同定されており，アデニル酸シクラーゼを活性化する D_1 グループ（D_1, D_5）と，その活性を抑制する D_2 グループ（D_2, D_3, D_4）に 2 分される．線条体の投射ニューロンのうち，GABA とサブスタンス P，ダイノルフィンを含む直接路のニューロンには D_1 受容体が，GABA とエンケファリンを含む間接路ニューロンには D_2 受容体が発現している．したがってドパミンは直接路のニューロンに対して興奮性に作用するのに対して，間接路のニューロンに対しては抑制性に作用すると考えられている（図 5-27）．

VII. 大脳基底核の機能

大脳の深部に位置する暗闇（darkness）といわれた大脳基底核の機能，すなわち正常な働きが解明されてきたのは実は近年（この 30 年ほど？）のことであり，1912 年の Wilson SAK[12]以来，疾患による症状の観察から正常の機能を類推した臨床研究の膨大な蓄積が先行したわけである．現時点で，大脳基底核の機能はよく解明されている部分もあるが，なお仮説にとどまっている部分が多く，全体としては断片的に描かれているにすぎない．以下に筆者の理解する範囲で概説する．

A. 行動の選択

1. 持続的抑制と脱抑制—直接路の機能

大脳基底核の直接路の機能は，サルのサッケード（saccade）（急速眼球運動）に関連する研究によって明らかにされた（彦坂，図 5-29）．サッケードは，中脳の上丘から脳幹のサッケード発現機構に信号が送られて生じるが，上丘には，前頭眼野

をはじめとする大脳皮質の連合野・大脳基底核・小脳などから随意的眼球運動に必要なすべてが投射している．これらの大脳皮質と小脳からの結合はすべて興奮性であるのに対して，大脳基底核（出力部，この場合は黒質網様部）からの結合だけが抑制性である（**図 5-29 a**）．上丘に集結する信号のなかから，最も重要な信号を選択するには興奮性信号だけでは困難であり，抑制すなわち大脳基底核が必要なのである．

大脳基底核の出力部である淡蒼球内節・黒質網様部はともに高頻度に持続的に発射する GABA 作動性の抑制性ニューロンからなり，強力な抑制機構とみなされる．したがって，黒質網様部は上丘を強く持続的に抑制している．この抑制がなかったらどうなるだろうか．サルの黒質網様部にムシモル（GABA$_A$ 受容体の作動薬，脳の一部を一時的にブロックする際に用いられる）を注入し，黒質網様部ニューロンの発火を抑制すると，サルは 1 つの物を見つめることができず，ひたすらサッケードを繰り返す（**図 5-29 b**）．この実験から，大脳基底核が行動の選択におけるゲート（関所）の役割を果たしていることがわかる．しかしゲートは閉じているだけではだめで，適切なタイミングと方法で開かなければならない．これは（サッケードでは）大脳基底核の入力部である線条体（この場合は尾状核）から出力部である黒質網様部に伝えられる GABA 作動性の抑制性信号によって起こる．線条体の投射ニューロンは大脳基底核出力部のニューロンとは対照的に自発発射がきわめて低い．しかしある状況の下ではバースト発射する特徴をもつ．すなわち，尾状核（直接路）の GABA ニューロンがバースト発射すると大脳基底核出力部（黒質網様部）のニューロンが高頻度発射を一時的に停止する．その結果，出力部（この場合は上丘）の標的ニューロンは持続的な抑制を解除されて興奮（脱抑制）する（**図 5-29 a**）．これがゲートを開く直接路のメカニズムである．

2．周辺抑制—間接路・ハイパー直接路の機能

大脳基底核の神経回路は（「構造」の項で述べたとおり）これだけではなく，大脳基底核の入力部から出力部へは，上述した直接路のほかに，淡蒼球外節と視床下核を経由する間接路がある．淡蒼球外節と視床下核のニューロンも高頻度に発射し

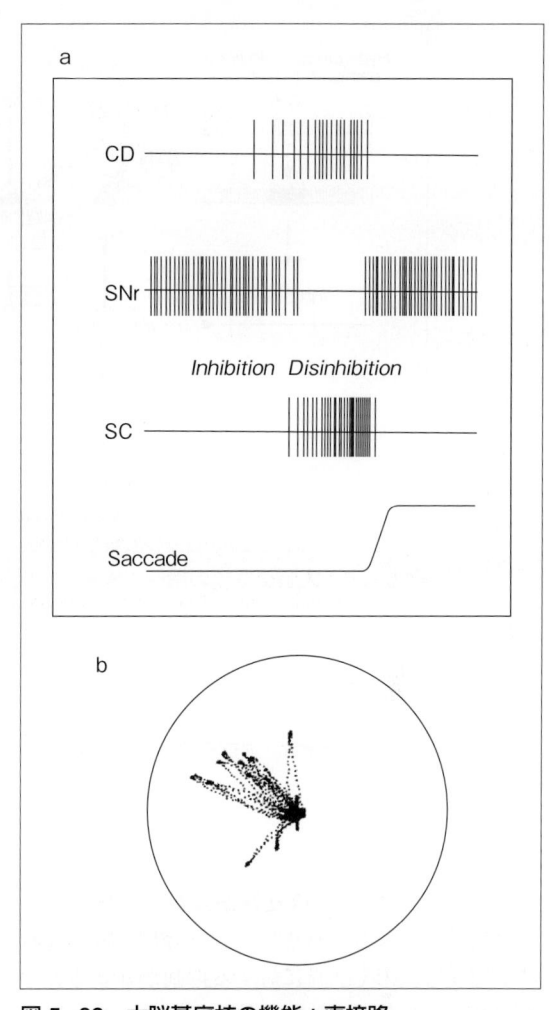

図 5-29 大脳基底核の機能：直接路
a．目標に向かうサッケード課題遂行時における黒質網様部–上丘ニューロンの発射パターン（サル）．尾状核の発射に続いて黒質網様部のニューロン活動が停止し，それに応じて上丘のニューロンが発射（脱抑制）し，サッケード運動が起こる．
b．サルの黒質網様部にムシモル（GABA 作動薬）を注入し，黒質網様部ニューロンを抑制すると，サルは一点を見つめることができず，ひたすらサッケードを繰り返した．詳細は本文参照．
　CD：尾状核，SC：上丘，SNr：黒質網様部．
（彦坂興秀：大脳皮質–基底核系による行動選択と学習機能．BRAIN and NERVE 60：801, 2008）

ている．淡蒼球外節ニューロンは GABA 作動性の抑制性だが，視床下核ニューロンはグルタミン酸作動性の興奮性なので，線条体の投射ニューロンがバースト発射すると，間接路を通る情報によって（直接路からとは逆に）大脳基底核の出力部は興奮が強まり，上丘や視床に対する抑制がさら

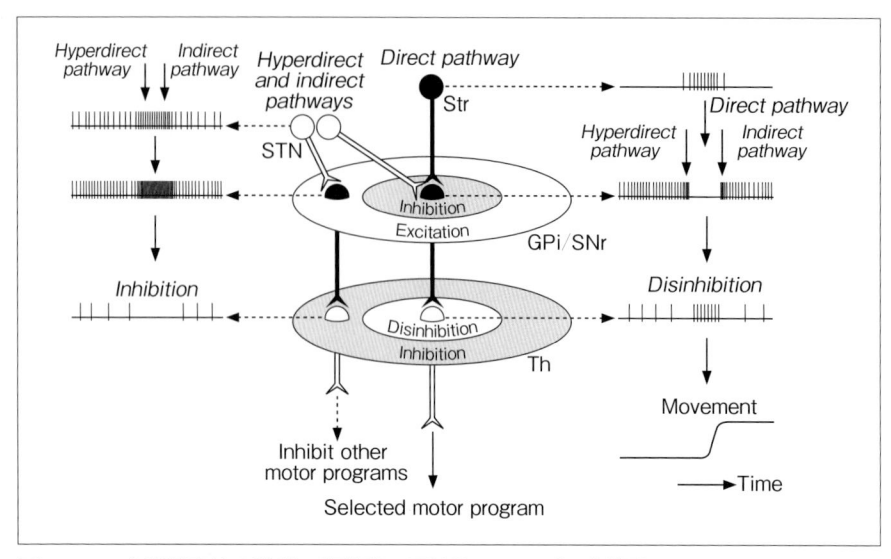

図5-30 大脳基底核の機能：直接路・間接路・ハイパー直接路
　随意運動時の，線条体（Str），視床下核（STN），淡蒼球内節／黒質網様部（GPi/SNr），視床（Th）の活動性の空間的分布を中央に，時間的分布（経過）を図の両側に示す．図の右側の発射パターンは必要な運動に関連している領域（中央部分）での直接路・間接路・ハイパー直接路の作用経過を示し，図の左側はその周辺部分において（不必要な運動を）ハイパー直接路・間接路が抑制する経過を示す．白いニューロンは興奮性，黒いニューロンは抑制性を示す．詳細は本文を参照．
（南部 篤：直接路・間接路・ハイパー直接路の機能．BRAIN and NERVE 61：364，2009）

に強まると考えられる．さらに加えて（「構造」の項で述べたとおり）大脳皮質から視床下核に対して直接に強い入力があり（ハイパー直接路），これによっても視床や上丘に対する抑制が強まると考えられる．そして，解剖学的検索によって，視床下核から淡蒼球内節（大脳基底核の出力部）への投射は線条体からの投射に比べてより広い領域に終止していることがわかっている．以上の実験結果をもとに，大脳基底核による行動の選択のモデル——周辺抑制のモデル——が提唱された．すなわち，選択したい行動の情報は直接路によって運ばれて標的となるニューロンを脱抑制（興奮）させ，必要な運動のみを必要な時間だけ発現させるのに対して，間接路は周辺のそのほかのニューロンへの抑制を強め，不必要な運動を抑制することにより直接路の作用を際立たせていると考えられる（空間的分布）．一方，上記3つの経路の伝達速度から，大脳皮質の働きに応じて，まずハイパー直接路を介した情報が標的の核（視床や上丘）の活動を抑制し，次に直接路を介した情報が脱抑制し，最後に間接路を介した情報が抑制することになる．したがって，ハイパー直接路と間接路は，直接路によって引き起こされる運動の開始と終了を（ハイパー直接路が開始を，間接路が終了を）明確化していると考えられる（時間的分布）（南部，図5-30）．

B. 報酬による行動の学習

1. 報酬による行動の選択——線条体投射ニューロンの役割

　前項で，行動の選択に最適な神経回路が大脳基底核のなかに存在することを説明した．そこで次に，どんなときにどんな理由でその神経回路が使われるのかについて述べる．

　2つの行動選択肢（AとB）をもった動物が，ある状況下でAを選択したとする．最もありそうな理由は，行動Aを行うと行動Bよりも大きな報酬が得られるか，またはBを行うとAを行うよりも大きな罰（いやなこと）が与えられる，ということである．

　最近の一連の研究によって，報酬による行動の選択において大脳基底核が特に重要な働きをして

いることがわかってきた．それを示したのは，サルで行動の種類によって報酬の量や頻度を変える課題（報酬バイアス課題）を行った実験である．前述した眼球運動課題で説明する．視野の右に現れた光点にサッケードするとジュースがたっぷりと得られるが，左の光点にサッケードするとジュースが少ししか得られないとする．たいていのサルは右向きのサッケードを選択する．問題は，脳のどこでこのような報酬による行動の選択が行われているかということである．それにかかわっているニューロンは，報酬の量や頻度によって変化する，しかも予測的な情報を伝えているはずである．この条件を満たすニューロンが尾状核にたくさんあることがわかった．線条体の約90％を占める中型有棘細胞は淡蒼球や黒質に軸索を送る投射ニューロンで，普段はほとんど発火しない．しかしこの尾状核ニューロンの一部は，報酬バイアス課題を行わせると，サッケードの標的になる光点に応答したり，サッケードに先立って活動したり，報酬が特定の位置に現れてほしいと予測（期待）して活動したりする．そして課題の遂行過程でこれらのニューロン活動が大きく変化する．この課題で，多くの尾状核の投射ニューロンは標的となる光点が現れる前から持続的に活動するが，しかもそれは視野のどの場所で大きな報酬が得られるかということに強く依存する（報酬位置特異性）．しかし行動の選択はいつでも大脳基底核のこのメカニズムだけで起こっているわけでなく，大脳皮質からの標的の位置に関する情報が多ければ，上丘のニューロンはそれに従って発火し，その結果，報酬が期待されない位置に向かってでもサッケードは起こる．報酬に基づく情動的な大脳基底核のメカニズムと知覚信号に基づく認知的な大脳皮質のメカニズムが競い合っている．上丘における行動（すなわち眼球運動）の選択は，このような異なる情報の間での競合によって決まるのである．

2. 報酬を目指す学習とドパミンニューロンの役割

「動物はどのようにして報酬を獲得する行動を学習するのであろうか？」との問いに対して，オペラント条件づけないし強化学習（reinforcement learning）と呼ばれる実験的そして理論的研究がなされてきた．強化学習とは報酬を目指す学習であり，Thorndike（ソーンダイク）の「効果の法則」によれば，ある行動を起こしたときに満足できる結果（報酬）が得られれば，動物はその行動をより頻繁に行うようになり（正の強化），いやな結果（罰）が得られれば，動物はその行動を行わないようになる（負の強化）．前述したサッケードによる報酬バイアス課題も実は強化学習の簡単な例である．尾状核-黒質網様部-上丘結合での脱抑制の変化は，まさにこのサッケード発生機構の効率の変化を表している．そして，ここで尾状核ニューロンが報酬の予測や期待によって大きな変化をする際に鍵を握ると考えられているのが黒質緻密部のドパミンニューロンなのである．

ドパミンニューロンは運動障害を主症状とするParkinson病で選択的に変性脱落するので，そこから従来「動物が運動しているときにドパミンニューロンの活動が変化する」とする仮説が提示されてきた．しかし，この仮説は実験的に完全に否定されている．ドパミンニューロンは幅の広い活動電位で低い頻度で発火していて，その発火頻度はあまり変化しない．唯一その活動が顕著に変化するのは報酬が与えられたときであり，一時的に短いバースト状の活動が起こり，その結果，線条体にドパミンが放出される．サルが「光（手がかり刺激）に応じてレバーに触れる」という課題を学習する過程でドパミンニューロンの活動を調べたところ，①学習前，報酬がいつ与えられるかわからない状態で与えられると，ドパミンニューロンは報酬そのものに発射活動を示す，②光に応じて素早くレバーに触れるという学習が成立し，光によって報酬が予測されるようになると，ドパミンニューロンは光に反応するようになるとともに，報酬への反応は消失する，③学習成立後，課題が成功しても報酬を与えないようにすると，報酬が得られるはずの時期に一致して活動が抑制される（Schultzら，図5-31）．強化学習において，報酬に対する予測と実際に得られた報酬の差，すなわち報酬予測誤差は非常に重要な要素であり，それが強化学習の教師信号になるという．上記サルの実験結果から，ドパミンニューロンの伝える情報（特徴的な活動パターン）は報酬予測誤差を表現していると解釈され，強化学習の計算モデル（temporal difference：TD）理論で説明されている．そして，強化学習の生理学的メカニズムとし

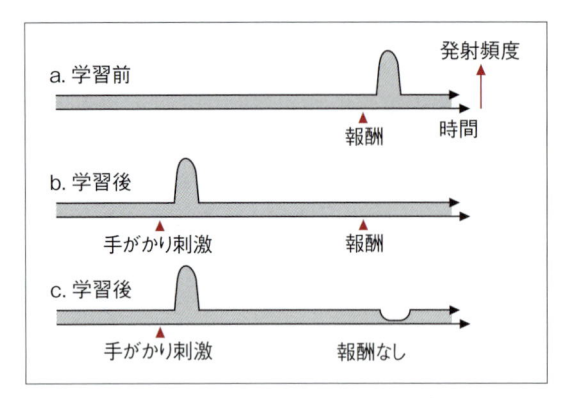

図5-31 中脳ドパミンニューロンの活動
サルが光刺激に応じてレバーに触れるという課題を学習している際の中脳ドパミンニューロンの活動を示す.
a. 学習前,報酬がいつ与えられるかわからない状況で報酬を与えると,ドパミンニューロンは報酬に応じて発射する.
b. 光に応じて素早くレバーに触れる学習が完成し,光刺激によって報酬が予測できるようになると,ドパミンニューロンは光に反応し,報酬に反応しなくなる.
c. 学習が完成後,課題が遂行されても報酬を与えないと,報酬が得られるはずの時期に一致して発射が抑制される. 詳細は本文参照.
(Schultz W, Dayan P, Montague PR : A neural substrate of prediction and reward. Science 275 : 1593-1599, 1997 より改変)

て,線条体投射ニューロンにおける長期増強(long term potentiation : LTP)(D_1受容体・直接路)と長期抑圧(long term depression : LTD)(D_2受容体・間接路)が提唱されている.

3. 線条体におけるドパミンとアセチルコリンの生理的相互作用

ドパミンの枯渇するParkinson病で,最初に確立した治療法は抗コリン薬であったことから,ドパミンとアセチルコリンは互いに拮抗するというバランス説が唱えられてきた.最近,この仮説の実証に向かう実験的データが徐々に蓄積されてきた(青崎ら,2009).

脳の中でドパミンとアセチルコリンの両者が最も密接に出会う場は線条体である.線条体は黒質などのドパミンニューロンからきわめて濃密な投射を受けており,ドパミン受容体の分布もきわめて濃密である.アセチルコリンは,線条体では他の脳部位と異なり自前のコリン作動性介在ニューロンから供給されている.サルの慢性行動実験で,大型無棘のコリン作動性介在ニューロンは持続発火型ニューロン(tonically active neuron : TAN)に,これに対する中型有棘のGABA作動性投射ニューロンはバースト発火型ニューロン(phasically active neuron : PAN)に対応する.投射ニューロン(PAN)は,サルが静止しているときはまったく静かで,行動を起こすときに,たとえば準備,期待,運動,感覚といったパラメータに応じて活動が増す.これに対して介在ニューロン(TAN)は,行動とは一見関係なさそうに持続的に発射を続けるが,報酬およびそれを予告する感覚的手がかりに条件づけ応答を示すようになる.この応答は,まず活動の上昇(興奮),それに続くスパイク発射の抑制とその後の反跳興奮の3相からなる.そしてこれにはドパミンニューロンとよく似た学習応答が認められる.しかもアセチルコリンニューロン(TAN)の抑制相とドパミンニューロンの学習応答は,その潜時および応答を示す条件がきわめてよく同期しており,ドパミンの放出がTANの応答に必要である(ドパミンニューロンを選択的神経毒であるMPTPの投与によって破壊すると,TANの抑制相は消失する).この事実から,学習にとって重要なのはアセチルコリンの放出が停止し,その受容体が不活性化されるとき(相)であり,ドパミンと協調して(ドパミンとアセチルコリンが拮抗して)強化学習を実現すると考えられる.

線条体はパッチとマトリックスという発生学的にも投射様式も異なる2つのコンパートメントからなっている.大脳皮質から大まかに,行動の動機づけにかかわる情報はパッチに,行動の実行に関する情報はマトリックスに到達しており,アセチルコリンニューロンはその境界部に多く,その樹状突起は両方のコンパートメントに張っているので,情報を両者から集め,軸索をマトリックスに伸ばしてGABA作動性投射ニューロンに出力し線条体の制御にかかわっている.

C. 手続き記憶(procedural memory)または手続き学習(procedural learning)

記憶には,知識やエピソードの記憶のように言葉で表現できる陳述記憶(declarative memory)と,技術(skill)や習慣(habit)と表現される手続き記憶または手続き学習がある.手続き記憶また

は学習は，その内容によって運動(motor)，たとえば自転車に乗る，知覚(perceptual)，たとえば文字を読む，認知(cognitive)，たとえば将棋を指す，の3種類に大別される．手続き記憶の形成には大脳基底核と小脳が中心的な役割を果たしているが，前頭葉以下の複数の連合野もかかわっている．そのなかで特に運動手続き記憶において大脳基底核は，新しく形成された手続き記憶を長期的に保たれる記憶として固定する役割を担っていると考えられる．

将棋のプロ棋士が盤面を瞬時に認識し，次の一手を直観的に導き出すとき，アマチュアにはない特有の脳活動を行っている——尾状核が活発に働く——ことが，最近，fMRIで調べられてわかっている．Marsden[11]が1981年，American Academy of Neurologyで"The mysterious motor function of the basal ganglia"と題して行った講演で，Parkinson病患者の運動障害の観察から「大脳基底核は，学習した運動計画の自動的遂行(the automatic execution of learned motor plans)に関与している」という仮説を提唱した．けだし炯眼というべきか，最近この仮説を支持する実験的証拠が続々と得られるようになった．

VIII. 大脳基底核の症状

A. 総論

大脳基底核の症状，すなわち大脳基底核障害による症状とは，ヒトの大脳基底核病変～疾患で確認されてきた運動症状の総称である．

ここに述べる大脳基底核の症状は，歴史的には「錐体外路症状」と呼ばれてきたものである．神経病学者 Wilson SAK(1912)[12]が彼のいわゆる"線条体(淡蒼球を含む)症候群"を別名"extrapyramidal motor disease"と表現したことに始まる．Wilsonは「錐体外路系運動疾患」を臨床的に麻痺がなく，錐体路徴候もなく，病理学的にBetz(ベッツ)細胞以下筋肉に至るまでの錐体路が無傷であるWilson(ウィルソン)病の多彩な運動症状を総称する概念として用いたのである．「錐体外路症状」という用語を解剖学的に厳密に解釈して定義すれば，主として大脳皮質運動野から発する錐体路(皮質脊髄路)と並行して，これとは別に大脳基底核などの運動中枢から脊髄へ下行する投射，すなわち錐体外路(系)(extrapyramidal tracts or system)が存在し，したがって錐体路の障害による運動麻痺を主とする錐体路症状とは別に，舞踏病や振戦などの不随意運動や筋緊張の異常，さらに麻痺とは異なる運動減少などを錐体外路(系)の障害によるとして錐体外路症状と総称する，ということになろう．しかし，すでに構造と機能の節で述べたように，今では解剖学的に大脳基底核からの出力は脳幹から脊髄へと直接下行する投射はあるものの，大部分は視床を経由して大脳皮質に戻ると考えられている．したがって，大脳基底核の諸症状は，いったん大脳皮質に戻り主として錐体路を介して発現するので，錐体路と並行して脳内を下行する錐体外路を想定する意義は乏しい．しかし錐体外路系は大脳基底核の類語として用いられ，錐体外路症状または錐体外路系疾患(extrapyramidal syndrome)という用語が今でも便宜的に多方面で用いられている．また，現在欧米で一般的に用いられている movement disorders も錐体外路系疾患とほぼ同義と考えてよいが，解剖学でなく臨床的な主として不随意運動を表現した名称ある．

大脳基底核の症状とは，上記のとおり具体的には，① Parkinson病，すなわち黒質-線条体ドパミンニューロンの脱落する神経変性疾患による症状と考えられる安静時振戦(不随意運動)，筋固縮～筋強剛(筋緊張亢進)，無動(運動減少)と姿勢反射障害，総称してパーキンソニズム～Parkinson症状，② Huntington病，すなわち線条体(特に間接路)GABA作動性ニューロンの脱落する神経変性疾患による症状と考えられる舞踏運動(不随意運動)と筋緊張低下，③視床下核の血管障害による視床下核グルタミン酸作動性ニューロンの脱落による症状と考えられる片側バリズム(不随意運動)と筋緊張低下，が代表的なものである．そのほか，これらと一連とみなされる不随意運動，すなわち姿勢時振戦，アテトーゼ(athetosis)，ジストニア(dystonia)，チック(tic)，さらにParkinson病のL-dopaなどによる薬剤誘発性ジスキネジア(dyskinesia)などが含まれる．

これらの症状の一部は，運動減少疾患(hypokinetic disorder)と運動過多疾患(hyperkinetic disorder)を縦軸に，筋緊張(筋トーヌス)低下(hypotone)と亢進(hypertone)を横軸にとって二次元座標面に分類し，あてはめることが可能である．Parkinson病はhypokinetic and hypertonic disorderであり，舞踏病〜片側バリズム〜チックはhyperkinetic and hypotonic disorderである，という具合に．しかし，各種の振戦，アテトーゼとジストニアにはこの分類が有効ではない．AlexanderとCrutcher[9]，DeLong[10]の提唱した大脳基底核の回路網(1990)を使うと，このうち縦軸の分類にあたる運動減少疾患と運動過多疾患の病態メカニズムをニューロンレベルで何とか説明することができる(図5-32)．すなわち，Parkinson病の無動(hypokinetic disorder)(図5-32 b)，Huntington病の舞踏運動(図5-32 d)，視床下核の局所症状としての片側バリズム(図5-32 e)，さらに加えてParkinson病のドパ誘発性ジスキネジア(図5-32 b参照)(以上，hyperkinetic disorder)に対して，である．

B. 各論

1. パーキンソニズム(Parkinson症状)
(parkinsonism)

Parkinson病の特徴をなす運動症状の複合(symptom-complex)をパーキンソニズムと総称する．①振戦(安静時)，②筋固縮または筋強剛(特に歯車様)，③無動(または寡動・動作緩慢)，を3主徴(triad)と呼び，さらに④姿勢・平衡(姿勢反射)障害，を加えて4主徴(tetrad)と呼ぶのが通例である．歴史的には，Parkinsonが原著「振戦麻痺」(1817)で「知覚および知能は障害されない」と記載したためか，もっぱら運動症状として論じられてきた．ところが最近，疾患の理解が深まるにしたがい，Parkinson病の非運動症状もParkinson病の本質的部分を表現しているという考え方が浸透，定着してきた．すなわちParkinson病は，運動症状だけでなく，精神・認知機能・自律神経・睡眠・感覚系なども障害される一種の全身疾患である，と．しかし，今でも臨床現場では，Parkinson病の診断が運動症状に基づいて行われることに変わりはない．

Parkinson病の詳細は別項で記述されるが(第7章Ⅲ)，ここでは主に運動症状の症候学と病態生理について述べる．

1) 振戦(安静時)(resting tremor)

振戦とは"身体のある部分が律動的(rhythmic)に反復する(不随意)運動"と一応定義される．パーキンソニズムの振戦は通常一見して特徴的であり，安静時振戦と表現され，診断的価値が高い．一側上肢に初発することが多く，しばしば母指と示指(と中指)をこすり合わせるような反復運動を示し，"丸薬を丸める(pill-rolling)"動きと表現される．安静時振戦は精神的緊張によって増強または誘発され，睡眠によって消失する．上肢の振戦は，安静から転じ一定姿勢の保持や随意運動の開始によって，振戦は減弱・消失することが多いが，姿勢の保持(たとえば，両上肢の前方挙上位)後10秒ほどの潜時を経て再出現し，持続ないし増強することもある(re-emergent tremor)．振戦は上下肢のほか，下顎・舌にも認められるが，頭頸部を左右に振る振戦はきわめてまれである．表面筋電図で記録すると，4〜6 Hzの群化放電が主動筋(agonist)と拮抗筋(antagonist)にリズミックに相反性に出現する．しかし，Parkinson病に振戦は必発ではない．この振戦に対してL-dopaなど抗Parkinson病薬は有効であるが，その効果は通常，筋固縮(後述)に対するより劣り，薬効不十分の場合，特にre-emergent tremorの場合は定位脳手術の適応が検討される．従来は視床Vim核(nucleus ventralis intermedius)の選択的破壊術(Vim thalamotomy)，最近ではこれに加えて視床下核脳深部刺激療法(subthalamic nucleus-deep brain stimulation : STN-DBS)が行われている．刺激の持続時間は数十μs，頻度は100 Hz以上で，脳内(視床・視床下核・淡蒼球)手術側と反対側の身体の振戦が抑制される．

Parkinson病の振戦発現メカニズム——発振源はどこか?——は定位脳手術の経験から長年にわたる大きなテーマであった．定位脳手術中，脳内に電極を挿入して放電を記録すると，視床のVim核——VL核(nucleus ventralis lateralis)とVPL核(nucleus ventralis posterolateralis)の間にある核——から末梢の振戦リズムに一致した群化放電が記録され，このニューロンは筋紡錘のIa群線維と小脳遠心系から入力を受け，この部位に限局

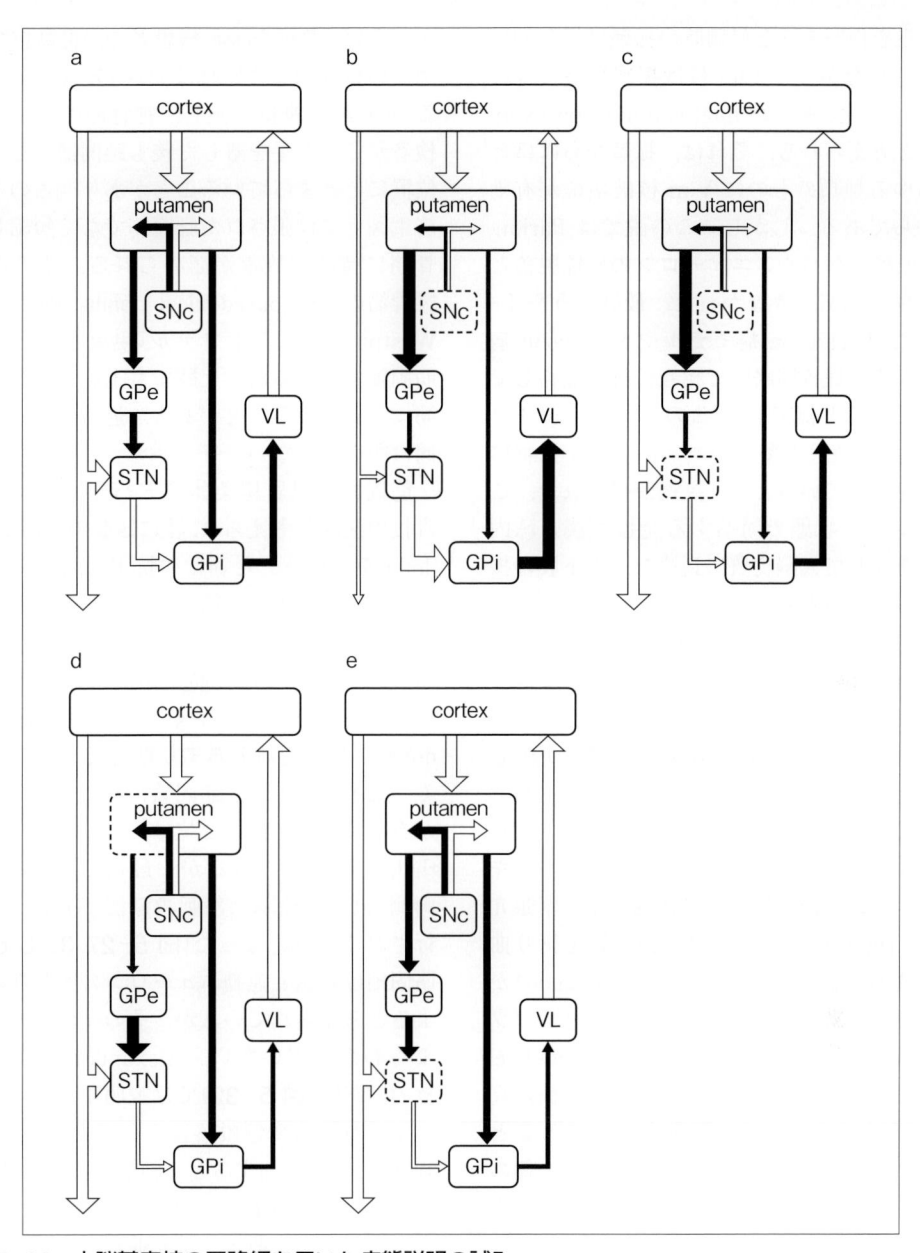

図 5-32 大脳基底核の回路網を用いた病態説明の試み
　図中 b〜e にて破線部分が障害部位を示す．
a．正常．
b．Parkinson 病（MPTP によるパーキンソニズムも）．黒質線条体路の不活化の結果，淡蒼球内節ニューロンの抑制性出力が過剰になり，視床経由の大脳皮質の出力が低下する．
c．Parkinson 病（MPTP によるパーキンソニズムも）に対する視床下核破壊の効果．視床下核から淡蒼球内節への興奮性出力を低下させることによって，淡蒼球内節ニューロンの抑制性出力が過剰から正常に戻る．
d．Huntington 病．線条体から淡蒼球外節への抑制性（間接路）ニューロンの不活化の結果，淡蒼球外節から視床下核への抑制性出力が過剰となり，視床下核から淡蒼球内節への興奮性出力が低下し，淡蒼球内節ニューロンの抑制性出力が低下する．
e．片側バリズム．視床下核ニューロンの不活化によって淡蒼球内節ニューロンの抑制性出力が低下する．
　白線：興奮性出力，黒線：抑制性出力，太い線：活動過剰，中太の線：活動正常，細い線：活動低下．
　SNc：黒質緻密部，GPe：淡蒼球外節，STN：視床下核，GPi：淡蒼球内節，VL：視床外側腹側核．
（Berman H, Wichman T, DeLong MR：Reversal of experimental parkinsonism by lesions of subthalamic nucleus. Science 249：1436, 1990 より一部改変追加）

した破壊巣を作製すると対側肢の振戦は恒久的に消失する．したがってVim核は振戦発現の神経回路中，中継点であるがfinal common pathwayに属すると考えられる．それは，振戦ならばほとんどあらゆる種類のものにVim核破壊術が有効であるからである．しかし，この説ではParkinson病の振戦をドパミンニューロンの変性脱落との因果関係で説明できなかった．最近ようやく，サルMPTP Parkinson病モデルやParkinson病患者で，大脳基底核回路中で相互に線維連絡している淡蒼球外節と視床下核（この2核でサーキットを形成している）の多くのニューロンが振戦に同期して発振しているという証拠が得られた．このドパミン欠乏状態で同期する発振が淡蒼球内節，視床を介して大脳皮質に到達し，上下肢の振戦を発現していると考えられる．

2）（筋）固縮または（筋）強剛（rigidity）

筋緊張（muscular tone）状態は，臨床的には被検者の関節を（原則として安静状態で）検者が動かしたとき（manual passive stretch）に検者が感じる抵抗（stretch reflex）として把握することができ，一般的に関節が動かされたときに伸ばされた筋（stretched muscle）の抵抗を反映する．パーキンソニズムでは関節の被動時に持続する筋緊張亢進（plastic rigidity）が認められ，鉛の管を折り曲げているような感じ（lead-pipe phenomenon）がし，上肢では持続する抵抗のなかに歯車様のゴツゴツした引っかかりを感じる〔歯車現象（cogwheel phenomenon）〕のが通例であり，診断的価値が高い．筋固縮は対側肢に随意運動を行わせることによって増強される．被検者に，たとえば一側の手指を指折り数えさせながら，検者が被検者の反対側の手首を屈伸する際に抵抗の増大（被動性の低下）を感知できれば，"手首固化徴候"と呼ばれ，軽微な筋固縮を抽出する（occult → manifest）手技として知られている．筋緊張の検査時，表面筋電図（図5-33）では，筋固縮（rigidity）は筋伸張のdynamic phaseとその後のstatic phaseと，いずれも放電を持続するので，dynamic phaseにのみ放電を示す痙縮（spasticity）と区別される（図5-33 a，b）．持続的筋放電は鉛管様筋固縮に対応し（図5-33 b），4～8 Hzの群化放電は歯車現象に対応する（図5-33 c）．歯車現象と振戦とは相似の発現機序が考えられるが，詳細は明らかでない．Parkinson病患者で，仰臥位で下肢踵関節の被動的な背屈時にstretch reflexとは異なるplasticな抵抗を感じ，踵背屈の手技を終えて検者がそっと手を離した後も踵関節がそのままの位置にとどまっていることがあり，このとき表面筋電図上で伸張された腓腹筋でなく短縮した前脛骨筋に持続的放電が認められる．この逆説的な脛骨筋の収縮（paradoxical tibialis contraction）をWestphal（ウェストファル）現象という．一種の筋固縮と考えられ，上肢でも上腕二頭筋，手首伸筋に認められることがある．通常の筋固縮との異同は明らかでない．

筋固縮は黒質線条体系ドパミンの欠乏による直接の症状と考えられ，特に四肢の筋固縮にはL-dopaを主体とした通常の抗Parkinson病薬が奏効し，投薬によって筋緊張がむしろ低下してしまう症例もあるほどである．しかし長期経過例では四肢遠位筋より近位筋，頸部や体幹の筋固縮が目立ってくることが多く，このような場合はL-dopaなどの薬効をあまり期待できないこともある．振戦と同様に，筋固縮に対しても定位脳手術が有効である．破壊部位は対側の視床VL核（VL thalamotomy）であるが，最近では（一側または両側）視床下核脳深部刺激療法（STN-DBS）が施行されるようになった（図5-27，32 b，c 参照）．筋固縮は脊髄α運動ニューロンの興奮性の亢進によると考えられているが，その発現メカニズムはよくわかっていない．Alexanderらの大脳基底核の回路網（図5-32）では説明できず，ドパミンニューロンの変性脱落によって大脳基底核の（抑制性）出力が増加すると，脚橋被蓋核（PPN）の（下行性）筋緊張抑制系の活動が抑制され，脊髄α運動ニューロンの興奮性が亢進し，筋緊張が高いレベルに維持されると考えられる．しかし，この説では視床への定位脳手術の顕著な効果を説明することができない．

以上，Parkinson病の筋固縮について概説したが，これとの比較で進行性核上性麻痺（progressive supranuclear palsy：PSP）と大脳皮質基底核変性症（corticobasal degeneration：CBD）に認められる筋緊張亢進が議論の対象になる．PSPの原著〔Richardson（リチャードソン）症候群〕では特に頸部（項部）の筋固縮またはジストニアのため，しばしば頭後屈位をとり，頸部の前屈に対する被

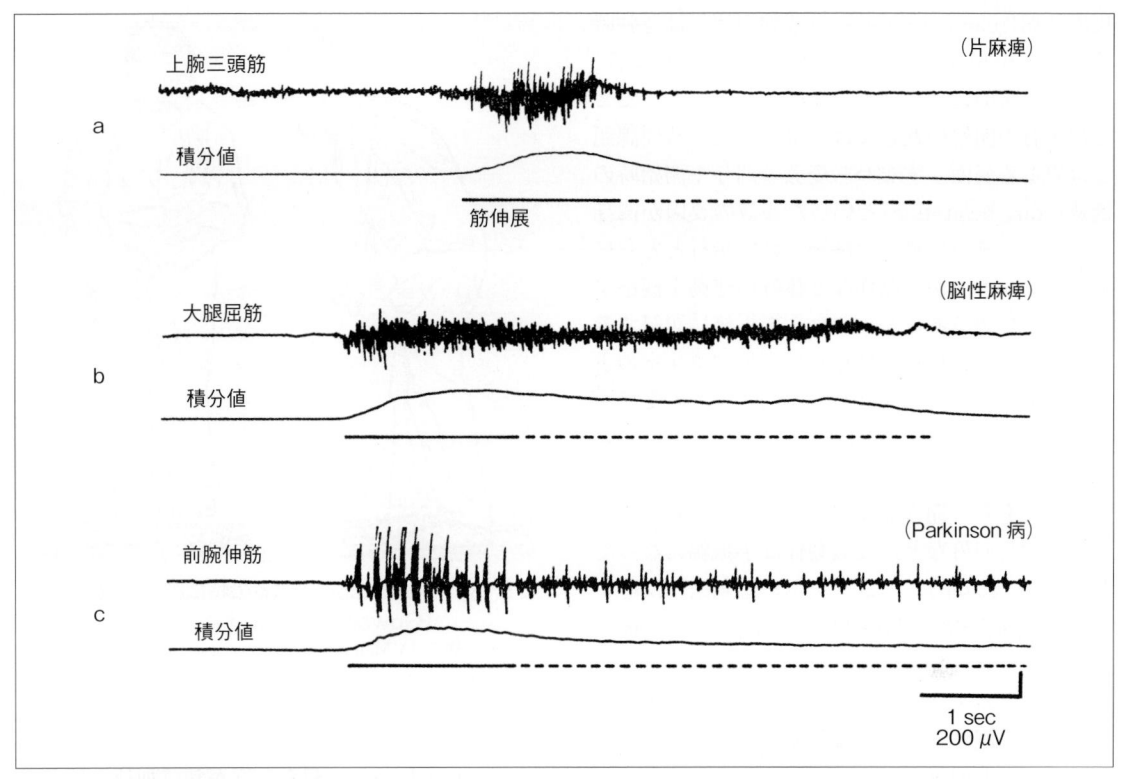

図 5-33 表面筋電図による固縮と痙縮の区別
a. 痙縮：片麻痺患者で上腕三頭筋の manual passive stretch 時，実線部分で筋が伸張され，伸張終了後は破線で示されるように伸展位で保持されている．この場合は筋伸張の dynamic phase でのみ筋電図活動の増加（痙縮）がみられる．
b. 固縮：脳性麻痺患者で大腿屈筋の manual passive stretch 時，実線部分で筋が伸張され，伸張終了後は破線で示されるように伸展位で保持されている．この場合は筋伸張の dynamic phase とその後の破線で示される static phase で持続して筋電図活動の増加（固縮）がみられる．
c. 歯車様固縮：Parkinson 病患者で前腕伸筋の manual passive stretch 時，実線部分で筋が伸張され，伸張終了後は破線で示されるようにそのまま保持されている．この場合は筋伸張の dynamic phase に目立ちその後の static phase でも持続する数 Hz のリズムをもつ筋電図活動の増加がみられ，歯車様固縮に対応している．
（大江千廣：錐体外路障害と固縮・痙縮．藤森聞一：固縮と痙縮―その基礎と臨床，p90, 医学書院，東京，1975 より）

動性が低下し（筋緊張の亢進）dystonic rigidity と表現されるが，plastic rigidity との異同は定かでない．CBD では，頸部よりも一側上肢の筋固縮を呈することが多い．固縮はやはり歯車様でなく，一定の肢位に固定する傾向（ジストニア）が強く，屈伸など両方向の被動運動に強い plastic または鉛管様の抵抗があり L-dopa が無効である．進行すると不定の屈曲位に固定してまったく不動となる．これらの筋緊張亢進をきたす責任病巣は明らかでないが，PSP, CBD ともに黒質ドパミンニューロンの脱落とともに，淡蒼球，視床下核から脳幹被蓋の変性がある．さらに CBD では大脳皮質の左右差をもった変性が知られており，固縮にも関係していよう．

3）無動（寡動・動作緩慢）

無動（akinesia）とは，"Parkinson 病に特徴的にみられる（随意）運動障害"を示す多義的かつ包括的な用語であり，類語（構成語）に寡動～運動減少（hypokinesia）と動作緩慢（bradykinesia）がある．無動は，寡動または動作緩慢の極限，すなわち不動（状態）の意味で用いられることもある．随意運動のプロセスを便宜的に"意志～意図"と"開始"と"遂行"に分けると，寡動は主に運動の意志から開始時に，動作緩慢は主に運動の開始から遂行時に着目する症候であり，異なる相～病態を表現する用語である．寡動であっても動作が緩慢でない患者，動作は緩慢でも運動減少のない患者が存在する．実験室的状況においては運動の開始は

反応時間(reaction time)に，運動の遂行は運動時間(movement time)に置き換えて検討されよう．しかし臨床的には，運動の開始といっても，たとえば歩行の開始の遅延には，単純な反応時間課題とは異なる局面，すなわち姿勢の関与や開始時の逡巡(start hesitation)といった複数の要因が関与している．また，無動の評価には，歩行とともに寝返りや起き上がり動作など体幹の運動を観察することが重要であるが，これらを正確に記録するには一般的な診察室では足りず，理学療法室のように床運動のできる広い空間と設備が必要である．顔の表情の乏しさは仮面様顔貌(mask-like face)と呼ばれる．発語〜会話は緩徐ではなく早口で口ごもり，聞き取りづらい．指タッピングや手首の回内回外などの反復動作は小振幅になってしまう(すくみ手)．一定テンポの音刺激に反応する指タッピングは2Hz以上の刺激に5Hz前後で応じてしまう(hastening現象，定量化が可能)．書字における小字症(micrographia)は加速書字と並行して出現する．足つま先でのタッピングも指タッピングと同様となる．

　Parkinson病の歩行障害について述べる．歩行は上記手足の要素的な運動と異なり，全身の移動動作(locomotion)であり，歩行の観察は立位の姿勢から歩行の開始と遂行でなされる．Parkinson病では，前傾・前屈姿勢(図5-34)で，第一歩が出づらく(start hesitation)，小刻み(marche à petit pas)ですり足，バランスが悪く転倒しやすくなるのに歩隔(stance or stride width)は広がらない(開脚歩行とならない)．歩行時の腕の振りは減少〜消失する．症状の進行につれて単位時間あたりの移動距離は短縮するが，微視的には歩き始めると次第に小走りに移行し(加速歩行)，やがては突進し(前方突進現象)，または足が前に出なくなり，すくむようになる(すくみ足)．すくみ足は，歩行の開始時，駅の改札口など狭いストレスのかかる所，方向転換時などで生じやすい．逆に，階段の昇降時や床面上の横線など視覚刺激(visual or external cue)を利用できる状況では正常(に近い)歩行となる〔逆説的な動作可能状態(kinésie paradoxale)〕．ここで症候学的に，小刻み歩行・加速歩行・すくみ足の3者の異同に触れておく．Parkinson病の加速歩行は小刻み歩行を合併する．加速書字が小書症を合併するのと同

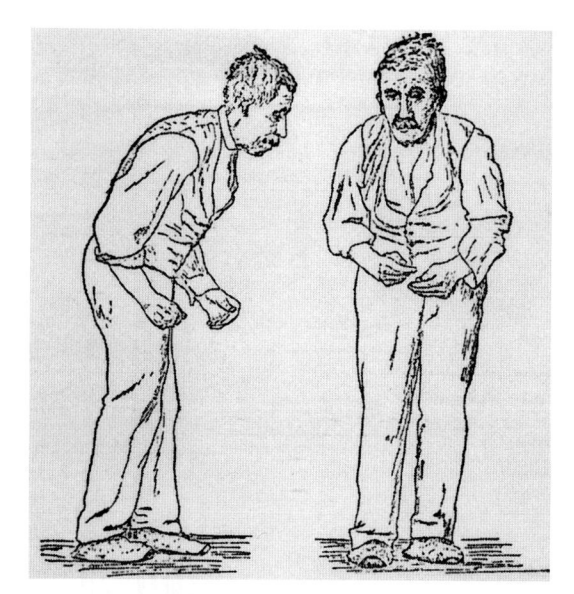

図5-34　Parkinson病患者の特徴的な立位姿勢（Gowersの描画による）
(Gowers WA : A Manual of Diseases of the Nervous System, J & A Churchill, London, 1893)

様である．しかし小刻み歩行が常に加速歩行となるわけでなく，Parkinson病では，まず定常的な小刻み歩行を呈するが，病状の進行につれて長時間の歩行で次第に小走りに移行(加速歩行を自覚)することが多い．加速歩行とすくみ足の関係も微妙であり等価ではない．加速歩行が持続すれば極限状況としてすくみ足となるが，常にすくみ足になるとはかぎらない．加速歩行と無縁に，状況によっては方向転換時のように突然すくみ足を呈することもある．したがって，症例ごとにこの3症状の有無・程度を分けて記載するのが適当である．症状の発現機序は必ずしも共通〜連続的ではないと考えられる．無動を運動減少と動作緩慢に限るものと定義し，すくみ足を(さらに加速歩行も)無動に含ませないのが通説のようである．しかし筆者は，Parkinson病の運動障害〜無動(akinesia)について論じる際，この議論に加わらない．ちなみに，Parkinsonは原著"振戦麻痺(shaking palsy)"(1817)で，「前傾姿勢で歩き始めると次第に小走りに移行する傾向」を加速歩行(scelotyrbe festinans)と命名し，安静時振戦(tremor coactus)とともに，彼のいわゆる振戦麻痺の2主徴の1つとして採用した．すなわち，shaking：振戦＋palsy：加速歩行であり，Parkinsonが最も重視したParkinson病の運動障害(palsy)は加速歩行であり，(狭義の)運動減少でも動作緩慢でもない．Parkinsonの用いたpalsyはその後Parkinson病でakinesiaという用語に置き換わって定着したといえよう．

Parkinson病の無動の要因として，①筋固縮や振戦による，②姿勢・平衡障害(次に述べる)による，③すくみによる，など種々の二次性無動(secondary akinesia)が考えられる．しかし，無動がこれらの要因の1つと並行して説明されることはまれで，しばしば混合型である．一方，これらの要因なしの無動〔一次性無動(primary akinesia)〕も存在し，これに対してL-dopaが有効ならばドパミン欠乏によると考えられる．一次性(本態性)無動を含め無動の因子分析-発症機序は複雑でなお不明な点が多い．しかし，Parkinson病の運動障害～無動の機序に「疲労」は関係しないと考えられる．

すくみ症状について敷衍すれば，Parkinson病以上に，病初期からすくみ足，小字症，会話のすくみがともに目立つ病態，純粋無動症(pure akinesia)がある．筋固縮も振戦もないのにParkinson病のそれと区別がつかないすくみ症状を主徴とし，L-dopaが無効，発症から数年してRichardson(リチャードソン)型PSPの各症状(核上性垂直性眼球運動障害や頭後屈位など)が次第に随伴する病態であるが，臨床・病理学的検索によって今ではPSPの一臨床病型と位置づけられている．

4) 姿勢・平衡(姿勢反射)障害

Parkinson病患者は，特徴的な姿勢異常と平衡(姿勢反射)障害を示す．姿勢異常は立位で強調され，Denny-Brown(デニー・ブラウン)はこれをflexion dystoniaと表現した．Gowersの描画(図5-34)はこの屈曲姿勢の特徴をよく伝えている．頸部から体幹の前傾・前屈だけでなく，上肢と下肢の諸関節も屈曲位をとり，テタニーの手と類似のintrinsic plus hand(固有手筋の筋緊張亢進状態)もよく認められる(図5-34)．平衡(姿勢反射)障害は，たとえば立位で身体が後方に急激に引かれたとき(pull backward test)，1, 2歩後退して立ち止まること(正常な反応)ができずに，後方に転倒しやすくなることをいう．このとき後方突進現象(retropulsion)がしばしば認められる．また，pulsionとならず，有効な立ち直り反応がまったく出現せずにその場で丸太のように後方に転倒してしまう重症例もある．このような姿勢反射障害は歩行障害の一部をなすすくみ足(前述)と類似した症状で，すくみ足と同様多くの場合L-dopaなどの薬効が乏しく，この両者(すくみ足と姿勢反射障害)はParkinson病の長期経過で日常生活上の困難をきたす最大の要因となる．Parkinson病の重症度評価法として，Hoehn and Yahr(ヘーンとヤール)重症度分類が簡便で使用しやすい．1～5度の5段階表示であり，その要点は姿勢反射障害が明白になると3度と判定されることである．

Parkinson病の進行期に多く認められる姿勢異常，一種のジストニア(後述)として，①立位で腰が強く前屈位をとる「腰曲がり(camptocormia)」，②座位でも体幹が斜めに傾く側屈姿勢「ピサ徴候～斜め徴候」，③頭が強く前屈して顎が胸につきそうな状態「首下がり」がある．いずれもParkinson病に特異的な症状とはいいがたく，他方，ドパミン作動薬，その他薬剤の副作用として出現することも知られている．

5) MPTPパーキンソニズム

ここでParkinson病の病態から治療に至るメカニズムの解明に大きく貢献したMPTPに触れておく．

a) MPTP発見物語

アメリカ東部で麻薬常習の化学系大学院生が合成ヘロイン，1-methyl-4-phenyl-propionoxy-piperidine(MPPP)を自宅で合成し自己静脈注射し，1976年，予期せず重篤なパーキンソニズムを発症した．合成段階でいくつかの手抜きをしたため副産物が混入したのである．L-dopaが著効を呈し症状はいったん消失したが，同人は1978年に麻薬の過量摂取で死亡し剖検が得られた．黒質ドパミン細胞の選択的脱落が認められ，病理学的にもParkinson病とされた．このとき患者の合成した薬(不純物)を動物に投与したが，パーキンソニズムの作製は成功せず，原因物質の特定もされなかった．しかし，その6年後1982年の夏，北カリフォルニアで4人の若い麻薬常習者が"新しい合成ヘロイン"を入手し連用した結果，たちまち典型的なパーキンソニズムを発症し，振戦は安静時よりも姿勢時に目立ち，上下肢の近位部優位だった．この合成ヘロインから，1-methyl-4-

phenyl-1, 2, 3, 6-tetrahydropyridine（MPTP）が抽出同定され，これをアカゲザルに静脈注射してパーキンソニズムの作製に成功し，MPTPが原因物質として確定された．MPTPは脳内に入ると，グリア細胞内でモノアミン酸化酵素B（MAO-B）によって酸化され，1-methyl-4-phenylpyridinium ion（MPP$^+$）になり，これがドパミンニューロンに取り込まれてミトコンドリアの電子伝達系を阻害して細胞死に至ると考えられる．MPTPの発見により，それまでのParkinson病動物モデルと異なり，ヒトのParkinson病のほぼ完璧なモデルの作製が可能となった．これに続いて，ドパミンニューロンの変性脱落するメカニズム，内因性・外来性のMPTP類似物質の探求など，Parkinson病の解明が一段と進展したのである．

b）サルMPTPパーキンソニズムの病態神経生理学

ドパミンニューロンに対する特異的な神経毒MPTPを経静脈的にサルに投与するとParkinson病のほぼ完璧なモデルが作製できる．このサルで淡蒼球ニューロンの発射を記録したところ，MPTP投与前より後で外節ニューロンのスパイク発射頻度が減少し，内節ニューロンの頻度が増加していた．このデータは，正常では黒質緻密部ドパミンニューロンが線条体の直接路ニューロンには興奮性に，間接路ニューロンには抑制性に作用するところ，MPTPがドパミンのこの両作用を選択的に阻害したため，として説明がつく（図5-27, 32 a, b 参照）．さらにこのサルでイボテン酸（脳内注入部位のニューロンを破壊し通過線維を破壊しない薬物）を一側視床下核に注入し核内のニューロンのみを破壊すると対側のパーキンソニズムが軽快した．これは，MPTPパーキンソニズムで淡蒼球内節に対して間接路（すなわち視床下核）からの興奮性入力が直接路からの抑制性入力より優勢になっているのを，視床下核を破壊して間接路入力を減少させることによって淡蒼球内節抑制性ニューロンの発射を低減・正常化させたためと説明することができる（DeLong[10]，Bermanら，図5-32 b, c）．同様に視床下核脳深部刺激療法（STN-DBS）の効果を説明できる．

6）Parkinson病の非運動症状

Parkinson病の非運動症状が，黒質-線条体系ドパミン欠乏によるものか，中脳辺縁系ないし中脳皮質系ドパミン欠乏によるものか，ドパミン欠乏以外によるものか定かでないが，以下に列挙するにとどめる．

精神症状としての，①うつ状態，②無感情（apathy）または快感消失（anhedonia），すなわち健常者が楽しみ・喜びを感じる状況で感じない状態，③睡眠障害，レム睡眠行動障害（REM-sleep behavior disorder：RBD），すなわち夢の内容が手足の行動に出てしまうという異常，④薬物乱用，病的賭博，病的買い物，性行動亢進，衝動的に過食するなどのドパミン調節異常症候群（dopamine dysregulation syndrome：DDS），⑤認知機能障害，精神緩慢（bradyphrenia），すなわち動作と同様に思考過程に時間がかかる（皮質下性認知症），またはexecutive dementia，すなわち大脳前頭前野の遂行機能の障害と考えられる認知機能障害，などである．認知機能障害については後述する．

2．不随意運動（involuntary movement：IVM）

パーキンソニズムの項で述べた安静時振戦が，大脳基底核症状のうちで代表的な不随意運動であるが，そのほかにも以下に述べる不随意運動が知られている．

なお，企図時振戦（intention tremor）とミオクローヌスは，大脳基底核というより小脳遠心系〜脳幹由来の症状とされているので，ここでは割愛する．

1）姿勢時振戦（postural tremor）

安静時振戦の対極に位置する症状で，ある姿勢を保持したときに出現する振戦である．姿勢保持という筋緊張の一定の亢進状態が振戦の発現に必要条件である．座位で上肢を前方挙上位に保持したときにしばしば認められるが，頸・体幹・下肢にも出現する．立位時の両下肢に認められるものを起立時振戦（orthostatic tremor）という．

中脳（"赤核"）振戦（rubral tremor）または結合腕振戦（brachial tremor）とは，赤核または結合腕（上小脳脚）"部位"の病変で安静時より姿勢時に主に対側上肢に出現する粗大な3〜6Hzの振戦をいう．しかし病変が上小脳脚線維，黒質線条体ドパミン路を含み，赤核ニューロンの障害と振戦発現の関係が明らかでないことから，赤核振戦を症候単位として認めることには懐疑的な見解が多

く，歴史的用語になりつつある．Parkinson 病振戦(parkinsonian tremor)以外は振戦の分類に病名や解剖学的部位——小脳，中脳，赤核など——を冠することは病態の表現として必ずしも適切でなく，運動学的基本に則って振戦の特徴を即物的に表現すれば十分である．

これに対して，本態性・家族性・老人性振戦と呼ばれるものは，振戦は安静時には認められず純粋な姿勢時振戦に属し，一般に両側性である．生理的または疲労～不安による振戦と同質であると考えられる．振戦の周波数は 3～12 Hz と広範囲にわたり，一般に上肢の振戦は頸・体幹・下肢のそれより周波数が高く，また振戦の周波数と振幅は反比例する．しかし，大脳基底核の病変は指摘されておらず，本態性振戦の責任病巣は不明である．本態性振戦に対して，αβ 遮断薬のアロチノロール 10～30 mg/日，β 遮断薬のプロプラノロール 30～60 mg/日の経口投与が有効である．Parkinson 病でも姿勢時振戦がしばしば認められる．まれに，本態性振戦か Parkinson 病の振戦かの判定に窮することがあるが，re-emergent tremor については前述した．

ここに述べたいずれの種類の姿勢時振戦も対側の視床 Vim 核破壊術または DBS によって消失させることができる．

2) 舞踏運動(chorea)

舞踏運動とは，読んで字のごとく踊りを舞うような比較的速い不規則な不随意運動である．全身の骨格筋に出現し，四肢は近位・遠位ともに出現し，手指・足趾の動きが目立つが，実際には近位筋優位のことが多い．併せて筋緊張は低下している．

常染色体優性遺伝で浸透率がほぼ100%の変性疾患である Huntington(舞踏)病が代表的である．Huntington 病の主たる病理は線条体，特に尾状核の GABA ニューロン(投射ニューロン)の変性・脱落であるが，舞踏運動発現の病態生理は不明であった．臨床薬理学的にドパミン拮抗薬(ハロペリドールなど)と L-dopa がそれぞれ舞踏運動の軽減・増悪をきたすことから，線条体における相対的なドパミン過剰状態が生じていると考えられていた．しかし最近，Huntington 病の線条体の病理組織化学で，間接路の GABA/エンケファリンニューロンのほうが直接路の GABA/サブスタンス P ニューロンよりも病初期から優位

に変性するとされ，この説に則れば，Alexander と Crutcher のシェーマで大脳基底核の出力部(淡蒼球内節・黒質網様部)のニューロン発射は抑制され，視床から大脳皮質経由の出力が過剰となり，hyperkinesia-chorea をきたすと説明できる(図 5-32 d)．さらに，この状態では黒質が無傷なためドパミンは間接路に対して相対的に過剰となっていると考えられ，舞踏病に対するドパミン拮抗薬の臨床薬理学的効果もこのシェーマで説明できる．

Parkinson 病に対するドパミン補充療法が過剰ないし長期になると副作用として舞踏病と区別のつかないドパ誘発性ジスキネジア(dopa-induced dyskinesia)がしばしば出現する．この場合は Alexander と Crutcher のシェーマによると，投薬によるドパミン過剰状態が線条体直接路の抑制性ニューロンを興奮させ，間接路は線条体ニューロンを抑制，淡蒼球外節ニューロンを興奮，視床下核興奮性ニューロンを抑制し，淡蒼球内節・黒質網様部(大脳基底核の出力部)の抑制性ニューロンを抑制する(図 5-32 b の Parkinson 病での線条体からの出力とちょうど逆転した状態となる)，として説明可能である．これに類似する病態として，抗精神病薬の長期投与，3 か月以上連用した場合に生じる遅発性ジスキネジア(tardive dyskinesia)がある．放置すると，抗精神病薬を中止してもやまないことがある．常同的な顔面の動き，特にしかめ面，口をモグモグさせ舌を出しては引っ込める動き〔口舌ジスキネジア(orobucco-lingual dyskinesia)〕，上下肢の舞踏運動，アテトーゼ，ジストニアと多彩な不随意運動を呈するのが特徴である．治療としては，可能な限り抗精神病薬を減量ないし中止するが，難治性のことが多く，ボツリヌス毒素局所注射を試みる．そのほか，老人性舞踏病，歯状核赤核淡蒼球 Luys 体萎縮症(dentato-rubro-pallido-luysian atrophy：DRPLA)の偽 Huntington 病型などでも舞踏運動が生じる．

3) バリズム(ballism)

バリズムとは，上肢または下肢近位筋優位の振り回すような激しい不随意運動であり，比較的常同的な動きで周波数は 3 Hz 前後である．併せて，筋緊張は低下している．片側に出現することが多く，片側バリズム(hemiballism)と呼ばれ

る．片側バリズムは対側の視床下核(または線条体)が責任病巣とされ，大部分が血管障害(出血または梗塞)であり，発作の直後から出現し自然に軽快する．片側バリズムの軽快する過程で片側舞踏運動(hemichorea)に移行する．バリズムと舞踏運動は不随意運動の質的というより量的な区別であり，より粗大(coarse)か(バリズム)より微細(fine)か(舞踏運動)で使い分けられている．通常は舞踏運動に分類されるドパ誘発性ジスキネジアも，まれに激しくなりバリズムとの表現がふさわしいことがある．正常サルの視床下核ニューロンをイボテン酸(188頁)で選択的に破壊すると，淡蒼球内節ニューロンの発射頻度が減少し，破壊と反対側の上下肢にバリズム様の不随意運動が出現する．この実験結果は，AlexanderとCrutcherのシェーマを使って，視床下核の破壊によって淡蒼球内節・黒質網様部への興奮性入力が減少し，淡蒼球内節・黒質網様部の抑制性ニューロンの活動が減弱し，視床から大脳皮質を持続的に抑制できなくなったため，と運動過多(hyperkinesia)の機序を説明できる(図5-32e)．黒質網様部にムシモルを注入されたサルの，対側へ向かう不随意サッケードの出現と同様の機序—大脳基底核出力部の抑制による投射先ニューロンの過剰興奮—によると考えられる(図5-29b，177頁)．バリズムに対してハロペリドールやクロナゼパムが投与されるが，薬物療法の効果は乏しい．定位的視床VL核破壊術または同部位のDBSが有効なので，適応の対象になる．

4) アテトーゼ(athetosis)

アテトーゼとは，四肢遠位部優位に全身に生じるゆっくりとしたねじるような奇妙な不随意運動である．典型的なアテトーゼを主体とする病態の大部分は，周産期異常による脳性小児麻痺の一型である．責任病巣は被殻と考えられる．アテトーゼはWilson病でも多彩な錐体外路(レンズ核)症状の一環として出現する．アテトーゼの安静時筋緊張はむしろ低下しているが姿勢・動作時の筋緊張亢進状態がアテトーゼを発現させている．アテトーゼは非常にゆっくりとした動きだが一定の姿勢，すなわちジストニア(後述)をとり続けることはない．同一症例でアテトーゼとジストニアを合併することはある．また，アテトーゼと舞踏運動が混在したり移行型を呈することがあり，表現の妥当性に問題があるが舞踏アテトーゼ(choreoathetosis)という症候名が使用されている．

5) ジストニア(dystonia)

ジストニアとは，字義的にはdys-(異常)tonia(筋トーヌス)を表現しているが，わが国のジストニア研究班によれば，以下のように定義・分類されている．

中枢神経系の障害に起因し，骨格筋のやや長い収縮で生じる症候で，ジストニア姿勢(dystonic posture)とジストニア運動(dystonic movement)よりなる．前者は(agonistとantagonist同時の)異常収縮の結果としての異常姿勢で，後者は異常収縮によるゆっくりとした運動であり，これらは各症例にとって定型的(stereotypy)である．ジストニアにより随意運動の遂行がさまざまな程度に妨げられる．ジストニアは書字の場合にのみみられる書痙のように，特定の随意運動時(task specific)に出現，あるいは著しく増強する場合があり，これを動作性ジストニア(action dystonia)という．特定の感覚刺激によりジストニアが軽快(もしくは増悪)する．たとえば斜頸の場合，手を頬に添えると軽快することが観察されるが，そのときの手を頬に添える動作を感覚トリック(sensory trick)という．ある動作の際に，その動作に不必要な筋が不随意に収縮してジストニアを呈すること，たとえば書痙の場合，字を書こうとすると手以外の筋が収縮し書字が妨げられることを，オーバーフロー現象(overflow phenomenon)という．ジストニアに随伴する不随意運動は振戦，ミオクローヌス，舞踏運動，アテトーゼ，チックなど，多岐にわたる．

ジストニアの分類は複雑であり，全体を理解するのは容易ではない．まず罹患部位による分類として，身体を頭部(眼と上部顔面，下部顔面，下顎と舌，喉頭の4部位)，頸部，体幹，上肢，下肢の計8部位に分け，1部位のみの罹患を局所性，以下，分節性，多巣性，片側性，全身性ジストニアに分類する．次に，原因による分類として，一次性(本態性)ジストニアと二次性(症候性)ジストニアに分類する．一次性ジストニアとは，ジストニアをきたす他の原因疾患がなく，ジストニア以外に明らかな症状がない場合をいう．遺伝性ジストニアとは，ジストニアを中核症状とする家族性疾患を指すが，このうちDYTシリーズ(DYT1

〜15ジストニア）のみとし，DYT1すなわち本態性捻転ジストニア，DYT5すなわちドパ反応性ジストニア（dopa-responsive dystonia : DRD）（瀬川病）が代表的である．孤発性ジストニアとは，一次性だが親族内にジストニア患者が本人のみの場合をいい，眼瞼痙攣，Meige（メージュ）症候群（眼瞼痙攣＋口・顎ジストニア），頸部ジストニア〜痙性斜頸，書痙などが含まれる．これらの多くは罹患部位からは局所性ジストニアであり，治療として，時にトリヘキシフェニジルの大量療法 30〜60 mg/日が有効のことがあるが，効果が不十分な場合，ボツリヌス毒素の局所注射が試みられる．二次性ジストニアとは，明らかな病歴（周産期障害，脳炎，外傷，薬物歴，中毒歴など）があり，ジストニアのほかにパーキンソニズムなど錐体外路症状，小脳症状などがあるときに疑われる．神経変性疾患に伴うもの〔若年性を含むParkinson病，進行性核上性麻痺，Machado-Joseph（マシャド・ジョセフ）病，Hallervorden-Spatz（ハラーフォルデン・シュパッツ）病など〕，代謝性疾患に伴うもの（Wilson病など），脳性麻痺に伴うジストニア，薬剤性ジストニア（ドパ誘発性ジスキネジア〜ジストニアなど），脳血管障害，多発性硬化症など，そのほかの疾患に伴うもの，そして忘れてならないものに心因性ジストニアがある．

本態性捻転ジストニア（idiopathic torsion dystonia または dystonia musculorum deformans）の代表的疾患である DYT1 ジストニアは常染色体優性遺伝形式で小児期に発症，遺伝子と遺伝子産物 torsin A 蛋白が同定されている．大脳基底核系の異常が推定されているが，発症に至る病理や生化学的基盤は不明である．しかし，淡蒼球内節の DBS が有効である．DYT5 ジストニアである瀬川の記載した"著明な日内変動を呈する遺伝性進行性ジストニア"はドパ反応性ジストニアと呼ばれ，日本に多く 10 歳以下で発症，女性に多く，内反尖足など下肢優位のジストニア姿勢が昼から夕方にかけて増悪し睡眠によって改善する特徴を有し，比較的少量の L-dopa が著効する．体幹の捻転やジストニア運動はない．浸透率の低い常染色体優性遺伝形式をとり，線条体ドパミンの機能的欠乏，髄液バイオプテリンの低下から GTP cyclohydrase 1 の遺伝子変異であること

が判明している．剖検で，黒質のメラニン含有量の減少が報告されているが，細胞死はないと考えられている．遺伝性を含む Parkinson 病との鑑別・異同が重要である．本態性ジストニアの責任病巣は瀬川病以外は不明だが，血管障害や Wilson 病などの症候性ジストニアの責任病巣から被殻を中心とする線条体・淡蒼球の可能性が高い．Alexander と Crutcher の回路図による説明（図 5-32 参照）も困難な現状であるが，DYT1 ジストニアの場合，線条体直接路の活動性上昇により淡蒼球内節ニューロンの活動性低下が確認されており，これが脱抑制としてジストニア運動（dystonic movement）を発現すると考えられる．

6）チック（tic）

チックとは，身体のある部分の常同的繰り返し運動である．不随意運動というよりは，その運動を行わずにはいられない心理状態になっているという特徴をもつ〔一種の運動過多（hyperkinesia）〕．瞬きから貧乏揺すりなど（運動チック），発声，咳払い，汚言症（coprolalia）など（音声チック）を伴うこともあり，一般に心因反応と考えられてきた．しかし，音声チックを伴う慢性多巣性チック（chronic multifocal tic），すなわち Gilles de la Tourette（ジル ド ラ トゥレット）症候群は小児期に発症し，男児が女児に比して 3 倍多く，思春期に悪化し成年期にまで持続する傾向を示す．多動症 ADHD，強迫性障害，学習障害，自閉症を合併する症例もある．ハロペリドールが第一選択で，大脳基底核から辺縁系のドパミン機能亢進状態が考えられており，遺伝的要因（浸透率の低い常染色体優性遺伝）の関与が示唆されている．

3. 認知機能障害

1）序論

大脳基底核の機能の項で述べたように，認知機能に大脳基底核が重要な役割を果たしていることが近年続々と明らかにされてきている．しかし，大脳基底核による認知機能障害を論じる際には，現状では少なくとも 2 つの困難に遭遇する．

1 つは，神経心理学が主に大脳皮質の局在症状を対象として発展してきたので，大脳基底核は，認知機能に関しては大脳皮質，特に前頭葉との関連で，構造の項で述べた大脳皮質-大脳基底核-視床-大脳皮質という回路網の構成要素として取り

扱われる．2つめは，神経解剖学的に病変の範囲が多彩であって，大脳基底核由来と限定しづらいことが多いからである．たとえば血管障害であるlacunar state～Binswanger（ビンスワンガー）病変の場合，一般に大脳基底核を越えて視床や大脳白質に病変が及ぶ．大脳基底核の代表的な変性疾患でも，たとえばHuntington（舞踏）病は病変が線条体内にとどまらず必ず大脳皮質に及ぶのであり，Parkinson病も今ではLewy（レヴィ）小体病としてとらえられており，Huntington（舞踏）病と同様な状況にある．

このような経緯であるが，臨床神経学で今まで大脳基底核由来の認知機能障害（認知症を含む）を呈する疾患として論じられてきたのは，主としてParkinson病とその類縁疾患の進行性核上性麻痺（PSP）である．

2）皮質下性認知症（subcortical dementia）を巡って

認知症とはDSM-ⅢRによれば，"記憶・抽象的思考・判断その他高次機能の障害が社会的活動や対人関係を著しく障害している"状態とされる．皮質下性認知症とは，Alzheimer病の皮質性認知症（cortical dementia）とかなり異なる特徴をもつものとして，程度は比較的軽いが認知症の必発する進行性核上性麻痺（PSP）で提唱された概念である．その特徴とは，①記憶の喚起困難～遅延，②思考～情報処理時間の遅延すなわち精神緩慢（bradyphrenia），③性格～気分の変化，無感動（apathy），無気力，うつ，易刺激性，それらの結果として④獲得した知識を操作する能力の低下，である．失語・失行・健忘などの皮質性認知症はないといってよい．PSPと類似の性質は，Huntington（舞踏）病，Wilson病，Parkinson病にも認められるとされるが，Parkinson病ではPSPに比して一般的に軽症である．皮質下性認知症は，症候学的に，寡動～発動性の低下，動作緩慢との区別がむずかしく，判定には慎重を要する．他方，責任病変がどこであるか，推定することが困難である．「皮質下性」の用語も皮質性でないというだけで責任病変の不明～不定を反映している．「皮質下」の責任病変を脳幹被蓋の網様体賦活系に求める者もいるが，単なる推定の域を出ない．

PSPでは，大脳基底核から中脳被蓋にかけての広範な病変に加えて，大脳皮質（前頭葉）の病変を伴い異常タウ蛋白の蓄積が認められ，それが認知症の責任病変であるとする説がある．そのため前頭葉性認知症～executive dementiaまたは前頭葉と大脳基底核とのサーキットを踏まえて「皮質下-前頭葉性認知症」と呼ばれることもある．一方，Parkinson病の認知機能障害～認知症の責任病変は，その主要病変である黒質-線条体ドパミン路ではなく，おそらく中脳腹側被蓋野，すなわちA10由来の（meso-limbic/meso-cortical）ドパミン路，青斑核由来のノルアドレナリン路，Meynert（マイネルト）基底核や中脳橋被蓋網様体由来のアセチルコリン路などの上行性投射系，大脳皮質のLewy小体の多発（汎発性Lewy小体病というスペクトラムのなかで），さらにAlzheimer型病変（老人斑とAlzheimer原線維変化）の多重複合であると考えられている．すなわち，Parkinson病の認知症の責任病巣は大脳基底核を越えて広く大脳皮質に及んでいると考えざるをえない．

これに関して，大脳皮質の前頭葉機能，特に遂行～実行機能（executive function）を評価する各種の神経心理学検査バッテリーが開発されている．具体的にはStroop（ストループ）テスト，語の流暢性，trail making test（TMT），Wisconsinカード分類テスト，ハノイの塔パズルなどが使用されている．前頭葉機能検査（frontal assessment battery：FAB）はベッドサイドで可能な遂行機能の検査である．遂行機能とは「状況を予測し，ゴールを設定し，進行状況をモニターし，フィードバックしながら貫徹する能力」である．Wisconsinカード分類テストは，概念形成（conceptual ability）とともに一度形成した概念を必要に応じて他に変換する能力，すなわち行為調整（behavioral regulation）を評価するもので，遂行機能障害は達成カテゴリー数の低下と保続の誤り数の増加として定量化される．また，ハノイの塔パズル（詰め将棋の簡単なものと考えてよい）は手続き記憶・学習の能力を評価するものである．Parkinson病で，そしてParkinson病以上にPSPで遂行機能の低下が確認されている．しかし実は，皮質下性認知症の特徴④で述べた「獲得した知識を操作する能力の低下」は，ここに述べた「遂行機能の低下」と現時点で区別することができない．今後さらに神経心理学，fMRIとPETを含む神経放射線学的画像診断学，そして神経生理学・薬理生化学の

データの集積とその統合的な解析を経て病態解明が進展することが期待される.

IX. 大脳基底核障害を起こす疾患

「大脳基底核障害の症状」にしたがって列挙する.

A. パーキンソニズム (parkinsonism)

1. Parkinson 病
1）(孤発性) Parkinson 病 (Lewy 小体病)
　Parkinson 病
　　認知症を伴う Parkinson 病
　Lewy 小体型認知症
2）家族性 Parkinson 病
　常染色体優性遺伝性：αシヌクレイン遺伝子異常，LRRK2 遺伝子異常，など
　常染色体劣性遺伝性：パーキン遺伝子異常（Lewy 小体陰性），など

2. パーキンソニズムを随伴する神経変性疾患または代謝異常
多系統萎縮症
　線条体黒質変性症＝多系統萎縮症-Parkinson 病型
　オリーブ橋小脳萎縮症＝多系統萎縮症-小脳型
　Shy-Drager（シャイ・ドレーガー）症候群
進行性核上性麻痺
　純粋無動症
大脳皮質基底核変性症
淡蒼球黒質 Luys 体変性症
前頭側頭型認知症パーキンソニズム
Parkinson 病認知症複合（グアム，紀伊半島）
Huntington 病固縮型
Alzheimer 病進行期
Wilson 病
G_{M1} ガングリオシドーシス

3. 症候性パーキンソニズム
脳血管障害パーキンソニズム
　大脳基底核の多発性ラクナ梗塞 (lacunar state)
　subcortical vascular encephalopathy (Binswanger 病)
脳炎後パーキンソニズム
Creutzfeldt-Jakob（クロイツフェルト・ヤコブ）病
脳腫瘍
正常圧水頭症
頭部外傷後
中毒性パーキンソニズム
　マンガン (Mn)
　一酸化炭素 (CO)
　二硫化炭素 (CS_2)
　MPTP
薬剤性パーキンソニズム
　フェノチアジン系（クロルプロマジン）
　ブチロフェノン系（ハロペリドール）
　リスペリドン
　クエチアピン
　ベンザミド系
　　スルピリド，チアプリド
　　メトクロプラミド，ドンペリドン
　レセルピン

B. 振戦 (tremor)

1. 安静時振戦
Parkinson 病
パーキンソニズムを随伴する神経変性疾患または代謝異常
症候性パーキンソニズム
赤核症候群（血管障害，腫瘍）

2. 姿勢時振戦
本態性振戦，家族性振戦，老人性振戦
甲状腺機能亢進症
パーキンソニズム
赤核症候群
Ramsay Hunt（ラムゼイ ハント）症候群
Wilson 病

肝性脳症〔羽ばたき振戦(flapping tremor), 固定姿勢保持困難(asterixis)〕
多発性硬化症(multiple sclerosis：MS)
尿毒症

C. 舞踏運動(choreic movement)

a）変性疾患
Huntington 病
Huntington 病様症候群(Huntington disease-like syndrome)1〜4
老人性舞踏病
有棘赤血球舞踏病(chorea-acanthocytosis)
歯状核赤核淡蒼球 Luys 体萎縮症
SCA1, 2, 3, 17
McLeod（マクラウド）症候群
neuroferritinopathy
家族性発作性舞踏アテトーシス(familial paroxysmal choreoathetosis)
家族性運動誘発性舞踏アテトーシス(familial kinesigenic choreoathetosis)

b）代謝性疾患
肝性脳症
Wilson 病
Niemann-Pick（ニーマン・ピック）病
妊娠舞踏病(chorea in pregnancy, chorea gravidarum)

c）薬剤性・中毒性
レボドパ(L-dopa)
　口舌ジスキネジア
抗精神病薬（フェノチアジン系など）
　遅発性ジスキネジア(tardive dyskinesia)
経口避妊薬
フェニトイン
炭酸リチウム
イソニアジド
一酸化炭素
水銀

d）血管障害・血管炎
脳血管障害
　視床下核, レンズ核, 中脳被蓋
全身性エリテマトーデス(SLE), 膠原病
神経 Behçet 病

e）炎症性・感染性
小舞踏病〔Sydenham（シデナム）舞踏病(Sydenham chorea)〕
脳炎（ウイルス性など）
神経梅毒
Creutzfeldt-Jakob 病
多発性硬化症

f）脳性小児麻痺

g）脳腫瘍

D. バリズム(ballism), 片側バリズム(hemiballism)

a）脳血管障害
視床下核, レンズ核

b）変性疾患
歯状核赤核淡蒼球 Luys 体萎縮症

c）薬剤性
レボドパ(L-dopa)

E. アテトーゼ(athetosis)

脳性小児麻痺
Lesch-Nyhan（レッシュ・ナイハン）病
Wilson 病
Hallervorden-Spatz（ハラーフォルデン・シュパッツ）病〔パントテン酸キナーゼ関連神経変性症(pantothenate kinase-associated neurodegeneration：PKAN)〕
歯状核赤核淡蒼球 Luys 体萎縮症
本態性捻転ジストニア
肝性脳症
薬剤性
レボドパ(L-dopa)
　抗精神病薬

F. ジストニア(dystonia)

1. 一次性ジストニア

1）遺伝性ジストニア(DYT)
常染色体優性遺伝 DYT1, 4, 5, 6, 7, 8, 9, 10, 11, 12, 13, 15, 18, 19, 20
　DYT1：*Torsin A* 遺伝子異常の全身性ジスト

ニア
  DYT5：ドパ反応性ジストニア(瀬川病)
常染色体劣性遺伝 DYT2，16，17
伴性劣性遺伝 DYT3
2) 孤発性ジストニア
  眼瞼痙攣(blepharospasm)
    半側顔面痙攣(hemi-facial spasm)
  頸部ジストニア(痙性斜頸)
  上肢ジストニア，書痙
  Meige(メージュ)症候群，眼瞼痙攣+口・下顎ジストニア

2. 二次性ジストニア
1) 神経変性疾患に伴うもの
  Parkinson 病 PARK2, 7, 9, 14, 15
  多系統変性症
  進行性核上性麻痺
  大脳皮質基底核変性症
  歯状核赤核淡蒼球 Luys 体萎縮症
  SCA3
  Hallervorden-Spatz 病(PKAN)
  ミトコンドリア病〔Leigh(リー)症候群〕
  chorea-acanthocytosis
  McLeod 症候群
  Rett(レット)症候群
2) 代謝性疾患に伴うもの
  副甲状腺機能低下症，偽性副甲状腺機能低下症
  neuroferritinopathy
  Wilson 病
  G_{M1} ガングリオシドーシス
3) その他の疾患に伴うもの
  脳性小児麻痺
  薬剤性
    抗精神病薬，遅発性ジストニア
    レボドパ(L-dopa)
  中毒性
    一酸化炭素
  脳炎に伴うもの
    亜急性硬化性全脳炎(subacute sclerosing panencephalitis：SSPE)
    Creutzfeldt-Jakob 病
  脳血管障害
    大脳基底核の
    脳血管奇形

脳腫瘍
多発性硬化症
橋中心髄鞘崩壊症(central pontine myelinolysis：CPM)
頭部外傷
心因性ジストニア

G. チック(tic)

a) 局所性
  運動チック(motor tic)
b) 慢性多巣性チック
  Gilles de la Tourette 症候群

X. 大脳皮質の構造と機能局在

A. 終脳，発生と外部構造

　大脳皮質(cortex cerebri)は終脳から生じる．終脳は左右の大脳半球からなり，その外側の部分である外套(pallium)，深部を占める大脳基底核とヒトでは痕跡的な嗅脳に分けられる．外套表面の神経細胞が密集した層が大脳皮質(灰白質)(図 5-35)で，外套深部は神経線維が走り大脳髄質(白質)という．

1. 大脳皮質の発生学的区分

　発生学的に新しく6層構造(後述，図 5-36 を参照)を有する新皮質(neocortex)は等皮質(isocortex)といい，ヒトでは大脳皮質の 90% を占め，感覚野・運動野・連合野などがある．発生学的に古く6層構造をもたない皮質は不等皮質(allocortex)といい，そのうち最も古い皮質を古皮質(paleocortex)といい，嗅脳が含まれる．それよりやや新しいのが原皮質(archicortex)で，海馬体などである．原皮質と新皮質との中間に中間皮質(mesocortex)があり，帯状回，嗅内野などが含まれる．

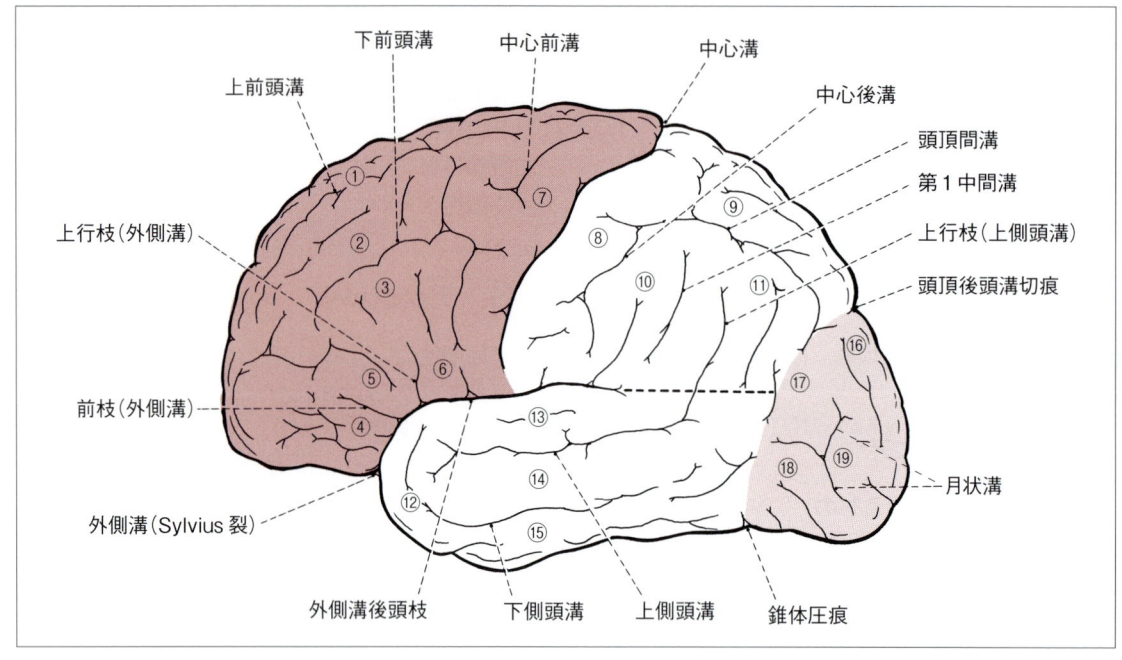

図5-35a 大脳外側面(左大脳)
①上前頭回，②中前頭回，③下前頭回，④眼窩部(下前頭回)，⑤三角部(下前頭回)，⑥弁蓋部(下前頭回)，⑦中心前回，⑧中心後回，⑨上頭頂回，⑩縁上回，⑪角回，⑫極回，⑬上側頭回，⑭中側頭回，⑮下側頭回，⑯第1後頭回，⑰第2後頭回，⑱第3後頭回，⑲下行回．

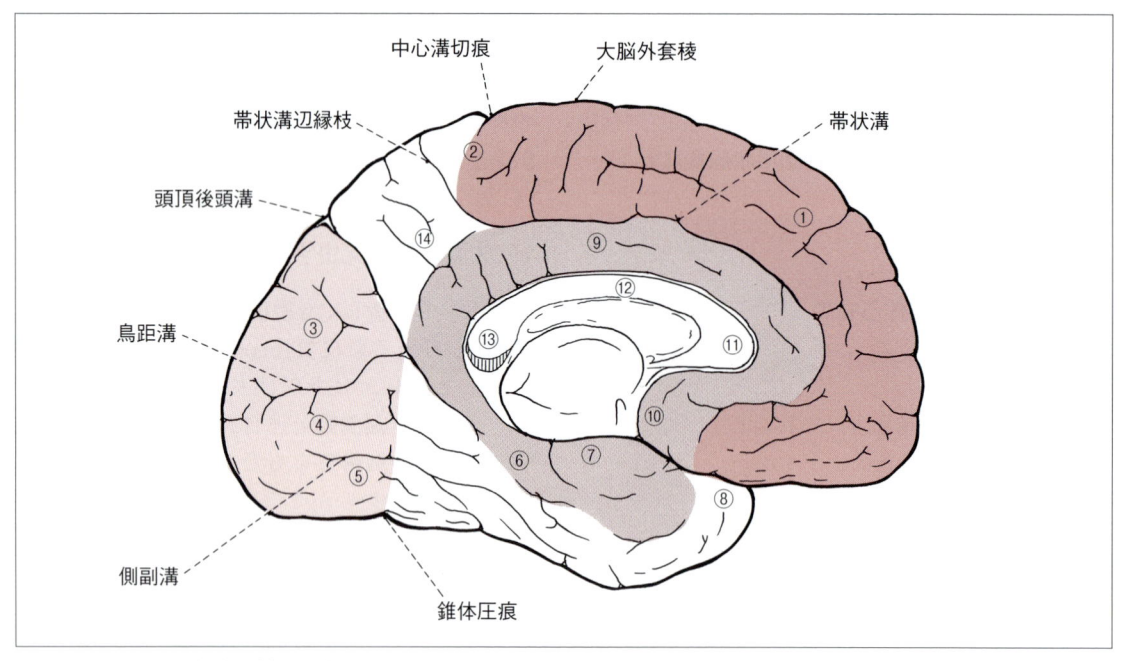

図5-35b 大脳内側面(左大脳)
①上前頭回内側面，②中心傍小葉，③楔部，④舌状回，⑤紡錘状回，⑥海馬傍回，⑦鉤，⑧極回，⑨帯状回，⑩梨下回，⑪脳梁膝，⑫脳梁幹，⑬脳梁膨大，⑭楔前部．

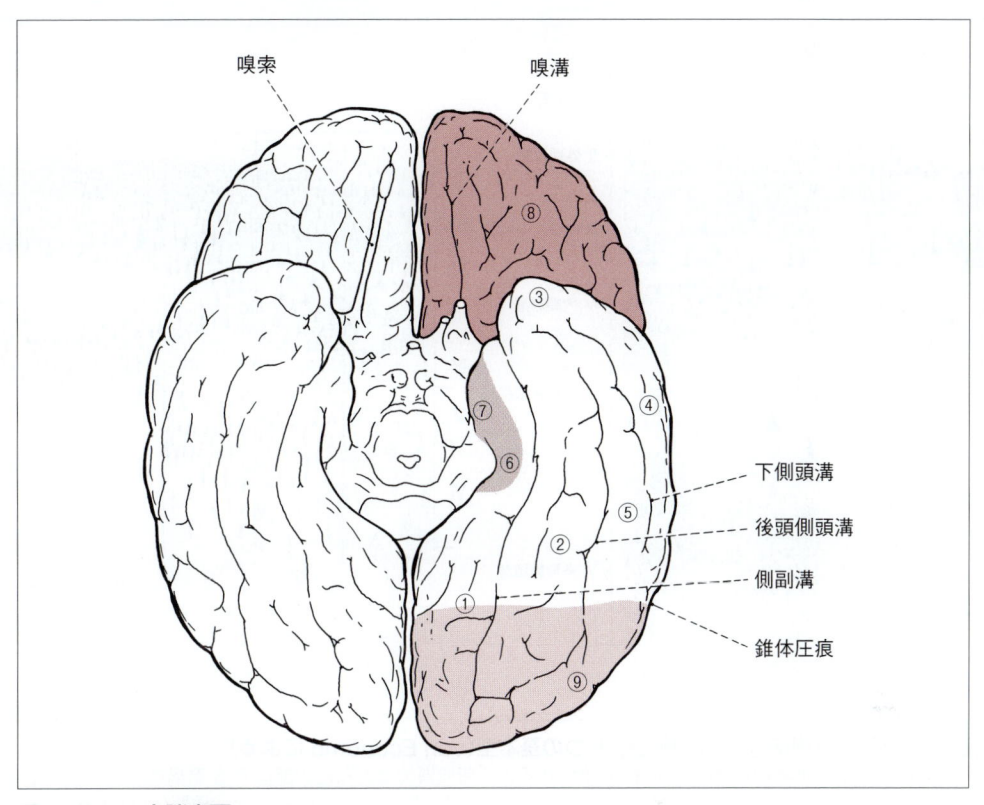

図5-35 c　大脳底面
①舌状回，②紡錘状回，③極回，④中側頭回，⑤下側頭回，⑥海馬傍回，⑦鉤，⑧眼窩回，⑨第3後頭回．

2. 大脳皮質の領域分類

ヒトの大脳新皮質は厚さ1.5〜3 mmのシートで約2,500 cm^{2}の面積を有し，折り畳まれて頭蓋内にしまい込まれている．この折り畳み構造のうち，表面に凸の部分を大脳回(cerebral gyrus)，溝の部分を大脳溝(cerebral sulcus)という．ヒトでは大脳回と大脳溝にはある程度の個体差はみられるものの，大まかな構成はほぼ一定している．大脳新皮質は，外側溝〔Sylvius(シルヴィウス)裂(sylvian fissure)とも〕，中心溝〔Rolando(ローランド)溝(fissure of Rolando)〕，頭頂後頭溝を境界として，4つの大脳葉(cerebral lobe)，すなわち前頭葉(frontal lobe)，頭頂葉(parietal lobe)，後頭葉(occipital lobe)，側頭葉(temporal lobe)に分けられる(図5-35)．ただし，外側面では，頭頂葉・後頭葉・側頭葉の境界は明確でなく，便宜的である(図5-35 a)．大脳の外側溝を開くと，溝の奥に島(insula)と呼ばれる大脳皮質が見いだされ，島皮質(insular cortex)と呼ばれる．大脳半球の内側面では，周辺部は各脳葉に分けられるが，脳梁を囲む領域には新皮質に属さない皮質領野が分布していて，新皮質を大脳皮質の中心と見立てたときにその辺縁部にあたることから，辺縁葉(limbic lobe)または辺縁皮質(limbic cortex)と総称される．辺縁皮質(大脳辺縁系)は4つの大脳葉とは区別する慣わしである(図5-35 bの⑥，⑦，⑨，⑩，cの⑥，⑦)．

B. 大脳皮質の組織学的構造

大脳新皮質はほとんどの部位で6層構造(laminar organization)をもち，ニューロンを鍍銀法あるいはNissl(ニッスル)法で染色すると，各層の構造の特徴がよくわかる(図5-36 a, b)．表層から深部へ順を追って略述する．第Ⅰ層，分子層：少数のニューロンが存在する．第Ⅱ層，外顆粒層：顆粒細胞(星状ニューロン)と小型の錐体ニューロンが存在する．第Ⅲ層，外錐体細胞層：やや大型の錐体ニューロンが存在する．第Ⅳ層，内顆粒層：

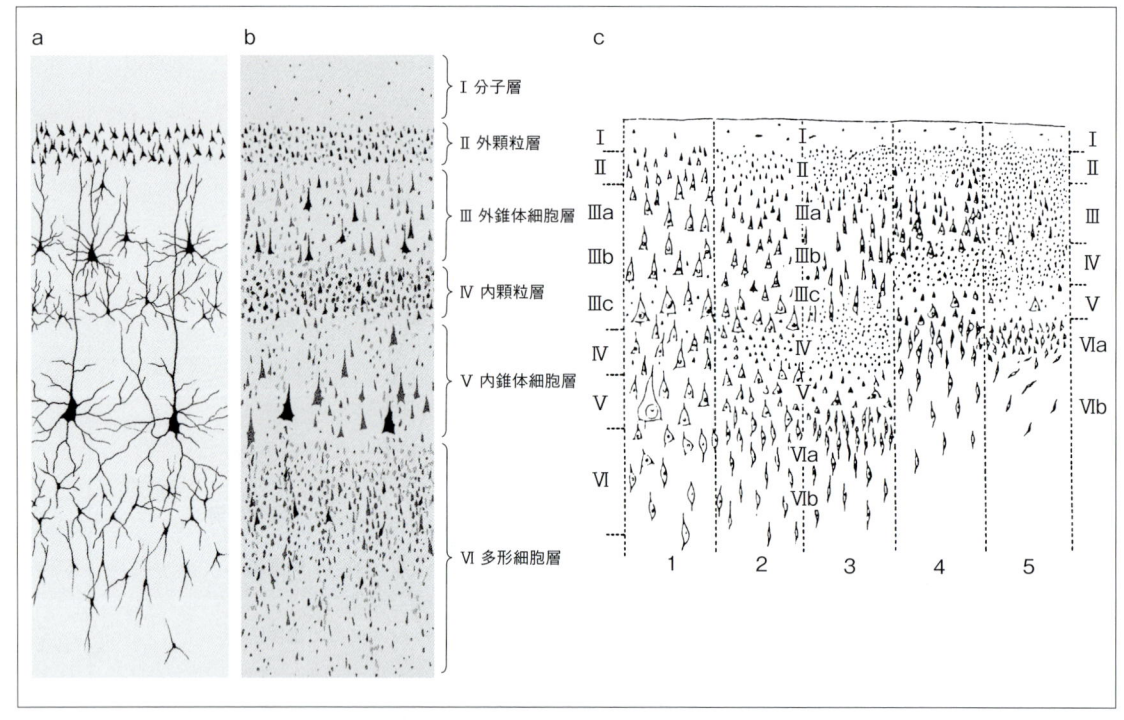

図5-36 大脳新皮質の組織学的6層構造，5つの基本型（von Economoによる）
ニューロンを鍍銀法(a)あるいはNissl法(b)で染色すると，新皮質のほとんどの部位で6層構造が認められる．
1. 無顆粒型（agranular type），2. 前頭型（frontal type），3. 頭頂型（parietal type），4. 極型（polar type），5. 顆粒型（granular type）．
（プロメテウス解剖アトラス，p200, von Economoの原図：KornmüllerAE, Jansen R : Arch Psychiat Nervenkr 110 : 224-252, 1939より）

顆粒細胞（星状ニューロン）と小型の錐体ニューロンが存在する．一次感覚野はこの層がよく発達していて，顆粒型と呼ばれる（図5-36cの5）．逆に一次運動野はこの層が認められないか痕跡的であり無顆粒型と呼ばれる（図5-36cの1）．第Ⅴ層，内錐体細胞層：大型の錐体ニューロンが存在する．一次運動野には巨大錐体細胞Betz細胞がある（図5-36cの1）．第Ⅵ層，多形細胞層：形と大きさに多様なニューロンが存在する．

理の最小機能単位と考えられる．たとえばラットの顔面の長いひげのうち特定の1本にのみ反応する一次体性感覚皮質のカラムが存在する，という具合である．カラムの境界は形態的に明瞭ではないが，各カラムには，互いに連絡し共通の機能にかかわるニューロンが存在する．大脳皮質全体では，直径50〜500 μmのさまざまな大きさのカラムが，ヒトでは数百万個存在するが，ヒトでの詳細は不明である．

C. 大脳皮質のカラム構造

大脳皮質は，形態的には上述のように水平方向の層構造に分けられるが，機能的観点からはまったく異なる単位〔モジュール（module）〕に分けられる．この機能的モジュールは6つの層のすべてに及び，垂直方向に配列してカラム（column）（機能円柱）を構成している．このカラムは，動物の種が違って大脳皮質のサイズが大きく異なっていても，その大きさはほぼ一定しており，情報処

D. 大脳皮質のニューロンと入出力

ヒトの大脳皮質には100億（10^{10}）個を超えるニューロンが存在している．これらのニューロンは，興奮性神経伝達物質としてグルタミン酸を用い（全ニューロンの70〜90％），抑制性物質としてGABAを用いる（全ニューロンの10〜30％）．大脳皮質の各領野が多様な機能をこなしている割には，領野間に，構成要素であるニューロンの種類には大きな違いがみられない．

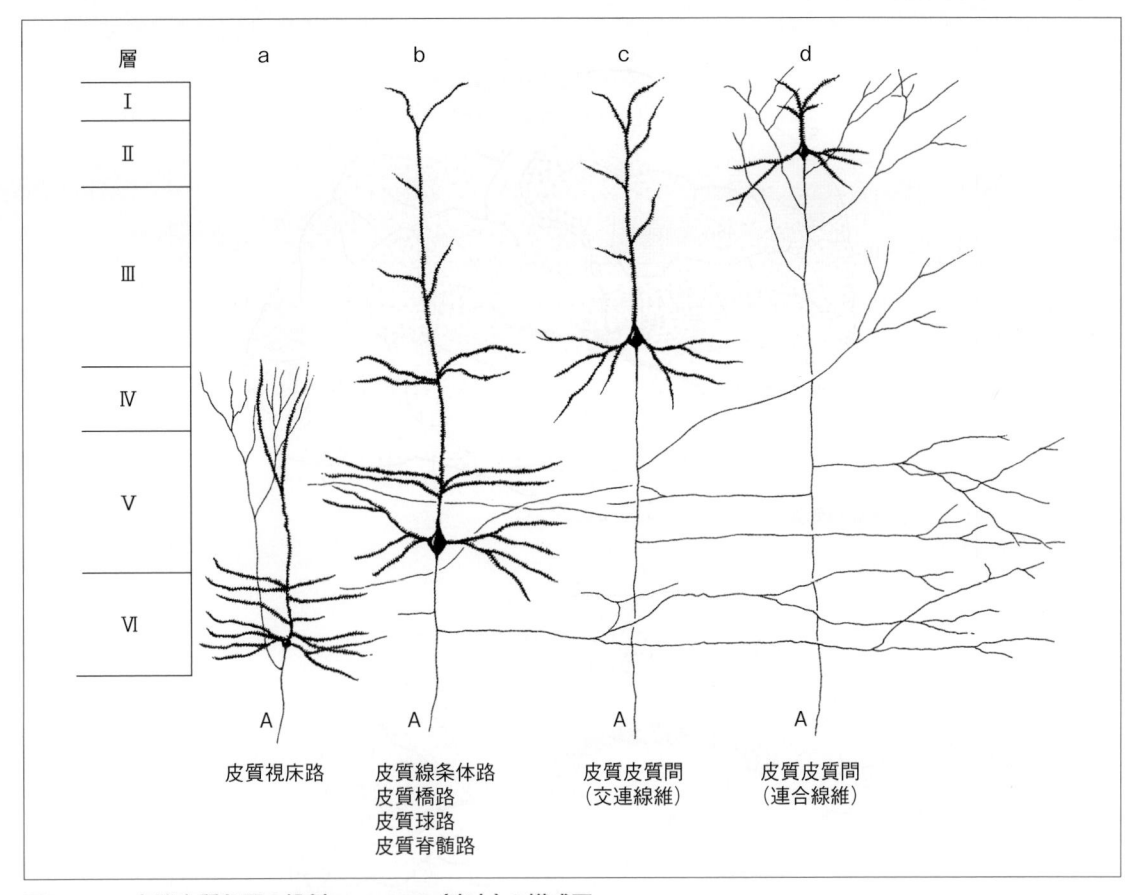

図 5-37 大脳皮質各層の投射ニューロン(出力)の模式図

樹状突起には小さな棘突起が密集して分布している(有棘樹状突起).細胞体から皮質表層に向かって1本の太い尖端樹状突起が伸びている.

A:軸索(axon)を示す.軸索側枝が自体のまたは近傍ニューロンの有棘樹状突起へと伸びている.

(Parent André : Carpenter's Human Neuroanatomy. 9th ed, Williams & Wilkins, 1996)

興奮性のグルタミン酸作動性ニューロンは,形態学的には主として錐体ニューロンである.その細胞体が大脳皮質の深層側に底面をもち大脳皮質の表層に向かう縦長の2等辺3角形(錐体型)をなし,細胞体周囲に多数の樹状突起〔基底樹状突起(basal dendrite)〕をもつが,加えて細胞体の頂点から表層にまっすぐ伸びる1本の尖端樹状突起(apical dendrite)をもつところが特徴である(図5-36 a, 37).したがって,錐体ニューロンは細胞体が所属する層では基底樹状突起に入力を受け取るが,所属する層より浅層でも,典型的には皮質第I層でも尖端樹状突起に入力を受けていることになる.このニューロンの樹状突起は小さな棘突起が密集して分布していて(有棘ニューロン),そこには興奮性シナプスが形成される.このシナプス可塑性が学習と記憶の実体であると考えられている.錐体ニューロンは投射ニューロンであり,軸索は深部髄質へと下るが,細胞体近傍に軸索側枝(axon collateral)を出す(図5-37).

一方,抑制性のGABA作動性介在ニューロンは,形態学的には,細胞体が錐体型を呈さず無棘性あるいは棘突起の少ない樹状突起をもつ(無棘非錐体ニューロンまたは星状ニューロン).形態学的にも化学的にも非常に多様なニューロンが認められる.その形態から機能が推測されるようなものもあって,錐体ニューロンへの抑制のしかたから,バスケット細胞,シャンデリア細胞などと呼ばれている.

大脳皮質の入出力はおおむね前述した6層構造(図5-36)にしたがって配置される.視床からの

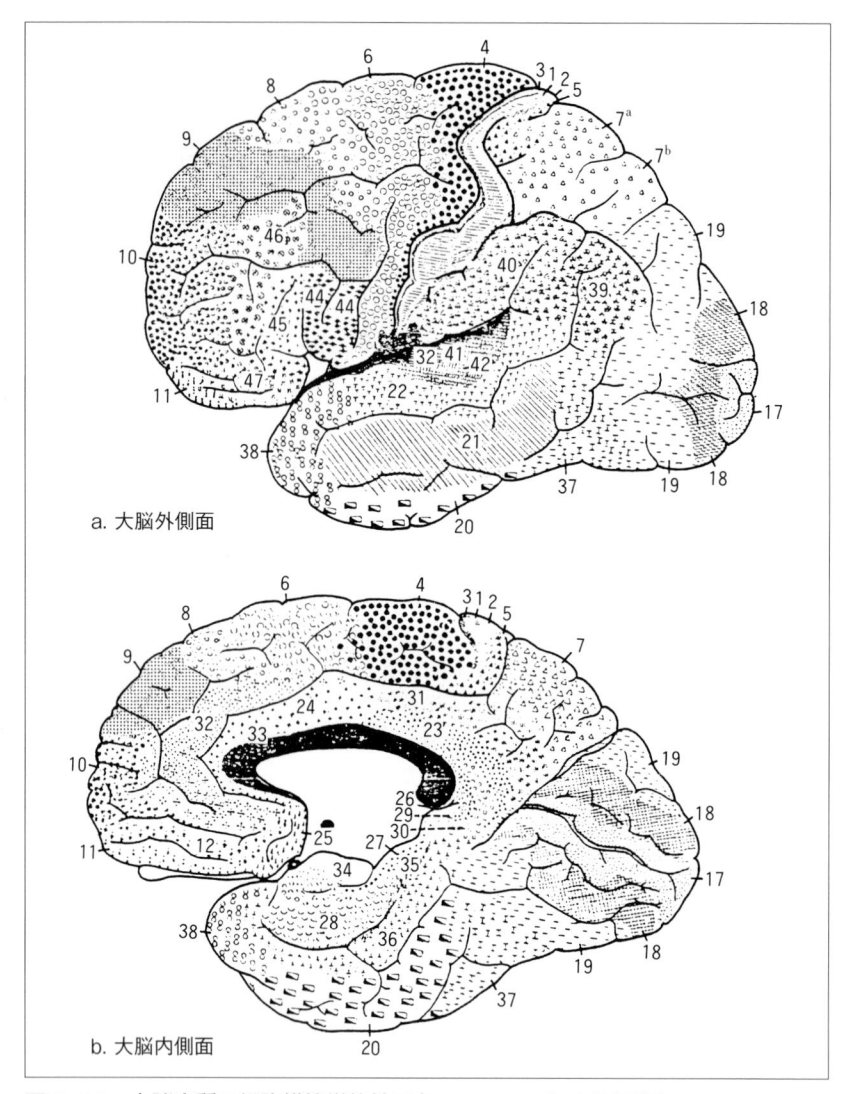

図 5-38 大脳皮質の細胞構築学的地図（Brodmann による区分）
　数字は分野番号で，普通は"Brodmann の area 4（4 野）"というように呼ぶ．
　（Brodmann K : Verglichende Lokalisationslehreder Grosshirnrinde in ihren Prinzipien dargestellt auf Grund des Zellenbaues. 1909 より）

a. 大脳外側面
b. 大脳内側面

　情報は主として第Ⅳ層に入力するが，第Ⅰ，Ⅲ，Ⅵ層などにも入力する．他の皮質領野からの入力は主に第Ⅰ層から第Ⅲ層までである．新皮質からの出力も一般に層構造に沿って決まる．各層からの投射ニューロン（出力）の模式図（図 5-37）を示す．第Ⅱ/Ⅲ層の錐体ニューロンからは主に他の皮質領野へ出力し，第Ⅲ層には脳梁経由（交連線維）で反対側の大脳皮質に投射するニューロンも分布している（図 5-37 c）．第Ⅴ層の大型の錐体ニューロンは，皮質-脊髄，皮質-球，皮質-橋，皮質-線条体投射ニューロンなど皮質下の神経核へと大脳皮質の情報処理結果を伝えるので，第Ⅴ層は皮質の「出力」層であるといえる（図 5-37 b）．第Ⅵ層の錐体ニューロンも皮質下の視床核へ出力するが，視床核は皮質への主な入力元であるので，第Ⅵ層は視床入力元への「フィードバック」層であるといえる（図 5-37 a）．

　皮質への入力は皮質内でどのように処理されて出力されるのであろうか．各種の興奮性投射ニューロンと抑制性介在ニューロンが，樹状突起と軸索側枝を複雑に交叉させて皮質内局所神経回路を作動させているはずであるが，その詳細はな

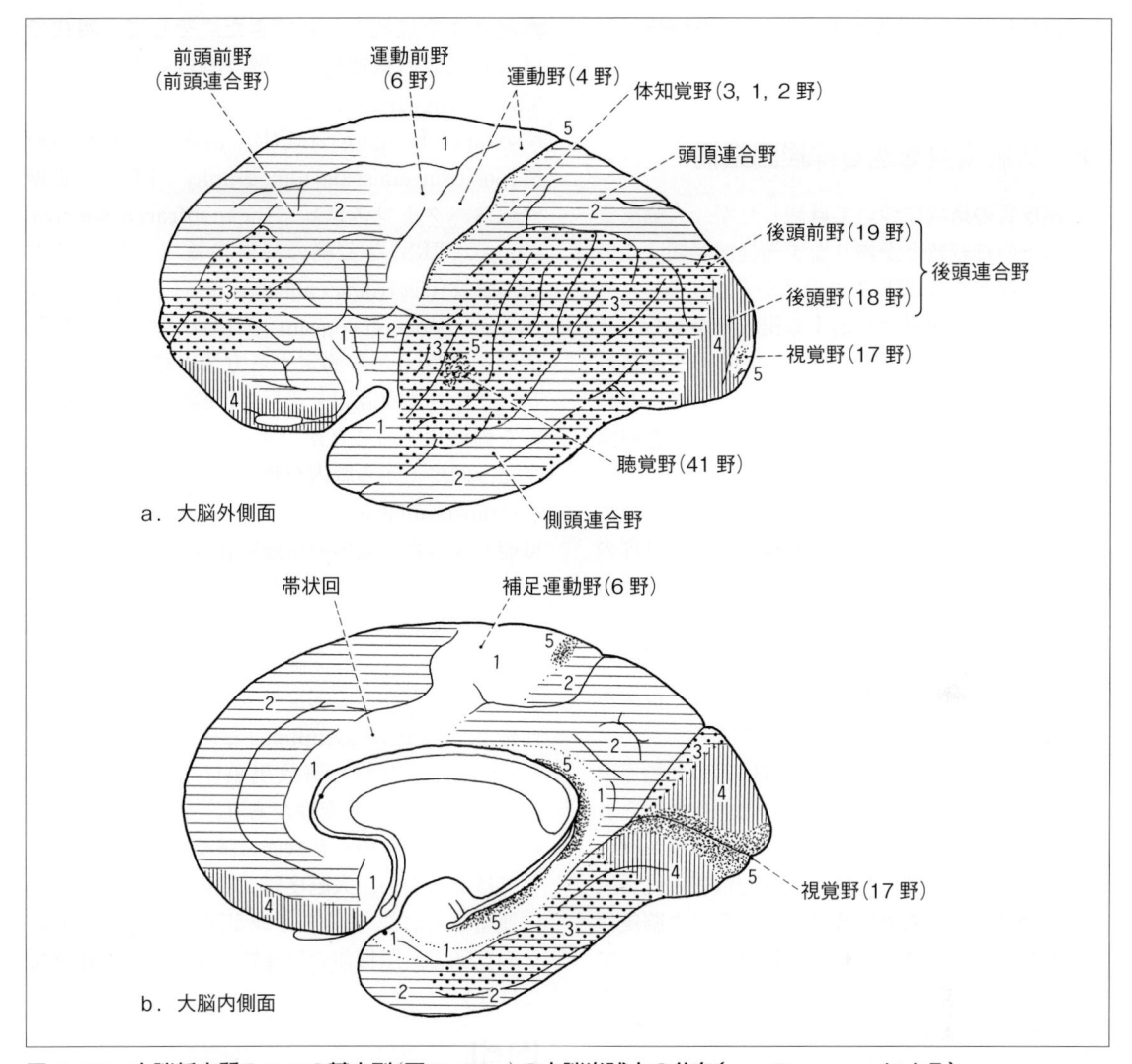

図 5-39 大脳新皮質の 5 つの基本型（図 5-36 c）の大脳半球上の分布（von Economo による）
a には運動野，感覚野，連合野の概略が記入してあり，数字は基本型の分類番号．カッコ内数字は Brodmann の分野番号．
（von Economo CF : The Cytoarchitectonics of the Human Cerebral Cortex. Oxford Medical Publ, London, 1929）

お明らかにされていない．

E. 大脳皮質の細胞構築と区分

　前述のように大脳新皮質は基本的に 6 層構造をとっているが，皮質の各領野により特有な細胞構築や髄鞘構築の差異を生じている（**図 5-36 c** 参照）．細胞構築の差異に基づいて Brodmann（ブロードマン）(1909)は，ヒトの皮質領野を 47 に分けて番号を振った（**図 5-38**）．"Brodmann の領野"として周知である．各領野の境界線は必ずしも大脳溝と一致していないが，その後，それぞれの領野はさまざまな機能と対応していることが判明し，大脳皮質に機能地図（functional map）が描かれ，皮質機能の局在性が明らかになった．さらに von Economo（フォン エコノモ）(1929)は新皮質の構造を 5 つの基本型に分類して形態と機能の大まかな対応を明らかにした（**図 5-36 c, 39**）．1 と 5 は 6 層構造の不明瞭な異型皮質（heterotypic cortex）であり，2, 3, 4 は 6 層構造の明瞭な同型皮質（homotypic cortex）である．大脳半球上の分布では，1 の無顆粒型異型皮質は広

義の運動野，5 の顆粒型異型皮質は一次感覚野，2，3，4 の同型皮質は各連合野に相当する．

F. 大脳皮質を巡る神経回路網

大脳皮質の構成について概観したが，大脳皮質と皮質下の神経核とが織りなす神経回路網については，原則となる以下 3 つの系が存在する．
① 大脳皮質の各領野は対応する視床核をもち，その視床核から興奮性入力を受け，その視床核へ興奮性にフィードバック出力するという密な相互的神経連絡——皮質視床間の興奮性反響回路——が存在する．
② ほとんどすべての大脳皮質領野は大脳基底核の線条体に出力する．大脳基底核での情報処理の結果は主として視床を介して前頭葉皮質に戻される．
③ 多くの大脳皮質領野は脳幹の橋を介して小脳に出力する．そしてその演算結果はやはり視床を介して大脳皮質の運動野に戻ってくる．

このような大脳皮質を巡る神経回路の一般原則は，皮質局所での情報処理の速度との比較から考えると，皮質内で情報処理されている時間スケールで，並行して皮質外で処理された情報が皮質内情報処理に影響するということである．大脳皮質とそれに直結する神経構造が一塊として作用して高次脳機能を実現しているのであろう．

G. 大脳皮質の機能局在

大脳皮質の機能局在に関する確かな証拠は，1861 年，Broca の運動性失語症の記載に始まる．まもなく Fritsch(フリッシュ)と Hitzig(ヒッチヒ)がイヌの運動野の電気刺激で反対側肢が動くことを示し(1870)，Wernicke が感覚性失語症を記載した(1871)．以後，そのほかの機能に対しても次第に比較的限局した対応づけがなされるようになった．

大脳皮質の特定の領野に特定の機能を帰属させる考え方を局在論という．これに対して，大脳皮質は一様な組織であり，大脳の局所的障害による症状も大脳全体の反応とみなす考え方を全体論という．両者の間で 20 世紀の前半に激しい論争があったが，その後，各種の研究の進歩により両論は次第に統合されてきた．そして，現代では大脳皮質の機能局在を疑う者はいない．最近では，機能的磁気共鳴画像(functional magnetic resonance imaging：fMRI)，陽電子放射断層撮影(positron emission tomography：PET)，近赤外線スペクトロスコピー(near infrared spectroscopy：NIRS)など脳の局所血流を測定する方法，脳波(electroencephalogram：EEG)や脳磁図(magnetoencephalogram：MEG)など電気・磁気活動を頭皮上から測定する方法が技術的に進歩し，さまざまな課題を遂行中に脳の活動領域の分布を画像化することができるようになってきた．また，頭皮上から脳内を刺激する経頭蓋磁気刺激法(transcranial magnetic stimulation：TMS)も可能となった．大脳の機能局在は現代の常識であり，運動や一次感覚機能が大脳皮質の特定の領野に局在していることは明らかだが，思考など，より高次機能の"局在"を論じることはさほど容易ではない．また，ある部位の限局性病変によって陰性症状(negative symptom)と陽性症状(positive symptom)すなわち解放現象(release phenomenon)の出現する可能性があり，病巣による局所症状を当該部位の正常機能の議論に短絡させ混同してはならない．大脳皮質は網の目のように相互に連絡しており，多くの領域が同時に働いている．その意味で，脳機能の局在性と全体性は二律背反ではない．

【付言】

本項では，大脳皮質の機能とその障害について局在論的思考に則り，以下，前頭葉，頭頂葉，後頭葉，側頭葉の順に述べていく．しかし，この大脳皮質の解剖学的 4 分類は機能的にはいくつかの点で無理があり，系統的理解をいくぶん困難にしている．具体的に，その最たるものは Sylvius 裂周囲言語領域に関してであり，前頭葉，頭頂葉，側頭葉にまたがって存在するため，本項での記載は 3 か所に分散している．次に，中心溝を挟んだ前後の領域，中心領域(Rolando 領域)に関してであり，前頭葉と頭頂葉に 2 分されている．さらに，頭頂葉・後頭葉・側頭葉の接合部とも呼ぶべき Brodmann 37 野に相当する運動視の大脳中枢に関してである．ここは medial superior temporal visual area(MST 野)と命名されているが，頭頂

連合野に属すると考え，本項では頭頂葉に含めた（後述，XII-B）．最後に，側頭葉に関しては，外側面である穹窿面(convexity)皮質(XIV)と内側面である大脳辺縁系(XVI)とを完全に分離して記載する構成が，編集者によって採用されている．

XI. 前頭葉の機能とその障害

A. 溝と回

　前頭葉は大脳半球の前方に位置し，大脳のほぼ1/2を占める．外側面で，中心溝の前方をこれと平行に走るのが中心前溝，その間が中心前回である．中心前溝の前方は上前頭溝と下前頭溝によって，上前頭回，中前頭回，下前頭回に3分される．下前頭回は外側溝の分枝である前枝と上行枝によって前，中，後の3部に分けられ，眼窩部，三角部，弁蓋部という(図5-35 a)．内側面の下方は帯状溝によって辺縁葉の一部である帯状回と境されている．前頭葉内側面は上前頭回に属するが，その後端部の中心溝切痕を取り囲む部分は中心傍小葉と呼ばれる(図5-35 b)．底面は前頭蓋窩に接する部分で，眼窩の上にあるので眼窩面ともいわれる．この面にある嗅溝より外側にある回転は眼窩回と呼ばれる(図5-35 c)．

B. 領野と機能

　一次運動野(primary motor area)MIは中心前回と大脳内側面の中心傍小葉前部(Brodmann 4野)にある．内側から円蓋外側にいくに従い，足趾から上肢，顔面へと各体部位の随意運動に関する中枢が整列している(図5-40 a)．第V層に大型錐体細胞(Betz細胞)があり，ニューロンの軸索は内包-大脳脚を下行し，皮質球路ないし皮質脊髄路(錐体路)を形成し，運動性脳神経核ないし脊髄前角の運動ニューロンとシナプスを作る．一次運動野の機能は，体部位局在の考えを推し進めて，各筋を支配する領域が皮質内に配列していると考える筋再現説から，今では「複数の筋を正確なタイミングで順に収縮させる種々の運動パターンが再現されている」と考える運動再現説に傾斜してきた．

　二次運動野とは一次運動野以外の運動野の総称で運動の連合野であり，運動前野(premotor area)(6野に相当)は外側面で一次運動野の前に位置し，補足運動野(supplementary motor area：SMA)(やはり6野に相当)は内側面で一次運動野の前に位置する．さらに半球内側面でSMAに接し，帯状溝の上壁と下壁に帯状皮質運動野(cingulate motor area：CMA)が存在する．最近のサルを用いた生理学的研究の進歩により，最初にSMAと呼ばれた部位は，実は前後で性質や線維連絡が異なることがわかってきた．その後部が狭義のSMAで，前部が前補足運動野pre-SMAである(図5-40 b, c)．体部位配列は一次運動野ほど明らかでないが，SMAでは前後に顔から下肢まで存在する．そしてSMAには体部位支配の偏在性(laterality)の欠如が示唆されている．pre-SMAでは体部位配列が不明になっている．6野は4野の細胞構築と類似するが〔von Economo(フォン エコノモ)の1無顆粒型〕，Betzの巨大錐体細胞がない．運動前野のニューロン活動は特定の運動を視覚的に誘導する機構や運動の準備状態の設定に，SMAのそれは一連の手順を踏む運動(運動のプログラミング)や記憶に依存する運動を選択する機構に関係している．さらにpre-SMAでは，運動の出力への直接的な関与はなくなり，運動を形成するための感覚情報や，運動に意味と目的を与える情報，あるいは運動の開始のしかた，動作の順番を制御するために必要な情報などが表現されている．

　前頭眼野(frontal eye field：FEF)は中前頭回中部(8野)にあり，注視中枢——随意的な眼球運動，特に随意性サッケード(saccade)の高位中枢——とされている．サルのFEFを刺激すると両眼が反対側に向かう急速眼球運動(saccade)を引き起こし，一側FEFの破壊は破壊側への視線の偏りと反対側視野の無視(visual neglect)を引き起こす，という．

　Broca野は左(優位)半球下前頭回三角部・弁蓋部の皮質(44, 45野，図5-35 a)と皮質下白質とされ，運動性言語中枢である(図5-41)．

　前頭前野(prefrontal area)は前頭回前部(9, 10, 11, 46, 47野)を占め，前頭眼野とBroca野より

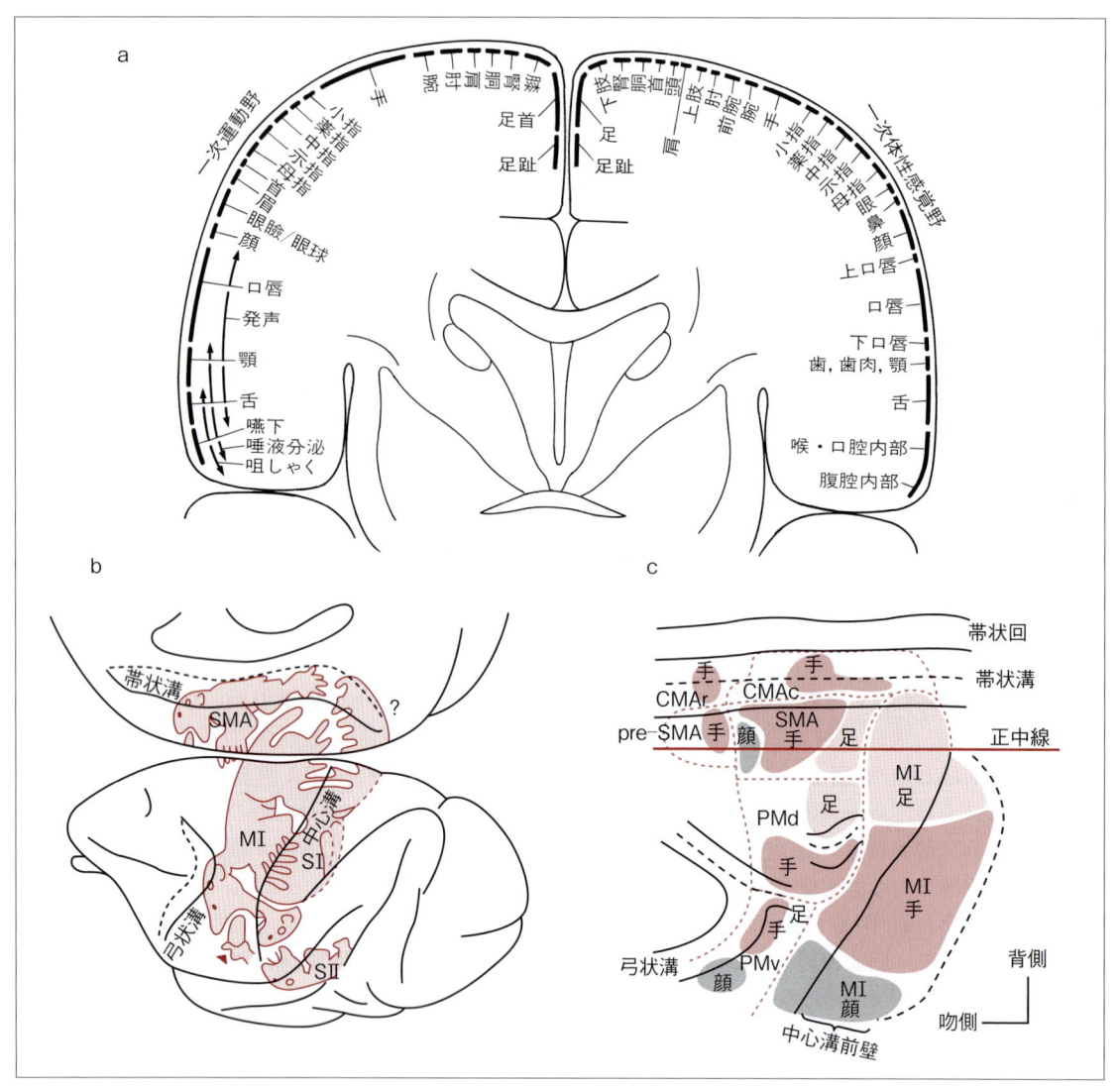

図5-40 運動野と体性感覚野の体部位局在
a．一次運動野と一次体性感覚野での局在配列の相対的な大きさを示す．
b．サル，一次運動野 MI，補足運動野 SMA，一次体性感覚野 SI，二次体性感覚野 SII の体部位局在．
c．サル，運動野の体部位局在．脳溝を広げた展開図で示す．粗い破線は脳溝の底を示す．MI，SMA 以外に，運動前野 PMd, PMv，帯状回皮質運動野 CMAc, CMAr などにも体部位局在が存在する．
(a：Rusmussen と Penfield，1947 より，b, c：南部　篤：大脳皮質と大脳基底核．小澤瀞司ほか（総編集）：標準生理学，第7版，p359, 医学書院，東京，2009)

前の前頭連合野である．脳の系統発生上最も新しい領域で，ヒトでは他の動物に比して著しく発達しており，脳の最高次の統合の座と考えられている．前頭前野，すなわち前頭連合野は，行動の計画に必要な情報を側頭連合野や頭頂連合野から，内的な情報を辺縁系から受け取り，複雑な行動計画を組み立て，その実行の判断を行う．その情報は運動野に送られ，個々の運動プログラムとして実行される．前頭前野は解剖学的に3つの領域，すなわち外側前頭前皮質(lateral prefrontal cortex：LPFC)，眼窩前頭前皮質(orbitofrontal cortex：OFC)，内側前頭前皮質(medial prefrontal cortex：MPFC)に分けられる．この分類はサルでの神経生理学的研究やヒトでの機能画像研究を通じ，機能的にも有用な分類であると考えられる．たとえば LPFC は遂行機能と，OFC は報酬価と，

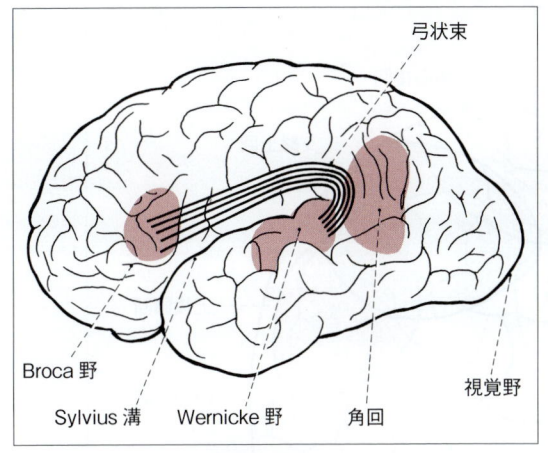

図5-41 主要言語領域の模式図
〔Geschwind(ゲシュヴィント)による〕

Sylvius溝を挟み，左下前頭回後方にBroca野，上側頭回後部にWernicke野があり，両者を弓状束(arcuate fasciculus)で結んでいる．Sylvius裂周囲言語領域としてまとめられる．前頭葉・頭頂葉・側頭葉にまたがり，中大脳動脈Sylviusの分枝(皮質枝)で灌流される．

MPFCは葛藤の制御面と相対的に強く関連している．前頭前野の先端部分である前頭極(frontal pole)はBrodmann 10野であり，前頭前野の3つの領域に面しているが，その機能はほとんど手つかずの状態である．

C. 左または右前頭葉病変による症候

1. 運動麻痺(motor paralysis)

一次運動野ないしその皮質下の病変で反対側身体の運動麻痺が生じる．特に指先の微細な運動(isolated movement)が障害されやすい．障害が広範に及べば片麻痺をきたし，障害が限局性のときは単麻痺(顔面口部，上肢，下肢)となる．急性の障害によって弛緩性麻痺が生じ，経過を追って次第に痙性麻痺となるが，痙縮の生じる脳内機序はなお明らかではない．内包を通り延髄錐体に下行する錐体路には，Betz巨大細胞由来の太径有髄線維である皮質脊髄路以外にも他の皮質や大脳基底核由来のたくさんの下行路が含まれているが，その詳細は不明である．

2. 肢節運動失行(limb-kinetic apraxia)

中心領域(Brodmannの4, 6, 3, 1, 2野)の病変で，反対側の上肢の肢節運動失行が生じる．すなわち，すでに習得した動作，たとえばⅠ指とⅡ指で輪を作る，ボタンの留め外し，箸の使用などが拙劣になる(図5-42の1)．

3. 把握現象(grasping phenomenon)

上前頭回内側面の中部から後部(Brodmannの6, 8, 32, 24野)，すなわちSMA, pre-SMA, CMAを含む病変で一般に反対側の上肢(手指)に把握現象——触覚刺激による強制把握(forced grasping)と視覚刺激による強制模索(forced groping)——が生じる．強制把握は手掌に物を乗せると指がそれを握ってそのままにしている現象で，把握反射(grasp reflex)ともいわれる．

同様の現象は1歳以下の正常児の足趾にも生じ，足把握反射(plantar grasp reflex)という．Down(ダウン)症児では1歳を過ぎても出現し，反対側の前頭葉障害でも出現する．

D. 左(優位側)前頭葉病変による症候

1. Broca失語(Broca aphasia)〔運動性失語(motor aphasia)〕

Broca失語とは，発語の障害——非流暢(non-fluent)という——を主徴とし，言語理解はほぼ正常〜軽度障害のものをいう．音韻性錯語が多くみられる．文法の誤りが目立ち，話し言葉の間違いと類似した書字の間違いを犯す傾向がある．脳血管障害による実際の病巣はBroca野(左下前頭回弁蓋部と三角部，Brodmann 44, 45野)よりも広範である(図5-41)．前頭側頭葉変性症(frontotemporal lobar degeneration : FTLD)の一臨床型である進行性非流暢性失語(progressive nonfluent aphasia : PNFA)の失語症状はBroca失語とほとんど変わらないが，語想起の障害〔失名辞失語(anomic aphasia)〕で発症し，進行性であり，全体的病像は大きく異なる．左弁蓋部から上側頭回優位の萎縮病変が認められる．

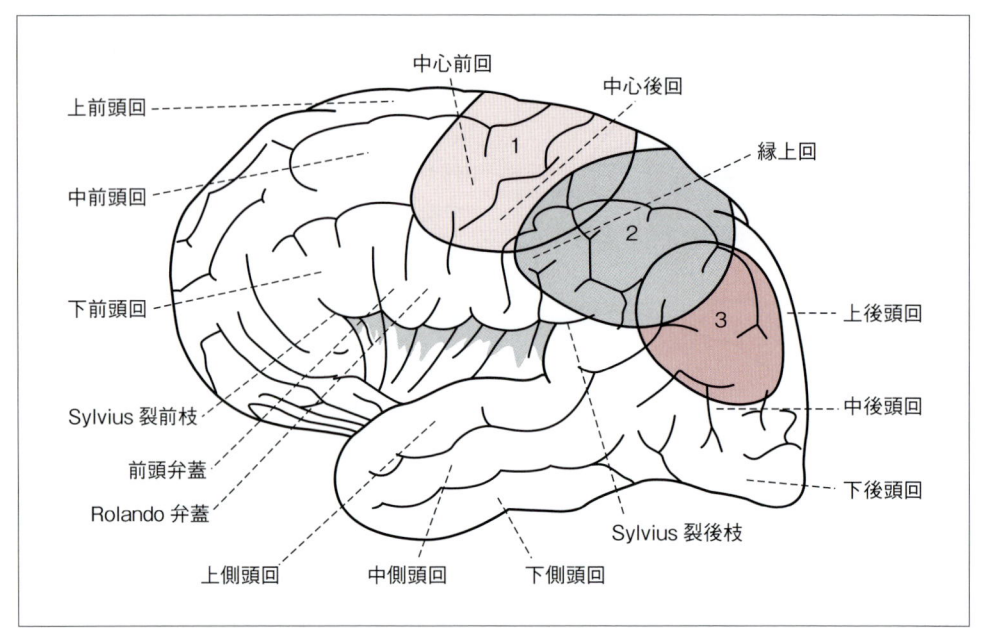

図5-42 運動失行の病変部位模式図〔Brown（ブラウン），1988による〕
Sylvius裂を上下に開大してある．1：肢節運動性失行の領野，2：観念運動性失行の領野，3：観念性失行の領野．

2. 純粋語唖（pure anarthria）

皮質下性運動性失語（subcortical motor aphasia）〜失構音（apraxia of speech）ともいわれ，言語障害が発話の異常に限定され，書字は保たれるものをいう．すなわち，内言語は保たれている．Broca野の後方に接する左中心前回下部の病巣が剖検で見いだされた例があり，臨床・病理学的にBroca失語との移行が議論されている．

3. 超皮質性運動性失語
（transcortical motor aphasia）

Broca失語に似るが，復唱は保たれる型である．Broca野の直前か直上，すなわち上前頭回〜下前頭回の病変による．Broca失語の回復期にもこの病像を呈する．また補足運動野を中心とする左前頭葉内側面の病変で，言語動作の発動性の低下により類似の状態を呈する．

4. 純粋失書（pure agraphia）

失語・失読がなく，書字に使用する上肢の感覚・運動障害もないのに書字困難を生じる状態をいう．左中前頭回後部（運動前野に相当）の病変で生じるというがまれである．別に純粋失書は左頭頂葉病変でも生じる（後述，XII-D-3）．

5. 口舌顔面失行（oro-lingo-facial apraxia）

開閉眼，開口，挺舌など当該部の習得行為が障害されるもので，反射的・自動的には運動できるが，随意的・意図的には正当に行えない．左下前頭回後部（弁蓋部）の病変で生じることが多いとされる．顔面両麻痺との関係が問題となる．

6. 道具の強迫的使用
（compulsatory manipulation of tools）

目の前に置かれた日常道具を，自己の意思によらず，指示もないのに，右手で使用してしまう現象で，左手はそれを制止しようとする（抗争行為）．両手の抗争を伴う使用行為〔脳梁の障害で拮抗失行として後述，XII-B-2-6）〕である．左前頭葉内側部（SMAとMPFC）と脳梁膝の病変で生じる．

E. 右(劣位側)前頭葉病変による症候

1. 運動維持不能(motor impersistence)

運動障害が検出されないのに，閉眼，側方注視，開口，挺舌，把握などの維持ができなくなる．右前頭葉の比較的広範な病変によって生じる(Miller Fisher)．

2. 模倣行為(imitation behavior)

目の前の検者の動作の模倣を，指示されないのに，自己の意思でもなく，行ってしまう現象をいう．本来，片手単位のものだが，両手の行為にもみられる．「おいでおいで」「じゃんけん」などの手の動作で出現する．病変は右前頭葉内側面(Brodmann 8, 10野)の皮質・皮質下から脳梁膝部にかかる．強制把握を伴うことがある．

3. 他人の手徴候(alien hand sign)

道具の強迫的使用とは異なり左手に生じ，他人の手のように無目的に道具をもてあそぶ現象をいう．右前頭葉内側部の病変，脳梁病変が指摘されている．しかし，報告者により「他人の手」の定義に混乱がみられ病変の議論も拡散している．

F. 両側前頭葉病変による症候

1. 吸引反射(sucking reflex)

口唇をハンマーの柄などでこすると，口をすぼめる反射である．

2. 使用行為(utilization behavior)

道具を眼の前に置くとそれをつかみ使用してしまう現象をいう．自己の意思によるものでなく，指示によるものでもない．使用禁止の指示をしても，患者がそれを理解しても，手が勝手に行為する．両手で行う動作は左右が協調的に動く．この点が道具の強迫的使用と異なる．強制把握は伴わない．前述の模倣行為はこの使用行為の初期段階であるとされる．病変は一側あるいは両側前頭前野の底部眼窩面から尾状核頭部にあり，SMAは病変を免れている．筆記用具の使用行為は書字行為となる．

3. 失立失歩(astasia-abasia)・歩行失行(apraxia of gait)・前頭葉性運動失調(frontal ataxia)

下肢の運動機能が臥位では正常に保たれているのに立位をとることができないのを失立(astasia)といい，歩行ができないのを失歩(abasia)という．通常この両者は共存するので失立失歩(astasia-abasia)という．起立ないし立位の保持は可能であるが，歩行がきわめて困難な状態を歩行失行(apraxia of gait)という．これらの症候は概念的定義としては明瞭である．失立失歩は，古くからヒステリー症状の1つとされてきた．

歩行失行は，歩こうとすると，足を床から離すのが困難で，足趾の把握反射がみられ，gegenhalten(被動運動に際して無意識に力の入る状態)を伴い，両側前頭葉，特に前部の広範な病変で生じるとされる．しかし，Parkinson病，進行性核上性麻痺，多発脳梗塞～lacunar state, Binswanger型白質脳症，正常圧水頭症(NPH)などの器質的疾患による類似の起立・歩行障害と区別され，歩行失行(すなわち前頭葉症状)と判定される症例に筆者は遭遇したことがない．現状では歩行失行を同定する議論に立ち入らない．

前頭葉性運動失調(frontal ataxia)は，前頭葉腫瘍で小脳患者に似た運動(主に歩行)失調を呈した症例が報告(Brun, 1892)されて以来，議論が繰り返され，前頭葉-橋-小脳線維(大脳小脳連関)の障害によるものであると考えられた．しかし，神経内科の側からより厳密な症候論に基づく症例の報告はみられない．

前頭葉(皮質・皮質下)性運動(主として歩行)障害が存在することは明らかであるが，その症候学はなお未分化の状態にある．

4. 高次の知的機能障害・精神症状

前頭葉円蓋部Brodmannの8野の前方には，9, 46, 44, 45, 47, 12野が背側から腹側の順に並んでおり(LPFC)，高次の知的機能に関連している．この領域の損傷によって作業記憶(ワーキング・メモリー)の障害を引き起こし，Wisconsinカード分類テスト(概念形成と形成された概念の変更への対応能力を評価する)の達成カテゴリー数の減少と保続の誤りの増加をきたす．前頭前野で外側面から内側面の病変で，遂行能力の低下，保続

(perseveration），情動反応の消失，自発性の低下などが認められ，前頭葉底部の病変では，食や性行動への欲望の増大，恐怖心の消失，運動過多などが生じる．前頭極(Brodmann 10野)の破壊は，直接的な知的機能の低下を伴わずに行動発現の低下や性格変化をもたらすといわれるが，詳細は不明である．

XII. 頭頂葉の機能とその障害

A. 溝と回

中心溝の後方をこれと平行に走るのが中心後溝，その間が中心後回である．その後方は頭頂間溝によって上下に2分され，上方が上頭頂小葉(superior parietal lobule)，下方が下頭頂小葉(inferior parietal lobule)である．下頭頂小葉は第1中間溝によって，前方の縁上回(supramarginal gyrus)と後方の角回(angular gyrus)に2分される．頭頂葉後部の境界は内側面では頭頂後頭溝により明らかだが，外側面では頭頂後頭溝切痕から底部の錐体圧痕に引いた線を後頭葉の前縁とする．頭頂葉と側頭葉の境界は，外側溝後頭枝が上方に折れる点から後頭葉の前縁に向かう水平線によるのが一般である（図5-35 a～c）．

B. 領野と機能

中心後回は一次体性感覚野SIで，運動野の後で中心溝に平行して前方からBrodmannの3, 1, 2野がある．SIは主として視床後腹側核から投射を受ける．運動野と同様，内側から円蓋外側へといくにしたがい，足趾から上肢，顔面へと各体部位の体性感覚の中枢が整列している(体部位局在の再現)．運動野と同様，指先，口唇，舌など感覚の鋭敏な体部が皮質で相対的に広い部分を占める（図5-40 a, b）．3野は前後にさらに3a野と3b野に分けられる．3a野は，中心溝の底面にあり4野(一次運動野)と接しており，関節や筋など深部受容器からの感覚情報を受ける．3b野は3a野に続き中心溝の後壁にあり，皮膚受容器からの感覚情報を受ける．その受容野は1本の指に限局して小さい．1野，2野では，受容野が2本以上の指にまたがっていたり，手全体を覆う大きな受容野がみられる．2野では皮膚と深部の両方の刺激に応答するニューロンが存在し，次第に情報の統合が進む．SIは，二次体性感覚野SIIと5野，7野に投射する．中心後回の下部に頭頂弁蓋があり，その内壁にSIIがある．SIIは視床後核群から両側性に投射を受け，大まかな体部位配列があり(サル)，SIから投射を受け周辺の頭頂連合野や運動野へ投射する．解剖学的にSIIはSIより上位の中枢と考えられる（図5-40 b）．

体性感覚野SI，SII以外の頭頂葉は，すべて頭頂連合野に属する．上頭頂小葉の前部が5野，後部が7野で，体性感覚連合野と呼ばれる．すなわち，体性感覚と視覚の入力を受け，自己の身体図式(body schema)と周囲の空間の見当識(orientation)と注意にかかわっている．下頭頂小葉の前部(縁上回)がBrodmannの40野，後部(角回)が39野で，立体視の高次情報処理と3次元図形の知覚などにかかわり，さらに各種の感覚機能を統合して言語など高次機能に導く座であり，ヒトでは左右の半球で機能が分化し，左はWernicke野(22野)とともに後言語領域と呼ばれ，文字の読み・書きなど一連の行為に関与する（図5-43）．運動視，追跡眼球運動(smooth pursuit)の大脳中枢が後頭・側頭・頭頂葉の接合部(19, 37, 39野)にあり，middle temporal visual area(MT野)とmedial superior temporal visual area(MST野)が隣接している（図5-44）．MTは後頭葉一次視覚野V1からの情報を受け(五次視覚野V5，後述，XIII-B)，頭頂連合野に分類されるMSTに投射する．MSTからFEFなど視運動にかかわる大脳皮質領野に投射し，同じくMSTから下行し同側の背外側橋核(dorsolateral pontine nucleus : DLPN)に至る．parietal eye fieldは，視覚誘導性サッケードをトリガーする領域で，頭頂間溝の外側壁(lateral intraparietal area : LIP)にある（図5-44）．LIPの近くに特定の方向に手を伸ばすときに活動する細胞がある（サル）．

頭頂葉は，前頭葉とは中心溝によって境されるが，後頭葉・側頭葉との境界は不明瞭で人為的なものであり，機能的に連続している．すなわち視覚系の情報伝達は，後頭葉に発し側頭葉(腹側経

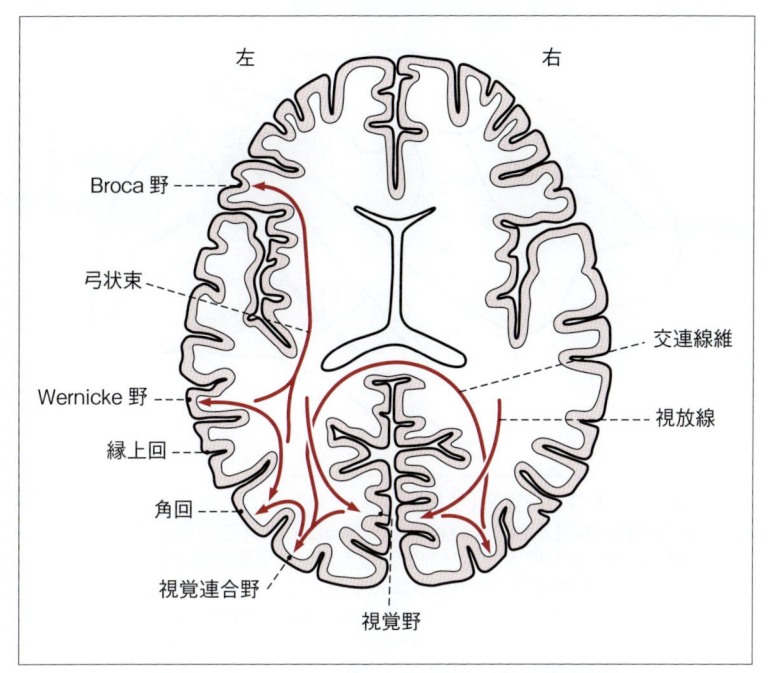

図 5-43 視覚情報が発語に至るまでの脳内機構の模式的説明図
　物の名称を言う場合，視領野から角回へ視覚像を伝え，角回は Wernicke 野に名称の言語音響像を喚起し，それが弓状束を経て Broca 野へ伝えられ，言語運動像を喚起する．言語運動像は前頭葉運動領域へ伝えられ発語が行われる．
（Geschwind による，一部改変）

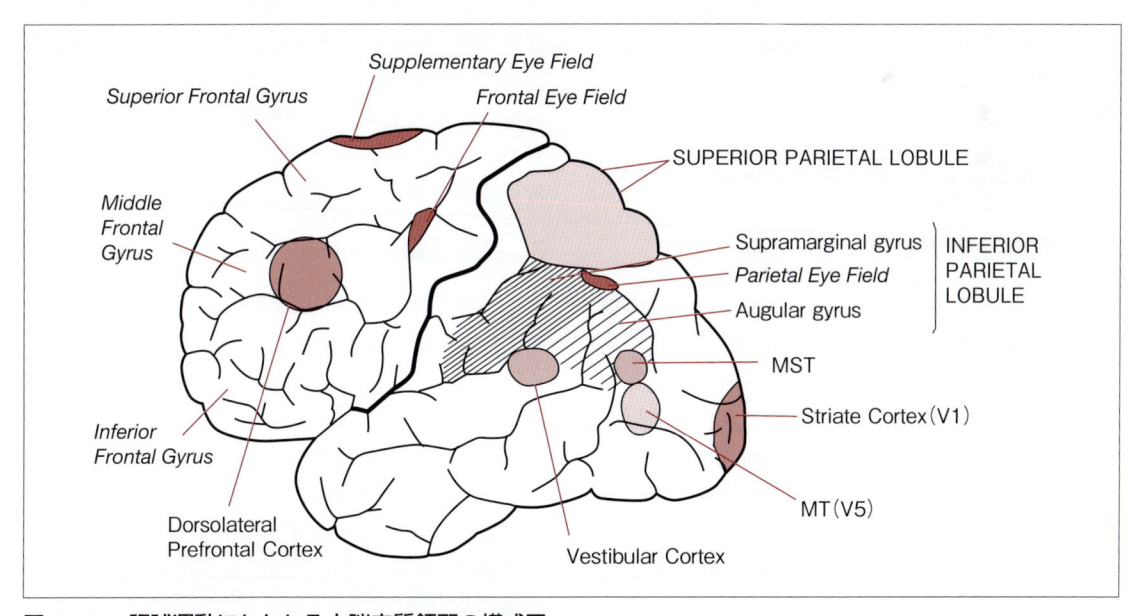

図 5-44 眼球運動にかかわる大脳皮質領野の模式図
　MT(V5)：middle temporal visual area（五次視覚野）．
　MST：middle superior temporal visual area（頭頂連合野に分類される）．
　parietal eye field は視覚誘導性サッケードに関係する領域で，サルの lateral intra-parietal area (LIP) に相当する．
　dorsolateral prefrontal cortex は，記憶誘導性サッケードに関係する領域である．
(Leigh RL, Zee DS：The Neurology of Eye Movements. 4th ed, p283, Fig 6-8, Oxford University Press, New York, 2006)

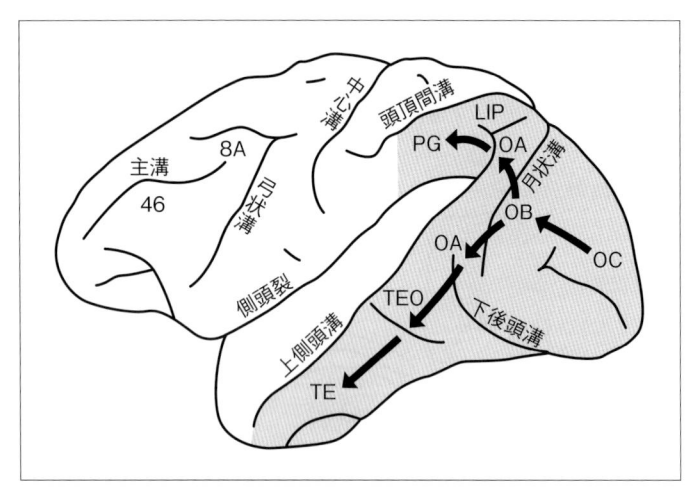

図 5-45 2つの視覚系(サル)
　大脳皮質の視覚系は一次視覚野 OC から出て視覚前野 OA で腹側経路と背側経路の2つに大きく分かれ，腹側経路は下側頭葉皮質 TEO，TE 野へ投射し，背側経路は下頭頂小葉 PG 野(角回)へ投射する．
〔酒田英夫：脳の機能マップ．甘利俊一ほか(編)：脳科学大辞典，p41，朝倉書店，東京，2000 より；Mishkin M, et al：Object vision and spatial vision：two cortical pathways. Trends Neurosci 6：414-417, 1983〕

路，対象の認識，what の系)と頭頂葉(背側経路，空間視，where の系)に2分されて脳内を前進する(図 5-45)．まとめると，頭頂葉は体性感覚と視覚の情報処理にかかわり，主として空間内の位置の理解と空間内の対象への活動(action)に関与する．

C. 左または右頭頂葉病変による症候

1. 皮質性感覚障害(cortical sensory loss)

　一次体性感覚野(Brodmann の 3, 1, 2 野)の皮質，皮質下の病変で反対側の身体に感覚障害が生じる．障害の大きさと障害の体部位の広がりとの関係は一次運動野の場合に準じる．皮質に限局する場合，触覚，痛覚，温度覚，振動覚は保たれるが，位置覚，重量感覚，触覚による皮膚部位の識別(cutaneous localization)，二点識別覚，皮膚読字感覚(graphesthesia)などが障害される．皮質下を含む場合，表在感覚も障害されることがあり，視床痛と類似の耐えがたい痛みを生じることもある．

2. 触認知障害(astereognosis)

　触認知障害は，立体覚消失ないし触覚性認知障害と訳され，形態失認，素材失認，真の意味の触覚性失認(素材や形態を弁別できるがその物体を認知できないもの)に分類されている．病巣の反対側の手に生じる．頭頂葉内局在は一次体性感覚野 SI の後方にあるとされるが，純粋な症例の報告はまれである．

3. 肢節運動失行(limb-kinetic apraxia)

　一次体性感覚野 SI は能動性触覚(active touch)——主体の能動的な触知行動によって生み出される触覚情報——に携わっているため，この部位の障害で運動前野の場合(前述，XI-C-2)と同様，反対側の手に肢節運動失行(palpatory apraxia とも呼ばれる)が生じうる．目で見ながら手袋に指を通す動作がうまくできず，視覚による代償は部分的である．サルで中心領域にムシモル($GABA_A$ 受容体の作動薬で脳の一部をブロックする際に用いられる)を注入した際の手指行動異常はヒトのそれと酷似している．運動前野との離断(disconnection)によるとの解釈がなされている(図 5-42).

4. 同名性下四分盲
（homonymous lower quadrantanopsia）

頭頂葉深部白質を通る上半分の視放線が障害されると対側の同名性下四分盲となる．

5. 構成失行（constructional apraxia）

まとまりのある形態を空間的に形成する能力の障害である．患者に，肢体の行為（検者をまねてキツネの頭の形を作らせる），描画・書字，棒や積木による造形を指示して判定する．左右いずれの半球の障害でも出現するが，右（劣位）半球病変の頻度が高く，より重症の場合が多い．左と右の病変で症状の質的差異が議論されている．すなわち左病変では行為遂行における制御の障害，右病変では視空間知覚の障害であるとする．病変部位は角回よりは少し広く頭頂葉から頭頂-後頭葉境界領域とみられている．構成失行は空間認知機能と運動行為機能との離断症候の一種と理解され，最近では視空間認知-構成行為障害（visual constructive disability）と表現される傾向にある．

6. Garcin（ギャルサン）型視覚性運動失調
〔ataxie optique（Garcin）〕

中心視野の物体はつかめるが周辺視野の物体をうまくつかめないという視覚性運動失調（ataxie optique）（Garcin, 1967）は，中心視野の物体に対する視覚性運動失調〔Bálint（バリント）症候群のoptische Ataxie，後述，XII-F-1〕から区別されたもので，網膜からの視覚情報と手からの体性感覚情報とが角回で統合されないために生じる離断症状とされる．左右いずれでも頭頂・後頭接合部の深部白質病変で生じるが，右半球の優位性があり，左大脳病変例では右半側視野の物体を右手でとることができないのに対し，右病変例では左半側視野の物体を右手でも左手でもとることができないのが原則という．

7. 追跡眼球運動（smooth pursuit）の障害と視運動性眼振（optokinetic nystagmus : OKN）の誘発不良

視運動性眼振誘発用ドラムを患側に向かって回転させたとき，患側へ向かう水平性追跡眼球運動が障害され，健側へ向かう視運動性眼振が誘発されず，眼球は患側に偏倚したままとなる．頭頂葉の後下部にあるMT，MST野を含む病変で生じる．後大脳動脈の梗塞で報告されている（Leigh RJら，1988）．

8. 頭頂葉性運動失調（parietal ataxia）

小脳性運動失調と区別しがたい．いわゆる深部感覚障害，偽性アテトーゼを呈することもある．頭頂葉の機能から肯定されよう．

9. 筋萎縮（muscular atrophy）

頭頂葉病変，特に脳腫瘍で対側上下肢に（上肢に多く）筋萎縮が生じることが知られているが，その機序は明らかではない．線維束性収縮は伴わない．

D. 左（優位側）頭頂葉病変による症候

1. 身体部位失認（somatotopagnosia）

出現に身体の左右差はなく，身体のある部位の失認であり，自己にかぎらず他者の身体や身体図についても生じるものをいう．病変部位は左頭頂葉，左頭頂-後頭葉であり，Alzheimer病でも認められている．

2. 手指失認（finger agnosia）

指を指と認めることはできるが，個々の指を認知・識別することができない状態であり，Gerstmann症候群（後述，〈参考〉）の一症候として，頭頂葉の後部病変として最初に記載された．

3. 純粋失書（pure agraphia）

会話，読字はほぼ正常だが，書字障害が前景に立つものをいう．病変については議論があり，左中前頭回後部が重視されてきた（前述，XI-D-4）が，別に左頭頂葉の頭頂間溝を中心とした皮質・皮質下白質，上頭頂小葉から縁上回・角回にまたがる病変が指摘されている（河村ら）．

〈参考〉Gerstmann（ゲルストマン）症候群

4つの症候からなる．Gerstmannは最初に手指失認（1924），次に純粋失書（1927），さらに左右障害（right-left disorientation）と失計算（1930）を追加し，この4症候と左角回・第2後頭回移行部病

変が対応するとした．歴史的意義はともかく，4徴（特に左右障害）が必要十分という症候群としての identity に関して疑問視する向きが多い．

4. 観念運動失行(ideo-motor apraxia)

観念運動失行とは，日常の自動反射的な動作はできるのに，言語命令または検者の動作の模倣により客体なしに社会的習慣性の高い動作（たとえば歯を磨く真似）を行うことが困難となる，と定義される．症状は上下肢両側性に出現する．automatico-voluntary dissociation と説明されている．病変は左頭頂葉の縁上回，上頭頂小葉皮質と皮質下といわれる（図 5-42）．ただし，脳梁病変による場合は左半身に生じる〔左手の失行，後述，XⅢ-B-2-1)〕．

5. 観念失行(ideational apraxia)

観念失行とは，日常慣用の物品の使用（マッチでローソクに火を灯す，など一連の複合的な行為）障害であり，運動プログラムの観念面の障害と説明されている．観念運動失行と同じく症状は上下肢両側性に生じる．左角回を中心とする頭頂-後頭葉の病変で生じる（図 5-42）．このように2つの失行は区別されるが，両者の病巣は隣接しており，観念失行の患者はほとんど観念運動失行を合併している．

6. 伝導性失語(conduction aphasia)

左（優位側）縁上回皮質またはその皮質下病変で伝導性失語——復唱の障害を主徴とし，Wernicke 野から Broca 野へ向かう弓状束（縁上回の皮質下を通る）の離断症状とされる——が生じる（図 5-41, 43）．

7. 健忘性失語(amnestic aphasia)

左角回の病変で健忘性失語——喚語の障害のみが目立つ——が生じるが，病変が大きいと超皮質性感覚性失語（聴覚性言語理解の障害で，復唱は保たれている），Wernicke 失語を呈する（図 5-41, 43）．

8. 失読失書(alexia with agraphia)

左角回の病変（中大脳動脈の角回動脈の閉塞）による症状として，失読失書が知られている（図 5-41, 43）．模倣言語（復唱・写字）と会話言語（自発言語・応答言語）はおおむね保たれている．

E. 右(劣位側)頭頂葉病変による症候

1. 片側身体失認(hemi-asomatognosia)

患者は自己の片側身体を認知しない，自発的に患側肢を用いようとせず無視する．通常は，右利きで左側身体に生じ，頭頂葉の広範な病巣による．右病変の場合，次項の病態失認(anosognosia)（左片麻痺の病態を否認する）の部分症状とみなされ，半側空間無視を合併することがある．

2. 病態失認(anosognosia)

右頭頂葉を含む広範な病変で生じる．病態失認とは，左半身の運動麻痺を無視し，あるいは気づかない状態をいう．他人に麻痺を指摘されてもそれを否定する．病態失認とは実体を反映した用語でなく，片麻痺無視～病態否認(denial)が正確な表現である．病態無関心(anosodiaphoria)とは，麻痺を認識しているが不自由さを苦にしていない状態をいう．

3. 半側空間無視(hemispatial neglect)

右（劣位側）角回周辺の病変で左半側空間無視が生じる．食事の左半分を食べ残し，歩行時に左側の物にぶつかったりする．同名性半盲を伴うことが多い．少数ではあるが左（優位側）病変でも右半側空間無視が報告されている．

4. 触覚性消去現象(tactile extinction)

身体個々の部位の触覚刺激では感じるのに，身体の左右対称的な部位に同時に刺激を与えると，一方のみ感じ他方を感じない現象である．劣位半球病変と反対側に消去症状が出現するが，頭頂葉内の局在は明らかでない．

5. 着衣失行(dressing apraxia)

日常の着衣動作の半ば自動的で自然な能力が失われる．症候論的単位として議論がある．失行の定義的には観念失行の範疇に入るが，衣服という客体と自己身体との複雑な空間関係の把握障害が重要な発症機転であるので，観念失行とは異質の

部分が多い．やはり右頭頂葉を含む広範な病変で生じる．右半球病変による構成失行との合併が指摘されている．

F．両側頭頂葉病変による症候

1．Bálint（バーリント）症候群

Bálint(1909)の記載した3徴とは，①精神性注視麻痺：視線が視界内の一方向ないし一点に固着する，自発的眼球運動に制限はない，②視覚性注意障害：視野が正常なのに注視した1つの対象しか見えない，③(Bálint型)視覚性運動失調〔optische Ataxie(Bálint)〕：中心視野にある物体を手でとらえることができない，である．3徴中，①と②は相似の徴候と考えられる．後頭葉外側上方から下頭頂葉の皮質下白質にかけての両側性広範な病変で生じる．後に Gordon Holmes(1919)は，両側頭頂葉の角回を中心とする損傷，Bálintのそれと同じ部位の症例に対して症候を考察し，最も重要な病態機序は「網膜からの信号とは別の視空間知覚の障害」であるとした．Bálint型視覚性運動失調は症候学的に Garcin 型視覚性運動失調（前述，XII-C-6）と異なるが，その違いは病変の大きさと両側性に由来すると考えられる．このような病変はきわめてまれなものであるが，頭頂-後頭葉の機能の理解，神経病学～神経科学の発展に多大な貢献をもたらしたことは疑いを入れない．

XIII．後頭葉の機能とその障害

A．溝と回

後頭葉は外側面でははっきりとした溝と回に乏しい．しかし月状溝を目安に，上内側から下外側に，第1，第2，第3後頭回を分け，月状溝の後部が下行回である(図5-35 a)．内側面では頭頂後頭溝とそれと直行する鳥距溝，底面では前後に走る側副溝と後頭側頭溝が明瞭である．内側面から底面にかけて後頭葉と側頭葉の境界を決めるのは

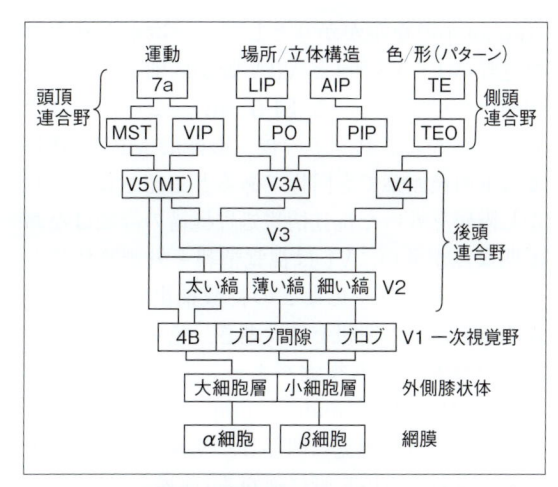

図5-46 網膜から視覚系連合野までの情報の流れ（階層的結合）

網膜から視覚系連合野までの情報の流れ，視覚野の階層性．
〔三上章允：大脳皮質の機能局在．小澤瀞司ほか（総編集）：標準生理学，第7版，p463，医学書院，東京，2009〕

困難だが，頭頂後頭溝と鳥距溝(calcarine sulcus)の交点と錐体圧痕を結ぶ線とする．鳥距溝の上を楔部，鳥距溝と側副溝の間を舌状回，側副溝の外側で後頭側頭溝との間を紡錘状回と呼ぶ(図5-35 b, c)．舌状回，側副溝，紡錘状回，後頭側頭溝は後頭葉と側頭葉にまたがる(図5-35 c)．

B．領野と機能

後頭葉は主として視覚の情報処理にかかわる(図5-45 参照)．

鳥距溝の上下(両岸)が一次視覚野 V1(Brodmann の17 野)であり，その大部分は内側面にある．17 野は割面で肉眼的に線条が見えるので有線領(striate cortex)と呼ばれる．この線条は大脳皮質の細胞構築(6層構造)の内顆粒層(第IV層)に相当し，von Economo の基本型5の顆粒型異型皮質であり（前述，X．B．E．図5-36 c. 39），その後端の極部は網膜の黄斑部に対応する．18 野と19 野は視覚前野（一次視覚野の前にある視覚野の意味であり，後頭連合野とも呼ばれる）で，内側面を底面にして18 野が17 野を，19 野が18 野を覆い包む形をとる．外側面では17, 18, 19 野が後極から前へと並ぶ(図5-38)．後頭葉の視覚野の区分は，網膜上の位置に対応した規則的配列

(retinotopy)を手がかりとして，一次から五次の視覚野(V1～V5野)とV3A野が区別され，階層的結合を形成している(図5-46)．この区分はサルで明らかにされ，その後，機能的MRI(fMRI)でヒトの後頭葉でも同様であると追認された．しかし階層をもった視覚情報処理機構の詳細はなお不明な点が多い．V1は視覚情報を外側膝状体から受け取り，形や色などの特徴抽出を行い，V2からV5がその情報を受け継ぎ，色・形・運動および立体視という視覚パターン弁別を行っている．V5はMT野(middle temporal visual area)であり，動きの視覚に関与し，サルで頭頂連合野に分類されるMST野に連なる(前述，XII.B.)．

C. 左または右後頭葉病変による症候

1. 同名性半盲(homonymous hemianopsia)

一側の17野またはそこに至る視放線が全体に障害されると反対側の同名性半盲が生じる．(外側膝状体以降の)視覚野の病変では左右の眼の視野欠損が同じ形になる(congruous)のが通例である．鳥距溝の上方(楔部)が障害されると同名性下四分盲(quadranopsia)，下方(舌状回)が障害されれば同名性上四分盲となる．しばしば中心視野は保たれる〔黄斑回避(macular sparing)〕．その理由は後頭葉視覚野での黄斑部の占める割合が他に比して著しく大きいためと説明されている．後頭極を含む病変では黄斑回避は認められない．

2. 変形視(metamorphopsia)

視覚対象が歪んで見えるものをいう．大視症(macropsia)，小視症(micropsia)，単眼性複視のほか多様な症状がある．後頭葉から側頭・頭頂葉に広がる片側性(または両側性)の病変で生じる．

3. 幻視(visual hallucination)

視覚対象が存在しないのに視知覚を生じるものをいう．幻視は眼球病変でも視覚経路病変でも大脳病変でも生じうるとされている．片側性(または両側性)の後頭・側頭葉病変で生じる．人や物品，動物などが全視野にわたって見えるものを有形性幻視と呼ぶ．そのような形態がなく単純だが鮮明な色や光がついているもの(大きな視野欠陥部に出現する)を単純～無定形幻視と呼び，前兆を伴う片頭痛にみられる閃輝暗点(scintillating scotoma)もその一型である．

D. 左(優位側)後頭葉病変による症候

1. 純粋失読
   (pure alexia, alexia without agraphia)

自発言語，復唱，聴覚による言語理解が正常なのに，読字のみが障害され，自分の書いた文字でも後で読むことができない．左後頭葉内側底面と脳梁膨大の複合病巣により，左視覚野欠損プラス右視覚野→左半球文字領域(角回)の離断によって生じると説明される．右同名性四分盲や色名呼称障害(color anomia)を合併することがある(図5-41, 43)．

2. 同時失認(simultagnosia)

個々の単位的ないし部分的な視覚対象は認知されるのに，状況全体に対する認識を欠いている状態である．たとえば，複雑な絵を見て部分は認知できるのに全体を把握できない，字(単語)を見て個々の文字は読めるものの単語全体として把握できない．左後頭葉前方部あるいは後頭・側頭葉病巣で報告されている．しかし，その存在を疑問視する立場も消えていない．

E. 右(劣位側)後頭葉病変による症候

1. 地理的認知障害
   (topographical disorientation)

街並失認と道順障害の2症候が抽出されているが，側頭葉の項で述べる(XIV.E.2.)．

2. 相貌失認(prosopagnosia)

地理的認知障害に続いて，同じく側頭葉の項で述べる(XIV.E.3.)．

F. 両側後頭葉病変による症候

1. 皮質盲(cortical blindness)

両側性に17野またはそこに至る(皮質下)視放線が障害されると生じる．後大脳動脈の両側性梗塞で生じる．盲に対する病態失認(実は否認)のある場合をAnton(アントン)症候群という．

2. 視覚性物体失認(visual object agnosia)

両側後頭葉の外側部下方から底部(Brodmannの18, 19野のうち)の障害で生じる．物品(日常繁用の)が見えているのに，それが何であるかわからない．触覚，聴覚刺激を与えれば即答が得られる．水平性上半盲を合併することが多い．皮質盲の回復期にみられることがある．

3. Bálint 症候群

Bálint(1909)の記載した3徴とは，①精神性注視麻痺，②視覚性注意障害，③(Bálint 型)視覚性運動失調〔optische Ataxie(Bálint)〕であるが，両側頭頂葉病変の項で前述した(XII. F. 1.)．

XIV. 側頭葉の機能とその障害

A. 溝と回

側頭葉の前端は極回であり，外側面は上・下側頭溝によって前後に長い上・中・下側頭回に分けられる．外側溝内面に隠れて横側頭回〔Heschl(ヘシュル)横回〕とその後外方に側頭平面がある．底面では後頭葉から続く後頭側頭溝と側副溝によって，外側から内側に，下側頭回，紡錘状回，舌状回に分けられる．内側面は舌状回と帯状回が前進合流して海馬傍回，鉤へと続き，その内部には海馬と扁桃体があり，大脳辺縁系に属する(図5-35 a～c)．

B. 領野と機能

一次聴覚野であるHeschl横回の大部分はBrodmannの41野に，一部はその外側の42野に相当する．一次聴覚野は周波数局在性(tonotopy)をもち，その周波数の配列は聴覚受容器の蝸牛内の配列を反映している．その周辺が22野で上側頭回の大部分を占め，聴覚の高次機能を担っているが，特に左(優位側)半球の22野の後半部はWernicke野で感覚性言語野として知られる(図5-41)．しかし，Wernicke野の範囲には，Heschl横回を含むか頭頂葉を含むかで議論がある．さらに近年，術中の皮質電気刺激やfMRIの知見によって，ヒトの言語理解に関する領域の見直しが進められている．側頭葉下面の紡錘状回で，言語認知と並んで社会生活上で非常に重要な顔認知の情報処理が行われている．

側頭葉の下内側面は大脳辺縁系の座である．海馬体には嗅内野を介してすべての大脳皮質連合野の活動が入力されており，海馬体はすべての大脳皮質連合野の各領域を結びつける一時的な配電盤の役割を果たすことによって，記憶の固定さらに再生のkey stationとして機能している．さらに，側頭葉には聴覚のほかに嗅覚の中枢である梨状前野と扁桃周囲野があり，いずれも大脳辺縁系に属する(別項で後述，XVI.)．

C. 左または右側頭葉病変による症候

1. 同名性半盲または上四分盲(homonymous hemianopsia or upper quadrantanopsia)

側頭葉内側部で側脳室下角周囲の視放線が障害されると，病変の対側に生じる．

D. 左(優位側)側頭葉病変による症候

1. 純粋語聾(pure word deafness)

言語音の聴取——口頭言語の理解，復唱，書き取り——のみが選択的に障害された状態である．すなわち文字による言語理解は保たれている．左上側頭回皮質下白質の病変によってWernicke野が左右の聴覚情報から孤立した状態であり，皮質下性感覚性失語とも呼ばれる．

2. Wernicke失語

言語理解の障害を主徴とするもので，発話は流暢であるが，音節性・語性錯誤がみられる．錯語が著しくなるとわけのわからない話〔ジャルゴン（jargon）〕となる．Wernicke野を中心とする病変で生じる．より広く頭頂葉言語野（角回，縁上回）の関与を重視する向きもある（図5-41）．

3. 超皮質性感覚性失語
（transcortical sensory aphasia）

復唱が保たれている点でWernicke失語から区別される．復唱を指示すると，オウム返しをするが，その意味内容を理解していない．傍Sylvius裂領域は保たれ，その周辺領域の後半に病変がある．

4. 語義失語(Gogi aphasia)と意味性認知症
（semantic dementia：SD）

超皮質性感覚性失語のなかで，日本語にみられる特有のもので，復唱は可能なのに語の内容がまったく理解ができない．文字言語に特徴があり，理解なき書き取り，理解なき音読をする．理解なしに書き取るため，仮名に比べて漢字の書き取りが悪い．漢字を表音文字のように用いてしまう〔語義失語（井村）〕．傍Sylvius裂領域の周辺領域の後半の下方に病変があり，Pick（ピック）病などの萎縮性病変に多いといわれる．日本語の語義失語とは独立に，欧米では，側頭葉萎縮による進行性非流暢性失語（PNFA）が意味性認知症（Hodgesら）として報告されている．主症候は呼称の障害，語彙の減少と意味記憶の障害であり，左側頭葉前方部の萎縮性病変が指摘されている．語義失語と同義ではないが，病変部位の重畳がうかがわれる．なお，意味性認知症（SD）は，現在，前頭側頭型認知症（FTD），進行性非流暢性失語（PNFA）とともに，前頭側頭葉変性症（FTLD）中の一臨床型として位置づけられている（前述，XI.D.1.）．

5. 健忘性失語(amnestic aphasia)

呼称（喚語）障害を特徴とし，その他のタイプの失語の特徴が乏しい場合である．左角回の病変（前述，XII-D-7）から左側頭葉弁蓋後下部（Brodmann 37野，角回の下方）の病変でも生じる．日本人ではこの部位（37野）の病変で漢字の失読失書（前述，XII-D-8）が生じる．仮名はほぼ正常である．

E. 右(劣位側)側頭葉病変による症候

1. 環境音認知障害

右側頭葉病変によって，非言語性の環境音――ベルの音，タイプライターの音など――の認知障害が生じるといわれているが，明らかでない．

2. 地理的認知障害
（topographical disorientation）

古くからの記載にいろいろな症候が混在しているが，2症候が抽出されている（平山）．

1) 街並失認
「自宅や付近の街並が初めて見るもののようで道に迷う．自宅内でも，トイレがわからなくなり，部屋に戻るのに戸惑う」と訴える．相貌失認と合併することが多い．右海馬傍回後部から舌状回前半とそれに接する紡錘状回が病変に関与する．

2) 道順障害
熟知した地域で，現在地から目的地に到達するには，眼の前の景観だけでなく，その場で見渡すことのできない目的地の位置関係を認識していなければならず，この障害が道順障害である．街並失認とは別に，熟知した地理上の空間的位置関係の失見当識（disorientation）である．右脳梁膨大部後域から頭頂葉内側面（すなわち帯状回峡から楔前部下部）にかけての限局性病変で生じるという．

3. 相貌失認(prosopagnosia)

熟知しているはずの人の顔が識別できなくなることである．声を聞けば誰であるかがわかる．後頭–側頭葉の両側病変によることが多いとされてきたが，右半球のみの病変が報告されている．後頭葉視覚野から顔（相貌）の記憶貯蔵部位と考えられる側頭葉連合野への線維経路は明らかでない．Alzheimer病患者が自分の配偶者や兄弟に接してまったくわからなくなるのは相貌失認でなく，人物認知不能（記憶喪失）である．

F. 両側側頭葉病変による症候

1. 皮質聾(cortical deafness)

一次聴覚野(Heschl 横回)の両側性障害で皮質聾を生じる．皮質聾者が自らの聾を否定する場合も，皮質盲の場合と同じく Anton 症候群と称する．

2. 音楽認知障害

左/右側頭葉病変によることは確かだが，左右側頭葉の役割に関しては未解決である．楽音の高低(pitch)は右半球，リズムは左半球という説がある．

3. 陳述記憶の障害

側頭葉内側面，海馬体には記憶に関連する重要な構造が分布しており，その障害は陳述記憶障害を生じるが，別項(大脳辺縁系)に譲る(XVI-B)．

XV. 島の機能とその障害

A. 形態と機能

島(insula)は Sylvius 裂の中に埋もれる形で，前頭葉，側頭葉および頭頂葉の境界部に存在し，"第5皮質"とも呼ばれる．島前部は主に前頭眼窩部や扁桃体など情動関連皮質と強い相互連絡を有し，感覚情報としては味覚と嗅覚の情報が入力される．それに対し島後部は後方新皮質と連絡があり，視覚を除く，体性感覚，聴覚，平衡感覚に関して一次感覚野からの直接入力がある．したがって島の機能の1つとして，さまざまな感覚入力を感覚野から受け取り，それを情動皮質に出力することで感覚の情動的な意味づけにかかわっている．また島は視床下部とも線維連絡があり，大脳皮質の中で自律神経機能に関する中心的役割を果たしており，情動変化に対する自律神経反応などに重要である．右島は交感神経，左島は副交感神経反応と関連するとされる．

島のもう1つの重要な機能として，感覚情報の処理に加え，Wernicke 野と Broca 野を連絡する機能があり，言語機能に関連している．

B. 島病変による症候

優位半球の島(後部)の障害で伝導性失語が出現する．伝導性失語は音韻性の錯語が目立つ発語障害を示す失語症で，言語理解はほぼ正常である．錯語の目立つ復唱の障害が特徴的で，自己修正を繰り返す．島前部の障害で嚥下障害をきたすことがある．両側の島障害により無言症や聴覚性失認などが出現するとされる．

XVI. 大脳辺縁系の機能とその障害

A. 形態と機能

辺縁系(limbic system)は側頭葉内側面，第3脳室および脳梁(corpus callosum)に沿って存在し，密接な神経線維連絡を有するいくつかの部位から構成される(図 5-47)．それには帯状回(cingulate gyrus)，海馬傍回(parahippocampal gyrus)，海馬(hippocampus)，中隔核(septal nuclei)，扁桃体(amygdala)が含まれる．さらにそれらと密接に関連する部位として，乳頭体(mammillary body)，嗅皮質(olfactory cortex)，側坐核(nucleus accumbens)などがある．辺縁系には感覚連合野からの豊富な入力があり，感覚情報の高次な処理を担っている．辺縁系からの出力は，前頭前野や視床下部が主な部位で，帯状回からは補足運動野に出力がある．

辺縁系は記憶機能および情動機能と深く関連している．これに関連する回路として2つの閉回路が知られている．1つは海馬-脳弓(fornix)-乳頭体-乳頭視床束-視床前核-内包前脚-帯状回-海馬の Papez(パーペッツ)の回路である．もう1つは扁桃体-下視床脚-視床背内側核-前頭葉眼窩部-側頭葉前部-扁桃体の Yakovlev(ヤコブレフ)の回路(basolateral circuit)である(図 5-48)．

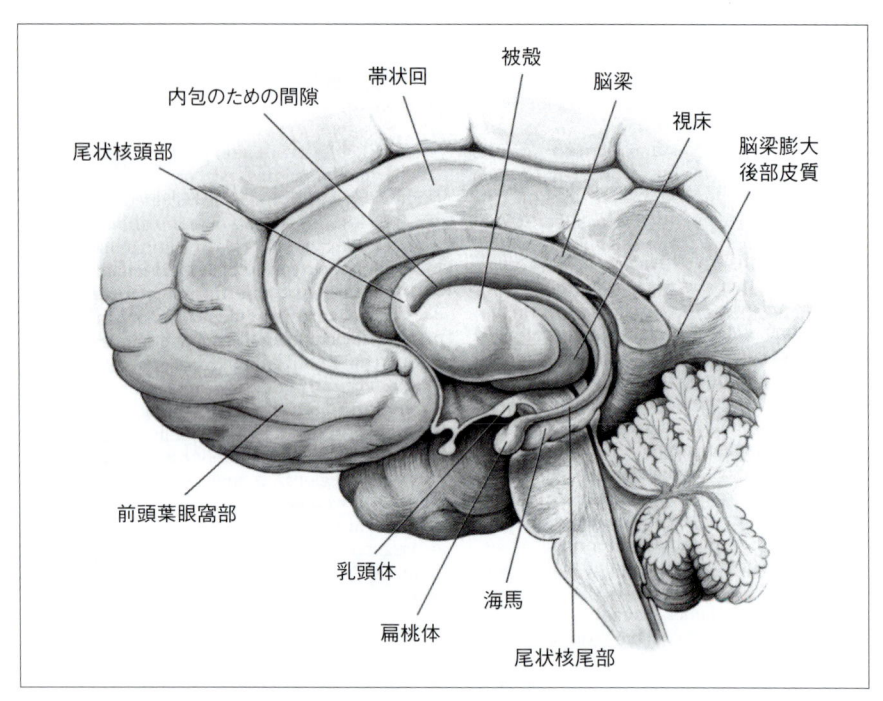

図5-47　辺縁系を構成する皮質および皮質下の構造

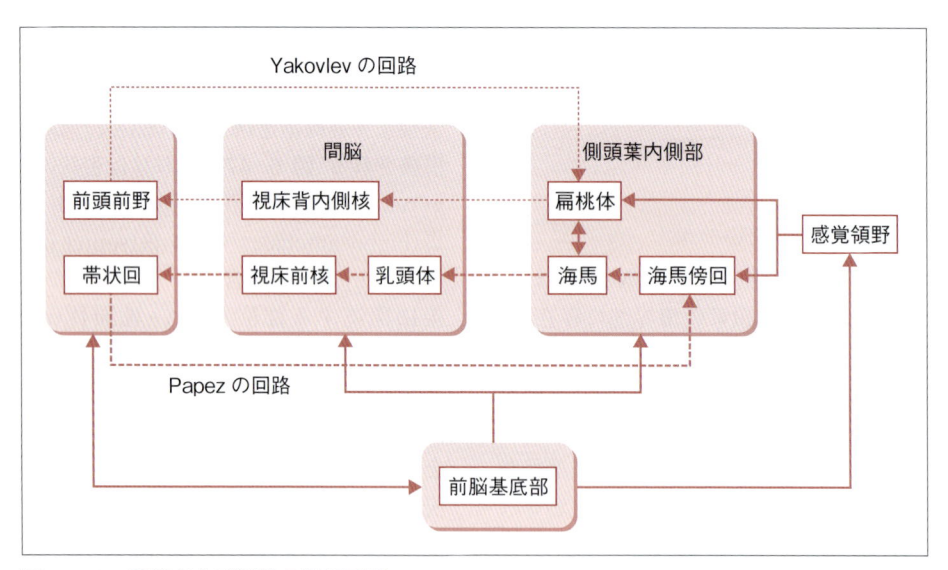

図5-48　記憶および情動の神経回路

B. 記憶の分類

　記憶はいくつかのカテゴリーに分類される．時間経過との関連では短期記憶と長期記憶に分けられる．前者は数秒以内の記憶でディジット・スパン試験〔digit span test（数唱問題，数桁の数字をオウム返しさせる）〕で調べることができる．後者は数分間の間隔をおいて3つの物品名を答えさせることで調べることができ，健忘症候群（amnestic syndrome）は長期記憶の障害のみを呈する．過去の出来事や個人史の記憶を指す遠隔記憶も長期記憶の1つである．

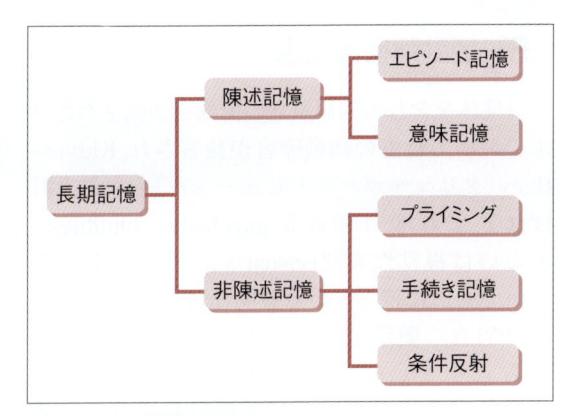

図 5-49 長期記憶の分類

長期記憶はその内容により陳述記憶と非陳述記憶に分けられ（図 5-49），前者は意識にのぼるが後者は意識下の記憶である．陳述記憶はさらにエピソード記憶と意味記憶に分けられる．前者は個人的な出来事の記憶であり，後者はいわゆる一般的な知識と呼ばれるものである．一方，非陳述記憶はさらにプライミング，手続き記憶，条件反射に分類される．これらはいずれも意識にのぼらない記憶で，側頭葉内側部との関連はない．記憶の分類を説明するのに「自転車に乗ること」をたとえに使うと，実際に自転車に乗ったことの記憶がエピソード記憶であり，自転車とは何かに関する知識が意味記憶であり，自転車の乗り方の技術が手続き記憶である．

C. 記憶の種類と辺縁系

次に各種記憶と脳内部位との関連についてみると，エピソード記憶には海馬を含む回路が最も重要である．そして先に述べた Papez の回路および Yakovlev の回路が記憶の形成に必須であり，回路を構成する側頭葉内側部，視床，および前脳基底部のいずれかの部位が障害を受けるとエピソード記憶の障害をきたす．しかし記憶痕跡そのものは大脳皮質に貯蔵され，海馬はそれへのアクセスに必要で"住所録"のような役割を果たしていると考えられている．したがって海馬の障害では，古い記憶は残存しているが，想起することに困難を伴う．一方，新たな記憶の形成は海馬の損傷で強く障害される（前向性健忘）．意味記憶も辺縁系と大脳皮質のネットワークがその基盤となってい

るが，エピソード記憶と異なった回路を含んでいる．意味記憶はいったん定着すると辺縁系とは独立した形で，皮質に広く記憶が保持される．Pick（ピック）病のような変性疾患で意味記憶の選択的な障害が出現することが知られている（semantic dementia）．

D. 記憶障害と疾患

1. 一過性全健忘（transient global amnesia）

一過性全健忘は，突然に生じるエピソード記憶の一過性の障害で，30 分から 24 時間程度（通常は 2～4 時間）持続する．中高年者に起こりやすく，自己認識や古い記憶に問題はないが，新しい情報を記憶することができない．このため同じことを何度も繰り返し尋ね，不安，錯乱，時には興奮を伴う．発作の後は短時間の逆向性健忘（retrograde amnesia）と数時間の前向性健忘（anterograde amnesia）を呈し，発作中のことを思い出せない．発作には情動ストレス，運動，寒冷など誘引が存在することが多い．一過性全健忘の原因として辺縁系の一過性機能不全が考えられており，その機序として片頭痛，拡延性抑圧（spreading depression），一過性脳虚血，部分てんかんなどの説があるが，まだ明らかではない．

2. 急性記憶障害をきたす疾患

最も多い原因は頭部外傷である．記憶障害を残す場合には，意識障害や何らかの神経学的異常を伴うことが多い．片頭痛で記憶が障害されることがある．複雑部分発作（complex partial seizure）では発作の間は記憶が障害される．その場合，外的な刺激に反応が乏しく自動症を認めることなどから一過性全健忘とは区別される．後大脳動脈領域の脳血管障害で，海馬や視床に障害が及ぶときには記憶障害をきたす．障害の左右との関連では，左側の障害で言語性の記憶障害，右側の障害で空間性の記憶障害をきたす．記憶障害をきたす他の疾患としては，単純ヘルペス脳炎，無酸素脳症などがある．アルコール中毒やベンゾジアゼピン系薬剤や抗コリン薬などの薬剤でも記憶障害をきたす．

3. 慢性記憶障害をきたす疾患

慢性の記憶障害をきたす疾患は，認知症がその代表である．認知症の診断には記憶障害に加え，言語機能，視空間機能，あるいは遂行機能のうち，2つ以上の障害を認めることが必要である．認知症の原因で多いものはAlzheimer(アルツハイマー)型認知症と脳血管性認知症である．Pick病では性格変化に加え，意味記憶の障害がしばしば認められる．

E. 情動機能と辺縁系

記憶と同様にPapezの回路とYakovlevの回路が情動機能に重要である(図5-48)．さらに中隔核と側坐核が情動回路に含まれる．海馬と扁桃体は密接な線維連絡を有しているが，海馬が陳述記憶に重要であり，扁桃体はその内容の情動的な処理を行い，記憶の強化を行ううえで重要である．

辺縁系のなかでも扁桃体は情動に関して中心的な役割を果たしている．広い領域の大脳皮質および辺縁系から感覚情報の入力があり，情動的あるいは動機的な意味づけがなされ，視床下部や脳幹へ出力することで，生体に自律神経反応，内分泌反応あるいは感情的な運動反応などが引き起こされる．扁桃体では，情動のなかでもおそれなどのネガティブな刺激の情報処理が主体となることから，その損傷により恐怖や怒りを引き起こす刺激に対する反応が乏しくなる．情動に加え，扁桃体は他の個体との関係形成，すなわち社会的行動にも重要である．動物の進化とともに扁桃体のサイズは増大し，これは社会的行動の発達と関連していると考えられる．

前脳基底部(basal forebrain)は，中隔核，Broca三角帯(diagonal band of Broca)，および無名質(substantia innominata)からなる．その主な機能として海馬や新皮質にコリン作動性ニューロンを供給しており，注意や記憶に重要な機能を果たしている(図5-48)．中隔核は情動機能にも関与しており，扁桃体とは逆にポジティブな情動と関連している．

F. 情動障害と疾患

扁桃体を含む両側側頭葉の前部を切除されたサルにおいて特有の情動障害が観察され，Klüver-Bucy(クリューヴァー・ビューシー)症候群と呼ばれる．これは，①精神盲(psychiatric blindness)あるいは視覚性失認(visual agnosia)，②対象物を何でも口に持っていく傾向(hyperorality)，時には過食，肥満に至る，③視覚対象に注意をとられやすい(distractibility)，④攻撃性や恐怖が低下した情動反応，⑤性行動の異常亢進(hypersexuality)からなる．ヒトでは側頭葉切除術，単純ヘルペス脳炎，頭部外傷，無酸素症，Alzheimer型認知症，Pick病，あるいは副腎白質ジストロフィーなどで生じる．すべての症状が現れることはまれで，過食や肥満が出現しやすく，記憶障害を伴うことが多い．

XVII. 大脳白質の構造・機能とその障害

A. 大脳白質の構造と機能

大脳白質は神経線維の集合体であり，神経細胞の集まる灰白質を連絡する機能を有する．その連結する部位により3つの種類に分類できる．①半球内の大脳皮質間を前後に連結する連合線維(association fibers)，②半球間の大脳皮質を左右に連結する交連線維(commissural fibers)，③大脳皮質と脊髄や脳幹，間脳の神経核を上下に連結する投射線維(projection fibers)に分けられる．

連合線維には長い線維と短い線維がある．長い連合線維は異なる頭葉を連絡し，主に以下の4種類の線維に分類される．①上縦束(superior longitudinal fasciculus)〔弓状束(arcuate fasciculus)を含み，前頭葉と側頭葉および頭頂葉の連結〕，②下縦束(inferior longitudinal fasciculus)(後頭葉と側頭葉の連結)，③鉤状束(uncinate fasciculus)(前頭葉下部と側頭葉前部の連結)，④帯状束(cingulum)(前頭葉および頭頂葉と側頭葉内側の連結)．一方，短い連合線維は隣接する脳回を連結し，脳

溝底部を弓状に走行する〔U 線維(U-fiber)〕.

交連線維は,脳梁(corpus callosum),前交連(anterior commissure),後交連(posterior commissure),海馬交連(hippocampal commissure)からなる.脳梁はそのうち最も大きな線維束で,左右半球の対応する連合野間を結び,4つの部位に分けられる.①吻部(rostrum)と②膝部(genu)は前頭葉の前方部を連結し,③体部(body)は残りの前頭葉と頭頂葉を連結し,④膨大部(splenium)は側頭葉および後頭葉を連結する.

投射線維には皮質下から皮質へ向かう求心性線維(afferent fibers)と皮質から皮質下へ向かう遠心性線維(efferent fibers)がある.前者は主に感覚経路で,後者は主に運動経路である.半球内ではこれらの線維は扇型を呈し,内包(internal capsule)と放線冠(corona radiata)を形成する.

B. 大脳白質病変による症候

まず投射線維の障害では,運動麻痺あるいは感覚障害を生じる.一方,連合線維または交連線維の障害で大脳皮質間の連絡が離断されると,高次脳機能障害が出現し,離断症候群(disconnection syndrome)と呼ばれる.これは2つの大脳皮質で処理される情報が統合できないために出現する症状と考えられている.

1. 連合線維の障害

1) 視覚性運動失調(optic ataxia)

頭頂・後頭接合部の障害で,視覚情報と体性感覚情報が角回で統合されないために,周辺視野のものに手が正確に到達できない症状をいう.

2) 伝導性失語(conduction aphasia)

XV.「B. 島病変による症候」で述べた.

2. 交連線維(脳梁)の障害

ヒトでは大脳半球の側性化(lateralization),すなわち優位半球で言語機能,劣位半球で空間機能に関して優位性があるため,連合線維の離断により特有の症状が出現する.ここでは左半球を優位半球として記載する.

1) 左手の観念運動失行〔脳梁性失行(callosal apraxia)〕

言語命令による行為が左手で困難になる.模倣動作は比較的保たれる.言語命令を理解する左半球の情報が,左手を動かす右半球運動野に伝わらないために生じるとされる.脳梁幹の広範な障害で出現する.

2) 左手の失書

左手でのみ自発書字や書き取りができない症状を指す.写字に関しては比較的保たれている.左半球で形成された文字情報が,右半球運動野に伝達されないために生じるとされる.脳梁幹後半部の障害で出現する.

3) 右手の構成失行

図形の模写を行うと,右手のほうが成績が不良となる.立体図が描けず,形もゆがむ.右半球で認知された構成要素情報が右手を動かす左半球に伝達されないためとされる.脳梁幹後半部から膨大部の障害で生じる.

4) 左手の触覚性呼称障害

目を閉じて手で物に触れたとき,右手では正しく答えるが左手では答えることができない.左手から右頭頂葉に到達した立体覚情報が言語機能を有する左半球に伝達されないためとされる.脳梁幹の障害で生じる.

5) 左視野の失読および視覚性呼称障害

左視野に呈示した単語の音読ができず,物品の呼称もできなくなる.左視野から右後頭葉に到達した視覚情報が,左半球の言語中枢に到達しないためとされる.脳梁膨大部の障害で生じる.

6) 拮抗性失行(diagonistic apraxia)

右手の随意動作に際して,左手が本人の意志に反して反対目的の動作をすることをいう.左右の共同性運動に障害があるためとされるが詳細は不明である.脳梁前半部に損傷があることが多い.

◆◆◆文献◆◆◆

◆ I~IIIの項
1) Barth A, Bogousslavsky J, Caplan LR : Thalamic infarcts and hemorrhages. Bogousslavsky J, Caplan LR(eds): Stroke Syndromes, 2nd ed, pp461-468, Cambridge University Press, Cambridge, 2001.
2) Standring S(Editor-in-Chief): Gray's Anatomy. 40th ed, Elsevier Churchill Livingstone, 2008
3) 本間研一,大森治紀,大橋俊夫(編):標準生理学. 第7版,医学書院,東京,2009
4) Kim JS : Delayed onset mixed involuntary movements after thalamic stroke : clinical, radiological and pathophysiological findings. Brain 124 :

299-309, 2001
5) Perren F, Clarke S, Bogousslavsky J : The syndrome of combined polar and paramedian thalamic infarction. Arch Neurol 62 : 1212-1216, 2001

◆ Ⅳ～Ⅴの項
1) Ropper AH, Samuels MA : Adams and Victor's Principles of Neurology. 9th ed., McGraw-Hill, New York, 2009
2) 本間研一, 大森治紀, 大橋俊夫（編）: 標準生理学. 第7版, 医学書院, 東京, 2009

◆ Ⅵ～Ⅸの項
1) 南部　篤 : 第5章 運動機能Ⅳ. 大脳皮質と大脳基底核. 標準生理学, 第7版, pp354-379, 医学書院, 東京, 2009
2) 大脳基底核—分子基盤から臨床まで. BRAIN and NERVE 61 : 338-493, 2009
3) 学習と記憶—基礎と臨床. BRAIN and NERVE 60 : 707-860, 2008
4) 記憶のメカニズムとその障害. Clinical Neuroscience 29 : 144-228, 2011
5) 水野美邦（編）: 不随意運動, 大脳基底核の障害を主とする疾患（錐体外路系疾患）. 神経内科ハンドブック, 第4版, pp298-329, pp935-984, 医学書院, 東京, 2010
6) 平山惠造 : 神経症候学. 改訂第2版, 文光堂. 東京, Ⅰ. 2006, Ⅱ. 2010
7) Brodal A : Neurological Anatomy in Relation to Clinical Medicine. 3rd ed, Oxford University Press, New York, 1981
8) Parent A : Carpenter's Human Neuroanatomy. 9th ed, Williams & Wilkins, Baltimore, 1996
9) Alexander GE, Crutcher MD : Functional architecture of basal ganglia circuits: neural substrates of parallel processing. Trends Neurosci 13 : 266-280, 1990
10) DeLong MR : Primate models of movement disorders of basal ganglia origin. Trends Neurosci 13 : 281-285, 1990
11) Marsden CD : The mysterious motor function of the basal ganglia : The Robert Wartenberg Lecture. Neurology 32 : 514-539, 1982
12) Wilson SAK : Progressive lenticular degeneration: a familial nervous disease associated with cirrhosis of the liver. Brain 34 : 295-509, 1912

◆ Ⅹ～ⅩⅣの項
1) 坂井建雄, 河田光博（監訳）: プロメテウス解剖学アトラス頭部/神経解剖. 医学書院, 東京, 2009
2) Parent A : Carpenter's Human Neuroanatomy. 9th ed, Williams & Wilkins, Baltimore, 1996
3) 南部　篤 : 第5章 運動機能, Ⅳ. 大脳皮質と大脳基底核. A. 大脳皮質. 標準生理学, 第7版, pp354-368, 医学書院, 東京, 2009
4) 金子武嗣 : 第7章 高次脳機能, Ⅰ. 大脳皮質の機能, A. 大脳皮質と視床の機能解剖学. 標準生理学, 第7版, pp444-457, 医学書院, 東京, 2009
5) 三上章允 : 第7章 高次脳機能, Ⅰ. 大脳皮質の機能, A. 大脳皮質の機能局在. 標準生理学, 第7版, pp457-475, 医学書院, 東京, 2009
6) Kandel ER, Schwartz JH, Jessel TM : Principles of Neural Science. 4th ed, McGraw-Hill, New York, 2000
7) 平山惠造, 河村　満 : MRI部位診断. 医学書院, 東京, 1993
8) 水野美邦（編）: 神経内科ハンドブック. 第4版, 医学書院, 東京, 2010
9) 平山惠造 : 神経症候学. 改訂第2版, 文光堂, 東京, Ⅰ. 2006, Ⅱ. 2010
10) 山鳥　重 : 神経心理学入門. 医学書院, 東京, 1985
11) 酒田英夫 : 頭頂葉. シリーズ神経心理学コレクション, 医学書院, 東京, 2006
12) Leigh RJ, Zee DS : The Neurology of Eye Movements. 4th ed, Oxford university Press, New York, 2006
13) 前頭側頭葉変性症. BRAIN and NERVE 61(11) : 1203-1342, 2009
14) 大脳機能局在はここまで分かった. Clinical Neuroscience 28(10) : 1095-1990, 2010
15) 記憶のメカニズムとその障害. Clinical Neuroscience 29(2) : 143-228, 2011

◆ ⅩⅤ～ⅩⅦの項
1) 山鳥　重 : 神経心理学入門. 医学書院, 東京, 1985
2) Squire LR : Memory and Brain. Oxford University Press, New York, 1987
3) Panksepp J : Affective Neuroscience. Oxford University Press, New York, 1998
4) 玉川　聡 : 脳梁離断症候群. Clin Neurosci 21 : 823-825, 2003
5) Heilman KM, Valenstein E : Clinical Neuropsychology. Oxford University Press, New York, 2003
6) Devinsky D, D'Esposito M : Neurology of Cognitive and Behavioral Disorders. Oxford University Press, New York, 2004

第6章 脳血管障害

脳血管障害の診断と治療

I. 脳血管障害の定義

脳血管障害(cerebrovascular disease：CVD)は虚血あるいは出血によって脳のある領域が一過性ないしは持続的に障害された状態，または病理的変化によって脳の1本あるいは複数の血管が障害された病態と定義される．

脳血管障害と同義語のように扱われる脳卒中(stroke)とは，その語源(卒＝突然に，中＝何かに当たったように倒れる)からも推定されるように，脳梗塞，脳出血，くも膜下出血などの突然発症の脳血管障害の総称であり俗称でもある．

II. 脳の血管支配

A. 脳の動脈系

脳に分布する動脈系の本幹は内頸動脈系と椎骨動脈系の2系統があり(図6-1)，それぞれ左右1対ずつ存在する．

左右の内頸動脈の間，左右の椎骨動脈が1本の脳底動脈となったあと，それと内頸動脈系の間には吻合血管があり(図6-2)，それらがWillis(ウィリス)動脈輪を形成する．このWillis動脈輪には一部が欠けたり，左右の太さが同じでなかったり，後交通動脈が太くなっていて逆に脳底動脈側の後大脳動脈の基部がきわめて細く，後大脳動脈が内頸動脈系から主に血流を受けている場合など，さまざまなバリエーションが存在する．

内頸動脈は後交通動脈(posterior communicating artery)と前脈絡叢動脈(anterior choroidal artery)を分枝した後，前大脳動脈(anterior cerebral artery)と中大脳動脈(middle cerebral artery)に分かれる．その走行と灌流領域を図6-3に示し，また図6-4,5に脳水平断上のこれら脳動脈の支配領域およびその分枝の分布状況を示す．

脳血管障害の最好発血管は中大脳動脈の分枝の一つである線条体動脈である．図6-6にその走行を示す．内包はこの線条体動脈のほかに前大脳動脈の分枝であるHeubner(ホイブナー)動脈および前脈絡叢動脈から血流を受けている．

脳底動脈とその分枝を図6-2に大まかに示す．図6-7は脳幹・小脳における水平断面とその血管分布である．

脳底動脈は最後に後大脳動脈を分枝するが，脳底動脈の先端部(basilar top)から図6-8に示すように中脳傍正中部および視床・視床下部の一部に血液を送る後傍正中視床動脈(posterior paramedian thalamic artery)が出る．この血管も臨床上重要である〔233頁，「2)後傍正中視床動脈(視床穿通動脈)」参照〕．

B. 脳の静脈系

脳静脈系を図6-9に示す．脳静脈は，①四肢その他の静脈にみられる弁装置がない，②豊富

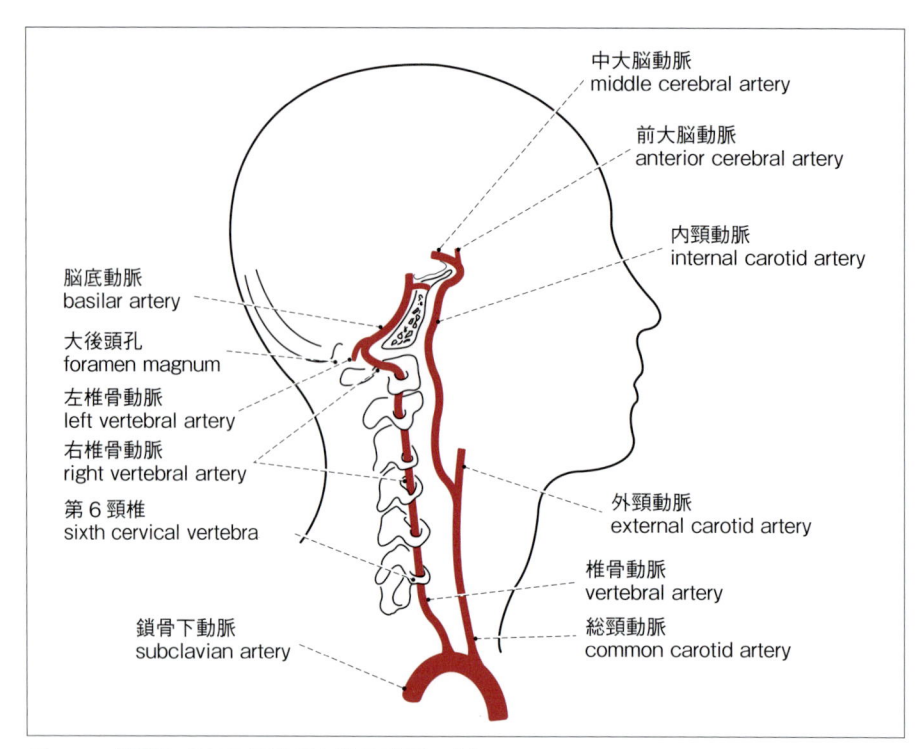

図6-1　頸部における頸動脈と椎骨動脈の走行

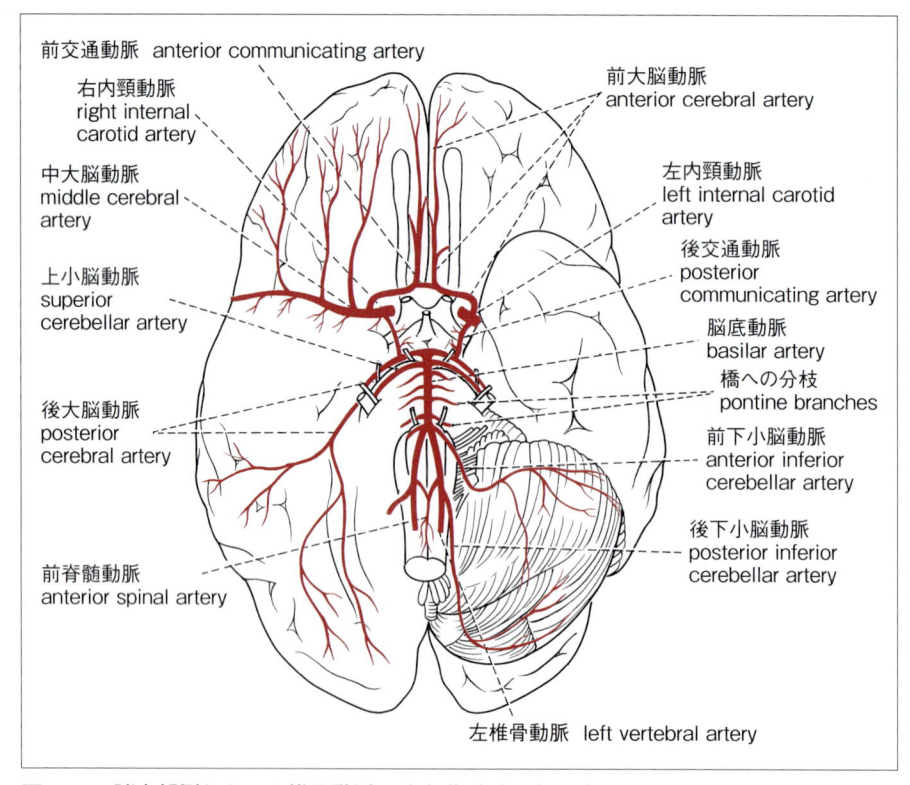

図6-2　脳底部側からみた椎骨動脈・脳底動脈系と内頸動脈系との吻合（Willis動脈輪）
　わかりやすいように右側頭葉と右小脳半球を切断して中・後大脳動脈の一部の走行が見えるようにしてある．

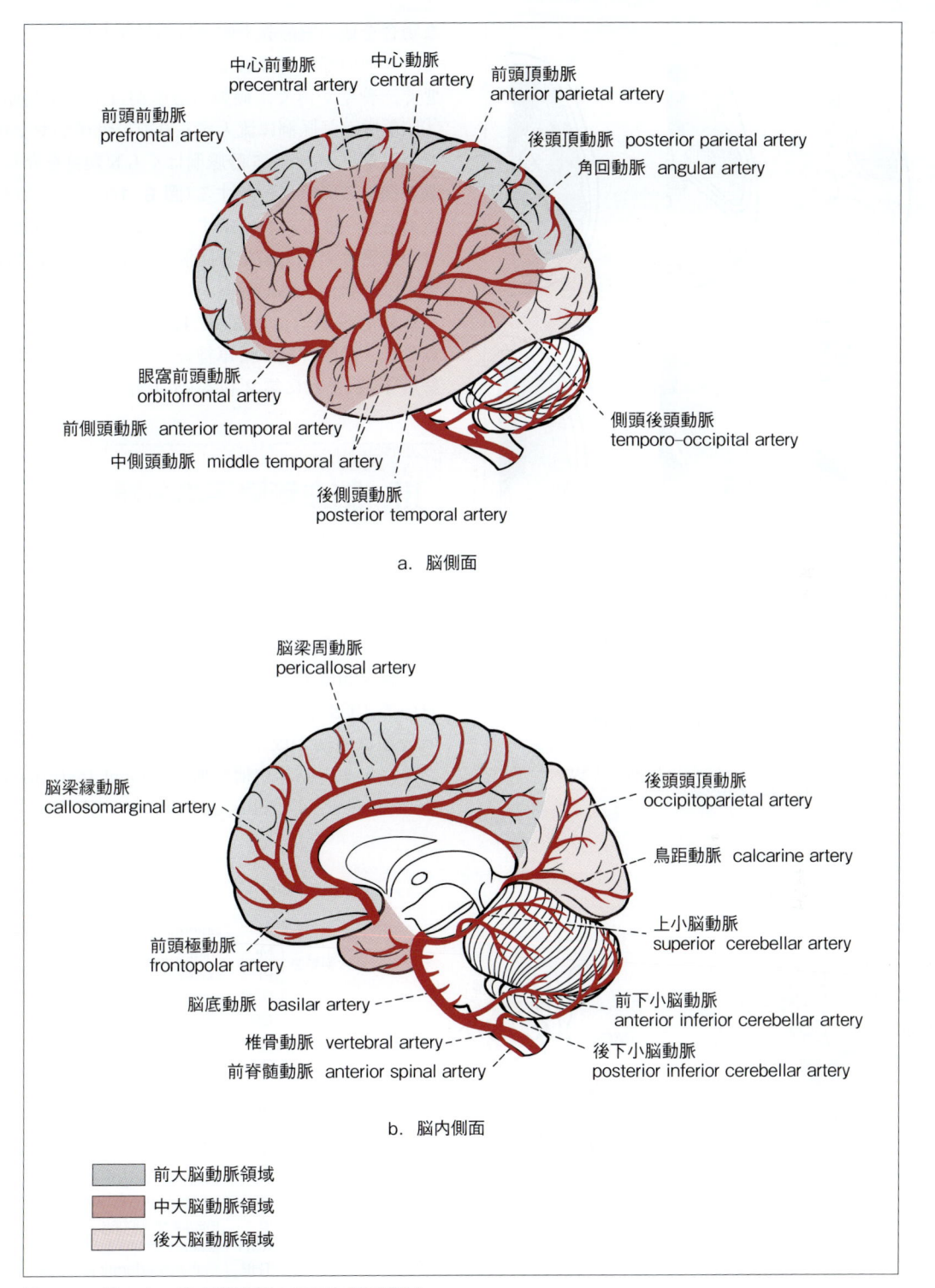

図6-3 前・中・後大脳動脈の走行と灌流領域

な吻合を他の脳静脈や頭蓋外の静脈と形成している，③他の部位の静脈に比べて中膜筋層の発達が悪く，管壁が薄く，硬膜の静脈洞は中膜が欠如，④脳静脈が静脈洞に流入する直前に管径がやや狭くなる部位がある，⑤静脈洞はくも膜顆粒を介し，脳脊髄液の吸収に関与する（図6-10）などの特徴がある[5]．図6-11に示すように大脳側面の上半分の静脈は主に上矢状静脈洞に，下半分は主に浅中大脳静脈から海綿静脈洞（図6-12）に注ぐ．

海綿静脈洞内には図6-12に示すように，内頸動脈，動眼神経，滑車神経，外転神経，三叉神経第1枝（まれに第2枝も）が走行している．

III. 脳血管障害の分類

脳血管障害の分類として初めて広く用いられたものは，米国 National Institute of Neurological Diseases and Blindness（NINDB）の特別委員会において1958年作られた分類である．その後，この分類は何回か改訂されているが，ここに米国立神経疾患・脳卒中研究所（National Institute of Neurological Disorders and Stroke：NINDS）の臨

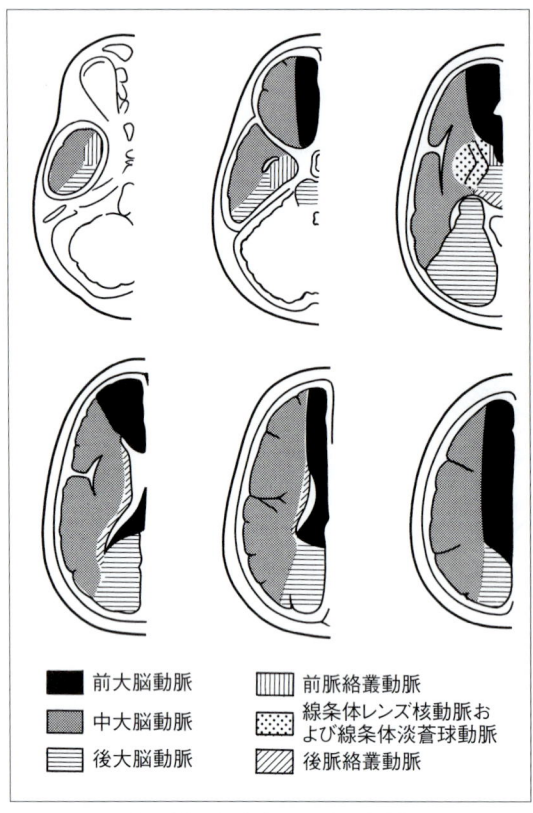

図6-4 脳水平断と各脳動脈の支配領域
（Radü EW, Moseley IF：Carotid artery occlusion and computed tomography. A clinicoradiological study. Neuroradiology 17：7-12, 1978 より改変）

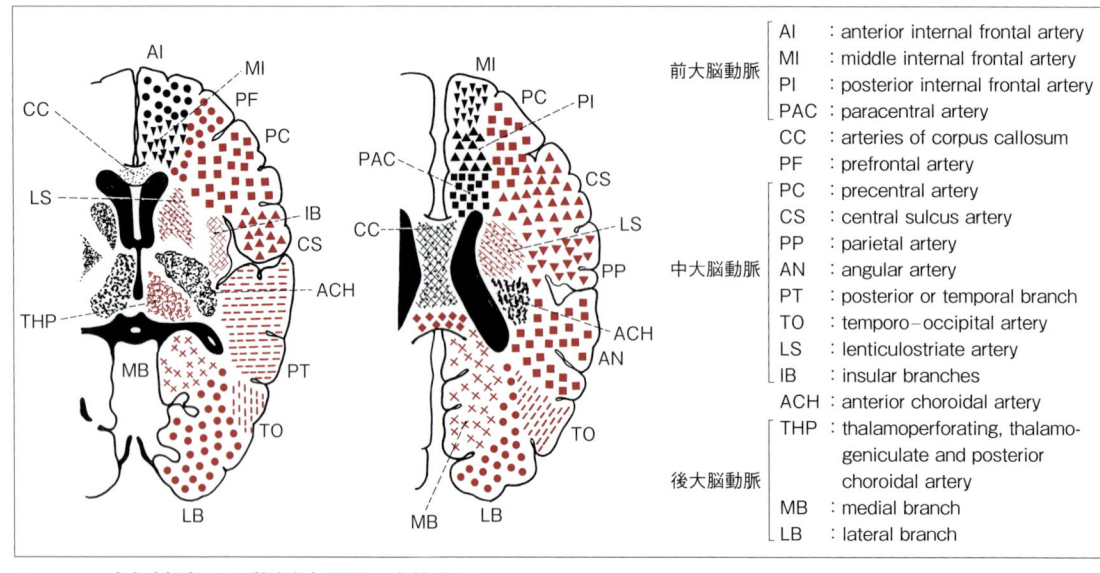

図6-5 内包付近および側脳室周囲の血管支配
（Damasio H：A computed tomographic guide to the identification of cerebral vascular territories. Arch Neurol 40：138-142, 1983）

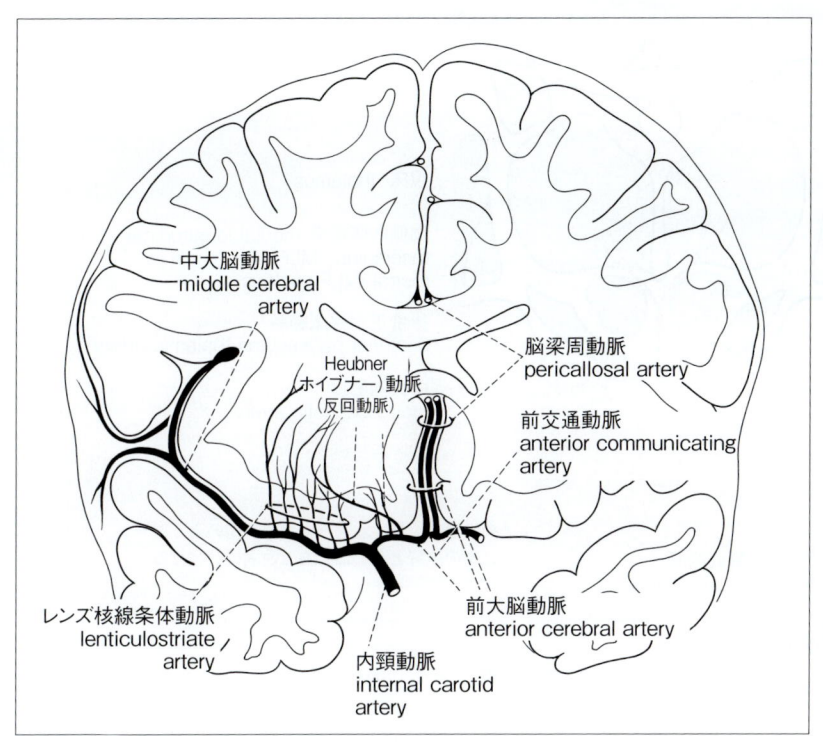

図6-6 中大脳動脈・前大脳動脈分岐部付近の大脳前額断面と線条体動脈

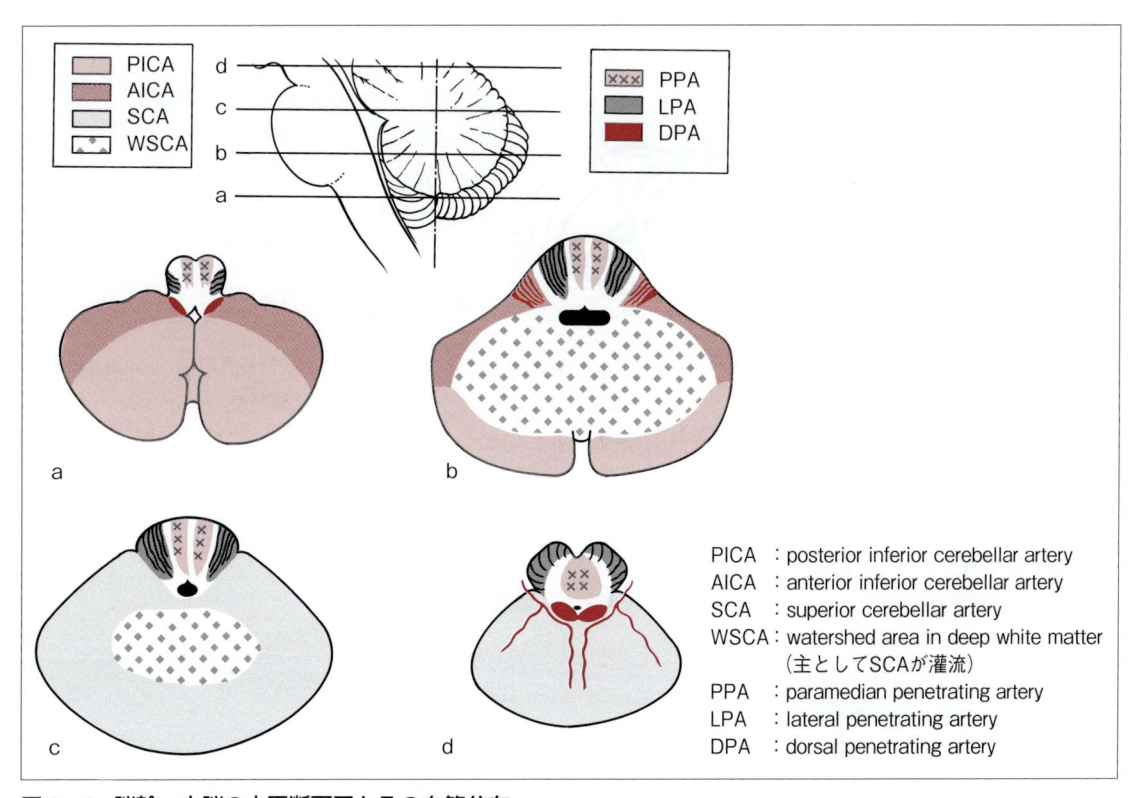

図6-7 脳幹・小脳の水平断面図とその血管分布
(Savoiardo M, Bracchi M, Passerini A, et al : The vascular territories in the cerebellum and brainstem : CT and MR study. Am J Neuroradiol 8 : 199-209, 1987)

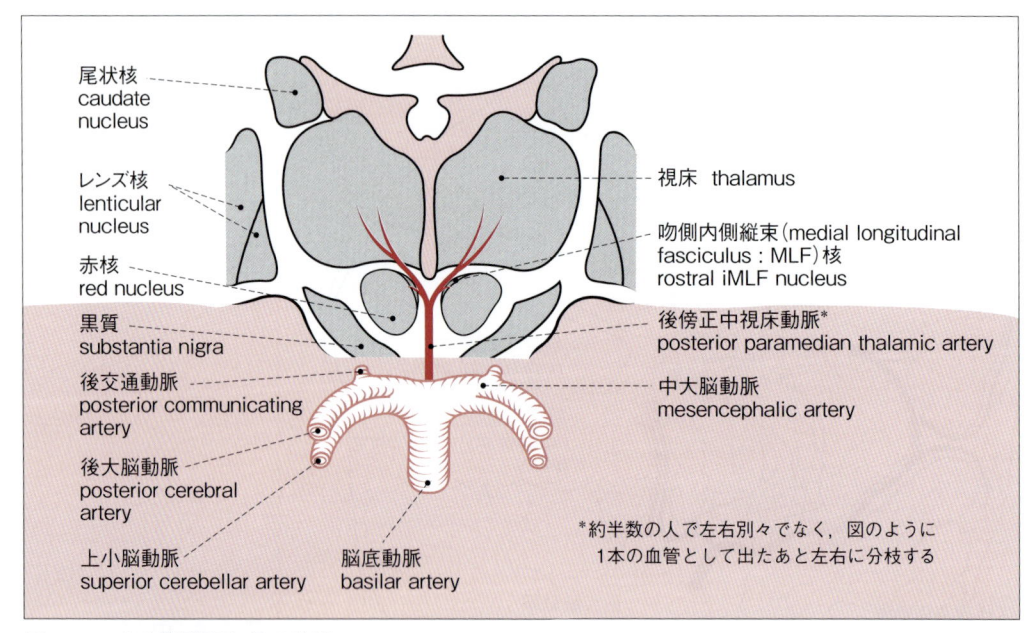

図 6-8 中大脳動脈とその分枝
(後藤文男，天野隆弘：臨床のための神経機能解剖学．p119，中外医学社，東京，1992 より改変)

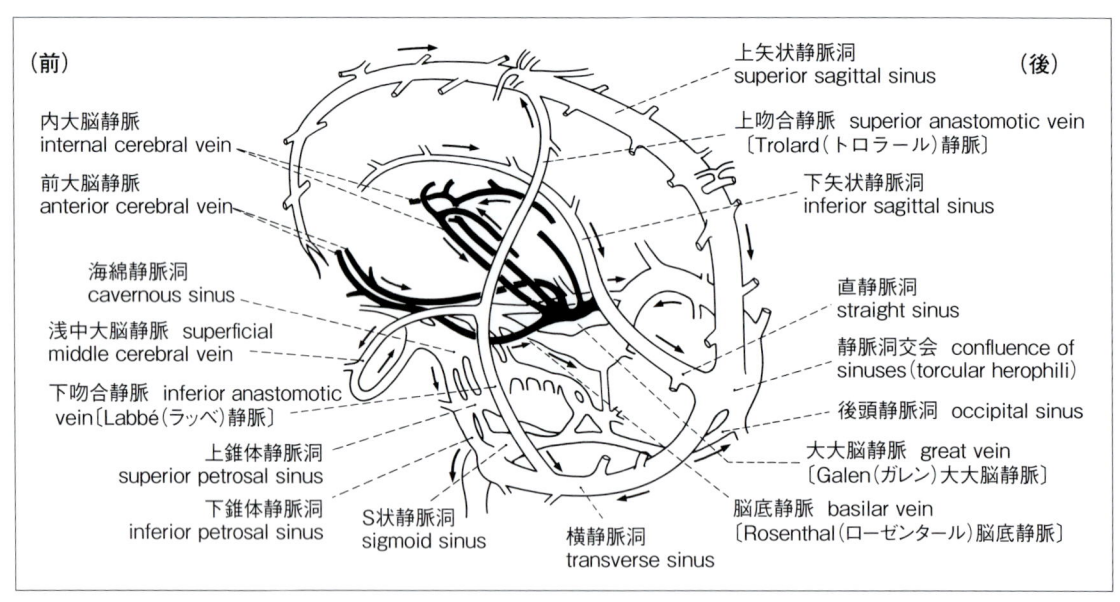

図 6-9 脳の静脈系の立体模式図
矢印(←)は通常の血流方向，☐は硬膜静脈洞と表在静脈系，■は深部静脈系．

床病型からの分類[6]を示す．
- A．無症状(候)性(asymptomatic)
- B．局所性脳機能障害(focal brain dysfunction)
    1．一過性脳虚血発作(transient ischemic attack：TIA)

a．頸動脈系
b．椎骨脳底動脈系
c．a + b
d．部位不明
e．一過性脳虚血発作の疑い

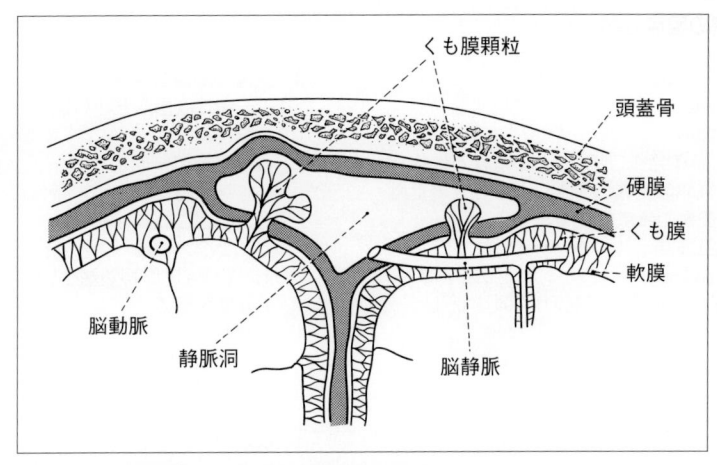

図6-10　静脈洞と脳静脈の関係（模式図）

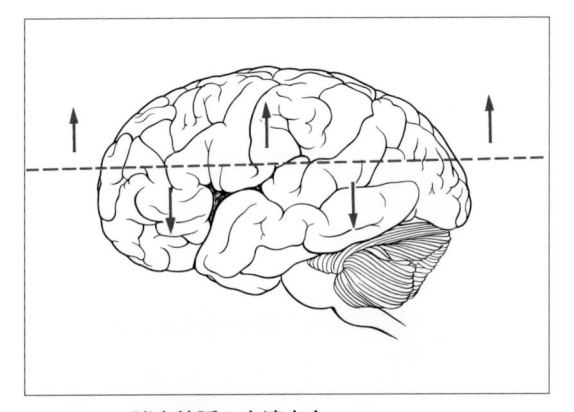

図6-11　脳表静脈の血流方向
通常は破線より上方は上矢状静脈洞方向へ，下部では海綿静脈洞方向へ血液は流れる．

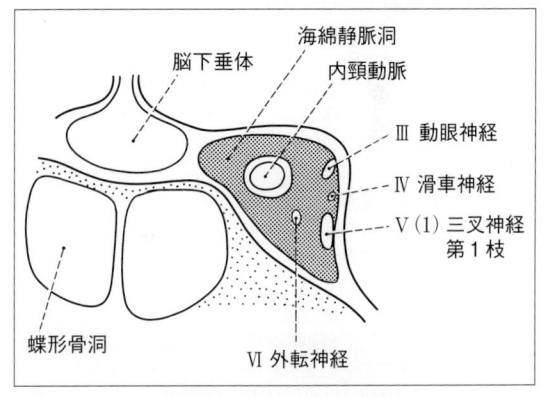

図6-12　海綿静脈洞（前額切断面模式図）

2. 脳卒中（stroke）
 a．臨床経過からの分類
  1）改善型
  2）悪化型
  3）不変型
 b．病型からの分類
  1）脳出血
  2）くも膜下出血
  3）脳動静脈奇形に伴う頭蓋内出血
  4）脳梗塞
   a）機序から
    ①血栓性
    ②塞栓性
    ③血行力学性
   b）臨床的カテゴリーから
    ①アテローム血栓性（atherothrombotic）
    ②心原塞栓性
    ③ラクナ性
    ④その他
   c）部位による症候（分布）
    ①内頸動脈
    ②中大脳動脈
    ③前大脳動脈
    ④椎骨脳底動脈
     ⅰ．椎骨動脈
     ⅱ．脳底動脈
     ⅲ．後大脳動脈
 C．血管性認知症
 D．高血圧性脳症

表6-1 脳血管障害の臨床分類

I. 時間的プロフィール(temporal profile)からの分類
  A. 無症状性(無症候性)
  B. 局所性脳機能障害
    1. 一過性脳虚血様発作(TIA, 24時間以内に症状の消失する従来の狭義のTIAのみならず軽症脳梗塞・脳出血例も含まれうる)
    2. 完成型脳血管障害
  C. びまん性脳機能障害
    1. 一過性(従来の脳血管不全症の大部分)
    2. 持続性

II. 原因別分類
  A. 頭蓋内出血
    1. 脳内出血(解剖学的病巣部位を原則として付記する)
      a) 被殻出血
      b) 視床出血
      c) 皮質下出血
      d) 橋出血，その他の脳幹出血
      e) 小脳出血
      f) その他(Willis動脈輪閉塞症，腫瘍内出血，脳静脈閉塞症における出血なども含む)
    2. くも膜下出血(原因疾患を付記する)
      a) 脳動脈瘤破綻
      b) 脳動静脈奇形破綻
      c) 高血圧・脳動脈硬化
      d) 出血性素因
      e) 外傷
      f) 脳静脈・静脈洞閉塞症
      g) 脳内出血(脳室近くの脳実質内出血でくも膜下に穿破し巣症状を呈さないもの)
      h) その他
    3. 硬膜下血腫
    4. その他
  B. 閉塞性脳血管障害
    1. 一過性脳虚血発作(TIA)
    2. 脳梗塞
      a) アテローム血栓性脳梗塞(動脈原性脳塞栓症を含む)
      b) 心原性脳塞栓症
      c) ラクナ梗塞
      d) Willis動脈輪閉塞症(もやもや病)
      e) 血管攣縮
      f) 血管圧迫
      g) 炎症性疾患
      h) 脳静脈・静脈洞閉塞症
      i) その他
  C. 脳血管性認知症〔Binswanger(ビンスワンガー)病を含む〕
  D. 脳血管不全症〔灌流圧の著明な低下，自動調節能(autoregulation)障害によるびまん性または局所性脳循環障害〕
    1. 内頸動脈系
    2. 椎骨脳底動脈系 ｝原因を付記する
    3. 両者の合併
  E. 高血圧性脳症
  F. 脳血管奇形，発育異常ほか(未破綻のもの)
    1. 脳動脈瘤
    2. 脳動静脈奇形
    3. 頸動脈海綿静脈洞性瘻孔
    4. 原始動脈遺残
    5. Willis動脈輪閉塞症
    6. 線維筋性形成異常(fibromuscular dysplasia : FMD)
    7. その他
  G. 脳静脈・静脈洞閉塞症(明らかな脳梗塞，脳出血を伴わない場合)
    1. 原発性 ｝閉塞部位を付記する
    2. 続発性
  H. 炎症性疾患(明らかな脳梗塞，脳出血を伴わない場合)
    1. 側頭動脈炎
    2. 血管梅毒
    3. その他
  I. その他(分類不能)の脳血管障害

〔篠原幸人：脳血管障害の分類．亀山正邦(編)：内科シリーズNo.4 脳卒中のすべて．第2版，p48，南江堂，東京，1980より許諾を得て改変し転載〕

この分類は比較的簡単なものであるが，多少これよりも詳しいものとして，表6-1に私案の臨床分類を示す．特に閉塞性脳血管障害では臨床症候に加えて，CT，MRI，脳血管撮影などの補助検査の結果から，その臨床的カテゴリーと閉塞部位を明確にしたい．

IV. 主な脳動脈の閉塞・血流障害による症候

A. 形態と機能

内頸動脈(図6-1)が閉塞した場合の臨床症候

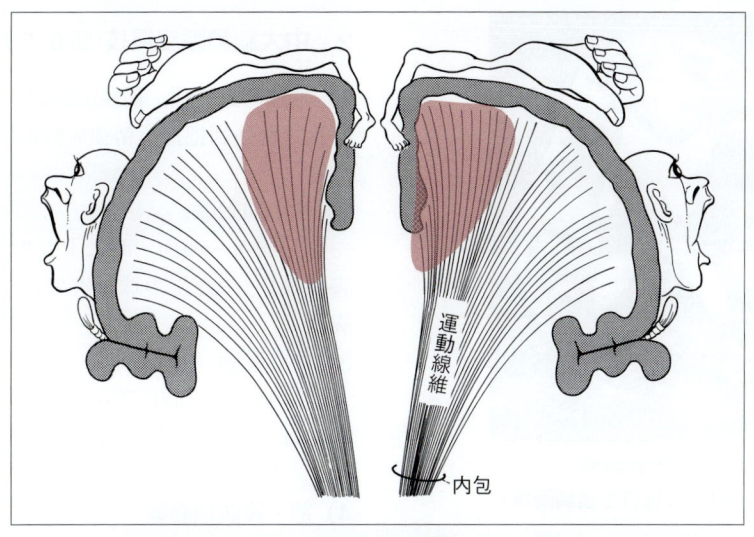

図 6-13 前頭葉前額断面における運動中枢の分布と前大脳動脈灌流域
（色の部分）
前大脳動脈皮質枝の血流障害で反対側下肢に麻痺が強く現れる理由を示す．

は多彩で，まったく無症状のことから急速に死に至る重症例までさまざまである．

　無症状の場合は，Willis 動脈輪（図 6-2）を通じて反対側内頸動脈や脳底動脈から十分血液の供給を受け，血管の完全閉塞にもかかわらず閉塞側脳半球に重篤な血流低下が生じなかったと考えられる．

　何らかの症状を呈する場合は，後述する中大脳動脈病変の臨床症候を示すことが多いが，時には前大脳動脈閉塞の症候や，中大脳動脈の分枝の閉塞症候のみ示すこともある．また，内頸動脈の枝の1つである眼動脈の血流障害により，閉塞側の一過性視力低下ないし喪失〔一過性黒内障（amaurosis fugax）〕を生じることがある．

　また，臨床的に症候がない症例でも画像診断を行うと，前・中あるいは中・後大脳動脈，その他の分水嶺に明らかな梗塞巣がみられることがあり，分水嶺梗塞（watershed infarction）または境界領域梗塞（borderzone infarction）と呼ばれる．

B. 前大脳動脈（図 6-3 b, 6）閉塞

1. Heubner（ホイブナー）（反回）動脈（図 6-6）およびその末梢の閉塞

1）Heubner（反回）動脈領域のみの閉塞

　反対側顔面・舌および上下肢（上肢近位筋に麻痺が強い点が他の前大脳動脈閉塞の場合と異なる）の運動麻痺，筋痙直，また優位半球側の障害で超皮質性運動失語が起こることがある．

2）脳梁縁動脈（図 6-3 b）領域の閉塞

　反対側下肢に強い片麻痺（その理由を図 6-13 に示す），反対側下肢に強い感覚障害，上肢の抵抗症（gegenhalten），強制把握，吸引反射，共同偏倚，尿失禁（両側または優位半球病変の場合が多い），さらに優位半球の前頭葉内側面の病変に脳梁部の病変が加わると，利き手の他人の手（alien hand）徴候（右手があたかも自分の手でないかのように勝手に行動する現象），道具の強迫的使用（右手に持った櫛やスプーンを意思と関係なく使用してしまう現象）や失語がみられることがある．

3）脳梁周動脈（図 6-3 b）領域の閉塞

　左上肢の失行症，左手の失書，左手で触知したものの名前が言えない触覚性呼称の障害などからなる半球間離断症候群がみられる．脳梁前半部に病変が及ぶと優位半球と同側の（すなわち，通常左手

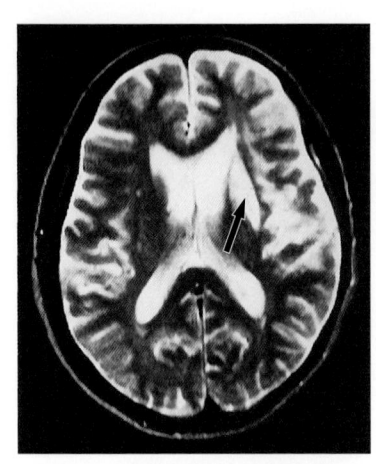

図6-14 線条体内包梗塞(矢印)のMRI所見(T2強調画像)

の)alien hand 徴候がみられ,脳梁(callosal)alien hand 徴候と呼ばれる.この場合は,強制把握や道具の強迫的な使用がみられることはまれである.

2. 前大脳動脈主幹部(図6-3b)の閉塞

下肢に強い反対側痙性片麻痺,下肢に強い反対側半身感覚障害(その理由は図6-13の説明と同様である),強制把握,吸引反射,意欲減退(abulia)・失見当などの精神徴候,尿失禁(両側または優位半球病変の場合が多い),時に病巣側をにらむ共同偏倚や失語(優位半球病変)がみられる.

両側閉塞の場合には,強い精神徴候に加えて両側の運動麻痺,感覚障害,痙性偽球麻痺が出現する.無動性無言が起こるとする報告もある.

C. 中大脳動脈(図6-3,6)領域の閉塞

1. 中大脳動脈穿通枝(図6-3,6)の閉塞

レンズ核線条体動脈(図6-6)の閉塞でいわゆるラクナ梗塞(後述するように直径1.5cm以下の小梗塞)のみならず,もっと大きい梗塞(図6-14)も生じる.これは線条体内包梗塞(striato-capsular infarction)と呼ばれるもので,反対側上肢に強い片麻痺,時に反対側半身感覚障害,眼球共同偏倚,反対側同名性半盲が生じる.また高率に失語,失行,失認などの皮質症候がみられるが,おそらく二次的な皮質血流低下のためと考えられる.

2. 中大脳動脈皮質枝(図6-3a)の閉塞

1) 眼窩前頭動脈,前頭前動脈
反対側強制把握,精神症候が出現する可能性がある.

2) 中心前動脈
反対側舌・顔面,時に上肢の運動麻痺(感覚障害はない),優位半球障害ではBroca(ブローカ)失語.

3) 中心動脈
反対側上肢,時に舌・顔面の運動麻痺,下肢の麻痺はあっても軽い.反対側皮質性感覚障害(立体覚・位置覚などの障害)も生じうる.

4) 前・後頭頂動脈
これらの血管が単独に閉塞することはまれで,後述する角回動脈,側頭動脈などと一緒に障害されることが多い.

反対側皮質性感覚障害・同名性半盲または下1/4盲とともに,劣位半球障害では反対側の半側空間無視,着衣障害,優位半球障害では伝導性失語,観念運動性失行が生じる.

5) 角回動脈
優位半球側病変でGerstmann(ゲルストマン)症候群(手指失認,左右障害,失書,失算)が生じるとされるが,この症候群は他の部位の障害でも生じうるという意見もある.優位半球側障害では失読も生じる.ほかに視野欠損,皮質性感覚障害など.

6) 頭頂後頭動脈
優位半球障害で,Wernicke(ウェルニッケ)失語が多くは一過性に出現する.

7) 前・中・後側頭動脈
反対側同名性半盲・上1/4盲,優位半球側病変でWernicke失語が生じる.

3. 中大脳動脈主幹部(図6-6)の閉塞

顔面・舌を含む反対側片麻痺,反対側半身の感覚障害・同名性半盲を呈し,さらに意識障害や病巣側に向く眼球共同偏倚を伴うこともある.優位半球側では重篤な全失語,劣位半球側では半側空間無視などが出現する.しかし,主幹部閉塞でも分枝閉塞でも側副血行の程度や血管分布の個体差などにより,症例によりかなり症候が異なりうることを忘れてはならない.

D. 前脈絡叢動脈領域の閉塞

内頸動脈の後交通動脈分岐部より末梢で,中大脳動脈分岐部との間より分枝するこの血管が単独で閉塞することは比較的まれである.

この血管の閉塞により反対側片麻痺,半身感覚障害,同名性半盲〔これらの組み合わせをMonakow(モナコフ)症候群と呼ぶ場合もある〕が生じる.劣位側閉塞で左半側空間無視が生じた症例もある.

E. 後大脳動脈領域(図6-3b,8)の閉塞

1. 後大脳動脈穿通枝の閉塞

1) 正中中脳枝

病巣側動眼神経麻痺に加えて,その反対側の片麻痺〔Weber(ウェーバー)症候群〕がみられたり,反対側不全片麻痺と振戦様不随意運動〔赤核症候群,Benedikt(ベネディクト)症候群〕,あるいは中枢性幻覚症,片側バリズムなどが出現する.

2) 後傍正中視床動脈(視床穿通動脈)

両側の閉塞により,眼球の垂直性注視麻痺,動眼神経麻痺,認知症,無動性無言,種々の意識障害などを呈する(Segarra, 1970;Castaigneら,1981).図6-8に示したように,この血管は1本の分岐として出ることも多く,脳底動脈先端部の中大脳動脈閉塞(後述)などでも上記症候が生じる.

3) 視床膝状体動脈

反対側半身の感覚障害(特に深部感覚障害や立体覚障害),痛覚鈍麻があるのに刺激により耐えがたい疼痛を感じる有痛性感覚消失(anesthesia dolorosa),不全片麻痺,運動失調などの視床症候群〔Dejerine-Roussy(デジュリン・ルシー)症候群〕がみられる.また,反対側同名性半盲や片側バリズム,感覚障害が反対側手と口周囲に局在する手口感覚症候群(syndrome sensitif à topographie chéiro-orale)がみられることもある.

2. 後大脳動脈皮質枝(図6-3b)の閉塞

反対側同名性半盲または,1/4盲(通常患者は視野欠損を自覚する),変形視,優位半球側閉塞で失読,視覚失認が生じる.また,両側性の鳥距動脈の閉塞によりAnton(アントン)徴候が,両側側頭後頭葉の障害で色覚異常,視覚失認,相貌失認が出現する.

両側あるいは優位半球側の海馬動脈の閉塞は,持続性ないし一過性の記銘力障害を生じうる.脳梁膨大部動脈は脳梁後1/2を灌流し,この病変により脳梁離断症候群が生じる.

3. 後大脳動脈主幹部の閉塞

後大脳動脈は吻合枝が多く,主幹部閉塞でも上記の穿通枝＋皮質枝閉塞の症候がすべて出現するとはかぎらず,各種症候がさまざまの組み合わせで出現する.

F. 脳底動脈領域(図6-2)の閉塞

脳底動脈主幹部閉塞は閉塞レベルにより出現する症候が多少異なるが,一般に激しい回転性めまい(まれに難聴で初発),嘔気・嘔吐で発症し,眼振,意識障害,四肢麻痺,球麻痺,呼吸障害,強度の縮瞳〔針穴瞳孔(pinpoint pupil)〕,瞳孔不同,眼球斜偏倚,眼球浮き運動(ocular bobbing),眼球沈み運動(ocular dipping),閉じ込め症候群(locked-in syndrome),発熱,高血圧などを呈する.

脳動脈先端症候群(top of the basilar artery syndrome)では図6-8でもわかるように,中大脳動脈・後大脳動脈などの灌流域に梗塞が生じ,四肢の運動麻痺はないが,眼球運動障害,瞳孔異常,傾眠,幻覚やせん妄,健忘,Bálint(バリント)症候群,視力ないし視野障害を生じる.

以下にその分枝の閉塞症候を示す.

1. 上小脳動脈(図6-2,8)

嘔吐,めまいとともに病巣側小脳症候,眼振,Horner(ホルネル)症候群,反対側顔面を含む半身温痛覚障害,病巣側の聴覚障害を呈する.

2. 橋傍正中枝(図6-2)・短周辺動脈

本血管群は橋下部内側に血流を送っているので,反対側上下肢運動麻痺に加えて病巣側末梢性顔面神経麻痺〔Millard-Gubler(ミヤール・ギュブレール)症候群〕や,これらの2症候に病巣側への注視麻痺が加わったFoville(フォヴィーユ)症候群が生じる.また,内側縦束

(medial longitudinal fasciculus：MLF）症候群，一眼半水平注視麻痺症候群(one-and-a-half syndrome），病巣側小脳性運動失調，病巣側顔面の感覚障害や反対側上下肢の触覚・温痛覚・深部感覚障害を呈する場合もある．

3．前下小脳動脈

眼振，めまい，嘔吐に加え，病巣側末梢性顔面神経麻痺，病巣側への側方注視麻痺，病巣側の難聴，耳鳴り，運動失調，Horner症候群，まれに顔面感覚障害が生じ，反対側四肢・体幹の温痛覚障害を伴う．

G．椎骨動脈領域(図6-1, 2)の閉塞

一側の椎骨動脈が心臓側で閉塞しても症候は通常出現しない．反対側椎骨動脈から十分な血液の供給がある場合が多いからである．しかし，一側の椎骨動脈の後下小脳動脈分岐部付近，または後下小脳動脈自体，あるいは外側延髄動脈などの閉塞では，延髄外側症候群〔Wallenberg(ワレンベルク）症候群；回転性めまい，嘔吐，嚥下障害，嗄声に加えて，病巣側顔面の感覚障害，運動失調，Horner症候群と反対側体幹上下肢の温痛覚障害〕やしゃっくり，まれに病巣側味覚障害を呈する．

また椎骨動脈，前脊髄動脈(図6-2）などの血流障害により延髄内側症候群(Dejerine症候群；病巣側舌半分の萎縮・麻痺と反対側上下肢運動麻痺・感覚および深部感覚障害)が生じる．

以上A〜Gに，これら血管が閉塞し，脳実質に不可逆的変化が生じた場合の症候を記述したが，血管の完全閉塞がなくても持続的な血流障害が起こればこれらの症候は生じるし，また同部の出血その他の病変によっても同様の症候が生じうることは当然である．

V．虚血性脳血管障害

A．脳梗塞(cerebral infarction）

脳梗塞はその血管閉塞の原因により，主として脳血栓症(cerebral thrombosis）と脳塞栓症(cerebral embolism）に分けられてきた．血管閉塞がない場合でも，血行力学的変化により限局性の虚血が生じれば脳梗塞が発生する．脳梗塞はその部位から皮質枝系病変と穿通枝病変〔穿通枝梗塞の小さなものはラクナ梗塞(後述）と呼ばれる〕にも分けられる．また脳塞栓症は心原性のものと，中枢側動脈からの動脈原性(artery-to-artery）脳塞栓症およびその他に分類される．

いずれの原因にせよ脳に血流低下が生じ，脳血流が正常の約1/3である20 mL/100 g脳/分以下に低下すると，その部位に応じて神経症候が出現し，それが短時間に回復すれば症候は消失するが，脳血流がさらに減少したり，その状態が1〜数時間続けば梗塞巣が生じる．

1．アテローム血栓性脳梗塞
（atherothrombotic infarction）

頸部および脳の主幹動脈，あるいはその分枝の皮質枝に生じる血栓は，病理学的には主としてアテローム硬化(atherosclerosis）である．時にはこれら頸部・脳の主幹動脈から，ごくまれには大動脈弓部のアテローム硬化性病変からのartery-to-artery塞栓により塞栓症が生じることもある．したがって，アテローム血栓性脳梗塞には，少なくともその血栓自体による血流障害を原因とする塞栓症とartery-to-artery塞栓症の2つがある．

わが国の脳梗塞は，穿通枝領域に多いと考えられていたが，最近では欧米並みに主幹動脈のアテローム硬化性病変が増加している．

【発症機序】

アテローム硬化性病変の好発部位は総頸動脈起始部，内頸動脈起始部・サイフォン部，中大動脈水平部・分岐部，前大脳動脈A2部，鎖骨下動脈起始部，椎骨動脈起始部，椎骨動脈・脳底動脈移行部などである．脳表の皮質枝がアテローム硬化

表 6-2 脳血管障害(出血性のものも含む)の危険因子

加齢，男性	血小板増多
気候（寒冷）	先天性・後天性出血傾向
高血圧	先天性・後天性凝固亢進
心疾患	喫煙
糖代謝異常	飲酒
高尿酸血症	肥満
脂質異常症，高Lp(a)血症	経口避妊薬
高フィブリノゲン血症	抗リン脂質抗体陽性
多血症	その他
血液粘度上昇	

により閉塞することは少なく，この場合は，主幹動脈のアテローム硬化性変化に由来する塞栓症であることが多い．

アテローム血栓性脳梗塞の多くはアテローム硬化で狭窄した脳血管の内腔にさらに血栓が形成されて血管が強度の狭窄ないし完全閉塞を生じ，血流障害が生じたもの（脳血栓症）である．まれに，プラーク（plaque）内出血や内膜解離によっても生じる．脳梗塞の大きさは側副血行路の発達程度により決まる．

artery-to-artery 脳塞栓症は，頸部・上行大動脈ないし脳主幹動脈などに生じた血栓の一部が栓子となって脳血管の末梢部に塞栓を生じたもの（脳塞栓症）である．

【危険因子】

脳血管障害全体の危険因子を表 6-2 に示す．このなかで出血傾向を除くすべてが脳梗塞の危険因子となりうる．特にアテローム血栓性脳梗塞では，加齢，男性，高血圧，糖代謝異常，高尿酸血症，高フィブリノゲン血症，多血症，血液粘度上昇と並んで，従来あまり重要視されていなかった脂質異常症，喫煙などが注目されている．低高比重リポ蛋白（high density lipoprotein：HDL）コレステロール血症，高低比重リポ蛋白（low density lipoprotein：LDL）コレステロール血症と並んで，特に若年発症例では高リポ蛋白（lipoprotein：Lp）(a)血症，高ホモシステイン血症，抗リン脂質抗体陽性なども危険因子と考えられている．

【臨床症候】

脳梗塞では，血管閉塞部位ないし梗塞の部位と大きさに応じて，前述した脳局所症候と，頭痛，意識障害，頭蓋内圧亢進や脳ヘルニアなどの一般症候が出現する．

動脈原性脳塞栓症を除くアテローム血栓性脳梗塞は，発症が比較的緩徐であり段階的かつ進行性の経過をとることが多い．一方，artery-to-artery 脳塞栓症は心原性塞栓症同様，突発発症が特徴であるが，心原性のものほどには病巣が大きくなく，意識障害もないかまたは軽度で，一過性脳虚血発作のみで終わることもある．

アテローム硬化による脳梗塞の各血管閉塞による症候はすでにⅣ項で述べたが，後述する穿通枝病変（ラクナ梗塞）との相違は，本症では意識障害を伴いやすいこと，半盲や失語・空間無視などの皮質症候を示すことが多い点である．しかし，側副血行路の状態によっては主幹動脈のアテローム血栓性脳梗塞でも穿通枝領域にのみ梗塞病変を生じることがまれにある．

【検査所見】

CT，MRIなどの画像診断の進展と普及は，脳梗塞の診断に著しい進歩をもたらした．なかでもCTは本症診断には必須である．CT画像上，脳梗塞はX線吸収値の低い黒色の低吸収（low density）域（552頁，図 21-8 参照）としてみられるが，発症 12～24 時間以内ではCT画像では異常領域がはっきりしないことが多い．しかし，脳出血との鑑別はそれで十分であるし，脳室の偏位や脳溝の消失と臨床所見から大脳半球の大きな脳梗塞は十分推定が可能で，直ちに治療を開始すべきである．発症後 24 時間以上経過したあと，2回目のCTで病変の広がりを確認する．周囲の脳浮腫も同様に低吸収域を呈するので，この時点での浮腫部と梗塞部の区別はむずかしい．

MRIでは，発症 3～6 時間以内に梗塞巣の一部が描出可能である．病巣部は，T2強調画像では白色の高信号（high intensity）域（図 6-14），T1強調画像（555頁，図 21-16）では低信号（low intensity）域として描出される．特に拡散強調画像（diffusion weighted image：DWI）は，ごく早期に病巣の描出が可能である[8]．

頸部血管や主幹脳動脈の閉塞・狭窄の診断には頸部超音波検査，あるいは磁気共鳴血管造影（magnetic resonance angiography：MRA）をまず行い，さらに必要に応じてCTアンギオグラフィ（CTA）やX線血管撮影が行われる．しかし栓子による閉塞は，時間とともに自然に再開通することがあり，血管撮影を行っても証明できない

こともある．

脳血流動態の検索には単光子放出断層撮影（single-photon emission computed tomography：SPECT），キセノン（xenon：Xe）-CT，ポジトロンCT〔陽電子放射断層撮影法（positron emission tomography：PET）〕などの三次元的検査が行われる．

【診断・鑑別診断】

臨床症候のみから脳出血などと鑑別するのはかなり困難である（248頁，表6-10参照）．CT，MRI検査が本症の正しい診断には必要不可欠である．

【治療・予防】

1）超急性期の治療[10]（発症4〜6時間以内）

a）バイタルサイン（vital signs）の確保

血圧は高くても，原則として降圧薬は使用しない．しかし収縮期血圧220 mmHg，拡張期血圧120 mmHg以上が持続する場合や大動脈解離・心不全・腎不全が合併している場合は慎重に降圧を行う．他に呼吸管理，膀胱管理，血管確保は必須である．

b）脳浮腫対策

頭蓋内圧亢進を伴う重篤な症例には濃グリセリン（glycerin）（1回200〜500 mL），1日2〜3回，1回2〜3時間以内に急速点滴静脈注射，20% D-マンニトール（D-mannitol）1回300〜500 mL，1日1〜3回などが試みられるが，その有効性には明確なエビデンスはない．

c）遺伝子組換え組織プラスミノゲンアクチベータ（recombinant tissue-plasminogen activator：rt-PA）

発症4.5時間以内の脳梗塞で，CT，MRIにより頭蓋内出血が完全に否定でき，早期CT徴候がなく，血圧は185/110 mmHg以下，血糖50〜400 mg/dL以内，血小板数10万/mm^{3}以上，プロトロンビン時間国際標準化比（PT-INR）1.7以下などの条件を満たした症例にはrt-PA〔アルテプラーゼ（alteplase）〕0.6 mg/kg（10％ ボーラス，残量を1時間かけて静脈注射）が用いられる．本治療法の施行には日本脳卒中学会rt-PA（アルテプラーゼ）静注療法適正治療指針[10]にしたがい，出血性合併症の出現に注意する．大動脈解離合併例には使用しない．

d）選択的抗トロンビン薬・抗血小板薬

選択的抗トロンビン薬アルガトロバン（argatroban）60 mg/日，2日間，次いで5日間1回10 mg，1日2回，静脈注射可能な抗血小板薬であるトロンボキサン合成酵素阻害薬オザグレルナトリウム（ozagrel sodium）（1回80 mg）は1日2回，1回2時間で点滴静脈注射．ただし，ともに脳塞栓症には禁忌．

e）脳保護療法

フリーラジカルスカベンジャーであるエダラボン（edaravone）〔ラジカット®（Radicut®）〕（1回30 mg，1日2回，30分かけて点滴静脈注射）を最長14日まで投与する．

2）急性期の治療（発症6時間後ぐらいから約2週間後まで）

必要ならば上記1）のa），b），d），e）を続ける．高血圧，糖尿病，心疾患，腎疾患などの合併症に対する処置と同時に，肺炎，膀胱炎などの感染症予防，消化管出血の予防と対処，褥瘡の予防のための体位変換およびできるだけ早期からリハビリテーションを開始する．痙攣に対しては抗痙攣薬も使用する．

3）慢性期の治療

再発予防のために抗血小板薬〔アスピリン（aspirin）80〜250 mg/日，またはクロピドグレル硫酸塩（clopidogrel sulfate）75 mg/日，シロスタゾール（cilostazol）200 mg/日，チクロピジン塩酸塩（ticlopidine hydrochloride）100〜200 mg/日などの経口投与〕が頻用される．後遺症に伴う，めまい，認知障害には脳循環・代謝改善薬を用いることもある．合併症に対しては急性期と同様の対処が必要であるが，この時期にも存在する高血圧には降圧を試みるべきである．また，合併する糖尿病，脂質異常症なども積極的に治療することが必要で，症例によっては頸動脈内膜剝離術，ステント術などの外科的処置も試みられている．

2．ラクナ梗塞（lacunar infarction）[11]

ラクナ（lacuna）は，語源的には"水がたまった穴，池"などを意味し，1843年，Durand-Fardelが剖検脳の断面上，多数の小さなくぼみを両側線条体付近に発見し，報告したときに初めて使用した言葉である．その後，Fisher（フィッシャー）がこの病態の臨床的概念を確立し[11]，それ以降直径

3〜15 mm の脳深部限局性虚血性病変(穿通枝梗塞)に対してラクナ(lacuna), ラクナ梗塞(lacunar infarction), ラクナ卒中(lacunar stroke)などの言葉が用いられる.

【発症機序】

比較的大きい深部梗塞は 400〜900 μm 以上の脳穿通枝動脈ないしは穿通枝動脈起始部のアテローム硬化によるとされ, 前述のアテローム血栓性脳梗塞と同様の機序が考えられる. これは分枝粥腫病(branch atheromatous disease)と呼ばれ, 純粋なラクナ梗塞とは区別されるべきものである. 本来のラクナは主として 200 μm 以下の血管の脂肪硝子様変性(lipohyalinosis)による. まれには, 心臓ないし大血管からの小塞栓, Bouchard(ブシャール)動脈瘤, 小動脈壁の解離による場合や, 遠隔部の内頸動脈などの大血管の閉塞時にもみられることがある.

【危険因子】

90% 以上は高血圧を合併するため, 危険因子としては高血圧が最も重要である.

【臨床症候】

臨床症候, いわゆるラクナ症候群は**表 6-3**に示すように多彩である. また, ラクナの約 20% は temporal profile からみると, 後述する一過性脳虚血発作の発症様式をとるが, 発症が比較的緩徐な場合や, 無症候の場合(約 80% が無症候という報告もある＝無症候性脳梗塞), あるいは頭重, 頭痛, しゃっくり, 気分易変などの非神経症状のみを呈することもある.

Fisher らの初期の記載ではラクナは, ①純粋運動性片麻痺(pure motor hemiplegia), ②純感覚性卒中(pure sensory stroke), ③運動失調不全片麻痺(ataxic hemiparesis), ④構音障害・不器用手症候群(dysarthria-clumsy hand syndrome)を呈するとされたが, ④は③の変型と考えられる. これらの症候のなかでは①の頻度が高い. 現在では, Fisher 自身も本症が**表 6-3**のような多彩な症候を示すことを認めている.

【検査所見】

CT または MRI 検査でラクナ梗塞巣を証明することが望ましいが, CT 画像上では病巣がはっきりしないこともある. 血管撮影上, 大血管の閉塞は原則としてなく, 血管雑音(bruit)も原則として聴取されない. 脳波も持続する片側性徐波は通常みられない.

表 6-3 ラクナ梗塞により生じうる臨床症候

1. 無症候性
2. 片麻痺または一側下肢の脱力
3. 感覚障害のみ(純感覚性卒中)
4. 2＋3
5. 失調性不全片麻痺
6. 失語を伴う不全片麻痺
7. 中脳視床症候群
8. 認知症(視床性認知症を含む), 記銘力低下
9. 水平性注視麻痺のみ(不全片麻痺を伴うことあり)
10. Weber(ウェーバー)症候群
11. Millard-Gubler(ミヤール・ギュブレール)症候群
12. Claude(クロード)症候群
13. 片側バリズム, ジストニー
14. 各種の脳幹症候(複視, めまい, 構語障害, 運動失調, 顔面異常感覚, 顔面神経麻痺, 眼神経単独麻痺, 外転神経単独麻痺など)
15. Wallenberg(ワレンベルク)症候群(延髄外側症候群)
16. 橋延髄外側症候群
17. 閉込め症候群
18. Parkinson(パーキンソン)様症候
19. その他

【診断・鑑別診断】

本症の診断にも, 上記の画像診断が必要である. 小さな脳出血でも類似の症候を呈することがある. 病変が小さくても皮質梗塞の場合は, ラクナ梗塞とは呼ばない. 定義にしたがえば, 穿通枝梗塞でも最大経 15〜20 mm 以上の場合は本症と呼べないが, その点は後述する.

MRI 上, 本症との鑑別を要するものは篩状態(état criblé)〔Virchow-Robin(ウィルヒョー・ロバン)腔拡大〕である. MRI T2 強調画像上, ラクナ梗塞も篩状態も高信号の小病変として認められ, 時に鑑別困難であるが, 通常後者は臨床症候は呈しない. 画像上は病変の直径が 3 mm 以上で, プロトン密度強調画像でも高信号を示せば, ラクナ梗塞の可能性が高い.

【治療・予防】

Fisher は, 近年の高血圧に対する治療法の進歩が, ラクナ梗塞の頻度を減少させたとしており, 予防のみならず治療上にも高血圧の存在は重要である. しかし, 発症直後の降圧は極端な高血圧や大動脈解離・心不全例を除いては, 緩徐に行われるべきである.

発症時の治療はアテローム血栓性脳梗塞に準じ

表6-4 脳塞栓症の原因疾患

1. リウマチ性心臓弁膜症（主に僧帽弁狭窄症）
2. 心房細動，洞不全症候群
3. 心筋梗塞
4. 感染性・非感染性心内膜炎
5. 心臓手術後
6. 左房粘液腫
7. 僧帽弁逸脱症
8. 特発性心筋症
9. 頭蓋内・外動脈のアテローム硬化性狭窄
10. 頭蓋内・外動脈の動脈瘤
11. 頭蓋内・外動脈の肺などの手術・外傷
12. 線維筋形成不全（fibromuscular dysplasia：FMD）
13. その他

るが，本症の再発予防にも抗血小板薬が有効である．

付 線条体内包梗塞 (striato-capsular infarction)（Bladin ら, 1984）（図 6-14）

穿通枝領域にも，定義上のラクナ梗塞より大きい梗塞が出現しうる．その一例が外側レンズ核線条体動脈（図 6-5 LS, 6-6）領域の梗塞で，線条体内包梗塞と呼ばれる．

臨床症候としては上肢に強い反対側片麻痺，片側感覚障害に加えて，優位半球側病変では失語，劣位半球側では半側失認などの大脳皮質症候を 70％ の症例で伴う．CT, MRI 上は図 6-14（矢印）のようにコンマ状の梗塞像を呈する．発生機序も一般のラクナ梗塞と異なり，頭蓋内外の大血管病変ないしは後述する心原性脳塞栓症が発症に関与する．SPECT などの脳血流検査では，CT, MRI 上の病巣より広く大脳皮質に及ぶ広範な血流低下がみられ，脳波も 2/3 の症例で局所性一側性徐波がみられる点が，ラクナ梗塞と異なる．

再発予防には抗凝固薬や抗血小板薬が用いられる．大血管病変が明らかな場合には外科療法の必要性も検討すべきである．心原性の可能性が高ければ，後述する心原性脳塞栓症の治療に準じる．

3. 心原性脳塞栓症
（cardiogenic cerebral embolism）

【発症機序】

表6-4 に示す各種脳塞栓症のなかで，心臓内の血栓が剥離し，栓子となって脳内に流入し，血管を閉塞した病態である．

特に心房細動に起因することが多く，近年，わが国の人口の高齢化に伴い心原性脳塞栓症は増加傾向にある．

心原性脳塞栓症ではしばしば出血性梗塞がみられるが，これは主に塞栓部が再開通を起こし，梗塞部に血液が再び流れ込んで生じる．

【臨床症候】

脳卒中発作のなかでも最も急激な発症様式を呈し，発症後数分以内に症候はほぼ完成する．もちろん閉塞後の二次的な血栓の心臓側への進展や，病巣周囲の浮腫などにより，その後も多少の症候の進行はあるが，一方，再開通や栓子の末梢側への移動がごく初期に起こると，一度生じた症候が劇的に回復し，最終的には細片化した栓子が末梢動脈を閉塞した症候のみが残存することもある．これは劇的に退縮する欠損（spectacular shrinking deficit）（Mohr, Barnett, 1986）または中大脳動脈領域に生じやすいので，two-step MCA embolus syndrome（Kase, 1988）などと呼ばれる．

閉塞血管と出現する臨床症候の関係は前述のとおりである．

【検査所見】

脳梗塞であることと，そのなかの塞栓症であると診断するための塞栓源発見の検査がある．

CT 画像上は，前述した血栓症同様に，病初期には病巣は明確でないことが多く，病巣側脳溝の消失などがみられる程度である（早期 CT 所見）．発症 12〜24 時間後には CT 画像上低吸収域が出現し，時に多発性で，多くの場合は皮質を底部とする楔形（皮質枝梗塞）を呈する．3〜7 日目ごろには，低吸収域中に出血と思われる高吸収域が混在する出血性梗塞の所見を呈することがある．亜急性期からは病巣周囲に脳浮腫像（CT 画像上で低吸収域，MRI の T2 強調画像で高信号域）がみられ，これは CT および MRI で容易に観察される．

脳血管撮影や MRA で，時に脳内に栓子による血管閉塞が証明されるが，再検査時にそれが消失していること（再開通）が確認される例もある．

塞栓源の発見のため，血管撮影以外にも心電図，心 CT，心超音波検査のほか，頸動脈病変の有無を明らかにするため頸動脈超音波検査，血管雑音

聴取などが必要である.

【診断・鑑別診断】

症候の temporal profile から,突発発症であり,かつ心臓に塞栓源があれば診断は比較的容易である.脳出血との鑑別に CT あるいは MRI 所見は重要である.

【治療・予後】

1) 超急性期(発症 4～6 時間以内)および急性期の治療

a) バイタルサインの確保と対症療法

他の脳梗塞同様,原則として血圧は急激には下降させず,呼吸管理,膀胱管理,血管確保を行い,また痙攣や消化管出血,感染症などの合併症があれば対症的に対処する.

b) 脳浮腫対策

アテローム血栓性脳梗塞の項と同様.

c) 塞栓源

塞栓源が明白な場合は,必要ならばそれらに対する治療も必要である.

d) rt-PA ほか

本症は rt-PA の効果が最も期待できる病態の一つである.詳細は 234 頁,「1. アテローム血栓性脳梗塞」の項を参照.

抗トロンビン薬やトロンボキサン合成酵素阻害薬は原則として本症には使用しない.

e) 抗凝固療法

進展・再発予防のための抗凝固薬〔ヘパリン(heparin)〕をいつから始めるかはまだ議論がある.出血性梗塞を呈さず,大梗塞でなく,かつ血圧が安定し高齢者でないなどの条件がそろい,かつ心臓内に血栓が証明されている症例などにはごく早期から試みるべきであろう(用量・用法は後述).

f) リハビリテーション

リハビリテーションの開始時期は基礎疾患の状態をみて決定するが,可能な限り早期が望ましい.

2) 慢性期の治療

心原性の再発予防(発症 2 週間以内に約 15% が再発)には抗凝固薬を用いる.抗凝固薬としては,まずヘパリン 70 単位/kg を静脈注射し,次いで 1.2～3 万単位/日の持続投与で活性化部分トロンボプラスチン時間(activated partial thromboplastin time : APTT)を正常の 2 倍,トロンボテストなら 20～30% を目安にヘパリン用量を調整する.ヘパリンはなるべく早期にワルファリンカリウム(1～3 mg,またはそれ以上,1 日 1 回)に変更する.ワルファリンカリウムは PT-INR 2.0～3.0 を目標とするが,70 歳以上の高齢者では 1.6～2.6 以内にとどめるべきである.

最近,PT-INR を測定しないでも一定の効果がある新規経口抗凝固薬,直接トロンビン薬や抗Xa薬(ダビガトラン,リバーロキサバン,アピキサバン,エドキサバン)がわが国でも使用可能となり,ワルファリンに代わるものとして期待されている.

【付】 その他の脳塞栓症

脳塞栓症は心原性(表 6-4 の 1～8)のみならず,その他の原因(表 6-4 の 9～13)でも生じうる.頭蓋内・外動脈,特に近年増加している内頸動脈のアテローム硬化性病変や大動脈弓部からの動脈原性塞栓症(artery-to-artery embolism)に関してはすでに「アテローム血栓性脳梗塞」の項で述べたが,ほかにもまれな塞栓源として空気,脂肪,腫瘍塊,人工的産物(脳血管撮影時に生じた血塊など)などによる脳塞栓症がある.

静脈,ことに下肢静脈に生じた血栓が,左右心臓間の異常交通路を通って動脈側に入り塞栓症を生じるものを,奇異性塞栓症(paradoxical embolism)と呼ぶ.近年,心エコーその他の診断法の普及により,奇異性脳塞栓症を確認したとの報告も多い.

Artery-to-artery 脳塞栓症の予防には抗血小板薬が使われるが,静脈血栓からの奇異性塞栓症の予防には抗凝固薬も有効である.

4. 血行力学性脳梗塞
   (hemodynamic cerebral infarction)

脳梗塞は脳に局所的血流低下が生じて発現するが,その原因は前述した血栓や塞栓による血管閉塞ばかりではない.血管の閉塞がなくても,すでに比較的血流が低下していた部位や,後述する脳血管の血圧に対する自動調節能障害部位に,さらに灌流圧低下が加わると,脳梗塞や一過性脳虚血発作が出現する.

【発症機序】

正常脳血管には,血圧の変動に対して脳血流を一定に維持しようとする機能〔自動調節能(autoregulation)〕が存在する.すなわち,平均動脈血

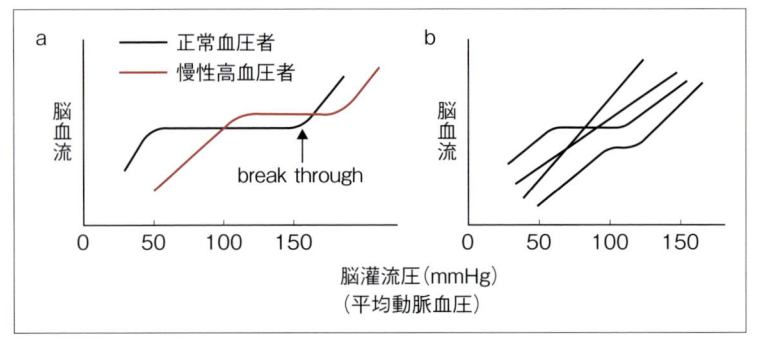

図 6-15 脳血管の血圧変動に対する自動調節能(a. 正常)と障害時の脳血流と脳灌流圧の関係(b)

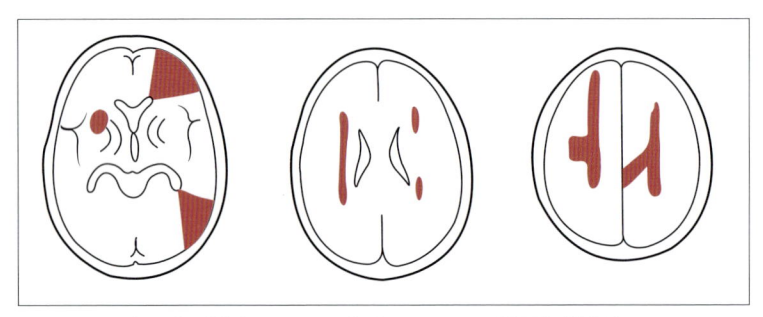

図 6-16 内頸動脈狭窄または閉塞時にみられる境界領域梗塞のいろいろ

圧 50〜150 mmHg の範囲内では全身血圧，または脳灌流圧が変動しても脳血流は変化しない(図6-15 a)．

しかし，脳灌流圧が 50 mmHg 以下に低下すると脳血流は減少する．また，慢性高血圧者では少し高い灌流圧レベルですでに脳血流が低下する(図 6-15 a)．自動調節能が障害されている状態(脳卒中直後・外傷後・高齢者，その他)(図6-15 b)ではわずかな血圧の変化でも脳血流は著明に減少する．

したがって，脳血管の一部に狭窄があったりその他の原因で，脳血流がすでに少し低下している部位に，さらに灌流圧の低下が加わると同部に著明な血流低下が生じ，血管閉塞がなくても梗塞が生じうる．これが脳の一部に生じれば血行力学性脳梗塞となるし，軽度かつ一過性に広範囲に生じ梗塞には至らないまでも一過性に臨床症候が出現すれば，脳血管不全症(cerebral vascular insufficiency)と呼ばれる．特に椎骨脳底動脈系に選択的に生じた場合は，椎骨脳底動脈循環不全症(vertebrobasilar insufficiency)と呼ばれる．

脳灌流圧の低下は，心筋梗塞，Adams-Stokes(アダムス・ストークス)症候群，起立性低血圧，強い頸部捻転，降圧薬過剰投与などで生じる．

【臨床症候】

梗塞，ないし一過性に虚血が生じた部位により臨床症候は異なる．この点に関しては前述した．また重篤な本症の場合は血圧下降に伴い，種々の程度の意識障害を伴う．

本症の一型に，境界領域梗塞(分水嶺梗塞)がある．たとえば，内頸動脈に狭窄や閉塞があり，通常は側副血行路により脳全体の血流はほぼ保たれているが，著明な血圧下降などにより，同側の前・中大脳動脈境界領域，中・後大脳動脈境界領域などに梗塞が生じる(図 6-16)もので，無症候のときも軽度片麻痺その他を呈する場合もある．本症は，脳深部の穿通枝と皮質枝との境界領域や，脳幹部にも生じうる．

【検査所見・診断・鑑別診断】

脳灌流圧低下の原因と，局所的脳血管病変があればそれを見いだすことが重要である．CT，MRI，頸部血管超音波エコー，MRA，脳血管造

影などが診断に役立つ．

【治療・予後】
　局所的な脳血流低下部位（たとえば血管狭窄）が発症前にわかっている場合は，その部位に対する内科・外科療法を，また脳灌流圧低下を生じる病態が存在する場合には，それに対する対処が予防のため必要である．その他は通常の脳梗塞の治療に準じる．

B. 一過性脳虚血発作
（transient ischemic attack：TIA）

　虚血性の一過性局所性脳機能障害で，24 時間以内にすべての自他覚症候が自然に消失するものを一過性脳虚血発作（TIA）と呼ぶ．あくまでも症候の temporal profile からの診断名で，CT，MRI あるいは剖検上の梗塞性病変の有無とは関係ない．

【発症機序】
　微小血栓，微小脳塞栓の発生時，および潜在する脳局所血流低下部位にさらに灌流圧低下が加わった場合などに生じる〔血行力学性一過性脳虚血発作(hemodynamic TIA)〕．

【臨床症候】
　発症は一般に突発し，2～5 分以内にピークに達し，通常 2～15 分（最長 24 時間）持続する．
　内頸動脈系に生じた場合には運動障害（片麻痺，構語障害），反対側半身感覚障害，一側眼の視力喪失（一過性黒内障），反対側同名性半盲，優位半球障害では失語などが一過性に生じうる．
　椎骨脳底動脈系の一過性脳虚血発作では，左または右あるいは両側の上下肢または顔面に，運動障害や感覚障害が生じたり，同名性半盲（両側性の場合もある），平衡障害，運動失調，回転性めまい，複視，嚥下・構語障害などがいろいろな組み合わせで出現する．ただし，表 6-5 に示す症候のみが単独で出現した場合は一過性脳虚血発作とはいいきれない[6]．

【検査所見】
　CT またはできれば MRI 検査が必要である．一過性脳虚血発作には MRI でも病変がみられないときと，画像により明らかな梗塞が発見される場合とがある．塞栓症が疑われたら，頸部血管雑音聴取，頸部超音波検査，心電図，心臓超音波検査，MRA，X 線脳血管造影などによりその原因

表 6-5　一過性脳虚血発作（TIA）からの除外項目

1．感覚障害のマーチ
2．回転性めまいのみ
3．めまい感，またはボーッとすることのみ
4．嚥下障害のみ
5．構音障害のみ
6．複視のみ
7．尿または大便失禁のみ
8．意識レベルの変動に伴う視力障害
9．片頭痛に伴う局所神経症候
10．錯乱（confusion）のみ
11．健忘のみ
12．転倒発作（drop attack）のみ

(Special report from the National Institute of Neurological Disorders and Stroke : classification of cerebrovascular disease Ⅲ. Stroke 21 : 637-676, 1990 より改変)

を探す必要がある．

【診断・鑑別診断】
　一過性脳虚血発作は症候の temporal profile からの診断名であるからあくまでも臨床症候を重視する．【臨床症候】で述べた諸症候の出現様式，持続時間に留意し，表 6-5 に示した症候のみしかみられないときには一過性脳虚血発作と断定しえないことに注意すべきである．
　CT，MRI 検査などは必要だが，出血性病変を否定するためのみであれば CT で十分である．MRI の特に fluid-attenuated inversion recovery（FLAIR）画像や拡散強調画像は，CT で明らかでない脳幹部や大脳皮質部などの小梗塞の検出に有用である．
　前述したように単に一過性脳虚血発作という病名を診断して満足するべきでなく，その病因の診断が重要である．その結果，治療方針が異なる可能性があるからである．

【治療・予後】
　微小血栓や，塞栓性のものは，抗血小板薬（アスピリン 80～250 mg/日，クロピドグレル硫酸塩 75 mg/日，チクロピジン塩酸塩 200 mg/日，シロスタゾール 200 mg/日，経口）が再発予防の目的に用いられる．塞栓症によるものは原因に対する対処が必要で，心房細動には抗凝固薬，内頸動脈狭窄には外科療法も考慮する．血行力学的なものに対してもその原因治療が必要で，起立性低血圧に対しては昇圧薬を，また血管狭窄や圧迫が主原因と考えられれば外科療法も考慮する．

一過性脳虚血発作はその約30％ないしそれ以上は後に大きな脳梗塞を発症するとされ，特に発作持続時間が5分以内のものや頻発する一過性脳虚血発作が大きな脳梗塞に移行しやすい．

本症患者の死因は，脳血管障害のみならず心筋梗塞など心血管疾患も多い．

付 一過性全健忘症候群
（transient global amnesia syndrome）

1958年，FisherとAdamsは，意識障害がないのに突然記銘力障害と逆行性健忘を呈し，それらの症候は24時間以内にほぼ完全に回復するが，発作中ならびにそれに先行する短時間の記憶喪失が残存する症例を"一過性全健忘（transient global amnesia）"として報告した．これは現在種々の原因による症候群と考えられる．表6-5に示すように健忘のみでは一過性脳虚血発作とは呼ばないが，本症は同名性半盲を同時に発症したり，画像上明らかな梗塞病変に伴うこともあり，少なくとも本症候群の一部は脳虚血を原因として発症すると考えられる．

C. Binswanger（ビンスワンガー）病とBinswanger型脳梗塞
（Binswanger disease and cerebral infarction of Binswanger type）

ドイツ精神科医Binswangerは，1894年，大脳白質に著明な萎縮と脳動脈に高度なアテローム硬化をみるが，皮質はほぼ正常に保たれる認知症や片麻痺を呈する症例を報告した．その後，本症はBinswanger病，皮質下動脈硬化性脳障害（subcortical arteriosclerotic encephalopathy），Binswanger型進行性皮質下血管性脳障害（progressive subcortical vascular encephalopathy of Binswanger type）などと呼ばれ，脳卒中の分類[6]では梗塞とは別の虚血性白質脳症（ischemic leukoencephalopathy）の項で扱われている．

近年，画像診断の普及から大脳半球皮質下白質のびまん性病変の存在が容易にとらえられるようになり，慢性的な虚血が原因として考えられることから，その病態をBinswanger型脳梗塞を呼ぶこともある．しかし，剖検レベルではこの両者，すなわち画像から診断されたBinswanger型脳梗塞と従来のBinswanger病は必ずしも同一のものとはいいきれない．また，近年家族性で禿頭と変形性脊椎症を伴う若年発症の本症類似疾患の報告が，わが国を中心に散見される．

【発症機序】

本症は，高齢者の脳主幹動脈のアテローム硬化，深部動脈の動脈硬化性変化，軟膜動脈のアミロイドアンギオパチーその他の脳動脈病変を基盤に，心疾患やその他の原因による血圧降下などにより慢性的に脳血流低下と酸素供給障害が生じた結果，白質に選択的な障害が起こったものと理解される．したがって，前述の血行力学性脳梗塞の一型とも理解できるが，その病理学的特徴は白質に限局する小梗塞，びまん性髄鞘脱落と脳萎縮である．

【臨床症候】

認知障害は必発で，緩徐進行性，時に段階状進行性の歩行障害，構音障害，片麻痺，偽性球麻痺，尿失禁，性格変化を呈し，末期には高度認知症，無動性無言状態となる．時にMRI上本症を思わせるような明らかな変化があるにもかかわらず無症候に経過する例もあるが，これをBinswanger病ないしBinswanger型脳梗塞と呼ぶのは適切でない．

【検査所見】

高血圧の既往，心電図異常を呈することが多く，CT，MRIでは，①両側性かつ比較的対称性に，主に前頭葉・頭頂葉皮質下白質にびまん性で広範な低吸収域（CT），あるいは高信号域（MRI T2強調画像）がみられ，脳室周囲透亮像（periventricular lucency : PVL）（CT），あるいは脳室周囲高信号（periventricular hyperintensity : PVH）域（MRI）と呼ばれる，②白質・基底核部の小梗塞像，③脳室・脳溝の拡大などが特徴である．脳血流は白質のみならず大脳皮質領域でも低下を示す．

【診断・鑑別診断】

表6-6にBennettら（1990）によるBinswanger病の診断基準を示す．

【治療・予防】

根本的な治療法はない．不用意な降圧療法を避けることが必要である．

表6-6 Binswanger病の臨床診断基準

1. 認知症の存在が臨床的に明らかで、かつ神経心理学的検査によってそれが確認される
2. 以下の3項目のうち2項目のなかの少なくとも1つの所見がなければならない
   A) 血管性の危険因子や全身の血管疾患の存在（たとえば、高血圧、糖尿病、心筋梗塞の既往、不整脈、あるいはうっ血性心不全）
   B) 局所性脳血管病変の証拠（たとえば、脳卒中の既往や局所症候としての錐体路症候、感覚障害）
   C) 皮質下性の大脳機能障害の証拠〔たとえば、Parkinson様歩行、筋固縮、抵抗性（gegenhalten）や痙性膀胱に続発する失禁の既往〕
3. 画像所見では、CT画像上両側性のleukoaraiosis*、あるいはMRI T2強調画像上両側性で多発性もしくはびまん性の皮質下高信号病変（2×2mmよりは大きい**）が存在することが必要である

ただし次の所見がある場合には、この診断基準は適応しない
1. CTまたはMRIで皮質に多発性または両側性の病変がある場合
2. 高度の認知症〔たとえば簡易心理機能検査（Mini-Mental State Examination：MMSE）にて10点未満〕の場合

* leukoaraiosis は Hachinski（ハッチンスキー）（1987）が画像所見を臨床診断と区別するために使用した用語で、CT、MRI上の広範な白質病変を総称したものである。
** 篩状態（état criblé）（Virchow-Robin腔拡大）と区別するためこの大きさを設定している。

（Bennett ら、1990より改変）

VI. 出血性脳血管障害

A. 脳出血(cerebral hemorrhage)

1. 高血圧性およびその他の脳出血

【発症機序】

正常の脳動脈は300 mmHgを超える内圧上昇があっても容易には破綻しない。しかし、持続性の高血圧は50〜300 μmの脳深部血管（穿通枝）に血管壊死（angionecrosis）または類線維素壊死（変性）〔fibrinoid necrosis(degeneration)〕を生じ、その結果、血管は部分的に膨大して多発性の小動脈瘤を形成し、それに一時的にせよ血圧上昇が加わると出血が起こる。

これらの高血圧性脳出血の好発部位は大脳半球であり、その多くは内包基底核付近である。その頻度は報告や対象によって多少異なるが、大体被殻（内包から見て外側）40〜55%、視床（内包から見て内側）25〜35%、大脳皮質下約10%、脳幹5〜10%、小脳約5%である。

脳出血は高血圧以外の原因でも生じ、腫瘍からの出血、出血性素因、脳動脈瘤・脳動静脈奇形の破綻、脳静脈閉塞症、Willis動脈輪閉塞症の側副血行路やアミロイドアンギオパチーによる出血などがある。非高血圧性脳出血の多くは大脳皮質下に生じる。

大脳半球の大きな脳出血は、血腫自体およびその周囲に生じる脳浮腫のため病巣側脳半球容積を膨大させ、頭蓋内圧亢進から反対側脳半球を圧迫し、さらに進行するとテント切痕部で脳ヘルニアを生じ、脳幹部を圧迫し、重篤な場合は扁桃ヘルニアにまで進展し、その結果、呼吸停止、心停止を招く。図6-17に脳ヘルニアの進展と、その結果生じる眼所見、呼吸異常を示した[12]。脳幹部に二次性小出血〔Duret（デュレー）出血(Duret hemorrhage)〕を伴うこともある。

【臨床症候】

本症の臨床症候は、出血自体の組織破壊による局所症候と、血腫および脳浮腫による頭蓋内圧亢進などを原因とする一般症候に大別される。

一般症候としては頭痛、嘔気・嘔吐、意識障害、二次性高血圧、その他の頭蓋内圧亢進、脳ヘルニア症候がある。脳出血の一般症候および脳局所症候は比較的突発的に発症し、数分から数時間以内の経過で次第に増悪してピークに達する。

【出血部位別局所症候】[13]

1) 被殻出血(putaminal hemorrhage)
〔内包外側型(lateral type)出血〕

レンズ核線条体動脈（図6-6）からの出血で、病巣反対側の片麻痺（痙性のことが多い）、反対側の半身感覚障害、反対側同名性半盲、病巣側への眼球共同偏倚(conjugate deviation)（病巣反対側への側方注視麻痺）などを主症候とし、種々の程度の意識障害を呈する（表6-7）。優位半球側の出血では失語、非優位半球側の出血では失行、失認を呈することもある。

大出血では内包を破壊し、いわゆる混合型出血（内包および視床に出血が及ぶ）を呈したり、脳室に穿破することもある。

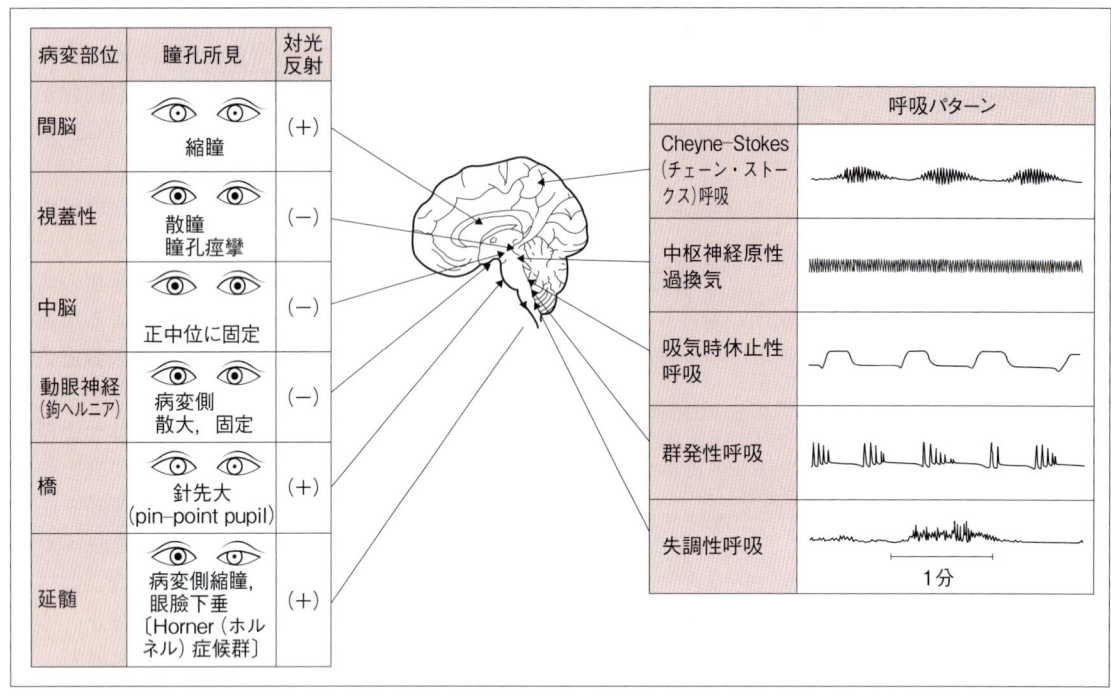

病変部位	瞳孔所見	対光反射
間脳	縮瞳	(+)
視蓋性	散瞳 瞳孔痙攣	(−)
中脳	正中位に固定	(−)
動眼神経(鉤ヘルニア)	病変側散大,固定	(−)
橋	針先大(pin-point pupil)	(+)
延髄	病変側縮瞳,眼瞼下垂〔Horner(ホルネル)症候群〕	(+)

	呼吸パターン
Cheyne-Stokes(チェーン・ストークス)呼吸	
中枢神経原性過換気	
吸気時休止性呼吸	
群発性呼吸	
失調性呼吸	1分

図6-17 脳ヘルニアの進展とその結果生じる眼所見と呼吸異常
(Plum F, Posner JB : The Diagnosis of Stupor and Coma. 3rd ed, FA Davis Co, Philadelphia, 1980 より改変)

被殻最外側のいわゆる外包出血では,無症状で経過する可能性(無症候性脳出血)もある.

2) 視床出血(thalamic hemorrhage)
〔**内包内側型**(mesial type)**出血**〕

後大脳動脈の分枝である視床膝状体動脈,視床穿通動脈(図6-5)からの出血で,被殻出血と同様に病巣反対側の片麻痺,反対側半身の感覚障害,反対側同名性半盲(初期にはあっても途中で消失することがある),種々の程度の意識障害などを呈する(表6-7).被殻出血との鑑別点としては眼徴候が重要で,視床出血では瞳孔不同,縮瞳,対光反射遅延または消失,眼球内下方偏倚(表6-8),垂直性注視麻痺,斜偏倚などがみられる.しかし,本症でも被殻出血と同様の病巣側への眼球共同偏倚が生じることや,非病巣側への共同偏倚(wrong way deviation)を呈することもまれにあるので診断は慎重に行う.

優位半球視床出血で錯語を主徴とする言語障害,視空間失認,いわゆるGerstmann症候群や健忘症候群も生じる.

本症でも血腫が小さく,限局性のものは予後はよいが,進展すると脳室に穿破したり視床下部へ波及して予後は不良となる.

3) 尾状核出血(caudate hemorrhage)

内包まで出血の影響が波及すると,病巣反対側片麻痺その他の内包病変を示唆する症候を呈する.脳室に穿破した場合は,くも膜下出血,原発性脳室出血との区別がむずかしく,画像診断によってのみ診断が可能である.尾状核内の限局した小出血では,無症候性脳出血を呈することがある.本症は全脳出血の1～2%程度と少ない.

4) 皮質下出血(subcortical hemorrhage)

他の部位の出血と異なり,高血圧が原因となるのは本症の1/3～1/2くらいであり,その他は脳動静脈奇形,血管腫,脳腫瘍,出血性素因,アミロイドアンギオパチー,抗凝固薬使用時の副作用などが原因である.

神経症候は血腫の部位と大きさ,拡大の速さによりさまざまである.一般症候としては,頭痛,嘔気・嘔吐,痙攣,意識障害などであり,それに加えて出血部位の症候(表6-9)が加わる.

5) 橋出血(pontine hemorrhage),
その他の脳幹出血(brainstem hemorrhage)

脳幹部に出血することはまれではないが,高血

表 6-7 初期症候による脳出血の部位診断

出血部位	被殻	視床	橋	小脳
発症時の 1) 意識障害 2) 嘔吐	－または＋* 時に＋	－または＋* 時に＋	＋＋（小出血を除く） ＋	－または後に＋ ＋＋
片麻痺	＋	＋	四肢麻痺（小出血では片麻痺のこともあり）	－**
共同偏倚	＋ （水平性，主に病巣側に）	＋ （下方に，または水平性）	－ （病巣が小さく片側性のときは＋）	＋ （健側に）
瞳孔 1) 大きさ 2) 反応	正常 ＋	縮小*** －	高度縮小 ＋	縮小*** ＋
痙攣	＋	－	－	－
感覚障害	＋	＋	＋	－
半盲	＋	＋	－	－

* 発症時には（－）のことが多いが，次第に進行性に意識障害に陥る．
** 起立・歩行は運動失調のため不能となる．
*** しばしば左右不同．

表 6-8 各種脳出血の眼徴候

出血部位	眼の位置	瞳孔 大きさ	瞳孔 反射	運動麻痺
被殻	病巣側をにらむことが多い	正常	正常	片麻痺
視床	下方または鼻尖をにらむ*	縮小 （2 mm） しばしば 左右不同	消失	片麻痺
橋	正中位固定**	高度縮小	保持	四肢麻痺 （小出血では片麻痺）
小脳	健側をにらむ***	縮小 しばしば左右不同	正常	麻痺はないが歩行不能

* この眼位は視床出血に特徴的であるが，実際には視床出血でも水平性共同偏倚のほうが多い．
** 目前庭反射（oculovestibular）消失，小出血の場合は小脳出血とほぼ同様．
*** 病巣側への注視麻痺，外転神経麻痺を示すこともあり．

圧性脳幹部出血の大部分は橋出血であり，中脳出血，延髄出血は例外的である．

橋出血はその部位により，①橋傍正中部出血，②橋一側底部出血，③橋外側被蓋部出血に分けられ[14]，①の頻度が高く，②は最も少ない．

神経症候は出血部位とその大きさにより異なるが，縮瞳〔瞳孔径 1 mm 以下のものは針穴瞳孔（pinpoint pupil）と呼ばれる〕，眼球共同偏倚（出血の反対側への），注視麻痺（出血側への），人形の眼現象〔頭位変換眼球反射（oculocephalic reflex）消失〕，内側縦束症候群，一眼半水平注視麻痺症候群（one-and-a-half syndrome），麻痺

表 6-9 皮質下出血の部位別臨床症候

出血部位	典型的臨床症候
前頭葉皮質下	前頭部痛，片麻痺，共同偏倚，注視麻痺，一過性精神症候，尿失禁など
頭頂葉皮質下	優位半球：失語，角回症候群 劣位半球：半側無視，半側空間失認，構成失行，着衣失行，身体失認，動作維持困難(motor impersistence)など 片麻痺，視野障害などはどちら側の病変でも出現
側頭葉皮質下	優位半球：失語 劣位半球：せん妄，異常行動 片麻痺，視野障害，共同偏倚などは，どちら側でも出現
後頭葉皮質下	半盲，視覚異常，失書，失読など，優位半球側病変で健忘

性橋性外斜視(paralytic pontine exotropia)，非麻痺性橋性外斜視(non-paralytic pontine exotropia)，眼球上下運動，その他の眼徴候のいくつかが認められる．さらに橋傍正中部の出血では，眼球以外の他の脳神経麻痺，四肢麻痺，呼吸障害，意識障害，過高熱などもみられる．橋一側底部出血では純粋運動性不全片麻痺(pure motor hemiparesis)，(運動)失調性不全片麻痺などラクナ梗塞を思わせる症候とともに，症例により眼球運動障害や他の脳神経麻痺の症候が共存する．

橋外側被蓋部出血は，注視麻痺，内側縦束症候群，瞳孔不同などの眼徴候と，同側小脳性運動失調，反対側片麻痺，反対側半身感覚障害などがみられる．

まれではあるが，中脳出血では中脳症候群やWeberないしBenedikt症候群，動眼神経麻痺その他が，さらにまれな延髄出血では延髄外側症候群様の症候を呈した報告がある．

6）小脳出血(cerebellar hemorrhage)

上小脳動脈(図6-3.7)分枝の破綻によるものが多い．初発症状は嘔気・嘔吐，頭痛，めまいが多く，これらは小脳出血初発3大症状といえる．患者は，嘔気を抑えるため出血部位を下にして横たわることが多い．歩行障害，運動失調が意識障害に先行することが多いが，高血圧，眼徴候(眼振，眼球上下運動，斜偏倚，複視，注視麻痺，外転神経麻痺など)，構語障害，嚥下障害も認められる．対光反射は保たれることが多い．

【検査所見】

1）一般検査

高血圧，尿蛋白，一過性糖尿，血尿，白血球増多，高血糖，赤血球沈降速度(erythrocyte sedimentation rate：ESR)亢進，血液尿素窒素(blood urea nitrogen：BUN)・アスパラギン酸アミノ基転移酵素(aspartate aminotransferase：AST)・アラニンアミノ基転移酵素(alanine aminotransaminase：ALT)上昇などがみられることがあるが，本症に特徴的なものではない．

2）CT

本症の確定診断にCTは今や必須のものとなった．血腫は，超急性期(発症直後)からX線吸収値の高い白色の高吸収域としてCT画像上に出現し，血腫の部位・大きさ・脳室穿破の有無などの診断にきわめて有用である．血腫周囲の浮腫性病変は低吸収を呈する(図6-18)．2～4週間経過した慢性期の陳旧性血腫は，血腫に相当する部位に一致した低吸収域として認められ，時に梗塞性病変との区別がむずかしい(図6-19a)．さらに経過すると，CT画像上では病変として確認できなくなることもある．

3）MRI

超急性期脳出血におけるMRIは梗塞例ほどは有用とはいえない．出血直後のT1強調画像では血腫は周囲とほぼ等しい信号強度を示し，血腫を同定しがたい(図6-18，左より2列目)．T2強調画像では，血腫とその周囲の浮腫性病変が一体となった高信号域を呈してしまう．しかし6日目ごろよりT2強調画像上，血腫周辺に高信号リム(縁どり)が認められるので，血腫の大きさの推定が可能となる(図6-18，最右列)[8]．

陳旧性脳出血の診断にはMRIはCTよりも有用である．図6-19に示すように，特にT2強調画像において低信号域の縁どりのある高信号域として描出される場合は，本症の陳旧例の特徴的所見と考えてよい．さらにヘモジデリン沈着(hemosiderosis)を鋭敏に反映するT2*(T2スター)強調画像は陳旧性脳出血の検出により有効である．

4）脳血管撮影

出血の原因として，動脈瘤・脳血管奇形(血管腫を含む)破綻などが考えられるときは脳血管撮影も行う．したがって，高血圧のない症例や，通

脳血管障害の診断と治療／Ⅵ．出血性脳血管障害　247

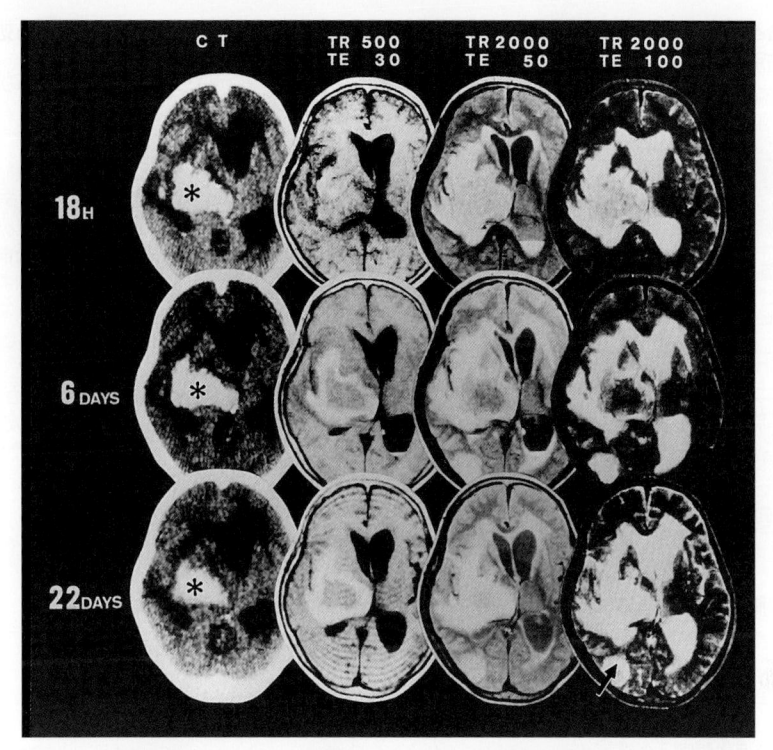

図 6-18 脳出血（＊）の CT 画像および MRI 所見の経時的変化（上段より 18 時間，6 日，22 日後．左より CT，T1 強調・プロトン密度強調・T2 強調画像）

6 日後・22 日後の T2 強調画像（最右列）の後頭葉にみられる高信号域（矢印）は合併した梗塞性病変．

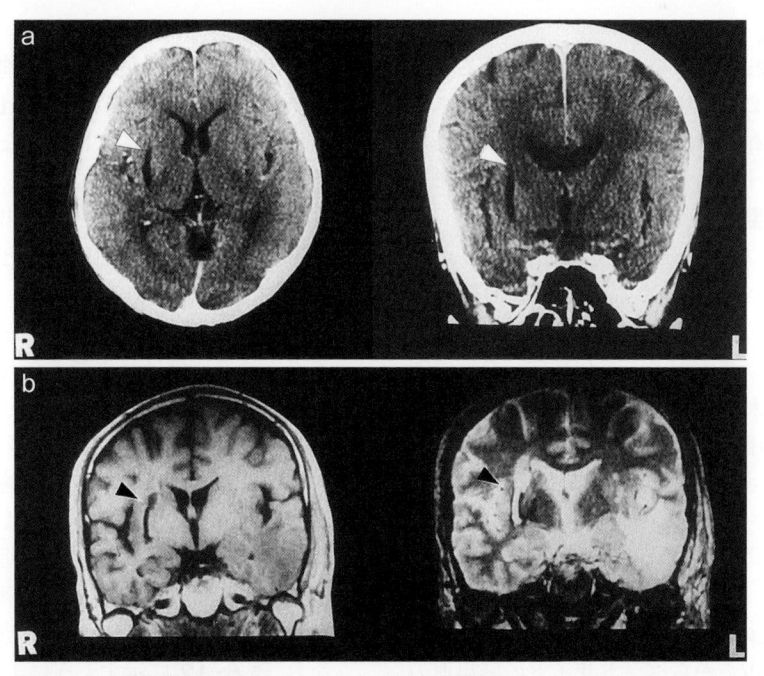

図 6-19 陳旧性脳出血の CT(a)，MRI(b) 所見

矢頭は血腫を示す．

表6-10 脳出血と虚血性脳血管障害のベッドサイドでの鑑別

		脳出血	虚血性脳血管障害
発症時状況		昼間,活動時	安静時が多い
進展様式		突発完成	突発完成(塞栓症)または階段的進展(血栓症)
既往歴	一過性脳虚血発作	−	+
	高血圧	++〜+++	+〜++
	心疾患	−	+または−
症候	来院時血圧	高血圧が多い	正常または高血圧
	頭痛	+または−	まれに+
	項部強直	時に+	−
	網膜前出血	まれに+	−

表6-11 超急性期脳出血に対する処置と治療

1. バイタルサインのチェックとその異常に対する処置
2. CT による血腫の部位,進展状況,圧迫所見,大きさの決定
3. 手術療法の必要性の検討(ただし手術自体は超早期に行うとはかぎらない)
4. 高血圧治療(収縮期血圧 200 mmHg,拡張期血圧 120 mmHg を超える場合)(降圧は比較的緩徐に)
5. 脳圧下降療法(濃グリセリン,D-マンニトール)
6. 対症療法(感染症,消化管出血などの合併症,偶発症対策も含む)
7. 意識状態,そのほかに悪化傾向があれば CT 再検査により血腫増大の有無のチェック

表6-12 開頭血腫除去術の適応(この適応は患者の状態,施設の特徴その他によって多少異なる)

	意識状態	CT 所見			重篤な合併症	その他
		血腫の進展状態	圧迫所見	血腫の大きさ		
被殻出血	昏迷,半昏睡,または悪化傾向	内包前脚・後脚へ進展	あり	30 mL 以上	なし	
皮質下出血	昏迷,半昏睡,または悪化傾向			50 mL 以上	なし	ただし,アミロイドアンギオパチーによるものは適応なし
小脳出血	悪化傾向		あり	血腫最大径 3 cm 以上	なし	

常の高血圧性脳出血の好発部位でないところに生じた出血例などには,脳血管撮影を試みるべきである.MRA も有用ではあるが,比較的小さな出血源は見逃しやすい.

【診断・鑑別診断】

脳梗塞同様,本症の診断にも大まかに3つのステップが必要である.まず第1に脳血管障害か否かの判定,第2に発症様式および神経学的所見その他から脳卒中が考えられれば,脳血管障害の病型,すなわち出血性病変か虚血性病変かを決定する.その際にはCTが有力な武器となるのはもちろんであるが,ベッドサイドでは表6-10 に示すポイントを一応の目安とする.

第3のステップは,出血とすればどの部位かであるが,これもCTを撮れば解決する.ベッドサイドの所見のみからの鑑別では,表6-7,8 を参考とする.古くからベッドサイドの脳出血の部位診断にはFisher ら[15]の鑑別表が多くの教科

書に引用されたが,彼らの表は剖検所見に基づくもので(すなわち重症例ないし死亡例で),軽症脳出血例には必ずしもあてはまらない.

【治療】

一般的救急処置を除くと,脳出血に対する処置で最も重要なのは,高血圧対策と外科療法の必要性の検討といえよう.表6-11 に脳出血超急性期(発症4〜6時間以内)における処置を示す.

外科療法適応例は従来考えられていたほど多くはないが,表6-12 に開頭血腫除去術の大まかな適応を示す.最近は CT 誘導定位的血腫吸引術も行われるようになり,手術適応の拡大も報告されている.また,脳室穿破による頭蓋内圧亢進例には脳室ドレナージを,慢性期に水頭症を呈する場合は脳室腹腔短絡シャント術などを行うことがあり,外科医との密接な連絡が必要である.

なお,表6-12 に示すように,CT 画像上の血腫の大きさが手術適応決定に重要である.その計算

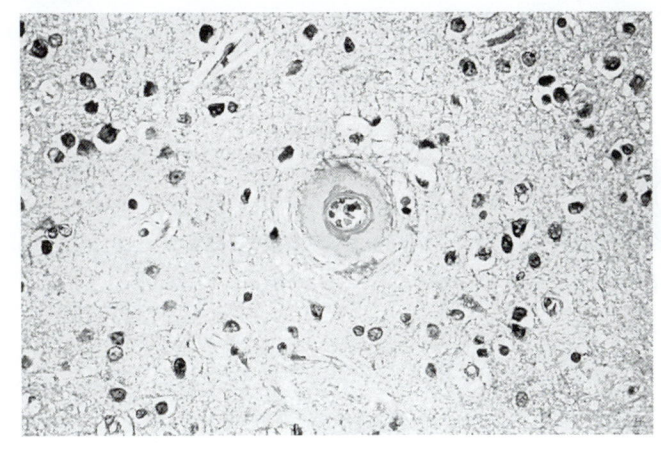

図6-20 脳アミロイドアンギオパチーの組織所見

方法はいろいろ提唱されているが，その1例は，

$$\text{推定血腫量(mL)} = 1/2 \times \text{血腫長径} \times \text{短径} \times \text{最大上下径}$$

である．

収縮期血圧 200 mmHg，拡張期血圧 120 mmHg を超えるときは，ニフェジピン（nifedipine）などの Ca 拮抗薬を舌下投与ないし点滴静脈注射し，降圧を図る．

リハビリテーションは可及的早期より開始すべきである．

慢性期には高血圧対策のほかに，残存する自覚症状，精神徴候への対応も必要となる．

【予後】

本症の予後は生命予後と機能予後の両面から考えるべきである．

生命予後は特に超急性期および発症2週間くらいまでの急性期が問題となり，症候としては重篤な意識障害，瞳孔異常，高血圧，頭蓋内圧亢進などは予後不良の徴候である．もちろん，出血の部位と大きさが予後決定に重要となる．

機能予後は出血部位，血腫の大きさおよびリハビリテーションの開始時期に影響される．また，認知機能低下例も機能予後は不良である．

2. 脳アミロイドアンギオパチーとそれによる脳出血 (cerebral amyloid angiopathy and cerebral hemorrhage due to amyloid angiopathy)

【発症機序】

脳の血管壁にアミロイドが沈着した病態を，脳アミロイドアンギオパチーと呼ぶ（図6-20）．本症は，加齢に伴い高齢者に多くみられるが，脳梗塞や広範な白質変性を起こすとともに，時に非高血圧性脳出血の原因となる．

アミロイド沈着は，髄膜や皮質の中小動脈壁にみられる．脳血管のアミロイド構成成分はβ蛋白〔加齢，Alzheimer（アルツハイマー）病，血管炎，オランダ型遺伝性脳出血など〕，シスタチン（cystatin）C（アイスランド型遺伝性脳出血），トランスサイレチン（transthyretin）などで，これらが単独にあるいは混在して沈着する．

【臨床症候】

出血の場合は，前頭葉，頭頂葉，後頭葉などに脳葉型の脳出血あるいは皮質下出血を比較的短時間に繰り返す．高血圧を原因とする脳出血の好発部位である基底核部の出血は少なく，小脳出血や脳幹部出血もまず生じない．約半数近くが多発性再発性脳出血を呈する．

本症では，出血性病変のみならず虚血性病変も生じ，脳梗塞あるいは Binswanger 病に似た白質脳症様の病変を呈し，臨床的には一過性脳虚血発作様症候や認知障害を呈することもある．

【検査所見】

CT，MRI 上，脳室周囲の白質障害に伴う多発性出血像は本症に特有であるが，それのみでは本症と断定することはできない．

【診断・鑑別診断】

高齢者で，高血圧や出血性素因がみられず，かつ脳葉型であったり，再発性出血の場合は本症を疑う．

β蛋白型の本症の臨床診断は通常不可能で，生検・剖検により確認するほかに方法はない．オラ

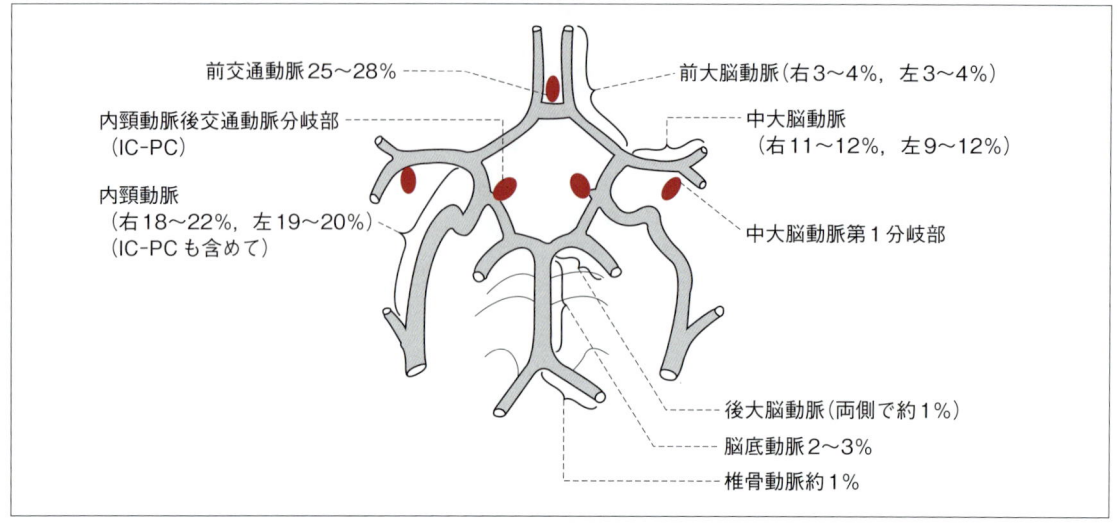

図6-21 脳動脈瘤の好発部位と頻度
(Sahs ら, 1969；鈴木, 1981 などより改変)

- 前交通動脈 25〜28%
- 内頸動脈後交通動脈分岐部 (IC-PC)
- 内頸動脈（右18〜22%, 左19〜20%）(IC-PC も含めて)
- 前大脳動脈（右3〜4%, 左3〜4%）
- 中大脳動脈（右11〜12%, 左9〜12%）
- 中大脳動脈第1分岐部
- 後大脳動脈（両側で約1%）
- 脳底動脈 2〜3%
- 椎骨動脈 約1%

ンダ型遺伝性脳出血は DNA 診断で，シスタチン C 型は脳脊髄液中のシスタチン C 低下を証明することで生前診断が可能である．アイスランド型遺伝性脳出血では，制限酵素 Alu1 を用いた制限酵素断片長多型(restriction fragment length polymorphism：RFLP)による DNA 診断が可能である．

【治療・予後】

外科手術は再出血を誘発する危険性があり，また再出血例も多いため，通常行われない．一般的な内科的保存療法が主体であるが，予後は不良である．

B. 脳動脈瘤とくも膜下出血
（cerebral aneurysm and subarachnoid hemorrhage）

【発症機序・疫学】

脳動脈瘤はその90% 以上が嚢状動脈瘤(saccular aneurysm)であり，先天的な脳動脈壁内弾性板，中脳筋層欠損に高血圧の影響が加わって，脳動脈の一部が嚢状に膨らんだものである．最近は，α_1-アンチトリプシンなどのプロテアーゼ阻害物質の先天性欠乏症の関与を示唆する論文もみられる．

未破裂脳動脈瘤の頻度は調査対象により異なるが，大体 0.8〜5% で，比較的女性に多いとされている．脳動脈瘤の好発部位を図6-21 に示す．

前交通動脈，内頸動脈後交通動脈分岐部(internal carotid-posterior communication：IC-PC)，中大脳動脈分岐部などの Willis 動脈輪前半部に多く発生する．

脳動脈瘤が破裂するとくも膜下出血が生じる．未破裂動脈瘤が破裂する危険率は年間約 1% と推定されている．

くも膜下出血は脳血管障害全体の 10〜15% に相当する．ただし，くも膜下出血とはくも膜下腔に出血した状態の総称であり，その原因疾患は脳動脈瘤破綻が 75〜95% を占めるものの，表6-13 に示すように他の原因による場合もある．くも膜下出血の発症頻度は，人口 10 万人に対し年間 15〜17 人で，約半数が初回出血により死亡ないしは重篤な機能障害を残し，適切な治療を行わないとさらに 25〜30% が再出血で死亡する．

【臨床症候】

1) 未破裂脳動脈瘤の臨床症候

小さい未破裂の脳動脈瘤は無症候である．無症候の動脈瘤は直径 10 mm 以下のものが大多数である．

内頸動脈後交通動脈分岐部の動脈瘤は増大すると，圧迫により同側動眼神経麻痺を呈する．そのほかに動脈瘤による圧迫症候として，視野障害，動眼神経麻痺以外の眼球運動障害，眼痛，顔面痛，局所性頭痛などがある．また，巨大動脈瘤（頸部動脈瘤が多い）内からの，栓子が一過性脳虚血発

作や脳塞栓症を起こすことがある.

2) くも膜下出血の警告症候

くも膜下出血は突発するが, 動脈瘤が原因の場合, 30%以上の症例に破綻に先行して何らかの症候 (警告症候) が認められる. その多くは動脈瘤からの小出血や血管攣縮によると考えられるが, 突発する頭部全体の頭痛が最も多く, そのほかに片頭痛, 周期性頭痛, 嘔気, 頸背部痛, 嗜眠, 羞明, めまい, 平衡感覚消失, 感覚障害, 運動障害などである. これらの警告症候後10〜20日でくも膜下出血が生じるとされるが, これらの非特異的症候からくも膜下出血の発症を想像することは, すでに動脈瘤の存在が知られている症例以外ではかなり困難である.

3) くも膜下出血の初発症候

突発する激烈な, 今まで経験したこともないような頭痛 (後頭部, 頂部などに強い), 嘔気・嘔吐が主症状で, 意識障害は約半数にみられるが, 一過性であることもある. 他覚的には, 項部強直, Kernig (ケルニッヒ) 徴候を認め, 網膜前出血がみられることもある. 頭蓋内くも膜下出血では頭痛が必発であるが, 脊髄くも膜下出血では突発する背部痛が主症状となる.

4) くも膜下出血発症後の症候

頭蓋内圧亢進症候に加え, 脳実質内への出血や血管攣縮を伴うと, 嚥下障害, 失語, 同名性半盲, 運動障害, 眼球運動障害などが出現する. 他覚的には眼底にうっ血乳頭や網膜前出血もみられる.

【検査所見】

1) 未破綻脳動脈瘤

未破綻脳動脈瘤は, 一般血液検査などには異常はなく, MRA, CTA, X線脳血管撮影などで, 多くは偶然にまたは脳ドックで発見される. 巨大動脈瘤で一部が石灰化を呈する場合には, 頭部単純X線写真でも発見されることがある.

図6-22に未破裂脳動脈瘤のMRA所見を, 図6-23にX線脳血管撮影所見を示す.

表6-13 頭蓋内くも膜下出血の原因

1. 脳動脈瘤破綻
2. 脳動静脈奇形破綻
3. 高血圧性/動脈硬化性出血
4. 頭部外傷
5. その他
    a) 出血性素因
        ⅰ) 血小板減少：白血病, 再生不良性貧血, 特発性血小板減少性紫斑病 (idiopathic thrombocytopenic purpura：ITP), 血栓性血小板減少性紫斑病 (thrombotic thrombocytopenic purpura：TTP), 悪性リンパ腫, 悪性貧血, 血友病
        ⅱ) 凝固異常：肝疾患, 抗凝固薬服用
    b) 腫瘍
        神経膠腫, 髄膜腫, 脈絡叢乳頭腫, 転移性脳腫瘍など
    c) 脳および髄膜の炎症性疾患
        細菌性, 結核性などの髄膜脳炎
    d) 脳静脈閉塞症
    e) 妊娠の合併症
    f) アレルギー性血管炎：結節性多発動脈炎 (polyarteritis nodosa：PN), 全身性エリテマトーデス (systemic lupus erythematosus：SLE), Schönlein-Henoch (シェーンライン・ヘノッホ) 紫斑病
    g) その他：日射病, 壊血病, インスリン療法など
6. 原因不明

(Locksley, 1966 より改変)

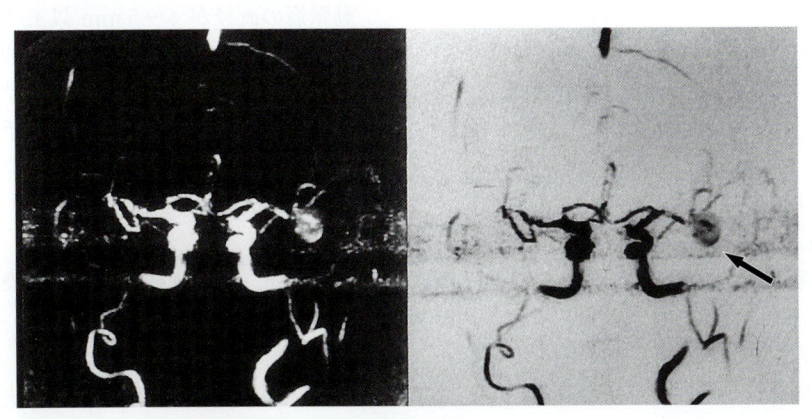

図6-22 未破綻脳動脈瘤 (矢印) のMRA所見

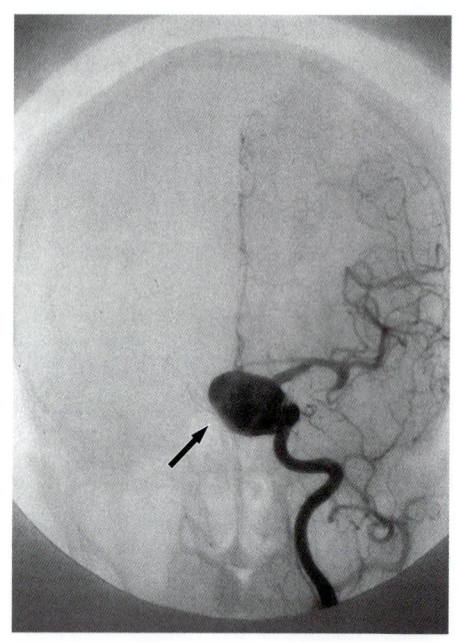

図6-23 脳動脈瘤(矢印)のX線脳血管撮影所見

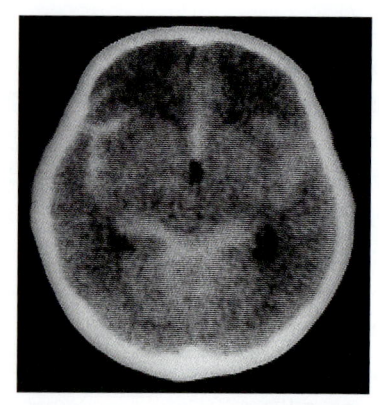

図6-24 くも膜下出血のCT所見

2) くも膜下出血

a) 一般的検査所見

白血球増加，赤血球沈降速度(erythrocyte sedimentation rate：ESR)亢進などの非特異的変化がみられる．5％の頻度で抗利尿ホルモン分泌異常症候群(syndrome of inappropriate secretion of antidiuretic hormone：SIADH)が出現する．

b) 心電図

くも膜下出血急性期に巨大陰性T波，ST・T変化，その他がみられることがある．

c) 髄液検査

CT普及以前は本症の確定診断には髄液検査が必須であった．腰椎穿刺によって得られた髄液は，通常出血約2時間後には血性となり，4時間後にキサントクロミー(xanthochromia)となる．この所見は通常約3週間以上持続する．

d) CT

現在では，最初に行われるべき検査がCTである．脳底槽あるいは脳溝の一部または全体に出血による高吸収域が認められる(図6-24，552頁の図21-7参照)．出血の分布，石灰化，造影された動脈瘤の存在，後述する動静脈奇形の存在から本症の出血部位や原因を推定できる．

e) 脳血管撮影(MRA，CTAを含む)

くも膜下出血例の原因診断には必須の検査である(図6-22, 23)．

【診断・鑑別診断】

未破裂脳動脈瘤は偶然発見される場合(incidental aneurysm)と，前述した眼球運動障害などからX線脳血管撮影，MRA，CTAなどで診断される場合がある．

くも膜下出血は突発する激烈な頭痛，髄膜刺激症候で疑われ，CT，髄液検査で確認できる．髄膜炎，脊髄くも膜下出血，小脳出血，尾状核出血などとの鑑別が必要である．

【治療・予後】

1) 未破裂脳動脈瘤

未破裂脳動脈瘤手術の死亡率は0～4％，罹病率は一過性のものを含めると4～14％とされる．年間のくも膜下出血発症率が1％前後であることも考え，動脈瘤の部位・大きさ，患者の年齢・状態などから手術の適否を決定する．

動脈瘤の直径が4～5mm以上で，表面が凸凹で，患者年齢も比較的若く，外科的アプローチ可能な部位で，そのほか外科手術の禁忌のない症例では，血管内治療も含め積極的に手術を考えてよい．

2) くも膜下出血

a) 救急処置

気道確保，血圧維持，導尿，感染症や消化管出血に対する処置が必要である．

b) 脳浮腫に対して

濃グリセリンなどの抗脳浮腫療法を行う(用法・用量はp234，「A. 脳梗塞」，p243，「A. 脳出血」

表 6-14 Hunt と Kosnik の術前重症度分類

0 度：	未破綻脳動脈瘤症例
1 度：	意識清明で神経症候（局所的な脳神経麻痺以外）のない例，またはあっても軽度の頭痛や項部強直のみの症例
1-a：	固定した神経学的異常がある慢性例
2 度：	意識清明で中等度ないし強度の頭痛と項部強直はあるが，脳神経麻痺以外の神経症候を有しない例
3 度：	傾眠，錯乱状態または軽度の局所神経症候のある例
4 度：	昏迷，中等度ないし高度の片麻痺，時に初期除脳硬直を思わせる所見および自律神経障害のある例
5 度：	深昏睡，除脳硬直，瀕死状態の症例

注）重症全身性疾患，たとえば高血圧，糖尿病，重症動脈硬化または慢性肺疾患があるか，脳血管撮影上高度の血管攣縮があれば重症度を 1 度上げる．

の項を参照）．

c）再出血の予防
高血圧対策，早期の原因発見とそれに対する処置を行う．

d）脳血管攣縮の予防
Ca 拮抗薬投与，血液量増加（blood volume expansion）＋高血圧誘発（induced hypertension）などが試みられている．

e）原因，その他に対する手術療法
①脳動脈瘤破綻の場合は，**表 6-14** の Hunt と Kosnik の重症度分類の 1〜3 度が手術適応であり，4〜5 度でも血管攣縮がなくかつ血腫がある場合や，救命のために手術を行う場合もある．
②後述する脳静脈奇形の破綻の場合には手術決定は慎重であるべきである．くも膜下出血を繰り返すような症例は，もちろん手術適応となる．
③急性水頭症には持続脳室ドレナージを行う．

f）予後
未破綻動脈瘤が将来くも膜下出血を起こしやすいことはすでに述べた．動脈瘤破綻による本症は，その他の原因によるくも膜下出血と比較して予後が悪く，再出血率も初回出血後 24 時間以内が最大である．再出血率はその後の 3 週間にわたり急激に減少するが，少なくとも半数例は 6 か月以内に再出血する．血管攣縮による二次性脳梗塞は 4〜14 病日に起こりやすい．

表 6-14 の重症度が高いほど，予後不良の傾向がある．

VII．その他の脳血管障害

A．脳動静脈奇形（cerebral arteriovenous malformation：AVM）

【発症機序ほか】
脳血管の先天性奇形の一つで，異常に発達した流入動脈（feeding artery）と流出静脈（draining vein）が吻合し，未分化の異常血管の集合〔巣状部（nidus）〕を形成したものである．巣状部の出血によるくも膜下出血あるいは脳内出血のほかに，圧迫や盗血現象（steal phenomenon）により痙攣，頭痛，片麻痺などで発症する．前述の脳動脈瘤破綻によるくも膜下出血が 50 歳代にピークがあるのに対し，本症による出血のピークは 20〜40 歳代である．

【臨床症候】
無症候の場合も多いが，発症例の 50〜60％ は脳出血，脳室内出血またはくも膜下出血を呈する．一般に出血は静脈性のため程度は軽く，再出血頻度も脳動脈瘤に比べて低い．

40〜50％ の症例は，比較的若年に痙攣発作，頭痛（片頭痛や群発頭痛の型をとることもある），片麻痺（一過性脳虚血発作の型をとることもある），認知障害，脳圧亢進症候で発症する．

【検査所見・診断・鑑別診断】
本症の診断には神経放射線学的検査，特に CT と脳血管撮影がきわめて有用である．単純 CT 画像上で病巣は低吸収域と部分的な石灰化による高吸収域が不規則に混在し，時に smoke ring appearance を呈する．造影 CT では巣状部および流出静脈に一致して高吸収域がみられる．まれに脳血管撮影で明確に造影されない脳動静脈奇形もあるが，巣状部が 5 mm 以上の動静脈奇形は血管撮影で診断が可能である．

【治療・予後】
脳動静脈奇形の完治には，全摘出手術以外に方法はないが，従来手術によるリスクは小さくなかった．最近はマイクロサージェリー，血管内

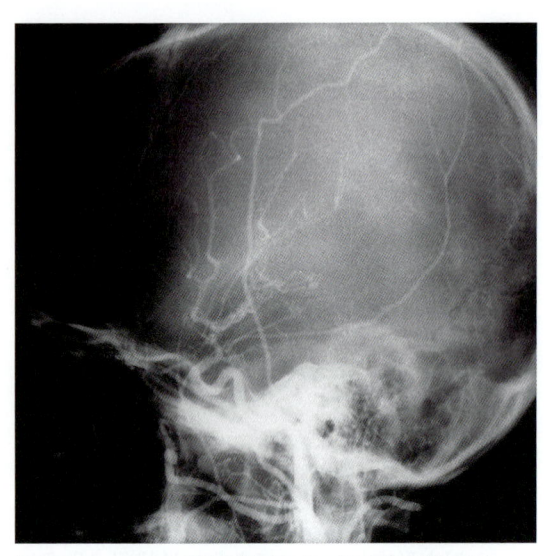

図6-25 Willis動脈輪閉塞症の脳血管撮影所見

手術，ガンマナイフによる放射線手術（radiosurgery）などの進歩も著しいので，症例ごとに手術適応と方法を十分考慮すべきである．痙攣，その他に対しては対症療法が行われる．

生命予後は，動脈瘤破綻に比し良好で，40歳以降では出血率も死亡率も減少する．

なお，脳動静脈奇形以外の脳血管奇形には，海綿状血管腫，毛細血管拡張，硬膜動静脈奇形，静脈血管腫などがある．

B. Willis（ウィリス）動脈輪閉塞症[16]（occlusion of circle Willis）〔もやもや病（moyamoya disease）〕

【発症機序】

原因不明のWillis動脈輪付近の両側性（まれに片側性）主幹動脈高度狭窄ないし閉塞と，その結果生じる発達した側副血行路を主所見とする疾患である．日本人ないしは欧米でも日系人の女性に多く，10歳未満と30歳代の2つに発症のピークがある．発症は虚血性脳血管障害の型（血行力学的要因がさらに加わったときや，狭窄・閉塞の進展による）と，側副血行路の破綻による出血性の型をとる場合がある．脳血管撮影上，異常に発達した側副血行路が「もやもや」したものに見えること（図6-25）から，「もやもや病」というニックネームが生まれた．家族内発生が6～10%にみ

られる．

【臨床症候】

小児例では片麻痺，感覚障害，不随意運動，その他の局所神経症候や痙攣が一過性あるいは持続性に生じる．激しい運動，号泣，ハーモニカを吹くなどが，発症の引き金になることが多い．成人型ではくも膜下出血を伴った脳内出血を呈することが多い．長期経過例で時に著明な知能低下を生じることがある．

【検査所見・診断】

a）CT，MRI

多発性梗塞所見がみられる場合は，大脳皮質・皮質下に多く，基底核部には少ない．種々の程度の脳萎縮所見，造影CT画像上の点状高吸収域，MRI上の主幹動脈の狭窄・閉塞像と基底核部の多数の液流無信号化（flow void effect），出血の場合はCT画像上の高吸収域などが特徴である．

b）脳波

全般性徐波に加えて，過換気賦活後の再徐波化（re-build up）がみられる．

c）脳血管撮影（図6-25）

①両側（まれに片側）の内頸動脈終末部の狭窄・閉塞，②頭蓋底部・基底核部の側副血行路による血管網（もやもや像），③その他の脳血管の多様な側副血行路などで確定診断される．

【治療・予後】

浅側頭動脈-中大脳動脈吻合術〔superficial temporal artery–middle cerebral artery（STA-MCA）anastomosis〕，脳硬膜動脈血管癒合術（encephalo-duro-arterio-synangiosis），脳筋血管癒合術（encephalo-myo-synangiosis），上頸神経切除術などによる脳血流改善術が行われている．抗血小板療法も行われるが，外科療法同様，薬物療法による長期予後も不明な点が多い．逆に，保存療法でも予後良好な症例も存在する．

出血例は通常の脳出血の治療に準じる．

C. 高安病〔大動脈弓症候群（aortic arch syndrome）〕

【発症機序】

大動脈弓およびその主要分枝だけを侵す原因不明の女性に多い非特異性炎症であり，1908年眼科医である高安右人により初めて報告された．お

そらく，自己抗体が関与する免疫学的機序が成因に重要と考えられている．高安動脈炎，脈なし病などとも呼ばれる．上記血管内腔の狭窄・閉塞（時に拡張）によって脳，そのほか全身の虚血性変化を生じた場合に発症する．

【臨床症候】

まったく無症状のこともあるが，上を向いたときのめまい，失神発作，直射日光下での視力障害，頭痛などに加え，四肢の冷感，易疲労感，高血圧，発熱，息切れ，疼痛，鎖骨下動脈盗血症候群，間欠性跛行などがみられる．

【検査所見・診断】

上下肢の脈拍左右差・拍動減弱，頸部，その他の血管雑音，増悪時の ESR 亢進・C 反応性蛋白（C-reactive protein：CRP）増加，γ-グロブリン増加がみられ，確定診断は大動脈血管撮影による．Buerger（ビュルガー）病，膠原病，先天性血管異常などとの鑑別を要す．

【治療・予後】

副腎皮質ステロイド薬投与（30 mg／日ないしはそれ以上）により，ESR，CRP 改善と発熱，疼痛などに効果が期待できる．高血圧を伴うものは予後が悪い．ただし，ほとんど無症状のままに経過する例もある．

D. 側頭動脈炎（temporal arteritis）

【発症機序・臨床症候】

55 歳以上の高齢者（やや女性に多い）にみられる頭蓋周囲，特に浅側頭動脈に好発する巨細胞性動脈炎で，側頭部の持続性疼痛，側頭動脈の有痛性腫脹と蛇行および圧痛，発熱，網膜中心動脈・後毛様体動脈の虚血による視力・視野障害，外眼筋麻痺などの眼症候，全身倦怠感などを主症候とする疾患である．顔面動脈の狭窄進行により，下顎，舌などの間欠性疼痛，脱力，顎跛行（jaw claudication）がみられ，またリウマチ性多発筋痛症（polymyalgia rheumatica）の合併が約半数にみられる．

【検査所見・診断】

ESR 亢進・CRP 増加，α_2-グロブリン高値などに加え，頭痛，視力障害，側頭動脈の発赤腫脹，疼痛，索状肥厚，拍動減少などがあれば本症を疑い，側頭動脈の巨細胞性動脈炎を組織学的に証明

すれば診断は確定する．

【治療・予後】

副腎皮質ステロイド薬を ESR 値をみながら投与し，その改善を待って維持量を決める．突然の視力低下には，早期に大量のメチルプレドニゾロン（methylprednisolone）点滴投与を行う．

E. 脳静脈・静脈洞閉塞症（occlusion of the intracranial veins and venous sinuses）

【発症機序】

脳血管の閉塞は動脈系のみならず静脈系（図 6-9）にも生じるが，脳内静脈には豊富な吻合があり，容易にその血流方向（図 6-11）を変えうるので，その一部が閉塞しても臨床症候を呈しないこともある．しかし，大きな静脈洞が閉塞したり，側副血行路が形成されない場合には，脳圧亢進，脳浮腫，梗塞，時に出血が生じる．本症の原因は，従来周辺部からの炎症の波及によるものが多かったが，近年は原発性（原因不明）あるいは圧迫や外傷，妊娠，出産，脱水，経口避妊薬服用などによるものも多い．

【臨床症候】

本症の症候は，静脈の閉塞部位により異なる．

1）上矢状静脈洞閉塞

原発性（悪性腫瘍に関連したものの報告もある）のものが多く，頭痛は必発である．意識障害，頭皮静脈怒張，上眼瞼浮腫，うっ血乳頭などを呈し，病変が脳静脈（図 6-10）に及べば，表在脳静脈閉塞症候も伴う．

2）表在脳静脈閉塞

頭痛，意識障害，痙攣，運動障害，感覚障害，失語などを呈する．運動麻痺は時に一過性・反復性で徐々に完全麻痺に移行することがあり，日内変動を呈し，四肢では近位側筋に麻痺の強いことがある（静脈性麻痺）．感覚障害としては位置覚・物体認識覚障害が目立つ．

3）深部脳静脈閉塞

成人にはまれであるが，両側性錐体路・錐体外路症候を呈し，昏睡，痙攣などから死亡する場合が多い．

4）横静脈洞閉塞

耳鼻科領域疾患後に続発することが多く，脳神

経Ⅴ，Ⅵ，Ⅶ，Ⅸ～Ⅺの障害や難聴，乳突部付近の発赤・浮腫などが特徴である．血管撮影からの診断の際は，右側横静脈洞が左側よりやや太いことに注意する．

5）海綿静脈洞（図6-12）閉塞

炎症の波及，腫瘍による圧迫などが原因となり，眼球運動障害，三叉神経第1枝領域の感覚障害，眼瞼浮腫・疼痛，眼球突出，眼球結膜の充血・浮腫などをみる．

【検査所見・診断】

脳血管撮影上，①脳静脈洞の一部または全体の造影欠損，②コルクスクリュー様異常静脈の出現，③静脈相の循環時間の延長が特徴で，これらにより確定診断される．

CT画像上は非特異的な浮腫，梗塞，出血の混在した所見を呈するが，まれに閉塞部静脈洞が単純CT画像上高吸収デルタ徴候（dense delta sign）を呈したり，表在脳静脈が連続する数スライスにわたり高吸収脊髄徴候（cord sign）を示すことがある．造影CT画像上みられるエンプティ・デルタ徴候（empty delta sign）は一過性のことが多い[17]．

【治療・予後】

頭蓋内圧亢進に対し濃グリセリン，その他の抗脳浮腫療法，痙攣，その他には薬物療法を行い，脳ヘルニアへの進展に対しては外科的に外減圧術を行うこともある．その他の治療は一般の動脈性脳血管障害に準じる．抗凝固薬を使用する場合には，出血性病変の合併の有無に十分注意する．

脳ヘルニアへの進行が予防できれば，予後は比較的よいことが多い．

F．高血圧性脳症
（hypertensive encephalopathy）

脳循環自動調節能の範囲（図6-15）を超えた急激な血圧上昇により，脳血管の一部が断続的に著明に拡張し（sausage-string現象），同部に小出血，血管透過性亢進による浮腫，小梗塞が生じて，嘔気・嘔吐，頭痛，うっ血乳頭，痙攣，意識障害などがみられる病態である．近年高血圧に対する治療の進歩により，この病態は減少している．

◆◆◆文献◆◆◆

1) Radü EW, Moseley IF : Carotid artery occlusion and computed tomography : a clinicoradiological study. Neuroradiology 17 : 7-12, 1978
2) Damasio H : A computed tomographic guide to the identification of cerebral vascular territories. Arch Neurol 40 : 138-142, 1983
3) 後藤文男, 天野隆弘：臨床のための神経機能解剖学. 中外科学社, 東京, 1992
4) Savoiardo M, Bracchi M, Passerini A, et al : The vascular territories in the cerebellum and brainstem : CT and MR study. Am J Neuroradiol 8 : 199-209, 1987
5) 篠原幸人：脳静脈, 静脈洞血栓症. 後藤文男（編）：脳血管の臨床, pp549-560, 中外医学社, 東京, 1983
6) Special report from the National Institute of Neurological Disorders and Stroke : classification of cerebrovascular disease Ⅲ. Stroke 21 : 637-676, 1990
7) 篠原幸人：脳血管障害の分類. 亀山正邦（編）：脳卒中のすべて, 第2版, pp37-49, 南江堂, 東京, 1980
8) 篠原幸人, 灰田宗孝：CT, MRIは何時撮り, どう読むか. 臨と研 70 : 3048-3053, 1993
9) 篠原幸人ほか（編）, 脳卒中合同ガイドライン委員会：脳卒中治療ガイドライン 2009. pp1-258, 協和企画, 東京, 2009
10) 日本脳卒中学会医療向上・社会保険委員会 rt-PA（アルテプラーゼ）静注療法指針改訂部会：rt-PA（アルテプラーゼ）静注療法適正治療指針（第二版）. 脳卒中 34 : 443-480, 2012
11) Fisher CM : Lacunar strokes and infarcts : a review. Neurology 32 : 871-876, 1982
12) Plum F, Posner JB : The Diagnosis of Stupor and Coma. 3rd ed, FA Davis Co, Philadelphia, 1980
13) Shinohara Y : Hemorrhagic stroke syndromes : clinical manifestations of intracerebral and subarachnoid hemorrhage. Fisher M(ed) : Handbook of Clinical Neurology, vol 93（3rd series）, Stroke, Part Ⅱ, Chap 28, pp577-594, Elsevier BV, Edinburgh, 2009
14) Kase CS, et al : Intracerebral hemorrhage. Barnett HJ, et al(ed) : Stroke : Pathophysiology, Diagnosis, and Management, pp561-616, Churchill Livingstone, New York, 1992
15) Fisher CM, Picard EH, Polak A, et al : Acute hypertensive cerebellar hemorrhage : diagnosis and surgical treatment. J Nerv Ment Dis 140 : 38-57, 1965
16) 篠原幸人：ウイリス動脈輪閉塞症. 臨床成人病 16 : 1621-1625, 1986
17) Shinohara Y, Yoshitoshi M, Yoshii F : Appearance and disappearance of empty delta sign in superior sagittal sinus thrombosis. Stroke 17 : 1282-1284, 1986

脳血管障害のリハビリテーション

A. 脳卒中急性期治療とリハビリの連携

　血栓溶解療法(rt-PA 静注療法)や脳卒中専門病棟(stroke unit：SU)，血管内治療などの急性期治療の進歩，在院日数短縮の加速など，脳卒中医療が大きく変貌するなかで，限られた社会資源を効率的に活用しつつ，患者の生活機能と生活の質(quality of life：QOL)を高め，社会の介護負担を軽減するためには，急性期から維持期に至る切れ目のないリハビリテーション(以下，リハビリ)体制の整備が不可欠である．

　脳卒中リハビリには，発症から病態が落ちつき，厳密なリスク管理を脱するまでの期間で，廃用症候群・合併症の予防のための早期離床および早期日常生活動作(activities of daily living：ADL)自立などを目的として，急性期(救急)病院〔脳卒中専門病棟および脳卒中集中治療室(stroke care unit：SCU)〕で実施される「急性期リハビリ」と，病態が安定化に向かい，機能障害の改善，ADLの能動的自立や家庭復帰を目的として，主に回復期リハビリ病棟・病院で集中的に行われる「回復期リハビリ」，そして，その後の QOL 向上および社会参加を目的として，主に介護保険サービスによって在宅・施設で実施される「維持期リハビリ」と3つのステージに分類される(図 6-26)．これらリハビリサービスが切れ目なく継続的に提供されることが大切である[1]．

1. 主な機能障害

　脳卒中ではその病巣部位により，運動障害(片麻痺，失調症など)，感覚障害，高次脳機能障害(失語症，失認症，失行症，認知症)，嚥下障害，構音障害，脳神経障害，神経因性膀胱などの障害がみられる．さらに不動に伴う筋力低下・筋萎縮，痙縮・拘縮，褥瘡，起立性血圧障害，深部静脈血栓症・肺塞栓症，肺炎，体力低下などの廃用症候群も起こりやすく，その障害像は多彩である．これらの障害を可能な限り標準化された尺度を用いて評価することが重要である[2](表 6-15)．

2. 予後予測

　主な障害の機能予後を表 6-16 に示す．予後予測は，年齢，麻痺の程度，初期の ADL などの情報を基に行われる．的確な予後予測とゴール設定のもとにリハビリプログラムを組むことが大切である[2]．

3. 急性期治療と並行した急性期リハビリ

　脳卒中急性期診療のポイントは，① CT・MRIの 24 時間稼動(+超音波検査)，② rt-PA 静注療法，③外科治療，④血管内治療，⑤臨床病型に応じた内科治療，⑥入院当日から二次予防開始，⑦早期離床・早期リハビリ(急性期リハビリ)，⑧感染対策，⑨栄養管理，⑩脳卒中専門病棟である．発症直後からリスク管理を行いつつ廃用症候群の予防と早期離床，ADL 訓練の早期開始が急性期リハビリの役割である．

　脳卒中の機能回復メカニズムは，初期の回復(early recovery)，すなわち脳浮腫の減退，脳血流の改善，虚血周辺領域(ischemic penumbra)の改善により，発症から 1,2 か月にみられる回復と，後期の回復(late recovery)，すなわち真の回復，可塑性に依拠する回復で 2 か月から 1 年あるいは数年に及ぶ回復に分けられる．急性期リハビリとは，初期の回復の時期における介入である．それにより，初期の回復を促進して，望ましい後期の回復につなげることを目的とする．初期の回復の時期には，原疾患の治療として薬物治療などが行われるが，この時期に安静臥床が優先されることがあれば，表 6-17 に示すような廃用症候群が生じる[3]．

　脳卒中専門病棟において急性期治療と並行して実施する早期リハビリのシステムが取り込まれ，治療効果向上に大きく寄与している．急性期リハビリの実施項目とは，表 6-18 に示すように，原疾患の治療と並行して，廃用症候群を最小限に

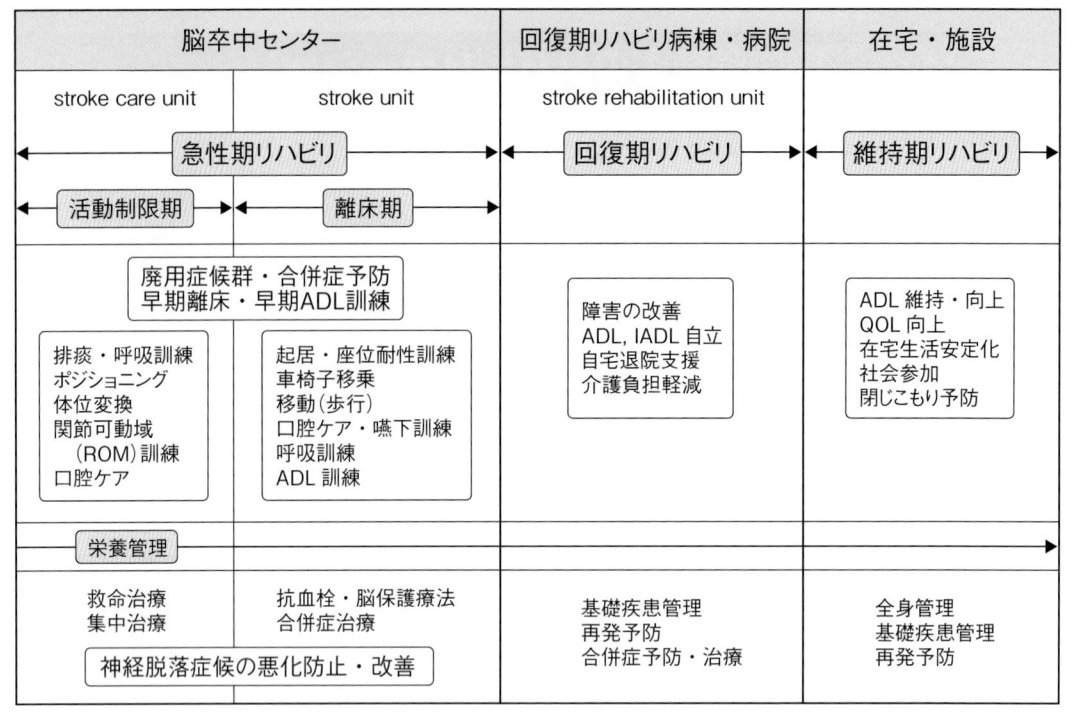

脳卒中センター		回復期リハビリ病棟・病院	在宅・施設
stroke care unit	stroke unit	stroke rehabilitation unit	
←―――― 急性期リハビリ ――――→		←― 回復期リハビリ ―→	←― 維持期リハビリ ―→
←― 活動制限期 ―→	←― 離床期 ―→		
廃用症候群・合併症予防 早期離床・早期ADL訓練		障害の改善 ADL, IADL 自立 自宅退院支援 介護負担軽減	ADL 維持・向上 QOL 向上 在宅生活安定化 社会参加 閉じこもり予防
排痰・呼吸訓練 ポジショニング 体位変換 関節可動域 （ROM）訓練 口腔ケア	起居・座位耐性訓練 車椅子移乗 移動（歩行） 口腔ケア・嚥下訓練 呼吸訓練 ADL 訓練		
栄養管理			
救命治療 集中治療	抗血栓・脳保護療法 合併症治療	基礎疾患管理 再発予防 合併症予防・治療	全身管理 基礎疾患管理 再発予防
神経脱落症候の悪化防止・改善			

図 6-26　脳卒中リハビリの流れ
〔栗原正紀：急性期リハビリテーションの考え方．日本リハビリテーション病院・施設協会 急性期・回復期リハビリテーション検討委員会（編）：脳卒中急性期治療とリハビリテーション，p147，南江堂，東京，2006 より許諾を得て改変し転載〕

表 6-15　脳卒中の評価尺度

運動麻痺	Brunnstrom（ブルンストローム）stage, motricity index
痙縮	Ashworth（アッシュワース）scale modified
総合評価	Stroke Impairment Assessment Set（SIAS） Fugl-Meyer（フグル・メイヤー）assessment, NIH stroke scale
半側空間無視	behavioural inattention test（BIT）
失語症	標準失語症検査（standard language test of aphasia：SLTA） Western（ウェスタン）aphasia battery（WAB）
知的機能	長谷川式簡易知能評価スケール mini-mental state examination（MMSE）
ADL	Functional independence measure（FIM） Barthel（バーテル）index（BI）

（里宇明元：脳血管疾患に対するリハビリテーション．日医師会誌 136：843-847，2007 より改変）

表 6-16　脳卒中後の機能

運動麻痺	麻痺残存：50%
歩行	初発患者の 60〜70% が歩行可能 （うち装具歩行が 1/3） ・歩行境界：10% ・歩行不能：25%
上肢機能	実用手は 20% にとどまる
ADL	初発患者の 60% が自立
嚥下機能	（経口摂取可能）球麻痺：66% 偽性球麻痺：認知症なし 97% 　　　　　　認知症あり 44%
排尿機能	2 か月以降：排尿自立 80% 非自立の多くは脳梗塞，両側性病変

（里宇明元：脳血管疾患に対するリハビリテーション．日医師会誌 136：843-847，2007 より改変）

とどめ，効果的に運動機能と ADL の改善を図るプロセスである．少ない負荷から始め，自覚症状や神経徴候，意識状態，血圧，脈拍，呼吸などを観察しながら段階的に進める．急性期病院では数週間程度の入院期間となり，家庭復帰あるいは回復期リハビリサービスへ移行する．

4. 回復期リハビリ

短い入院期間となる急性期病院だけでは，ADL が未自立で家庭復帰が困難であることも少なくな

表6-17 廃用症候群

- 皮　　膚：褥瘡・白癬症
- 運動機能　関節：関節の痙縮・拘縮
- 　　　　　骨：骨粗鬆症
- 　　　　　筋：筋力低下・筋萎縮
- 心肺機能：心拍出量低下・肺活量減少 起立性血圧障害
- 下肢静脈：深部静脈血栓症（肺塞栓症）
- 摂食機能：口腔機能低下
- 消化機能：便秘
- 排泄機能：残尿・尿路感染症・尿路結石
- 免疫機能：低下
- 知的活動：低下

表6-18 急性期リハビリにおける実施項目

- 脳卒中に対する診断（重症度，病型，病巣），神経症候の悪化予防
- 併存疾患の診断（心血管系，呼吸器系，骨関節系）
- 合併症の予防（誤嚥性肺炎，低栄養，尿路感染症，深部静脈血栓症）
- 脳卒中により生じている機能面の障害の評価
- 廃用性障害の予防
- 早期離床
- 筋力・体幹機能・片麻痺運動機能の改善
- 嚥下障害，構音障害，失語症の改善
- 日常生活動作（ADL）の改善
- 予後予測
- 患者・家族に対する改善見通しに関する情報提供

表6-19 脳卒中早期離床開始基準

1. 一般原則：意識障害が軽度（Japan Coma Scale：Ⅱ-10以下）であり，入院後24時間神経症候の増悪がなく，運動禁忌の心疾患のない場合には，離床開始とする．
2. 脳梗塞
   1) アテローム血栓性脳梗塞：MRI／MRAにて主幹動脈の閉塞ないし狭窄が確認された場合，進行型脳卒中へ移行する可能性があるため，発症から3〜5日は神経症候の増悪が起こらないことを確認して離床を開始する．
   2) ラクナ梗塞：診断日より離床を開始する．
   3) 心原性脳塞栓症：左房内血栓の有無，心機能をエコーにてチェックし，左房内血栓と心不全の徴候がなければ離床を開始する．
3. 脳出血：発症から24時間はCTにて血腫の増大と水頭症の発現をチェックし，それがみられなければ離床を開始する．
4. 離床開始できない場合：ベッドサイドにて拘縮予防のためのROM訓練と健側筋力訓練は最低限実施する．
5. 血圧管理：離床時の収縮期血圧上限を，脳梗塞では200〜220 mmHg，脳出血では160 mmHgと設定し，離床開始後の血圧変動に応じて個別に上限を設定する．

（原 寛美：脳卒中急性期リハビリテーション――早期離床プログラム．医学のあゆみ 183：408, 1997）

い．そこで急性期リハビリ後の回復期リハビリの充実が必須となった．回復期リハビリ病棟では，多職種協働のチームにより集中的リハビリサービスが行われ，機能回復，ADL・手段的日常生活動作（instrumental activities of daily living：IADL）の獲得・改善，早期の家庭復帰が図られる．歩行・移動能力の獲得が最も重要な目標となるが，障害受容，療養環境の整備，家庭復帰に向けた家庭環境の整備，生活指導，退院後のサービス調整など解決すべき課題は多い．回復期リハビリ病棟では，これらの問題に対し，患者・家族と各専門職がチーム全体で目標設定を行い評価と計画，実践を繰り返して問題解決に取り組む．

5. 維持期リハビリ

維持期では，廃用性変化を予防して機能維持，体力増進，ADL・IADLの改善・維持，生活の再獲得・再構築，QOLの向上，社会参加の促進など生活の再建を行う．社会的不利として，家屋構造，家族状況，経済状況，職業，制度の利用などが問題となり，家屋改造指導，制度活用の助言，地域スタッフとの連携などを行う．

活動量の減少，環境や介護状況の変化などにより，一度獲得した機能が低下することは少なくない．そのため，日常生活で簡単に実行可能な運動（立ち上がり，歩行など）の指導，体重増加の予防，通所リハビリ，訪問リハビリ，ショートステイなどの活用を行う．介護家族の支援も忘れてはならない．

B. 片麻痺のリハビリ

1. 離床プログラム

脳卒中急性期早期離床（座位，立位，さらに歩行訓練へと進める一連の流れ）開始基準を表6-19に示す[3]．脳卒中の病態は，個別にすべて異なっており，神経学的診断と画像診断を駆使して，

詳細な病型・病巣診断が不可欠である．それを基に，離床プログラムが行われる．ラクナ梗塞では，診断の後に当日から急性期治療と並行して離床プログラムを開始する．ただし，早期離床は重要であるが，脳底動脈血栓症や椎骨動脈解離のような病態で症候が動揺している場合には，ラクナ梗塞と同様な離床を進めることは控える．心原性脳塞栓症における心内血栓の存在が確認された場合の離床時期に関しては，心内血栓あり群・なし群において，離床時期に左右される神経症候の悪化は確認されなかったとする報告があり，早期より離床プログラムなどを開始する[4]．

入院当日からベッドサイドにおいて，関節可動域（range of motion：ROM）訓練が開始されるが，ベッド上臥床期から麻痺側下肢を他動的に動かすのは深部静脈血栓症予防の目的が大きい．次のステップとして，バイタルサインと神経症候の悪化がないことを確認して座位訓練を開始する．病巣の確認作業がなされていること，併存疾患の検索がされていることを前提として，健側への座位訓練を開始する．血圧などのバイタルサインのモニタリング下に進める．さらに健側上下肢の随意運動を指示して，運動負荷による血圧，脈拍の変動をチェックする．さらに，健側を使用した立位訓練へと進める．こうした一連のベッドサイドにおける離床・立位訓練のなかで，バイタルサインと神経症候の変動をチェックし，安全性を確認していく．そのなかで，酸素吸入などを中止とする作業を並行実施していく．膀胱留置カテーテルは可及的早期に抜去し，間欠導尿，収尿器などを使い分け，定期的に排尿を誘導することにより，排尿パターンの確立を図る．神経因性膀胱が問題となる場合は，尿水力学的評価に基づき，病態に応じた薬物療法などを検討する．

2．運動麻痺

まず麻痺の程度，分布や回復過程を評価する評価法には，筋力テストを基礎とするもの〔運動指数（motricity index）〕，共同運動-分離運動を評価するもの〔Brunnstrom（ブルンストローム）stage〕，両者の利点を取り入れたもの〔脳卒中機能障害評価セット（Stroke Impairment Assessment Set：SIAS）〕などがある．運動麻痺の予後は，片麻痺などが1か月以上続くものが50％，運動障害がないかまたは回復するものが30％とされる．70％は歩行可能となるが，上肢が実用手まで回復する者は20％前後である．

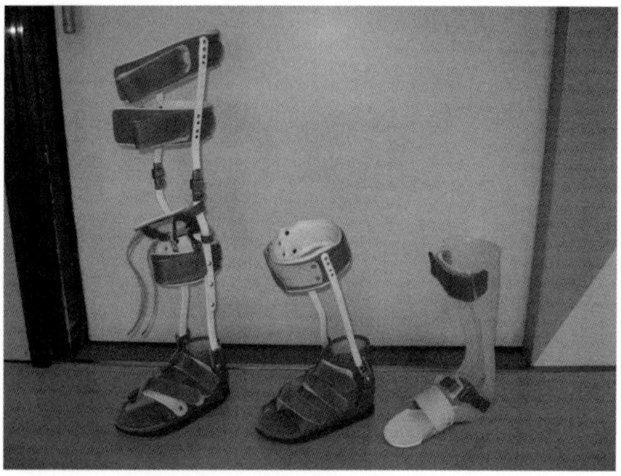

アプローチには，①麻痺そのものの回復を促すもの（筋再教育，ファシリテーション，電気刺激，バイオフィードバックなど），②筋力低下，拘縮などを予防・軽減するもの（筋力増強，関節可動域訓練，体力向上訓練），③健側機能を向上させ，補装具・自助具などを用いて，歩行やADLの実用性を獲得するものがある．

3．起居動作

寝返り，起座（起き上がり），座位，立位（立ち上がり），移乗（トランスファー）を起居動作と呼ぶ．こうした一連の動作訓練を順序立てて実施することは，軽症例では可能であるが，片麻痺や体幹筋筋力低下が重度である場合には，急性期リハビリのなかでの実施は困難であり，回復期リハビリのなかで集中的に実施する．急性期の集約された時間のなかでは，最も効果的な訓練プログラムとしての立位訓練を優先すべきであり，立位が自力で可能となれば，体幹筋などの筋力が改善し，前述の一連の起居動作は，その運動パターンを指導すれば実施可能となる．

4．立位・歩行障害

立位訓練を実施する場合には，麻痺側下肢の支持性をサポートする下肢装具が必要となる．図6-27に脳卒中リハビリにおいて使用する下肢装具

図6-27 脳卒中リハビリにおける下肢装具
左より，支柱付長下肢装具，支柱付短下肢装具，プラスチック短下肢装具．

を示した．下肢装具は，脳卒中急性期・回復期のリハビリには，車椅子や各種杖と同様に不可欠な補助具である．長下肢装具(long leg brace：LLB)と短下肢装具(short leg brace：SLB)を，訓練課程で使用するために早期より作製する．下肢装具を使用することにより下肢の内反尖足などの変形を効果的に予防するだけではなく，歩行訓練時には，生理学的な膝関節や足関節の運動パターンに近似した歩容を再現することになり，運動パターンの再学習としての促通効果をもたらし早期に実用歩行の獲得を促すことにつながる．歩行分析に基づいた訓練および装具・杖の処方，安全な歩行の確立，全身持久力の向上，実用性の向上などが重要である．

5. ADL(activities of daily living)

ADLとは，食事，整容，更衣，排泄，入浴，歩行など普段の生活で行っている行為を指す．ADL訓練に関しては，個別のADL領域における反復動作訓練の実施が有用と支持されている．ADLの評価法としてBarthel(バーテル)index(BI)や機能的自立度評価(Functional independence measure：FIM)がある．FIMを用いた評価を経時的に行うことで，そのFIMの利得(gain)と効果(efficiency)を指標にして，リハビリの帰結の予測を立てることも可能となる．一般に麻痺などの機能障害が重いほどADLの障害も重いが，たとえ麻痺が回復しなくても，代償機能の活用により日常生活上の障害を軽減しうる(非利き手を用いての書字や箸の訓練，自助具の工夫，装具，杖による移動能力の向上など)．さまざまな工夫の余地があることがADL障害への対応のポイントである．

臨床的には左片麻痺患者に多い左半側空間無視が重要である．これは左半分を無視する障害であり，生活場面では食事中に左側にあるものを食べないなどが観察される．机上訓練だけでなく日常生活のなかで無視側への注意を向けるように促す．このほか，観念運動正失行，観念性失行，着衣失行，記憶障害，自発性低下や遂行機能障害などがリハビリを進めるうえで問題となる．

C. 言語のリハビリ

脳卒中言語障害で最も重要なものは失語症である．失語症は言語中枢の障害によって起こる言葉の選択，理解，発語の障害で，主に表出が障害される型(運動性失語，Broca失語)，理解が障害される型(感覚性失語，Wernicke失語)，喚語困難を主とする型(失名辞失語)，復唱障害が中心となる型(伝導性失語)，言語機能全般が障害される型(全失語)に分けられる．

1. 言語訓練の実際

1) 急性期失語症患者に対して

急性期での対応の中心は，失語症の有無とそのタイプの鑑別を中心とした評価である．また，コミュニケーション手段や手がかりを見いだすことも大切である．急性期では，失語症候が不安定で，疲労しやすい．そのため，急性期では失語に対して個々の症例に応じた治療的対応を考え，必要に応じて早期よりベッドサイドでの評価・訓練を開始する．訓練室で言語治療を開始するには，少なくとも30分の座位をとれることが望ましい．言語聴覚士(speech-language-hearing therapist：ST)は，スクリーニングや評価を行ったうえで他のスタッフや本人・家族への的確な情報提供を行い，加えて，障害を補う代替手段を見いだし，何らかの方法でコミュニケーションが確立できるように対策を立てる．実際の本格的な訓練は急性期以降に実施されることが多い．

2) 回復期・慢性期失語症例に対して

回復期リハビリで初回失語テスト〔標準失語症検査(SLTA)，またはWestern(ウェスタン)失語症総合検査(Western aphasia battery：WAB)〕を試行した後，約3か月前後を1クールとした集中的な言語訓練を開始し，1クール終了後に再検査し，その後の治療方針を決める．

言語治療(いわゆる言語訓練)は，言語機能の各側面(聞く，話す，読む，書く)への働きかけが主体であり，重症失語症例には障害の最も軽い言語様式(比較的保たれている言語機能)から，軽症失語症例では逆に，障害の重い言語様式から訓練を始める．障害状況に応じ，発語訓練，聴覚的言語把持力強化訓練，呼称訓練，文字と絵の対応訓練，復唱訓練およびジェスチャー，サインなどの代償

2. 失語の回復

　脳卒中による失語の回復には，急性期の病巣修復を反映する第1段階と，これに続く第2段階がある．第2段階の機序として言語関連皮質ネットワークの右半球への再編成が注目されている．脳卒中による失語の回復は，発症から3か月までが最も顕著で，発症約1年後に固定する．

　失語の回復に関する要因には，疾病前要因，疾病要因，背景要因があるが，疾病要因（初期重症度，失語類型，病巣部位と広がり）が最も決定的である．失語の回復予測には，発症から1か月までの失語症状の改善経過の観察が特に重要である．

　失語重症度は失語類型とも関連する．失名辞失語，伝導性失語の回復は良好で，Broca失語とWernicke失語がこれに続き，全失語の回復が最も不良である．一方，病変部位と失語の回復をみてみると，一般的に病巣が言語野の中心に及んでいる場合は重症な失語を残す．病巣が広いほど重症化し回復も不良である．言語野周辺の小病巣の場合，失語の回復は良好である．

D. 嚥下障害のリハビリ

1. 嚥下障害

　脳卒中急性期にはほとんど嚥下障害があると考えて対処すべきである．意識障害があれば常に誤嚥のリスクがある．嚥下障害が最も疑われる病態として，意識障害を伴う大きな病巣，両側多発性病変，75歳以上の高齢者，脳幹部の病変，島皮質の病変が挙げられる．

　嚥下障害は，誤嚥性肺炎，窒息の危険，低栄養，脱水などをもたらす．「むせ」は嚥下障害を示唆するが，むせのない誤嚥（silent aspiration）も忘れてはならない．

2. 口腔ケア

　救命救急に力をそがれて，ついおろそかになりがちな口腔ケアであるが，摂食・嚥下リハビリの第一歩は口腔ケアである．絶食であっても口腔内汚染は起こる．口腔内が清潔で湿潤化していないと嚥下が起こりにくく，貯留した唾液や分泌物が誤嚥されて肺炎につながる危険性がある．口腔汚染がひどいときは咽頭も汚染されていることが多い．急性期口腔ケアのポイントとして，口蓋剥離表皮・残渣，舌苔，歯垢の除去，義歯は洗浄して覚醒がよいときは装着，口臭がなく常に湿潤していることが挙げられる．

3. スクリーニングおよび嚥下機能評価

　スクリーニングには反復唾液嚥下テストや水飲みテストが用いられる．少量（2〜3 mL）の水を試飲させる水飲みテストが最も簡便である．詳細な評価は，透視下で造影剤入りの食物を嚥下させ，体位，食物性状，量を変えながら嚥下の様子をビデオに記録するビデオ嚥下造影（videofluorography：VF）検査や，嚥下内視鏡（video endoscopy：VE）検査などにより行う．

4. 嚥下訓練の実際

　嚥下訓練は，食物を用いない基礎訓練（間接的訓練）と，食物を用いて実際に摂取する摂食訓練（直接的訓練）に分けられる．発症直後や重症の場合には基礎訓練だけを行う時期もあるが，基礎訓練を延々と繰り返していても経口摂取が可能になることはない．基礎訓練は摂食訓練と組み合わせて初めて効果を発揮する．嚥下は数十に及ぶ筋肉の協調運動で成立している．それぞれの筋群を個別に鍛えることはできない．有効な嚥下運動を訓練するためには実際の食物を摂食して，嚥下運動

表6-20　摂食訓練開始，条件の変更，中止の基準

摂食訓練開始基準	意識清明，全身状態安定，口腔内汚染なし，安全な摂食条件設定可能（スクリーニング検査，嚥下造影などで）
アップ基準	30分以内に7割以上を摂取，誤嚥徴候（発熱，痰増量，呼吸数，PaO_2異常）なし
中止基準	嚥下不能，誤嚥が明らかな場合，誤嚥性肺炎の徴候
アップしない基準	食事時間，摂食量が基準を満たさないとき
ダウン基準	食事時間が30分以上かかって5割以下の場合，咽頭残留・誤嚥症状 対策：摂食形態を1段階戻す

〔藤島一郎：摂食・嚥下訓練．日本リハビリテーション病院・施設協会 急性期・回復期リハビリテーション検討委員会（編）：脳卒中急性期治療とリハビリテーション，p162．南江堂，東京，2006より許諾を得て改変し転載〕

表6-21 主な基礎訓練

基本	口腔ケア，口唇・舌・頬などの運動・マッサージ，のどのアイスマッサージと空嚥下
筋緊張を落とす	リラクゼーション，嚥下体操
呼吸訓練	ブローイング，随意的咳，ハフィング，押し運動（pushing exercise）

〔藤島一郎：摂食・嚥下訓練．日本リハビリテーション病院・施設協会 急性期・回復期リハビリテーション検討委員会(編)：脳卒中急性期治療とリハビリテーション，p163，南江堂，東京，2006より許諾を得て改変し転載〕

表6-22 摂食訓練で用いる主な代償的方法，リハビリ手技

基本	食物形態の調節，体幹角度の調節，頸部前屈，横向き嚥下，うなずき嚥下，摂食環境整備，少量頻回の食事
誤嚥防止	嚥下の意識化，息こらえ嚥下，随意的な咳，一口量調整，摂食のペース，Mendelson手技
残留除去	複数回嚥下，交互嚥下，丸のみ法，奥舌に食物を入れる
嚥下誘発	嚥下反射促通手技，用手的口唇閉鎖，用手的頬圧迫

〔藤島一郎：摂食・嚥下訓練．日本リハビリテーション病院・施設協会 急性期・回復期リハビリテーション検討委員会(編)：脳卒中急性期治療とリハビリテーション，p163，南江堂，東京，2006より許諾を得て改変し転載〕

を繰り返すことが最も有効である．

摂食訓練は「意識が清明」で「全身状態が安定」し，「口腔内汚染がない」という前提で臨床評価やスクリーニング検査を行い，場合によっては嚥下造影や嚥下内視鏡検査で「安全な摂食条件が設定できた場合」に開始する．表6-20に摂食訓練開始の基準，条件アップ基準，中止基準，条件ダウンの基準を示した．

訓練は，①口腔ケア，②基礎訓練（間接的訓練：嚥下関連筋の可動域訓練，筋力増強，アイスマッサージによる嚥下反射の惹起など），③摂食訓練（直接的訓練：食物形態・体位の工夫など）の順に進める．訓練では誤嚥を予防し，咽頭残留がないように，安全な食品を用い，安全な体位で，リハビリ手技を用いながら摂食させる．初めは最も安全な条件を選び，徐々に難度を上げていく．経口摂取は，ヨーグルトなどの半固形物より始め，嚥下の状態をみながら，粥，米飯へと進めていく．安全に摂取可能な体位や食物性状を工夫する．表6-21に基礎訓練，表6-22に摂食訓練で用いる主な代償的方法・リハビリ手技をまとめた[5]．

経口摂取不能例では，間欠的経管栄養法や胃瘻造設を検討する．

◆◆◆文献◆◆◆

1) 栗原正紀：急性期リハビリテーションの考え方．橋本洋一郎ほか(編)：脳卒中急性期治療とリハビリテーション，pp144-148，南江堂，東京，2006
2) 里宇明元：脳血管疾患に対するリハビリテーション．日医師会誌 136：843-847，2007
3) 原 寛美：急性期リハビリテーションの実際．橋本洋一郎ほか(編)：脳卒中急性期治療とリハビリテーション，pp149-159，南江堂，東京，2006
4) 橋本洋一郎：心原性脳塞栓症の治療とリハビリテーション．橋本洋一郎ほか(編)：脳卒中急性期治療とリハビリテーション，pp254-258，南江堂，東京，2006
5) 藤島一郎：摂食・嚥下訓練．橋本洋一郎ほか(編)：脳卒中急性期治療とリハビリテーション，pp160-163，南江堂，東京，2006

第7章 変性疾患

I. 概念と分類

　変性疾患とは，神経細胞がきわめて緩徐に侵され消滅していく，血管障害，感染，中毒，代謝障害などによらない，原因不明の疾患の総称である．これらの疾患は病変分布から，主として大脳皮質，皮質下神経核，小脳，脊髄などを侵す疾患に分けられるが，疾患によって，ある程度特定の神経系が選択的・系統的に侵されるのが特徴である．

　近年，疾患の原因解明が進み，遺伝性の疾患については遺伝子異常が次々と解明されている．これらは当然，遺伝子機能の解明へと研究が進み，いつか神経細胞死の原因が明らかになると思われる．すなわち遺伝性疾患にかぎらず，原因解明によって変性疾患と呼称される疾患はいずれ消滅していく運命にある．

　本項では侵される神経系統に対応して，主として認知症を呈する疾患，パーキンソニズムを呈する疾患，不随意運動を呈する疾患，小脳変性症，運動ニューロン疾患に分けて記述する．

II. 認知症を主とする疾患

　一次性に認知症を生じる疾患には，I）大脳皮質が一次的な病変部位で，ほとんど認知症のみを呈する疾患と，II）大脳基底核や皮質下に病変を有し，認知症と認知症以外の症状を呈する疾患がある（表7-1）．認知症の分類は，病理組織化学的指標を基に病態的な議論が進行中であるので，ここでは主に臨床症状の観点から表7-1の一部について述べる．

1. Alzheimer（アルツハイマー）病およびAlzheimer型老年認知症

【定義】

　Alzheimer病は原発性で徐々に発症，進行する記憶，認知機能障害を主症状とし，剖検脳でびまん性の萎縮，大脳皮質に多数の老人斑，Alzheimer神経原線維変化を認める疾患である．初老期に発病するAlzheimer病と，老年期発病のAlzheimer型老年認知症は巣症状の出現の有無，進行の速さなど臨床的にはやや異なる点があるが，病理学的には両者に質的な相違がないことから，両者を併せてAlzheimer病と呼び，その亜型として65歳以前発症の早発型と65歳以後発症の晩発型に分ける．前者が狭義のAlzheimer病，後者がAlzheimer型老年認知症に相当する．

【疫学】

　65歳以上の老人におけるわが国のAlzheimer型老年認知症の有病率は0.6～2.7％であるが，高齢者ほど有病率は高くなる．わが国では，65歳未満のAlzheimer病の有病率に関する信頼できるデータはない．

【病理】

　肉眼所見で大脳皮質は高度に萎縮する．前頭葉，頭頂葉に萎縮が高度で，後頭葉では軽い．皮

表 7-1　一次性認知症の分類

1) 大脳皮質が一次的な病変部位で，ほとんど認知症のみを呈する疾患
   （Ⅰ）Alzheimer 病
   （Ⅱ）前頭葉側頭葉変性症（frontotemporal lobar degeneration：FTD）
   　　行動異常を呈する亜型（behavioral subtype）
   　　一次性進行性失語症（primary progressive aphasia）
   　　語義認知症（semantic dementia）
   　その他

2) 大脳基底核や皮質下に病変を有し認知症と認知症以外の症状を呈する疾患
   Lewy 小体型認知症（dementia with Lewy bodies）
   認知症を伴う Parkinson 病（Parkinson disease dementia）
   多系統萎縮症
   FTD-17（FTD-parkinsonism-17）
   運動ニューロン疾患を伴う FTD（FTD with motor neuron disease）
   大脳皮質基底核変性症（corticobasal degeneration）
   進行性核上性麻痺（progressive supranuclear palsy）
   脊髄小脳変性症の一部（SCA1, 2, 3，歯状核赤核淡蒼球萎縮症）
   その他

質下の神経核の萎縮も伴う．脳重量は減少し，時には1,000 g 以下になる．光学顕微鏡所見の特徴として，①多数の Alzheimer 神経原線維変化（neurofibrillary tangle：NFT）の出現，②多数の老人斑の出現，③大脳皮質の神経細胞の萎縮，脱落が挙げられる（図7-1）．大脳皮質に投射する Meynert（マイネルト）の前脳基底核など前脳基底部神経核の大型神経細胞も高度に脱落する．青斑核や縫線核の細胞脱落もある．

【病態生理】

認知機能の低下は大脳皮質の神経細胞の脱落が主原因であるが，大脳皮質ではアセチルコリン合成酵素〔コリンアセチル基転移酵素（choline acetyltransferase：CAT）〕の活性低下が著明である．これは主として大脳皮質にコリン作動性神経線維を投射する Meynert の前脳基底核の大型神経細胞が変性するためで，本症における認知機能の低下の要因である．そのほか，大脳皮質ノルアドレナリン，セロトニンの含有量の低下もみられている．

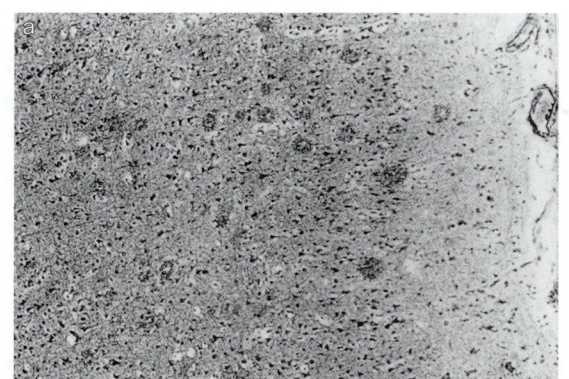

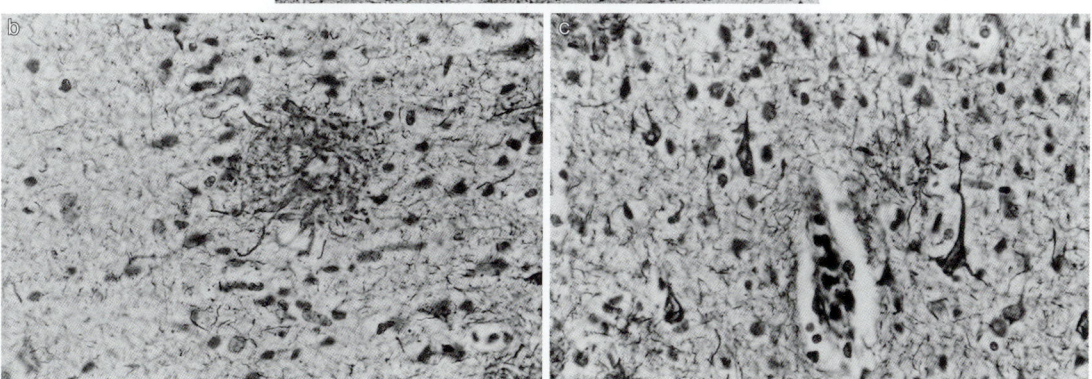

図7-1　Alzheimer 病脳の顕微鏡所見〔Bodian（ボジアン）染色〕
　a．大脳皮質に多発した老人斑（×100），b．老人斑の拡大像（×400），c．Alzheimer 神経原線維変化（×400）．

【発症機序】

　Alzheimer病の原因はまだ明らかではない．細胞外へのアミロイドβ蛋白質（Aβ）の凝集体蓄積（老人斑），タウ蛋白（細胞骨格の成分である微小管の構成蛋白質）の細胞内蓄積（神経原線維変化）が神経細胞死の原因との関連で注目されている．アミロイドβ蛋白質はアミロイド前駆体蛋白から2つの酵素（β-およびγ-セクレターゼ）によって切り出され，細胞外に分泌される．Aβはその分解酵素（ネプライシン）によって分解されるが，その酵素活性が低ければ，Aβの凝集へと進む．Aβは凝集体を形成し老人斑となるが，その中間過程で形成される小さな凝集体（オリゴマー）が，シナプスや神経突起，神経を傷害すると同時に，Aβはミクログリアを活性化し炎症反応を引き起こし，神経障害を増強させるという仮説（アミロイド仮説）が考えられている．神経原線維変化はこのような過程で二次的に形成されるという考え方もあるが，神経原線維の組織内出現が一次的であるという考え方もある．

　Alzheimer病には家族発症例（欧米ではAlzheimer病の5％，わが国では2％程度）があり，第21染色体長腕q21に遺伝子座があるアミロイド前駆体蛋白（APP）遺伝子のミスセンス変異で生じた異常APPが原因で発症するもの，第14染色体長腕q23.4に遺伝子座があるpresenilin 1遺伝子の変異が原因であるもの，第1染色体長腕q31-42に遺伝子座があるpresenilin 2遺伝子の変異によるものがある．

　発症の危険因子として第19染色体上にある3種のアポリポ蛋白質（アポE2，E3，E4）のうちアポE4遺伝子が挙げられている．糖尿病もAlzheimer発症の危険性が約2倍になるという疫学調査がある．その他ワイン摂取量（まったく飲まない人のほうが，1日グラス3～4杯飲む人より発症頻度が高い）や食習慣〔ドコサヘキサエン酸（DHA）含有食品の摂取，栄養バランスのよい食事摂取，ビタミンE，Cの摂取などが発症頻度を低くする〕とAlzheimer病発症頻度との関係などさまざまな疫学調査報告がある．

【臨床症候】

　発症年齢は大多数が50歳代以後であるが，まれに20～40歳代発症例もある．初老期発症（早発型）のほうが老年期発症（晩発型）に比べて進行が速く，知的機能低下も著しく，幻覚・妄想などの精神症状や，失語・失行・失認などの巣症状，痙攣など発現症状が多彩である（表7-2）．

　初期の認知機能障害としては，記銘力障害，記憶再生障害，見当識障害（時間，場所）などが挙げられる．自発性の低下，抽象的な思考の障害，判断力の低下や徘徊がみられる．中期には，近時記憶，遠隔記憶の著しい障害がみられる．失語（初期は語健忘，進行すると流暢性失語など），失行（着衣失行），構成失行，観念運動失行など），失認（視覚性失認，視空間失認，地誌的失認，相貌失認など）などの高次脳機能の障害が明らかとなる．無欲，無関心，無頓着となる．末期には，高度の認知症を呈し，無言，無動，寝たきりとなる．

　そのほか，妄想・幻覚・せん妄などの精神症状，睡眠障害や昼夜逆転など日内リズム障害などが生じる．人格障害は生じることもあるが，Pick（ピック）病と比較すると軽く，特に老年期の発症例では人格がよく保たれる．

　神経学的所見としては，時に筋固縮や小刻み歩行などのパーキンソニズム，症状が進行するとミオクローヌス，痙攣，振戦，末期には把握反射，吸引反射などの前頭葉症状がみられることがある．病初期からこれらの症状が前景に立つことはない．

【検査所見】

脳の画像

　コンピュータ断層撮影（computed tomography：CT）像で大脳に全般性で頭頂葉，側頭葉に目立つ脳溝拡大と側脳室拡大がみられる．磁気共鳴画像（magnetic resonance imaging：MRI）も同様であるが海馬の萎縮がみられる．単光子放出断層撮影（single-photon emission computed tomography：

表7-2　早発型と晩発型の差異

	早発型	晩発型
発症年齢	50～65歳	65歳以上
臨床症状	知能低下が著明妄想，幻覚，抑うつ，失語，失行，失認，前頭葉徴候，痙攣	知能低下は正常老人との差が少ない巣症状，痙攣が少ない
進行	急速	緩徐
病理・生化学	病変が顕著	正常の老人と差は少ない

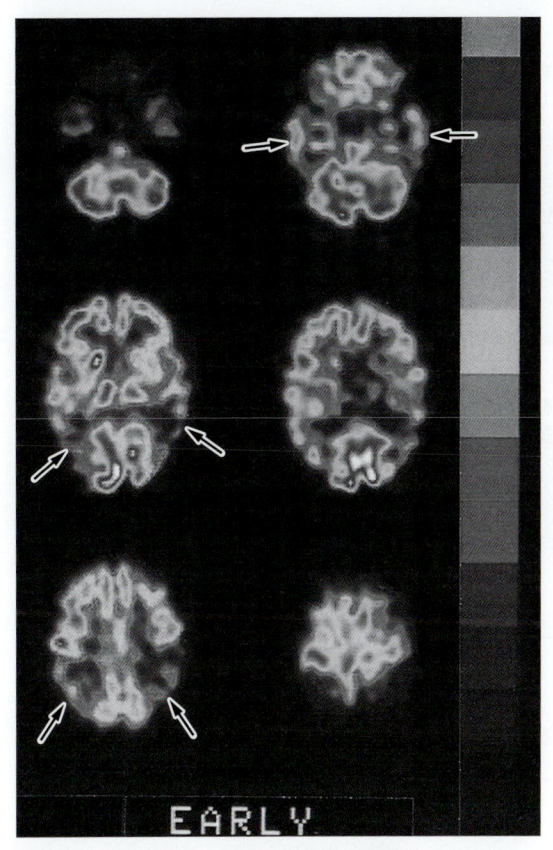

図7-2 Alzheimer病のSPECT所見
^{123}I-IMPを用いたSPECT像，初期相を示す．頭頂葉，側頭葉(矢印)の血流低下が著明である．

SPECT)では，頭頂葉，側頭葉に強調される血流低下(図7-2)がみられる．

【診断・鑑別診断】

　社会生活や職業的活動の障害となる程度の記憶障害や他の認知機能が潜行性に発症し進行すること，それが意識障害や二次的な原因によらないことが診断根拠になる(表7-3)．

　脳血管性認知症との鑑別にはHachinski(ハッチンスキー)の脳虚血スコア(表7-4)，CT画像，MRIが参考になる．汎発性Lewy(レヴィ)小体病では認知機能障害の日差変動や幻覚の出現が特徴である．大脳皮質基底核変性症(corticobasal degeneration：CBD)では筋固縮は必発で，垂直方向の注視麻痺や肢節運動失行様の動作の拙劣，他人の手徴候(自分の意思とは無関係に手が動作してしまう)，肢位異常(ジストニア)，画像上の大脳萎縮の著明な左右差が参考になる．Pick(ピック)病では人格障害が強く，構成失行や地誌的失

認はない．

【治療・予後】

　病気の進行を止める有効な治療法はない．記憶障害に対して脳内アセチルコリン増加を目的にした抗アセチルコリンエステラーゼ薬の投与(ドネペジル，ガランタミン，リバスチグミン)が行われる．そのほか，神経保護を期待する薬剤としてグルタミン酸受容体のうちN-methyl-D-aspartate(NMDA)受容体の拮抗薬であるメマンチンが使用される．うつ状態に対して抗うつ薬，せん妄に対してメジャートランキライザー投与など対症的治療が行われる．

　病気は進行性で4～10年の経過で無言・無動，失外套症候群，四肢は屈曲姿勢，固縮を呈し完全な寝たきり状態となり合併症で死亡する．

2. 前頭側頭葉変性症(frontotemporal lobar degeneration：FTLD)

【定義】

　前頭側頭葉変性症は，前頭葉と側頭葉の変性に伴って，前頭葉および(または)側頭葉の葉性の萎縮が生じる．進行性の行動異常や言語の異常を特徴とする．臨床的にも病理学的にも不均一な症候群である．

　3つの臨床病型が区別されている．すなわち，①人格や行動の変化を特徴とするタイプ〔前頭側頭型認知症(frontotemporal dementia：FTD)〕，②進行性に単語の意味がわからなくなるタイプ(意味性認知症)，③文法の異常や発語困難を特徴とするタイプ(進行性非流暢性失語)で，主な病変部位はそれぞれ，①前頭葉皮質主体の皮質萎縮，②側頭葉の前部の皮質萎縮，③左Sylvius(シルヴィウス)裂周辺の皮質萎縮が対応する．

　前頭側頭葉変性症は認知症全体の5%を占める．45～65歳の間(平均50歳)で発病が多く若年に発症する認知症と考えられているが，高齢発症もあり，頻度が実際より低く見積もられている可能性がある．孤発性と家族性の発症がある．

【病理】

　肉眼的病理所見では前頭葉，側頭葉に強調された萎縮(葉性萎縮)を生じる(図7-3)．葉性萎縮は前頭葉と側頭葉ともに萎縮する場合が多く，側頭葉が萎縮するものが次に多い．光学顕微鏡的には萎縮した大脳皮質の神経細胞の脱落と皮質，皮

表7-3 Alzheimer型認知症の診断基準

A．	以下の2項目によって特徴づけられる多発性の認知機能障害が進展する 　1．記憶障害（新しい情報の学習の障害と，すでに学習していた情報の想起の障害） 　2．次の認知機能の障害が1つ以上ある 　　a．失語（言語の障害） 　　b．失行（運動機能は障害されていないのに，運動行為が障害される） 　　c．失認（感覚機能が障害されていないのに，対象物の見分けができない） 　　b．遂行能力の障害（たとえば立案，組織化，順序立て，抽象化する能力）
B．	上記の基準A1，A2のそれぞれが原因となって，社会的活動あるいは職業的な活動に重要な障害を引き起こし，病前の機能レベルから有意に低下する
C．	経過：潜行性に発症し，認知機能障害は止まることなく進行する
D．	上記A1，A2に示した認知機能の障害は次の1～3のいずれかが原因になって引き起こされたものではない 　1．記憶と認知に進行性の障害を生じる他の中枢神経疾患（例：脳血管障害，Parkinson（パーキンソン）病，Huntington（ハンチントン）病，硬膜下血腫，正常圧水頭症，脳腫瘍） 　2．認知症を出現させることが知られている全身性疾患（例：甲状腺機能低下症，ビタミンB_{12}欠乏症，葉酸欠乏症，ニコチン酸欠乏症，高カルシウム血症，神経梅毒，HIV感染） 　3．外因性物質による障害
E．	上記の障害は，意識障害（せん妄）の期間中だけに出現するものではない〔すなわち，意識清明時にも出現している（著者注）〕
F．	障害の説明が，別の主要精神疾患（例：うつ病，統合失調症など）によって合理的に説明できない
発症年齢と主要症状に基づく病型分類 　発症年齢による分類 　　早発型：65歳以下で発症（著者注―初老期発症の狭義のAlzheimer病） 　　晩発型：65歳よりあとに発症（著者注―Alzheimer型老年認知症） 　これらは症状によってさらに次の病型に分類される 　　せん妄型：認知症にせん妄が重なって出現する場合 　　妄想型：妄想を主徴とする場合 　　抑うつ気分型：うつ気分を主徴とする場合 　　単純型：上記のような臨床症状が目立たない場合 　　行動障害型：徘徊など	

質下白質のグリオーシスを認める．

　細胞内の蛋白質タウ（tau）またはDNA結合蛋白質（TAR DNA-binding protein 43：TDP-43）陽性の封入体の有無によって，病理学的な分類が試みられている．前頭側頭葉変性症は病理的に（臨床的にも）大脳皮質基底核変性症や進行性核上性麻痺などの非典型的パーキンソニズムと重なり合いがある．

　タウ陽性の封入体を認める前頭側頭葉変性症のうち，嗜銀性の細胞内封入体（Pick嗜銀球）が認められるものを，Pick球を伴う前頭側頭葉変性症と分類し，従来のPick病に該当する．

【臨床症候】

　1）人格や行動の変化を特徴とするタイプ〔前頭側頭型認知症（FTD）〕，2）進行性に単語の意味がわからなくなるタイプ（意味性認知症），3）文法の異常や発語困難を特徴とするタイプ（進行性非流暢性失語）で，主な病変部位はそれぞれ，1）前頭葉皮質主体の皮質萎縮，2）側頭葉前部の皮質萎縮，3）左Sylvius裂周辺の皮質萎縮が対応する．

　病初期に認められる優位の症状によって上記の3つの病型に分類される．それぞれの病型の症状の違いは，脳の萎縮の分布や程度の違いによって生じる．病型間で症状の重なり合いがある．特に病気が進行してくると脳の萎縮がびまん性となってくるため，その傾向が強まる．

1）前頭側頭型認知症
（frontotemporal dementia：FTD）

　この病型では，著明な人格の変化と行動異常が生じる．しばしば脱抑制（disinhibition）と無欲・無感情（apathy），同じ行動の繰り返し（常同行動）が混合して認められる．脱抑制は，社会人として好ましからざる行動の増加，好戦的態度，他人の感情への無配慮，反社会的行動（万引き，交通事故など），暴行などがある．愛着ある人や物に冷淡で感情移入がない．病識が顕著に障害され，病

表7-4 脳虚血スコア(Hachinski)

特徴	点数
急速に起こる	2
段階的悪化	1
動揺性の経過	2
夜間せん妄	1
人格保持	1
抑うつ	1
身体的訴え	1
感情失禁	1
高血圧の既往	1
脳卒中の既往	2
動脈硬化合併の証拠	1
局所神経症状	2
局所神経学的徴候	2

脳血管性認知症の場合：7点以上，Alzheimer病の場合：4点以下．

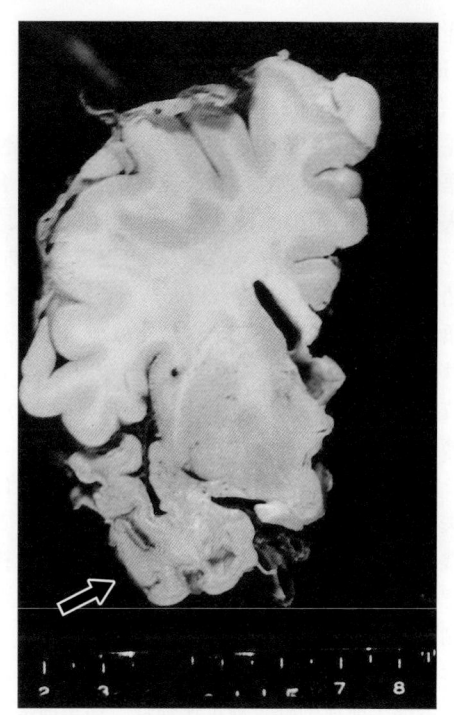

図7-3 Pick病の葉性萎縮
側頭葉(矢印)の著明な萎縮がみられる．

気であることを否定し，認知の障害に関する認識が浅い．無欲・無感情の特徴は個人的な関心事や責任感の欠如，社会からの引きこもり，病気が進行すると，自分の衛生観念の欠如や膀胱直腸障害が生じる．常同行動として，同じ行動の繰り返し，食行動の変化，過食，などがみられる．このような主体となる症状によって脱抑制型，無欲型，常同型の3亜型に分けられる．

　認知機能は，行動異常の発現と比べて，劇的には低下しない．認知機能の低下は，判断力の低下，計画立案能力の低下，乱雑，無頓着，注意散漫が特徴で，前頭葉/遂行機能の低下がしばしば認められる．注意力とワーキングメモリが障害されるがエピソード記憶は比較的保たれる．視空間認知機能は病初期には保たれる点がAlzheimer病とは異なる．認知機能の最中にルールを破ったり，同じ誤りを繰り返したり，作り話をすることが，前頭側頭型認知症と他の疾患を区別する助けになる．

　解剖学的には前頭葉に強調された糖代謝低下，血液灌流量低下がみられる．初期の変化は帯状回前部，眼窩前頭部，前頭部島葉の皮質萎縮であり，これらはAlzheimer病と明瞭に区別できる所見である．

2) 意味性認知症(semantic dementia : SD)

　流暢性の保たれた失名辞失語(anomic aphasia)(名辞は理解しているが，その表出が障害された失語)と行動異常，著明な左右差のある側頭葉前部の萎縮が特徴である．

　左側頭葉前部の萎縮では，単語や物質，概念に関する知識の喪失が生じる．認知機能の検査では，会話の内容の貧困と意味性失語のための錯語を伴う流暢性失語がみられるが，構文や韻律，発語は障害されていないのが特徴である．

　右側頭葉前部の萎縮では，前頭側頭型認知症と同様の行動異常が生じる．感情は平坦化し鈍麻する(alienと記述されることがある)．人への共感や関心がなくなり，社会的つながりにおいて機転が利かず，無感覚，非協力的となる．日常の暮らし方(食物の好み，スケジュールの遂行，日常生活の過ごし方など)も融通が利かなくなる．相貌失認やその周辺症状が出現することが，従来から診断根拠として重視されているが，行動異常のほうがしばしば先行する．前頭側頭型認知症と比べると，右側優位の意味性認知症のほうがより融通の利かなさが目立ち，明瞭な衝動制御障害や睡眠障害，体重減少，性機能障害など生理的現象の障害もみられる．

　側頭葉萎縮が左右どちらから始まるかによって上記の症状の特徴が区別されるが，平均3年程度の経過で対側にも病変が広がると，対応する側

の症状の特徴が加わる．

3）進行性非流暢性失語
　　（progressive nonfluent aphasia：PNFA）

　左の Sylvius 裂周辺に伴って，遅い，努力性の発語，失文法，運動性の言語障害が生じる．会話の失行（発話開始の障害，発語の速度の低下，単語の音の順序の間違いや省略など）が特徴である．錯語，軽度の失名辞があるが，意味失語はない．単語の復唱は保たれている．読字は非流暢で，書字は失文法的である．他の神経症候として，大脳皮質基底核変性症や進行性核上性麻痺のような，肢節運動失行，核上性注視麻痺，パーキンソニズムを呈することがある．神経心理学的検査では先の失語症に加えて，軽度のワーキングメモリと実行機能の低下がみられる．エピソード記憶や視空間認知機能は保たれる．行動異常も生じうるが前頭側頭型認知症ほど頻度は高くない．

　解剖学的には，進行性非流暢性失語は左の前頭葉弁蓋部，前運動野，補足運動野，島葉前部の萎縮，糖代謝低下，脳血液灌流量低下が認められる．

【診断】

　上に述べた各亜型の臨床的特徴と CT，MRI での前頭葉，側頭葉萎縮の萎縮の分布，SPECT，ポジトロン CT（positron emission tomography：PET）での当該領域の糖代謝低下，脳血液灌流量の低下の確認を行い，診断する．

3．Lewy（レヴィ）小体型認知症
　　（dementia with Lewy bodies：DLB）

【定義】

　進行性の認知症が中心症状で，認知機能が変動すること，反復して出現する具体的な内容の幻視，一次性のパーキンソニズムが特徴である．病理学的に脳幹や大脳皮質に Lewy 小体が多数出現する．

【疫学】

　老年期認知症の 15〜25％ を占め，Alzheimer 病に次いで頻度が高い．

【病理】

　必須の所見として脳幹および大脳皮質の Lewy 小体の存在，必須ではないがよく伴う所見として，Lewy-related neurites，老人斑，神経原線維変化陽性の Alzheimer 病理，海綿様変化などの所見が認められる．

【病態生理】

　Alzheimer 病と比べて脳の局所ブドウ糖代謝は Lewy 小体型認知症のほうが脳全体で低下している．ことに Lewy 小体型認知症では後頭葉での局所ブドウ糖代謝や脳血流の低下が目立つ．Lewy 小体型認知症では Alzheimer 病と比べ，後頭葉内側面でコリンアセチル基転移酵素活性やコリンエステラーゼ活性の低下が示唆されている．

【臨床症候】

　進行性の認知症を呈する．注意や明晰さの著しい変化を伴う認知機能の変動，構築された具体的な幻視，特発性のパーキンソニズムが特徴である．また，反復する転倒，失神，一過性の意識消失，抗精神病薬に対する過敏性（パーキンソニズムが発現ないし悪化する），系統化した妄想，幻視以外の幻覚なども Lewy 小体型認知症を支持する所見として挙げられている．Alzheimer 病同様，記憶障害，見当識障害があるが，Alzheimer 病と比較して記憶の再生障害が軽く，視空間障害や視覚構成障害が目立つ．

　パーキンソニズムは認知機能の発現より遅れて現れる場合が多く，軽い．パーキンソニズムが先行した場合は，パーキンソニズムの発症 1 年以内に認知症が発現した場合を Lewy 小体型認知症と診断する．

【検査】

　MRI では頭頂葉側頭葉にやや強調された萎縮が認められ，PET や脳血流 SPECT でもこれらの部位の脳機能の低下が示唆される所見がある．Alzheimer 病の脳全体の萎縮の度合いと比べて，海馬の萎縮は軽い．

　ノルアドレナリンのアナログである [^{123}I]-meta-iodobenzylguanine（MIBG）を用いた心筋シンチグラフィ検査で心臓に分布する交感神経終末機能の低下が示唆される所見がある（縦隔に対する心臓への取り込みの比：H/M 比の低下）．これまでの知見から脳に Lewy 小体が出現する疾患では H/M 比が低下する．Lewy 小体が出現する疾患に特異性が高い検査で Alzheimer 病や前頭側頭葉変性症との鑑別に役立つ．

【診断】

　Lewy 小体を伴う認知症の臨床診断ガイドラインの診断基準がある（表 7-5）．

表7-5 Lewy小体を伴う認知症(dementia with Lewy bodies：DLB)の臨床診断ガイドラインの改訂診断基準

1. 中心症状（possible または probable DLB の診断に必須）
    正常な社会的または職業的機能に障害をきたす程度の進行性の認知機能障害がある
    顕著な、あるいは持続する記憶障害は早期にはみられないことがあるが、進行とともに明らかとなる．注意や遂行機能、視空間機能の検査での異常が特に目立つ
2. 中核症状（次の中核症状が2つある場合 probable DLB，1つある場合を possible DLB）
    注意や明晰さの著明な変化を伴う認知機能の変動
    構築され具体的な内容の幻視体験
    特発性のパーキンソニズムがある
3. 示唆する症状（次の症状が1つ以上ある場合 probable DLB と診断．中核症状がない場合，次の症状が1つ以上あれば，possible DLB と診断できる．示唆する症状に基づいて probable DLB の診断はできない）
    REM 睡眠行動異常症
    抗精神病薬に対する過敏性
    SPECT または PET 画像で大脳基底核のドパミントランスポーターの低下が認められる
4. 指示する症状（よく認められるが診断特異的ではない症状）
    a. 繰り返す転倒と失神
    b. 一過性の原因不明の意識消失
    c. 高度の自律神経機能異常（起立性低血圧，尿失禁など）
    d. 幻視以外の幻覚
    e. 体系づけられた妄想
    f. うつ
    g. CT／MRI 検査で，内側側頭葉の構造が比較的保たれている
    h. SPECT／PET 血流検査で後頭葉の活動低下を伴う全般的な取り込み低下がある
    i. MIBG 心筋シンチグラフィ検査で異常（取り込み低下）がある
    j. EEG で著明な徐波があり，側頭葉の一過性棘波を伴う
5. DLB の可能性を低くするもの
    a. 局所性神経徴候や画像で裏づけられる脳卒中の存在
    b. 臨床像を説明しうる身体疾患や他の脳病変の症候の存在
    c. 認知症が重度になって初めてパーキンソニズムが出現する
6. 症状の進展様式
    DLB は認知症がパーキンソニズムに先行または同時に発現したときに診断される．パーキンソン病認知症の診断はパーキンソン病の診断確定後に認知症が加わってきた場合に下される．臨床的上用いる病名としては，レビー小体病のような総称的な呼び方が実用的であろう．研究上，DLB と PDD の区別をつける必要がある場合には，1年ルール（パーキンソニズム発症後1年以内に認知症が発現）の適用が推奨される．

(McKeith ら，2005)

III．パーキンソニズムを主とする疾患

1．Parkinson（パーキンソン）病

【定義】

安静時振戦，筋固縮，無動，姿勢反射障害を主症状とし，黒質緻密層，青斑核のメラニン含有細胞の変性と残存細胞内に Lewy 小体と呼ばれる封入体が出現する，原因不明の進行性の変性疾患である．

【疫学】

通常孤発性である．わが国における有病率は人口10万人に対し120人程度である．近年，高齢者人口の増加によって，有病率がやや上昇した．欧米白人の有病率はわが国の約1.5～2.5倍，アフリカ黒人の有病率はその1/5程度と低い．男女差については必ずしも意見が一致しないが，わが国では女性の有病率が男性の1.5～2倍である．

【病理】

黒質緻密層の神経細胞の変性が最も顕著で，黒質は肉眼的に黒褐色の色調が失われ（図7-4 a），光学顕微鏡ではメラニン含有神経細胞の変性脱落，細胞外へのメラニン色素の漏出，グリオーシスがみられる．残存した神経細胞の中にエオジ

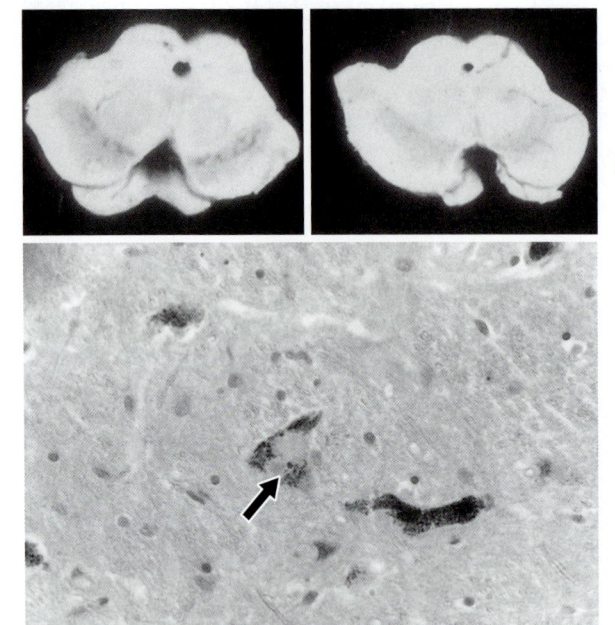

図 7-4 a　Parkinson 病の中脳黒質
左：正常対照．
右：Parkinson 病．黒質の脱色素がみられる．

図 7-4 b　Parkinson 病黒質でみられた Lewy 小体

ン好性の封入体(Lewy 小体)が出現する(**図 7-4 b**)．青斑核にも同様の所見がみられる．また顕著ではないが，Meynert の前脳基底核，橋腕核，迷走神経背側核にも変性をみることがある．

【病態生理】
　黒質緻密層の神経細胞は軸索を線条体(尾状核と被殻)に送っているため，その変性脱落によって黒質と線条体のドパミン含有量が著明に低下する．Parkinson 病の症状の多くは線条体でのドパミン欠乏によると考えられている．青斑核の神経細胞はノルアドレナリンを神経伝達物質とし，その脱落によって青斑核からの軸索を受ける大脳皮質，視床下部，小脳，脳幹，脊髄など広範な部位でノルアドレナリンの含有量が中等度低下する．その低下がどのような症状に影響を及ぼすかはまだ解明されていない．**図 7-5** に示した経路でチロシンからドパミン，ノルアドレナリンが合成される．

【発症機序】
　黒質細胞の変性機序は不明であるが，Parkinson 病ではミトコンドリア電子伝達系の複合体Ⅰの活性に部分的な低下があり，ミトコンドリアのエネルギー産生障害が細胞変性の要因として挙げられている．ミトコンドリアでエネルギー産生障害を生じさせる原因については不明で，黒質神経細胞に選択性のある毒素や，細胞内で形成される活性酸素種との関連で研究が進められている．Parkinson 病の病理学的指標 Lewy 小体の主構成成分である α-シヌクレイン(synuclein)の凝集がなぜ起こるかが問題である．

　Parkinson 病は通常孤発性であるが，臨床的に家族性ではない症例での遺伝子検索で，原因遺伝子の変異が見つかることがあり，Parkinson 病と区別できない臨床症候を呈する家族性パーキンソニズムで同定された原因遺伝子の機能について黒質細胞死の原因解明のために研究されている．このような家族性パーキンソニズム(原因遺伝子)には PARK1(α-シヌクレイン)，PARK2(*Parkin*)，PARK5(*UCH-L1*)，PARK6(*PINK*)，PARK7(*DJ-1*)，PARK8(*LRRK2*)，PARK9(*ATP13A2*)，PARK13(*Omi/HtrA2*)がある．その他 Gaucher(ゴーシェ)病の原因遺伝子であるグルコセレブロシダーゼ(glucocerebrosidase：*GBD*)遺伝子など Parkinson 病の発症リスクとなる遺伝子も複数知られている．

【臨床症候】
　初発年齢は 50 歳代前半～60 歳代前半が最も多いが，20～80 歳代まで広い範囲の発症がある．
　初発症状は一側性の，手または足の震え，手の巧緻性の障害，歩行時の足の引きずりなどが多い．

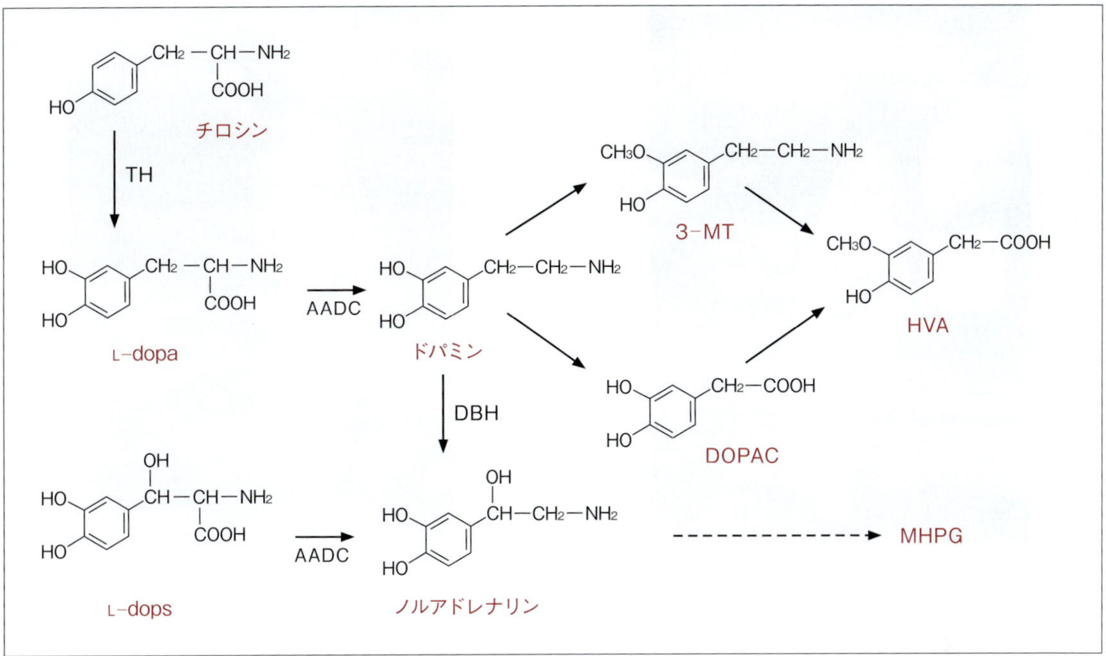

図7-5　ドパミン合成経路と代謝
　チロシンから始まる一連のドパミン，ノルアドレナリン合成経路と代謝経路，およびL-dopsが脱炭酸されてノルアドレナリンになる経路を示す．
　TH：チロシン水酸化酵素，3-MT：3-メトキシチラミン，HVA：ホモバニリン酸，DBH：ドパミンβ水酸化酵素，DOPAC：ジヒドロキシフェニル酢酸，AADC：芳香族アミノ酸脱炭酸酵素，MHPG：3-メトキシヒドロキシフェニルグリコール．

表7-6　Parkinson病の徴候

A．出現頻度の高いもの	B．一部の症例にみられるもの
固縮（歯車様または鉛管様）	知能障害
振戦（安静時，ときに姿勢時）	上方注視障害
無動，動作緩慢	saccadic eye movement
立ち直り反射障害（retropulsion, antepulsion など）	blepharospasm
Parkinson病様歩行（shuffling gait, festinating gait）	oculogyric crisis
前屈姿勢	嚥下障害
脂漏性顔貌	すくみ足
仮面様顔貌	kinesie paradoxale
構音障害（声が小さく，抑揚に乏しい）	起立性低血圧
Myerson徴候	側彎
手指の変形（中手・指節間関節屈曲，遠位指節間関節やや伸展）	
Westphal徴候	
便秘	

〔水野美邦：変性疾患・パーキンソニズムを主とするもの．水野美邦（編）：神経内科 Quick Reference，第2版，p541，文光堂，東京，1995より〕

　症状は緩徐進行性で一側上肢または下肢から始まり，進行して片側の上下肢が侵され，さらに進行して両側性となる．症状が進行しても病初期からの症状左右差は保たれる．
　臨床症状として運動症状の4大症候（安静時振戦，歯車様固縮，無動，姿勢反射障害）と自律神経症状，精神症状が挙げられる（**表7-6**）．
　安静時振戦は4～6Hzの規則的な震えで，随意運動により減弱ないし消失する．歯車様固縮は，検者が他動的に患者の関節を伸展・屈曲して筋を

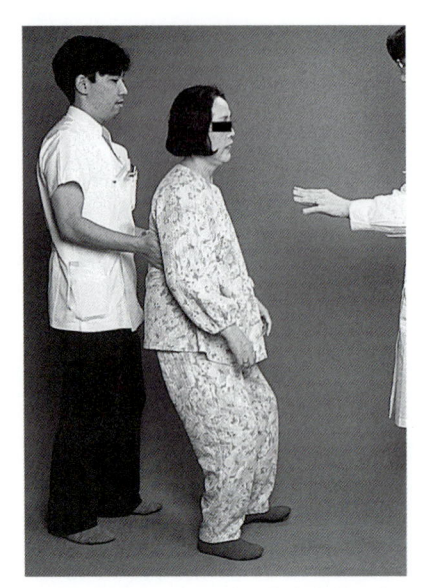

図7-6　Parkinson病の後方突進を示す
患者は大きく足を踏み出してバランスをとることができない．

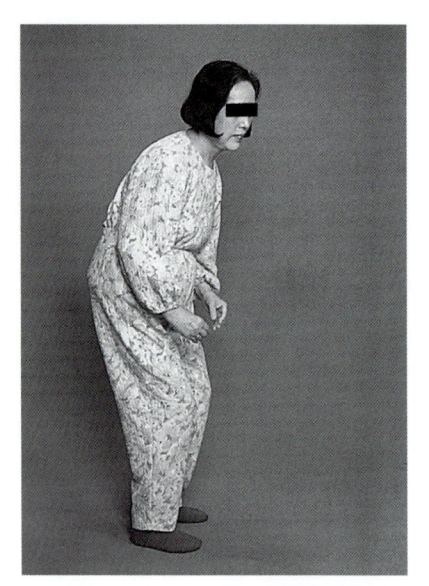

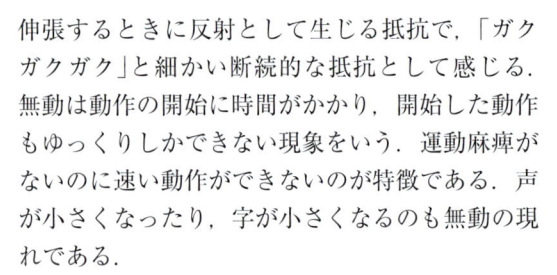

図7-7　Parkinson病の前屈姿勢を示す

伸張するときに反射として生じる抵抗で，「ガクガクガク」と細かい断続的な抵抗として感じる．無動は動作の開始に時間がかかり，開始した動作もゆっくりしかできない現象をいう．運動麻痺がないのに速い動作ができないのが特徴である．声が小さくなったり，字が小さくなるのも無動の現れである．

姿勢反射障害は歩きだすと途中から次第に小走りになったり，前方や後方に軽く押されただけで，体勢を立て直せずに小走りに足を送ったり，倒れたりする現象をいい，それぞれ前方突進（antepulsion），後方突進（retropulsion）（図7-6）という．前屈姿勢（図7-7）や小刻み歩行も姿勢反射障害の現れである．また自動運動が減少し，歩行時の腕の振りの消失，瞬きの減少，仮面様顔貌，流涎などが現れる．流涎は唾液の自動的な嚥下運動が減少するために生じる．自律神経症状では便秘が最も頻度が高い．そのほか脂漏性顔貌や低血圧などがみられる．

精神症状としては患者の約40%にうつ傾向が，また約20%に知的機能低下が合併する．ただし，初発症状として知的機能低下が生じることはない．

【検査所見】
一般血液・脳脊髄液検査には異常はない．CT画像でも疾患特異的な異常はない．

MIBGを用いた心筋シンチグラフィ検査でH/M比が低下する．この検査はLewy小体が出現する疾患で特異度が高いが，病初期例では感度が約50%程度と低い．Lewy小体の出現しない疾患との鑑別に役立つ．

【診断・鑑別診断】
診断は特徴的な臨床経過，臨床症候の存在と，他のパーキンソニズムを起こす疾患の除外で確定する．症候性にパーキンソニズムを起こす主な疾患を表7-7に挙げたが，このなかで重要なのは薬剤性と脳血管障害性である．薬剤でパーキンソニズムを起こすものも表中に示した（胃腸薬，脳代謝改善薬として使用されている薬剤もあるので，注意する必要がある）．

脳血管障害でパーキンソニズムを起こすものはlacunar stateとBinswanger（ビンスワンガー）型白質脳症である．両者ともCT，MRIで鑑別できる．前者は図7-8 aに示したように線条体・視床を中心とした小梗塞を示すCT画像の低吸収域や，MRIのT1強調画像の低信号域，T2強調画像の高信号域がみられる．後者はCT画像で大脳白質にびまん性の低吸収域（図7-8 b），MRIのT2強調画像で大脳白質にびまん性の高信号域がみられる．いずれも，Parkinson病と比

表 7-7 パーキンソニズムをきたす疾患（Parkinson 病の鑑別診断）

A. 変性疾患
1. Parkinson 病
2. 家族性 Parkinson 病
3. びまん性 Lewy 小体病（DLB）
4. 多系統萎縮症
5. 進行性核上性麻痺
6. 大脳皮質基底核変性症
7. 淡蒼球 Luys 体黒質変性症
8. 固縮型 Huntington 病
9. 進行期 Alzheimer 病
10. 前頭側頭型認知症
11. 第 17 染色体に連鎖する前頭側頭型認知症・パーキンソニズム
12. パントテン酸キナーゼ関連神経変性症（PKAN）
13. セルロプラスミン欠損症
14. neuroferritinopathy
15. Wilson（ウィルソン）病
16. Gaucher（ゴーシェ）病および保因者
17. fragile X permutation
18. Ⅲ型 G_{M1} ガングリオシドーシス

B. 非変性疾患
1. 脳血管障害性パーキンソニズム
2. 薬物性パーキンソニズム
    フェノチアジン系薬物
    ブチロフェノン系薬物
    ベンザミド誘導体
        スルピリド，スルトピリド，チアプリド
        ネモナプリド，クレボプリド，メトクラプラミド
    非定型抗精神病薬
        リスペリドン，ペロスピロン，オランザピン，クエチアピン
    バルプロ酸ナトリウム
    ラウオルフィアアルカロイド
3. 中毒性パーキンソニズム
    マンガン
    一酸化炭素
    二硫化炭素
    MPTP
4. 感染性パーキンソニズム
    Creutzfeldt-Jakob（クロイツフェルト・ヤコブ）病
    脳炎後パーキンソニズム
    その他の脳炎後遺症
    神経梅毒
5. 正常圧水頭症
6. 外傷後パーキンソニズム

〔水野美邦（編）：神経内科ハンドブック．第 4 版，p945，医学書院，東京，2010 より一部改変〕

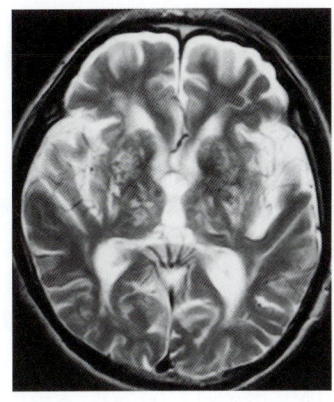

図 7-8 a　lacunar state の MRI T2 強調画像
大脳基底核，視床のラクナ梗塞を多数認める．

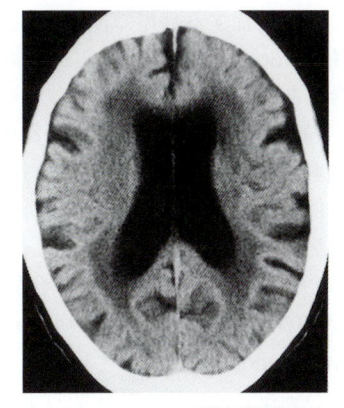

図 7-8 b　Binswanger 型白質脳症の CT 画像
側脳室周辺（特に前角および後角周辺）に低吸収域を認める．

べ筋固縮や無動は目立たず，振戦はないか，あっても不規則で姿勢時振戦が多い．症状の左右差は目立たず，歩行障害（小股歩行で wide-based）が顕著である．錐体路症候や把握反射などの前頭葉徴候を伴うことが多い．Binswanger 型白質脳症では認知症の合併例が多い．

線条体黒質変性症（striatonigral degeneration：SND）（後述）は病初期に症候のみから Parkinson 病と区別することは必ずしも容易ではない．L-dopa の効果が十分でなく，病気の進行が速い場合この病気を疑う．画像（後述）が診断の助けになる．進行性核上性麻痺は眼球の上下方向への注視麻痺を鑑別点にする．Parkinson 病と比べて，本症では頸部の筋緊張は強いが，四肢の固縮は軽い．Shy-Drager（シャイ・ドレーガー）症候群（SDS）は病初期からの起立性低血圧，尿失禁などが特徴

表7-8 Parkinson病治療薬

分類	作用機序	薬剤名	副作用
ドパミン前駆物質	ドパミンの補充	L-dopa 脱炭酸酵素阻害薬配合のL-dopa(カルビドパ水和物またはベンセラジド塩酸塩配合)	末梢性副作用(嘔気,嘔吐,食欲低下,動悸,起立性低血圧) 中枢性副作用(幻覚,妄想,興奮,ジスキネジア,ジストニア)
ドパミン受容体作動薬	ドパミン受容体に結合しドパミン作用を現す	麦角アルカロイド系(ブロモクリプチンメシル酸塩,ペルゴリドメシル酸塩,カベルゴリン) 非麦角アルカロイド系(タリペキソール塩酸塩,プラミペキソール塩酸塩水和物,ロピニロール塩酸塩)	ドパミン作動薬全般に上記の末梢性副作用頻度が高い.中枢性副作用では精神症状の頻度が高く,ジスキネジア,ジストニーの頻度は低い 麦角アルカロイド系薬剤では心臓弁膜症,非麦角アルカロイド系では突発性睡眠発作に注意
NMDA(N-methyl-D-aspartate)拮抗薬	ドパミン遊離促進 NMDA受容体拮抗作用	アマンタジン塩酸塩	幻覚,妄想,せん妄,網状皮斑
抗コリン薬	ムスカリン作動性アセチルコリン受容体遮断(線条体内アセチルコリン/ドパミン不均衡の修正)	トリヘキシフェニジル塩酸塩,ビペリデン,その他	口渇,食欲低下,便秘,妄想,興奮,錯乱,尿閉,緑内障の悪化
ノルアドレナリン前駆物質	ノルアドレナリンの補充	ドロキシドパ	幻覚,頭痛,血圧上昇

である.Lewy小体型認知症(DLB)は,大脳皮質にも広範にLewy小体と老人斑が出現する病気であるが,若年発症する病型では,Parkinson病と症候上もL-dopaに対する反応からも区別しがたい場合がある.しかし壮年期以後に発症するものでは,精神症状(認知症,幻覚・妄想,覚醒レベルの変動など)で発症し,のちにパーキンソニズムが合併してくる症例が70%,精神症状のみで経過する症例が30%程度ある.

Parkinson病の経過中に認知症が合併してくる場合,認知症を伴うParkinson病(Parkinson's disease with dementia:PDD)といい,認知症で発症するかパーキンソニズム発症から1年以内に認知症が合併してくる場合をLewy小体型認知症と呼ぶことが定義されている.一方,Parkinson病,認知症を伴うParkinson病,Lewy小体型認知症をまとめてLewy小体病と呼ぶことが提唱されている.大脳皮質基底核変性症(corticobasal degeneration:CBD)は,左右差の著しいパーキンソニズム以外に,特徴的症状として手の動作のぎこちなさ(失行),ジストニアや上下方向の注視麻痺を呈する.画像上,大脳皮質および白質の萎縮に左右差の目立つのが特徴である.しかし,近年の剖検所見と照らし合わせた報告では,上記のような大脳皮質基底核変性症でいわれる特徴を満たす症例は30%程度とされており,進行性核上性麻痺(progressive supranuclear palsy:PSP),前頭側頭葉変性症の進行性非流暢性失語との鑑別はむずかしい.

【治療】

Parkinson病の治療に使用される主な薬剤と作用機序を表7-8にまとめた.Parkinson病の治療は,これらの薬を組み合わせて行う.L-dopaは脳内で芳香族-L-アミノ酸脱炭酸酵素により脱炭酸されて,ドパミンとなるドパミン前駆物質で,欠乏したドパミンを補充する(図7-5).脳以外の組織での脱炭酸を抑えるため,末梢性脱炭酸酵素阻害薬をL-dopaに配合した薬剤を通常用いる.ドパミン受容体作動薬は直接ドパミン受容体に結合して,ドパミン様の作用を現す.一般にL-dopaに比べて作用時間が長いものが多い.

L-dopaは長期使用によってさまざまな問題が生じることがある.たとえば,いろいろな不随意運動(口周囲,舌,四肢などのジスキネジア,ジストニアなど)や,精神症状(幻覚・妄想など)が出現することがある.その場合は原則として投与量を減量する.また,病気の進行に伴いL-dopaの薬効時間が短縮し,症状の日内変動が生じるよ

うになる．これを wearing-off 現象というが，この場合は L-dopa の服薬回数を多くしたり，ドパミン受容体作動薬を併用する．また歩き始めや方向転換時に，足がすくんでしばらく足が踏み出せない「すくみ足」と呼ばれる症状が生じることがあるが，これには L-dopa（図7-5）の投与が有効なことがある．

【予後】

L-dopa 治療の導入後，予後は大きく改善され，生命予後は一般人口の 90% 以上となり，天寿を全うできる場合が増えている．経過は個人差が大きいが，薬物療法によって 10 年以上自立した生活を送ることも可能である．一般に若年発症者のほうが高齢発症者より病状の進行が遅い．症状では固縮，無動が軽く，振戦の目立つ患者のほうが経過がよい．

（注）parkin 遺伝子に異常のある常染色体劣性若年性パーキンソニズムは病理学上，黒質メラニン含有細胞の変性脱落，グリオーシスを認めるが，Lewy 小体がない点で通常の Parkinson 病の定義からは外れる．発症年齢は 9〜42 歳（平均 25.6 歳）で，症状も Parkinson 病と比較して振戦の出現頻度が低く，症状の左右差が目立たず，下肢のジストニア（内反尖足）が高頻度にみられるなど症状的にもやや特徴を異にする．また，治療と無関係に睡眠で症状が改善する（日内変動）を認める．認知症はない．L-dopa 治療は著効を示すが，L-dopa によるジスキネジア，wearing-off 現象が出やすい．進行は非常に遅い．

2. 進行性核上性麻痺
（progressive supranuclear palsy：PSP）

【定義】

進行性の核上性眼球運動麻痺（注視麻痺），項部ジストニア，仮性球麻痺，認知症を呈し，病理学的所見として，脳幹，大脳基底核，小脳に特異な病変を認める変性疾患である．

【病理】

淡蒼球，視床下核，赤核，黒質，中脳視蓋・被蓋，橋被蓋，青斑核，歯状核，オリーブ核の神経細胞脱落と神経原線維変化を認める．特に歯状核，赤核，淡蒼球内節，黒質病変が著しい．

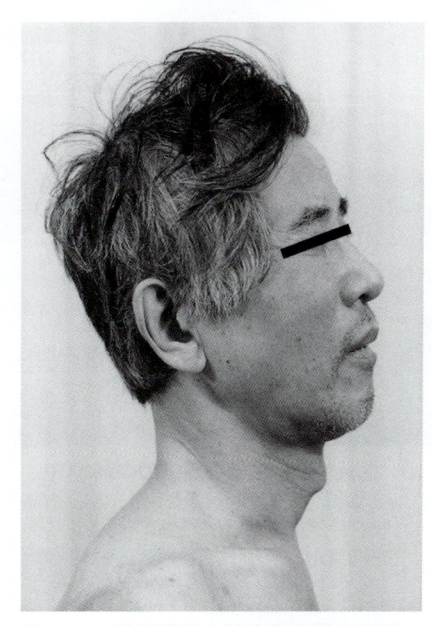

図7-9　進行性核上性麻痺症例の後頸

【臨床症候】

孤発性で，40歳以後の発病，特に60歳代が多い．男女比は男性が多い．歩行障害（頻回の転倒，すくみ足など），眼の症状（物が見えづらい，焦点が合わないなど），性格変化，記銘力低下などで初発する．最も重要な症状は核上性眼球運動障害で，垂直方向（特に下方）の注視麻痺が生じる．すなわち，随意的な眼球運動は障害されるが，眼球頭位反射は保たれる．そのほか，項部のジストニアによる後頸（図7-9）と体幹の筋固縮，仮性球麻痺による嚥下障害，認知症が重要な症候である．認知症は，失念，思考の緩徐化，情動・性格の変化，知識の操作能力の低下などが特徴で，皮質下性認知症といわれる．パーキンソニズムは仮面様顔貌，小声，動作緩慢，すくみ足，姿勢反射障害による後方突進などを呈する．前屈姿勢はない．四肢には筋固縮がないか，あっても軽い．開眼失行がしばしばみられる．軽度の小脳性協調運動障害，wide-based 歩行，腱反射亢進や Babinski（バビンスキー）徴候などの錐体路症状，姿勢時振戦，アテトーゼなどもみられることがある．経過は平均 6 年前後であるが，すくみ足で発症し純粋無動症を呈する症例の場合は経過が長い．

【検査所見】

血液や脳脊髄液の一般検査では異常はない．

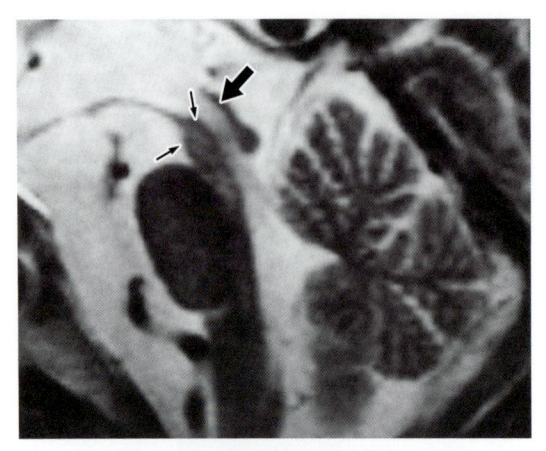

図7-10 進行性核上性麻痺症例の中脳MRI
中脳のT2強調，矢状断面画像を示す．中脳被蓋の厚みの減少が著明で，吻側部，第3脳室にかけてハチ鳥のくちばし状を呈する（細矢印）．上丘の萎縮もみられる（太矢印）．

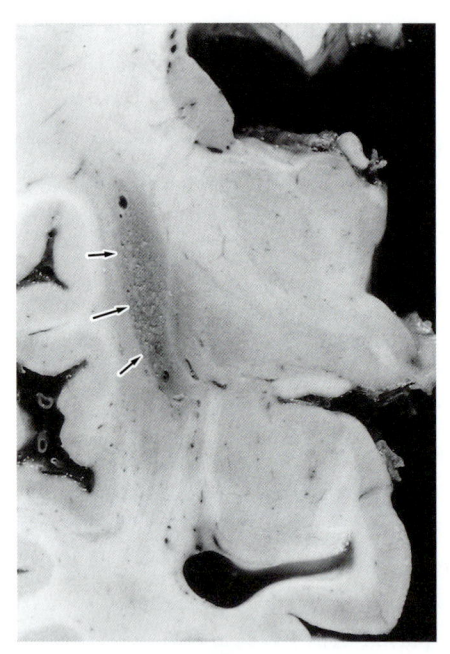

図7-11 線条体黒質変性症の被殻像
被殻は茶褐色の色素沈着を認め，断面は萎縮して小さくなっている（矢印）．

CT画像では前頭葉萎縮，第3脳室の拡大，中脳被蓋，橋被蓋の萎縮を認める．MRI画像でもCTと同様の所見が得られるが，特に中脳被蓋の著明な萎縮によって脳幹の矢状断面像で第3脳室底後部が陥凹し，ハチ鳥のくちばし状を呈する（humming bird sign）特徴的な像がみられる（図7-10）．

【診断・鑑別診断】

核上性眼球運動麻痺，その他の特徴的理学所見と画像所見による．脳血管障害性パーキンソニズム，認知症を伴うParkinson病，大脳皮質基底核変性症などを鑑別する必要がある．

3. 線条体黒質変性症
（striatonigral degeneration：SND）

【定義】

筋固縮を主体とする緩徐進行性のパーキンソニズムを呈し，病理学的には線条体と黒質に主病変を有する，孤発性の変性疾患である．

【病理】

肉眼所見として両側被殻の萎縮，茶褐色の着色（図7-11）と黒質の脱色を認める．光学顕微鏡所見では，被殻の小型神経細胞の著明な脱落とグリオーシス，黄褐色の色素顆粒を認める．色素顆粒はリポフスチン，ニューロメラニン，鉄顆粒が混在したものである．尾状核の変化は軽い．淡蒼球外節にも変性所見がみられる．黒質は緻密層，網様層とも神経細胞脱落とグリオーシスがみられる．青斑核にも変性がみられる．約2/3の症例でオリーブ核，橋核，小脳にも神経細胞脱落，グリオーシスを認める．

多系統萎縮症（multiple system atrophy：MSA）は，初発症状が，パーキンソニズムか，高度の起立性低血圧を主徴とする自律神経症状か，小脳性運動失調かによって，それぞれ個別に，線条体黒質変性症（striatonigral degeneration：SND），Shy-Drager症候群，オリーブ橋小脳萎縮症（olivopontocerebellar atrophy：OPCA）という診断がなされてきた．しかしながら，病理所見では，病変の分布において差がなく，多系統萎縮症として病理学的に一括することが提唱された．近年では呈している主な運動症状によって線条体黒質変性症をMSA-P（多系統萎縮症のパーキンソニズム亜型），オリーブ橋小脳萎縮症をMSA-C（多系統萎縮症の小脳亜型）ということがある．MSA-PもMSA-Cも起立性低血圧や排尿障害など自律神経症状をさまざまな程度に呈することから，Shy-Drager症候群という診断名は疾患特異性が低いとして，現在あまり用いられない傾向がある．

多系統萎縮症では共通してオリゴデンドログ

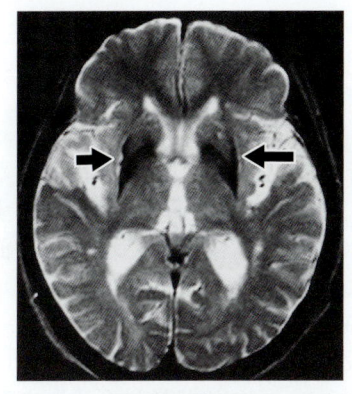

図 7-12 線条体黒質変性症の線条体
T2強調画像で，被殻の低信号とその外側の線状の高信号域を認める（矢印）．

リア内に抗α-シヌクレイン抗体染色陽性の封入体〔神経膠細胞質封入体（glial cytoplasmic inclusions : CGIs）〕を認める．

【臨床症候】

孤発性で，発病年齢（平均54歳）はParkinson病とほぼ同じである．緩徐進行性に両側同時ないし一側性の筋固縮・無動で発病する．歩行障害，転倒傾向など下肢の症状で始まることが多い．筋固縮（鉛管様ないし歯車様）が必ずみられる．小声，仮面様顔貌，前屈姿勢，小股歩行，小字症などパーキンソニズムを呈するが，振戦の発現は少ない．振戦がある場合は，指鼻試験など動作の終末に生じる細かく不規則な振戦のことが多いが，安静時振戦のこともある．舞踏病やアテトーゼはみられない．錐体路症状をみることがある．30～40%の例で軽度の小脳症状（wide-based 歩行，指鼻試験や膝踵試験での動揺）をみる．約50%の例で排尿障害，起立性低血圧，発汗異常，インポテンスなど自律神経症状をみる．L-dopaの効果は病初期には有効なことがあるが，2～4年で消失する．経過はParkinson病より悪く平均4.7年で死亡する．

【検査所見】

血液，脳脊髄液一般検査で特異的な異常はない．CT画像では小脳，脳幹に後述のShy-Drager症候群やMSA-C（オリーブ橋小脳萎縮症）と共通の萎縮像を認めることが多い．MRIでは，被殻の萎縮，T2強調画像で被殻の外尾側で低信号，その外側に線状の高信号域を認める（**図7-12**）．約2/3の症例で橋腹側・小脳髄質主体の萎縮を認める．T2強調画像で橋に十文字状の高信号域を認める（hot cross bun sign）．Parkinson病と同様に，T2強調画像で黒質緻密層の幅の狭小化が示唆される所見がみられる．起立試験や膀胱内圧検査など，自律神経機能検査で異常がみられる症例がある．

【診断・鑑別診断】

Parkinson病との鑑別は病初期では必ずしも容易ではないが，L-dopaの効果が十分でなかったり，wide-based歩行，企図振戦など軽微な小脳症状を疑わせる所見があると本症を疑う．CTやMRI上，線条体，小脳，脳幹に変化があれば本症である可能性が高まる．そのほか，鑑別診断としてShy-Drager症候群，オリーブ橋小脳萎縮症が挙げられる．

4. Shy-Drager（シャイ・ドレーガー）症候群

【定義】

起立性低血圧をはじめとする広範な進行性の自律神経症状を主症候とし，これに中枢性運動障害を伴う変性疾患である．

【病理】

主病変は自律神経起始核，特に交感神経節に投射する神経細胞がある胸髄中間外側核，副交感神経の延髄迷走神経背側核，仙髄（S2～4）中間外側核の変性が著しい．膀胱・肛門括約筋を支配する仙髄S2前角のOnuf（オヌフ）核も脱落する．それに，オリーブ橋小脳萎縮症，線条体黒質変性症と共通の病変を合併する．

【臨床症候】

孤発性で，40～60歳代に発症することが多い．男性の発症者のほうが女性の約4倍多い．立ちくらみ，排尿障害，インポテンスなどの自律神経症状で初発する．緩徐進行性の経過で自律神経症状は次第に顕著となり，起立性低血圧は起立時に失神するほどになる．交代性Horner（ホルネル）症候群や発汗異常，体温調節異常，睡眠時無呼吸，睡眠障害などが生じる．自律神経症状の発症に前後して，小脳性の言語障害，起立・歩行の失調，四肢の協調運動障害や筋固縮，無動などのパーキンソニズムが加わり，数年で歩行不能となる．さらに嚥下障害，筋萎縮などが加わる．末期に知能低下を呈する症例がある．症状の進行は速く，発病から数年～10年（平均4.7年）で，合併症ない

し不明の原因（突然死）で死亡する．本症候群の多系統萎縮症のなかでの位置づけについては先に述べた．

【検査所見】

種々の自律神経機能検査で異常所見が得られる．体位変換試験では安静臥位から立位で収縮期血圧が 30 mmHg 以上低下し，反応性の脈拍増加もない．膀胱内圧測定では神経因性膀胱を呈し，進行例では大容量でも内圧が上昇しない無緊張性膀胱となる．またコカイン，ノルアドレナリン溶液の点眼薬に対する瞳孔反応を観察し（点眼試験），交感神経の障害が節前か節後かなどの検討を行う．

CT や MRI では線条体黒質変性症，オリーブ橋小脳萎縮症類似の所見を呈する．

【診断・鑑別診断】

著明な自律神経障害と小脳症状，パーキンソニズムを呈し，画像上，小脳，脳幹に萎縮が示唆される場合，診断は容易である．純粋型自律神経失調症は中枢神経症状がなく，交感神経節後ニューロンの障害を示し，安静時の血漿ノルアドレナリン低値，低濃度ノルアドレナリン静脈注射に対する過剰な昇圧反応などがある．アミロイドーシスや糖尿病に伴った自律神経障害ではパーキンソニズムや小脳症状など中枢神経症状を伴わないので鑑別できる．そのほか，Parkinson 病に伴う起立性低血圧を鑑別する必要がある．

IV. 不随意運動を主とする疾患

1. Huntington（ハンチントン）（舞踏）病

常染色体優性遺伝を呈し，進行性の舞踏病，精神症状，認知症を生じる変性疾患である．

【遺伝】

常染色体優性遺伝を呈する．第 4 染色体の短腕上にある *IT15* 遺伝子（huntingtin 遺伝子）に CAG（C：シトシン，A：アデニン，G：グアニン）リピート（repeat）の異常伸長があることが遺伝子上の異常である．

【疫学】

欧米では有病率は人口 10 万人あたり 4〜8 人であるが，わが国では 0.33 人と低い．

【病理・病態生理】

肉眼所見では大脳皮質，大脳基底核，なかでも線条体，特に尾状核に高度の萎縮を示す（図 7-13）．そのため尾状核が面する側脳室の前角は著明に拡大する．

光学顕微鏡では，線条体から淡蒼球，黒質緻密層に投射する中型サイズの神経細胞（medium-sized spiny neuron）が著しく減少する．線条体から淡蒼球外節に投射する γ−アミノ酪酸（γ-aminobutyric acid : GABA），エンケファリンを含む神経細胞の変性が先行し，淡蒼球内節に投射する GABA，サブスタンス P を含む神経細胞が遅れて変性する．前者は病期前半の舞踏病の原因で，後者は病期後半のジストニアや固縮の原因とみられる．そのほか，大脳皮質には第 3 層の神経細胞脱落がある．視床，視床下核，黒質網様層をはじめ脳幹や小脳核にも軽い変性をみる．Meynert の前脳基底核には病変がない．

線条体および黒質の GABA と GABA 合成酵素〔グルタミン酸脱炭酸酵素（glutamic acid decarboxylase）〕の活性低下がある．線条体内のドパミン，アセチルコリン受容体および線条体と大脳皮質のグルタミン酸受容体が著明に減少する．

【臨床症候】

発症年齢は 35〜40 歳が多い．発症は緩徐で，不随意運動，性格変化，認知症のいずれかの症状で発病する．不器用，物をよく落とす，落ちつきがない，うつ状態，怒りっぽい，無責任などの症状で始まる．しかめ顔（facial grimacing），舌の不随意運動，口すぼめ，肩すくめ，腰ゆすりなど全身性に舞踏病様不随意運動が生じる．不随意な筋収縮とは逆に随意筋収縮の持続ができず，握り続ける指の力が変動（milking grip）したり，随意的な挺舌が続けられず舌を引っ込めてしまう（darting tongue）症状なども出る．

舞踏病は精神緊張や興奮で増悪，睡眠中に消失する．衝動性眼球運動（saccade）が障害される．精神症状は進行性の記銘力・見当識・計算力・集中力の低下，自発性低下，無関心などがみられ，統合失調症様症状を呈することもある．

筋緊張は後述する固縮型〔（Westphal（ウェスト

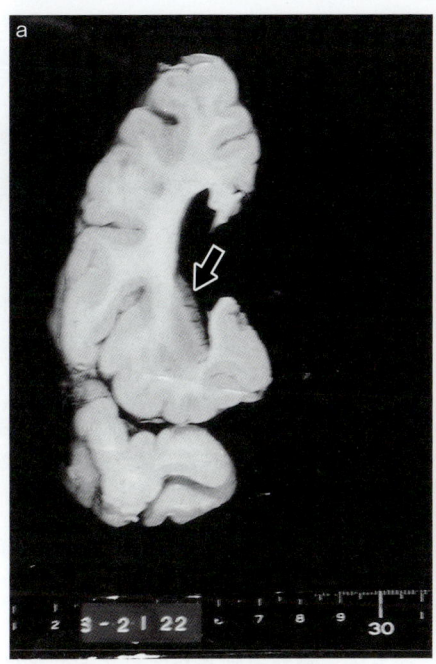

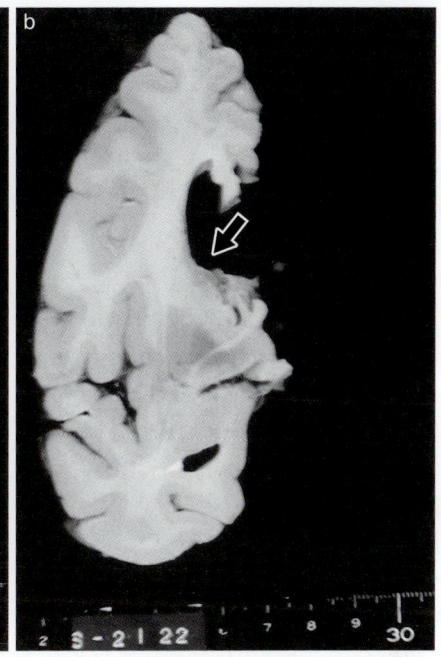

図7-13 Huntington病の尾状核
尾状核が高度に萎縮している（矢印）．

ファル）variant）」を除いて低下する．腱反射亢進は約30%の症例でみられる．Babinski徴候陽性の症例が時にみられる．病期が進行すると舞踏病は減弱し，ジストニア，筋固縮が現れる．感覚障害はない．

Huntington病では20歳以前の発病例が約10%あり，これを若年型（juvenile form）という．痙攣発作の発現頻度が高い．半数は病初期から病期を通じて舞踏病がなく，無動・固縮を呈する．このような症例と舞踏病で発症し，病期の進行とともに固縮・無動が主症状となった症例を併せて固縮型（rigid form, Westphal variant）という．父系遺伝のほうが発症が早く，若年型，固縮型が多い．

【検査所見】

脳脊髄液に異常所見はない．CT，MRIで尾状核の萎縮，側脳室前角の拡大を認める（図7-14）．固縮型ではMRIのT2強調画像で線条体に低信号を認める．

【診断・鑑別診断】

IT15 遺伝子のCAGリピートの異常伸長が確認できれば診断が確定される．正常ではリピート数が29以下であるが，本症では37以上に伸長している．成人発症で遺伝歴があり，古典型を

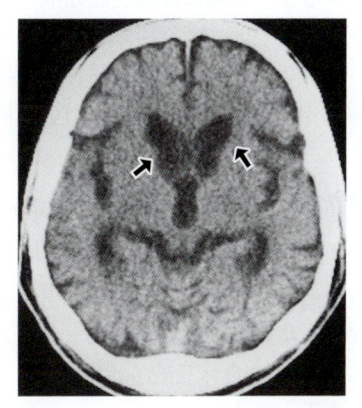

図7-14 Huntington病のCT画像
尾状核頭部の萎縮により，尾状核頭部の側脳室前角への突出が極度に小さくなっている（矢印）．

呈する場合の診断は容易である．若年性で固縮型を呈する場合は，パーキンソニズムを呈する疾患との鑑別，小児で固縮，痙攣発作，知能障害を呈する疾患との鑑別が必要になるが，家系内にHuntington病の発病者があるかどうかが鑑別点である．そのほか，歯状核赤核淡蒼球Luys体萎縮症，有棘赤血球舞踏病（chorea-acanthocytosis），若年性良性舞踏病，Sydenham（シデナ

ム)舞踏病(Sydenham chorea),遅発性ジスキネジア,老人性舞踏病,家族性発作性舞踏病アテトーゼ(familial paroxysmal choreathetosis),家族性運動誘発性舞踏病アテトーゼ(familial kinesigenic choreoathetosis, Huntington disease-like 2(HDL2),パントテン酸キナーゼ関連神経変性症(pantothenate kinase associated neurodegeneration:PKAN),Hallervorden-Spatz(ハラーフォルデン・シュパッツ)症候群(HSS),HARP症候群(hypoprebetalipoproteinemia, acanthocytosis, retinitis pigmentosa, and pallidal degeneration)が鑑別疾患として挙げられる(有棘赤血球舞踏病の鑑別参照).

【治療・予後】

原因的治療法はない.舞踏病に対して,ハロペリドール,ペルフェナジン,チアプリドなどのドパミン受容体拮抗薬が有効である.精神症状に対しては三環系抗うつ薬,上記の抗精神病薬などを用いる.

成人発症で舞踏病を呈する症例では平均15年以上生存するが,末期には高度認知症,すべての動作困難,会話不能,嚥下困難となり,合併症で死亡する.若年型で病初期から固縮型を呈する症例では病気の進行が速く,発病後10年以内に死亡する.

2. 有棘赤血球舞踏病(chorea-acanthocytosis)

【遺伝】

常染色体優性遺伝ないし常染色体劣性遺伝形式があるが,常染色体劣性遺伝が基本である.孤発例もある.第9染色体長腕 9q21 にある *VPS13A* 遺伝子に変異がある.

【臨床症候】

発症年齢は20歳代(6～62歳)が最も多い.男女比は男性発症のほうが数倍多い.緩徐進行性の舞踏運動(一部症例ではジストニアのこともある)を生じる.舞踏運動の程度は Huntington 病より軽いことが多い.体幹・四肢はジストニアを呈することがある.症例の約40%でチック,50%でてんかん発作を生じる.精神症状(幻覚・妄想など統合失調症様,抑うつ,強迫症状,皮質下性認知症など)は半数以上の症例で認める.注意力低下や立案の障害など前頭葉の障害が目立つ.まれにうつ状態,心気症,強迫神経症などをみること

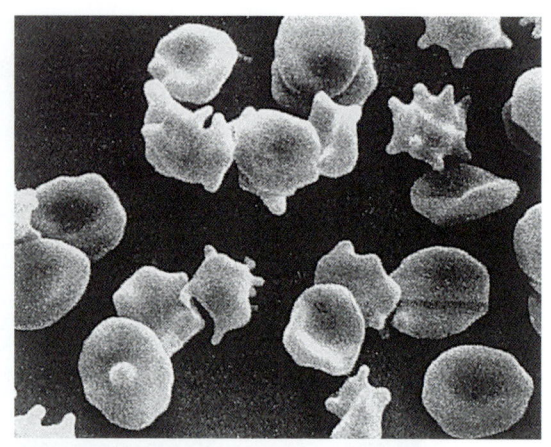

図7-15 有棘赤血球舞踏病症例の赤血球像
棘状赤血球が多数みられる.
(長嶋達也,岩下宏,黒岩義五郎ほか:Chorea-acanthocytosis:一家系の報告と腓腹神経組織所見.臨床神経学 19:609-615, 1979)

がある.舞踏運動またはジストニアは顔面,舌,咽頭,四肢など全身にみられる.舌・咽頭の不随意運動によって,嚥下障害,構音障害などを生じる.自咬症(自分の舌や唇,頬粘膜を咬む)がみられる.筋力低下,筋萎縮が症例の20%,腱反射低下ないし消失が半数以上でみられる.Babinski徴候陽性の症例が時にある.感覚障害はない.

【検査所見】

血清脂質,βリポ蛋白は正常.血清クレアチンキナーゼ(creatine kinase:CK)の上昇は70～80%の症例で認める(正常の2～40倍).血液の塗抹検査,走査電子顕微鏡で棘状赤血球(図7-15)を多数(15%以上)認める.赤血球の膜脂質の構成が変化しており,パルミチン酸が増加,ステアリン酸が減少している.CT, MRIで大脳皮質,尾状核の萎縮を認める.MRIのT2強調画像で尾状核,淡蒼球内節に高信号域をみることがある.筋電図検査では一部症例に神経原性の変化をみる.運動神経伝導速度は正常である.末梢神経病理所見では軸索変性の所見をみる.

【診断・鑑別診断】

診断は症状と棘状赤血球の存在,他疾患の除外による.

ウエスタンブロット法で chorein 蛋白の発現がないこと,または9q21上にある *VPS13A* 遺伝子の変異を確認する.

舞踏運動を認め,リポ蛋白に異常[α-β-リ

ポ蛋白血症（α-β-lipoproteinemia）］があれば，Bassen-Kornzweig（バッセン・コルンツヴァイク）病である．リポ蛋白の異常がない舞踏運動・ジストニアと有棘赤血球症を呈する疾患を鑑別する疾患を鑑別する必要がある．

McLeod（マクラウド）症候群：発症年齢30〜70歳，臨床症状，血清CK上昇，MRI所見などは有棘赤血球舞踏病に近似．伴性劣性遺伝形式をとることとXp21にある原因遺伝子*XK*がコードするXK蛋白の発現がないためにKell抗原の発現が弱くなる．

Huntington disease-like 2：16q24.3にあるjunctophilin-3遺伝子のCAG/CTGリピートの異常伸長が原因である．常染色体優性遺伝形式で表現促進現象がある点，腱反射亢進がある点，血清CK上昇がない点が臨床上の鑑別ポイントである．

パントテン酸キナーゼ関連神経変性症（PKAN）：20p13にあるpantothenate kinase 2遺伝子（*PANK2*）の変異が原因である．常染色体劣性遺伝．Hallervorden-Spatz症候群とHARP症候群があるが，後者はリポ蛋白異常がある．Hallervorden-Spatz症候群はMRIで虎の目徴候（eye-of-the-tiger sign）と呼ばれる所見が特徴．血清CK上昇はない．

【治療・予後】
対症治療を行う．治療はHuntington病に準じる．慢性，進行性の経過をとる．10〜20年の生存例もある．咽頭，喉頭の不随意運動による栄養摂取不良や高度認知症などが予後不良の要因となる．

3．ジストニア（dystonia）

ジストニアは持続的な筋収縮によって，異常な姿勢またはパターン化された方向性のある反復運動が生じる異常運動症である．ジストニアは安静時には軽く随意運動に増悪する特徴がある．その分類は，ジストニアの発現部位の身体の広がりによる分類（**表7-9**），発症年齢による分類，原因による分類（**表7-10**）などがある．原因による分類のなかで，一次性ジストニアでは現在，その原因遺伝子の異常が次々と発見されている．ここでは，ジストニアのごく一部について述べる．

表7-9　ジストニアの症状分布による分類

1. Focal：体の一部に限局するもの
   眼瞼攣縮 blepharospasm
   口下顎のジストニア oromandibular dystonia
   喉頭（spasmodic dysphonia）
   上肢（たとえば書痙 writer's cramp）
   頸部（たとえば痙性斜頸 spasmodic torticollis）など
2. Segmental：隣接する2か所以上の部位が罹患するもの
   脳神経領域（顔面筋と下顎，舌，声帯）
   脳神経領域と頸部
   頸部と上肢
   上肢両側性
   体軸（頸部と体幹），など
3. Multifocal：隣接しない2か所以上の体部が罹患するもの
   たとえば，上肢（一側または両側）と一側下肢，脳神経領域（blepharospasm）と下肢，など
4. Hemidystonia：半身が罹患するもの
5. Generalized：全身の罹患するもの
   両下肢と体幹以外の部位
   下肢（一側ないし両側と体幹および他の部位

〔水野美邦（編）：神経内科ハンドブック，第4版，p308．医学書院，東京，2010より引用〕

1）捻転ジストニア（idiopathic torsion dystonia），変形性筋ジストニア（dystonia musculorum deformans：DMD）（DYT1）

【原因】
不明であるが，大脳基底核の機能異常によってジストニアが生じると考えられている．

【遺伝】
遺伝的に均一ではない．小児，思春期に発症するものの多くは第9染色体長腕上のDYT1遺伝子の点変異に由来し，常染色体優性遺伝を呈する．また成人発症のジストニアにも常染色体優性遺伝形式をとるものがある．わが国ではむしろ孤発例が多い．

【病態生理】
病理形態的な異常はなく，大脳基底核の機能的な異常によるとみられる．類似の症状を呈する他の症候性ジストニアの病理・病態から類推して，淡蒼球・視床下核の機能異常が原因と考えられている．

表7-10 ジストニアの原因別分類

1. 遺伝性ジストニア（DYT）
    常染色体優性遺伝
        DYT1 小児・若年発症，Torsin A 遺伝子異常による全身性ジストニア
        DYT5 瀬川病，ドパ反応性全身性ジストニア
        DYT6 小児・若年発症，全身性ジストニア
        DYT7 痙性斜頸を主とする若年・成人ジストニア
        その他
    常染色体劣性遺伝
        DYT2 小児・若年発症，全身性ジストニア
        その他
    伴性劣性遺伝
        DYT3 若年・成人発症，全身性ジストニア，パーキンソニズム
2. DYT以外の遺伝性疾患でジストニアを伴うもの
    Pantothenate kinase associated neurodegeneration（PKAN）
    Neuroferritinopathy
    Aceruloplasminemia
    遺伝性パーキンソン病
    Chorea-acanthocytosis
    その他
3. ジストニアを部分症状として呈することがある遺伝性変性・代謝性疾患
    Huntington 病，SCA3，その他代謝異常症
4. 孤発性特発性ジストニア
    眼瞼攣縮，顔面ジストニア，喉頭ジストニア
    Meige 症候群
    痙性斜頸
    書痙
    その他
5. 症候性ジストニア（他疾患から二次的に生じるもの）
    遅発性ジストニア，薬剤性，脳炎・脳症，脳腫瘍，頭部外傷，その他

〔水野美邦（編）：神経内科ハンドブック．第4版，p314，医学書院，東京，2010，表3-71を縮小改変〕

【臨床症候】

小児期から成人まで発症があるが，10歳代の発病が多い．DYT1遺伝子に同一の変異をもっていても表現型としての症状は，小児期発症の全身性のジストニアから若年成人発症の書痙や痙性斜頸など局所性ジストニアを呈するものまでさまざまである．発症は亜急性で誘因はない．

症状は，起立，立位保持，歩行などに際し，随意的に制御できない筋収縮が生じるため斜頸や体幹の捻転，四肢の姿勢異常などが生じる（ジストニア姿勢）．また，随意運動を行う際にも異常な筋活動が生じ，目的に応じた四肢の協調した運動ができないため奇妙な動作になる（ジストニア運動）．ジストニア姿勢やジストニア運動を生み出す異常な筋活動は，患者ごとに決まったパターンがある．またジストニアに振戦やミオクローヌスなど，素早い不随意運動を伴っていることがある．異常な筋活動を避けて，目的の運動を達成することは比較的上手にできる．安静状態では異常筋活動はなく，むしろ筋緊張は低下していることがある．知能低下はない．

【検査所見】

表面筋電図ではジストニアと一致する非相反性（拮抗筋が同時に活動する）の持続的な10～20 Hz程度の周期の速い群化放電を認める．CT, MRIなど，脳の画像所見には異常がないのが特徴である．

【鑑別診断】

薬剤性ジストニアとの鑑別は服薬歴（フェノチアジン，チアプリド，メトクロプラミド，L-dopa，ドパミン作動薬など）をよく聴取することで行う．症候性ジストニアとの鑑別では，脳性麻痺は周産期の病歴聴取，血管障害や腫瘍などはCT, MRIが参考になる．瀬川病は，ジストニアに捻転の要素がないことや，日内変動など臨床像

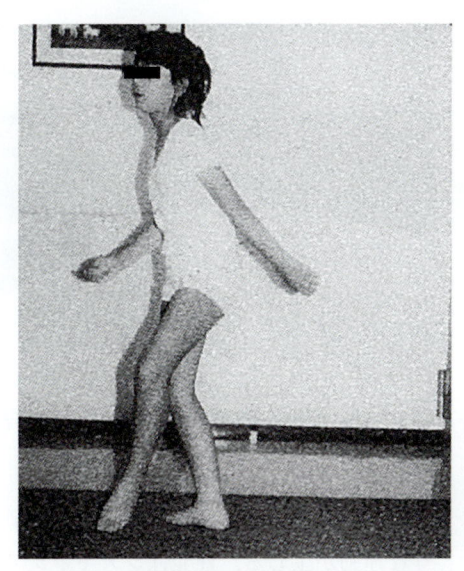

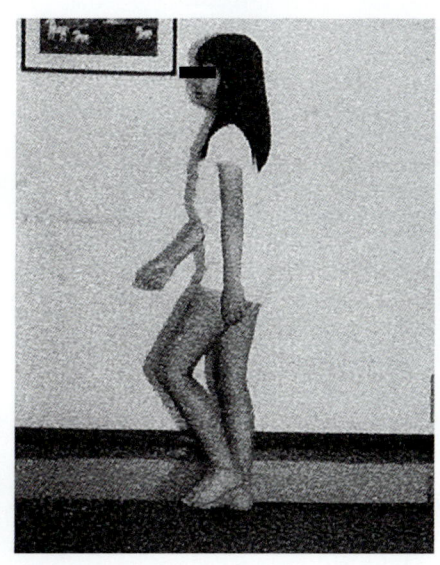

図7-16 遺伝性進行性ジストニア(瀬川病)のジストニア
　足と腰のジストニア(内反尖足位および腰の前彎姿勢)をみる(左). 朝起床時にはこのような姿勢はない(右).
〔Segawa M, Nomura Y, Kase M : Diurnally fluctuating hereditary progressive dystonia. Vinken PJ, Bruyn GW, Klawans HL(eds) : Handbook of Clinical Neurology; Extrapyramidal Disorders, Vol 5(49), pp529-539, Elsevier Science Publishers, Amsterdam, 1986〕

から鑑別は容易である. そのほか, Wilson(ウィルソン)病や Machado-Joseph(マシャド・ジョセフ)病, リピドーシス, Hallervorden-Spatz 病が鑑別対象になる.

【治療・予後】
　亜急性に発症し一定の障害に達して非進行性となるか, 進行がきわめて遅くなる. 時に自然寛解し, 数年後に別の症状で再発することもある. 治療により長期間社会生活が維持できる.
　薬物治療は, ジアゼパムの大量療法ないし抗コリン薬の大量療法が一般的である. その他, ドパミン受容体遮断薬, L-dopa などを用いることがあり一部有効例がある. ボツリヌス毒素 A の異常活動筋への注射が有効である. 淡蒼球内節の深部脳刺激術が有効である.

2) 遺伝性進行性ジストニア(hereditary progressive dystonia)**(瀬川病)**(DYT5)

【遺伝】
　浸透率の低い常染色体優性遺伝を呈する. 第14染色体長腕上にある GTP シクロヒドロラーゼⅠ遺伝子の変異による. ただし, 変異の確認ができない症例もある.

【病態】
　ビオプテリン(チロシン水酸化酵素の補酵素)合成経路の第1段階にあたる部分の酵素〔グアノシン 5′-三リン酸シクロヒドロラーゼⅠ(guanosine 5′-triphosphate (GTP) cyclohydrolase Ⅰ, GTP シクロヒドロラーゼⅠ)〕活性が低く, 脳のビオプテリン含有量が少ない. そのため L-dopa 合成能の低下, ドパミン含有量低下がある.

【臨床症候】
　発症は 10 歳以下で, 女性の発症が多い. 成人になってから振戦で発症する例もある. 初発症状は足のジストニア(内反尖足)である. 主症状は足のジストニア姿勢で, そのほかジストニアのため腰部前彎, 頸部後屈位などが生じる(図 7-16). 捻転ジストニアはない. 随意動作で誘発されるジストニアもない. 症状は 20 歳ごろまで進行するが, 30 歳代で症状はほぼ固定する.
　症状は著明な日内変動を示し, 朝起床時には症状は消失, 午後から夕方にかけて症状が悪くなる. 午睡によっても症状は改善する. 20～30 歳代になり姿勢時振戦をみることがある. 振戦の周期は 8～10 Hz と速い. 加齢により寡動が出現することがあるが, 一般に運動機能は保たれる. 腱反射

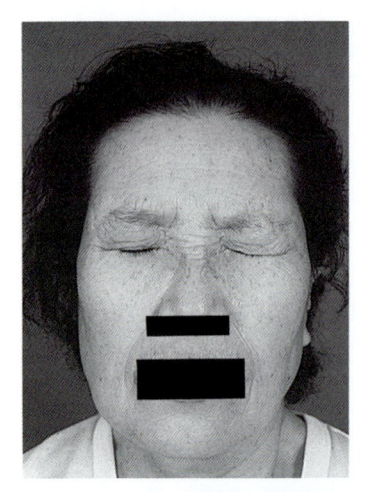

図7-17　Meige症候群の顔面筋収縮
両眼輪筋の不随意な収縮により開眼困難を呈している.

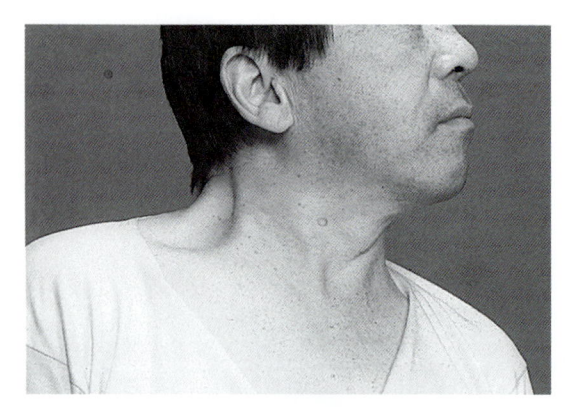

図7-18　痙性斜頸の頸姿勢異常と頸筋収縮

は亢進することが多く，足間代をみることがある．しばしば自発的な母趾背屈趾位（striatal toe）をみるが，足底刺激では母趾は背屈しない（Babinski徴候陰性）．

【治療】
少量のL-dopa内服で症状は完全に消失し，経過は良好である．

3) Meige（メージュ）症候群
【臨床症候】
40歳以降の中・高年に開眼困難を症状として徐々に発現する．女性の発症例が多い．痙攣様にみえる持続的な筋収縮が両側性に，眼輪筋を主体に顔面の正中部筋に不随意に生じる（図7-17）．両側性の眼輪筋の収縮（持続は数秒から数分）のため随意的な開眼が困難となり，高度の場合は患者は自分の手で眼瞼裂を押し開き開眼しようとするほどになる．不随意な筋収縮は眼輪筋以外の顔面（眉間，尾翼，口周囲，おとがい），下顎，舌，頸部筋など他の脳神経領域にも生じる．精神的要素の関与が考えられる症例もある．

【検査所見】
表面筋電図では開眼困難に一致して，開眼動作と矛盾する眼輪筋の筋活動がみられる．

【鑑別診断】
片側顔面痙攣は一側の顔面筋にのみ出現し，1回の筋痙攣の持続が短い．開眼失行も開眼困難を生じるが開眼困難時に眼輪筋の収縮はなく，額に皺をよせ前頭筋で眼瞼を持ち上げようとするような運動が生じる．遅発性ジスキネジア，抗Parkinson病薬による口舌ジスキネジアは通常開眼困難とはならない．薬剤の使用歴が参考になる．

【治療・予後】
ドパミン受容体遮断薬（チアプリド）や抗コリン薬（トリヘキシフェニジル）の内服，ボツリヌス毒素Aの顔面筋内注射を行う．淡蒼球内節の深部脳刺激術が有効との報告がある．

4) 痙性斜頸（spasmodic torticollis）
【臨床症候】
好発年齢はなく，あらゆる年齢に生じる（20～60歳が多い）．頸部筋（胸鎖乳突筋，僧帽筋，頭板状筋，肩甲挙筋，斜角筋群など）の緊張異常により自然な頭位が保てない（図7-18）．頭位は頸部筋群の緊張度のバランスにより頸前屈位，伸展位，側屈位，回旋位などをとる．頭位の異常が常にあるもの，動作時や精神緊張時にのみ生じるもの，方向の決まった痙攣様運動が積み重なって異常頭位となるものなどがある．振戦様に頭位が動くこともある．手を顎や頬などに触れるなどの感覚刺激で頭位が正常に戻ることがある（sensory trick）．頸部の痛みを訴えることが多い．

【検査所見】
表面筋電図で頭位の異常をきたしている筋とその拮抗筋に，持続性または相性で反復性の筋収縮をみる．

【鑑別診断】
先天性の胸鎖乳突筋短縮症，滑車神経麻痺による代償性頭位，頸椎の奇形，子どもの場合，胃食道逆流などが鑑別に挙げられるが，症候から診断

可能である．

【治療・予後】

約10%の患者は発症1年以内に自然寛解することがあるが，その場合でも数年以内に再発することが多い．内服療法として，ジアゼパム大量投与，抗コリン薬大量投与がある．そのほか，クロナゼパム，ドパミン受容体遮断薬などを用いる．ボツリヌス毒素Aの緊張筋への注射は最も効果的で，大半の症例が社会復帰できる．淡蒼球内節の深部脳刺激術が有効である．

4．**本態性振戦**(essential tremor)

【遺伝】

約半数は孤発例，半数は家族性である．家族性の例では常染色体優性遺伝を呈する家系がある．

【臨床症候】

発症年齢は10～70歳代まである．家族性例では若年発症が多く，孤発例では高齢発症が多い．有病率は40歳以上では0.41～5.6%，70歳以上では10%程度である．

両側性で左右差のある姿勢時の振戦で，非常に緩徐に発症する．最初は精神的緊張時などに現れる．進行すると振戦の振幅が大きくなり，部位も頭部，頸部に広がる．体幹や下肢に振戦が出現することはまれである．上肢の振戦は肘を伸展した姿勢時に最も強く，動作の開始直後に一瞬抑制されるがすぐに再現し，書字や摂食など手を使う動作の妨げとなる．振戦の周期は5～12 Hzであるが，若年者の周期のほうが老年者より速い．飲酒によって振戦が軽減されることがある．

【検査所見】

表面筋電図の記録では拮抗筋が相反性律動性に収縮する場合(振戦)と，拮抗筋が同期して収縮する場合(ミオクローヌス)がある．

【鑑別診断】

Parkinson病の安静時振戦は，舌，口唇，下顎にみられることがあるが，頭部に出現することはきわめて少ない．Parkinson病では書字も小字症(micrographia)となり，筋固縮，無動など他のパーキンソニズムを伴う．小脳疾患でみる振戦は企図性に増悪することが多く，協調運動障害を伴う．甲状腺機能亢進症やアルコール中毒，炭酸リチウムやバルプロ酸の副作用，薬物中毒による振戦などは病歴や血液検査所見から判断する．

【治療・予後】

β遮断薬(アロチノロール)やプリミドンの単独ないし併用で振戦が軽減される．ジアゼパム，クロナゼパムも有効なことがある．定位脳手術(一側視床腹側中間核の破壊)で対側の振戦を消失させられる．症状は，年単位で気づく程度のきわめてゆっくりした進行をみる．振戦のみで経過するため生命予後には影響しない．

V．脊髄小脳変性症
（spinocerebellar degeneration : SCD）

孤発性ないし家族性で緩徐に発病し，進行性に経過する原因不明の小脳失調症を総称して脊髄小脳変性症という．脊髄小脳変性症のうち遺伝性のものが約40%を占める．症状の主体は小脳性の筋緊張低下，起立・歩行の失調，四肢協調運動障害，構音障害などであるが，病型によって，認知症，錐体外路症状，錐体路症状，下位運動ニューロン症状，自律神経症状，骨格の変形などを伴う．

これまで脊髄小脳変性症の病型分類については Greenfield(グリーンフィールド)の分類をはじめとする臨床病理学的な分類が種々提唱され使用されてきたが，どの分類法によっても分類困難な部分があり，病型診断は必ずしも容易ではない．近年，原因遺伝子の遺伝子座または遺伝子が次々と明らかになっており，明らかにされた順番に，常染色体優性遺伝のものについては，脊髄小脳変性症(spinocerebellar ataxia : SCA) 1, 2, 3のように番号付けされて分類されている．ただし，常染色体遺伝性で，わが国で頻度が高く外国では少ない歯状核赤核淡蒼球Luys体萎縮症(dentato-rubro-pallido-luisian atrophy : DRPLA)に番号付けはない．また，常染色体劣性遺伝のものについても，Friedreich(フリードライヒ)失調症のように臨床的に確立された古典的な疾患を除き，遺伝子検索で独立疾患と認められたものは spinocerebellar ataxia, autosomal recessive 1, 2, 3のように，X染色体連鎖のものについては spinocerebellar ataxia, X-linked 2, 3のように番号付けされ命名されている．家族性小脳変性症の原因遺伝子の遺伝子座

ないし遺伝子は，現在も次々と発見されつつある（**表7-11**：常染色体優性遺伝形式の脊髄小脳変性症）．本項では，それらの一部の記述にとどめたい．

A. 孤発性脊髄小脳変性症

1. 孤発性皮質性小脳萎縮症（sporadic cortical cerebellar atrophy：SCCA）

【定義】

孤発性で中年以後に発病し，小脳皮質，オリーブ核が萎縮する原因不明の疾患である．運動失調の原因に関する研究から小脳皮質の病変が種々の外因（後述）によって生じることが明らかになり，これらが除外されることで本症の頻度は低下している．

【病理】

病理所見は，一次的な小脳皮質の変性と二次的なオリーブ核の変性．小脳虫部が主に侵されるものと半球が主に侵されるものがある．

【臨床症候】

臨床症状は中年以後に緩徐に歩行障害や構音障害で発病し，小脳症状のみで経過する．小脳虫部が主に侵される例では，失調症状は特に起立・歩行障害が強く，体幹失調も比較的強い．四肢の協調運動障害は軽く，上肢より下肢に目立つ．半数以下の症例で構音障害，眼振を認める．小脳半球が主に侵される例では四肢の協調運動障害も目立つ．

【検査所見】

CT，MRI所見で小脳皮質の萎縮（特に小脳虫部，小脳前葉に目立つ）を認めるタイプと，小脳半球の萎縮の目立つタイプがある．第4脳室の拡大や中小脳脚の萎縮，橋・中脳の萎縮がなく（**図7-19**），MRIで橋や大脳基底核の異常信号を認めないことが逆に特徴といえる．

【診断・鑑別診断】

遺伝性がなく，起立・歩行失調が主体の小脳症状を認めること，錐体外路症状や自律神経障害を認めないこと，上記の画像の特徴を認めること，アルコール中毒，悪性腫瘍に伴う亜急性小脳変性症（subacute cerebellar degeneration），薬物・化学物質中毒（ヒダントインを含む），内分泌異常（甲

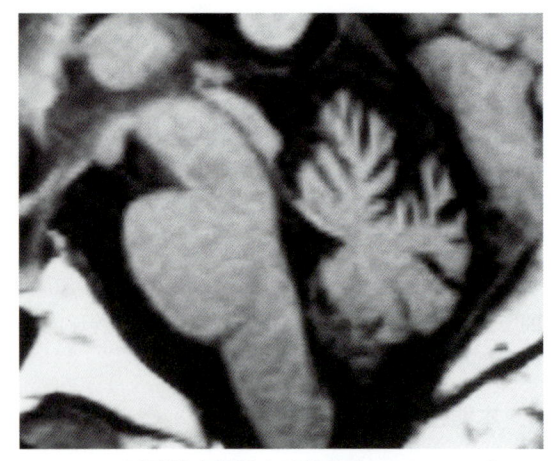

図7-19 孤発性皮質性小脳萎縮症のMRI T1強調画像

脳幹，小脳矢状断面像を示す．小脳上虫部の萎縮を認めるが，第4脳室の拡大はなく，脳幹（橋，中脳）の萎縮もない．

状腺機能低下を含む）による運動失調（ataxia），後天的なビタミンB_{12}欠乏やビタミンE欠乏など，二次的な運動失調を除外できることで診断する．ことに悪性腫瘍に伴うものでは腫瘍の発見よりも先に運動失調が発現することがあり，注意を要する．

【予後】

予後は，剖検の報告例を参考にすると，6年から23年と幅があり，発症年齢が高齢でなければ経過が長い．

2. オリーブ橋小脳萎縮症（olivopontocerebellar atrophy：OPCA）

孤発性で中年以後に発病し，進行性の小脳失調を呈し，オリーブ核（olive），橋（pons）の灰白質，小脳（cerebellum）皮質，中小脳脚の変性，萎縮をきたす疾患である．

【病理】

肉眼的には小脳，橋腹側部，オリーブ核の萎縮がみられる．光学顕微鏡的には橋の横走線維・中小脳脚，下小脳脚，オリーブ核，小脳白質の変性と小脳皮質，橋核，オリーブ核の細胞変性がみられる．小脳皮質のPurkinje（プルキンエ）細胞の変性は上虫部に重く，下虫部，半球に軽い．神経細胞体よりは神経線維の変化のほうが強い．小脳歯状核には病変はない．被殻に細胞変性（尾側・

背外側部の変化が強い)がみられる．黒質の緻密層，網様層にも強い細胞変性・脱落，グリオーシスがある．胸髄側柱や Onuf 核の神経細胞も脱落する．脊髄錐体路の変性が軽度認められる．病理学的に多系統萎縮症の小脳亜型(MSA-C)とされる疾患である．オリゴデンドログリア内にα-シヌクレイン陽性の細胞内封入体を認める．

【臨床症候】

臨床症状は初期には起立・歩行の失調，病期の進行により，四肢の協調運動障害，構音障害などが加わってくる．5年以内(遅くとも10年以内)に錐体外路症状が加わることが多く，その増悪とともに小脳症状は目立たなくなる．錐体外路症状は筋固縮，動作緩慢，安静時振戦，屈曲姿勢などパーキンソニズムを呈する．手首固化徴候や，Westphal 現象など軽微な錐体外路症状のみのこともある．起立性低血圧，尿失禁などの自律神経症状や Babinski 徴候，腱反射亢進などの錐体路症状を伴うことがある．

【検査所見】

CT 画像上，小脳は虫部，半球とも萎縮し，第4脳室の拡大(小脳白質容積の減少)，橋の萎縮がみられる．MRI では CT でみられる変化に加え，中小脳脚や橋底部横走線維の変性，グリオーシスによって中小脳脚の T2 高信号や橋底部に十文字状の T2 高信号(hot cross bun sign)がみられる(図7-20)．

【診断・鑑別診断】

孤発性であること，小脳症状に軽微なものも含めた錐体外路症状が合併していること，画像上の特徴などを総合して診断する．

【予後】

経過は4～11年(平均7～8年)である．

B. 遺伝性脊髄小脳変性症

1. 常染色体優性遺伝の脊髄小脳変性症

1) SCA1(spinocerebellar ataxia 1)
【定義】

Ataxin 1 遺伝子の CAG リピートの異常伸長による常染色体優性遺伝の脊髄小脳変性症．

【病理】

オリーブ・橋・小脳病変をもつが程度が軽く，

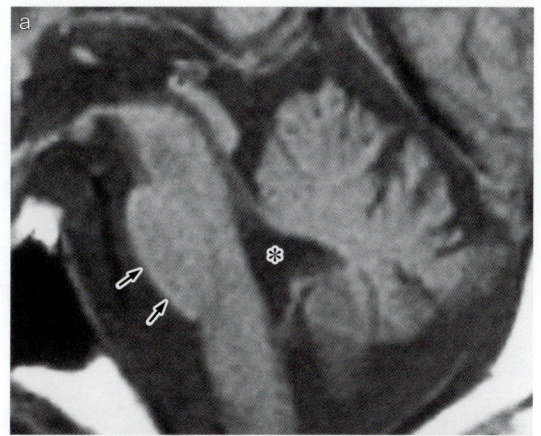

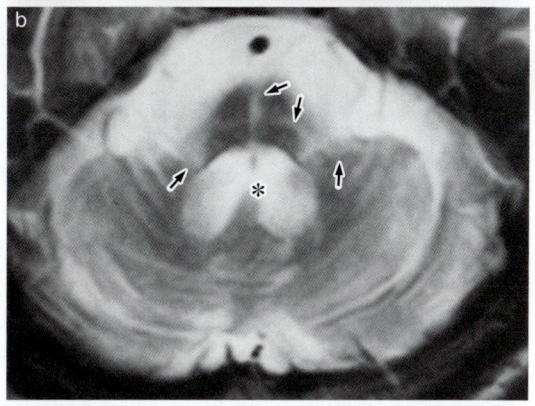

図7-20　オリーブ橋小脳萎縮症症例の MRI
a. 小脳脳幹部矢状断面，T1 強調画像：橋底部(矢印)の萎縮と第4脳室の拡大(*)を認める．
b. 小脳，橋の冠状断面，T2 強調画像：第4脳室の著明な拡大(*)と橋の萎縮，橋底部の高信号，橋に十文字に走る高信号を認める(矢印)．

脊髄〔Clarke(クラーク)柱，脊髄小脳路〕，小脳歯状核に変性がある．大脳基底核病変(淡蒼球外節，Luys 体，黒質，赤核)や眼運動核(動眼，滑車，外転神経核，内側縦束)，下位脳神経運動核・脊髄運動ニューロンの脱落，脊髄後根，後索，内側毛帯など感覚伝導路の変性などがみられる．

【臨床症候】

発症年齢は10歳未満から60歳以上まで幅広いが30歳代が最も多い．世代が下がるほど発症年齢が若くなる〔表現促進現象(anticipation)〕．

小脳症状以外に，錐体路徴候，進行性外眼筋麻痺がみられることが特徴である．後述の Machado-Joseph(マシャド・ジョセフ)病(SCA3)と対比して眼振が少ないのが特徴である．病期の進行により神経原性筋萎縮，認知症，感覚障害，動作緩慢

表 7-11 常染色体優性遺伝形式の脊髄小脳変性症

分類	好発年齢	平均罹病期間(年)	遺伝子座と原因遺伝子	臨床上の特徴(小脳症状以外)
SCA1	30歳代	15年(10～28)	第6染色体短腕, Ataxin 1のCAGリピートの異常伸長	錐体路徴候, 進行性外眼筋麻痺
SCA2	20～30歳代	10年(1～30)	第12染色体長腕, Ataxin 2のCAGリピートの異常伸長	腱反射低下, 緩徐眼球運動
SCA3	病型により異なる	10年(1～20)	第14染色体長腕, Ataxin 3のCAGリピートの異常伸長	顕著な眼振, びっくり眼, 多彩な症状
SCA4	30～60歳代	10年以上	第16染色体長腕, PLEKHGのCAGリピートの異常伸長	腱反射消失
SCA5	20～30歳代	25年以上	第11染色体	小脳症状のみ
SCA6	40～50歳代	25年以上	第19染色体, CACNA1AのCAGリピートの異常伸長	下方向性眼振, 頭位性めまい
SCA7	20～30歳代	20年	第3染色体短腕, Ataxin 7のCAGリピートの異常伸長	黄斑変性, 痙性, 緩徐眼球運動
SCA8	平均53.8歳	正常の寿命	第13染色体長腕, IOSCAのCTGリピートの異常伸長	側方注視方向性眼振
SCA10	平均36歳	9年	第22染色体長腕, Ataxin 10の5塩基リピートの異常伸長	
SCA11	30歳代	正常の寿命	第15染色体長腕	経過が緩徐, 終生独歩可能
SCA12	平均33歳		第5染色体長腕, CAGリピートの伸長	頭・手の振戦, 無動
SCA13	子どもから成人まで	KCNC3異常に依存	第19染色体長腕	精神発達遅滞
SCA14	平均28歳	10～20年	第19染色体長腕, PRKCG遺伝子	ミオクローヌス
SCA16	平均39歳	1～40年	第8染色体長腕	頭・手の振戦
SCA17	20歳代	数十年	第6染色体長腕, TBP遺伝子のCAGリピート伸長	認知症, てんかん発作
SCA25	1.5～39歳	不明	第2染色体短腕	感覚ニューロパチー, 嘔吐・腹痛
SCA27	15～20歳	不明	第13染色体長腕(13q34), FGF14遺伝子変異	低認知機能, 振戦, ジスキネジア
SCA31	50～60歳代	不明	第16染色体長腕 SCA4遺伝子の近傍. 5塩基繰り返し配列(TGGAA)nの挿入	小脳症状のみ

が生じる. アテトーゼや舞踏病などの軽い錐体外路症状が加わることがある. 末期には眼球運動緩徐, 全方向眼球運動障害も加わる.

【検査所見】
CT, MRIが参考になるが, 上述の孤発性オリーブ橋小脳萎縮症の所見と比較して橋萎縮の所見が軽い. 第6染色体短腕のSCA1遺伝子(Ataxin 1遺伝子)のCAGリピートの異常伸長が原因である.

【予後】
平均15年(10～28年).

2) SCA2(spinocerebellar ataxia 2)
【定義】
Ataxin 2遺伝子のCAGリピートの異常伸長による常染色体優性遺伝の脊髄小脳変性症.

【病理】
オリーブ・橋・小脳病変がきわめて高度である. 小脳歯状核には病変がない. 脊髄病変ではClarke柱の変性はあるが, 脊髄小脳路の変性がない. 脊髄後索の変性が強い. 黒質の変性は高度, 淡蒼球内節・外節, Luys体, 赤核に軽い変性がある. 尾状核に変性をみることがある. 眼運動神経核には変性がない. 下位脳神経運動核や脊髄運動ニューロンにはSCA1と同様の変性がある.

表現促進現象がみられる．

【臨床症候】

発症年齢は10歳未満から60歳以上まで幅広いが20～30歳代の発症が多い．

小脳症状以外に緩徐眼球運動（slow eye movement），病期の進行に伴った腱反射低下・消失，手指や頸部の粗大な振戦，人格変化・認知症，不随意運動（企図性ミオクローヌスや舞踏病），神経原性筋萎縮，動作緩慢などが特徴である．

【検査所見】

CT，MRI所見では病初期から橋，小脳の萎縮が目立つ場合が多い．第12染色体長腕のSCA2遺伝子（*Ataxin 2*遺伝子）のCAGリピートの異常伸長がみられる．

【予後】

生命予後は平均10年（1～30年）．

3) SCA3〔Machado-Joseph（マシャド・ジョセフ）病：MJD〕

【定義】

*Ataxin 3*遺伝子のCAGリピートの異常伸長による常染色体優性遺伝の脊髄小脳変性症．

【病理・病態生理】

橋核，小脳歯状核に高度の変性をみるが，小脳皮質，オリーブ核には変性がない．脊髄ではClarke柱，脊髄小脳路，後索，後索核が中等度～高度に変性する．眼運動神経核や顔面神経核，下位脳神経運動核の変性，脊髄前角運動ニューロン変性を中等度～高度に認める．大脳基底核では，淡蒼球（内節病変が外節より強い），視床下核，赤核，黒質も変性する．脊髄中間外側核の変性，Onuf核の変性が種々の程度にみられる．大脳皮質，視床，錐体路は一般に保たれる．

【臨床症候】

表現促進現象がみられる．本症は，発症年齢，症候（小脳症状，錐体路症状，錐体外路症状，下位運動ニューロンの症状などの強弱）から，① 10～30歳代に発症し，四肢の痙性とジストニアが主症状で小脳症状が目立たないかマスクされているもの，② 10～40歳代に発症し，小脳症状と腱反射亢進が主症状で軽度のジストニア，アテトーゼが加わるもの，③ 40～60歳代で発症し，小脳症状に四肢遠位部の筋萎縮・筋力低下，感覚低下，腱反射低下・消失が加わるものの3病型に分類される．

表7-12 MJD，SCA1，SCA2の鑑別点

	Menzel (SCA2)	Yakura (SCA1)	MJD
遺伝	AD	AD	AD
小脳性運動失調	＋	＋	＋
眼振	－	＋	＋＋
slow eye movement	＋	＋	－
外眼筋麻痺	－	＋	＋
DTR亢進	－，低下	＋	＋＋
Babinski徴候	＋	＋	＋
舞踏病，アテトーゼ，ジストニア	－	－	＋
筋萎縮	＋	＋	＋
感覚障害	＋	－	＋，－
認知症，精神症状	＋	＋	－

AD：常染色体優性遺伝．

また，まれではあるが，老年期発症で小脳症状がなく安静時振戦，固縮，動作緩慢などパーキンソニズムを呈し，四肢遠位部の筋萎縮がみられるものの報告がある．同一家系内でこれらの異なる病型が存在することもめずらしくなく，病像が多彩である．そのほか，著明な眼振，顔面筋の線維束攣縮やミオキミア，眼瞼後退（びっくり眼），進行性の外眼筋麻痺（上方注視麻痺や外転障害など）があること，認知症がないことなどは本症の重要な所見である．

【検査所見】

CT，MRI上，小脳，橋に萎縮が目立たず本症を特徴づける所見はない．

【診断・鑑別診断】

第14染色体長腕上の*Ataxin 3*遺伝子のCAGリピートの異常伸長の確認が確定診断になる．本症とSCA1，SCA2の症候上の鑑別点を表7-12に示す．

【予後】

生命予後は平均10年（1～20年）．

4) SCA6（spinocerebellar ataxia 6）

【定義】

α1Aカルシウムチャネルサブユニット（*CACNA 1A*）遺伝子のCAGリピートの異常伸長による脊髄小脳変性症．

【病理】

小脳皮質とオリーブ核の変性．病変の程度は上虫部優位の小脳虫部・半球の皮質Purkinje細胞の減少・消失と下オリーブ核の二次的変性による細胞減少．症状からは小脳・オリーブ系の病変以

外にも病変のあることが示唆される．PETの検査では線条体ドパミン神経終末の変性が示唆される症例もあり，本症の病理に関する今後の課題と考えられる．

【臨床症候】

発症年齢は19～71歳（平均43～52歳）で，他の優性遺伝性脊髄小脳変性症よりも発症年齢が遅い．表現促進現象がみられる．歩行の失調（約90％），構音障害（約10％）で初発し，経過を通じて歩行失調が主症状である．小脳性構音障害，上肢の協調運動障害，企図振戦，注視方向性眼振がみられる．ほぼ小脳症状のみで経過するが腱反射亢進，Babinski徴候が40～50％でみられる．ジストニア，眼瞼スパスム，パーキンソニズムなど錐体外路症状も最大25％の頻度で出現する．

【検査所見】

CT，MRIでは，小脳上虫部優位の小脳虫部，半球の小脳裂の拡大（小脳皮質萎縮を示唆）がみられる．脳幹の萎縮はない．

第19染色体の短腕にある*CACNA1A*遺伝子のCAGリピートの異常伸長がみられる．

【予後】

経過は5～35年（平均17.3年）で脊髄小脳失調症のなかでは長い．

5）歯状核赤核淡蒼球Luys（ルイ）体萎縮症（dentato-rubro-pallido-luysian atrophy：DRPLA）

【定義・遺伝】

常染色体優性遺伝で，小脳性運動失調，舞踏運動・アテトーゼ，てんかん，ミオクローヌス，認知症を呈し，神経病理学的に歯状核赤核路，淡蒼球Luys体路とこれらの神経核に変性を認める疾患である．第12染色体短腕上に原因遺伝子の遺伝子座があり，CAGリピートの異常伸長が原因である．

【病理】

淡蒼球外節，歯状核に高度，Luys体にも中等度の神経細胞変性・脱落を認める．淡蒼球内節や赤核の変化は軽い．歯状核病変の程度は若年発症例で軽く，遅発成人例では重い．中脳，橋，延髄，脊髄は種々の程度に萎縮状にみえるが，変性の所見（神経細胞脱落とグリオーシス）はない．大脳皮質ではびまん性の神経細胞脱落がある．

【臨床症候】

臨床病型は発症年齢によって，①若年型（20歳以下），②早期成人型（20～30歳代），③遅発成人型（40歳以後）に分けられ，発症年齢により症状の特徴がある．表現促進現象がある．

①若年型では，進行性ミオクローヌスてんかん（progressive myoclonic epilepsy）を呈することがあり，てんかん発作，認知症，ミオクローヌス，運動失調が主症状である．ミオクローヌスはミオクロニー発作へと移行し，さらに全般性痙攣へと移行する．てんかん発作は難治性で認知症の程度も重く，症状の悪化，進行も速い．②早期成人型では，小脳性運動失調で発症し，経過中，舞踏運動・アテトーゼが加わる．てんかん発作やミオクローヌスも多くみられるが程度が軽く，ミオクローヌスは動作時または企図性に出現するものが多い．③遅発成人型では，小脳症状，舞踏運動・アテトーゼを呈し，てんかんやミオクローヌスがなく，認知症の程度も軽い．3病型のなかで病状が最も軽い．各病型の頻度はそれぞれ1/3である．

【検査所見】

CT，MRIでは小脳皮質の萎縮所見はなく，中脳，橋が小振りに見える．高齢発症で症状の進行した症例では，CT画像で大脳白質のびまん性低吸収域，MRI T2強調画像で高信号を認めることがある．本症の遅発成人型では舞踏運動を認めるが，尾状核の萎縮は生じない．

【診断・鑑別診断】

診断は第12染色体短腕にある遺伝子のCAGリピートの異常伸長を確認することである．本症とMachado-Joseph病（MJD）の鑑別点を表7-13に挙げる．

2．常染色体劣性遺伝の脊髄小脳変性症

1）Unverricht-Lundborg（ウンフェルリヒト・ルントボルク）病〔進行性ミオクローヌスてんかん1型（progressive myoclonus epilepsy type 1）〕

進行性ミオクローヌスてんかんを呈する疾患の1型である．バルト海の周辺地方に多いが，わが国でも発病例がある．常染色体劣性遺伝の疾患である．第21染色体長腕上のシスタチンB（cystatin B，システインプロテアーゼ阻害蛋白質）をコードする遺伝子の異常が明らかにされている．

表 7-13 Machado-Joseph 病(MJD)と歯状核赤核淡蒼球 Luys 体萎縮症(DRPLA)の鑑別点

	MJD	DRPLA
遺伝形式	AD	AD
運動失調	＋	＋
てんかん	－	＋
認知症	－	＋
眼症状		
びっくり眼	＋	＋
眼球運動麻痺	＋	
異常運動	ジストニア	舞踏運動 アテトーゼ ミオクローヌス
筋萎縮	＋	－
脳波異常	－	＋
MRI 大脳白質病変	－	＋

AD：常染色体性優性遺伝．

【病理】
小脳皮質に変性(Purkinje 細胞の高度の脱落)を認める．

【臨床症候】
6～16歳(平均11歳)に，刺激で誘発されるミオクローヌス，または間代-強直性てんかんで発症，1年半以内に両症状がそろう．発症から数年後には全例に小脳性運動失調と企図振戦がみられ，約1/3の症例で腱反射亢進がある．認知症はないか，あっても軽く，進行も遅い．経過年数は平均13.9年．15～42歳(平均24歳)で死亡する．

【検査所見】
脳波では全般性に徐波と棘波が出現する．光刺激で脳波異常が誘発される．体性感覚誘発電位で高振幅電位が得られる．抗てんかん薬のうちバルプロ酸ナトリウム，クロナゼパム，ジアゼパム，ゾニサミドがミオクロニー発作を抑制する．病期の進行は抑止できない．

【鑑別診断】
症状的には他のミオクローヌスてんかんを呈する疾患〔Lafora(ラフォラ)病，神経セロイドリポフスチン症，シアリドーシス，赤色ぼろ線維を伴うミオクローヌスてんかん(myoclonus epilepsy with ragged red fiber：MERRF)型ミトコンドリア脳筋症，歯状核赤核淡蒼球 Luys 体萎縮症〕が挙げられる．

2) Friedreich(フリードライヒ)運動失調症
(spinocerebellar ataxia, Friedreich)

【定義・遺伝】
常染色体劣性遺伝で，進行性の脊髄性運動失調を生じ，脊髄(脊髄小脳路，脊髄後索，皮質脊髄路)病変を呈する疾患．常染色体劣性遺伝形式をとる運動失調症では最も頻度の高い疾患で，欧米では3～5万人に1人の有病率で，保因者の頻度は85人に1人という報告もある．わが国では頻度はきわめて低い．第9染色体長腕のX25遺伝子(*frataxin* 遺伝子)上のGAAリピートの異常伸長が原因である．

【病理・病態】
フラタキシン(frataxin)はミトコンドリアの鉄の調節に関与する蛋白であるため，ミトコンドリア呼吸鎖を構成する酵素の iron-sulfur 中心が失われることにより，ミトコンドリア内で鉄沈着の増加，活性酸素種の発生による障害が生じることが，病態として考えられている．

病理学的に最も基本的な変化は，Clarke 柱と脊髄上行路(脊髄小脳路，脊髄後索)，脊髄下行路(皮質脊髄路)の変性で，Clarke 柱と後脊髄小脳路の変性は高度である．後根・後根神経節細胞，感覚性末梢神経の変性も高度である．約半数の例で歯状核，上小脳脚，淡蒼球外節，Luys 体にも変性を認める．

【臨床症候】
発症年齢は，思春期以前(7～8歳から15歳まで)が多く，16歳以後はまれである．25歳を超えた発症はない．

初発症状は歩行の失調，下肢の筋力低下が多い．まれに上肢の失調や足の変形や側彎で始まることもある．失調症状は歩行，下肢に強い四肢協調運動障害，眼振，筋緊張低下，Romberg(ロンベルグ)徴候陽性などである．腱反射は消失しているが，Babinski 徴候陽性．振動覚・位置覚の低下，筋萎縮・筋力低下，末梢性感覚障害を伴う．自律神経障害(尿便失禁やインポテンスなど)はきわめてまれである．まれに視神経萎縮をきたす家系がある．凹足(pes cavus)や鷲手(claw hand)，側彎(scoliosis)，後彎(kyphosis)など骨，関節の変形を伴う．心筋障害を高頻度(約70％)に合併し，末期にしばしば心不全症状を呈する．

【検査所見】

心電図異常（心房細動，脚ブロック，異常 T 波など）を高率に認める．画像検査で小脳には通常異常がみられないが，MRI で小脳歯状核に鉄の沈着を示唆する所見が得られることがある．脊髄 MRI で頸髄の軽度萎縮を示唆する所見が得られることがある．末梢感覚神経伝導速度検査では軸索障害性の所見を呈する．

【診断・鑑別診断】

診断は，第 9 染色体長腕にある X25 遺伝子（*frataxin* 遺伝子）上の GAA リピートの異常伸長の存在で確定する．

【予後】

平均経過年数は 16～24 年と報告によって幅がある．不整脈や心不全など心臓死が多い．

3. 家族性痙性対麻痺
（familial spastic paraplegia）

【定義・遺伝】

家族性に発症する原因不明の進行性の両下肢痙縮を呈する疾患である．多くは常染色体優性遺伝形式をとるが，常染色体劣性遺伝，まれに X 連鎖劣性遺伝例の報告もある．優性遺伝例も遺伝子的には不均一で，2008 年の段階でもすでに 17 の原因遺伝子が同定されている．病理学的には脊髄錐体路と後索に変性がある．

【臨床症候】

発症年齢や臨床症状はまちまちで，発症年齢も 10 歳以前の早期発症例から 35 歳以後の遅い発症例まである．進行性の痙性歩行を呈する．進行や症状の程度はさまざまであるが，早期発症例のほうが症状が重い．筋力低下はない．腱反射は下肢優位に亢進し，Babinski 徴候や膝や足の間代がしばしば陽性である．感覚異常はない．尿失禁は遅い発症例に認めることがある．

【検査所見】

CT，MRI では通常異常がみられない．体性感覚誘発電位や脳磁気刺激で中枢の伝導遅延を示す所見が得られる．脳脊髄液には異常はない．

【診断・鑑別診断】

診断は家族歴と臨床症状，痙性麻痺を生じる疾患〔傍矢状洞部病変，多発性硬化症や圧迫性病変などの脊髄病変，原発性側索硬化症（primary lateral sclerosis）など〕，多発性硬化症，ヒト T リンパ球向性ウイルス（HTLV-I）関連ミエロパチー（HTLV-I associated myelopathy：HAM）を除外したうえで診断する．孤発例では突然変異の可能性がある．

【治療・予後】

痙縮に対して対症治療を行う．すなわち，バクロフェンやダントロレンナトリウム水和物などの筋弛緩薬の内服を行う．バクロフェンの髄腔内注入を行うことがある．

4. 脊髄小脳変性症の治療

原因的治療薬はなく，対症療法を行う．小脳性運動失調に基づく症状に対してはタルチレリン水和物の内服，プロチレリン酒石酸塩水和物，プロチレリン（TRH®）の筋肉注射ないし静脈注射がある．罹病期間が短く非遺伝性の症例に有効例が多い．パーキンソニズムを呈する症例には抗 Parkinson 病薬を用いる．舞踏運動に対しては，チアプリド，フェノチアジンなどのドパミン受容体遮断薬を用いる．理学療法として協調運動の要素になる動作を反復練習し，運動の巧緻性を高める Frenkel（フレンケル）体操や，固有受容感覚刺激を与え歩行動作の巧緻性を高める目的で，足や足首に軽い荷重を負荷することなどが行われる．

VI. 運動ニューロン疾患

大脳の運動領皮質，脳幹運動神経核の病変の有無を問わず，進行性に脊髄前角の運動ニューロンの変性脱落とグリオーシスを生じる疾患を総称して運動ニューロン疾患という．

1. 筋萎縮性側索硬化症
（amyotrophic lateral sclerosis：ALS）

【定義】

不明の原因により，進行性に上位および下位運動ニューロンの変性脱落を生じる疾患．

【疫学】

有病率は人口 10 万人に 2～6 人程度である．グアム島など一部の地域では，かつて発生率が 50～100 倍高かったが，近年は生活習慣の変化で

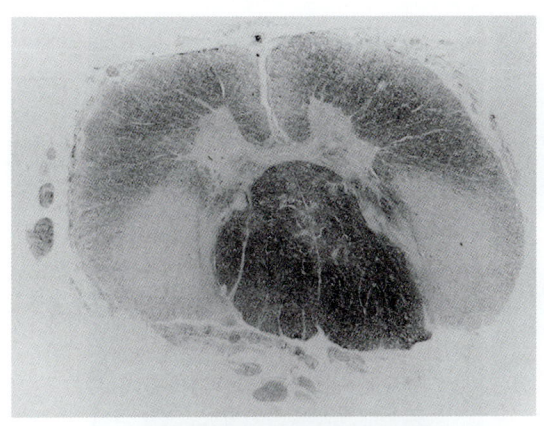

図7-21 筋萎縮性側索硬化症(ALS)症例の脊髄側索の変化〔Klüver-Barrera(クリュヴァー・バレラ, KB)染色〕
両側側索の著明な脱髄と前角の萎縮を認める.

低下している.わが国でも紀伊半島に発生率の高い地域がある.男女比は2:1で男性に多い.通常,孤発性であるが,家族性で常染色体優性遺伝を呈するものが約5%ある.家族性の場合,男女発病比は1:1である.

【病理・病態生理】

光学顕微鏡では脊髄前角の大型神経細胞の脱落が著明である.残存神経細胞内には,Bunina(ブニナ)小体と呼ばれるエオジン好性の細胞内封入体がみられる.前根では大型有髄神経線維の消失・萎縮がみられる.人工呼吸器を使用して10年以上生存したような特殊な例を除いて,脳幹の第Ⅲ,Ⅳ,Ⅵ神経核には変化がみられない.仙髄のOnuf核にも変化はみられない.錐体路は主に太い神経線維軸索が脱落し髄鞘も二次的に消失する(図7-21).前角にも側索にもグリオーシスを認める.錐体路の変性は延髄,中脳の脚,内包まで遡ってみられる.

SOD1変異を有する家族性ALSでは運動ニューロンだけでなく脊髄後索やClarke柱,脊髄小脳路の変性を伴う場合がある.グアム島のチャモロ族のALSではALSの所見に加えてAlzheimer神経原線維変化が大脳皮質,大脳基底核などに出現する.

これまで家族性ALSから12か所の遺伝子異常の局在が明らかになっている.家族性ALSのうち20%の症例では第21染色体上のスーパーオキシドジスムターゼ1(SOD1)遺伝子の点変異が見つかっている.SOD1蛋白は細胞質内でスーパーオキシドを過酸化水素に変える酵素で,活性酸素が病因に関与している可能性がある.

【臨床症候】

40~60歳代(平均約50歳)にきわめて緩徐に発病する.初発症状が上肢に始まる症例(上肢型)が50%,下肢に始まる症例(下肢型)が25%,球麻痺症状から始まる症例(球麻痺型)が25%ある.四肢の症状は通常一側,遠位部から始まり両側性となるが,左右差がある.上肢の症状は母指球,小指球や骨間筋の筋萎縮(図7-22),筋力低下,下肢の症状は歩行のつまずきやすさ,階段の昇降時の疲れやすさ,球症状は呂律の悪さ(構音障害),食物摂取時のむせ(嚥下障害)などで気づかれる.一般に手は屈筋群が,下肢では抗重力筋群のほうが筋力が長く保たれる.

下位運動ニューロン症候として,四肢・体幹の筋萎縮,筋力低下,線維束性収縮の存在,腱反射低下が挙げられる.ただし腱反射は,本症では同時に上位運動ニューロンの障害があるため,むしろ亢進し,筋萎縮が高度になって低下してくる.また,下肢から始まる病型では,下位運動ニューロン障害の症状が前景に立つことがあり〔偽多発性神経炎型(pseudopolyneuritic form)〕,腱反射は低下する場合がある.

錐体路症候として,下顎反射亢進,四肢腱反射亢進,痙性,病的反射陽性などがみられる.Hoffmann(ホフマン)反射やTrömner(トロムナー)反射の陽性,膝間代(patellar clonus),足間代(ankle clonus),痙性などは腱反射亢進と同義である.Babinski徴候は約60%の症例でみられる.

球症状として舌筋萎縮,舌線維束性収縮,構音障害,嚥下障害が挙げられる.開口し舌を安静にした状態で観察すると,萎縮が軽い場合には舌の辺縁部,高度の場合には舌全体がでこぼこして見え(図7-23),ぴくぴくとした線維束性収縮による動きが見える.次第に挺舌もできなくなる.軟口蓋反射は保たれていることが多い.嚥下障害の進行により,食物の経口摂取は不可能になり,誤嚥の危険性が生じる.下部橋運動神経核の症状として顔面筋が口輪筋,眼輪筋,前頭筋の順に障害される.症状が進行すると,全身の随意筋萎縮,筋力低下のために眼球を除いてほとんど自力では動かせなくなり呼吸も困難になる.

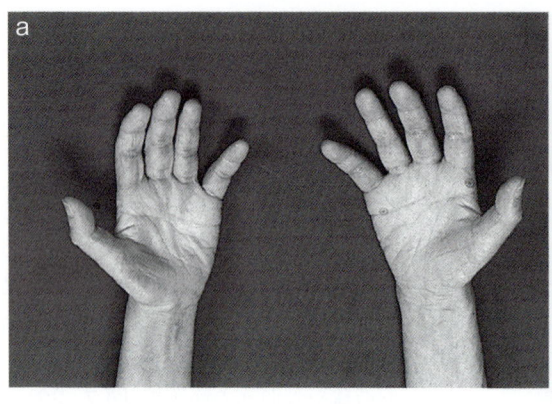

図7-22 筋萎縮性側索硬化症(ALS)症例の上肢，手の筋萎縮
a. 母指球筋，小指球筋の萎縮．b. 背側骨間筋の萎縮．

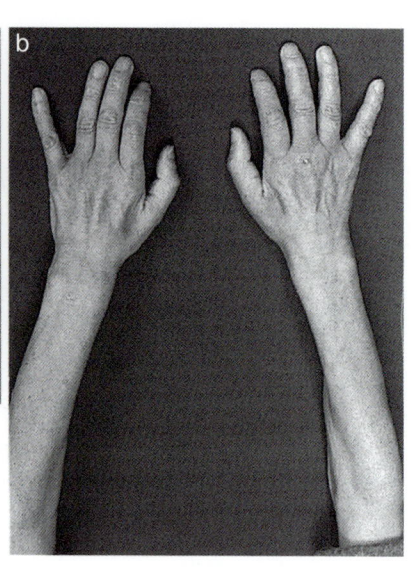

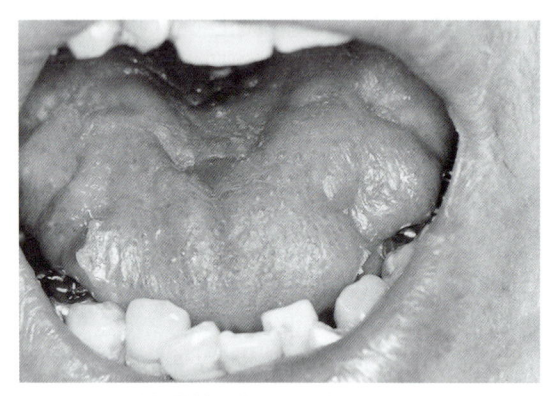

図7-23 筋萎縮性側索硬化症(ALS)症例の舌筋萎縮

　知能や眼球運動は特殊な例を除いて障害されない．感覚障害，直腸膀胱障害はない．褥瘡はできない．

　家族性の症例では，孤発例に比較して上位運動ニューロンの症候が軽く，精神症状や感覚障害をもつ症例がある．人工呼吸器を使用し非常に長期生存した例では眼球運動障害も加わる．

【検査所見】

　筋電図所見は3肢以上の被検肢で脱神経性の所見〔安静時の線維束自発電位(fasciculation potential)，線維性収縮電位(fibrillation potential)，随意収縮時の正常神経筋単位の減少，高振幅長持続時間の神経筋単位(neuromuscular unit：NMU)〕が得られる．運動神経伝導速度に異常はない．伝導ブロックもみられない．脳脊髄液の蛋白が軽度上昇する症例が約40％ある．単クローン性免疫グロブリン血症(monoclonal gammopathy)をもつ症例が約10％，G_{M1}-ガングリオシドに対する抗体をもつ症例が10％程度ある．

【診断・鑑別診断】

　診断は上述の臨床的特徴，筋電図所見を参考にして行う．

　Lewis-Sumner(ルイス・サムナー)症候群，重症筋無力症，痙性対麻痺を生じる疾患〔多発性硬化症，頸椎症，HTLV-Ⅰ関連ミエロパチー(HAM)，連合変性症，副腎皮質ジストロフィー(adrenoleukodystrophy)〕，ポリオ後筋萎縮症，平山病，良性線維束攣縮などを鑑別する．すなわち伝導ブロックの存在の有無，塩酸エドロフォニウム試験，誘発筋電図，ウイルス抗体価，MRI，病歴聴取，血清副腎皮質刺激ホルモン(ACTH)，超長鎖脂肪酸測定などの検査が鑑別の参考になる．

【治療・予後】

　対症治療にとどまる．合併症の予防に努める．嚥下障害に対して経鼻的経管栄養や胃瘻の造設，呼吸筋麻痺に対する対策が必要になる．呼吸筋麻痺に対して補助呼吸を行わない限り，発病後平均3年で死亡する．まれに経過が遅く補助呼吸装置なしで10年以上生存できる症例もあるが，逆に球麻痺型では経過が速く，発病後1～2年で死亡する．

2. 脊髄性筋萎縮症(spinal muscular atrophy：SMA)

【定義】
常染色体劣性遺伝性で下位運動ニューロン変性に基づく進行性の筋萎縮，四肢近位筋に優位の筋力低下を生じる疾患．上位運動ニューロンの障害はない．

脊髄性筋萎縮症は重症度(発症年齢，経過)によって SMA1 から SMA4 までの 4 型に分ける．Werdnig-Hoffmann 病は SMA1，Kugelberg-Welander 病は SMA3 に相当する．

1) Werdnig-Hoffmann(ウェルドニッヒ・ホフマン)病〔乳児型脊髄性筋萎縮症(infantile spinal muscular atrophy type 1)(SMA1)〕
【臨床症候】
生下時あるいは生直後遅くとも生後 6 か月以内に発症する．一見正常にみえる時期があり急速な発症のようにみえる．妊娠中から胎動が少なかったり，新生児期に筋緊張が低く四肢の動きが弱々しい(floppy infant)．四肢筋は近位筋のほうがより強く障害されるが，進行すると弛緩性四肢麻痺となる．腱反射は低下する．発症の遅い例では線維束性収縮がしばしば舌にみられるが，四肢では少ない．重症例では球麻痺，呼吸筋障害が強い．肋間筋が障害され，横隔膜筋が保存されるため，胸郭がベル型となり，シーソー呼吸となる．脊柱の変形や股関節外転制限などの関節拘縮を生じる．知能は正常でむしろ高い場合もある．患児の 85% が 2 歳以前に死亡する．残りの症例は症状の進行が停止したようにみえ安定し 2〜12 歳まで生存するが，歩行可能にはならない．このような経過の遅い症例と発症年齢が遅い(6 か月〜2 歳)症例を SMA2 と分類する場合がある．

【病理・病態生理，検査所見】
2)の項で述べる．

2) Kugelberg-Welander(クーゲルベルク・ウェランダー)病〔脊髄性筋萎縮症(spinal muscular atrophy type 3)(SMA3)〕
【臨床症候】
2〜17 歳発症で，筋ジストロフィーに似た分布の緩徐進行性の筋力低下を示す．歩行障害で発症し，腰帯筋，下肢近位筋の筋萎縮，筋力低下が先行，次いで肩甲上肢帯，上肢近位筋へと進行する．四肢筋や舌の線維束性収縮を認めることがある．腱反射は消失する．経過は遅く，一時進行が停止したり，部分的に回復したようにみえることがある．社会生活を続け，生存期間も正常な症例もある．重症の呼吸筋障害や嚥下障害の発現はまれである．知能は正常か，むしろ高い場合もある．感覚障害はない．

【病理・病態生理】
Werdnig-Hoffmann 病では脊髄前角および脳神経運動ニューロンの変性脱落が主要所見で，細胞脱落のあとがぽっかり穴があいたように見える(empty cell bed)所見がある．視床，後根神経節，Clarke 柱にも変性所見がある．側索の変性はない．Kugelberg-Welander 病では脊髄前角運動ニューロンの変性脱落が主体で，脳神経領域の運動ニューロン変性の頻度は低い．

SMA1〜3 はいずれも第 5 染色体長腕上にある *survival motor neuron*(SMN)遺伝子と *neuronal apoptosis inhibitory protein*(NAIP)遺伝子の異常が原因である．より重症型である Werdnig-Hoffmann 病(SMA1)では第 5 染色体長腕上に 2 つある SMN 遺伝子のうち末端側 SMN 遺伝子の翻訳領域の部分欠失と NAIP 遺伝子の翻訳領域の部分欠失の両者を伴う頻度が高く，Kugelberg-Welander 病(SMA3)のようなより発症年齢が高い軽症の型では末端側 SMN 遺伝子の部分欠失のみのものや末端側 SMN 遺伝子の欠失が小さいか点変異のみのものもある．

【検査所見】
両症とも針筋電図は神経原性異常に筋原性異常が混在する．運動神経伝導速度は正常．筋生検所見は萎縮筋線維の群集化が主体で，一部肥大筋線維が混在する．血清 CK 値が軽度ないし中等度上昇する．脳脊髄液所見には異常はない．心電図異常はない．

3. Kennedy-Alter-Sung(ケネディ・オルター・ソン)症候群〔球脊髄性筋萎縮症(bulbospinal muscular atrophy：BSMA)〕

男性のみ発症し，きわめて緩徐に進行する球麻痺症状，体幹筋，四肢の近位筋優位の筋力低下，筋萎縮を生じ，下位運動ニューロンを選択的に侵す疾患である．

【病理・病態生理】

X染色体長腕上のアンドロゲン受容体遺伝子のCAGリピートの異常伸長が原因で，アンドロゲン受容体の機能異常が病因に関与している．

下位脳神経運動核と脊髄前角の運動ニューロンの変性脱落がある．軽い後索（特に薄束）の変性がみられる．第Ⅲ，Ⅳ，Ⅵ脳神経核は正常で，その他の中枢神経系にも異常はない．

【臨床症候】

発症年齢は7～55歳（平均33歳）．手の随意収縮時の細かな不規則な震えが初発症状のことが多い．頻回に起こる有痛性筋痙攣（こむら返り）が初発症状のこともある．ほとんどの例が20歳代前半まで健康人と変わらない生活を送る．以後次第に四肢近位筋優位の筋力低下，筋萎縮を生じる．下腿では屈筋がより侵される．体幹や腹部の筋萎縮，筋力低下，皮下脂肪などで腹の突き出た体型になる．歩行は動揺性で，進行すると起立動作が登攀性となる．安静時にはないが，随意筋（四肢，顔面，舌など）収縮時に盛んな線維束攣縮様筋収縮が観察される〔収縮性線維束性収縮（contraction fasciculation）〕．

咬筋の萎縮，眼輪筋，口輪筋の筋力低下，舌の萎縮，軟口蓋の運動不良，嚥下障害，頸筋の筋力低下による首の下垂などが生じる．腱反射は低下ないし消失する．知能は正常である．下肢遠位部に軽度の感覚障害がみられることがある．直腸膀胱障害はまれで，起立性低血圧はない．全身身体所見として女性化乳房，男性性腺機能低下などがみられる．精巣（睾丸）萎縮や男性不妊の報告がある．

【検査所見】

針筋電図所見で神経原性異常と筋原性異常が混在する．運動神経伝導速度の遅延はない．筋生検所見では小角化線維の増加，群集萎縮像を呈し，残存線維は肥大化する．ポリグルタミン抗体で染色される核内封入体が観察される．内分泌検査では血清，尿のエストロゲンの上昇，血清テストステロン高値，黄体形成ホルモン（luteinizing hormone：LH），卵胞刺激ホルモン（follicle stimulating hormone：FSH）の上昇，黄体形成ホルモン放出ホルモン（luteinizing hormone releasing hormone：LH-RH）テストでLHの過剰反応がみられる．脳脊髄液には異常がない．アンドロゲン受容体遺伝子のCAGリピートの異常伸長の存在確認が確定診断になる．

【経過】

進行の速さはさまざまであるが55～60歳までなんとか就労できる例が多い．嚥下障害や呼吸筋麻痺による合併症で死亡する．

4. 平山病〔若年性一側上肢筋萎縮症(juvenile muscular atrophy of unilateral upper extremity)〕

【発症機序】

頸部前屈時に何らかの機転で下部頸椎の硬膜後壁が前方移動し，下部頸髄が圧迫され循環障害によって下部頸髄前角の運動神経が脱落すると推定されている．

【臨床症候】

発病年齢は10歳代の後半を中心に前後10年にわたる．90％は男性例である．症状の進行はきわめて緩徐で，通常2～3年（最長8年）の経過で自然に停止性となる．前腕の腕橈骨筋部を残し，前腕尺側全体と前腕遠位部の橈側，小手筋全体に筋萎縮が生じる．まれに上腕三頭筋にも軽い萎縮が生じる．筋萎縮は一側性が73％，両側性であるが片側優位が25％で両側対称性の症例は少ない．手指伸展時に指に不規則な細かな振戦がみられる．寒冷麻痺（寒冷に手を曝露すると麻痺が増悪する）が高率にみられる．感覚障害や腱反射異常は原則としてみられない．

遺伝性はない．

◆◆◆文献◆◆◆

◆Ⅱの項

1) Emre M：Classification and diagnosis of dementia: a mechanism-based approach. Eur J Neurol 16(2)：168-173, 2009
2) Alzheimer A：Über eigenartige Erkrankung der Hirnrinde. Allg Z Psychiatr 64：146, 1907
3) American Psychiatric Association：Diagnostic and Statistical Manual of Mental Disorders DSM-Ⅳ-TR, Forth Edition(Text Revision). pp154-158, American Psychiatric Association, Washington DC, 2000
4) 平野朝雄：2. 大脳皮質を主としておかす疾患，a. Alzheimer病．神経病理を学ぶ人のために，第3版，pp370-373, 医学書院，東京，1992
5) 中村重信：Alzheimer病の臨床症状．内科 77：817-820, 1996.
6) Hachinski VC, Iliff LD, Zilhka E, et al：Cerebral

blood flow in dementia. Arch Neurol 32 : 632-637, 1975
7) Rabinovici GD, Miller BL : Frontotemporal lobar degeneration: epidemiology, pathophysiology, diagnosis and management. CNS Drugs 24(5) : 375-398, 2010
8) Snowden JS, Neary D, Mann DMA : Fronto-temporal lobar degeneration: fronto-temporal dementia, progressive aphasia, semantic dementia. Churchill Livingstone, NY, 1996
9) Cairns NJ, Bigio EH, Mackenzie IR, et al : Consortium for frontotemporal lobar degeneration: neuropathologic diagnostic and nosologic criteria for frontotemporal lobar degeneration: consensus of the consortium for frontotemporal lobar degeneration. Acta Neuropathol 114(1) : 5-22, 2007
10) McNeill R, Sare GM, Manoharan M, et al : Accuracy of single-photon emission computed tomography in differentiating frontotemporal dementia from Alzheimer's disease. J Neurol Neurosurg Psychiatry 78 : 350-355, 2007
11) 小阪憲司：Pick 病．朝長正徳，桶田理喜（編）：神経病理学—基礎と臨床，pp172-177, 朝倉書店，東京，1992
12) 中野正剛，松田博史：FTLD の脳機能画像．Brain and Nerve 61 : 1275-1284, 2009
13) 小坂憲司，松下正明，小柳新策ほか：Lewy 小体病の臨床病理学的研究．精神神経誌 82：292-311, 1980
14) McKeith IG, Dickson DW, Lowe J, et al : Diagnosis and management of dementia with Lewy bodies: third report of the DLB Consortium. Neurology 65 : 1863-1872, 2005

◆Ⅲの項
1) 久野貞子：パーキンソン病の歴史，疫学，予後．水野美邦，近藤智善（編）：よくわかるパーキンソン病のすべて，pp259-2671, 医学書院，東京，2011
2) 森　秀生：パーキンソン病の責任病巣はどこか，またその進展様式は？水野美邦，近藤智善（編）：よくわかるパーキンソン病のすべて，pp26-34, 医学書院，東京，2011
3) 望月秀樹，永井真貴子：パーキンソン病の原因．水野美邦，近藤智善（編）：よくわかるパーキンソン病のすべて，pp389-401, 医学書院，東京，2011
4) 大熊泰之：パーキンソン病の病態生理．水野美邦，近藤智善（編）：よくわかるパーキンソン病のすべて，pp389-401, 医学書院，東京，2011
5) 服部信孝，河尻澄宏：遺伝性パーキンソン病．水野美邦，近藤智善（編）：よくわかるパーキンソン病のすべて，pp379-388, 医学書院，東京，2011
6) 山村安弘，郡山達夫，加世田ゆみ子ほか：日内変動を呈する常染色体劣性若年性パーキンソニズム：臨床像の検討．臨床神経 36：944-950, 1996
7) 織茂智之：MIBG 集積低下の原因とその診断的意義．水野美邦，近藤智善（編）：よくわかるパーキンソン病のすべて，pp234-244, 医学書院，東京，2011
8) 日本神経学会（監），パーキンソン病治療ガイドライン作成委員会：パーキンソン病治療ガイドライン 2011．医学書院，東京
9) Steele JC, Richardson JC, Olszewski J : Progressive supranuclear palsy: a heterogenous degeneration involving the brain stem, basal ganglia and cerebellum with vertical gaze and pseudobulbar palsy, nuchal dystonia and dementia. Arch Neurol 10 : 333-359, 1964
10) 柳下三郎：進行性核上性麻痺（Steele-Richardson-Olszewski 症候群）．朝永正徳，桶田理喜（編）：神経病理学—基礎と臨床—, pp196-199, 朝倉書店，東京，1992
11) Adams RD, Salam-Adams M : Striatonigral degeneration. Vinken PJ, Bruyn GW, Klawans HL(eds) : Handbook of Clinical Neurology, Vol 5(49), pp205-212, Elsevier Science Publishers, Amsterdam, 1986
12) 小阪憲司：線条体黒質変性症．朝永正徳，桶田理喜（編）：神経病理学—基礎と臨床—, pp192-196, 朝倉書店，東京，1992
13) Shy GM, Drager GA : A neurological syndrome associated with orthostatic hypotension. A clinicalpathological study. Arch Neurol 2 : 511-527, 1960
14) 平山惠造，高柳卓也ほか：脊髄小脳変性症および Shy-Drager 症候群の全国調査の最終報告．運動失調症調査研究版全国疫学調査報告書 13, 1991
15) Wenning GK, Geser F, Stampfer-Kountchev M, et al : Multiple system atrophy: an update. Mov Disord 18(Suppl 6) : S34-S42, 2003
16) Köllensperger M, Geser F, Ndayisaba JP, et al : Presentation, diagnosis, and management of multiple system atrophy in Europe: final analysis of the European multiple system atrophy registry. Mov Disord 25 : 2604-2612, 2010

◆Ⅳの項
1) 近藤智善，水野美邦：不随意運動．水野美邦（編）：神経内科ハンドブック—鑑別診断と治療，第 4 版，pp298-329, 医学書院，東京，2010
2) Huntington's Disease Collaborative Research Group: A novel gene containing a trinucleotide repeat that is expanded and unstable on Huntington's disease chromosomes. Cell 72 : 971-983, 1993
3) Matsuda N, Goto J, Murayama N, et al : Analysis of triplet repeats in the huntington gene in Japanese families affected with Huntington's disease. J Med Genet 32 : 701-705, 1995
4) 市場美緒，中村雅之，佐野　輝：神経有棘赤血球症．Brain and Nerve 60：635-641, 2008
5) 岩田　誠，豊倉康夫，作田　学ほか：Chorea

acanthocytosis(Levine-Critchley syndrome)の神経病理学的検討．神経内科 15：132-145, 1981
6) Bressman SB, de Leon D, Brin MF, et al：Idiopathic torsion dystonia among Ashkenazi Jews：evidence for autosomal dominant inheritance. Ann Neurol 26：612-620, 1989
7) Bressman SB, Heiman GA, Nygaard TG, et al：A study of idiopathic torsion dystonia in a non-Jewish family：evidence for genetic heterogeneity. Neurology 44：283-287, 1994
8) Albanese A, Asmus F, Bhatia KP, et al：EFNS guidelines on diagnosis and treatment of primary dystonias. Eur J Neurol 18：5-18, 2011
9) 瀬川昌也：著明な日内変動を呈する遺伝性進行性ジストニア．Annual Review 神経, pp311-322, 中外医学社, 東京, 1989
10) Ichinose H, Ohye T, Takahashi E, et al：Hereditary progressive dystonia with marked diurnal fluctuation caused by mutations in the GTP cyclohydrolase I gene. Nature Genet 8：236-242, 1994
11) 広瀬和彦, 大竹敏之：Meige 症候群．領域別症候群シリーズ Vol.27, 神経症候群 II, pp128-132, 日本臨床社, 大阪, 1999
12) 野元正弘：頸部ジストニア(痙性斜頸). 領域別症候群シリーズ Vol.27, 神経症候群 II, pp122-127, 日本臨床社, 大阪, 1999
13) 目崎高弘：ボツリヌス毒素の治療への応用. Brain and Nerve 63：785-794, 2011
14) Albanese A, Asmus F, Bhatia KP, et al：EFNS guidelines on diagnosis and treatment of primary dystonias. Eur J Neurol 18：5-18, 2011
15) 日本神経治療学会治療指針作成委員会：標準的神経治療：本態性振戦．神経治療 28：298-325, 2011

◆ V の項
1) Mancall EL：Late(acquired) cortical cerebellar atrophy. Vinken PJ, Bruyn GW(eds)：Handbook of Clinical Neurology, Vol 21, pp477-508, North-Holland Publishing Co, Amsterdam, 1975
2) Eadie MJ：Olivo-ponto-cerebellar atrophy (Dejerine-Thomas type). Vinken PJ, Bruyn GW(eds)：Handbook of Clinical Neurology, Vol 21, pp415-431, North-Holland Publishing Co, Amsterdam, 1975
3) Orr HT, Chung M-Y, Banfi S, et al：Expansion of an unstable trinucleotide CAG repeat in spinocerebellar ataxia type 1. Nature Genet 4：221-226, 1993
4) Sampei K, Takano H, Igarashi S, et al：Identification of the gene for spinocerebellar ataxia type 2(SCA2)using a direct identification of repeat expansion and cloning technique (DIRECT). Nature Genet 14：277-284, 1996
5) 岩淵 潔, 柳下三郎, 高橋竜哉ほか：SCA1 と SCA2 — Menzel 型遺伝性運動失調症の疾患分類—．神経内科 39：599-615, 1993
6) Takiyama Y, Nishizawa M, Tanaka H, et al：The gene for Machado-Joseph disease maps to human chromosome 14q. Nature Genet 4：300-304, 1993
7) 湯浅龍彦：Machado-Joseph 病. 脳神経 47：939-945, 1995
8) 酒井徹雄：Joseph 病の臨床特徴—診断基準の提唱—．神経内科 30：246-252, 1989
9) Flanigan K, Gardner K, Anderson K, et al：Autosomal dominant spinocerebellar ataxia with sensory axonal neuropathy(SCA4)：clinical description and genetic localization to chromosome 16q22.1. Am J Hum Genet 59：392-399, 1994
10) Ranum LPW, Schut LJ, Lundgren JK, et al：Spinocerebellar ataxia type 5 in a family descended from the grandparents of president Lincoln maps to chromosome 11. Nature Genet 8：280-284, 1994
11) Eadie MJ：Cerebello-olivary atrophy(Holmes type). Vinken PJ, Bruyn GW(eds), Handbook of Clinical Neurology, Vol 21, pp403-414, North-Holland Publishing Co, Amsterdam, 1975
12) 太田 聰：Holmes 型小脳萎縮症．神経内科 39：590-598, 1993
13) Ishikawa K, Tanaka H, Saito M, et al：Japanese families with autosomal dominant pure cerebellar ataxia map to chromosome 19 p13.1-p13.2 and are strongly associated with mild CAG expansions in the spinocerebellar ataxia type 6 gene in chromosome 19p13.1. Am J Hum Genet 61：336-346, 1997
14) 内藤明彦：DRPLA(歯状核・淡蒼球ルイ体萎縮症：dentatorubral-pallidoluysian atrophy)の臨床. 脳神経 47：931-938, 1995
15) 高橋 均, 山田光則, 武田茂樹：歯状核淡蒼球ルイ体萎縮症と Machado-Joseph 病の病理．脳神経 47：947-953, 1995
16) Naito H, Oyanagi S：Familial myoclonus epilepsy and choreoathetosis：hereditary dentatorubropallidoluysian atrophy. Neurology 32：798-807, 1982
17) Koide R, Ikeuchi T, Onodera O, et al：Unstable expansion of CAG repeat in hereditary dentatorubral-pallidoluysian atrophy(DRPLA). Nature Genet 6：9-12, 1994
18) Benomar A, Krols L, Stevanin G, et al：The gene for autosomal dominant cerebellar ataxia with pigmentary macular dystrophy maps to chromosome 3p12-p21.1. Nature Genet 10：84-88, 1995
19) Nikali K, Isosomppi J, Lonnqvist T, et al：Toward cloning of a novel ataxia gene：refined assignment and physical map of the IOSCA locus(SCA8)on 10q24. Genomics 39：185-191, 1997
20) Johnson J, Wood N, Giunti P, et al：Clinical and genetic analysis of spinocerebellar ataxia type 11. Cerebellum 7：159-164, 2008

21) Zühlke C, Dalski A, Schwinger E, et al: Spinocerebellar ataxia type 17: report of a family with reduced penetrance of an unstable Gln49 TBP allele, haplotype analysis supporting a founder effect for unstable alleles and comparative analysis of SCA17 genotypes. BMC Med Genet 6 : 27, 2005
22) Whaley NR, Fujioka S, Wszolek ZK : Autosomal dominant cerebellar ataxia type I: a review of the phenotypic and genotypic characteristics. Orphanet J Rare Dis 6 : 33, 2011
23) Sato N, Amino T, Kobayashi K, et al : Spinocerebellar ataxia type 31 is associated with "inserted" pentanucleotide repeats containing (TGGAA)n. Am J Hum Genet 85 : 544–557, 2009
24) 内藤明彦：Unverricht-Lundborg 病．内藤明彦，小柳新策（編）：進行性ミオクローヌスてんかん，pp49-57，医学書院，東京，1989
25) Lalioti MD, Mirotsou M, Buresi C, et al : Identification of mutations in cystatin B, the gene responsible for the Unverricht-Lundborg type of progressive myoclonus epilepsy(EPM1). Am J Hum Genet 60 : 342–351, 1997
26) 内藤明彦：進行性ミオクローヌスてんかんと DRPLA．神経進歩 34 : 56-67, 1990
27) Tyrer JH : Friedreich's ataxia. Vinken PJ, Bruyn GW(eds): Handbook of Clinical Neurology, Vol 21, pp319-364, North-Holland Publishing Co, Amsterdam, 1975
28) Campzano V, Montermini SI, Molto MD, et al : Friedreich's ataxia; autosomal recessive disease caused by an intronic GAA triplet repeat expansion. Science 271 : 1423–1427, 1996
29) Salinas S, Proukakis C, Crosby A, et al : Hereditary spastic paraplegia: clinical features and pathogenetic mechanisms. Lancet Neurol 7 : 1127-1138, 2008
30) Hecht MJ, Stolze H, Auf dem Brinke M, et al : Botulinum neurotoxin type A injections reduce spasticity in mild to moderate hereditary spastic paraplegia-report of 19 cases. Mov Disord 23 : 228–233, 2008
31) Klebe S, Stolze H, Kopper F, et al : Objective assessment of gait after intrathecal baclofen in hereditary spastic paraplegia. J Neurol 252 : 991–993, 2005
32) Sobue I, Takayanagi T, Nakanishi T, et al : Controlled trial of thyrotropin releasing hormone tartrate in ataxia of spinocerebellar degenerations. J Neurol Sci 61 : 235-248, 1983

◆Ⅵの項

1) Rawland LP, Mitsumoto H, De Vivo DC : hereditary and acquired motor neuron disease. Rawland LP(ed): Merritt's Textbook of Neurology, 11th ed, pp861-869, Lippincott Williams & Wilkins, Baltimore, 1995, 2005
2) Rozen DR, Siddique T, Patterson D, et al : Mutations in Cu/Zn superoxide dismutase gene are associated with familial amyotrophic lateral sclerosis. Nature 362 : 59-62, 1991
3) Toyokura Y : Amyotrophic lateral sclerosis. A clinical and pathological study on the "negative features" of the disease. Jpn J Med 16 : 269-273, 1977
4) 佐々木彰一：ALS の病理 keiz —臨床と病理．Brain Nerve 59 : 1013-1021, 2007
5) Lunn MR, Wang CH: Spinal muscular atrophy. Lancet 371(9630) : 2120-2133, 2008
6) Melki J, LeFebvre S, Bürglen L, et al : De novo and inherited deletions of the 5q13 region in spinal muscular atrophies. Science 264 : 1474-1476, 1994
7) Sperfeld AD, Karitzky J, Brummer D, et al : X-linked bulbospinal neuronopathy: Kennedy disease. Arch Neurol 59 : 1921-1926, 2002
8) 緒方昭彦，長嶋淑子，長嶋和郎：球脊髄性筋萎縮症における中枢神経の病理．神経内科 30 : 16-23, 1989
9) La Spada AR, Wilson EM, Lubahn DB, et al : Androgen receptor gene mutation in X-linked spinal and bulbar muscular atrophy. Nature 352 : 77-79, 1991
10) 平山惠造：若年性一側上肢筋萎縮症—その発見から治療まで—．臨床神経学 33 : 1235-1243, 1993

第8章 神経遺伝学

I. 単一遺伝子疾患と多因子疾患

　神経疾患のなかには，筋ジストロフィー，Huntington（ハンチントン）病，家族性 Alzheimer（アルツハイマー）病などのように，Mendel（メンデル）遺伝を示す遺伝性疾患が数多く存在する．このような疾患の病因の解明は，病理学的研究や，生化学的研究など，従来からの研究手法では発症の原因に関する手がかりを見いだすことが困難で，その解明は困難を極めたが，1980年代になり，分子遺伝学の研究手法によって，病因遺伝子の解明が可能になり，多くの遺伝性疾患について，病因遺伝子の解明が進んだ．一方，孤発性疾患については，その解明はあまり進んでいない．一般的に，家族性に発症する疾患はまれであり，大部分は孤発性の発症である．したがって，孤発性神経疾患の病因の解明は，神経内科診療のうえでは重要な位置を占めており，治療法開発を進めるためにも，孤発性神経疾患の病因解明が大きな課題となっている．

　単一遺伝子疾患は，筋ジストロフィー，Huntington 病などのように，特定の遺伝子に変異が生じることによって発症する疾患である．遺伝形式の点では，常染色体優性遺伝性疾患，常染色体劣性遺伝性疾患，X連鎖性劣性疾患などが代表的である．頻度の点ではまれであるものの，病因遺伝子が確定できれば，その変異によって生じる病態機序の解明が可能となり，その成果は，治療法開発研究につながる．このような研究の発展により，治療法が実現した遺伝性神経疾患も出始めている．

　孤発性疾患の発病機構は，まだ十分には解明されていない．一般的には，いくつかの遺伝的要因や環境要因などが複合して発症すると考えられている．Alzheimer 病を例に挙げれば，早期の段階からアミロイドβ蛋白が老人斑として沈着すること，疾患の進行とともに異常にリン酸化されたタウ蛋白を主成分として，神経原線維変化が形成されることが知られており，このプロセスは家族性 Alzheimer 病でも，孤発性 Alzheimer 病でも共通していると考えられている．家族性 Alzheimer 病では，アミロイドβ蛋白の前駆体である，アミロイド前駆体蛋白（amyloid precursor protein：APP）遺伝子や，APP のプロセッシングに関与する，*presenilin 1*（*PS1*），*presenilin 2*（*PS2*）などの遺伝子に変異が存在する例が知られており，上記の生化学的プロセス（アミロイドβ蛋白の沈着から始まり，タウ蛋白が凝集して封入体を形成する）の重要性が支持される．しかしながら，孤発性 Alzheimer 病においては，どのような機序によってこれらの生化学的プロセスが生じるのかについては，まだ十分には解明されていない．このように，孤発性疾患の病因機序はいまだ十分には解明されていないものの，基本的な病態機序のプロセスは，家族性疾患のそれと共通する点が多いと考えられ，その病因，病態機序の解明が強く望まれる．

　疾患の発症機構を，ゲノムの視点から整理した考え方を図 8-1 に示す．ゲノム上の多様性は，

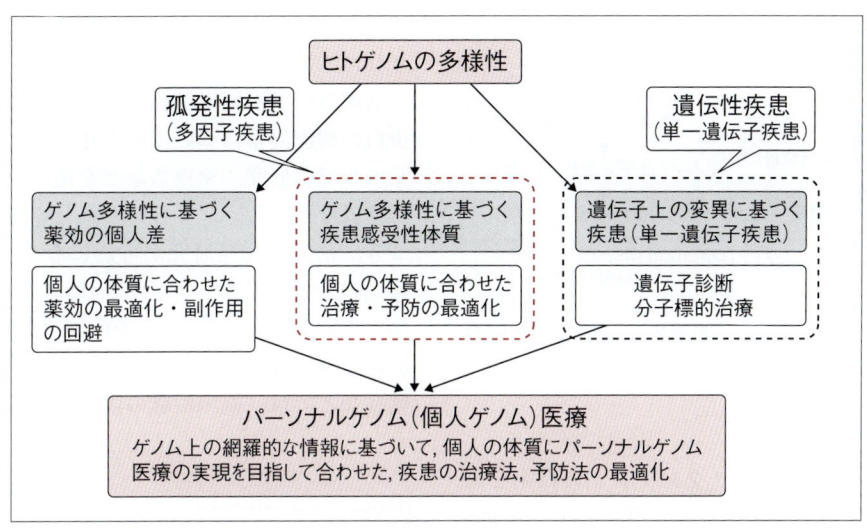

図8-1 ゲノムの多様性からみた疾患の発症機構

単一遺伝子疾患，孤発性疾患において疾患の発症に深く関与していると考えられる．ここでは触れないが，薬剤応答に関する個人間での違い（薬効に個人差がある，副作用の出やすさに個人差があるなど）にも，薬剤代謝にかかわる遺伝子などの多様性が関与している．このように，ゲノム上の多様性は，疾患の発症や薬剤応答などに幅広く関連しており，将来は，一人ひとりについて，このような個人ゲノム（パーソナルゲノム）上の多様性（約300万か所くらい存在している）がどのように疾患の発症や薬剤応答にかかわるかを把握し，診断，治療を最適化していくパーソナルゲノム医療が実現するものと期待されている．

II. 単一遺伝子疾患
―病因遺伝子，病態機序の解明から治療法の確立へ―

単一遺伝子疾患の病因遺伝子の解明は，1980年代になって，分子遺伝学に基づく研究手法が確立され，その解明研究が大きく発展した．具体的には，家系内の発症者，非発症者の方々に協力をいただき，全染色体をカバーするように多くのDNA多型マーカーを用いた解析を行う．染色体上の特定の位置のDNA多型マーカーについて，特定の多型パターンが発症者のすべてに，あるいは，高頻度に共有されている場合には，このDNA多型マーカーの位置と疾患遺伝子座が近傍に存在していることを意味している．このような状況を疾患遺伝子座と当該DNA多型マーカーが連鎖しているという．このアプローチは，DNA多型マーカーと疾患遺伝子座の間に連鎖があるかどうかを調べることに基づいているので，連鎖解析（linkage analysis）と呼ばれる．染色体上のDNA多型マーカーと疾患遺伝子が接近していれば，それらの間で減数分裂時に組み換えを生じる確率はきわめて低くなる．一方で，DNA多型マーカーと疾患遺伝子座の間の距離が大きくなるにしたがい，組み換えを生じている例が増えていく（発症者であるのに，特定の多型パターンを共有していない）．このように，組み換えの頻度によって，DNA多型マーカーと疾患遺伝子座の間の距離（正確には遺伝的距離）を推定することができる．実際には，事前に疾患遺伝子の場所はわかっていないので，全染色体をカバーするように多型マーカーを順次調べていくことになる．解析する必要のあるDNA多型マーカーの数としては，マイクロサテライトマーカーであれば，800個程度調べれば連鎖を証明できることが多い．マイクロサテライトマーカーの解析は，自動化しにくく，解析に長時間を要する（半年程度かかることが多い）．しか

```
遺伝性(家族性)疾患       孤発性疾患
      ↓                    ↓
   家系の集積          大規模検体の集積
      ↓              (患者および健常者)
 疾患の遺伝子座(連鎖解析)      ↓
      ↓            ゲノムワイド関連解析(GWAS)
  変異遺伝子の解明            ↓
      ↓              疾患感受性遺伝子の解明
 ポジショナルクローニング
                   common disease-common
                      variants 仮説
```

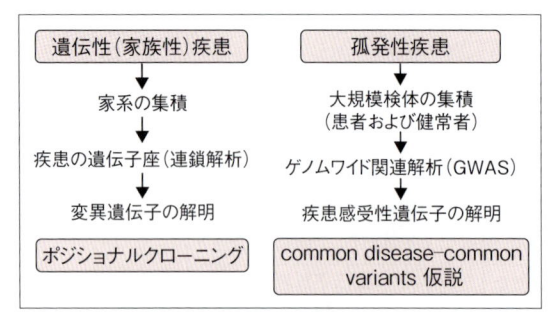

図8-2 単一遺伝子疾患，孤発性疾患の発症に関与する遺伝的要因の探索法

し，最近では，DNAマイクロアレイの技術を用いて，1万～50万個の1塩基多型(single nucleotide polymorphisms：SNPs)マーカーを一度の実験で解析することが可能になっており，1～2週間程度で連鎖解析を完了することができるようになっている．

連鎖解析により，疾患遺伝子の存在するおおよその場所が同定できれば，その領域内に存在する遺伝子を網羅的に解析し，発症者に共通して変異が存在する遺伝子をまず見いだす．その遺伝子が当該疾患の病因遺伝子であるかどうかの証明は，複数の家系を解析することで，特定の遺伝子に集中して変異が存在することを証明する，あるいは見いだされた変異が機能異常を引き起こすことを生化学的な研究によって証明することなどにより行う．

このような一連のアプローチは，現在ではポジショナルクローニング(疾患の位置を決めて，その位置に存在する病因遺伝子を同定するという意味)と呼ばれるようになっている(**図8-2**)．2003年にヒトゲノム配列の解読が完了し，現在では，ゲノム上に存在する遺伝子についての豊富な情報が得られているので，病因遺伝子の探索研究は加速度的に効率化してきている．次世代シーケンサーと呼ばれる高速シーケンサーの実用化により，病因遺伝子の探索研究が飛躍的に加速してきている．ポジショナルクローニングがもたらした最も重要な点は，疾患の病態機序について，従来からの病理学や生化学的な研究で手がかりが得られていなくても，遺伝学の原理に基づいてその病因遺伝子を直接的に同定することを可能にした点である．このことにより，これまでは病因が未解明であった多くの疾患について，病因解明が達成されたのである．

病因遺伝子が同定されれば，次の段階は，変異蛋白の機能異常についての生化学的な研究，細胞レベルでの研究，マウスなどを用いたモデル動物の作成などを行う．さらにこれらの研究成果に基づき，治療法開発研究が可能になる．すなわち，疾患の分子病態機序が解明されれば，その病態機序を標的とした治療法(分子標的治療)の開発が可能になる．最近の研究成果として，球脊髄性筋萎縮症などでは，臨床治験の段階にまで発展している．

III. 多因子疾患(孤発性疾患)へのアプローチ

家族性発症がみられない，孤発性神経疾患の病態機序はまだ十分には解明されていない．上述したように，一般的には，体質とでも呼ぶべき，複数の遺伝要因と，環境要因が複合して発症するのではないかと考えられている．最近では，発症に関与する遺伝的要因(疾患感受性遺伝子)の解明が可能になってきており，その成果に基づき孤発性疾患の病因，病態機序の解明が実現するのではないかと期待されている．

疾患感受性遺伝子の存在は，これまでの臨床遺伝学的な研究で明確に示されている．たとえば，Alzheimer病[1]，Parkinson(パーキンソン)病[2]，筋萎縮性側索硬化症[3]などでは，発症者の同胞が当該疾患に罹患する確率は，5～10倍程度高いことが示されている(**表8-1**)．疾患感受性遺伝子の探索については，これまでcommon disease-common variants仮説に立つ研究が主流であった．すなわち，頻度の高い疾患については，一般集団のなかで一定の割合で疾患感受性遺伝子の変異が存在すると考えられ，それらは染色体上の特定の領域を代表するようなDNA多型マーカーを用いることにより見いだすことができるという考え方である(**図8-2**)．具体的には，発症者集団と健常者集団について，全ゲノムをカバーするように50万個程度のSNPs解析を行い，ここの

マーカーの多型パターンの頻度が患者集団で有意に異なっているようなマーカーを見つけるのである．さらに，そのマーカーの周辺を高密度に調べることにより，疾患感受性遺伝子と疾患感受性に関与する変異を同定していくのである．このような研究は，ゲノムワイド関連解析（genome-wide association study：GWAS）と呼ばれる．GWASによって，多くの疾患について，疾患感受性遺伝子が見いだされてきているが，GWAS によって見いだされる疾患感受性遺伝子の疾患に対する影響度（オッズ比などがよく用いられている）は 2.0 以下と小さいものが多く，その病態機序を十分説明できるには至っていない．同胞の再発危険率の高さ，すなわち，heritability を十分に説明できる遺伝的要因の解明は GWAS によっては見いだされておらず，このジレンマが，"missing heritability"として，注目されるようになってきている[4,5]．

ここで，Parkinson 病の最近の研究成果を紹介する（表 8-2）[6,7]．これまでの臨床的観察から，Gaucher（ゴーシェ）病患者の両親のいずれかなどに Parkinson 病の発症者が多く，家族集積性のあることが知られていた[8]．Gaucher 病は，常染色体劣性遺伝性疾患で，ライソゾームの加水分解酵素の一つである glucocerebrosidase の欠損によって，その基質である glucocerebroside が主として網内系の細胞に蓄積し，肝脾腫を主症候とする疾患である．それぞれ 500 人規模の Parkinson 病患者，健常者を解析したところ，Parkinson 病患者の 9.4％ が glucocerebrosidase 遺伝子（GBA）の変異の保因者であり，一方，健常者では，0.4％ が保因者で，オッズ比が 28 倍（95％ 信頼区間が，7.3-238.3）であることが見いだされた[6]．さらに，国際共同研究による大規模なメタ解析でも確かめられた[7]．興味深いことに，同じ Parkinson 病患者でも，GBA 遺伝子変異の保因者は，非保因者と比べて発症年齢が 6 年ほど若いことが見いだされている．

Parkinson 病で見いだされた疾患感受性遺伝子としての GBA の発見は，今後の疾患感受性遺伝子の研究に重要な示唆を与える．すなわち，影響度の大きい疾患感受性遺伝子の探索には，common disease-common variants 仮説では不十分で，common disease-multiple rare variants 仮説の重要性を示している（図 8-3）．Parkinson 病患者で見いだされる GBA 変異は多種類のものが存在し，これらは，GWAS では見いだすことができず，塩基配列の解析が必要であった．今後，影響度の大きい疾患感受性遺伝子の探索研究では，ゲノム上の全遺伝子を対象とした，塩基配列レベルの解析が必要になってくる．現在，次世

表 8-1　神経疾患の発症に関与する遺伝的要因

疾患	λs（同胞の発症危険率）	references
Parkinson 病	6.7	N Engl J Med (2000)
Alzheimer 病	5.0	Science (1997)
筋萎縮性側索硬化症（ALS）	16.8	Ann Neurol (2009)

表 8-2　Parkinson 病で見いだされた疾患感受性遺伝子

variants	Parkinson disease	controls	odds ratio (95% CI)	
GBA *	9.4%	0.4%	28.0 (7.3-238.3)	resequencing
SNCA (rs11931074)**	36%	42%	1.37 (1.27-1.48)	GWAS
LRRK2 (rs1994090)**	10%	8%	1.39 (1.24-1.56)	GWAS
BST1 (rs11931532)	47%	42%	1.24 (1.15-1.33)	GWAS
PARK16 (rs947211)**	42%	50%	1.30 (1.21-1.39)	GWAS

* Mitsui et al : Arch Neurol, 2010.　** Satake et al : Nature Genet, 2009.

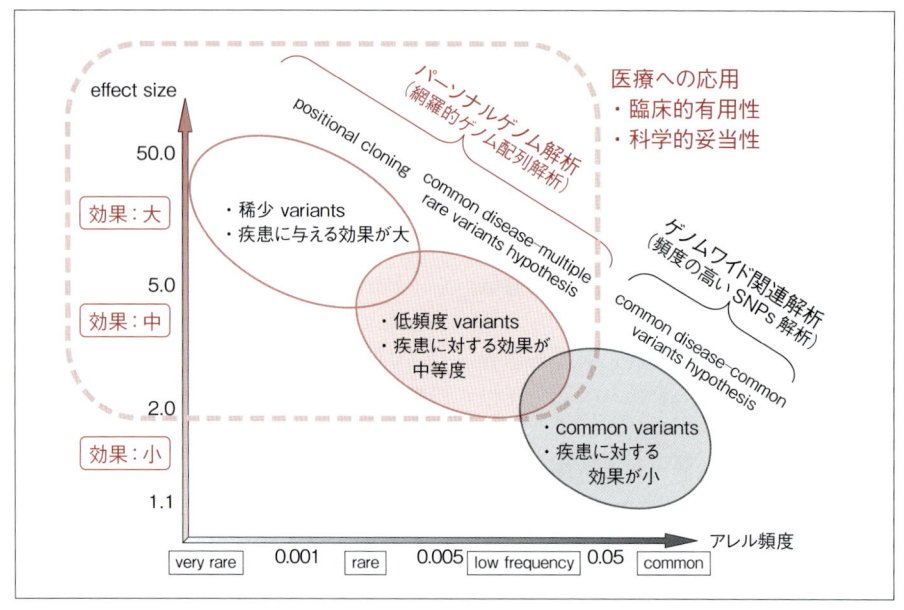

図8-3 アレル頻度とeffect sizeに基づく疾患関連遺伝子探索のパラダイム
〔Tsuji S : Genetics of neurodegenerative diseases: insights from high-throughput resequencing. Hum Mol Genet 19(R1) : R65-R70, 2010〕

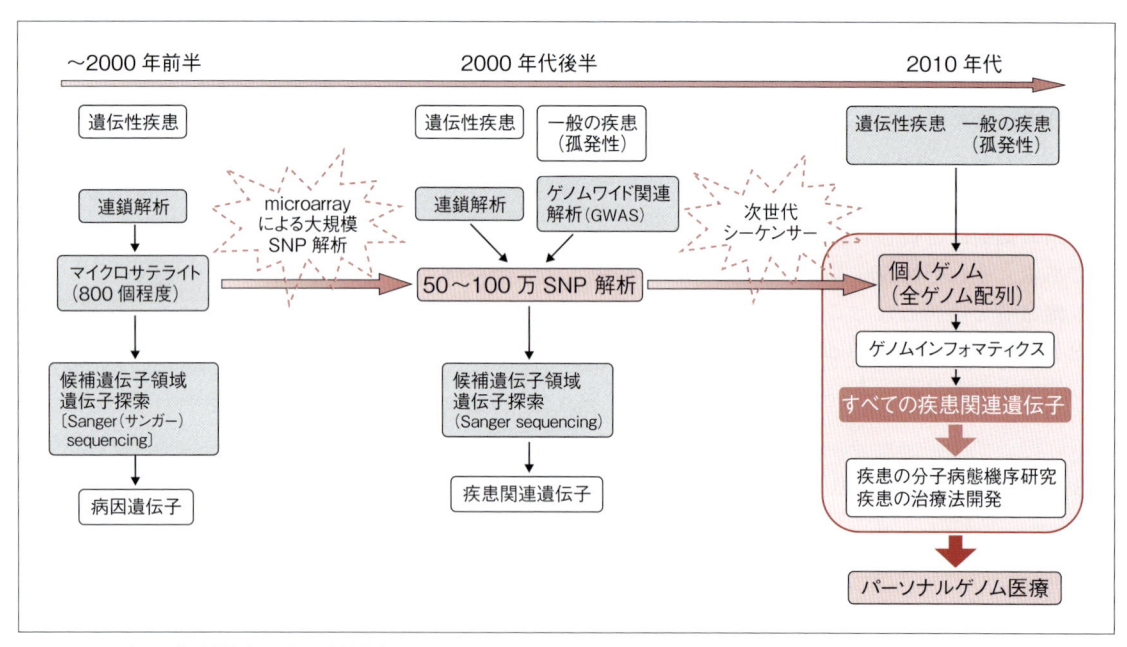

図8-4 ゲノム解析能力の爆発的増大とゲノム医学研究のパラダイムシフト

代シーケンサーが実用化され，全ゲノムの塩基配列を網羅的に解析することが可能になってきており，今後，疾患感受性遺伝子の研究が飛躍的に発展するものと期待されている（図8-4）．

Parkinson病におけるGBAのようなオッズ比の高い遺伝的要因としては，以前からAlzheimer病におけるApoE4が知られている[9]．もともとApoE4は，遅発型家族性Alzheimer病の連鎖解析から見いだされたものであるが，孤発性のAlzheimer病においても，ApoE4アレルを1つ

有すると，発症年齢が10年ほど早発化することが知られており，Parkinson病における*GBA*と同じような現象が観察される．

*GBA*の変異，*ApoE4*が，それぞれParkinson病，Alzheimer病の発症にどのような役割を果たしているかという点については，興味深いところではあるが，まだ未解明の点が多く，現在，精力的な研究が進められている．

このような疾患感受性遺伝子についての知見は疾患の病態機序を理解するうえで重要な鍵を握っていると考えられるが，診断に直接応用できるかという点では注意が必要である．Parkinson病における*GBA*の変異，Alzheimer病における*ApoE4*は，発症者において，有意に高頻度に観察されるものの，逆に，健常者であっても，一定の頻度でこのような疾患関連アレルを有しているので，診断確定に用いることは現時点ではできない．将来的には，このような疾患に対する影響度の大きい遺伝的要因が網羅的に見いだされれば，その科学的妥当性，臨床的有用性を考慮に入れて診療に応用することが可能になるのではないかと考えられている．

IV. 遺伝子解析の診療への応用

遺伝性神経疾患の多くについて，その病因遺伝子が同定され，神経内科診療において遺伝子診断のもつ役割が大きくなっている．2010年の時点で，進行性筋ジストロフィー，家族性アミロイドポリニューロパチー，脊髄性筋萎縮症，球脊髄性筋萎縮症，中枢神経白質形成異常症，Gaucher病，Fabry（ファブリ）病，Huntington病などの疾患で，遺伝子診断が保険収載されるようになっている．遺伝子診断は，診断を確定できるという点で，診断上の意義が高く，遺伝性神経疾患の診療を進めるうえで重要な役割をもっている．また，Fabry病をはじめとするライソゾーム病に対する酵素補充療法の実現など，診断確定が治療に結びつく場合も増えてきている．一方で，家族を含めた遺伝に関係することについての適切な配慮が必要となる．日本神経学会では，2009年に，「神経疾患の遺伝子診断ガイドライン2009」を発行している[10]．ここでは，その概要を紹介する．詳細については，ぜひ，このガイドラインを参照していただきたい．2011年には，日本医学会から，「医療における遺伝子的検査・診断に関するガイドライン」が発表されており，こちらも参照していただきたい（http://jams.med.or.jp/guideline/genetics-diagnosis.html）．

神経疾患における遺伝子診断は，特定の遺伝子，染色体を対象に，ヒト生殖細胞系列における疾患特異的な変異の有無を検査することである．その目的は，疾病の確定診断（あるいは鑑別・除外診断）である．一般に診療現場における遺伝子診断の役割は，幅が広い．診療の一環として診断を確定する場合，すなわち一般検査と同等ないしその延長上として位置づけることができるものから，発症前診断のように遺伝カウンセリングの役割が大きい場合などさまざまであると考えられる．

診断の確定は，診療において根幹をなすものである．神経疾患では，遺伝子診断を行って初めて診断が確定できる疾患が少なからずあり，神経内科診療において遺伝子診断の占める意義，役割は大きい．一方，臨床的に可能性が高いと考えて遺伝子診断を行った場合であっても，結果としてはその疾患が除外されることになる場合も少なくなく，遺伝子診断は，鑑別診断を進めるうえでの重要な検査の一つとして位置づけられる．さらに重要なこととして，診断の確定により，その疾患に関する，症状や臨床経過，予後，治療法，療養上の対処方法，その疾患の遺伝に関する情報など，多くの情報が提供できる．最近では，酵素補充療法をはじめとして，治療法が確立されつつある遺伝性神経疾患も増えてきている．

疾患によっては，変異の種類に基づき，病型の特徴，臨床重症度，治療に対する反応性の違いなどの予測が可能な場合もある．逆に，副腎白質ジストロフィーのように遺伝子変異の種類によって病型を予測できない疾患もあり，その限界点についても認識しておく必要がある．このように，遺伝子診断の実施にあたってはその意義，有用性および限界をよく把握して進める必要がある．

神経疾患のなかには神経難病と呼ばれる疾患が少なくなく，患者，家族にとって療養のうえでさまざまな負担が大きい．患者にとって，遺伝子診

断に基づく診断は，診断が確定するという期待がある一方，診断そのものに対する不安が同居していることも多く，家族に対する心配ということもある．こうした患者，家族の心理面での葛藤なども含めて深く理解し，十分な傾聴と共感のうえに立って，診療を進めることが肝要である．このような過程で提供される医療の質が患者と家族を支えていく．このような面にも十分な配慮をはらって，遺伝子診断を進めていくことが重要である．

A. 遺伝子診断の進め方

　遺伝子診断を進めるにあたっては，何よりも，臨床症候の特徴や，発症年齢，想定される遺伝形式，疾患の頻度などを考慮して，可能性の高い疾患を臨床診断の立場から絞り込んでおくことが大切である．そのようにすることによって，遺伝子診断のプロセスを効率的なものとすることができる．

　遺伝子診断の具体的な進め方は，通常，末梢血の白血球からゲノム DNA を抽出して解析する．遺伝子解析の方法は，専門的になってしまうが，検出したい変異の種類に応じた解析法を用いることが必要であり，逆に，すべての変異を検出できる万能的な方法はないことを知っておく必要がある．代表的な変異である点変異を見いだしたいという場合は，ポリメラーゼ連鎖反応(polymerase chain reaction：PCR)により当該遺伝子のエクソン部分を増幅し，得られた PCR 産物を用いて直接塩基配列解析を行う．ただし，疾患によっては，欠失や挿入変異，コピー数の変化，CAG リピートなどのリピート配列の伸長など，さまざまな変異がありうるので，それらの変異の検出に適した方法を用いることが必要である．ミトコンドリア DNA の変異を疑う場合，点変異は通常の塩基配列で解析できるが，正常のミトコンドリア DNA と変異ミトコンドリア DNA が混在する(ヘテロプラスミー)ことが多く，解析の際に配慮すべきことである．また，慢性進行性外眼筋麻痺(chronic progressive external ophthalmoplegia：CPEO)などでは，ミトコンドリア DNA の欠失が存在することが多いが，筋組織の分析でないと検出できないことが多く，注意が必要である．

　遺伝子解析の結果の解釈については，既知の変異であるのかどうか，その変異の浸透率はどの程度であるか，新規のものであってもストップコドンが生じるような明らかに病気の原因となるような変異であるのか，これまでに報告のない新規変異であるのかなど，吟味する必要がある．特に，新規変異の場合，それが病気の原因ではなく，まれな多型であるのか，あるいは疾患発症の原因となっている新規の変異であるのかの解釈がむずかしい場合がある．このような場合には，その解釈について専門家の意見を求めることも大切である．先天性代謝異常症などのように酵素活性の測定など，生化学的方法で遺伝子産物の機能が解析できる場合には，生化学的分析も検討する．遺伝子診断においては，変異の種類によって診断の感度が異なってくる点も配慮しておく必要がある．たとえば，Duchenne(デュシェンヌ)/Becker(ベッカー)型筋ジストロフィーでは，欠失変異が多く，70% の症例で欠失や重複変異が存在する．しかしながら，30% の症例では，欠失/重複変異の検出法[multiple ligation product による方法(MLP 法)，array comparative genomic hybridization(アレイ CGH)などいくつかの方法がある]では，変異が検出できないので，変異の種類がどのようなものが多いのか，その方法論で検出できない変異がどの程度あるのかなど，用いる解析方法の感度についてもよく把握しておく必要がある．

　プリオン病では，プリオン遺伝子上の頻度の高い多型が，病型の修飾因子として注目されており，このような多型の分析を目的とした遺伝子解析がよく行われているが，孤発例でありながら家族性プリオン病の病因遺伝子が予期しない形で見いだされることもあり(浸透率の低い変異の場合，家族歴がなく，孤発性の疾患であるようにみえることが多い)，遺伝子解析にあたっては，このようなことにも配慮した事前の説明が重要となる．

　遺伝子診断の結果を診療に反映するうえでは，診断が確定できることは診療の出発点として重要なことであるが，診断確定にとどまらず，臨床病型や臨床経過などについて，どの程度予測できるか，あるいは予測ができないかなど，遺伝子型-表現型相関(genotype-phenotype correlation)に関する情報が診療上重要となる．フェニルケトン尿症などでは変異の種類によって治療への反応性

が異なることもいわれており，そのような情報も有用である．また，治療法が確立されていない疾患であっても，そもそも，診断が確定することによって，その後の療養上有用な情報を提供することができる点も重要である．診断が確定することは医療の出発点であり，治療法の有無にかかわらず，診断確定の意義をよく理解しておく必要がある．

B. 遺伝子診断の際の留意点

遺伝子診断によって得られる遺伝情報は家族・血縁者に一定の割合で共有されている（共有性）．また遺伝子情報は生涯にわたって変わることがない（不変性）．遺伝子解析で診断を確定するということは，発症者のみならず，家族全体の診断につながることを理解しておく必要がある．すなわち，疾病の原因となる遺伝子変異が同定されている場合，同一疾患を発症する可能性（遺伝的リスク）を一定の割合で共有する．疾患を発症していないあるいは発症について未知の家族・血縁者が，結婚，挙児，就業などに関する意思決定など，将来の人生設計のための情報を得ることを目的に遺伝子診断を希望することがありうる．これらの疾患を発症していないあるいは発症について未知の者に対する遺伝子診断には発症前診断，保因者診断などが含まれる．

遺伝情報は，個人のプライバシーに深くかかわるものであるので，診療の一環といえども，遺伝情報を取得するにあたっては，本人の自己決定権，プライバシーの保護，守秘義務など十分な配慮が必要である．診療の一環として診断を確定するために遺伝子診断を行う場合であっても，診断を確定するという点だけでなく，遺伝子診断をすることは家系全体を診断するということも含んでいる．そのため遺伝子診断を行うに際しては，遺伝に関する十分な説明やカウンセリングが重要となる．遺伝子診断の意義についての十分な説明を行うには，対象とする疾患についての専門的な理解と臨床遺伝学的な理解との2点が重要である．いずれの点も十分に踏まえて遺伝子診断を進めなければならないが，診療における確定診断を目的とした遺伝子診断では前者のもつ意味が大きく，神経内科医が中心的な役割を果たす必要がある．後者の場合も，遺伝カウンセリングに神経内科が積極的にかかわることは，よりよい全人的な診療を実現するうえで重要である．必要に応じて臨床遺伝専門医や遺伝カウンセラーなどの遺伝医学の専門家と連携してチーム診療を進めることも，有効なアプローチである．

◆◆◆文献◆◆◆

◆Ⅱの項

1) Scott WK, Pericak-Vance MA, Haines JL : Genetic analysis of complex diseases. Science 275 : 1327, 1997
2) Sveinbjornsdottir S, Hicks AA, Jonsson T, et al : Familial aggregation of Parkinson's disease in Iceland. N Engl J Med 343 : 1765-1770, 2000
3) Fang F, Kamel F, Lichtenstein P, et al : Familial aggregation of amyotrophic lateral sclerosis. Ann Neurol 66 : 94-99, 2009
4) Manolio TA, Collins FS, Cox NJ, et al : Finding the missing heritability of complex diseases. Nature 461 : 747-753, 2009
5) Tsuji S : Genetics of neurodegenerative diseases: insights from high-throughput resequencing. Hum Mol Genet 19(R1) : R65-R70, 2010
6) Mitsui J, Mizuta I, Toyoda A, et al : Mutations for Gaucher disease confer high susceptibility to Parkinson disease. Arch Neurol 66 : 571-576, 2009
7) Sidransky E, Nalls MA, Aasly JO, et al : Multicenter analysis of glucocerebrosidase mutations in Parkinson's disease. N Engl J Med 361 : 1651-1661, 2009
8) Goker-Alpan O, Schiffmann R, LaMarca ME, et al : Parkinsonism among Gaucher disease carriers. J Med Genet 41 : 937-940, 2004
9) Corder EH, Saunders AM, Strittmatter WJ, et al : Gene dose of apolipoprotein E type 4 allele and the risk of Alzheimer's disease in late onset families. Science 261 : 921-923, 1993
10) 日本神経学会神経疾患の遺伝子診断ガイドライン作成委員会：神経疾患の遺伝子診断ガイドライン2009. 医学書院，東京，2009

第9章 先天性代謝異常

I. 脂質代謝異常症

1. スフィンゴ脂質(sphingolipids)の代謝

　神経系にはスフィンゴ脂質をはじめとして，多量の脂質が存在する．これらのスフィンゴ脂質はライソゾームにおいて糖鎖部分が加水分解を受け分解されていくが，この加水分解酵素が先天的に欠損すると，その基質であるスフィンゴ脂質が蓄積する．その蓄積は，神経系における活発なスフィンゴ脂質の代謝を反映して，主として神経系に蓄積が生じる．このような一群の疾患をスフィンゴリピドーシス(sphingolipidosis)と呼ぶ．本章では，スフィンゴリピドーシスとして分類される疾患に加えて，他のライソゾーム酵素欠損症として，ムコ多糖症，糖蛋白代謝異常症，さらにライソゾーム酵素欠損症ではないが，遺伝性脂質代謝異常症として副腎白質ジストロフィー，Bassen-Kornzweig(バッセン・コルンツヴァイク)病，Refsum(レフスム)病についても触れる．

　スフィンゴ脂質の代謝経路と，欠損酵素の位置を図9-1に示す．いずれの疾患も頻度としてはまれな疾患であるが，小児期発症の典型例についてはその臨床的な特徴から，臨床診断は比較的容易である．最近になり軽症例や成人発症例など非典型的な臨床像を呈する症例も数多く報告されてきており，このような例では診断には注意を要する．

【診療上のポイント】

　臨床的な観察から少しでも本疾患群の可能性が考慮される場合は，積極的に酵素活性の測定を行うことが重要である．ルーチンで行われる合成基質を用いた酵素活性の測定で手がかりが得られない場合には，直腸粘膜生検などを行い，神経細胞内に膜様細胞質小体(membranous cytoplasmic body : MCB)を証明するなど，病理形態学的に脂質蓄積を証明することが必要になる場合もある．

　知的機能の退行やさくらんぼ赤色斑(cherry-red spot)がみられる場合には，神経細胞に何らかの蓄積症，特にスフィンゴリピドーシスと呼ばれる一群の疾患やムコ多糖症，糖蛋白代謝異常症を考慮する．骨格系の異常(ガーゴイル様顔貌，低身長，骨格の変形など)を認めるときは，ムコ多糖症，糖蛋白代謝異常症などを考える．皮膚の被角血管腫(angiokeratoma)がみられる場合には，Fabry(ファブリ)病のほかに，ガラクトシアリドーシス，フコシドーシスなどの疾患の可能性を考慮する．MRI，CTなどで大脳白質にびまん性の脱髄所見が認められるときは白質ジストロフィーを考慮するが，その際には末梢神経障害がどの程度存在するかという点が重要になる．末梢血塗抹標本の観察でリンパ球の空胞化を認めれば，リピドーシス，ムコ多糖症，糖蛋白代謝異常症などの蓄積症の可能性を示唆し参考となる．

2. G_{M1}-ガングリオシドーシス
　　(G_{M1}-gangliosidosis)

【遺伝】

　遺伝子座は第3染色体(3p21-p14.2)に存在し，

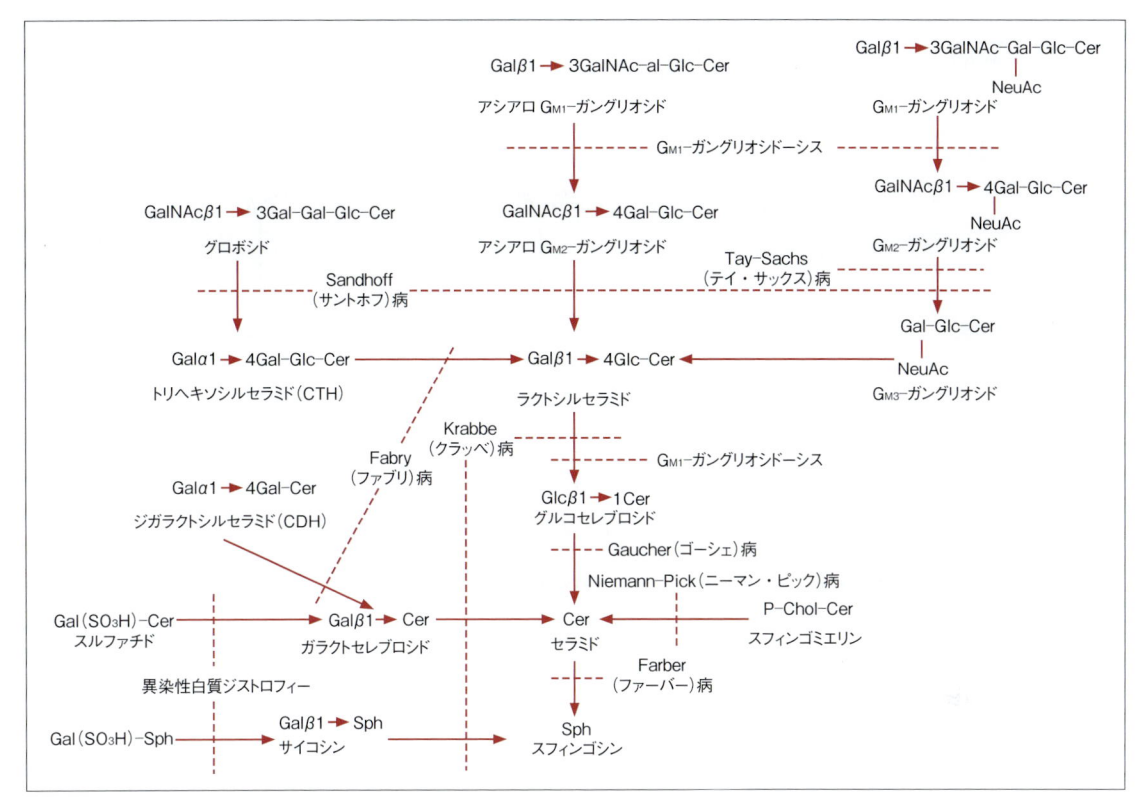

図9-1 スフィンゴ脂質の代謝とスフィンゴリピドーシスにおける欠損酵素
NeuAc：N-acetylneuraminic acid，GalNAc：N-acetylgalactosamine，Gal：galactose，Glc：glucose，P-Chol：phosphorycholine，Cer：ceramide．

遺伝形式は常染色体劣性遺伝である．

【病態生理・生化学】

ライソゾーム酵素の1つである G_{M1}-ガングリオシド β-ガラクトシダーゼ（G_{M1}-ganglioside β-galactosidase）が遺伝的に欠損することにより，神経系には G_{M1}-ガングリオシドが，また腹腔内臓器にはムコ多糖および糖蛋白が蓄積する疾患である．なお，ムコ多糖症のなかでムコ多糖症ⅣB〔Morquio（モルキオ）症候群 B 型〕ではやはり同じ β-ガラクトシダーゼが欠損するが，その場合は変異 β-ガラクトシダーゼによる G_{M1}-ガングリオシドの加水分解は比較的可能であるために，中枢神経症状を呈さず，骨格系の変化のみを呈しムコ多糖症の臨床型をとると考えられている．

病理学的には，神経細胞内に膜様細胞質小体を認める．そのほか，Hurler（ハーラー）病などのムコ多糖症に認められるものと同様の細胞内封入体を肝などに認める．

【臨床症候】

発症年齢から，次の3型に分類される．

1) 乳児型（infantile G_{M1}-gangliosidosis, type 1）

生後6か月までに発症する．哺乳障害，体重増加不良，進行性の精神運動発達遅滞，退行がみられる．末期には除脳硬直状態となる．cherry-red spot は半数の症例でみられる．そのほか，ムコ多糖症様の身体的特徴（ガーゴイル様顔貌，肝脾腫，骨格の変形など）を認める．

2) 若年型（juvenile G_{M1}-gangliosidosis, type 2）

発症年齢は1歳ごろ以降．運動失調，内斜視，巧緻運動の障害などがみられ精神運動発達遅滞，退行，てんかんなどを示すが，乳児型と比較すると症状はやや軽い．

3) 成人型（adult G_{M1}-gangliosidosis, type 3）

発症年齢は10歳前後くらいのことが多いが，成人になってからの発症例もまれにある．初発症状は歩行障害のことが多く，構音障害もよくみられ，顔面や，四肢のジストニアなどの錐体外路症

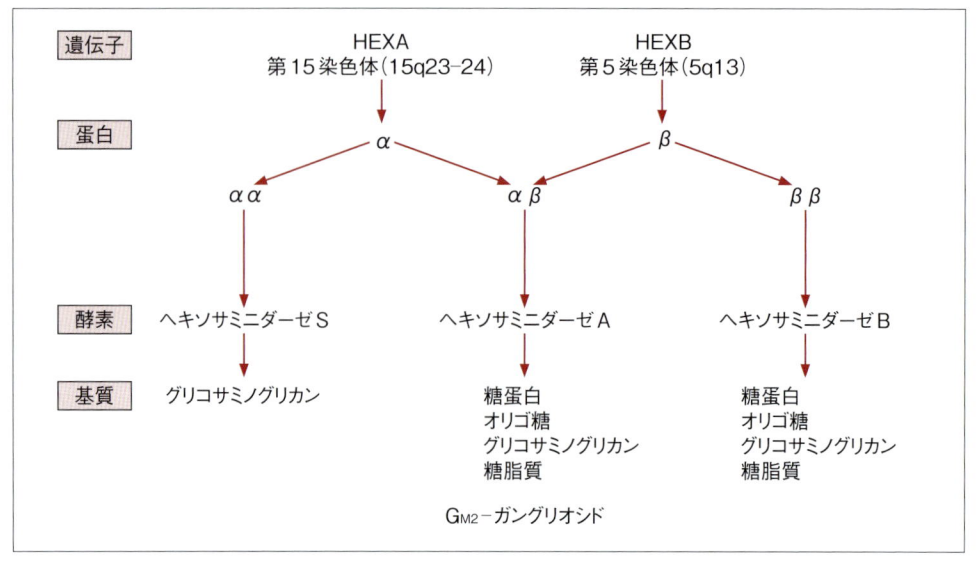

図9-2 ヘキソサミニダーゼシステムと G_{M2}-ガングリオシドの代謝

状が特徴的な臨床症状であることが多い．知能障害はないか，あっても軽度である．

【診断】

小児例ではスフィンゴリピドーシスを疑わせる臨床症状（精神発達遅滞や認知症）があり，ガーゴイル様顔貌や骨格の変形などがあれば，また成人例では，ジストニアなどの錐体外路症状に軽度の骨格の変形などをみれば本症を疑う．確定診断は，末梢血白血球のβ-ガラクトシダーゼ活性の欠損を証明することにより行う．

【鑑別診断】

ムコ多糖症，糖蛋白代謝異常症として分類される疾患が鑑別診断の対象となる．成人例でジストニアが主症状の場合には，特発性捻転ジストニア，Wilson（ウィルソン）病，Hallervorden-Spatz（ハラーフォルデン・シュパッツ）病，パーキンソニズムを呈する疾患なども鑑別する必要がある．

【治療】

現在のところ根本的な治療法は確立されていないが，遺伝子変異の解析など分子遺伝学的な研究はたいへん進んでおり，遺伝相談に応用されている．

3. G_{M2}-ガングリオシドーシス
（G_{M2}-gangliosidosis）

【病態生理・生化学】

G_{M2}-ガングリオシドは，ライソゾームにおいて活性化蛋白（activator protein）の存在下にβ-ヘキソサミニダーゼ（hexosaminidase：HEX）Aによって加水分解を受け代謝される．したがって，β-ヘキソサミニダーゼAまたは活性化蛋白のいずれかの遺伝的欠損により，中枢神経系の神経細胞のライソゾーム内にG_{M2}-ガングリオシドの蓄積が生じる．ヘキソサミニダーゼには，ヘキソサミニダーゼAおよびBと呼ばれる2種類の酵素があり，ヘキソサミニダーゼAはα-サブユニットとβ-サブユニットで構成され，ヘキソサミニダーゼBはβ-サブユニットのみから構成される．したがってG_{M2}-ガングリオシドーシスは，酵素学的には次に示すように3つの場合がある（図9-2）．

①ヘキソサミニダーゼα-サブユニットの欠損によりヘキソサミニダーゼA欠損を生じる場合（B variantとも呼ばれる）．

②ヘキソサミニダーゼβ-サブユニットの欠損によりヘキソサミニダーゼAおよびBの欠損が生じる場合（O variantとも呼ばれる）．

③活性化蛋白の欠損により，β-ヘキソサミニダー

ゼA蛋白そのものには異常はないのにG_{M2}-ガングリオシドの加水分解ができずG_{M2}-ガングリオシドの蓄積をきたす(AB variantとも呼ばれる).

これらの3つの疾患の識別は,酵素学的な解析により行われる.

病理学的変化は神経系に認められ,大脳皮質,小脳では神経細胞は減少し,残存した神経細胞は脂質の蓄積のために膨化し,核は偏在する.電子顕微鏡による観察では,神経細胞質中に層状の膜様細胞質小体が多数観察される.

1) Tay-Sachs(テイ・サックス)病

【遺伝】

第15染色体(15q23-24)に存在する$β$-ヘキソサミニダーゼ$α$-サブユニット遺伝子に異常があることにより,$β$-ヘキソサミニダーゼAの欠損を生じる.遺伝形式は常染色体劣性遺伝を示す.

【病態生理・生化学】

Tay-Sachs病は乳児期に発症して,重度の精神運動発達遅延を呈するものを指すが,このほかにも発症年齢の違いにより,以下に示すような病型が知られている.発症年齢の違いに関しては,G_{M2}-ガングリオシドに対する$β$-ヘキソサミニダーゼAの残存活性と相関があるといわれている(Tay-Sachs病では正常値の0.1%, late-infantile formでは0.5%, adult formでは2〜4%).

【臨床症候】

a) Tay-Sachs病

生後6か月ころから,周囲に無関心となり,精神運動発達が停止し,さらに退行する.音に対し過敏となり,音に誘発されるミオクローヌスがよく観察される.眼底黄斑部にcherry-red spotが出現し,視力は漸次低下する.初期には筋緊張は低下するが,後には亢進してくる.痙攣発作がみられるようになり,次第に除脳硬直状態となり,2〜3歳ごろまでに死亡する.

b) 若年型(juvenile G_{M2}-gangliosidosis)

発症年齢は2〜6歳ごろで,精神運動発達遅滞,運動失調,痙性,てんかん,視力低下などが徐々に進行し,10〜12歳には寝たきりの状態となることが多い.乳児型と比較してcherry-red spotの出現頻度は低い.このほかにも,発症は幼児期であるが知能は比較的保たれ,脊髄小脳変性症様の症状を呈し,進行は緩徐で成人まで生存する例も知られている.

c) 成人型(adult G_{M2}-gangliosidosis)

発症は遅く,脊髄小脳変性症に類似の症状や,下位運動ニューロンが主として障害されて運動ニューロン疾患様の臨床像を呈する場合が知られている.

【診断】

乳児期発症の典型例については診断は比較的容易であるが,発症年齢が遅くなるにつれて臨床から診断をつけるのが困難となる.精神発達遅滞や中枢神経系の変性症を思わせるような臨床経過を示す例については,(近親婚がみられる場合は特に)スフィンゴリピドーシスの可能性を疑うことが重要で,末梢血白血球などを用いて各種ライソゾーム酵素の測定を行い,$β$-ヘキソサミニダーゼA活性の欠損を証明することにより診断する.なお,本疾患においては,$β$-ヘキソサミニダーゼB活性は正常である.

【鑑別診断】

他のスフィンゴリピドーシスが鑑別として重要である.

【治療】

現在のところ根本的な治療法は確立されていないが,遺伝子変異の解析など分子遺伝学的な研究はたいへん進んでおり,遺伝相談に応用されている.

2) Sandhoff(サントホフ)病

【遺伝・病態生理】

第5染色体(5q13)に存在する$β$-ヘキソサミニダーゼ$β$-サブユニットの遺伝的欠損により,$β$-ヘキソサミニダーゼA,Bの両酵素の欠損が生じ,G_{M2}-ガングリオシドのみならず,アシアロG_{M2}-ガングリオシド,グロボシドなどの糖脂質が蓄積する疾患である.遺伝形式は常染色体劣性遺伝である.

【臨床症候】

a) 乳児型(infantile Sandhoff disease)

発症年齢,臨床症状ともに,Tay-Sachs病と同様であるが,それに加えて,軽度の肝脾腫が認められる.

b) 若年型(juvenile Sandhoff disease)

発症年齢は3〜10歳ごろで,構音障害,小脳性運動失調,精神運動発達遅滞などを呈する.視力は正常で,乳児型と異なりcherry-red spotなど

はみられない．
【診断】
　末梢血白血球のライソゾーム酵素の測定を行い，β-ヘキソサミニダーゼAおよびBの欠損を証明することにより診断する．
【鑑別診断】
　β-ヘキソサミニダーゼA欠損症をはじめとして，スフィンゴリピドーシス，糖蛋白代謝異常症を鑑別する必要があり，末梢血白血球などを用いたライソゾーム酵素の解析により行う．
【治療】
　現在のところ根本的な治療法は確立されていないが，遺伝子変異の解析など分子遺伝学的な研究はたいへん進んでおり，遺伝相談に応用されている．

3）活性化蛋白(activator protein)欠損症
　　（AB variant とも呼ばれる）
【遺伝】
　遺伝子座は，第5染色体(5q32-33)にあり，遺伝形式は常染色体劣性遺伝である．
【病態生理・生化学】
　G_{M2}-ガングリオシドの加水分解に必要な活性化蛋白の欠損により，β-ヘキソサミニダーゼA，Bの基質であるG_{M2}-ガングリオシドなどの糖脂質の分解ができなくなる．遺伝形式は常染色体劣性遺伝形式．

　通常ライソゾーム酵素活性の測定では合成基質を用いて行われるが，合成基質を用いた場合，活性化蛋白が欠損してもβ-ヘキソサミニダーゼA，B活性は低下を示さない．臨床的にTay-Sachs病，Sandhoff病が疑われ，合成基質を用いた酵素測定で異常のない場合は，G_{M2}-ガングリオシドを基質としたヘキソサミニダーゼ活性の測定を依頼することが必要となる．
【臨床症候・鑑別診断】
　臨床症候，鑑別診断などは，Tay-Sachs病やSandhoff病と同様である．

4. Niemann-Pick(ニーマン・ピック)病
　　〔スフィンゴミエリンリピドーシス
　　　　（sphingomyelin lipidosis）〕
【遺伝】
　第11染色体に遺伝子座があり，酸性スフィンゴミエリナーゼの欠損によるものと，第18染色体に遺伝子座があって，遊離型コレステロールの細胞内転送過程に障害があるものの2つに分かれる．遺伝形式はいずれも常染色体劣性遺伝である．
【病態生理・生化学】
　Niemann-Pick病は，臨床的には肝脾腫，骨髄中の泡沫細胞の出現などが特徴で，生化学的には，網内系の組織にさまざまな程度のスフィンゴミエリン，コレステロール，糖脂質などが蓄積することが特徴である．

　病因からは，酸性スフィンゴミエリナーゼの欠損によるもの（病因遺伝子は*SMPD1*）と，遊離型コレステロールの細胞内転送過程に障害があるもの（病因遺伝子は*NPC1*）の2つに分かれる．
【臨床症候】
1）スフィンゴミエリナーゼ欠損症
　発症年齢と経過から，次の3型に分類される．
a）A型
　発症年齢は乳児期で，肝脾腫，精神発達遅滞，痙攣などを示し，通常5歳までに死亡する．酸性スフィンゴミエリナーゼ活性は5％以下．半数の例にcherry-red spotがみられる．末梢血リンパ球の空胞化や骨髄中の泡沫細胞の出現が特徴である．
b）B型
　幼児期に肝脾腫で気づかれることが多い．神経症状として，精神発達遅滞，小脳性運動失調，眼底のcherry-red spotを呈する症例など報告されているが，症例によりかなりのばらつきがある．骨髄中に泡沫細胞がみられる．

　このほかに，まれに成人発症の例もある．肝脾腫，骨髄中の泡沫細胞などにより発見されることが多い．神経症状はないか，あっても軽度で，小脳性運動失調やcherry-red spotの報告された例がある．
2）C型
　発症年齢は幅広いが，乳児期に発症する場合は，重度の肝脾腫，精神発達遅滞を示す．症例によっては黄疸を呈することがある．幼児期から18歳くらいの発症では，精神発達遅滞，垂直性核上性眼球運動障害，骨髄泡沫細胞，肝脾腫などが特徴である．まれに成人例の報告があり，進行性の認知症，垂直性核上性眼球運動障害，小脳性運動失調，肝脾腫などを示す．

【診断】

　肝脾腫，骨髄泡沫細胞，進行性の認知症，垂直性核上性眼球運動障害などをみれば本症を疑う．A，B型に関しては，白血球，皮膚線維芽細胞などを用いて酸性スフィンゴミエリナーゼの測定を行い欠損を証明する．C型に関しては，酸性スフィンゴミエリナーゼ活性の値はA，B型のような欠損は示さず，軽度の低下を示す例から，むしろ高値を示す例もある．培養皮膚線維芽細胞を用いてコレステロールのエステル化反応の低下が診断の参考になるといわれている．最近になり，C型の責任遺伝子が発見され，その代謝異常の解明が進むものと期待される．

【鑑別診断】

　A，B，C型の鑑別が重要である．また，Gaucher（ゴーシェ）病をはじめとする他のスフィンゴリピドーシスも鑑別する必要がある．これらの鑑別は，各種ライソゾーム酵素活性の測定により行われる．

【治療】

　現在のところ，有効な治療法はない．A，B，C型ともに，原因遺伝子が単離されており，分子遺伝学的立場からの遺伝相談は可能である．

5. Gaucher（ゴーシェ）病〔グルコセレブロシドーシス（glucocerebrosidosis）〕

【遺伝】

　遺伝子座は第1染色体長腕（1q21）にあり，遺伝形式は常染色体劣性遺伝である．

【病態生理・生化学】

　Gaucher病はライソゾーム加水分解酵素の一つである，グルコセレブロシダーゼ（glucocerebrosidase）の遺伝的欠損によりその基質であるグルコセレブロシドが主として網内系に蓄積する疾患である．

【臨床症候】

　発症年齢および神経症状を呈するかどうかにより，次の3型に分類される．

1）1型（慢性非神経型）

　発症年齢が乳児期から成人までと幅が広く，肝脾腫で発見されることが多い．肝脾腫，脾機能亢進により貧血，血小板減少をきたすことがある．網内系の細胞にグルコセレブロシドが蓄積し，腫大したGaucher細胞が骨髄をはじめとして網内系の各所にみられる．Gaucher細胞の浸潤により，骨痛，病的骨折などの骨合併症や時に呼吸不全などもみられる．

2）2型（急性神経型）

　生後3か月までに発症し，肝脾腫に加えて，精神発達遅滞，斜視，嚥下困難，筋緊張亢進により咬痙（trismus，牙関緊急），後弓反張（opisthotonus）などが特徴である．

3）3型（亜急性神経型）

　発症は幼児期から思春期にかけてと幅が広い．身体所見は1型と同様，神経症状としては，徐々に進行する知的機能の低下，ミオクローヌス，核上性眼球運動障害などが特徴である．症例によっては，核上性眼球運動障害や軽度の脳波異常のみを呈する軽症例もある．

【診断】

　白血球，培養皮膚線維芽細胞などを用いてグルコセレブロシダーゼの欠損を証明する．

【治療】

　1型については酵素補充療法の有効性が確認され，わが国でも保険収載されている．

6. Fabry（ファブリ）病〔びまん性全身性被角血管腫（angiokeratoma corporis diffusum）〕

【遺伝】

　遺伝子座はX染色体（Xq22）で，遺伝形式はX連鎖劣性遺伝であるが，女性保因者のなかには，発症する例がある．

【病態生理・生化学】

　ライソゾーム加水分解酵素の一つである α-ガラクトシダーゼAの遺伝的欠損のために，全身の血管壁，内皮系細胞，一部の神経系にセラミドトリヘキソシド（ceramide trihexoside：CTH）やセラミドジガラクトシド（ceramide digalactoside：CDG）などの糖脂質が蓄積する脂質蓄積症である．

【臨床症候】

1）一般症状

　7〜16歳ころ，皮疹〔被角血管腫（angiokeratoma）〕と呼ばれる暗赤色の紅斑ないしは丘疹が出現する．心肥大を認めることも多い．20歳前後から，蛋白尿，尿沈渣に赤血球，白血球および重屈折性を有する顆粒を含む大型細胞mulberry cellが出現し，次第に腎機能が低下し，多くは30〜40歳で尿毒症を併発する．神経症状が前景に

出ず，腎不全，心筋症などで発症する例も少なくない．

2）神経症状

幼少時から無汗症と反復性下痢が出現する．この疾患で最も特徴的な神経症状は"Fabry pain"と呼ばれる激痛発作で，四肢，特に手指と足趾に強い．また，脳血管障害の合併のため，片麻痺などの神経学的局所特徴を伴うことがある．

【診断】

特有の神経症状，皮膚の被角血管腫，原因不明の腎機能障害，心筋症などをみれば本症を疑う．確定診断は，末梢血白血球のα-ガラクトシダーゼA活性の欠損を証明する．

【鑑別診断】

神経症状の鑑別としては，膠原病や，さまざまの原因による末梢神経障害との鑑別を要する．先天性代謝異常症で被角血管腫を呈することのあるものとしては，ガラクトシアリドーシス，フコシドーシス，アスパルチルグリコサミン尿症（aspartylglycosaminuria），Kanzaki（神崎）病〔（α-N-アセチルガラクトサミニダーゼ（α-N-acetylgalactosaminidase）欠損症〕などがある．

【治療】

酵素補充療法の有効性が確認され，わが国でも保険収載されている．疼痛発作に対して，フェニトインとカルバマゼピンが有効である．

7．異染性白質ジストロフィー
（metachromatic leukodystrophy）

【遺伝】

遺伝子座は第22染色体（22q13.31-qter）に存在し，遺伝形式は常染色体劣性遺伝である．

【病態生理・生化学】

ライソゾーム酵素の1つであるセレブロシドスルファターゼA（cerebroside sulfatase）〔アリルスルファターゼ（arylsulfatase A）〕の欠損により，その基質であるスルファチドが主として脳および腎に蓄積する．腎にはこのほか，ラクトシルセラミド硫酸（lactosylceramide sulfate）が蓄積する．本酵素自体はすべての体細胞で発現しているが，本症では，この酵素欠損により，スルファチドの代謝の盛んな神経系，腎および胆嚢でスルファチドが蓄積する．脳においては，ミエリン膜にもスルファチドの蓄積が認められるため，ミエリン膜

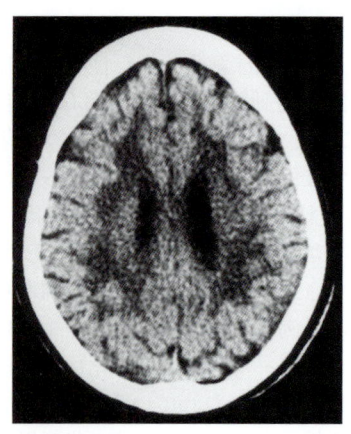

図9-3 異染性白質ジストロフィーのCT画像（30歳，女性）

が不安定となり脱髄が起こると考えられている．

【臨床症候】

発症年齢により乳幼児型，若年型，成人型に分類される．

1）乳幼児型

生後15～18か月に発症する．歩行障害，下肢の筋緊張低下，筋力低下などが出現し，次第に知能発育の停止と後退が認められるようになる．運動失調と筋緊張低下が明瞭となり，腱反射が低下ないし消失する．中枢神経障害が増強し，緊張性発作（tonic seizure）や，視力低下もみられ，末期には除脳硬直，球麻痺を呈するようになる．

2）若年型

発症年齢は6～12歳，学業低下，精神運動発達障害，行動異常，歩行障害，痙性麻痺などを示す．

3）成人型

発症は成人になってからで，初発症状は，集中力の低下と知能低下である．精神症状が前景に出て，統合失調症と診断されることも少なくない．末梢神経障害に関しては，神経伝導速度は著明に低下する．腱反射は低下することもあるが，亢進していることのほうが多い．また，凹足（pes cavus）などの足の変形の存在が診断のヒントになることがある．経過は進行性で，末期には除皮質硬直状態となる．

【診断】

臨床経過とCT，MRIによる画像診断から白質ジストロフィーを疑う（図9-3）．これに加えて，末梢神経伝導速度の著明な低下が認められるとき

は，本症およびKrabbe（クラッベ）病を強く疑う．確定診断は末梢血白血球のセレブロシドスルファターゼ（アリルスルファターゼA）活性を測定し，酵素活性の欠損を証明する．

【鑑別診断】

白質ジストロフィーの鑑別としては，Krabbe病，副腎白質ジストロフィーなどとの鑑別を要する．そのほかに，Canavan（カナヴァン）病，Alexander（アレキサンダー）病，Nasu（那須）病なども鑑別の対象となる．進行性多巣性白質脳症（progressive multifocal leukoencephalopathy：PML），CNSループス（central nervous system lupus）など膠原病に伴う中枢性病変などとの鑑別が必要な場合もある．また，スダン好性白質ジストロフィー（sudanophilic leukodystrophy）と呼ばれ病因の確定していない白質ジストロフィーもある．

【治療】

現在のところ根本的な治療法は確立されていないが，酵素学的な解析や，遺伝子変異の解析など分子遺伝学的な研究はたいへん進んでおり，遺伝相談に応用されている．

8. Krabbe（クラッベ）病〔グロボイド細胞白質ジストロフィー（globoid cell leukodystrophy）〕

【遺伝】

遺伝子座は第14染色体（14q21-31）にあり，遺伝形式は常染色体劣性遺伝である．

【病態生理・生化学】

ライソゾーム酵素の1つであるガラクトシルセラミド β-ガラクトシダーゼ〔(galactosylceramide β-galactosidase)，ガラクトセレブロシダーゼ(galactocerebrosidase)〕の欠損による疾患である．β-ガラクトシダーゼの一種であるが，G_{M1}-ガングリオシドーシスにおいて欠損するβ-ガラクトシダーゼとは別個の酵素であり，基質特異性が異なる．臨床的には，白質ジストロフィーの臨床像を示す．

病理学的には，広範な脱髄とグロボイド細胞と呼ばれる大型多核細胞の出現を特徴とし，グロボイド細胞白質ジストロフィー（globoid cell leukodystrophy）とも呼ばれる．

ガラクトシルセラミドβ-ガラクトシダーゼの基質としては，脳白質の主要糖脂質であるセレブロシド（ガラクトシルセラミド）と，そこから脂肪酸が離脱したサイコシン（psychosine）が存在するが，セレブロシドはG_{M1}-ガングリオシドβ-ガラクトシダーゼ，ガラクトシルセラミダーゼβ-ガラクトシダーゼ（galactosylceramidase β-galactosidase）のどちらの酵素によっても分解されうるのに対し，サイコシンはガラクトシルセラミダーゼによってのみ分解されることから，本疾患においてはサイコシンの代謝障害が最も重要なポイントと考えられている．サイコシンは細胞毒性がきわめて強いため，わずかの蓄積でも，乏突起膠細胞（oligodendroglia）を障害して，広範な脱髄が起こることが本疾患の病態の本質であろうと考えられている．セレブロシドはグロボイド細胞には蓄積しているが，白質全体でみるとセレブロシドはあまり蓄積せず，むしろ乏突起膠細胞の脱落とその結果としての脱髄が特徴的である．

【臨床症候】

多くは，生後3～6か月に発症する．幼児期ないしは若年期発症例も，まれではあるが報告されている．

乳児期発症例では，生後3～5か月ごろから外界の刺激に対し過敏になり，四肢筋緊張が亢進し，精神運動発達は停止する．徐々に精神運動機能低下が進行し，除皮質硬直を呈するようになる．症状がさらに進行すると，除脳硬直状態となり，周囲との反応が消失する．また，末梢神経も障害されるため，腱反射と神経伝導速度が低下する．

若年発症例では発症年齢が1～10歳くらいで，やはり脳白質にびまん性の脱髄，すなわち汎発性硬化症の臨床像を示し，症状としては，刺激に対する過敏性，精神運動発達遅滞，筋緊張亢進，視力低下などが特徴である．成人発症例はまれであるが，認知症，痙性歩行，凹足，内反尖足などの足の変形，末梢神経障害，広範な白質障害などが特徴である．

【診断】

検査所見としては，脳脊髄液では蛋白が増加する．CT，MRIでは，病初期には正常のこともあるが，ある程度進行すると，大脳白質のびまん性の脱髄像（CTでは低吸収域，MRIではT2強調画像で高信号域），びまん性の大脳萎縮像を示す．多くの例で，末梢神経伝導速度が一様に低下し，

大脳白質の脱髄像と末梢神経障害の存在は，本疾患や，異染性白質ジストロフィー，副腎白質ジストロフィーなどの可能性を考えるヒントになる．

臨床経過と，画像診断から本症を含め白質ジストロフィーを疑い，末梢血白血球，皮膚線維芽細胞などのガラクトシルセラミドβ-ガラクトシダーゼ活性を測定し，酵素活性の欠損を証明し診断を確定する．

【鑑別診断】

白質ジストロフィーの鑑別としては，異染性白質ジストロフィー，副腎白質ジストロフィー，Canavan病，Alexander病，Nasu病などが鑑別の対象となる．進行性多巣性白質脳症，CNS ループスなど膠原病に伴う中枢性病変などとの鑑別が必要である．また，ズダン好性白質ジストロフィーと呼ばれる病因の確定していない白質ジストロフィーもある．

【治療】

現在のところ根本的な治療法は確立されていないが，酵素学的な解析や，遺伝子変異の解析など分子遺伝学的な研究はたいへん進んでおり，遺伝相談に応用されている．

9. 副腎白質ジストロフィー
（adrenoleukodystrophy：ALD）

【遺伝】

遺伝子座はX染色体(Xq28)で，X連鎖劣性遺伝を示す進行性脱髄疾患であるが，女性保因者で，高齢になってから痙性対麻痺などの軽度の神経症状を呈する例がある．

【病態生理・生化学】

本疾患に特異的な生化学的異常として，脳白質，副腎皮質において炭素数が22以上の極長鎖飽和脂肪酸を有するコレステロールエステルの蓄積を認める．さらに，白血球，赤血球，血清などのスフィンゴミエリンにおいても炭素数で24，25，26といった極長鎖飽和脂肪酸が増加している．本疾患の原因遺伝子は1993年に発見されたが，その遺伝子産物はペルオキシソームに存在する蛋白で，ペルオキシソームの極長鎖脂肪酸の代謝と密接な関連があると推定されているが，その具体的な機能や極長鎖脂肪酸の増加の機序，さらに脱髄，副腎不全が生じることの機序などについてはまだ十分には解明されていない．

病理学的には，大脳白質の広範な脱髄と血管周囲の単核球の浸潤が特徴である．副腎の萎縮と束状帯(zona fasciculata)の細胞の膨化と脂質の蓄積を認める．電子顕微鏡による観察では，副腎の腫大細胞や，脳のマクロファージなどの細胞質内に膜状構造物が認められる．これらは極長鎖脂肪酸を有するコレステロールエステルが主成分であるといわれている．

【臨床症候】

好発年齢は5〜15歳くらいであるが，成人発症例もある．初発症状は皮膚色素沈着などの副腎機能低下で発症することもあるが，多くは行動異常，知能低下，性格変化などの精神症状で始まり，四肢痙性麻痺，視力低下，聴力低下が出現してくる．四肢麻痺は徐々に進行し，除皮質硬直ないし除脳硬直を示すようになる．経過中，痙攣発作が高頻度に出現する．典型的な小児期発症例の臨床経過は常に進行性で，通常1〜3年で植物状態に陥る．

思春期あるいは成人発症例が最近では数多く報告されており，そのなかで多くみられるのは，痙性対麻痺を主症状とするadrenomyeloneuropathy (AMN)である．歩行障害，四肢の腱反射の亢進，感覚障害(脊髄性のことが多い)，尿失禁，軽度の末梢神経障害(電気生理学的に証明できる程度の軽度のものが多い)などが特徴である．このほかにも，病初期に脱髄病巣が小脳白質，脳幹部の錐体路にみられる例や，小児期にみられるものと同様に広範な大脳白質の脱髄を示し進行性の経過を示す例もある．通常，女性保因者は発症しないが，なかには高齢になってから，軽度の痙性対麻痺で発症する症候性異型接合体(symptomatic heterozygote)の存在も知られている．

血中コルチゾールの低下や副腎皮質刺激ホルモン(adrenocorticotrophic hormone：ACTH)刺激試験で副腎皮質機能低下を示す例があり，これを認めた場合は診断の参考になる．CTでは，脱髄の生じた部分が低吸収域となる．MRIでは大脳白質や錐体路がT2強調画像で高信号域を呈する(図9-4)．CT，MRIで，脱髄の進行している領域に一致して造影効果が認められる．

脳脊髄液所見では，多くの症例で蛋白の増加を認める．脳波では，頭頂，後頭部に優位なびまん性徐波が認められる．経過中，てんかん性波形が出現することが多い．

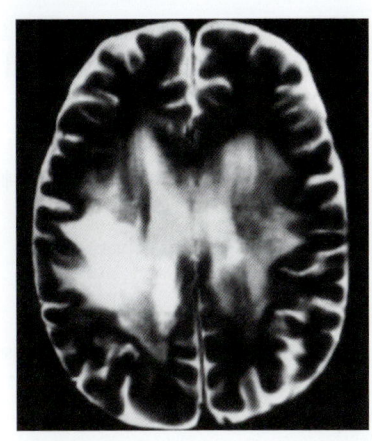

図9-4 副腎白質ジストロフィーのMRI T2強調画像
(TR＝3,000, TE＝90 msec)(51歳, 男性)

【診断】

確定診断は，血清のスフィンゴミエリン中の極長鎖飽和脂肪酸の分析を行い，C24：0，C25：0，C26：0の増加（正常の2～3倍程度の増加）を証明することにより行う．遺伝子診断も可能である．

【鑑別診断】

白質ジストロフィーの鑑別としては，異染性白質ジストロフィー，Krabbe病，Canavan病，Alexander病，Nasu病なども鑑別の対象となる．進行性多巣性白質脳症，CNSループスなど膠原病に伴う中枢性病変などとの鑑別が必要である．また，ズダン好性白質ジストロフィーと呼ばれ病因の確定していない白質ジストロフィーもある．

【治療】

小児大脳型副腎白質ジストロフィーに対しては，発症早期の段階で造血幹細胞移植の有効性が示されている．造血幹細胞移植実施後，1年前後の期間は症状の進行がみられる場合もあり，動作性知能指数（performance IQ：PIQ）が80以上の段階で造血幹細胞移植を実施することが推奨されている．早期の診断，造血幹細胞移植により，よりよい機能的予後を目指すためには，学童期の男児の神経症状を早期の段階で把握し，専門医受診による早期の診断と，造血幹細胞移植の検討が重要である．家系内に未発症の男児がいる可能性についても，遺伝カウンセリングを通じて説明をすることが大切である．副腎皮質ステロイド薬は，副腎不全症状には有効であるが，神経症状に対しては無効である．

10. Refsum（レフスム）病

【遺伝】

遺伝形式は常染色体劣性遺伝．

【病態生理・生化学】

本疾患はフィタン酸（phytanic acid）から α-ヒドロキシフィタン酸（α-hydroxyphytanic acid）への反応をつかさどる α-酸化酵素が欠損するためにフィタン酸が，末梢神経，肝，腎などに蓄積する．フィタン酸は体内で合成されるものではなく，牛脂，バターや，ナッツ，野菜などに含まれる食物由来のものであり，このことが本疾患の食事療法の原理として応用されている．

末梢神経は肥厚性間質性多発神経炎の所見を呈する．中枢神経系では脊髄前角細胞，後索，小脳脚，オリーブ小脳路などにも変性が認められる．網膜は各層にわたって変性する．

わが国では，フィタン酸の高値が生化学的に証明された Refsum 病の報告はない．本症に類似する臨床像を呈する症例が Refsum 症候群として報告されているが，その実体はよく解明されていない．

【臨床症候】

発症年齢は小児期から成人にかけて分布し，慢性進行性の多発ニューロパチーが主要症状で，下肢遠位部の筋萎縮と筋力低下，腱反射の低下ないし消失，知覚障害などを認める．眼振，失調性歩行，感音性難聴，網膜色素変性のための夜盲，視野狭窄などがみられることがある．また，皮膚症状として，魚鱗癬を伴う．

【診断】

血清のフィタン酸が10～50 mg/dL（正常では0.2 mg/dL以下）と上昇する．髄液では100～600 mg/dL程度の蛋白増加が認められるが，細胞増多はない．末梢神経伝導速度が低下する．

確定診断には，血清のフィタン酸の分析を行い，その上昇を証明する．

【治療】

蓄積物質であるフィタン酸は食物に由来する．したがって，フィタン酸およびその前駆物質のフィトール（phytol）の含量の多いバター，牛脂，ナッツ，野菜などの摂取を制限する．

11. Bassen-Kornzweig（バッセン・コルンツヴァイク）病〔無βリポ蛋白血症（abetalipoproteinemia）〕

【遺伝】
遺伝子座は第4染色体（4q24）で，遺伝形式は常染色体劣性遺伝性疾患．

【病態生理・生化学】
βリポ蛋白の欠損により，腸管からの脂質の吸収障害が生じ，その結果，網膜色素変性，小脳症状，末梢神経症状，血中コレステロールの低値，有棘赤血球症（acanthocytosis）などを呈する疾患である．

最近，無βリポ蛋白血症の原因遺伝子はミクロソームトリグリセリド輸送蛋白（microsomal triglyceride transfer protein：MTP）遺伝子であることが証明された．MTP欠損のためにリポ蛋白の重合（assembly）ができないことが病態の本体であると考えられている．本症では，腸からの脂質の吸収障害が生じ，神経症状の多くは脂溶性ビタミンであるビタミンEの吸収障害によって生じるビタミンE欠乏によるものと考えられている．有棘赤血球症は，脂質の吸収障害に伴って生じる低脂質血症の結果，二次的に赤血球膜の脂質組成が変化するためとされている．アポリポ蛋白B遺伝子の欠損によって生じる低βリポ蛋白血症（hypobetalipoproteinemia）においても，本症に類似の臨床像を示すことが知られている．

【臨床症候】
初発症状は乳児期に始まる下痢，腹部膨満，脂肪便などのセリアック症候群（celiac syndrome）である．初発神経症状は2～17歳ころに始まる歩行失調であることが多い．歩行失調は，小脳性失調，深部感覚障害，筋力低下などによる．四肢の腱反射は消失．約1/3の症例で精神発達遅滞を認める．網膜色素変性が認められ，視力低下，夜盲がみられる．小脳性運動失調は5～10歳ごろに出現する．また思春期ころから，視野狭窄も出現する．

【診断】
血液所見として有棘赤血球症が認められ，赤沈が非常に低値となる．血清コレステロールの低値（20～50 mg/dL程度），血清トリグリセリドの低値（2～13 mg/dL），血清ビタミンEの低値（1.3 μg/mL），カイロミクロン，超低比重リポ蛋白（VLDL），低比重リポ蛋白（LDL）が欠損する．

【治療】
ビタミンE，ビタミンA，ビタミンK_1などの脂溶性ビタミンの補充が行われており，神経症状の治療に有効である．

II. ムコ多糖症（mucopolysaccharidosis：MPS）

ムコ多糖症は，ムコ多糖を加水分解するライソゾーム加水分解酵素の欠損によりその基質であるデルマタン硫酸（dermatan sulfate），ヘパラン硫酸（heparan sulfate），ケラタン硫酸（keratan sulfate）などのムコ多糖（mucopolysaccharide）が，結合織，神経系に蓄積する疾患である．ムコ多糖の代謝経路とムコ多糖症における欠損酵素を図9-5に示す．

基本的な臨床症状は，すべてのムコ多糖症に共通するものである．すなわち，ガーゴイル様顔貌，低身長，後側彎（kyphoscoliosis）などの骨格の異常，椎体の扁平化やanterior beakingと呼ばれる変形，関節拘縮，角膜混濁，心雑音，肝脾腫，ヘルニアなどに加えて，精神発達遅滞を伴うことが多い．

さらに，ムコ多糖の局所的な蓄積により，手根管症候群，脊髄の圧迫によるミエロパチーや神経根の圧迫症状，髄膜の肥厚により髄液の通過障害を引き起こし水頭症を起こすこと，などがある．

検査所見としては，末梢血リンパ球の空胞化（特殊染色は必要とせず，通常の末梢血の染色標本で観察できる），骨のX線検査で，多発性異骨症（dysostosis multiplex）と呼ばれる全身の骨の変形像を認める．

【診断】
確定診断は，白血球，培養皮膚線維芽細胞などを用いて，それぞれの酵素活性を測定して欠損酵素を同定すること，あるいは，尿中のムコ多糖の総排泄量の増加があるかどうかを調べ，尿中のムコ多糖の排泄量が増加していれば，さらにその分画を調べ，どの種類のムコ多糖が増加しているかを調べることで確定診断ができる．

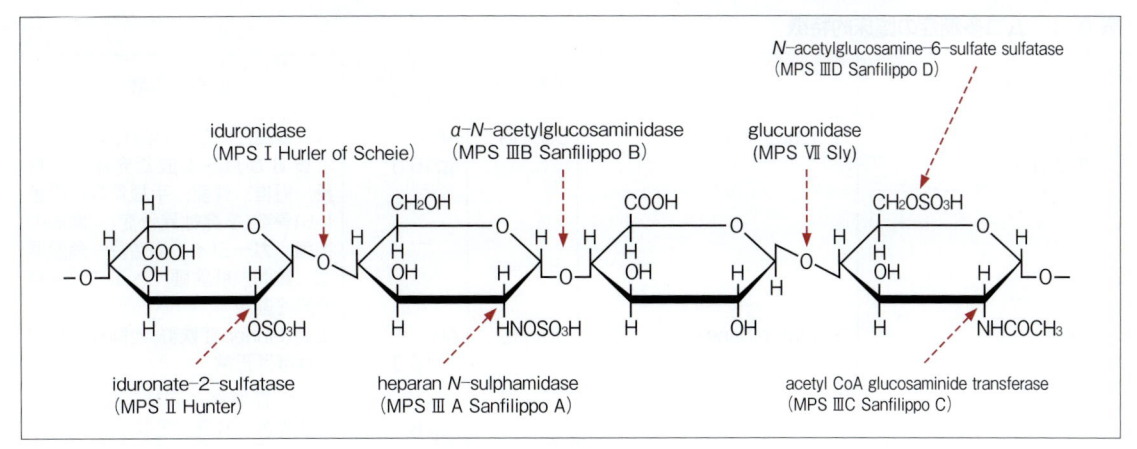

図 9-5 ムコ多糖の代謝経路とムコ多糖症における欠損酵素

個々のムコ多糖症の種類とそれぞれの臨床的特徴を表 9-1 に示す．

1. Hurler(ハーラー)症候群(MPS IH 型)

【遺伝】
遺伝子座は第 4 染色体(4p16.3)で，遺伝形式は常染色体劣性遺伝．

【病態生理・生化学】
α-イズロニダーゼ(α-iduronidase)欠損による．尿中にはデルマタン硫酸，ヘパラン硫酸が主に排泄される．Scheie(シャイエ)症候群(MPS IS 型)は，Hurler 症候群と同様 α-イズロニダーゼ欠損による．身体所見は Hurler 症候群と同様であるが，知能はほぼ正常で予後がよい．

【臨床症候】
ムコ多糖症のなかでは最重症型で 10 歳ごろまでに死亡する．生後 6 か月〜1 歳で発症．特徴的なガーゴイル様顔貌(大きな頭，前額の突出，巨舌)，精神発達遅滞，肝脾腫，低身長，多発性異骨症と呼ばれる全身の骨格の変形(脊椎，骨盤，手根骨などの著しい変形)，関節の拘縮，角膜混濁，難聴などを示す．

【診断・鑑別診断】
α-イズロニダーゼの酵素欠損を証明する．鑑別診断は，他のムコ多糖症，糖蛋白代謝異常症．

【治療】
酵素補充療法の有効性が確認され，保険収載されている．

2. Hunter(ハンター)症候群(MPS Ⅱ型)

【遺伝】
遺伝子座は X 染色体(Xq28)で遺伝形式は伴性劣性遺伝．

【病態生理・生化学】
イズロン酸-2-スルファターゼ(iduronate-2-sulfatase)の欠損による．尿中には，デルマタン硫酸，ヘパラン硫酸が主に排泄される．

【臨床症候】
身体所見は Hurler 症候群と同様であるが，やや軽症．角膜混濁はなく，知能障害は軽度．

【診断・鑑別診断】
イズロン酸-2-スルファターゼの欠損を証明する．鑑別診断は，他のムコ多糖症，糖蛋白代謝異常症．

【治療】
酵素補充療法の有効性が確認され，保険収載されている．

3. Sanfilippo(サンフィリッポ)症候群 (MPS Ⅲ型)

【遺伝】
遺伝形式は常染色体劣性遺伝．

【病態生理・生化学】
Sanfilippo A(MPS ⅢA)ではヘパラン N-スルファミダーゼ(heparan N-sulfamidase)が欠損する．Sanfilippo B(MPS ⅢB)では α-N-アセチルグルコサミニダーゼ(α-N-acetylgluco-

表9-1 ムコ多糖症の臨床的特徴

疾患名(型)	欠損酵素	蓄積物質*	遺伝形式** 遺伝子座	臨床的特徴
Hurler (MPS IH)	α-iduronidase	DS, HS	AR 4p16.3	ムコ多糖症のなかで最も重症型. 生後6か月～1歳で発症. 低身長, 脊椎, 骨盤, 手根骨などの著しい骨変(多発性異骨症), 関節の拘縮, ガーゴイル様顔貌, 角膜混濁, 難聴, 肝脾腫, ヘルニア, 精神発達遅滞
Scheie (MPS IS)	α-iduronidase	DS, HS	AR 4p16.3	上記(Hurler症候群)と同様だが知能はほぼ正常
Hunter (MPS II)	2-sulfoiduronate sulfatase	DS, HS	XR Xq28	Hurler症候群と同様だが, 軽症. 知能障害は軽度, 角膜混濁はない
Sanfilippo A (MPS IIIA)	heparan N-sulfamidase	HS	AR	A～Dの各グループは臨床的には同様で区別がつかない. 重度の知能低下, 退行. 角膜混濁なし, 骨変化や関節拘縮は軽度である
Sanfilippo B(MPS IIIB)	α-N-acetylglucosaminidase	HS	AR	
Sanfilippo C(MPS IIIC)	acetyl CoA : glucosaminide N-acetyltransferase	HS	AR 14	
Sanfilippo D(MPS IIID)	N-acetylglucosamine-6-sulfate sulfatase	HS	AR 12q14	
Morquio A (MPS IVA)	galactose 6-sulfatase	KS	AR 16q24	低身長, 骨格の変形, 短胴性小人症, X脚, 角膜混濁, 難聴, 心臓弁膜症, 知能正常
Morquio B (MPS IVB)	β-galactosidase	KS	AR 3p21-p14.2	古典的なMorquio症候群に比し, 軽症例が多い
Maroteaux-Lamy (MPS VI)	arylsulfatase B	DS	AR 5q11-13	低身長, 骨格の変形, 角膜混濁, 難聴, 肝脾腫, 知能正常
Sly (MPS VII)	β-glucuronidase	DS, HS	AR 7q21.11	骨格の変形, 肝脾腫, 精神運動発達遅滞

* DS : dermatan sulfate, KS : keratan sulfate, HS : heparan sulfate.
** AR : autosomal recessive, XR : X-linked recessive.

saminidase)が欠損する. Sanfilippo C(MPS IIIC)では, アセチル CoA：α-グルコサミニド N-アセチルトランスフェラーゼ(acetyl CoA : glucosaminide N-acetyltransferase)が欠損する. Sanfilippo D(MPS IIID)では N-アセチルグルコサミン-6-スルファターゼ(N-acetylglucosamine-6-sulfate sulfatase)が欠損する. 尿中には, ヘパラン硫酸が主に排泄される.

【臨床症候】
臨床的にはA, B, C, Dの区別は困難. 1～3歳の間に反復する気道感染. 重症の精神運動発達遅滞. ムコ多糖症としての身体症候は軽症.

【診断・鑑別診断】
酵素学的な解析により, 欠損酵素を同定する. 鑑別診断は, 他のムコ多糖症, 糖蛋白代謝異常症など.

4. Morquio(モルキオ)症候群(MPS IV型)

【遺伝】
遺伝形式は常染色体劣性遺伝.

【病態生理・生化学】
欠損する酵素の種類により, ガラクトース-6-スルファターゼ(galactose-6-sulfatase)の欠損する Morquio症候群 A(MPS IVA), β-ガラクトシダーゼの欠損する Morquio症候群 B(MPS IVB)

がある．尿中には，Morquio 症候群 A ではケラタン硫酸，コンドロイチン硫酸が主に排泄され，Morquio 症候群 B では，ケラタン硫酸が主に排泄される．

Morquio 症候群 B で欠損する β-ガラクトシダーゼは，G_{M1}-ガングリオシドーシスで欠損する β-ガラクトシダーゼと同一であり，変異の種類によって，変異 β-ガラクトシダーゼのムコ多糖，糖蛋白，G_{M1}-ガングリオシドに対する基質特異性の変化が異なることによって 2 つの臨床型が生じると考えられている．

【臨床症候】

Morquio 症候群 A（MPS ⅣA）の臨床的特徴は，乳幼児期の胸腰椎の後彎，側彎，胸骨，肋骨弓の突出にて気づかれる．低身長（短胴性小人症），X 脚，筋緊張低下，角膜混濁，難聴，心弁膜症，知能は正常．Morquio 症候群 B（MPS ⅣB 型）は，上記の古典的 Morquio 症候群と比べて軽症例が多く，症候は多様．

【診断・鑑別診断】

診断確定は，ガラクトース-6-スルファターゼ，β-ガラクトシダーゼの酵素活性の測定による．鑑別診断は他のムコ多糖症，G_{M1}-ガングリオシドーシス，糖蛋白代謝異常症など．

5．Maroteaux-Lamy（マロトー・ラミー）症候群（MPS Ⅵ型）

【遺伝】

遺伝子座は第 5 染色体（5q11-13）で，遺伝形式は常染色体劣性遺伝．

【病態生理・生化学】

N-アセチルガラクトサミン-4-スルファターゼの欠損による．尿中にはデルマタン硫酸が排泄される．

【臨床症候】

学童期以降に低身長にて気づかれる．知能は正常．骨変化は軽度．角膜の混濁，心雑音，肝脾腫，難聴．

【診断・鑑別診断】

N-アセチルガラクトサミン-4-スルファターゼの欠損を証明する．鑑別疾患は他のムコ多糖症，糖蛋白代謝異常症．

【治療】

酵素補充療法の有効性が確認され，保険収載されている．

6．Sly（スライ）症候群（MPS Ⅶ型）

遺伝子座は第 7 染色体（7q21.11）で，遺伝形式は常染色体劣性遺伝．

【病態生理・生化学】

β-グルクロニダーゼの欠損による．尿中にはデルマタン硫酸，コンドロイチン硫酸が排泄される．

【臨床症候】

特有の顔貌，肝脾腫，精神運動発達遅滞，骨変形などを示すが，臨床的に多様性を示す．

【診断・鑑別診断】

β-グルクロニダーゼの欠損を証明する．鑑別疾患は他のムコ多糖症，糖蛋白代謝異常症．

Ⅲ．糖蛋白代謝異常症

【病態生理・生化学】

ムコ多糖症と同様の全身的な臨床症状に加えて，スフィンゴリピドーシスを思わせるような精神発達遅滞やその他の中枢神経症状を示し，尿中のムコ多糖の排泄には異常のない一群の疾患がある．従来，ムコ多糖症とスフィンゴリピドーシスの名前を併せて，ムコリピドーシスという名で呼ばれたが，その欠損酵素は，フコシダーゼ，マンノシダーゼなどのように，主として，糖蛋白，オリゴ糖の糖鎖の加水分解にかかわる酵素であることが示され，最近では，糖蛋白代謝異常症という名で統一されるようになってきている．糖蛋白代謝異常症として分類されるものに，シアリドーシス，ガラクトシアリドーシス，I 細胞病，マンノシドーシス，フコシドーシス，アスパルチルグリコサミン尿症（aspartylglycosaminuria）などがある．これら糖蛋白代謝異常症の臨床的な特徴を**表 9-2** に示す．糖蛋白の構造と代謝経路を**図 9-6** に示す．

1．シアリドーシス（sialidosis）

【遺伝】

遺伝子座は第 6 染色体（6p21.3）で，遺伝形式は

表 9-2 糖蛋白代謝異常症の臨床的特徴

疾患名	欠損酵素	遺伝形式* 遺伝子座	臨床的特徴
シアリドーシス ムコリピドーシスⅠ	シアリダーゼ(sialidase)〔ノイラミニダーゼ(neuraminidase とも呼ばれる)〕	AR 6p21.3	乳幼児期の発症，骨格の変形，精神運動発達遅滞，cherry-red spot，ミオクローヌス
cherry-red spot-myoclonus 症候群	同上	同上	発症年齢は10歳以降，cherry-red spot，ミオクローヌス，知能はほぼ正常
ガラクトシアリドーシス	保護蛋白の欠損(結果的にβ-ガラクトシダーゼ，シアリダーゼの活性低下)	AR 20q13.1	骨格の変形，ガーゴイル様顔貌，皮膚の被角血管腫，cherry-red spot，知能軽度低下，ミオクローヌス，小脳失調
ムコリピドーシスⅡ	UDP-GlcNAc：glycoprotein GlcNAc-1-phosphotransferase (結果的に皮膚線維芽細胞で多数のライソゾーム酵素が欠損する)	AR 4q21-q23	発症年齢は乳児期，Hurler症候群に類似の臨床像．ただし角膜混濁なし．骨格の変形，精神運動発達遅滞，退行，皮膚線維芽細胞中の細胞質内封入体
ムコリピドーシスⅢ	同上	同上	ムコリピドーシスⅡに比べると発症年齢も遅く軽症
マンノシドーシス	α-マンノシダーゼ	AR 19p13.2-q12	骨格の変形，肝脾腫，精神運動発達遅滞
フコシドーシス	α-フコシダーゼ	AR 1p34	骨格の変形，肝脾腫，精神運動発達遅滞，皮膚の被角血管腫
アスパルチルグリコサミン尿症	aspartylglucosamine amide hydrolase	AR 4q23-q27	知能低下，不随意運動，角膜混濁，ガーゴイル顔貌，肝脾腫

*AR：autosomal recessive.

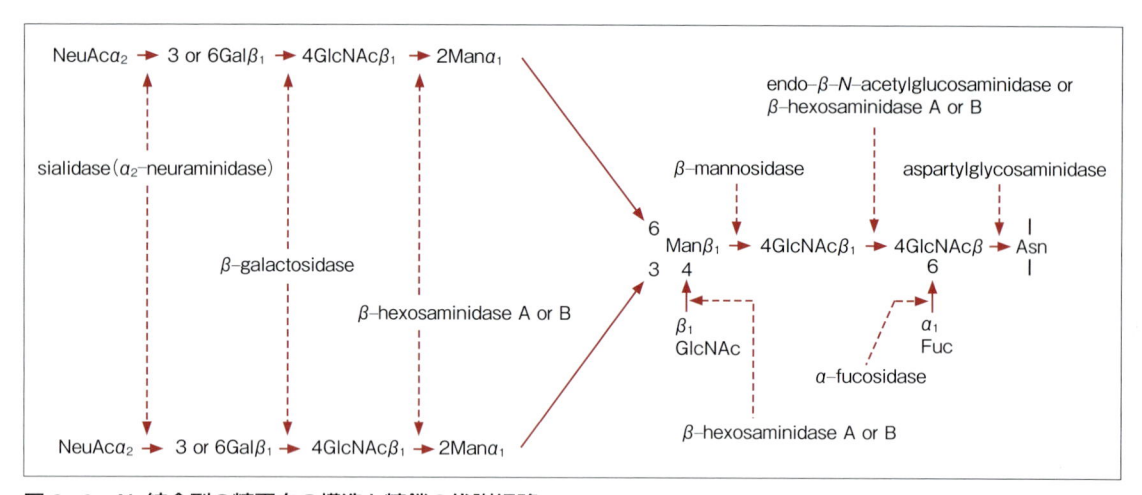

図 9-6 N-結合型の糖蛋白の構造と糖鎖の代謝経路

常染色体劣性遺伝．

【病態生理・生化学】

ライソゾーム水解酵素の1つであるシアリダーゼ(sialidase)〔ノイラミニダーゼ(neuraminidase とも呼ばれる)〕の一次的な欠損によって引き起こされる疾患をいう．ガラクトシアリドーシスにおけるシアリダーゼ活性の低下は保護蛋白の異常によるものであるので，シアリドーシスのなかには含めない．

【臨床症候】

乳幼児期に発症する場合と，10歳以降に発症する場合がある．前者はムコリピドーシス(mucolipidosis) I とも呼ばれるもので，後者は cherry-red spot-myoclonus 症候群という名でも呼ばれる．

ムコリピドーシス I は，生後6か月ごろまでに発症し，Hurler 症候群でみられるような骨疾患である．

一方，発症年齢が10歳以降の場合には，cherry-red spot, ミオクローヌスを示す(cherry-red spot-myoclonus 症候群と呼ばれる)．神経症状はガラクトシアリドーシスと類似するが，知能は正常で顔貌，骨格系の異常は認めない点が，ガラクトシアリドーシスとは異なる点である．

【診断・鑑別診断】

白血球や培養皮膚線維芽細胞を用いて，ライソゾームシアリダーゼ活性の欠損を証明する．ガラクトシアリドーシスとの鑑別のために，β-ガラクトシダーゼ活性の低下のないことを確認することが重要である．

【治療】

現在のところ根本的な治療法は確立されていない．ミオクローヌスに対しては，クロナゼパム，ベンゾジアゼピン系の薬剤などが用いられる．

2. ガラクトシアリドーシス (galactosialidosis)

【遺伝】

遺伝子座は第6染色体(20q13.1)で，遺伝形式は常染色体劣性遺伝．

【病態生理・生化学】

白血球や培養皮膚線維芽細胞の β-ガラクトシダーゼ活性とシアリダーゼ活性がともに低下することから，ガラクトシアリドーシスという名で呼ばれてきたが，その本態は，保護蛋白と呼ばれる蛋白の欠損で，結果的に β-ガラクトシダーゼ活性とシアリダーゼ活性がともに低下する．

【臨床症候】

わが国では，比較的よくみられる疾患で，その臨床的な特徴は，10歳代から20歳代に発症し，ガーゴイル顔貌，椎体の扁平化などの骨格の変形，Fabry 病でみられるものと同様の被角血管腫(関節の伸側など，男性では陰嚢によく認められる)に加えて，cherry-red spot, ミオクローヌス，小脳性運動失調，軽度の知能低下などが特徴である．

【診断】

特徴的な身体徴候と神経症状から臨床診断できる．診断は，白血球や培養皮膚線維芽細胞の β-ガラクトシダーゼ活性とシアリダーゼ活性の低下があれば，確実と考えてよい．将来的には遺伝的欠損の存在する保護蛋白あるいはその遺伝子を直接的に解析することにより確定診断がされていくであろう．最近は保護蛋白の遺伝子も解析され，わが国では特定の変異が多いことも見いだされており，遺伝相談も可能になってきている．

【治療】

現在のところ根本的な治療法は確立されていない．ミオクローヌスに対しては，クロナゼパム，ベンゾジアゼピン系の薬剤などが用いられる．

IV. アミノ酸代謝異常

1. フェニルケトン尿症
(phenylketonuria：PKU)

【遺伝】

フェニルケトン尿症の原因酵素であるフェニルアラニン水酸化酵素(phenylalanine hydroxylase：PAH)の遺伝子は第12染色体長腕上にあり，本症は常染色体性劣性遺伝形式を示す．その発生頻度は民族差が大きく，欧米白人では出生数1万人に1人，中国では1万5千人に1人，わが国では8万人に1人である．

【病態生化学】

芳香族アミノ酸の一種であるフェニルアラニン(phenylalanine：Phe)をチロシン(tyrosine：Tyr)に転化するフェニルアラニン水酸化酵素の先天性異常によって起こる(図9-7)．この酵素は肝臓にのみ存在し，テトラヒドロビオプテリン(tetrahydrobiopterin：BH_4)を補酵素として要求する．テトラヒドロビオプテリンの生合成系に異常がある場合は異型フェニルケトン尿症として区別され，後述のようにやや異なった臨床症状を呈する．フェニルアラニン水酸化酵素活性の低下によって体内のフェニルアラニン濃度が上昇し，こ

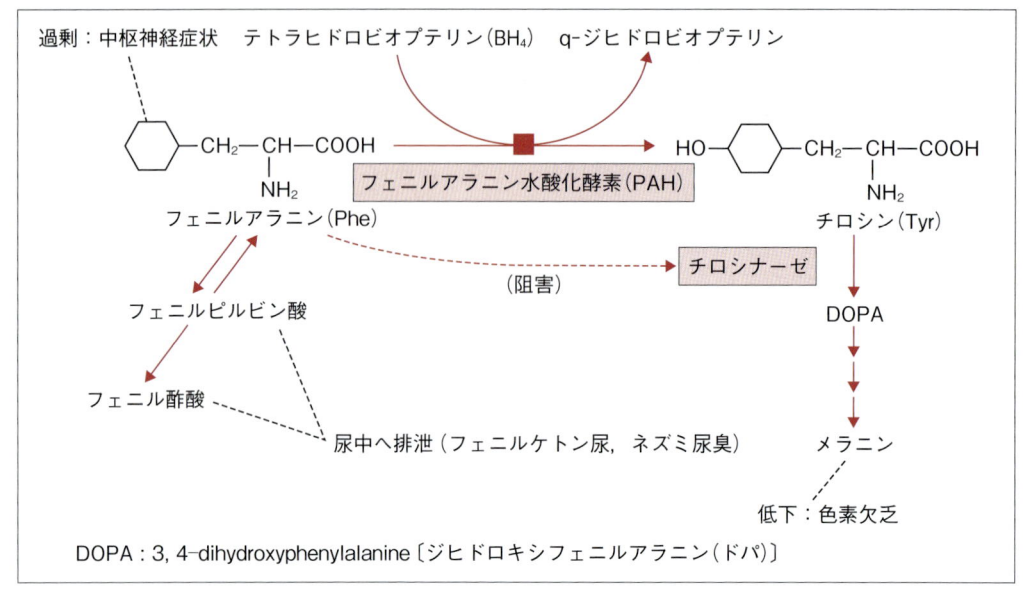

図9-7 フェニルケトン尿症(PKU)における代謝

の過剰フェニルアラニンが発達段階の脳内代謝に悪影響を及ぼして神経症状を引き起こす．その作用機序としては，脳内へのトリプトファン(tryptophan：Trp)やチロシンの流入が競合的に阻害されるため，セロトニン(serotonin)〔5-ヒドロキシトリプタミン(5-hydroxytryptamine：5-HT〕やカテコールアミン(catecholamines)の生成が低下すること，脳内の蛋白合成が阻害されること，セレブロシド(cerebroside)の合成を抑制すること，ヘキソキナーゼ(hexokinase)とピルビン酸キナーゼ(pyruvate kinase：PK)の抑制によってエネルギー代謝が低下すること，などが挙げられる．病理学的には，脳におけるミエリン(myelin)形成の低下が認められる．

また一方，チロシンの欠乏と過剰フェニルアラニンによるチロシナーゼ(tyrosinase)の阻害によってメラニン(melanin)の生成が低下し，メラニン欠乏症状を呈する．フェニルケトン尿症の名は，患者の尿中にフェニルピルビン酸(phenylpyruvic acid)をはじめとするPhe代謝産物が多量に排泄されることに由来している．

血中フェニルアラニン濃度として20 mg/dL以上(正常値は1〜2 mg/dL)の場合を古典型フェニルケトン尿症，4〜20 mg/dLの軽症型を高フェニルアラニン血症(hyperphenylalaninemia)と呼んでいる．

フェニルケトン尿症にみられるフェニルアラニン水酸化酵素遺伝子の変異は多彩で，これまでに200種類を超える変異が報告されている．その多くはアミノ酸置換を伴う点変異である．欧米白人と東洋人の間における遺伝子変異を比較すると同じものはほとんどなく，各々別の起源をもつと推定されている．

【臨床症候】

過剰フェニルアラニンによる知能低下，情緒障害，痙攣と，メラニン欠乏による赤毛，色白が認められる．新生児期には特に症状はなく，知能低下は乳幼児期に次第に明らかとなる．患者の尿は，排泄されるフェニル酢酸(phenylacetic acid)のためにネズミ尿臭を帯びる(図9-7)．MRI検査で認められる脳白質の異常はミエリンの病変によるものと考えられ，血中フェニルアラニン濃度と相関している．

【診断】

アミノ酸分析による血中フェニルアラニン濃度の上昇で診断される．塩化第二鉄を用いた呈色反応(緑色)で，患者尿中フェニルピルビン酸を検出する方法もあるが，検出感度は低い．現在では，早期診断・早期治療を目的として，すべての新生児より微量の血液を採取して濾紙に浸み込ませ，

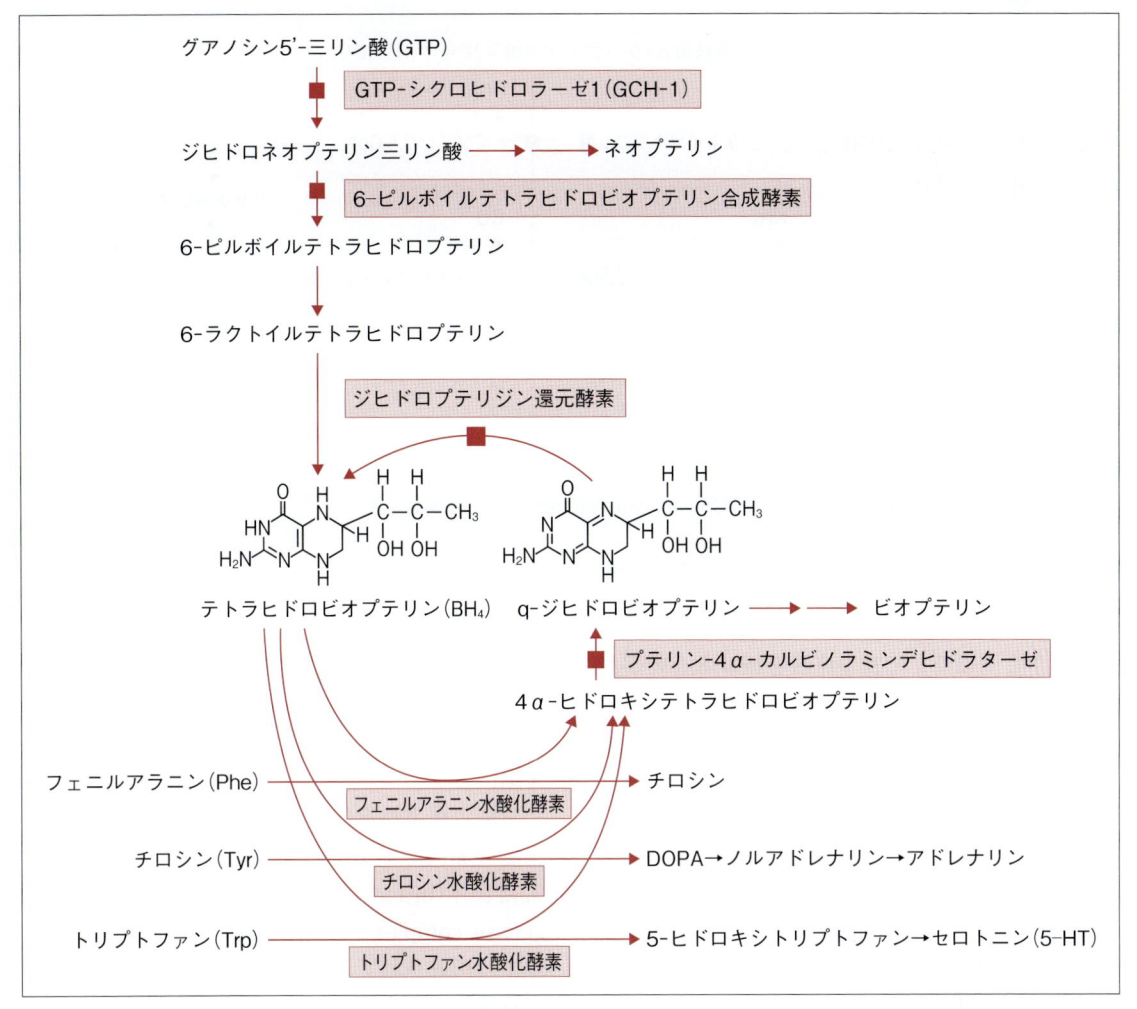

図9-8　テトラヒドロビオプテリン(BH₄)の代謝経路

　その中のフェニルアラニンを定量する新生児マススクリーニングが行われている．

【鑑別診断】
　前述のように，テトラヒドロビオプテリン生合成系の異常によっても高フェニルアラニン血症が引き起こされる．テトラヒドロビオプテリンは，フェニルアラニン水酸化酵素以外に，チロシン水酸化酵素(tyrosine hydroxylase)，トリプトファン水酸化酵素(tryptophan hydroxylase)の補酵素としての役割も果たしており，ドパミン，ノルアドレナリン，セロトニンなどの神経伝達物質の生成に関与している(図9-8)．そのため，この生合成系の異常はより重篤な中枢神経障害(痙攣，精神身体発育遅延など)を引き起こす．この診断には，尿中ビオプテリン(biopterin)，ネオプテリン(neopterin)の定量と，ジヒドロプテリジン還元酵素(dihydropteridine reductase : DHPR)，6-ピルボイルテトラヒドロビオプテリン合成酵素(6-pyruvoyl-tetrahydrobiopterin synthetase)，GTP-シクロヒドロラーゼ1〔guanosine 5'-triphosphate(GTP)cyclohydrolase-1 : GCH-1〕，プテリン-4α-カルビノラミンデヒドラターゼ(pterin-4α-carbinolamine dehydratase)などの活性測定が必要である(図9-8)．

【治療】
　低フェニルアラニン食(乳児期は低フェニルアラニンミルク)によって血中フェニルアラニン濃度を下げる食事療法が有効である．知能低下を予防するためには，この治療を新生児期に開始しなければならない．また，少なくとも脳の発達が完

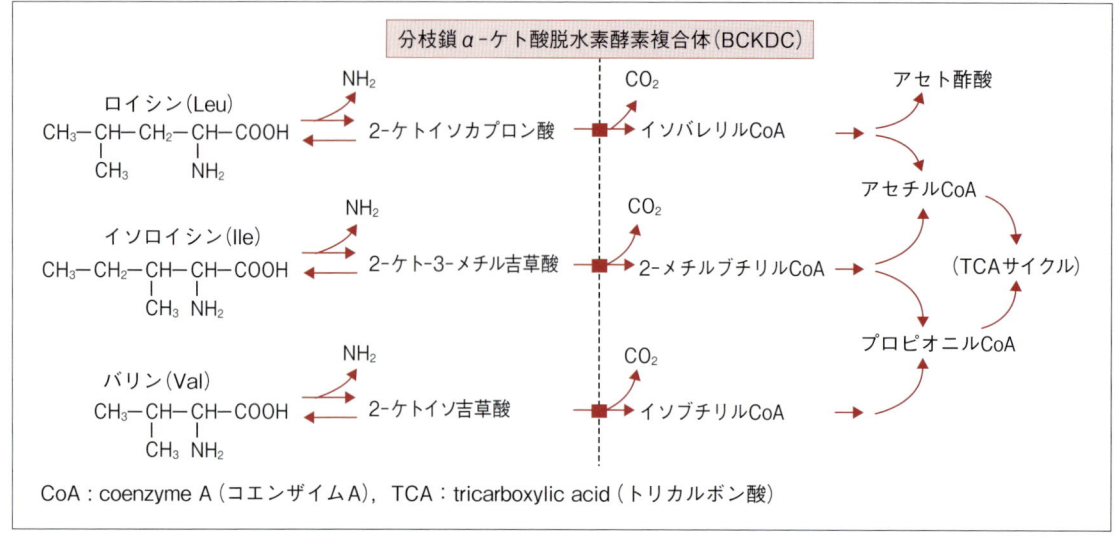

図9-9 かえでシロップ尿症(MSUD)における代謝

成する学童期以降まで食事療法を続ける必要がある．一方，テトラヒドロビオプテリン生合成系の異常による異型フェニルケトン尿症の場合は，テトラヒドロビオプテリンやL-dopa，5-ヒドロキシトリプトファン(5-hydroxytryptophan：5-HTP)などの神経伝達物質の補充を行う．

フェニルアラニン水酸化酵素によるフェニルケトン尿症のなかには，テトラヒドロビオプテリンの大量投与(10～20 mg/kg/日)によって残存酵素活性が上昇し，血中フェニルアラニン濃度の低下する症例が存在する．このような症例は，テトラヒドロビオプテリン反応性フェニルアラニン水酸化酵素欠損症と呼ばれ，テトラヒドロビオプテリンの経口的服用によって治療することができる．

マターナル PKU(maternal phenylketonuria)：フェニルケトン尿症をもつ女性が妊娠した場合，その胎児は胎盤を通じて高フェニルアラニン血症に曝され，たとえ胎児自身が非罹患児であっても低出生体重，小頭症，先天性心疾患，知能障害などを呈する．これをマターナル PKU と呼ぶ．その防止のためには，妊娠前から出産までの間，厳格な低フェニルアラニン食を行う必要がある．

2. かえでシロップ尿症
(maple syrup urine disease：MSUD)

【遺伝】

常染色体劣性遺伝形式を示す．かえでシロップ尿症の原因酵素である分枝鎖α-ケト酸脱水素酵素複合体(branched chain α-keto acid dehydrogenase complex：BCKDC)は，複雑な蛋白複合体より形成されており，それぞれの蛋白をコードする遺伝子は常染色体上に分散している．わが国における発生頻度は約 50 万人に 1 人と考えられている．米国では，出生数 180 人に 1 人と高率にかえでシロップ尿症をもつメノ派教徒集団が知られている．

【病態生化学】

分枝鎖α-ケト酸脱水素酵素複合体は，分枝アミノ酸であるロイシン(leucine：Leu)，イソロイシン(isoleucine：Ile)，バリン(valine：Val)の代謝経路に位置している(図 9-9)．酵素の欠損によって分枝ケト酸とそれらの前駆物質である上記のアミノ酸が体内に蓄積し，代謝性アシドーシス，低血糖，中枢神経症状が引き起こされる．患児の尿が，排泄される分枝ケト酸のためにかえでシロップの臭いをもつことが特徴的である．

【臨床症候】

古典型，間欠型，中間型に分類される．古典型では生後数日に哺乳力低下や嘔吐で発症し，呼吸

障害，痙攣，意識障害が出現する．死亡率はきわめて高く，生存した場合も重篤な中枢神経障害を残す．間欠型の場合，新生児期には無症状で，感染や蛋白質の過剰摂取によって発作的に代謝性アシドーシスが誘発され，運動失調や意識障害をきたす．中間型では急性症状がみられず，徐々に知能低下などの神経症状を呈する．また，分枝鎖α-ケト酸脱水素酵素複合体のうち，E1αサブユニットにはサイアミン(thiamine，ビタミンB_1)が結合するが，患者によってはこのビタミンB_1投与によって臨床症状の改善をみる例がある．

【診断】

血清アミノ酸分析によって，分枝アミノ酸(ロイシン，イソロイシン，バリン)の増加を認める．また，血中，尿中の有機酸分析では分枝ケト酸の増加が認められる．尿中分枝ケト酸の増加は，2,4-ジニトロフェニルヒドラジン(dinitrophenylhydrazine：DNPH)反応による呈色で検出することも可能である．古典型では新生児期に急性経過をとるため，早期診断，早期治療を目的として，乾燥濾紙血中のロイシンを定量する新生児マススクリーニングが行われている．本症の確定診断は，リンパ芽球，線維芽細胞などにおける酵素活性測定による．

【治療】

急性期には，補液(高カロリー中心静脈栄養)とアシドーシスの是正，腹膜透析や交換輸血による血中分枝ケト酸の除去などが必要である．慢性期には，低分枝アミノ酸食による食事療法を行う．サイアミン反応型にはビタミンB_1を投与する．

3．ホモシスチン尿症(homocystinuria)

【遺伝】

ホモシスチン尿症の原因としては，シスタチオニン合成酵素(cystathionine synthase)の先天性異常によるものが最も多い．本酵素は，第21染色体長腕上にあり，本症は常染色体劣性遺伝形式を示す．その発生頻度は，わが国では約18万人に1人とされている．

【病態生化学】

含硫アミノ酸代謝経路における異常が原因である．最も多くみられるものは，ホモシステイン(homocysteine)からシスタチオニンを合成するシスタチオニン合成酵素の変異によるものである(図9-10)．このためホモシステインが増加し，その代謝産物であるホモシスチン(homocystine)が尿中に排泄される．シスタチオニン合成酵素がビタミンB_6を補酵素にとることから，ビタミンB_6投与で症状が改善されるビタミンB_6反応型と不応型に分類される．ホモシステインがコラーゲンの正常な架橋を阻害するために，眼症状や骨格系の異常を起こし，また血管内皮の結合織の変化によって血栓症が起こりやすいと考えられている．シスタチオニン合成酵素以外に，5-メチルテトラヒドロ葉酸-ホモシステインメチルトランスフェラーゼや5,10-メチレンテトラヒドロ葉酸還元酵素の異常，ビタミンB_{12}代謝異常によってもホモシスチン尿症を生じるが，その頻度は低い．

【臨床症候】

骨粗鬆症，クモ状指などの骨格系の異常，水晶体脱臼(下方偏位)，近視などの眼症状，血栓・塞栓症などの血管系の異常(これが死因となることが多い)，知能低下，痙攣などの中枢神経障害がみられる．

【診断】

尿中アミノ酸分析によるホモシスチンの検出を行う．ホモシスチンは，シアン-ニトロプルシド(cyanide-nitroprusside)を用いた呈色反応でも検出可能である．確定診断は，線維芽細胞などにおける酵素活性の測定による．本症では血中メチオニン(methionine：Met)濃度の上昇があるため，これを指標として新生児マススクリーニングが行われている．

【鑑別診断】

ホモシスチン尿症はその臨床症状がMarfan(マルファン)症候群に類似しているが，両者の鑑別はアミノ酸分析によって容易に行うことができる．

【治療】

低メチオニン食とベタイン(betaine)の投与を行う．ベタインはホモシステインをメチオニンに転換させる作用があり，尿中ホモシスチンは著明に減少する(図9-10)．ビタミンB_6反応型では，大量のビタミンB_6を投与する．

4．Hartnup(ハートナップ)病

【遺伝】

常染色体劣性遺伝形式を示す．中性アミノ酸トランスポーター*SLC6A19*遺伝子の異常によって

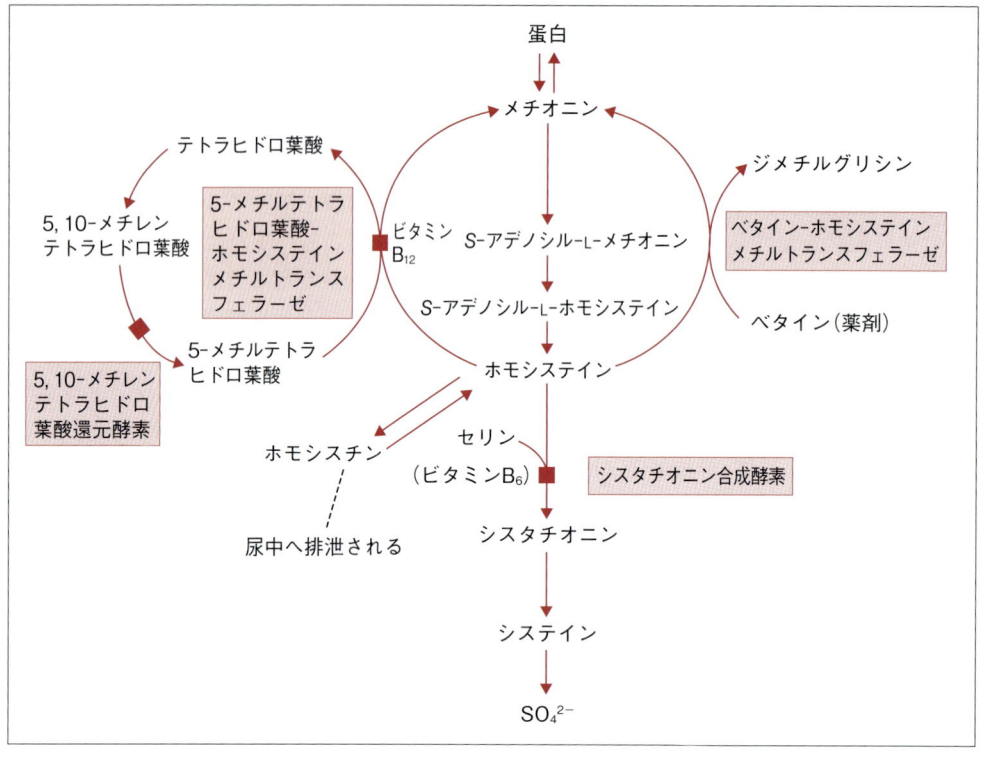

図9-10 ホモシスチン尿症における代謝

引き起こされる．なお，Hartnupとは，最初にこの疾患が報告された患者の家族名である．

【病態生化学】
　腎尿細管と小腸粘膜における中性アミノ酸の輸送障害によって生じる．必須アミノ酸であるトリプトファン(tryptophan：Trp)の呼吸障害によって合成されるニコチン酸が欠乏し，皮膚症状，神経症状を引き起こす．尿中には多量のアミノ酸が排泄される．腸管で吸収されないトリプトファンは腸内細菌によって代謝されてインドール化合物を生じ，吸収された後，尿中に大量に排出される．

【臨床症候】
　皮膚の日光過敏性，ペラグラ様皮疹，間欠性小脳性運動失調，精神症状がみられる．

【診断】
　臨床症状と尿中への多量のアミノ酸排泄，血中トリプトファン濃度の低下によって診断される．

【治療】
　ニコチン酸の投与が奏効する．

5. 尿素サイクル代謝異常症
（urea cycle disorders：UCD）

【病態生化学】
　尿素サイクルは，肝においてアンモニア(ammonia：NH_3)から尿素合成を行う代謝経路で，NH_3解毒の役割を果たしている．アンモニアは最終的には尿素として尿中に排泄される．この尿素サイクルには**図9-11**に示すように5種類の酵素が関与しており，各々の酵素の先天性異常が存在する．いずれの尿素サイクル代謝異常症においても高アンモニア血症(hyperammonemia)が生じ，その結果呼吸障害，意識障害などを呈することが特徴である．確定診断は，それぞれの酵素活性を測定することによって行われる．

1) オルニチントランスカルバミラーゼ欠損症
（ornithine transcarbamylase deficiency：OTCD）

【遺伝】
　オルニチントランスカルバミラーゼ(OTC)遺伝子はX染色体短腕上にあるため，一般に男児例は重症で新生児・乳児期に発症，死亡すること

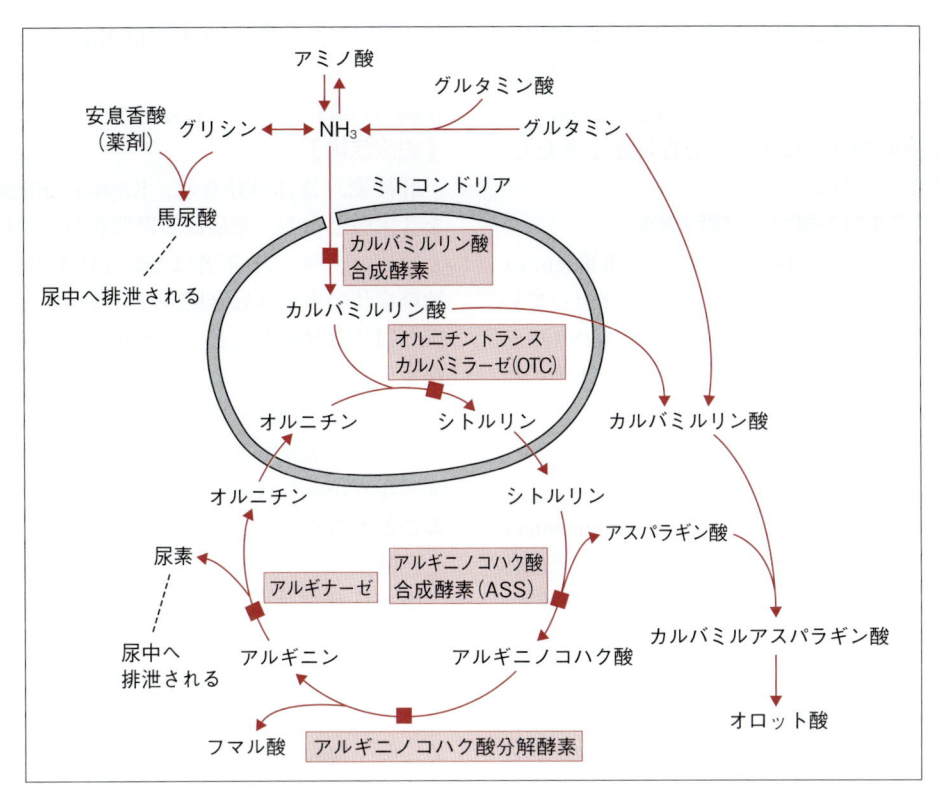

図 9-11 尿素サイクル代謝経路

が多い．女児の場合，X 染色体不活化の割合に応じて重症度が左右される．尿素サイクル代謝異常症のなかで最も頻度が高く，わが国では5〜7万人に1人と推定されている．

【臨床症候】
新生児期に発症する型では，血中 NH_3 の上昇に伴い呼吸障害，意識障害，痙攣が認められる．遅発型では嘔吐，意識障害，痙攣などで発症する．

【診断】
高アンモニア血症と尿中へのオロット酸(orotic acid)排泄（図 9-11）より本症が疑われた場合，肝生検を行って酵素活性を測定する．

【鑑別診断】
プロピオン酸血症，メチルマロン酸血症などの有機酸血症に代表される，二次性高アンモニア血症をきたす疾患との鑑別が必要である．

【治療】
急性期には血中 NH_3 を速やかに除くために，交換輸血，腹膜透析などを行う．また，安息香酸(benzoic acid)の投与も行われる．安息香酸は，NH_3 から生じるグリシン(glycine：Gly)を抱合して馬尿酸となり，腎から容易に排泄されるため，血中 NH_3 を下げる働きがある（図 9-11）．慢性期には，低蛋白食によって NH_3 の生成を抑える．これらの治療は，他の尿素サイクル代謝異常症に対しても同様に行われる．

2) シトルリン血症(citrullinemia)

【遺伝】
シトルリン血症の原因酵素であるアルギニノコハク酸合成酵素(argininosuccinate synthetase：ASS)は第9染色体長腕上にあり，常染色体劣性遺伝形式を示す．

【臨床症候】
新生児・乳児期に呼吸障害，意識障害，痙攣を呈し，死亡率も高い．

【診断】
高アンモニア血症と高シトルリン血症が特徴である．確定診断は酵素活性測定による．

成人発症2型シトルリン血症(adult-onset type 2 citrullinemia)：肝型アスパラギン酸−グルタミン酸トランスポーターであるシトリン(citrin)の欠損によって引き起こされ，二次的なアルギノ

コハク酸合成酵素の活性低下を生じる．成人期に，失見当識，意識障害，異常行動などの精神神経症状を呈する．肝の脂肪変性，線維化を認める．糖質の大量摂取や飲酒によって急性増悪をきたし，死亡することもある．

3）カルバミルリン酸合成酵素欠損症
（carbamyl phosphate synthetase deficiency）

本酵素は尿素サイクルの第1段階を担っている．臨床症状はオルニチントランスカルバミラーゼ欠損症に類似しているが，尿中オロット酸の排泄を認めない．

4）アルギニノコハク酸尿症
（argininosuccinic aciduria）

アルギニノコハク酸分解酵素（argininosuccinate lyase）の異常による．本酵素は第7染色体上にあり，常染色体劣性遺伝形式を示す．肝腫大，精神発達遅滞がみられ，乾いた脆い毛髪が特徴的である．

5）高アルギニン血症（hyperargininemia）

原因酵素であるアルギナーゼ（arginase，肝に局在）は第6染色体長腕上にあり，常染色体劣性遺伝形式を示す．痙性対麻痺と精神発達遅滞をきたす．病態に与える影響は，高アンモニア血症よりもむしろ高アルギニン血症のほうが大きいと考えられている．

V．その他の代謝異常

1．Wilson（ウィルソン）病〔肝レンズ核変性症〕
（hepatolenticular degeneration）〕

【遺伝】

原因遺伝子は第13染色体長腕上に存在し，常染色体劣性遺伝形式を示す．Wilsonによって初めて記載された．わが国における頻度は約3万人に1人と推定されている．

【病態生化学】

銅（Cu）の膜輸送を担う蛋白 *ATP7B* の先天性異常が原因である．本症における病態は，体内各組織への Cu の蓄積によって引き起こされる．Cu の蓄積が最も著しい臓器は肝臓で，肝細胞の壊死と線維化を生じる．大脳基底核への蓄積は神経症状をきたし，角膜への沈着は Kayser-Fleischer（カイザー・フライシャー）輪として認められる．腎臓への蓄積は，尿細管障害を引き起こす．

【臨床症候】

肝硬変，錐体外路症状，Kayser-Fleischer 輪を3主徴とする．発症は幼児期から中年以降までと幅広い．一般に若年者ほど肝症状が主体となり，神経症状の出現は思春期以降に多い．肝症状は肝炎と同様な経過をたどって肝硬変に移行することが多いが，時に急激な肝細胞の大量壊死を起こす場合もある．神経症状としては，ジストニア，アテトーゼ，構音障害，羽ばたき振戦，ミオクローヌスなどがみられる．精神症状，知能障害を呈することもある．

【診断】

臨床症状に加えて，低セルロプラスミン血症（hypoceruloplasminemia）（この機序は不明），血清 Cu の低下，尿中 Cu 排泄量の低下が特徴的である．また，肝細胞中の Cu 含量の増加をみるために肝生検も行われる．

【治療】

Cu を体内から排泄するために，キレート剤であるペニシラミン（penicillamine）やトリエンチン（trientine）を投与する．また，Cu を多く含む貝類，甲殻類，豆などの摂取を避けるように食事制限を行う．肝硬変を伴う末期の症例に対しては肝移植も考慮される．

2．Menkes（メンキーズ）病

【遺伝】

Cu の転送を担う膜蛋白 *ATP7A* の先天性異常によって起こる．この遺伝子はX染色体長腕上にあり，伴性劣性遺伝形式をとる．Menkes らによって脳変性疾患として報告された．

【病態生化学】

腸管からの Cu 吸収障害と体内組織における Cu の転送障害が存在する．そのために Cu を必要とする種々の酵素に Cu が供給されず，多臓器にわたる病態を引き起こすと考えられている．中枢神経系における Cu 要求酵素としては，電子伝達系のチトクロム *c* オキシダーゼ（cytochrome *c* oxidase），神経伝達物質代謝系のドパミン β-ヒドロキシラーゼ（dopamine β-hydroxylase），モノアミンオキシダーゼ（monoamine oxidase：

MAO)などの酵素活性低下が認められる.

【臨床症候】

重篤かつ進行性の精神運動発達遅滞，痙攣，低体温，易感染性，血管脆弱などがみられ，乳幼児期に死亡する．頭髪の異常が特徴的で，色が淡く，ねじれた脆い毛髪(kinky hair)が認められる．Cu欠乏による骨変化から骨折を起こしやすい．

【診断】

血清Cu，血清セルロプラスミン(ceruloplasmin)の低下に加え，経口的な硫酸銅負荷試験時の血清Cu，血清セルロプラスミンの上昇不良によって診断される．

【鑑別診断】

栄養性のCu摂取量の不足(中心静脈栄養など)，腸管における吸収不全などが中枢神経障害児に合併した場合，鑑別の対象となる．なお，後頭部外骨腫を特徴とするオクチピタル・ホーン(occipital horn)症候群は，Menkes病の軽症型である．

【治療】

乳児期早期からヒスチジン銅を非経口的に投与することによって，中枢神経症状の進展を防止することが可能である．

3. Lesch-Nyhan(レッシュ・ナイハン)症候群

【遺伝】

本症候群の原因遺伝子であるヒポキサンチン-グアニンホスホリボシルトランスフェラーゼ(hypoxanthine-guanine phosphoribosyl transferase : HGPRT)はX染色体長腕上にあるため，X連鎖劣性遺伝形式をとる．LeschとNyhanによって初めて報告された．

【病態生化学】

ヒポキサンチン-グアニンホスホリボシルトランスフェラーゼはプリン代謝経路のうちの回収経路に関与している．ここで生成されたヌクレオチドは合成経路にネガティブフィードバックをかけて，合成を抑制している．したがって，本酵素の欠損がある場合，その抑制がかからず，結果として最終産物である尿酸生成が増加し，高尿酸血症をきたす．ヒポキサンチン-グアニンホスホリボシルトランスフェラーゼは特に大脳基底核での活性が高い．しかしながら，なぜ本症において神経症状が発現するのか，そのメカニズムは明らかではない．患者の中枢神経組織において神経病理学的な所見はなく，何らかの機能障害が推定されている．

【臨床症候】

乳児期より発達遅滞，アテトーゼ様の不随意運動，痙性四肢麻痺が認められ次第に進行する．自傷行為が特徴的で，自分で口唇・手指を噛みちぎる行動がみられる．高尿酸血症のために，腎結石，尿路感染症が起こるが，痛風症状は認められない．乳児期に，おむつにオレンジ色の尿酸塩が付着して気づかれる場合もある．

【診断】

確定診断は，赤血球中のヒポキサンチン-グアニンホスホリボシルトランスフェラーゼ活性測定による．

【鑑別診断】

脳性麻痺による重症心身障害児と誤診されていることがある．

【治療】

高尿酸血症に対してキサンチン酸化酵素(xanthine oxidase)阻害薬のアロプリノール(allopurinol)の投与が行われるが，中枢神経症状の改善は期待できない．自傷行為を防ぐためには防護具を装着する．

4. Hallervorden-Spatz(ハラーフォルデン・シュパッツ)病
(Hallervorden-Spatz disease : HSD)

【遺伝】

常染色体性劣性遺伝形式を示す．最初，HallervordenとSpatzによって姉妹例が報告された．第20染色体短腕上に存在するパントテン酸キナーゼ(pantothenate kinase)遺伝子(*PANK2*)の異常が報告されている．近年はパントテン酸キナーゼ関連神経変性症(pantothenate kinase-associated neurodegeneration)と称されることが多い．

【病態生化学】

脳の淡蒼球，黒質網様部における鉄(Fe)の沈着および球状体(spheroid)が認められる．

【臨床症候】

多くの場合，小児期に発症する進行性の筋強直と不随意運動がみられ，認知症や痙攣を伴うこともある．

【診断】

剖検によって診断されることが多い．遺伝子診断が有用である．

【治療】

有効な治療法は知られていない．

◆◆◆ 文献 ◆◆◆

◆ I～IIIの項

1) Scriver CR, Beaudet AL, Sly WS, et al(eds) : The Metabolic and Molecular Bases of Inherited Disease. 8th ed, McGraw-Hill, New York, 2000
2) McKusick VA : Mendelian inheritance in man. A Catalog of Human Genes and Genetic Disorders. 11th ed, Johns Hopkins University Press, Baltimore, London, 1994(現在インターネットでもアクセスができるようになっている．http://omim.org/)
3) 宮谷信行, 宮武 正：リピドーシスの臨床と生化学．神経精神薬理 4：729-760, 1982
4) 辻 省次：Adrenoleukodystrophy. Annual Review 神経 1991, pp264-271, 中外医学社, 東京, 1991
5) 加藤俊一：副腎白質ジストロフィーにおける造血幹細胞移植．BRAIN and NERVE 59：339-346, 2007
6) Holton JB : The Inherited Metabolic Diseases. Churchill Livingstone, New York, 1994.
7) 折居忠夫：ムコ多糖症．黒田泰弘, 阿部敏明(編)：小児疾患と DNA 診断, pp109-116, 三輪書店, 東京, 1994

◆ IV, Vの項

1) Scriver CR, Beaudet AL, Sly WS, et al(ed) : The Metabolic Basis of Inherited Disease. 8th ed, McGraw-Hill, New York, 2001
2) Online Mendelian Inheritance in Man. http://www.ncbi.nlm.nih.gov/omim/
3) 小児疾患診療のための病態生理 I. 小児内科 28 (臨時増刊号)：1996

4) Wang T, Okano Y, Eisensmith RC, et al : Founder effect of a prevalent phenylketonuria mutation in the Oriental population. Proc Natl Acad Sci USA 88 : 2146-2150, 1991
5) Skovby F : Homocystinuria. clinical, biochemical and genetic aspects of cystathionine beta-synthase and its deficiency in man. Acta Paediat Scand Suppl 321 : 1-21, 1985
6) Kleta R, Romeo E, Ristic Z, et al : Mutations in SLC6A19, encoding B0AT1, cause Hartnup disorder. Nat Genet 36 : 999-1002, 2004
7) Matsuda I, Nagata N, Matsuura T, et al : Retrospective survey of urea cycle disorders : Part 1. clinical and laboratory observations of thirty-two Japanese male patients with ornithine transcarbamylase deficiency. Am J Med Genet 38 : 85-89, 1991
8) Kobayashi K, Sinasac DS, Iijima M, et al : The gene mutated in adult-onset type II citrullinaemia encodes a putative mitochondrial carrier protein. Nat Genet 22 : 159-163, 1999
9) Brewer GJ, Yuzbasiyan-Gurkan V : Wilson disease. Medicine(Baltimore) 71 : 139-164, 1992
10) Bull PC, Thomas GR, Rommens JM, et al : The Wilson disease gene is a putative copper transporting P-type ATPase similar to the Menkes gene. Nat Genet 5 : 327-337, 1993
11) Vulpe C, Levinson B, Whitney S, et al : Isolation of a candidate gene for Menkes disease and evidence that it encodes a copper-transporting ATPase. Nat Genet 3 : 7-13, 1993
12) Wilson JM, Stout JT, Palella TD, et al : A molecular survey of hypoxanthine-guanine phosphoribosyltransferase deficiency in man. J Clin Invest 77 : 188-195, 1986
13) Zhou B, Westaway SK, Levinson B, et al : A novel pantothenate kinase gene(*PANK2*) is defective in Hallervorden-Spatz syndrome. Nat Genet 28 : 345-349, 2001

第10章 先天性疾患

I. 先天奇形(congenital malformation)

1. 二分脊椎(spina bifida)

【定義】

脊椎や種々の程度で硬膜が欠損する状態を称する．今日，脊椎披裂(rachischisis)と同義語として扱われているが，語源的には二分脊椎は皮膚で覆われた閉鎖性の部分的披裂形成を指し，脊椎披裂は開放性の異常を意味する．

【臨床症候】

潜在性型と囊胞性型に2分される．

1) 潜在性二分脊椎(spina bifida occulta)

脊椎欠損部に脊髄膜や脊髄が陥入しないので，通常無症状である．腰仙部に最も多く認められ，腰仙部から尾骨部までの正中線上の皮膚に局所性多毛，血管腫(hemangioma)や色素母斑(nevus pigmentosus)がみられたり，軟らかい腫瘤〔多くは脂肪腫(lipoma)である〕が存在したりする．あるいは，小さな瘻孔(fistula)や，えくぼ状のへこみ(dimple)を認めるだけの場合もある．また当初は無症状であっても，歩行開始や排尿・排便訓練を行う時期になって下肢の運動障害や知覚障害，尿失禁などで気づかれることもある．

2) 囊胞性二分脊椎(spina bifida cystica)

髄膜ヘルニアを伴うものを髄膜瘤(meningocele)，さらに脊髄も陥入するものを脊髄髄膜瘤(myelomeningocele)と称する(図10-1)．部位的には腰部，腰仙部が多く，二分脊椎自体による披裂部以下の神経症状として対麻痺，尿・便失禁，知覚障害がみられる．また，障害部位が高位になるほど錐体路症状は顕著となり，腱反射は亢進する．後述するArnold-Chiari(アーノルド・キアリ)奇形のように，しばしば水頭症(hydrocephalus)の合併をみる．

【検査所見】

X線単純写真では脊椎管の拡大や変形がみられる．CT検査は椎弓の欠損範囲や囊胞内容の判別に有用である．MRIではCTと同様の所見がより明瞭に得られるとともに，脂肪腫の存在範囲

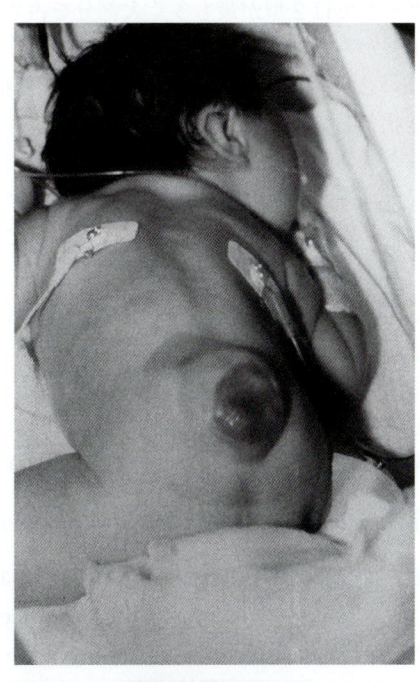

図10-1 脊髄髄膜瘤(新生児)

表10-1　Arnold-Chiari奇形の分類

1型	小脳扁桃の上部頸椎管への下方偏位
2型	小脳半球，虫部，扁桃および下部脳幹の上部頸椎管への下方偏位とともに腰仙部脊髄髄膜瘤を合併する
3型	小脳・脳幹の下方偏位に後頭部脳瘤あるいは上部頸椎脊髄髄膜瘤を合併する
4型	小脳形成不全を合併する

も確定することが可能である．なお，嚢胞性二分脊椎においては透光試験や超音波検査は嚢胞内容物のチェックに簡便かつ重要な検査である．

2. Arnold-Chiari（アーノルド・キアリ）奇形
　　（Arnold-Chiari malformation）

【定義】
　小脳および下部脳幹が大後頭孔よりも下部へ伸展を伴って移動する先天奇形である．

【臨床症候】
　付随する他の奇形の有無により表10-1のように4型に分類されるが，多くの例で水頭症を合併する．1型は他の奇形を合併しないもの，2型は腰仙部の脊髄髄膜瘤を合併するもの，3型は後頭部の脳瘤あるいは頸部脊髄髄膜瘤を合併するもの，4型は小脳形成不全を合併するものである．

　頻度としては2型が最も多く大部分を占め，次いで1型がみられる．3および4型はまれである．最も多い2型では通常新生児・乳児期に発症し，神経症状としては無呼吸発作，嚥下障害，嗄声などがみられる．また，生後1～3か月以内に水頭症を発症する．嚢胞性二分脊椎の症状も呈する．また，他の奇形を合併しない1型は無症状で終わる場合もあるが，年長児あるいは成人となってから発症する場合には，眼振や上述の下部脳幹に基づく症状を呈する．

【検査所見】
　今日においては，MRIが最も明瞭に脳奇形の存在や程度を描出できる検査法である（図10-2）．

3. 先天性水頭症（congenital hydrocephalus）

　頭蓋内に脳脊髄液が過剰に貯留した状態であり，非交通性水頭症（noncommunicating hydrocephalus）と交通性水頭症（communicating hydrocephalus）に分類される．非交通性水頭症にはArnold-

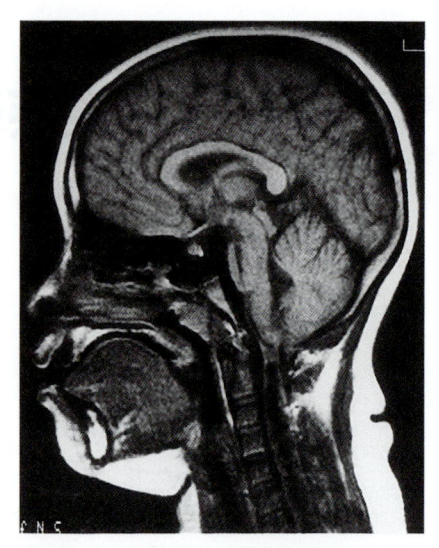

図10-2　Arnold-Chiari奇形のMRI
本症例では延髄空洞症を合併している．

Chiari奇形のほかに，中脳水道狭窄症（aqueductal stenosis），Dandy-Walker（ダンディ・ウォーカー）症候群，Galen（ガレン）大静脈奇形などが含まれ，交通性水頭症には水頭無脳症（hydranencephaly）や全前脳症（holoprosencephaly）などが含まれる．

II. 胎内感染症（in utero infection）

1. 先天性トキソプラズマ症
　　（congenital toxoplasmosis）

【臨床症候】
　妊娠第1三半期の感染では胎児死亡や児に奇形がみられることが多く，第2三半期の感染では低出生体重児となり，新生児期に肝脾腫や黄疸，発疹，脳炎など急性期症状を認める．第3三半期の感染では慢性の経過をたどる．脈絡膜炎，水頭症，脳内石灰化（intracranial calcification），精神運動発達障害が4主徴であり，ほかに発熱，貧血，発疹，黄疸，肝脾腫などをみる．

【検査所見】
　妊娠中の超音波検査により，胎児の水頭症が認められた場合には，本症が鑑別されなければならない．診断には，羊水，患児の髄液，リンパ節に

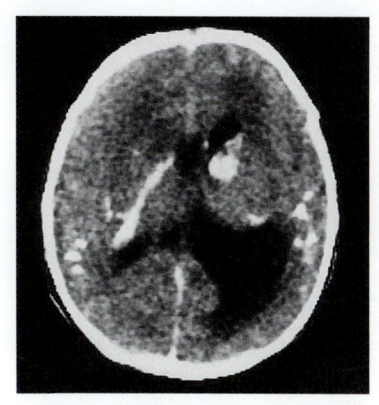

図10-3 先天性トキソプラズマ症の頭部CT
点状, 曲線状の多発性の石灰化病変を認める.

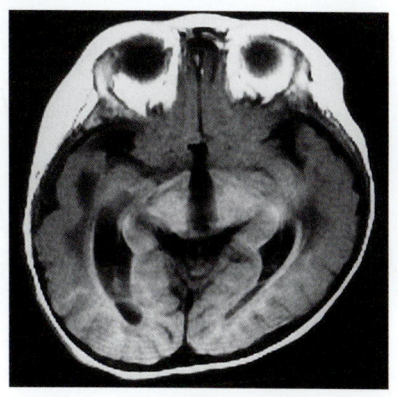

図10-4 巨大細胞封入体病の頭部MRI所見(T1強調画像)
両側の側脳室後角に嚢胞との境界である膜様構造を認める.

おけるトキソプラズマ(*Toxoplasma gondii*)の存在を直接証明する. また, 色素試験, 免疫蛍光抗体法や, ポリメラーゼ連鎖反応(polymerase chain reaction：PCR)法, イムノブロット法なども用いられる. 水頭症と脳内石灰化の証明にはCT検査が有用である(図10-3).

2. 巨大細胞封入体病/サイトメガロウイルス症
(cytomegalic inclusion disease：CID / cytomegalovirus disease)

【臨床症候】

サイトメガロウイルスの胎内感染は全出生児の約0.5%にみられ, その多くが無症状であるが, 約10%に症状が現れる. 臨床症状としては, 通常, 新生児期から低出生体重, 肝脾腫, 黄疸, 紫斑や点状出血, 貧血, 水頭症, 小頭症, 脳内石灰化などが認められる. しかし一方, 出生時に異常がなくても, 5〜15%において, 後に精神遅滞や難聴がみられる.

【検査所見】

尿, 咽頭ぬぐい液からのウイルスの分離とウイルスゲノムの証明, 血清抗体価の上昇, 尿中などの細胞内における巨大細胞封入体の存在などが診断に重要である. 肝機能異常や貧血, 血小板減少などもみられる. CT検査での脳内石灰化とともにMRI検査で側脳室後角に脳室周囲嚢胞(paraventricular cyst)が認められれば, 本症である可能性が高い(図10-4).

3. 先天性梅毒
(congenital syphilis, hereditary syphilis)

胎盤完成後, すなわち妊娠18週以降に母親が梅毒に罹患すると胎児に感染が成立する.

【臨床症候】

胎児梅毒では流産・死産となる. 乳児梅毒(早発性梅毒)では生後数か月以内に梅毒性鼻炎, 皮疹, 骨変化, 肝脾腫などの症状が出現し, 鞍鼻(saddle nose)をきたす. また骨膜炎や骨軟膜炎による疼痛が原因でParrot(パロー)の偽性麻痺をきたす. 髄膜炎をきたした症例では水頭症や知能運動障害を残す. 遅発性梅毒では, 学童期以後にHutchinson(ハッチンソン)の3主徴(実質性角膜炎, 内耳性難聴, Hutchinson歯)をきたす. 中枢神経症状としては知能障害を認める.

【検査所見】

ガラス板法, 梅毒トレポネーマ血球凝集(treponema pallidum hemagglutination：TPHA)テスト, 梅毒トレポネーマ蛍光抗体吸収(fluorescent treponema antibody absorption：FTA-ABS)法などを組み合わせて診断する.

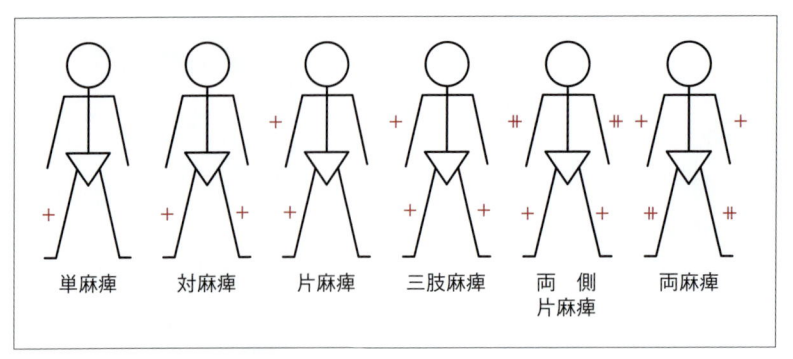

図10-5　運動障害の分布による麻痺の分類

単麻痺　対麻痺　片麻痺　三肢麻痺　両側片麻痺　両麻痺

III. 周産期脳損傷(perinatal brain injury)

1. 脳性麻痺(cerebral palsy)

【定義】
出生前から新生児期(生後28日)までの間に生じた脳障害に基づく非進行性の運動障害をいう．

【病因】
出生前では脳形成異常，胎内感染，先天性水頭症などが，周産期・新生児期では仮死(低酸素性虚血性脳症)，頭蓋内出血，高ビリルビン血症(核黄疸)，髄膜炎などが病因となる．かつては低出生体重児，仮死，核黄疸が3大原因といわれたが，周産期医療の進歩した今日では核黄疸による脳性麻痺はほとんどなくなっている．また，低出生体重児の脳障害の原因として，脳室内出血(ventricular hemorrhage)と脳室周囲白質軟化症(periventricular leukomalacia)(虚血性脳障害の一型)，とりわけ後者が重要視されている．

【臨床症候】
運動障害の性質と分布によって，図10-5，表10-2のように分類される．脳病変は非進行性であるが，新生児期に痙縮などが顕著な例はまれである．乳児期前半では頸定の遅れなど，運動発達の遅れとして徐々に症状が表面化してきて，乳児期後半になって初めて興奮・緊張時の異常姿勢の出現や原始反射の存続，腱反射の亢進などによって診断が明らかとなる．大まかな症状は生後3～4歳ごろまで経年的に変容していき，その後も部分的障害，たとえば胸郭変形，側彎，関節拘縮な

表10-2　脳性麻痺の病型

運動障害の分布による分類
単麻痺(monoplegia)：一肢のみ
対麻痺(paraplegia)：両側下肢のみ
片麻痺(hemiplegia)：片側上下肢
三肢麻痺(triplegia)：三肢，通常は両下肢と一側上肢
四肢麻痺(tetraplegia)：四肢
両側片麻痺(double hemiplegia)：上肢の障害が下肢より強い
両麻痺(diplegia)：下肢の障害が上肢より強い
運動障害の性質による分類
痙直型：伸展反射の亢進
アテトーゼ型：不随意的な非共同性筋緊張
強剛型：屈伸両筋群の緊張亢進
失調型：共同運動および平衡機能の障害
振戦型：律動的不随意運動
無緊張型：腱反射の亢進を伴う筋緊張の低下
混合型

どはしばしば悪化する．

脳性麻痺は定義上運動障害を指すが，実際には脳性麻痺児のおよそ2/3が何らかの程度の精神遅滞を併せもつ．また，しばしばてんかんを合併する．

病因と病型の関連としては，かつてはアテトーゼ型の脳性麻痺の多くは核黄疸後遺症で難聴を合併していたが，今日のアテトーゼ型の原因は仮死が主である．また従来，低出生体重児では痙性対麻痺が多かったが，近年では痙性両麻痺が多い．

【検査所見】
基礎疾患により実施すべき検査が異なるが，先天性代謝異常を検索するアミノ酸分析や染色体検査，胎内感染に対する抗体を調べる血液検査，CTなどの画像検査，脳波，聴性脳幹反応などの

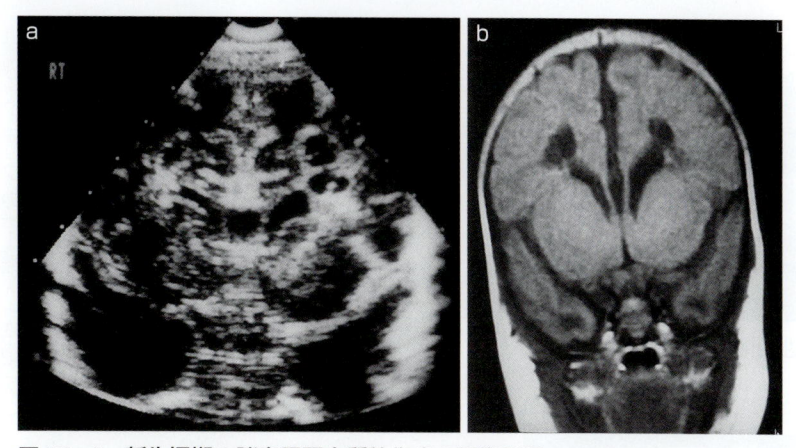

図10-6 新生児期の脳室周囲白質軟化症の画像所見
a．前額断超音波像，b．前額断MRI（T1強調画像）．ともに両側脳室周囲に囊胞を認める．

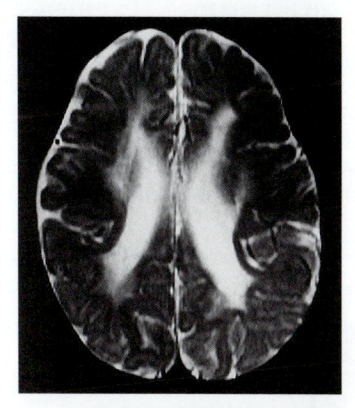

図10-7 慢性期の脳室周囲白質軟化症のMRI所見（T2強調画像）
白質容量の減少，壁不整の脳室拡大，脳室周囲の高信号域を認める．

電気生理学的検査を行う．新生児期に，脳形成異常，脳室内出血や脳室周囲白質軟化症における囊胞形成などを確認するには頭部超音波断層法が有用である（図10-6）．

先天性サイトメガロウイルス感染症などでみられる頭蓋内石灰化の同定にはCT検査が，また髄鞘化の進行の評価や脳の微細な奇形の診断，グリオーシス（gliosis）の同定にはMRI検査が有用である．MRIにおける壁が不整な側脳室の拡大と白質容量の減少，T2強調画像での側脳室周囲の高信号域（グリオーシス）の存在は脳室周囲白質軟化症の慢性変化（図10-7）と考えられるので，そのようなMRI所見を呈する痙性両麻痺年長児の脳障害の原因は，脳室周囲白質軟化症であった可能性が大きい．

IV. 母斑症（phacomatosis）

神経系と皮膚に異常が出現するので，神経・皮膚症候群（neurocutaneous syndrome）ともいわれる．

1. 結節性硬化症（tuberous sclerosis）

【遺伝】
一般人口2万～5万人に1人の頻度で出現する．常染色体優性遺伝疾患であるが，大半は突然変異例である．2つの原因遺伝子 *TSC1*（9q34）と *TSC2*（16p13.3）が同定されている．

【臨床症候】
1）中枢神経系
てんかん〔特にWest（ウェスト）症候群〕と精神遅滞をきたす．時に巨大星状膠腫が出現する．
2）皮膚
乳幼児期には多発性の葉状白斑，後には両頰部の皮脂腺腫（adenoma sebaceum）（図10-8），鮫皮斑（shagreen patch）などを認める．
3）その他
網膜過誤腫，心横紋筋腫，腎血管脂肪腫などをきたす．

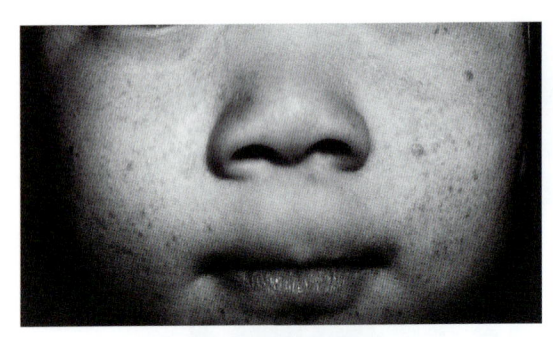

図10-8　結節性硬化症の皮脂腺腫

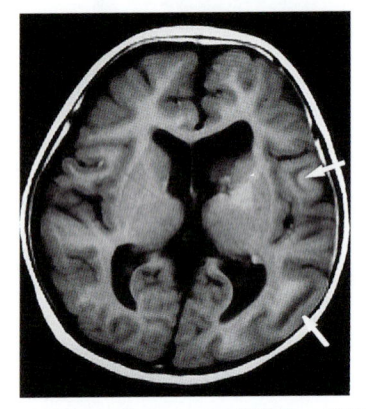

図10-9　結節性硬化症のMRI所見（T1強調画像）
皮質下白質に低信号域（矢印）を認める．

表10-3　神経線維腫症の病型分類

病型		主な症状
NF-1	von Recklinghausen病	ミルクコーヒー斑，神経線維腫，虹彩結節
NF-2	聴神経線維腫症	ミルクコーヒー斑，両側の聴神経線維腫
NF-3	混合型神経線維腫症	NF-1＋NF-2＋種々の多発性中枢神経系の腫瘍
NF-4	変異型神経線維腫症	多発性神経線維腫と神経堤細胞腫瘍＋非特異的症状
NF-5	体節性神経線維腫症	一体節に限局したミルクコーヒー斑，神経線維腫
NF-6	ミルクコーヒー斑のみ	ミルクコーヒー斑が唯一の症状
NF-7	遅発性神経線維腫症	20歳代後半以降に多発性神経線維腫が出現
NF-NOS＊		NF-1～NF-7に該当しないもの

＊ not otherwise specified.
〔Riccardi VM : Neurofibromatosis in children : continuing education for the family physician. Physician 18 : 565, 1983 より改変〕

【検査所見】

CT検査では側脳室周囲の多発性石灰化，MRI検査では3種類の過誤腫（hamartoma），すなわち脳室上衣下層の小結節（nodule），大脳皮質の結節（tuber），白質の異所性細胞群が通常T1強調画像では等信号域あるいは低信号域として，T2強調画像では高信号域として認められる（図10-9）．患者の精神発達レベルは石灰化病変の数とは無関係で，これらの過誤腫の数や分布と関連していると考えられている．

2. 神経線維腫症（neurofibromatosis : NF）

【遺伝】

神経線維腫症は常染色体優性遺伝疾患で，出生10万人に30～40人の頻度でみられる．近年，神経線維腫症は表10-3のように分類されており，従来のvon Recklinghausen（フォン・レックリングハウゼン）病は神経線維腫症1型（NF-1）として分類されている．NF-1は第17染色体長腕上（17q11.2）に，NF-2は第22染色体長腕上（22q12）に関連遺伝子座が存在する．

【臨床症候】

神経と皮膚に症状を認めるが，皮膚の多発性のミルクコーヒー斑（café-au-lait spots）が特徴的である．表10-3に示したように，NF-1ではミルクコーヒー斑のほかに神経線維腫と虹彩結節が，NF-2では両側の聴神経線維腫がある．これらのほかにも骨の変形などがみられる．NF-1とNF-2の診断基準を表10-4に示す．神経線維腫症に最も好発する腫瘍は脳神経あるいは脊髄の神経鞘腫であり，これに膠腫や髄膜腫が続く．脊髄腫瘍ではダンベル型が多く，脊柱の変形，四肢の筋力低下，疼痛，知覚障害，歩行障害などをきたす．NF-1での視力障害は視神経膠腫を，NF-2での聴力障害は聴神経膠腫の進展を疑う．

【検査所見】

MRIによって半数以上のNF-1患者の淡蒼球を中心に，脳幹，小脳，半卵円中心，視床，脳梁などに高頻度にT2強調画像で高信号を示す小病変の存在が見いだされるようになった（図10-10）．

IV. 母斑症

表10-4 神経線維腫症1型(NF-1), 2型(NF-2)の診断基準

NF-1（von Recklinghausen 病）
以下の項目を2つ以上もつもの
1. ミルクコーヒー斑：直径が思春期前 0.5 cm, 思春期後 1.5 cm 以上が6個以上
2. 2個以上の神経線維腫か1個の叢状神経線維腫
3. 腋窩部または鼠径部のフレックリング
4. 視神経膠腫
5. 2個以上の Lisch（リッシュ）結節（虹彩過誤腫）
6. 確実な骨疾患： 　例　蝶形骨形成異常 　　　偽関節を伴う場合もある長管骨皮質菲薄化
7. 両親, 兄弟, または子どもが NF-1（1〜6の基準による）
NF-2（両側性聴神経線維腫）
以下の項目を1つもつもの
1. 適当な映像技術（CT, MRI）で認める両側性第8脳神経腫瘍
2. 両親, 兄弟, または子どもが NF-2か, 一側性第8脳神経腫瘍か, 以下のどれか2個がある： 　神経線維腫, 髄膜腫, 膠腫, Schwann（シュワン）細胞腫, 若年性後極性白内障

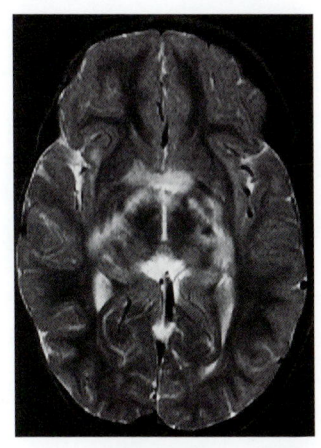

図10-10 神経線維腫症1型（NF-1）の MRI 所見（T2強調画像）
基底核に高信号域を認める.

これまで CT では発見できなかった病変で, 通常, 無症状である. これらの病変の本体はいまだ不明であるが, 過誤腫やグリオーシス, 多発性の膠腫などが疑われている. 脊髄腫瘍の診断には MRI や短潜時体性感覚誘発電位（short-latency somatosensory evoked potential : SSEP）が有用である.

3. Sturge-Weber（スタージ・ウェーバー）症候群

【遺伝】
遺伝性はなく, ほとんどの症例が孤発例であり, 例外的に家族発症例が数家系で報告されているのみである.

【臨床症候】
半側性の脳軟膜血管腫と顔面赤色ワイン様血管腫を特徴とする症候群である. 顔面の一側の三叉神経第1枝領域の赤色ワイン様血管腫, 牛眼, 精神遅滞, 反対側の片麻痺と痙攣をみる.

【検査所見】
頭部単純 X 線写真では, 4〜5歳以降に脳軟膜の血管腫に一致した脳回石灰化像がコイル状あるいは鉄道線路状に出現する. より小さい石灰化は CT 検査により早期から認められる.

4. 毛細血管拡張運動失調症
（ataxia-telangiectasia）

Louis-Bar（ルイ・バー）症候群ともいう.

【遺伝】
常染色体劣性遺伝疾患で, 原因遺伝子である ATM 遺伝子が遺伝子座 11q23 にクローニングされている.

【臨床症候】
小脳性運動失調（cerebellar ataxia）, 両側眼球結膜の毛細血管拡張（telangiectasia）, 易感染性を3主徴とする. 幼児期から小脳性運動失調が進行し, さらに企図振戦, 眼振, 腱反射の減弱をきたす. 呼吸器感染をきたしやすく, また, 白血病や悪性リンパ腫なども合併しやすい.

【検査所見】
CT や MRI 検査で小脳の萎縮が認められる. また血液検査で, α-フェトプロテイン（α-fetoprotein : AFP）の高値とおよそ70%の症例で免疫グロブリン A（immunoglobulin A : IgA）の欠損を認める.

5. von Hippel-Lindau（フォン ヒッペル・リンダウ）症候群

【定義】
網膜と中枢神経系の血管芽細胞腫（hemangioblastoma）に, 内臓諸器官の囊腫や腫瘍を合併す

る症候群である．

【遺伝】
　常染色体優性遺伝疾患で，第8染色体短腕上の *VHL* 遺伝子（3p26–p25）が本症に関連していることが判明している．

【臨床症候】
　小脳腫瘍あるいは網膜腫瘍で発症し，発症時期は大部分が18～40歳である．小脳に血管芽細胞腫が発生すると，小脳性運動失調，眼振，断続性言語，協調運動障害，測定障害などの小脳症状と，頭痛，嘔吐などの脳圧亢進症状が出現する．脳神経症候や錐体路症候をみることもある．網膜に血管芽細胞腫が発生すると，視力低下や眼痛で発症し，末期には失明に至る．眼底所見では網膜周辺部の動静脈が対をなして拡張蛇行し，腫瘍形成が認められる．腫瘍は約1/3で多発性である．

【検査所見】
　CT，MRI検査で小脳腫瘍を証明する．また小脳血管芽細胞腫を有する症例では大部分が髄液検査で蛋白増加を示し，10～20%が多血症を伴う．

◆◆◆文献◆◆◆

1) 大井静雄，松本　悟：二分脊椎と髄膜瘤．周産期医学 15：1902–1918, 1985
2) Hagberg B, Hagberg G, Olow I, et al：The changing panorama of cerebral palsy in Sweden. V. The birth year period 1979–82. Acta Paediatr Scand 78：283–290, 1989
3) Braffman BH, Bilaniuk LT, Zimmerman RA：The central nervous system manifestations of the phakomatoses on MR. Radiol Clin North Am 26：773–800, 1988
4) Tuberous Sclerosis and Allied Disorders–Clinical, Cellular, and Molecular Studies. A Conference. April 23–25, 1990, Bethesda, Maryland. Ann NY Acad Sci 615：1–385, 1991

第11章 神経感染症

I. 脳炎 (encephalitis)

A. 急性ウイルス性脳炎
（acute viral encephalitis）

【概念】

急性ウイルス性脳炎は，脳実質の炎症を主体とし，発熱など一般炎症所見とともに意識障害，髄膜刺激症状，大脳巣症状，髄液所見では細胞数増加がみられる．急性脳症では，意識障害を主徴とし，髄液細胞増加を欠く．グローバル化とともに，予期しない新たな脳炎，脳症が出現してくる可能性がある．鑑別を含め，早期診断，早期治療は緊急性を要する．5類感染症に指定されている．

単純ヘルペス脳炎の発生時期は集中性がなく散発性にみられ，わが国では年間 100 万人に 29 人，約 300～400 例とされる．日本脳炎ウイルスはコガタアカイエカにより伝播される．したがって，日本脳炎はこの蚊の発生時期と一致して 7～9 月に限定して発症する．ワクチンの普及などで減少し，最近では年間数例前後，主として西日本地域でみられる．なお，インドなど他のアジア地域では本症は小児に好発するが，わが国では成人，高齢者に多い．

二次性脳炎では，麻疹罹患 1,000 人，水痘 5,000 人，風疹 5,000 人にそれぞれ 1 人の発生と推定されている．

【病因・病態生理】

病因ウイルスには日本脳炎ウイルス，エンテロウイルス，ムンプスウイルス，麻疹ウイルス，風疹ウイルス，単純ヘルペスウイルス，水痘-帯状疱疹（ヘルペス）ウイルスなどが挙げられる（表11-1）．ウイルスの中枢神経への感染経路は血行性と神経行性とに大きく分けられる（図11-1）．日本脳炎では，蚊に刺されることにより皮膚から侵入したウイルスがいったん内臓に感染を起こした後，血行性に中枢へ到達する．エンテロウイルスは腸管で増殖後，ウイルス血症とともに脳炎，髄膜炎を起こす．一方，単純ヘルペスウイルスの場合，鼻粘膜から嗅神経経路あるいは三叉神経節に潜伏していたウイルスが神経行性に好発部位の側頭葉へ侵入すると考えられている．

1) 単純ヘルペス脳炎
（herpes simplex encephalitis）

単純ヘルペスウイルス（herpes simplex virus：HSV）は 1 型（口部ヘルペス），2 型（性器ヘルペス）に分けられているが，小児，成人の急性脳炎は通常 HSV 1 型による．2 型では新生児脳炎を

表11-1 脳炎の病因ウイルス

RNAウイルス	日本脳炎ウイルス，ポリオウイルス，コクサッキーウイルス A, B 群，エコーウイルス，インフルエンザウイルス A, B 型，麻疹ウイルス，風疹ウイルス，ムンプスウイルス，狂犬病ウイルス，ヒト免疫不全ウイルス
DNAウイルス	単純ヘルペスウイルス 1, 2 型，水痘-帯状疱疹ウイルス，サイトメガロウイルス，Epstein-Barr ウイルス，ヒトヘルペスウイルス 6, 7 型，アデノウイルス

主体の細胞数増加，蛋白増加を示すが，糖は正常である．脳波は全般的徐波とともに発症2病日から15病日にかけ，一側または両側性の側頭・前頭部に周期性一側てんかん型放電が見いだされる．CT，MRIでは70〜80％の頻度で側頭葉・大脳辺縁系に低吸収・異常信号域（図11-2），初期では圧排所見を示し，この低吸収・異常信号域はしばしば長期残存する．CTに比べMRIの感度が高く，病態の把握，早期診断に役立つ．

他のヘルペスウイルス属として，水痘-帯状疱疹ウイルス，サイトメガロウイルス（cytomegalo-virus：CMV），Epstein-Barr（エプスタイン・バー）ウイルス（EBV），ヒトヘルペスウイルス6，7型などがあるが，共通して神経節などに潜伏感染を起こす．健康人あるいは免疫不全宿主（immunocompromised host）において，これらのウイルスによる中枢神経系感染症の増加傾向がみられる．

2）日本脳炎（Japanese B encephalitis）

夏期に発生し，届け出が必要な4類感染症に指定されている．一般的な経過は発熱，倦怠感，頭痛に続いて意識障害，痙攣などが出現，髄膜刺激徴候〔項部硬直，Kernig（ケルニッヒ）徴候〕も認める．好発部位は大脳皮質，視床，黒質などで，振戦，固縮を含む錐体外路症状がしばしば認められる．また，片麻痺などの卒中様発作の頻度も高い．

髄液所見では圧の上昇，リンパ球，単球を主体とした中等度の細胞数増加，蛋白増加，糖正常を示す．脳波所見においては全般的徐波化がみられ，頭部CT，MRIで約70％の症例において視床，基底核，黒質の低吸収・異常信号域が認められる（図11-2）．

なお，ウエストナイル脳炎（West Nile encephalitis）は日本脳炎ウイルスと同じフラビウイルス科のウイルスによる脳炎で，元来中近東の風土病であるが，1999年にニューヨークで発生し米国全土に拡大し，大きな脅威となった．

3）二次性脳炎

麻疹，風疹，ムンプス，水痘-帯状疱疹などに伴って意識障害，痙攣発作を認める場合，いわゆる二次性脳炎と位置づけられる．通常，発疹，水疱出現後4〜6日目ごろ発症し，髄液所見では中等度の細胞数増加を示す．診断には，発疹，水疱などの皮膚症状が有力な手がかりとなる．

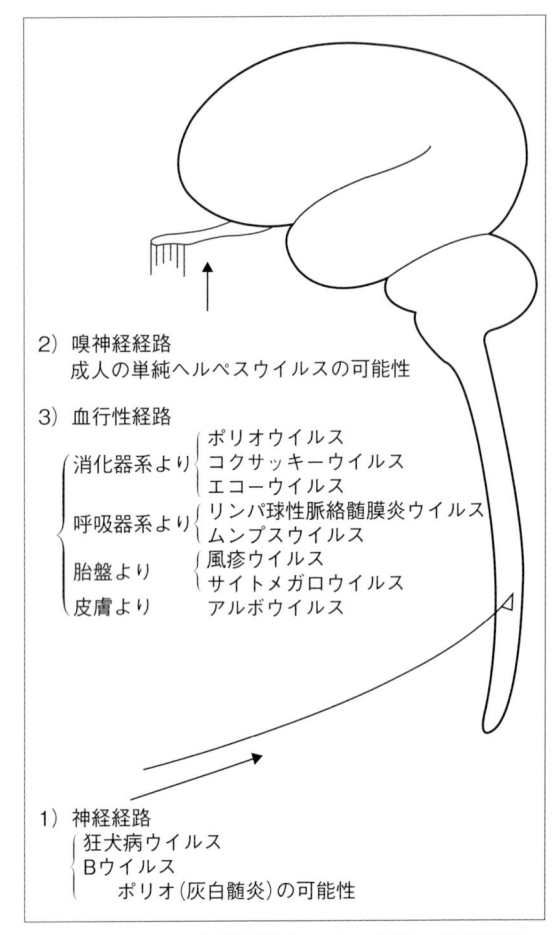

図11-1 ヒトの中枢神経ウイルス疾患の感染経路
（平野朝雄，富安 斉：神経病理を学ぶ人のために．第4版，p393，医学書院，東京，2003より一部改変）

1) 神経経路
　狂犬病ウイルス
　Bウイルス
　ポリオ（灰白髄炎）の可能性

2) 嗅神経経路
　成人の単純ヘルペスウイルスの可能性

3) 血行性経路
　消化器系より：ポリオウイルス，コクサッキーウイルス，エコーウイルス
　呼吸器系より：リンパ球性脈絡髄膜炎ウイルス，ムンプスウイルス
　胎盤より：風疹ウイルス，サイトメガロウイルス
　皮膚より：アルボウイルス

除いて良性の髄膜炎，脊髄炎が一般的である．側頭葉，大脳辺縁系が好発部位で出血壊死傾向が強く，組織学的にCowdry（カウドリー）A型封入体が検出される．

発熱，髄膜刺激症状，せん妄を含む意識障害，痙攣，異常行動，嗅覚異常，幻視，記憶障害などが出現する．特に昏睡に至る深い意識障害，痙攣の重積，脳圧の亢進を認める症例の予後はきわめて不良である．なお，口唇ヘルペスなどの皮膚HSV感染症を認める症例は意外にもまれで10％前後である．

検査所見は，末梢血での炎症所見，髄液所見では圧上昇，出血壊死に対応して約30％の症例で赤血球，キサントクロミー（xanthochromia，黄色調）が認められる．原則としてリンパ球・単球

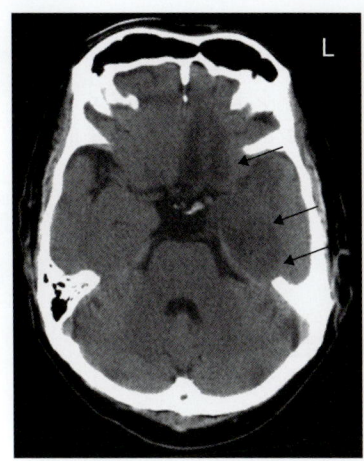

a．CTによる左側頭葉内側，前頭葉下面の低吸収域．
b．MRI FLAIR像．海馬など辺縁系に高信号域を認める(矢印)．
c．MRI FLAIR像．左視床，基底核に高信号域を認める．

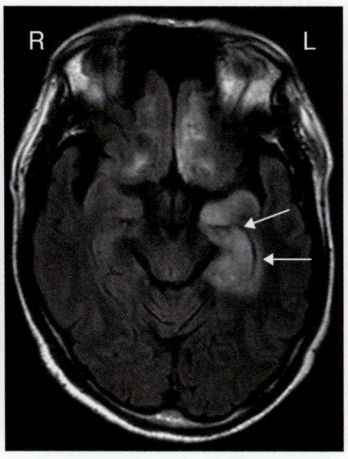

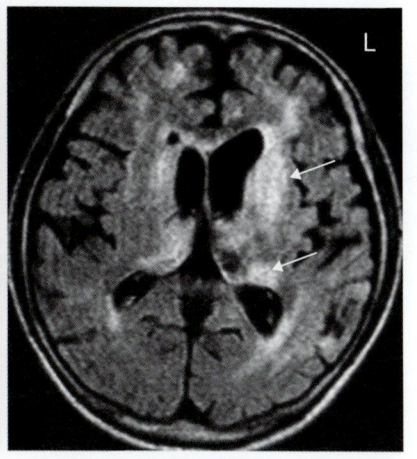

図11-2　単純ヘルペス脳炎(a, b)と日本脳炎(c)の画像所見

4) インフルエンザ脳症
(influenzal encephalopathy)

わが国において，1990年代の流行シーズン以降，各地で季節性インフルエンザ流行期に一致した，小児の急性脳症の報告が増加している．多くが10歳以下の小児の罹患であるが，成人例の報告も散見される．ブタからの変異の新型インフルエンザ(A型，H1N1)による脳症の発生もみられる．異常言動，痙攣発作で発症する症例が多く，髄液細胞の増加はみられない．ウイルス学的検索では，髄液からインフルエンザウイルスはポリメラーゼ連鎖反応(polymerase chain reaction：PCR)陰性で，末梢血インターロイキン(interleukin：IL)-6の著増がみられ，病態との関与が推定されている．アスピリンは危険因子に挙げられ，禁忌である．Reye(ライ)症候群，視床病変を中心とした急性壊死性脳症，痙攣重積型などの類縁疾患群を形成している．

5) 脳幹脳炎(brainstem encephalitis)

第7, 9, 10脳神経などの神経症状，小脳症状，錐体路症状，感覚異常などを主徴とする．髄液所見で細胞数増加，蛋白，免疫グロブリン増加を認める．一方，Bickerstaff(ビッカースタッフ)型脳幹脳炎は上部脳幹を主座とし，免疫学的機序が推論されている．また，水痘などに伴ってみられる急性小脳失調症は小児に好発し，予後良好である．

6) 非ヘルペス性急性辺縁系脳炎(non-herpetic acute limbic encephalitis)

1994年，ヘルペス脳炎の調査の過程で，HSV PCR陰性，MRIで両側海馬・扁桃体病変を示す症例群として急性辺縁系脳炎(acute limbic encephalitis：ALE)が見いだされた．髄液細胞数の軽度増加，サイトカインでは，IL-6の上昇，インターフェロン(interferon：IFN)-γの変動はみられない．単純ヘルペス脳炎，傍腫瘍性辺縁系脳炎(paraneoplastic limbic encephalitis：PLE)とスペクトラムを組む亜型と考えられている．ウイルス関連辺縁系脳炎，傍腫瘍性辺縁系脳炎，自己免疫疾患性，抗グルタミン酸受容体(glutamate receptor：GluR)抗体関連，卵巣奇形腫に伴う抗N-methyl-D-aspartate receptor(NMDAR)脳炎，抗K^+チャネル(voltage-gated potassium channels：VGKC)抗体関連などが問題になっている．

【診断】

単純ヘルペス脳炎の診断は，早期治療とも関連し，鑑別診断も含め迅速性が要求される．臨床像，髄液，脳波，CT, MRI所見などに加え，髄液HSV PCR陽性，HSV抗体価の上昇などから診断する．病原診断ではHSVのPCR法を含む髄液からの病原検索，血清，髄液の酵素免疫測定法〔enzyme immunoassay(EIA) IgM, IgG〕，補体結合反応(complement fixation：CF)などの抗体価検査がポイントになる．PCR法によるHSVゲノムの検出は発症1〜7病日において約70〜80％の陽

性率を示し，抗体価の上昇は 10 病日以降となることが多い．後方視的検討に備え，血清，髄液の −20℃ 保存が望ましい．

日本脳炎の診断は，臨床所見，発症時期および疫学的事項を参考とし，日本脳炎ウイルスに対する血清抗体価〔赤血球凝集抑制反応(hemagglutination inhibition：HI)，CF〕の上昇，あるいは単一血清での HI 320 倍以上，CF 16 倍以上が根拠となる．

一方，二次性脳炎では，発疹，水痘などの皮膚症状が有力な手がかりとなり，ウイルス学的検索を施行する．

【鑑別診断】
結核性，真菌性髄膜炎など各種髄膜炎，脳膿瘍，急性散在性脳脊髄炎などが問題となる．髄液所見による主要髄膜炎との鑑別要点は，後述「II．髄膜炎」の表 11-5 に示す．ウイルス性脳炎の髄液所見はウイルス性髄膜炎に類似した変化を示す．

非ヘルペス性辺縁系脳炎，若年女性に好発する抗 NMDA 受容体脳炎など自己免疫機序の想定される一群では，異常言動で発症し，髄液所見は軽度なことが多く，時に細胞増加を欠く点に注意する．なお，破傷風では全身性の痙攣発作を示すが，意識は清明である．破傷風菌毒素による攣縮(spasm，スパスム)が特徴的で，咬痙(trismus)で初発することを忘れてはならない．

【予後】
単純ヘルペス脳炎，日本脳炎では 20〜30% の致命率である．後遺症は，前者では記憶障害，人格変化など，後者では知能低下，パーキンソニズムの頻度が高い．社会復帰率は約 30% である．

【治療】
単純ヘルペス脳炎に対しては，急性期における HSV 増殖阻止を狙った抗ウイルス薬〔アシクロビル(aciclovir)，ビダラビン(vidarabine，adenine arabinoside：Ara-A)〕などを投与する．これらは DNA ヌクレオシドアナログであるが，アシクロビルはヘルペスウイルスへの選択性があり，宿主細胞への傷害が少なく第一選択薬である．1 日量 30 mg/kg，3 回に分けて 14 日間点滴静脈注射する．遷延例には追加投与を考慮する．

帯状疱疹，水痘などヘルペスウイルス群感染に伴う急性脳炎，髄膜炎に対しても有効である．日本脳炎や他の RNA ウイルス性脳炎へは適応されない．

気道の確保，栄養の維持などの全身管理も重要である．痙攣発作には，ジアゼパム，フェノバルビタール，フェニトインの静脈注射，痙攣重積に対しては，呼吸管理下でジアゼパム，ミダゾラムの持続点滴投与を行う．脳浮腫に対しては濃グリセリン，副腎皮質ステロイド薬を投与する．

B. 亜急性硬化性全脳炎(subacute sclerosing panencephalitis：SSPE)

【概念】
小児にみられる麻疹ウイルス変異株の持続感染による慢性脳炎である．急性脳炎と異なり，発熱，髄液細胞数増加などの炎症所見を欠く遅発性ウイルス感染に位置づけられている．麻疹罹患後平均 7 年の潜伏期を経て，学業成績の低下，性格変化などで発症する．発症率は麻疹に罹患した人の数万人に 1 人で，麻疹ワクチンの普及により減少し，年間 5〜10 人である．発症年齢は 5〜14 歳で，平均 10.3 歳とされる．

【病理・病態生理】
大脳の皮質と白質，基底核，脳幹などの萎縮が目立ち，小血管周囲の細胞浸潤，神経細胞の壊死やグリオーシスが認められる．乏突起膠細胞(oligodendroglia)や神経細胞の核内にエオジン好性の Cowdry A 型封入体が認められる．免疫染色法，電子顕微鏡で麻疹ウイルス抗原やヌクレオカプシドが証明される．亜急性硬化性全脳炎患者から分離されたウイルスは遊離ウイルスを産生しない特徴があり，ウイルス構成蛋白のうちウイルス粒子の出芽に必要なマトリックス(matrix：M)蛋白を欠損した変異株とされる．中枢神経系内ではウイルス増殖は不完全なまま，細胞から細胞へと感染していくと考えられている．

【臨床症状】
臨床病期は表 11-2 のように 4 期に分けられる．学業成績の低下，性格変化などで発症し，ミオクロニー発作，次いで無動性無言症(akinetic mutism)に陥る．

【検査所見】
血液および髄液中の麻疹ウイルス抗体価の上昇(HI，CF，中和抗体)，髄液中の免疫グロブリン G(IgG)の上昇をみる．髄液中の IgG 指数＝〔髄液

表11-2 亜急性硬化性全脳炎の経過

病期	臨床像
第1期 (発病期)	知能低下，行動異常，性格変化
第2期 (痙攣運動障害期)*	ミオクロニー発作，痙攣，錐体外路および錐体路症状，無表情
第3期 (昏睡期)	昏睡・無反応，除脳硬直
第4期 (終末期)**	脳機能まったく荒廃，病的笑い，異常眼球運動，発汗および高体温など自律神経症状

* 発病から数週〜数か月．
** 発病から2か月〜2年．
(Jabbour JT, et al : Subacute sclerosing panencephalitis. JAMA 207 : 2248, 1969 より改変より改変)

IgG／血清 IgG 濃度比]÷[髄液アルブミン／血清アルブミン濃度比]が上昇し(正常≦0.6)，中枢神経系内 IgG 合成は増加し，麻疹ウイルスに対応する IgG オリゴクローナルバンドが証明される．

脳波では，初期には正常または徐波化，周期性高振幅徐波群[周期性同期性放電(periodic synchronous discharge：PSD)]がみられる．頭部 CT は白質，時に基底核の低吸収域をみる．慢性期には進行性の側脳室の拡大，脳萎縮もみられる．MRI T2 強調画像では，白質，基底核，小脳，脳幹の高信号域，脳室周辺の高信号域，脳萎縮が認められる．

【診断・鑑別診断】
亜急性硬化性全脳炎が疑われる場合，血清・髄液中の麻疹抗体価の上昇があれば，亜急性硬化性全脳炎と診断される(亜急性硬化性全脳炎診療ガイドライン)．
初期には小児自閉症，精神病，てんかん，乳児痙攣症，中期以後は白質ジストロフィー，代謝異常による脳疾患などが鑑別の対象となる．

【予後・治療】
発症から第4期までの期間は，平均1〜2年であるが，10％で数年以上の経過をとる慢性型がみられる．亜急性硬化性全脳炎の予防には，麻疹ワクチンの接種が重要である．
ミオクローヌスに対し抗痙攣薬の投与，意識障害，呼吸障害に対する全身管理を行う．免疫賦活薬のイノシンプラノベクス(inosine pranobex)が有効とされており，インターフェロン(interferon：IFN)，リバビリン(ribavirin)の髄腔内投与も試

みられている．

C. 進行性多巣性白質脳症(progressive multifocal leucoencephalopathy：PML)

【概念】
本症は，ポリオーマウイルス属の二重鎖環状 DNA ウイルス−JC ウイルス(JCV)による遅発性ウイルス感染症である．JCV は多くが小児期に感染するが，腎組織に生涯寄生し，時に尿に排泄している．後天性免疫不全症候群(acquired immunodeficiency syndrome：AIDS)などの宿主における免疫能の低下が発症要因とされ，大脳白質に脱髄性病変を生じる．臨床的には進行性の脳症を呈し，数か月で無動性無言症に陥る．

【病理・病態生理】
病理学的には，大脳あるいは小脳の白質に大小の脱髄巣がみられ，互いに融合している．この周辺には星状膠細胞の増生が著明で，異常な形態のものもみられる．JCV が中枢神経系内の稀突起膠細胞(oligodendroglia)に持続感染を起こし，脱髄性病変を引き起こす．進行性多巣性白質脳症で重要なのは細胞免疫能低下をきたす基礎疾患であり，現在では AIDS における合併症として最も頻度が高いが，免疫抑制薬を長期投与されている患者や白血病，悪性リンパ腫の患者にも起こる．

【臨床症状】
大脳に生じた多巣性脱髄巣の局在症状が主体である．片麻痺，記銘力低下，失見当識，性格変化，視覚障害，歩行障害，特に失調歩行，言語障害，協調運動障害などがみられる．髄膜刺激症状はなく，小脳，脳幹症状は比較的少ない．

【検査所見】
CT，MRI で大脳白質に境界明瞭な低吸収域あるいは高信号域を認め，血管支配領域に一致しないこと，多巣性などが特徴である．髄液での細胞数，蛋白など著変はない．PCR 法による JCV の検出感度は70〜80％とされる．

【診断・鑑別診断】
AIDS など免疫不全をきたす基礎疾患をもとに，多彩な神経症状が発現したら進行性多巣性白質脳症を考慮する．CT，MRI では白質病変の存在，脳波ではびまん性徐波化を呈し，髄液には著変はない．PCR 法による髄液からの JCV ゲノム

の検出が有用である．

鑑別すべきものとして，AIDS脳症，脳トキソプラズマ症，悪性リンパ腫，carmofurなど抗癌剤による脳症，脳膿瘍，多発性硬化症などがある．

【予後・治療】

早期診断し免疫抑制薬や抗癌剤などの投与を中止するか，ヒト免疫不全ウイルス(human immunodeficiency virus：HIV)関連進行性多巣性白質脳症では高活性抗レトロウイルス療法(highly active antiretroviral therapy：HAART)を行う．免疫能の改善とともに，進行性多巣性白質脳症の進行が停止することが知られている．一方では，免疫再構築症候群で発症頻度が高まることも指摘されている．基礎疾患の治療とともに，痙攣，全身管理などの対症療法も行う．また，抗ウイルス薬シタラビン(cytarabine, cytosine arabinoside：Ara-C)，cidofovirなどが試みられている．

D. HIV脳症(HIV encephalopathy)/AIDS脳症(AIDS encephalopathy)

【概念】

ヒト免疫不全ウイルス1型(human immunodeficiency virus type 1：HIV-1)による後天性免疫不全症候群(acquired immunodeficiency syndrome：AIDS)はアフリカ，アジアにおいて現在でも増加傾向にある．わが国ではHIV感染者が11,560人，AIDS患者が5,319人(2009年12月，国民衛生の動向2010/2011)集計されている．高活性抗レトロウイルス療法(HAART)によりAIDS脳症を含めた神経合併症は減少している．神経障害にはHIV-1が直接関与した病態，免疫不全に伴う日和見感染症，自己免疫機序による神経障害，中枢神経系悪性リンパ腫などがある．

【病理・病態生理】

神経病理所見として，肉眼的には大脳萎縮が認められる．顕微鏡的には大脳白質に主座をおき，血管周囲の単核球浸潤がみられ，大食細胞由来の多核巨細胞を混じていることが特徴である．免疫組織化学，電子顕微鏡などにより，HIV-1抗原，ウイルスRNA，ウイルス粒子が証明されている．このほか，各種日和見感染症，また中枢神経系悪性リンパ腫の随伴頻度が高いことも注目されている．

CD4陽性T細胞にHIV-1が感染することによりCD4数著減，CD4/CD8比の低下，サイトカイン産生能低下など重篤な免疫不全に陥る．HIV-1急性感染後，無症候性感染期，15～30％の頻度でリンパ節腫脹〔lymphadenopathy，リンパ節腫大症候群(lymphadenopathy syndrome：LAS)〕，AIDS関連症候群(AIDS related syndrome：ARS)を経てAIDSのさまざまな亜型群へ進行していく(図11-3)．AIDS脳症はAIDS関連複合症(AIDS related complex：ARC)からAIDS発症前後にかけて高頻度に出現する．

【臨床症状】

1) AIDS脳症

現在，HIV-1関連認知/運動複合症(HIV-1 associated cognitive/motor complex)と称され，さらに，重症型はHIV-1関連認知症複合症(HIV-1 associated dementia complex)とHIV-1関連脊髄症(HIV-1 associated myelopathy)に，軽症型はHIV-1関連小認知/運動障害に分類されている．AIDS脳症は認知障害，運動機能障害，行動異常を主体とし，亜急性ないし慢性に進行して高度の認知症状態になる．髄液所見では，細胞数，蛋白軽度増加，CT，MRI所見は大脳皮質の萎縮，脳室の拡大，白質の異常信号などがみられる．HIV-1関連脊髄症は進行性の対麻痺，深部感覚障害，膀胱直腸障害，下肢の腱反射亢進，Babinski(バビンスキー)徴候陽性を示す．

2) 中枢神経系の日和見感染症

(opportunistic infection)

トキソプラズマ脳炎，クリプトコッカス髄膜炎，サイトメガロウイルス感染症，進行性多巣性白質脳症などの頻度が高い．トキソプラズマ脳炎では単発あるいは多発性腫瘤性病変を示し，原発性中枢神経系リンパ腫，EBV関連リンパ腫との鑑別を要する．トキソプラズマDNA，EBV PCR診断が有用とされる．進行性多巣性白質脳症では，白質に脳浮腫を伴わない大小不同，融合性病変を認める．PCRでのJCV DNAの検出が有用である．サイトメガロウイルス脳炎では，びまん性脳炎，脳室炎，多発神経根脊髄炎がよくみられ，診断にはCMV PCRを行う．

【検査所見】

酵素免疫測定法(enzyme-linked immunosorbent assay：ELISA)，粒子凝集法(particle agglu-

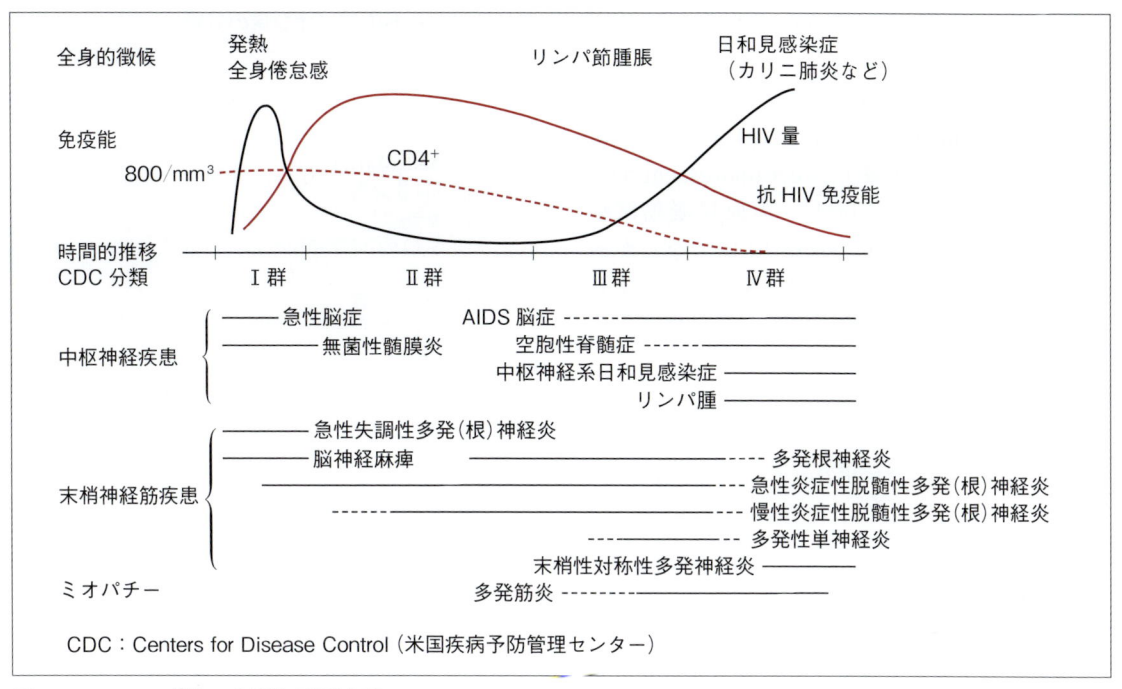

図 11-3 HIV 感染の病期と神経疾患
(矢野雄三ほか:AIDS の神経症状.神経内科 39:13, 1993 より改変)

tination:PA)などで HIV 抗体陽性,ウエスタンブロット法および PCR 法による血中 HIV RNA ウイルスを確認する.CD4 リンパ球数,HIV ウイルス量は治療と相関する.

【診断・鑑別診断】

HIV 感染者で進行性の認知障害を呈した場合,本症を疑う.MRI でびまん性の白質病変を示す.鑑別には,クリプトコッカス髄膜炎,進行性多巣性白質脳症,トキソプラズマ脳炎などの日和見感染症,中枢神経系悪性リンパ腫が重要である.

【予後・治療】

HAART,すなわち逆転写酵素阻害薬 2 薬とプロテアーゼ阻害薬 1 薬の 3 薬併用療法を継続する.一方,日和見感染症のトキソプラズマ脳炎にはピリメタミン(pyrimethamine)・スルファジアジン(sulfadiazine)併用が治療的診断として投与される.サイトメガロウイルス脳炎へはガンシクロビル(ganciclovir)とホスカルネットナトリウム水和物(foscarnet sodium hydrate)の併用,中枢神経系リンパ腫には放射線療法が行われる.

E. トキソプラズマ感染症
(toxoplasmosis)

【病因】

トキソプラズマ原虫(*Toxoplasma gondii*)による感染症は,先天性あるいは後天性に中枢神経系と眼を好んで侵すが,多くは AIDS,臓器移植後などの免疫機能低下患者の日和見感染症としてみられる.動物の宿主ではネコが重要である.

【臨床症状】

先天性感染では,水頭症,痙攣発作,精神発達遅滞,網脈絡膜炎,視神経萎縮,脳内石灰化などがみられる.健康人の場合,発熱,リンパ節腫大,肝脾腫,発疹など伝染性単核球症様の症状で発症する.AIDS などの日和見感染症では神経症状のみのこともある.中枢神経系感染は以下の 3 型に分類される.①意識障害を主とし,時に痙攣を伴い,局所徴候を認めない脳症型.②頭痛,項部硬直で発症し,焦点発作や全身痙攣を起こし昏睡となる脳髄膜炎型.③脳内占拠性病変として局所徴候を呈する腫瘤形成型.

【検査所見】

髄液では細胞数,蛋白の増加をみる.CT,MRI

は石灰化病変，輪状造影(ring enhancement)が認められる．

【診断】
Sabin-Feldman(サビン・フェルドマン)色素試験，間接蛍光抗体試験〔indirect fluorescent antibody(IFA) test；IgG, IgM〕，赤血球凝集試験〔hemagglutination(HA) test〕，ELISA などが適用可能であるが，免疫能低下のため必ずしも上昇がみられない．髄液 PCR 検査，さらには脳生検により組織診断の必要な場合がある．

【治療】
通常，ピリメタミン・スルファジアジンが併用される．1～3 週間で症状の改善がみられる．

F. プリオン病 (prion disease)

【概念】
伝播性のある異常プリオン蛋白(PrP^{sc})が主として脳に蓄積し海綿状変化を生じる人獣共通致死性感染症である．進行性の認知症を呈し，ヒトでは孤発性，感染性，遺伝性に大別される．多くは孤発例であるが，感染性にクールー(kuru，海綿状脳症)，硬膜移植後の Creutzfeldt-Jakob(クロイツフェルト・ヤコブ)病(Creutzfeldt-Jakob disease：CJD)，若年発症の変異型 CJD，常染色体優性遺伝を示す遺伝性 CJD がある(表 11-3)．年間 100 万人に 1 人と推定されている．わが国でも狂牛病関連の変異型 CJD の報告がみられた．本症は届け出が必要な 5 類感染症に指定されている．動物ではヒツジのスクレイピー(scrapie)，ウシの牛海綿状脳症(bovine spongiform encephalopathy，狂牛病)などが知られている．

【病理・病態生理】
肉眼的に大脳の広範な萎縮と脳室系に著明な拡大がみられる．組織学的所見では，大脳皮質の神経細胞の著明な脱落と海綿状変性および星状膠細胞の増生が認められる．視床，線条体，脳幹，脊髄前角にも変化がある．また，大脳白質の有髄線維も広範に変性し，グリオーシスを伴う．kuru 斑と称される老人斑に似たアミロイド斑が出現することがあり，小脳皮質に多い．灰白質の海綿状態は特徴的であり，クールー，スクレイピーとともに海綿状脳症と呼ばれる．異常型プリオン蛋白の増幅が原因とされる．ヒトのプリオン蛋白は第

表 11-3 ヒトのプリオン病の分類

- 特発性プリオン病
    孤発性 Creutzfeldt-Jakob 病(sCJD)
      古典型[MM1, MV1]
      視床型[MM2A]
- 感染性プリオン病
    クールー
    医原性 CJD(硬膜移植後 CJD など)
    変異型 CJD(vCJD)[MM2B]
- 遺伝性プリオン病
    家族性 CJD
    Gerstmann-Sträussler-Scheinker(GSS)症候群
    致死性家族性不眠症(fetal familial insomnia；FFI)

(日詰正樹ほか：プリオン病．日内会誌 95：1279, 2006 より改変)

20 染色体に存在し，孤発性 CJD は，プリオン蛋白遺伝子のコドン 129 のメチオニン(M)とバリン(V)による多型と PrP をプロテアーゼ処理後にウエスタンブロットしたそのバンドパターン(1, 2 型)との組み合わせにより 6 つのサブタイプ(MM1, MM2, MV1, MV2, VV1, VV2)に分類されている．

【臨床症状】
孤発性プリオン病が約 8 割を占める．典型例(MM1)では初老期に進行性認知症を主徴とし，錐体路，錐体外路症状，物がゆがんで見えるなどの視覚異常，ミオクローヌスが高率にみられる．2 年以内に無動性無言症に移行する．このほか，視床型 CJD(MM2)では経過が長く，ミオクローヌスや PSD を欠く．硬膜移植後の CJD の多くは孤発例に類似している．変異型 CJD は若年発症(平均 29 歳)で，約 2/3 では痛みを主体とする異常感覚を認め，MRI 拡散強調画像などで視床枕に高信号域を認める．遺伝性 CJD〔Gerstmann-Sträussler-Scheinker(ゲルストマン・シュトロイスラー・シャインカー，GSS)症候群〕の場合，進行は緩徐で，小脳失調による歩行障害で，1～2 年後に認知症を合併する．

【検査所見】
脳波は，病初期では不規則徐波であるが，次いで 0.5～1.5 Hz の周期の鋭波からなる PSD が出現する．頭部 MRI FLAIR(fluid-attenuated inversion recovery)像などで皮質や基底核に高信号域が出現する．髄液所見では，軽度の蛋白増加が指摘されているが，細胞数，糖値は正常である．髄液の 14-3-3 蛋白，ニューロン特異的エノラーゼ

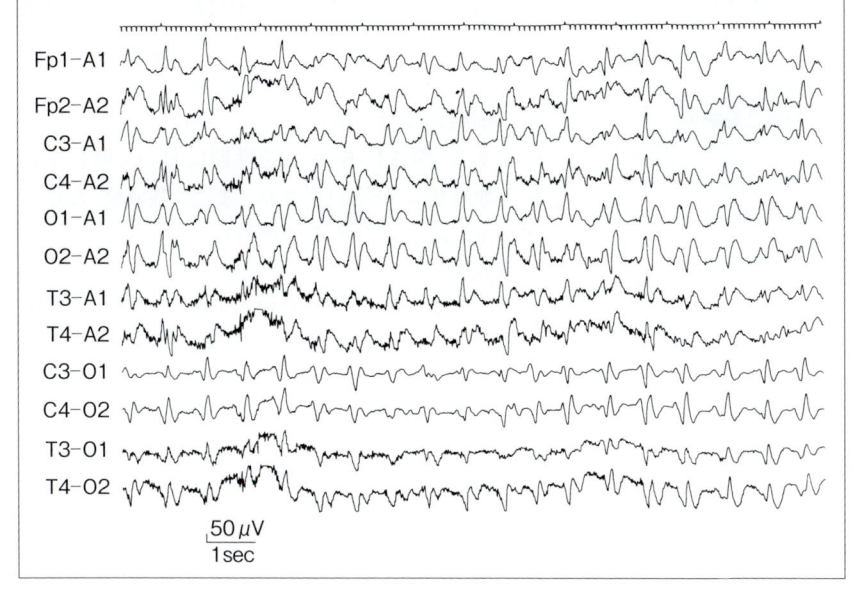

図11-4 Creutzfeldt-Jakob病（CJD）の脳波
約1秒間隔に高振幅鋭波の周期性同期性放電（PSD）を認める．

（neuron specific enolase：NSE），S100蛋白，タウ蛋白の上昇は診断的に有用とされる．孤発例の末梢血中のリンパ球のプリオン蛋白遺伝子診断，コドン129の多型（MM，MV，VV）の解析が病型診断に役立つ．

【診断・鑑別診断】

急速に進行する認知症とミオクローヌスなどの神経症状，脳波でのPSD，MRI皮質・基底核の高信号域，遺伝子診断を行う．GSS症候群などでは進行は緩徐である．

Alzheimer（アルツハイマー）病，Parkinson（パーキンソン）認知症症候群，神経梅毒，悪性リンパ腫，代謝性脳症などが挙げられる．

【予後・治療】

いずれの病型も予後不良で，孤発例では，1～2年で無動性無言症に陥り，死亡する．孤発例のMM2，MV2型発症から1～3年後，GSS症候群では5～10年後に無動性無言症となる．

特異的治療薬はなく，quinacrine，quinineなどが試みられている．

【二次感染の予防・感染の管理】

異常プリオン蛋白はアルコール，紫外線など通常の消毒法では失活されないので，処置などに用いる器具はすべてディスポーザブルのものを使用し，胃瘻チューブ，膀胱留置カテーテルなどは焼却処分とする．家族性CJD，硬膜移植後CJD患者などは輸血の供血者から除外される．

II. 髄膜炎（meningitis）

【概念】

髄膜炎は，発熱，頭痛，項部硬直などの髄膜刺激症候，髄液細胞数増加を主徴とする．原則的に意識障害や巣症状などを示さないが，細菌性，結核性，真菌性髄膜炎などでは脳実質の血管炎や肉芽腫形成を伴い，意識障害や片麻痺などを随伴する．

病因にはさまざまなウイルス，細菌，寄生虫などが挙げられ，他臓器での感染巣からウイルス血症，菌血症として，あるいは特発性に髄膜腔へ侵入する．

病因からみた主な髄膜炎は，①ウイルス性髄膜炎，②急性細菌性（化膿性）髄膜炎，③結核性髄膜炎，④真菌性髄膜炎で，①，②は急性髄膜炎，③，④は亜急性ないし慢性髄膜炎の経過をたどる（表11-4）．このほか，髄膜癌腫症（癌性髄膜炎），寄生虫，Vogt（フォークト）・小柳・原田病，Behçet（ベーチェット）病などによる髄膜炎もある．

髄膜炎の診断上，髄液検査による細胞数増加の確認が決定的意義をもつ．また，髄液の外観，細胞の種類，蛋白量，糖値，細菌学的検査によって各種髄膜炎の診断の手がかりが得られ（**表11-5**，

表11-4 発症様式，経過からみた髄膜炎

	急性髄膜炎	亜急性・慢性髄膜炎
感染性	細菌性髄膜炎 ウイルス性髄膜炎	結核性髄膜炎 真菌性髄膜炎 Lyme（ライム）病
非感染性	アレルギー（薬剤） Vogt-小柳-原田病	髄膜癌腫症 Behçet病に伴うもの サルコイドーシス

図11-5），適切な治療に踏み切ることができる．細胞数増加，蛋白量増加，糖値低下などの程度は髄膜炎の重篤度とほぼ比例し，予後判定，経過の把握にも有用である．

A. ウイルス性髄膜炎 (viral meningitis)

【病因・疫学】

　小児に好発し，エンテロウイルスが主な病因ウイルスである．コクサッキーウイルスA，B群，エコーウイルスは夏季流行性にみられ，わが国での流行は，コクサッキーウイルスB群5型，エコーウイルス4, 6, 9, 11, 30型などの報告がある．

　このほか，ムンプスウイルス，単純ヘルペスウイルス1, 2型，麻疹ウイルス，風疹ウイルス，水痘-帯状疱疹ウイルス，日本脳炎ウイルスなどが挙げられ，ムンプスウイルスによる髄膜炎は小流行を繰り返し，風疹は春季に好発する．一方，無菌性髄膜炎は本症と同義的に用いられているが，この概念にはウイルス以外，造影剤などの髄腔内注射などによる髄膜炎が含まれる．

【臨床症状】

　発熱，頭痛をもって急性に発病し，項部硬直，Kernig徴候，髄液でのリンパ球を主体とした細胞増多を認め，良好な経過をたどる．項部硬直などの他覚的髄膜刺激徴候が認められない場合がある．一方，意識障害，痙攣，脳局在症状などを認め，髄膜脳炎の病型をとることもある．

　発疹などの随伴徴候は，エコーウイルス，手足口病（エンテロウイルス71型），風疹，麻疹，単純ヘルペス，水痘-帯状疱疹などでみられる．通常，皮膚症状の発症から1週間以内に，頭痛，嘔気などの髄膜刺激症状が出現する．

【検査所見】

　白血球数は一般的に減少傾向，赤血球沈降速度の亢進，C反応性蛋白（CRP）は上昇する．髄液所見は，圧軽度上昇，中等度の細胞増多（約300/mm^3），蛋白は軽度増加，糖正常で特徴づけられる．細胞組成は一般的にリンパ球，単球優位の反応である（図11-5）が，急性期において時に多形核白血球優位が見いだされ，また，髄液糖/血糖値比が0.5以下になることがある．

【診断】

　髄液所見，流行性の有無などを参考とし，髄液からのウイルス分離，PCR陽性，あるいは抗体価上昇が得られれば病因診断を確定できる．急性期の検体から陽性率が高い．抗体測定に関しては，スクリーニングには血清でのCF，中和抗体〔中和反応（neutralization test：NT）〕，HIなどで測定するのが原則である．エコーウイルス，コクサッキーウイルスでは亜型が多く，分離したウイルスから中和抗体での型別同定が行われる．なお，後方視的検索に備え，一部血清，髄液を－20℃以下に凍結保存しておくことが重要である．

【鑑別診断】

　細菌性髄膜炎，結核性髄膜炎，真菌性髄膜炎とは髄液所見の識別要点（表11-5）を参考とする．サルコイドーシス，Vogt・小柳・原田病に伴う髄膜炎ではぶどう膜炎がみられる．

　原因の明らかではない良性の再発性無菌性髄膜炎はMollaret（モラレ）髄膜炎と呼ばれ，数年に及ぶ再発を認め，内皮細胞系の大型細胞が出現するとされる．1つの症候群と考えられているが，ウイルスによるMollaret髄膜炎では急性期の髄液からPCR法によりHSVが検出される症例が多く報告され，性器ヘルペスを起こすHSV 2型が主病因と考えられている．

【治療】

　発熱，頭痛などに対する対症療法が主体である．抗ウイルス薬の投与は，単純ヘルペス1, 2型，水痘-帯状疱疹ウイルスによる髄膜炎に対し，アシクロビルの点滴投与を行う．

【経過・予後】

　一般的に良好な経過を示す．症例によっては脳波，頭部CT，MRIで異常所見がみられる．

表11-5 主要髄膜炎の髄液所見（急性期）

各種髄膜炎	外観	圧（側臥位）(mmH₂O)	細胞数 (/mm³)	蛋白 (mg/dL)	糖 (mg/dL)	その他
正常	水様透明	70〜180	5以下	15〜45	50〜80*	Cl血清値よりやや高く120 mEq/L前後
ウイルス性髄膜炎	水様（日光微塵）	100〜300	30〜300 リンパ球	50〜100	50〜80	PCR，各種抗体検査
細菌性髄膜炎	混濁，膿性	200〜600	500以上 多形核白血球	50〜1,000	0〜20	IL-1↑，TNF-α↑ ラテックス凝集反応
結核性髄膜炎	水様，時にキサントクロミー	200〜600	30〜500 リンパ球，単球	50〜500	40以下	PCR，ADA増加 Cl値低下，線維素網（+）
真菌性髄膜炎	同上	同上	30〜500 リンパ球，単球	50〜500	40以下	クリプトコッカスが多い

* 髄液糖／血糖値比＝0.6〜0.8．
ADA：adenosine deaminase（アデノシンデアミナーゼ），TNF：tumor necrosis factor（腫瘍壊死因子）．

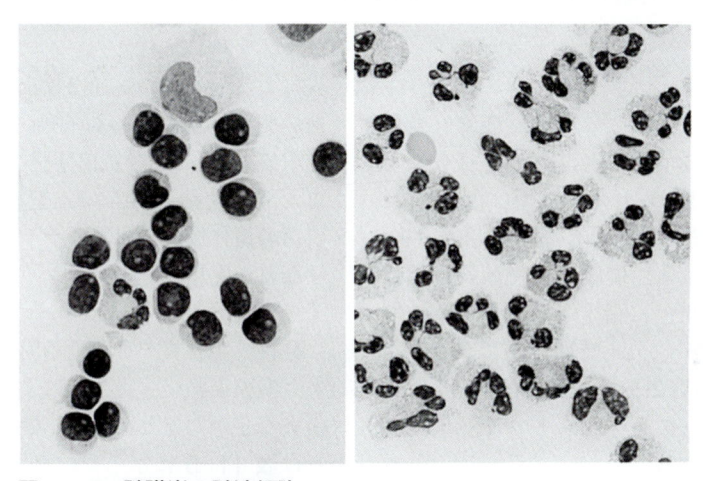

図11-5 髄膜炎の髄液細胞
a．ウイルス性髄膜炎，リンパ球主体の反応．
b．細菌性髄膜炎，多形核白血球優位．
髄液0.5 mLを用いてShandon社のCytospin®で作製．May-Grünwald-Giemsa（メイ・グリュンワルド・ギムザ）染色（×400）．

B. 細菌性髄膜炎（bacterial meningitis）

【病因】

年齢によって主要起炎菌が異なり，3か月未満では，大腸菌，B群レンサ球菌，リステリア菌が多く，3か月以降の乳幼児においてはインフルエンザ菌が最も多く，成人では肺炎球菌，髄膜炎菌，高齢者ではGram（グラム）陰性桿菌の頻度が高い（図11-6）．基礎疾患による起炎菌については，脳室シャント術後のブドウ球菌〔メチシリン耐性黄色ブドウ球菌（methicillin-resistant Staphylococcus aureus：MRSA）を含む〕，免疫能低下時のリステリア菌などの日和見感染病原菌および頭部外傷後の肺炎球菌などの頻度が高い．

【疫学・感染経路】

乳幼児に好発するが，髄膜炎菌髄膜炎はわが国では年間20〜30例に減少している．感染経路は，①菌血症による血行性経路，②隣接する中耳炎，副鼻腔炎などの感染巣からの直接侵入，③心，肺など他臓器の感染巣からの血行性，④脳外科手術後（脳室シャントほか）などの院内感染．

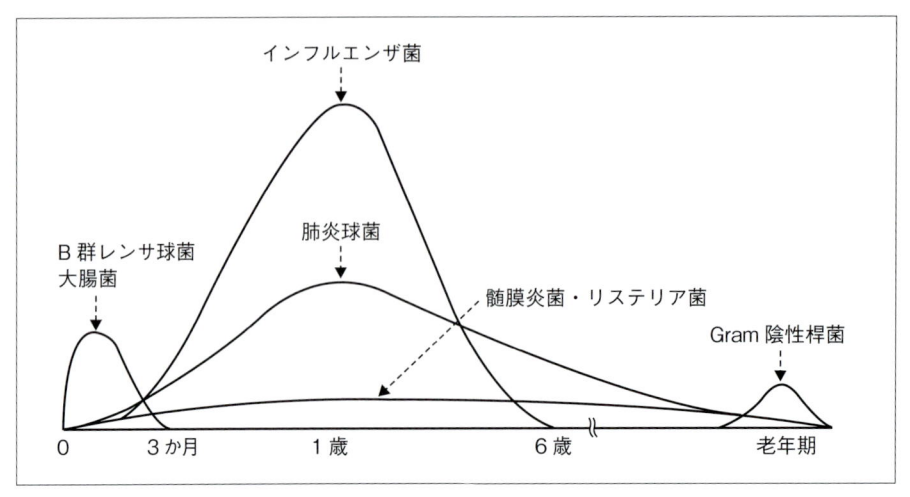

図11-6 年齢による細菌性髄膜炎の起因菌
(Bray PF : Neurology of Pediatrics. p282, Year Book Med Publ, Chicago, 1969 より改変)

【臨床症状】

発病は急性発症で，激しい頭痛，悪寒，発熱（38～40℃）とともに項部硬直，Kernig徴候などの髄膜刺激徴候が認められる．熱型は稽留熱で，高熱が持続する．また，せん妄などの意識障害，脳神経症状も出現する．髄膜炎菌髄膜炎は届け出が必要な5類感染症に指定されているが，敗血症を伴うことが多く，24時間以内にショック状態，皮膚紫斑，副腎出血を呈し，Waterhouse-Friderichsen（ウォーターハウス・フリーデリクセン）症候群と呼ばれる．

乳幼児，高齢者の細菌性髄膜炎では，髄膜刺激症状が典型的ではなく，易刺激性，錯乱あるいは持続する原因不明の発熱などが前景に出る場合がある．

【検査所見】

赤血球沈降速度の亢進，CRPの上昇，白血球増多を示す．髄液所見は圧の上昇，混濁，時に膿性，蛋白は増加，糖の著明な低下（髄液糖/血糖値比0.3以下），IL-1，腫瘍壊死因子（tumor necrosis factor : TNF）-αの上昇がみられる．急性期の髄液細胞は多形核白血球（桿状，好中球）がほとんどを占める（図11-5）．経過とともにリンパ球，単球の出現をみる．CT，MRIでは，脳浮腫や血管炎による脳梗塞，膿瘍，水頭症などが出現しうる．

【診断】

髄液から菌を証明すれば確定的であり，まず髄液沈渣の塗抹標本（Gram染色）において顕微鏡検査による起炎菌の迅速な検出が重要である．治療前の細菌性髄膜炎の約60%が陽性を示す．続いて培養，同定および抗菌薬感受性検査を施行する．また，迅速診断として，髄液，血清を用いた主要菌の菌体成分に対するラテックス凝集法，PCR法などが実用化している．

【鑑別疾患】

結核性髄膜炎，真菌性髄膜炎，ウイルス性髄膜炎，髄膜癌腫症，寄生虫による髄膜炎，梅毒性髄膜炎などが問題となるが，髄液所見による鑑別要点は表11-5に示した．髄膜癌腫症では発熱などの炎症所見は原則としてなく，髄液中に腫瘍細胞が検出される．

【予後・治療】

病原菌の種類，患者の年齢，基礎疾患の有無，治療開始時の重症度に関係する．死亡率は新生児で最も高く，次いで小児，老人，成人の順となっている．成人細菌性髄膜炎の病原菌による差異はなく，全体として死亡率は25%とされ，10～30%の症例で後遺症が残る．血管炎などの合併症の予防に副腎皮質ステロイド薬の投与が推奨されている．このほか，合併症には，水頭症，てんかん，抗利尿ホルモン（antidiuretic hormone : ADH）分泌異常症候群（syndrome of inappropriate secretion of ADH : SIADH）などがある．

起因菌の判明前では，主要病原菌のペニシリン耐性肺炎球菌（PRSP），メチシリン耐性黄色ブドウ球菌（MRSA）の増加を考慮すると，カルバペネ

表11-6 主要起炎菌に対する抗菌薬の選択

菌検出前，不明時	カルバペネム系薬またはセフォタキシム/セフトリアキソン＋バンコマイシン
ブドウ球菌（MRSAを含む）	バンコマイシン
B群レンサ球菌	セフォタキシム/セフトリアキソン
肺炎球菌（PRSPを含む）	カルバペネム系薬（メロペネム，パニペネム・ベタミプロン）
リステリア菌	アンピシリン
髄膜炎菌	セフォタキシム/セフトリアキソン
インフルエンザ菌	セフォタキシム/セフトリアキソン
大腸菌	セフォタキシム/セフトリアキソン
緑膿菌	セフタジジム＋ゲンタマイシン

MRSA : methicillin-resistant *Staphylococcus aureus*（メチシリン耐性黄色ブドウ球菌）, PRSP : penicillin-resistant *Streptococcus pneumoniae*（ペニシリン耐性肺炎球菌）．

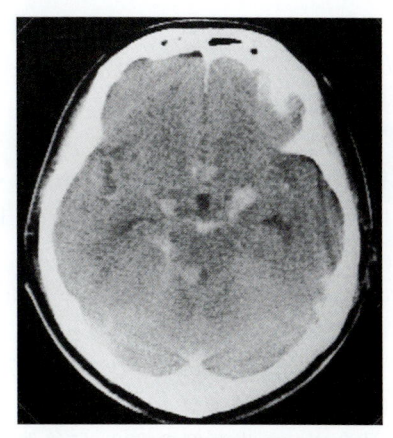

図11-7 結核性髄膜炎（造影CT）
鞍上部脳底槽に造影効果を認める．

ム系薬（メロペネム，カルバペネム・ベタミプロン），あるいはセフトリアキソン＋バンコマイシンで開始する（表11-6）．Gram染色で原因菌が想定，検出されれば抗菌薬を変更する．抗菌薬の投与直前，または同時に副腎皮質ステロイド薬を2〜4日間併用する（細菌性髄膜炎ガイドライン，2007年）．

治療効果の指標は，発熱などの炎症所見，髄液細胞数，蛋白，糖値などを目安とする．このほか，脳圧降下薬（濃グリセリン），抗痙攣薬，鎮痛・解熱薬の投与を行う．

C. 結核性髄膜炎（tuberculous meningitis）

【病因】
発症は主として体内他部位の結核病巣からの血行性播種（粟粒結核）による．原発巣としては肺結核の頻度が最も高いが，リンパ節，骨，腎なども挙げられる．しかし，原発巣がはっきりしないこともある．

【疫学】
新規に登録される結核患者年間約4万人のうち0.3％程度とされる．

【病理】
病理所見では，髄膜の混濁，肥厚がみられ，その変化は脳底部で強く，脳底髄膜炎（basilar meningitis）とも呼ばれる．脳底部の動脈群に血管炎様の病変，また視床下部，下垂体系を侵し，ADH分泌の異常亢進などがみられる．

【臨床症状】
発病は比較的緩徐で，頭痛，嘔吐，発熱などで発症する．項部硬直，Kernig徴候を認め，脳底髄膜炎の進行とともに，水頭症による脳圧亢進，意識障害や動眼神経，外転神経麻痺などの脳神経麻痺がみられる．

【検査所見】
白血球増加（10,000〜20,000/mm^3），SIADHによると思われる低ナトリウム・低カリウム血症，ツベルクリン反応は時に陰性化し，胸部X線の異常は約半数で認められる．髄液圧は上昇，リンパ球，単球細胞増加，蛋白増加，必ずしも特異的ではないが，アデノシンデアミナーゼ（adenosine deaminase : ADA）活性上昇，糖値40mg/dL以下，Cl値の低下，トリプトファン反応陽性，髄液は放置しておくとフィブリン網が形成される．頭部CT，MRI所見は脳底槽の異常所見（図11-7），血管炎，水頭症の存在などが特徴的とされる．

【診断】
結核の既往歴の有無，胸部X線所見，ツベルクリン反応，クォンティフェロン®，頭部CT，MRI所見を参考とし，髄液から結核菌を塗抹〔Ziehl-Neelsen（チール・ネールゼン）染色〕，PCR，培養検査で証明し，診断を確定する．

【鑑別診断】
細菌性髄膜炎，クリプトコッカス髄膜炎，髄膜癌腫症，ウイルス性髄膜炎，単純ヘルペス脳炎

などが挙げられる．スピロヘータの一種ボレリア（*Borrelia*）によるLyme（ライム）病は髄膜炎に加えて紅斑，関節炎などが出現する．

【治療】

病原検索が陰性に終わることも少なくなく，疑われた時点から，イソニアジド（isoniazid：INH），リファンピシン（rifampicin：RFP），ピラジナミド（pyrazinamide），エタンブトール（ethambutol：EB）の4剤で開始する．EBの代わりにストレプトマイシン（streptomycin：SM）も考慮される．重症例には副腎皮質ステロイド薬を追加する．約30％の致命率で，生存例の30％に後遺症がみられる．早期治療が重要である．

D. 真菌性髄膜炎（fungal meningitis）

【病因】

原因菌には，クリプトコッカスネオフォルマンス（*Cryptococcus neoformans*），カンジダ（*Candida*），ムコール（*Mucor*），アスペルギルス（*Aspergillus*）などが挙げられるが，クリプトコッカス髄膜炎の頻度が最も高い．亜急性髄膜炎で特徴づけられ，抗菌薬，副腎皮質ステロイド薬，免疫抑制薬の長期大量投与は本症の誘発因子であり，その発生頻度は増加している．

【病態生理】

びまん性髄膜炎を呈するが，脳実質内に肉芽腫，血管炎による脳梗塞なども病理学的に見いだされる．クリプトコッカスは，鳥類の排泄物，特にハトの糞で増殖することが知られている．多くの場合，肺で初感染巣がつくられ，血行性に髄膜腔へ播種する．30～50％の頻度で，白血病，Hodgkin（ホジキン）病，糖尿病，膠原病，AIDSなどの基礎疾患を有する．

【臨床症状】

クリプトコッカス髄膜炎は亜急性，慢性髄膜炎の形をとることが多い．脳実質内に肉芽腫を形成する場合は，髄膜刺激徴候とともに脳局在症状も示し，髄膜脳炎としてみられる．

【検査所見】

髄液圧は上昇し，細胞数増加，蛋白増加，糖値の減少（15～35 mg/dL）など結核性髄膜炎に類似した所見を示す．頭部CT，MRIでは，時に水頭症の所見や肉芽腫を反映した低吸収・異常信号域が見いだされる．

【診断】

髄液中の菌の検出が重要で，クリプトコッカス莢膜の証明には墨汁あるいはIndia ink標本による検出が最適とされる．同時に，Sabouraud（サブロー）培地での培養を繰り返し施行する．抗原，抗体を検出するラテックス凝集反応も一般化している．

【鑑別診断】

鑑別疾患には，結核性髄膜炎と同様に各種髄膜炎，脳炎が問題となる．結核性髄膜炎とは一般髄液所見は類似しているが，胸部X線，ツベルクリン反応など，真菌性髄膜炎では膠原病など基礎疾患をもつことが多いなどを参考にして，病原検索を進める．

【予後】

未治療例では2～3か月以内で死に至るが，適切な治療例の多くは治癒する．

【治療】

アムホテリシンB（amphotericin B）点滴静脈注射が有効で，10 mg/日より始め，0.5～1 mg/kg/日まで漸増する．フルシトシン（flucytosine：5-FC）（8 g/日，経口）との併用も行われる．最近ではフルコナゾール（fluconazole）（200～400 mg/日）点滴静脈注射（経口も可能）が副作用も少なく，軽症例には第一選択薬として用いられる．アムホテリシンBの副作用は局所の静脈炎，全身反応（発熱，嘔吐，悪心など），経過中の貧血，低カリウム血症，腎障害などが主なもので，アムホテリシンBが投与できない場合，フルコナゾールへ切り替える．

III. 神経梅毒（neurosyphilis）

【概念】

梅毒トレポネーマ（*Treponema pallidum*：TP）の感染によって起こるが，その臨床像は脳・脊髄実質，髄膜，脳血管系などの罹患部位，程度によってさまざまである．一般的に，無症候型，髄膜血管型，実質型の3型に分類されている（表11-7）．図11-8にはこれらの相互の進展様式を示す．

ペニシリンの普及に伴い激減したが，AIDSの出現により増加傾向にある．最近では実質型より髄膜血管型が増加している．

【臨床症状】
1）無症候型神経梅毒
（asymptomatic neurosyphilis）

神経学的に無症状であるが，髄液に異常が認められ，梅毒反応陽性のものをいう．放置すると実質型梅毒に移行する可能性があるので十分な治療が必要である．

2）髄膜血管型梅毒
（meningovascular neurosyphilis）

本症は梅毒トレポネーマ感染後3〜10年の潜伏期をおいて発症することが多い．髄膜炎型は一般的に亜急性の経過をとり，髄膜炎症状を主とするが，脳神経性麻痺，意識障害，また同時に存在する動脈炎による脳病巣症状を伴うことがある．血管型は病理学的には脳血栓を伴った梅毒性動脈炎で，これより片麻痺，感覚障害，失語などが出現する．ゴム腫型は梅毒性炎症による限局性肉芽組織で脳実質を圧迫し，しばしば他の頭蓋内腫瘍と同様な症状を呈する．

3）脊髄癆 (tabes dorsalis)

初感染後5〜20年を経て発病する．脊髄後索，後根，後根神経節に慢性進行性の変性が起こる．主な神経症状は乱刺痛（lancinating pain），失調性歩行，瞳孔異常，腱反射消失などで，乱刺痛は下肢に多く，数分から時に数時間続く．他覚的感覚障害としては，深部感覚鈍麻〔アキレス腱圧痛の欠如 —— Abadie（アバディー）徴候〕を認め，後索性運動失調 —— Romberg（ロンベルク）徴候を

表11-7 神経梅毒の分類

```
病型
 Ⅰ．無症候型 (asymptomatic neurosyphilis)
 Ⅱ．髄膜血管型 (meningovascular neurosyphilis)
   a．脳膜型 (cerebral meningeal neurosyphilis)
     1．びまん型
         (diffuse cerebral meningeal neurosyphilis)
     2．限局型
         (focal cerebral meningeal neurosyphilis)
   b．脳血管型 (cerebral vascular neurosyphilis)
   c．脊髄髄膜血管型
         (spinal meningeal and vascular neurosyphilis)
 Ⅲ．実質型 (parenchymatous neurosyphilis)
   a．脊髄癆 (tabes dorsalis)
   b．進行麻痺 (general paresis)
   c．視神経萎縮*(optic atrophy)
```

* 単独に起こることはまれで，多くは脊髄癆または進行麻痺に合併して現れる．
(Merritt HH : A Textbook of Neurology, 8th ed, p153, Lea & Febiger, Philadelphia, 1989 より改変)

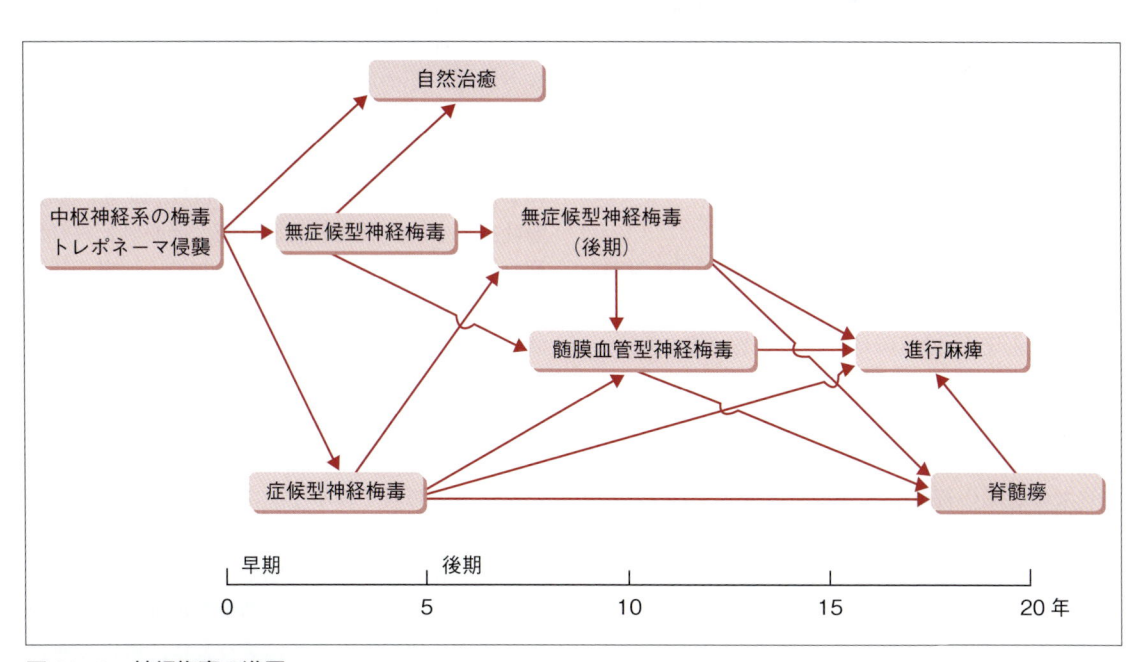

図11-8 神経梅毒の進展
〔Merritt HH, et al : Neurosyphilis, Oxford University Press, New York, 1946 より新城之介改変；荒木淑郎（編）：臨床医のための病態生理学講座神経，p224，メジカルビュー社，東京，1986 より改変〕

示し，腱反射が減弱ないし消失する．膝蓋腱反射の消失を Westphal（ウェストファル）徴候陽性という．

瞳孔異常として，縮瞳，対光反射消失を認め，輻輳反射は正常に保たれる Argyll Robertson（アーガイル ロバートソン）徴候を 80％ に認める．膀胱障害，インポテンス，足関節の変形なども出現する．髄液では軽度のリンパ球増加，蛋白増加がみられる．

4）進行麻痺（general paresis）

梅毒トレポネーマによる晩期髄膜脳炎で，精神，知能障害を主症状とし，潜伏期は 10～20 年である．不眠，記憶障害，人格変化などで発症する．痙攣，精神症状などで突然始まることもある．多くの症例に瞳孔異常がみられる．反社会的行動，多幸性，偏執病質などの精神症状が高度になり，麻痺期になると失語，失認，失行などを伴う進行性の認知症が出現する．

【診断】

臨床症状と血清，髄液の梅毒反応を参考とする．梅毒反応には，カルジオリピン（cardiolipin）を抗原とする Wassermann（ワッセルマン）反応〔梅毒血清反応検査（serological tests for syphilis：STS）〕と，特異性の高いトレポネーマを抗原とした梅毒トレポネーマ血球凝集試験（*Treponema pallidum* hemagglutination assay：TPHA），蛍光トレポネーマ抗体吸収試験（fluorescent treponemal antibody absorption test：FTA-ABS）を組み合わせて検索する．晩期梅毒は FTA-ABS，TPHA による検出感度が高い．

【治療】

ペニシリン（penicillin G）1,200 万～2,400 万単位/日の点滴投与を 2 週間行う．神経症状，血清，髄液の梅毒反応，髄液所見を指標として繰り返す．駆梅療法開始後は，発熱，悪寒，頭痛，四肢痛を起こすことがある．Jarisch-Herxheimer（ヤーリシュ・ヘルクスハイマー）反応といわれ，トレポネーマの毒素の遊離によると考えられている．無症候型神経梅毒ではペニシリン経口薬 1g/日，4 週間投与を繰り返す．STS の陰性化がみられる．

IV．脳膿瘍（brain abscess）

【概念】

脳の隣接器官あるいは遠隔臓器から直接または血行性伝播により脳実質内に膿が貯留した疾患をいう．原因菌には，黄色ブドウ球菌，好気性レンサ球菌などが多いが，腸内細菌，嫌気性菌なども原因に挙げられる．

感染経路は，①脳組織に隣接した組織からの感染：中耳，副鼻腔，口腔，乳様突起，頭蓋骨の感染，②開放性頭部外傷や顔面の外傷による直接感染，③肺，心臓，腹部あるいは骨盤内臓器などからの血行性感染，先天性心疾患，④化学療法や AIDS などの免疫不全患者，⑤原因不明のものなどで，免疫不全患者でのトキソプラズマ脳炎やリステリア症が増加している．

【病理・病態生理】

脳内のどこにでも存在しうるが，進展経路から前頭葉，側頭葉，小脳に多く，血行性の場合多発性のことが多い．病理は原因菌の種類にはあまり関係なく，感染部位への多形核白血球の浸潤，脳実質の壊死，グリアの反応などからなる化膿性脳炎として始まり，3 週間前後で膿瘍腔，被膜が形成される．その周囲には浮腫を伴う．

【臨床症状】

発熱，悪寒などの全身炎症所見とともに，膿瘍による頭蓋内圧亢進症状，すなわち，頭痛，悪心・嘔吐，めまい，視神経乳頭浮腫，動眼外転神経麻痺などが出現する．局所症状として，痙攣，片麻痺，視野狭窄，失語症，意識障害，小脳性運動失調などを示す．

【検査所見】

末梢血の白血球数は一般に増加し，髄液所見では圧亢進，細胞数，蛋白は増加する．AIDS などの免疫不全患者ではトキソプラズマ脳炎を疑い髄液 PCR 検査が必要であり，リステリア症も考慮し培養検査を行う．隣接感染巣からの脳膿瘍では多形核白血球を中心とした細胞数増加が強い．なお，脳圧亢進症状の程度によっては，腰椎穿刺は禁忌である．

頭部 CT，MRI は，脳膿瘍の診断，手術法の決

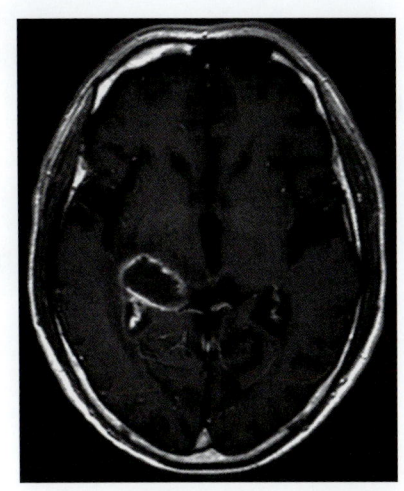

図11-9 脳膿瘍のMRI T1造影画像
右基底核に輪状造影効果を認める．

定などのために第一選択の検査である．被膜形成後では造影剤使用CT，MRIでほぼ均等な輪状の造影効果を示し，病巣周囲に浮腫を伴う（図11-9）．

【診断】

上記臨床症状，原因疾患，CT，MRIなどの検査所見で診断される．鑑別すべきものとして，脳腫瘍（特に転移性），髄膜炎，結核腫，静脈洞血栓症，細菌性動脈瘤，脳炎などがある．

【予後・治療】

CT，MRI導入後予後は著しく改善されているが，死亡率は約20％である．

急性期には広域スペクトルの抗菌薬で，第三世代セフェム系薬（セフォタキシムあるいはセフトリアキソン）とアンピシリンとの併用を行う．最近では，カルバペネム系薬で開始されることが多くなっている．

脳浮腫や脳圧亢進症状には濃グリセリンを点滴静脈注射し，減圧を図る．膿瘍が3cm以上と大きく，頭蓋内圧亢進症状や巣症状を認め，抗菌薬が無効例では，外科的に定位的穿頭術により膿瘍の内容を吸引，除去する．

◆◆◆文献◆◆◆

1) 特集 神経系の感染症. Clin Neurosci 28：254-342, 2010
2) 感染症の診断・治療ガイドライン編集委員会（編）：感染症の診断・治療ガイドライン 2004. 日医師会誌増刊号, 2004
3) Shoji H, et al：Acute viral encephalitis: the recent progress. Intern Med 41：420-428, 2002
4) 特集 非ヘルペス性急性辺縁系脳炎をめぐる最近の話題―そのI. 神経内科 59：1-56, 2003
5) 日本神経感染症学会（編）：ヘルペス脳炎―診療ガイドラインに基づく診断基準と治療指針. 中山書店, 東京, 2007
6) プリオン病及び遅発性ウイルス感染に関する調査研究班：亜急性硬化性全脳炎（SSPE）診療ガイドライン. 2006
7) 矢野雄三, 根岸昌功：AIDSの神経症状. 神経内科 39：12-20, 1993
8) 岸田修二：AIDSに伴う脳炎・脳症. 日内会誌 95：1286-1290, 2006
9) 日詰正樹, 水澤英洋：プリオン病. 日内会誌 95：1279-1285, 2006
10) 細菌性髄膜炎の診療ガイドライン作成委員会（編）：細菌性髄膜炎の診療ガイドライン. 医学書院, 東京, 2007

第12章 脱髄性・非感染性炎症性疾患

I. 脱髄性疾患

A. 多発性硬化症 (multiple sclerosis : MS)

【概念】

多発性硬化症は，中枢神経の白質を侵す非化膿性炎症性疾患である．髄鞘が脱落した病巣でも比較的軸索が保たれることから脱髄性疾患に分類される．病因は確定していないが，中枢神経のみが障害され末梢神経は障害されないことから，中枢神経髄鞘抗原を標的とした自己免疫疾患と考えられている．中枢神経系のさまざまな部位が侵されるため，侵された部位により多彩な臨床症候を呈する（空間的多発という）．本症では中枢神経髄鞘に反応する自己反応性T細胞や自己抗体産生性B細胞が存続するために，いったん発症すると終生にわたり上気道感染などのさまざまな誘因に引き続いて，あるいは誘因なしに，再発と寛解を繰り返す（時間的多発という）．

多発性硬化症の有病率は人種差が大きく，欧米白人では10万人あたり50～100人程度の有病率であるのに対し，東アジア人では10万人あたり1～10人程度にすぎない．温帯地域では同一人種であっても緯度により有病率は異なり，高緯度であるほど有病率は高い．男女比は，1対2～4で，若年女性に多く，平均発病年齢は約30歳である．

欧米白人の多発性硬化症は，大脳，小脳も含めて中枢神経のさまざまな部位が侵される古典型（通常型）を呈するが，アジア人種では視神経と脊髄が選択的かつ高度に侵される視神経脊髄型が比較的多くみられる（日本人では10～30％）．多発性硬化症は，病初期には比較的軸索が残存し急性炎症が終息すると再髄鞘化が起こるので，麻痺はほぼ完全に回復することが多い（再発寛解期）．しかし，再発を反復するうちに軸索もオリゴデンドログリアも失われ，神経機能が回復しなくなり，後遺症が次第に蓄積する．ついには明瞭な再発なく徐々に障害が進行するようになる（二次性進行期）．また，発症期より急性増悪が明らかでなく緩徐に進行する例もあり，一次性進行型と呼ばれる．再発寛解型が大部分を占める（日本人で90～95％）が，発症後10年以上経過して二次性進行型に移行することが多い（図12-1）．一次性進行型は少ない（日本人で5～10％，欧米白人で10～25％）．

【病理・病態生理】

急性期病巣には，リンパ球やマクロファージなどの炎症細胞が血管周囲から中枢神経実質内に多数浸潤し，髄鞘を貪食したマクロファージが散在する．慢性期病巣では，炎症細胞浸潤は減少し，脱髄に加えて軸索の脱落が顕著になる．慢性期病巣ではグリオーシスが著しくなるため，肉眼的にも脳脊髄に硬化した病巣が多発しているのが認められる．急性期には，軸索は残存していても髄鞘が脱落した軸索では，跳躍伝導がもはや起こらず伝導ブロックをきたすために神経機能が失われる（図12-2）．急性期を過ぎて炎症が沈静化すると，再髄鞘化が起こり伝導ブロックは回復する．このため，急性期には神経機能の脱落がみられ，炎症

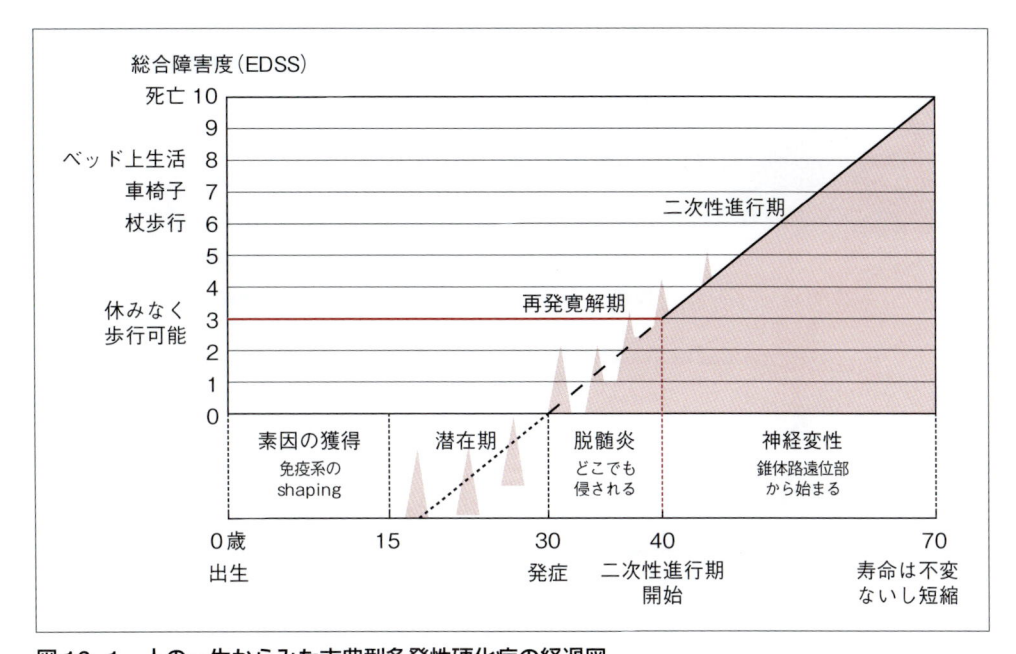

図12-1 人の一生からみた古典型多発性硬化症の経過図
縦軸は多発性硬化症の総合障害度を，0（障害なし）から10（死亡）まで段階的に数字で表している．

が終息した寛解期には神経機能は回復する．しかし，細胞傷害性T細胞やマクロファージが脱髄軸索を切断すると，神経機能は恒久的に回復しない．

多発性硬化症の疾患感受性は特定のヒトリンパ球抗原（human lymphocyte antigen：HLA）クラスIIアレルと相関しており，古典型では欧米白人でも日本人でもHLA-DRB1*1501と最も強く相関する．視神経脊髄型ではHLA-DPB1*0501と相関がみられ，両者は免疫遺伝学的背景が異なる．近年，わが国では古典型の増加が著しく，最近30年間で有病率は約4倍増えている．したがって，多発性硬化症の発症には，免疫遺伝学的要因と環境因子の両者が影響を及ぼしていると考えられる．

【臨床症状】

中枢神経のさまざまな部位が障害されうるので，中枢神経白質の障害に基づく多彩な症候が出現する．錐体路障害による痙性対麻痺，片麻痺，四肢麻痺，後索路や脊髄視床路の障害による感覚レベルのある触覚・温痛覚障害や振動覚・関節位置覚障害（感覚性失調），内包レベルの障害による顔面を含む半身の感覚障害，自律神経下行路の障害による括約筋障害（排尿困難，残尿，尿閉，尿失禁，便秘，便失禁）やインポテンス，脳幹・小脳障害による眼振，複視，核間性眼筋麻痺，小脳性運動失調，顔面神経麻痺，構音障害などがみられやすい．大脳障害により軽度から中等度の皮質下性認知障害やうつ，多幸などの情動障害もみられる．灰白質は障害されにくいので，高度の認知障害，痙攣，パーキンソニズム，強い筋萎縮はまれである．

頸髄後索障害によりLhermitte（レルミット）徴候（頸部前屈時に電撃痛が背部から下肢へ走り抜ける）が認められる．また，脊髄障害による刺激症状として有痛性強直性痙攣（約1分程度の意識消失を伴わない1肢または2肢の有痛性の筋強直発作）がみられることがある．一過性の痒み，めまい，構音障害などがみられることもある．

【検査所見】

多発性硬化症に特異的な検査所見はないが，補助検査としては，磁気共鳴画像（magnetic resonance imaging：MRI），誘発電位（evoked potential），髄液検査が有用である．脳脊髄MRIでは，病巣はT2強調画像やfluid-attenuated inversion recovery（FLAIR）画像で高信号，T1強調画像で低信号を呈する．T2強調画像の高信号域は脱髄や炎症に伴う浮腫を反映し，T1強調画像の低信号域は浮腫や軸索の脱落を反映する．

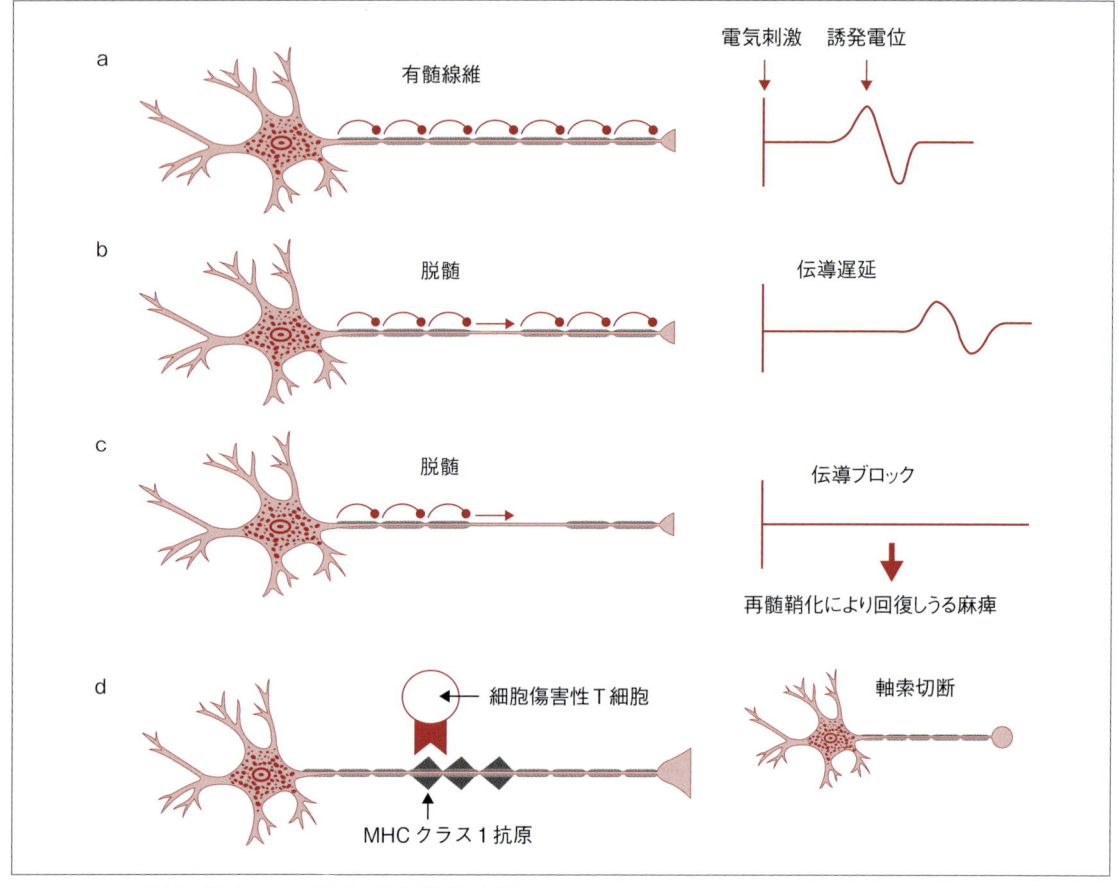

図12-2　多発性硬化症による脱髄で神経機能が障害される機序
a．正常な跳躍伝導．
b．脱髄の範囲が短い場合．接触伝導によりインパルスが伝わるので中枢神経伝導時間が遅れるものの伝導は可能．再髄鞘化した場合も薄くて短い髄鞘が作られるため跳躍伝導が起こるが伝導時間は遅れる．
c．脱髄が長い範囲で起こった場合．接触伝導も起こらず伝導はブロックされる．再髄鞘化が生じれば神経伝導は回復しうる．
d．脱髄軸索を細胞傷害性T細胞やマクロファージが切断した場合．神経伝導は恒久的に回復しない．

T2強調画像ではT1強調画像より，より鋭敏かつ広範に病巣が描出される．急性増悪期には血液脳関門が破綻するために，病巣はガドリニウム（gadolinium：Gd）で造影されることが多い．通常4～8週間で造影効果は消失する．病巣は中枢神経白質のどこにでも生じうるが，MRI上は大脳では側脳室周囲の白質に病巣を認めることが多く，これは病巣が残存しやすいためと考えられている．炎症細胞浸潤は，後毛細管静脈から起こるので，側脳室から放射状に走行する毛細血管に沿って長楕円形の病巣（ovoid lesion）や線状の病巣（subcallosal streak）がみられるのが特徴である（図12-3）．脳幹では第4脳室周囲白質や橋底部など髄液に接するところに病巣を認めることが多い．脊髄では頸髄に病巣を認める頻度が高い．罹病期間が長くなると軸索の脱落が顕著になるため，T1強調画像での低信号域（black hole）が増え，脳が萎縮する．MRIは多発性硬化症の潜在性病巣の検出に優れ診断に有用であるばかりでなく，病勢の観察にも利用価値が高い．

誘発電位検査は特定の中枢神経伝導路に脱髄が起こっているかを調べるのに有用である．体性感覚誘発電位（somatosensory evoked potential：SEP）検査では，後脛骨神経または正中神経を反復刺激し，背部および頭皮上に記録電極を置いて記録する．後索路に脱髄が生じると，誘発電位が

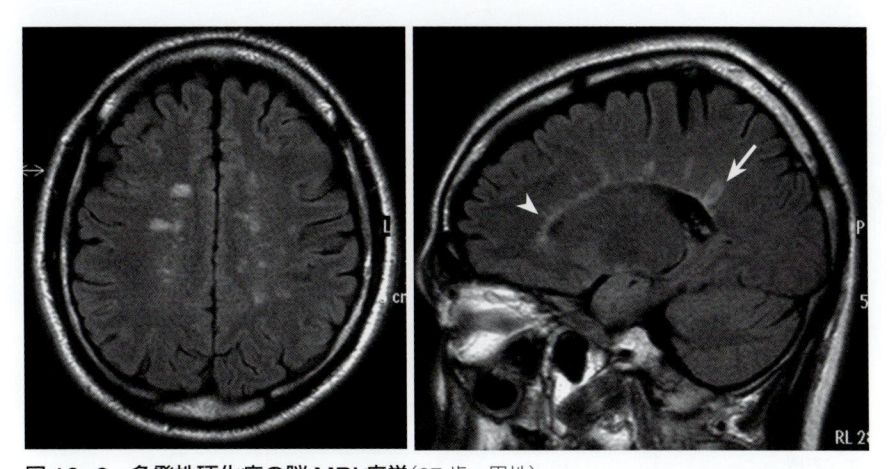

図 12-3 多発性硬化症の脳 MRI 病巣(37 歳,男性)
　通常型多発性硬化症.側脳室より周囲白質へ放射状に分布する長楕円形病巣(ovoid lesion, 矢印)や線状の病巣(subcallosal streak, 矢頭)がみられ,FLAIR 画像矢状断(右)で,より明瞭である.

伝導ブロックのために誘発されなかったり,中枢神経伝導時間が延長したりする(図 12-4).ほかに視覚路の機能を調べる視覚誘発電位(visual evoked potential:VEP),聴覚路の機能を調べる聴性脳幹誘発電位(brainstem auditory evoked potential:BAEP)がある.さらに,大脳皮質一次運動野と頸部(または腰部)を磁気刺激し,四肢筋での活動電位を記録する運動誘発電位(motor evoked potential:MEP)がある.頭皮刺激時と頸部刺激時の活動電位が誘発されるまでの時間の差が中枢神経伝導時間に相当し,錐体路に脱髄があると遅延する.

髄液検査では,急性期には軽度の単核球増加(50 個/μL 以内)と軽度の蛋白上昇を認めることが多い.形質細胞が中枢神経系に浸潤し,特定の特異性を有する免疫グロブリン(IgG)を産生するため,髄液蛋白を電気泳動するとγグロブリン領域に 1〜数本の明瞭なバンドを認めることがある.これをオリゴクローナルバンド(oligoclonal bands:OB)という(図 12-5).欧米白人の多発性硬化症では 90% 以上でみられるとされるが,日本人では古典型で約 60%,視神経脊髄型で約 10% の陽性率である.オリゴクローナルバンドは多発性硬化症に特異的というわけではないが,陽性であればその診断を支持する.また,本症では髄液中の IgG 量も増加することが多い.

全身性の炎症反応は通常みられない.低力価の抗核抗体が陽性になることがある.

【診断・鑑別診断】

多発性硬化症は,中枢神経白質の障害に基づく神経症候が時間的,空間的に多発するときに疑う.本症に特異的な検査所見はないので,神経症候から中枢神経の異なる部位が繰り返し障害されていると考えられ,他の疾患が除外されるときに初めて多発性硬化症と診断される.脳脊髄 MRI,誘発電位,髄液オリゴクローナルバンドなどは補助的検査として有用である.近年では,欧米白人の多発性硬化症症例では,最後の発作以降 1 か月以上経過して MRI 上無症候性病巣が出現した場合は,時間的多発とみなし,次の顕在性の再発を待たずに本症と診断することが提唱されている.これは早期に本症の診断を下し,早期に疾患修飾薬(disease modifying drugs)による治療を開始しようとすることによる.

中枢神経を多巣性に侵す疾患や,再発を繰り返す疾患が鑑別診断に挙げられる.急性散在性脳脊髄炎は多巣性に中枢神経白質を侵すが,基本的に成人では単相性の経過をとる点が異なる.各種膠原病や血管炎に伴う中枢神経障害は重要な鑑別となる.これには,Sjögren(シェーグレン)症候群,全身性エリテマトーデス,Behçet(ベーチェット)病,サルコイドーシスなどがある.感染性のものとしては,神経梅毒,神経ボレリア症,ヒト T リンパ球向性ウイルス-I(human T-cell lymphotropic virus type I:HTLV-I)関連ミエロパチーなどを除外する.

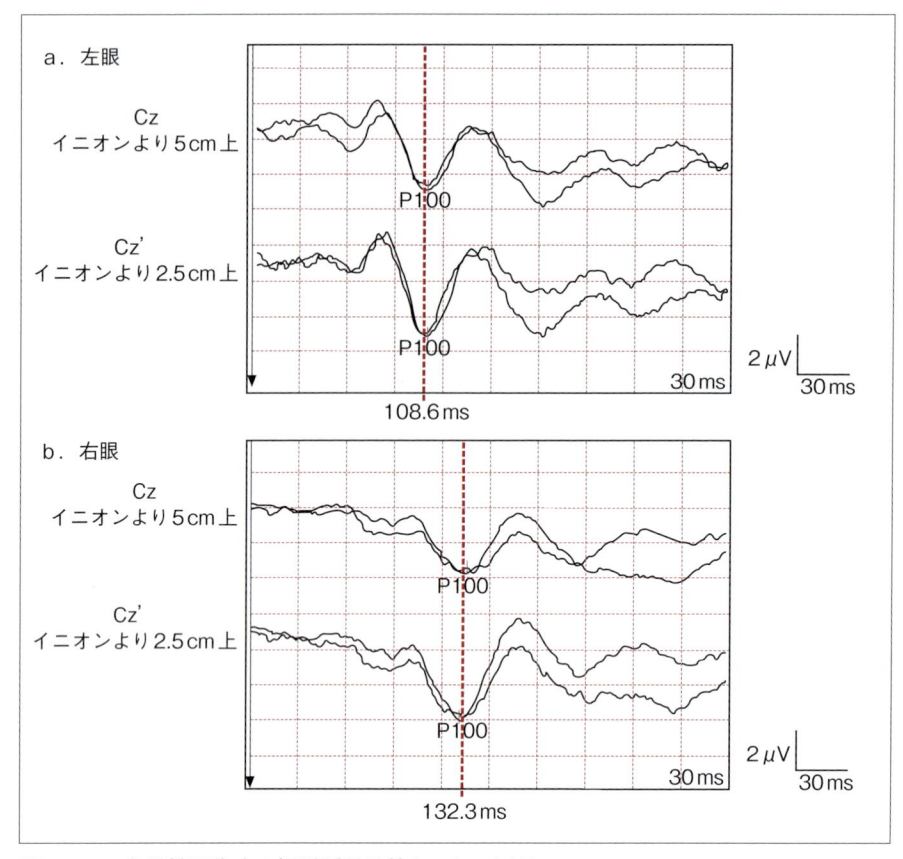

図12-4 多発性硬化症の視覚誘発電位(20歳，女性)
左眼刺激時は，P100(100 msにみられる陽性の波)潜時は正常だが，右眼刺激では遅延．右視神経障害を示唆する．

【治療】

多発性硬化症の治療は，急性期の短縮，再発の減少と障害の進行抑制，後遺症に対する対症療法からなる．急性期には副腎皮質ステロイド薬のパルス療法が行われる．メチルプレドニゾロン1gを3日間連日点滴静脈注射を1クールとし，回復傾向がみられないときは，7～10日間あけて1～2クールさらに追加する．これは急性期の血液脳関門の破綻を修復し炎症細胞浸潤を抑える作用があり，有意に急性増悪期を短縮できる．後療法として経口プレドニゾロンを40～60 mg/日より開始し漸減する．通常型では，副腎皮質ステロイド薬は再発防止作用をもたないので，速やかに減量する．アジア人種に多い視神経脊髄型では副腎皮質ステロイド薬の減量・中止に伴い再発することがあるので，減量はより慎重に行う．

再発防止には，疾患修飾薬を用いる．これには，

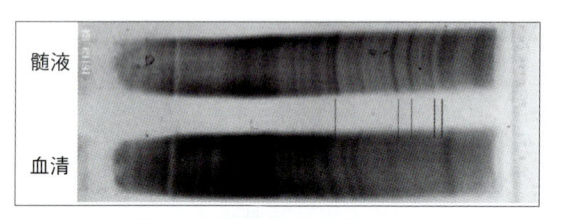

図12-5 髄液オリゴクローナルバンド(37歳，男性)
通常型多発性硬化症．等電点電気泳動法において血清には存在せず髄液にのみ存在するバンド(バーの位置)がみられる．

インターフェロンベータ(IFNβ)(リコンビナントIFNβ-1bまたはβ-1a)，グラチラマー(コポリマー1)，ミトキサントロンなどがある．わが国では，IFNβが使われている．本薬は再発率を約30%減少させ，脳MRI上の病巣の増加を抑える作用がある．このため障害の進行も有意に抑えることが可能である．したがって，早期診断，

早期投与開始が望まれている．二次性進行型でも有用とされるが，一次性進行型では効果は期待できない．

対症療法には，痙縮に対して抗痙縮薬，尿失禁に抗コリン薬，排尿困難にα遮断薬などの治療薬が使われる．有痛性強直性痙攣には少量のカルバマゼピンが著効する．頻尿，尿失禁のような過活動性膀胱に対して用いる抗コリン薬では，口渇，便秘，尿閉などの抗コリン作用の発現に，排尿困難のような低活動性膀胱に用いるα遮断薬では起立性低血圧などの抗アドレナリンα受容体作用の発現に注意する．

【予後】

本症により平均寿命が著明に短縮することはない．欧米白人では平均 30 歳前後で発症し，10 年以上の経過で約半数が二次性進行型に移行するとされる（図 12-1）．日本人でも通常型は同様に二次性進行型に移行するが，視神経脊髄型では二次性進行型への移行は少ない．再発寛解期には再発は中枢神経のどの部位にも起こりうるが，進行期には錐体路の遠位部や小脳が障害されやすく，このため痙性対麻痺や小脳性運動失調が進行する．平均的には約 15 年で杖歩行，約 20 年で車椅子生活になるといわれている．一般に一次性進行型は発症年齢が遅いが進行がより速い．

B. 多発性硬化症の特殊型・類縁疾患

1. Devic（ドゥヴィック）病〔視神経脊髄炎（neuromyelitis optica, optic neuromyelitis）〕

【概念】

本症は，典型的には両側性視神経炎と横断性脊髄炎が数週以内に相次いで生じるものをいう．病理学的にも，視神経と脊髄に組織破壊の高度な脱髄性病巣を認め，脊髄では白質，灰白質ともに侵され，一部は壊死性になる．重症の脊髄症状と高度の視力障害を特徴とする．脊髄 MRI で 3 椎体を超える長大な病巣をしばしば呈するのが特徴である．元来，単相性のものを指していたが，近年，欧米では本症の再発型が存在するとしている．再発性 Devic 病は，わが国では視神経脊髄型多発性硬化症と分類されてきた．これは，視神経脊髄型多発性硬化症と通常型（古典型）多発性硬化症の間に，臨床病理学的に移行型が存在するため，多発性硬化症スペクトラムのなかに視神経脊髄型多発性硬化症を位置づけてきたことによる．最近，視神経脊髄炎に特異的に水チャネルであるアクアポリン-4（aquaporin-4：AQP4）に対する自己抗体が存在することが見いだされ，注目されている．抗 AQP4 抗体陽性例がすべて視神経脊髄炎を呈するわけではなく，視神経脊髄型多発性硬化症の約半数では本抗体が陰性である．したがって，抗 AQP4 抗体が視神経脊髄炎のマーカーとなる可能性はあるものの，視神経脊髄炎，あるいは抗 AQP4 抗体陽性例が多発性硬化症とは独立した別の疾患であるか否かについては，今後の検討を要する．

【臨床症状】

急性に両側性の視力障害と横断性脊髄炎症状を数週以内に相次いで発症する．視力障害は高度で失明となることが多い．脊髄障害は，対麻痺または四肢麻痺，レベルのある全感覚障害，膀胱直腸障害を呈する．再発型では，一側または両側性の視力障害，脊髄炎を数年の経過で反復する．単相性のものは，感染症などに引き続いて起こることが多く，両性を侵す．再発性のものは，Sjögren 症候群などの自己免疫素因を有することが多く，女性に多い．

【検査所見】

脊髄 MRI で 3 椎体を超える長大な病巣をしばしば呈するのが特徴である（図 12-6）．MRI で視神経が Gd で造影されることがある．髄液は多形核白血球を含む著明な細胞増多（100 個/μL 以上），高度の蛋白増加を呈することが多い．オリゴクローナルバンドは陰性の例が大部分である．脳 MRI は正常なことが多いが，抗 AQP4 抗体陽性例では，約半数で脳 MRI 上でも病巣を認める．これらには，延髄背側・第 4 脳室周囲，第 3 脳室周囲の視床下部・視床，側脳室周囲に帯状の病巣がみられやすい．多発性硬化症類似の脳の潜在性病巣を認めることもあり，多発性硬化症との移行が問題とされる．

【治療・予後】

急性期には副腎皮質ステロイド薬パルス療法，血漿交換療法が行われ，有効である．失明，対麻痺など高度の障害を残すことがあり，これは軸索障害が強いことを反映している．再発予防には，

少量副腎皮質ステロイド薬の維持量投与や免疫抑制薬の投与が行われる．

2．Baló（バロー）病〔Baló 同心円硬化症（Balóconcentric sclerosis）〕

【概念】

　本症は，神経病理学的に，大脳白質に脱髄部位と髄鞘残存部位が交互に同心円状に層状構造を呈する脱髄巣が認められるものについて命名された．当初は病理学的に診断されていたが，近年は MRI の進歩により MRI で層状構造が明瞭に認められた場合，本症と生前診断が可能になった（図12-7）．わが国ではきわめてまれである．フィリピンや中国で比較的よくみられていたが，フィリピンでは最近激減したとされる．

【臨床症状】

　小児，若年成人を侵すことが多く，両性が侵される．急性発症し，片麻痺，意識障害，除皮質硬直など重篤な大脳症状を呈し単相性の経過をとることが多い．痙攣発作，失語，失行，失認などの大脳巣症状を呈することもある．

【検査所見】

　脳 MRI 上，大脳白質に層状構造を呈する脱髄病巣がみられる．髄液は細胞数，蛋白ともに正常か軽度の上昇にとどまる．髄液オリゴクローナル

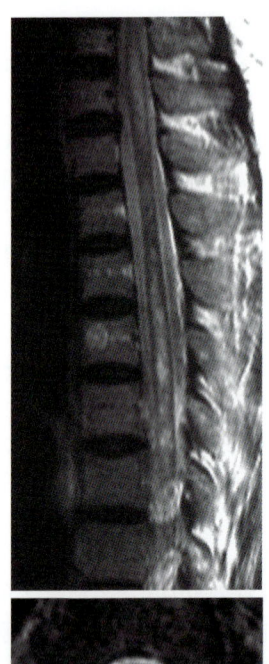

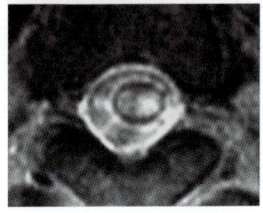

図12-6　longitudinally extensive spinal cord lesion（LESCL）（48 歳，女性）
　視神経脊髄炎．3 椎体を超える長大な脊髄病巣（LESCL）が胸髄にみられる．軸位断は第 10 胸椎レベル．

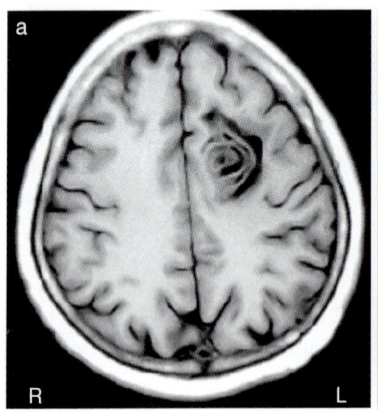

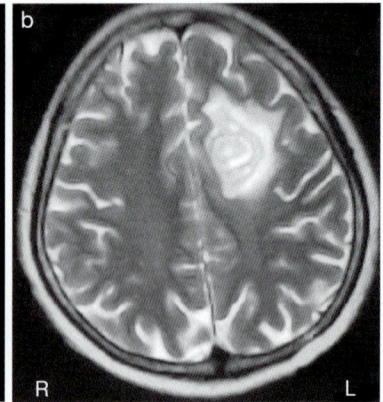

図12-7　Baló 病の MRI（52 歳，女性）
　a．T1 強調画像．
　b．T2 強調画像．（江西人民医院症例，呉暁牧教授提供）
　　右片麻痺で発症し，副腎皮質ステロイド薬で軽快．
〔小副川 学ほか：多発性硬化症の診かた 多発性硬化症の特殊型と類縁疾患の診断 Baló 病．吉良潤一（編）：研修医のための多発性硬化症 診かたと治療の進め方，Modern Physician 24, p1864, 2004〕

バンドは陰性のことが多い．

【治療・予後】
　予後不良で，高度の後遺症を残すか，死に至る．しかし，最近ではMRIで診断し，大量の副腎皮質ステロイド薬の投与を早期に開始することにより改善する例がある．このような例では再発性の経過を呈することがあり，多発性硬化症との移行がみられる．

C. 急性散在性脳脊髄炎（acute disseminated encephalomyelitis：ADEM）

【概念】
　急性散在性脳脊髄炎は，中枢神経の白質を散在性に侵す急性脱髄性疾患の1つで，単相性の経過をとるものをいう．急性発症の多発性硬化症の初回発作とは鑑別が困難であるが，一般に急性散在性脳脊髄炎は，発熱や意識障害などの脳症が高度であることが多い．単相性のDevic病は，急性散在性脳脊髄炎のうち病巣が視神経と脊髄に限局したものと考えることもできる．特発性のものと，感染後性・傍感染性，ワクチン接種後性のものに分けられる．感染後性・傍感染性では，麻疹，風疹，水痘・帯状疱疹などに引き続いて発症する．ワクチン接種後性では，種痘，狂犬病ワクチン接種後のものが知られている．侵される部位により，脳炎型，脊髄炎型，脳脊髄炎型がある．まれに小児では再発性経過をとることがある．この場合は，多発性硬化症との鑑別が問題となるが，意識障害などの脳症を呈する場合は，再発性急性散在性脳脊髄炎の可能性がある．成人では再発性急性散在性脳脊髄炎はきわめてまれである．

【病理・病態生理】
　病理学的には，脳脊髄など中枢神経白質に散在性に小静脈周囲性のリンパ球浸潤と脱髄巣がみられる．髄鞘抗原に対する自己免疫機序によって起こると考えられている．感染後性・傍感染性では，病原微生物と髄鞘抗原との交叉反応・分子相同性（molecular mimicry）により，ワクチン接種後性では接種ワクチンに含有される微量の脳抗原により，髄鞘抗原に対する自己免疫が誘導され，発症するとされる．ワクチン接種後性は製法の改良により近年はきわめてまれとなっている．

【臨床症状】
　急性に38℃以上の発熱，意識障害，片麻痺，痙攣，半盲，失語などの大脳症状や，対麻痺・四肢麻痺，あるレベル以下の全感覚障害，膀胱直腸障害などの脊髄症状で発症する．脊髄炎型では，あるレベル以下の運動，感覚，自律神経がすべて障害される横断性脊髄炎を呈することが多い．髄膜刺激症状を伴うことがある．下肢の深部腱反射の低下がみられることがある．

【検査所見】
　MRIで脳，脊髄にT2強調画像で高信号，T1強調画像で低信号を呈する散在性の病巣がみられる．大脳深部白質が侵されやすい．大脳基底核，脳幹，小脳に病巣がみられることもある．これらはおおむね左右対称性で，Gdでも一様に病巣が造影されることが多い．髄液は，細胞数増多，蛋白増加が多発性硬化症例より顕著にみられることが多い．

【治療・予後】
　副腎皮質ステロイド薬パルス療法に引き続いて経口副腎皮質ステロイド薬の内服漸減が行われ，有効である．ワクチン接種後性，感染後性・傍感染性では，重篤な後遺症を残すことも多い．

II．非感染性炎症性疾患

A. 神経Behçet（ベーチェット）病
（neuro-Behçet disease）

【概念】
　Behçet病は，口腔粘膜の有痛性再発性アフタ性潰瘍，皮膚症状，眼症状，外陰部潰瘍を4主徴とする全身性の血管炎である．消化器，関節，肺，腎，副睾丸などとともに神経系も侵され神経Behçet病といわれる．主として中枢神経系が血管炎により障害される．頻度は低いが末梢神経が障害されることもある．日本およびトルコなどの地中海沿岸，西南アジアで頻度が高い．わが国での有病率は人口10万対6〜8とされる．神経症状は10〜30％でみられる．

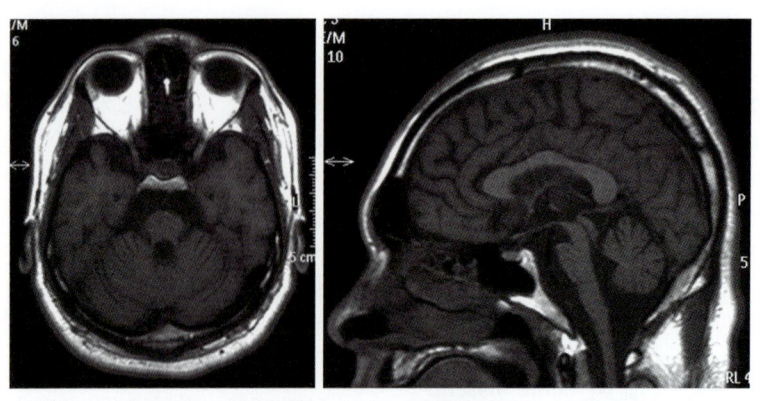

図12-8 神経Behçet病の脳MRI(T1強調画像)(28歳,男性)
高度の痙性四肢麻痺と小脳失調を呈している．MRIでは脳幹腹側の著明な萎縮がみられる．

【病理・病態生理】

　脳実質の毛細血管や小静脈周囲性にリンパ球や好中球の浸潤がみられる．血栓形成による小軟化巣の形成，血管周囲性脱髄巣，ミクログリアの増生，アストログリオーシスなどがみられる．病巣は脳幹に好発する．大脳基底核，視床，内包なども障害されやすい．海馬など辺縁系や大脳皮質が障害されることもある．脊髄が障害され脊髄炎を呈する場合がある．髄膜にもリンパ球浸潤がみられる．全身性血管炎の一部分症状として中枢神経系が障害されるが，神経症状が全身症状に先行することがあり，このような例では診断がむずかしい．

【臨床症状】

　若年成人男性に好発する．Behçet病の男女比は2対1だが，神経Behçet病では，5～7対1である．急性ないし亜急性に片麻痺，四肢麻痺，構音障害，精神症状などで発症する．痙性片麻痺・四肢麻痺，両側錐体路症候，偽性球麻痺などがみられる．人格変化，記憶障害，知能低下，うつ，易興奮性などの精神症状が出現する．小脳性運動失調がみられることもあるが，脳幹被蓋部の症候は少ない．髄膜刺激症状，脊髄炎を呈することもある．視力低下は眼病変によることが大部分で視神経炎は少ない．末梢神経が障害されるときは，多発単神経炎や神経根炎を呈する．再発寛解を呈する例が多いが，病初期より緩徐進行性の経過を呈するものもある．再発寛解の場合でも完全な寛解に至ることはまれで，階段状の増悪を呈することが多い．

【検査所見】

　MRIでは，脳幹，大脳基底核，大脳半球にT2高信号病巣がみられる．急性期にはGdで造影され，腫瘤様に見えることもある．慢性期には脳幹が高度の萎縮を呈する(図12-8)．MRIや血管造影で大脳静脈血栓が認められることがある．頭部血流シンチグラフィ単光子放出断層撮影(single-photon emission computed tomography：SPECT)では，脳幹，小脳，大脳などの血流低下がみられる．脳波では，徐波化，優位律動の異常がみられる．体性感覚誘発電位，視覚誘発電位，聴性脳幹誘発電位などの誘発電位検査でも約半数で異常がみられる．髄液は，単核球優位の細胞数増多，蛋白上昇を呈する．急性期には好中球が増加することもある．オリゴクローナルバンドがみられることは少ない．赤血球沈降速度亢進やC反応性蛋白(C-reactive protein：CRP)陽性などの全身性の炎症反応が60～70％でみられる．針反応が陽性になる．HLA-B51を有する頻度が健常対照より有意に高い．

【治療・予後】

　神経Behçet病は，完全寛解することはまれで，予後は不良である．知能低下，偽性球麻痺，痙性四肢麻痺，小脳性運動失調が進行し重度の後遺症を残す．急性期には副腎皮質ステロイド薬のパルス療法とその後の経口副腎皮質ステロイド薬の後療法が行われる．

B. サルコイドーシス（sarcoidosis）

【概念】

サルコイドーシスは乾酪壊死を伴わない類上皮細胞肉芽腫形成を特徴とする肉芽腫性炎症性疾患である．肺を主として侵す全身性疾患であるが，その部分症として，中枢・末梢神経〔神経サルコイドーシス（neurosarcoidosis）〕および骨格筋〔筋サルコイドーシス（muscular sarcoidosis）〕が障害される．

【病理・病態生理】

神経サルコイドーシスは限局性肉芽腫性腫瘤による圧迫，または浸潤性肉芽腫性炎症により障害される．神経障害はサルコイドーシスの約5％でみられる．筋肉はサルコイドーシスの好発部位であるが，無症候性のことが多い．腫瘤を形成する筋肉腫瘤型と，サルコイドミオパチーがある．無作為に筋生検すると50～80％で類上皮細胞肉芽腫がみられるという．

【臨床症状】

肉芽腫性髄膜脳炎：びまん性播種性の髄膜脳炎を呈する．持続的な頭痛や微熱で発症し，悪心，嘔吐を伴う．項部硬直やKernig（ケルニッヒ）徴候を呈することは少ない．頭蓋底が障害されやすく，炎症の進展により多発脳神経麻痺や小脳性運動失調を生じる．また，視床下部から視床にかけての障害により，尿崩症，高プロラクチン血症を起こしやすい．視交叉部病変により両耳側半盲を呈することがある．うっ血乳頭がみられることがある．重症例では，意識障害，痙攣を呈する．慢性炎症により中脳水道狭窄や髄液の吸収障害をもたらし，二次的に水頭症を起こす場合もある．血管炎により動脈閉塞をきたし，二次的に脳血管障害を呈することもある．

頭蓋内腫瘤：サルコイド結節の癒合により腫瘤を形成するものである．髄外性のものは頭蓋底に生じやすい．髄膜腫との鑑別が問題になることもある．脳実質内に生じた場合は，グリオーマとの鑑別が問題になる．病変部位によりさまざまな圧迫症状を示す．

脊髄症：限局性腫瘤による圧迫や浸潤性肉芽腫性炎症により，亜急性または慢性のミエロパチーを呈する．

脳神経サルコイドーシス：神経サルコイドーシスの約半数で脳神経麻痺がみられ，最も頻度が高い．顔面神経，聴神経，舌咽・迷走神経，視神経，三叉神経などが多発性に障害される．ぶどう膜炎と耳下腺腫脹に顔面神経麻痺を伴うものをHeerfordt（ヘールフォルト）症候群という．

末梢神経（脊髄神経）サルコイドーシス：亜急性ないし慢性の感覚運動混合型多発ニューロパチーを呈する．急性発症のGuillain-Barré（ギラン・バレー）症候群様の多発神経炎や単神経炎，神経根・神経叢障害を呈することもある．

筋サルコイドーシス：サルコイドミオパチーはまれな疾患で，男女比は1対3で閉経後の女性に多い．慢性経過の近位筋優位の脱力と筋萎縮を呈する．筋肉腫瘤型では，筋肉内に腫瘤を触れる以外は無症状のことが多い．時に筋圧痛や易疲労性を呈する．

【検査所見】

神経サルコイドーシスでは，脳脊髄MRIにて髄外性または髄内性の腫瘤性病変を認める．病巣はT2強調画像で高信号を呈し，Gd造影T1強調画像で造影される．脳神経や脊髄神経根が造影される場合もある．髄液は，単核球優位の軽度の細胞増多，蛋白増加がみられる．髄液アンジオテンシン変換酵素（angiotensin converting enzyme：ACE）の上昇は診断上参考になる．末梢神経サルコイドーシスでは，末梢神経伝導検査で複合筋活動電位振幅の低下，伝導速度の低下が，針筋電図で脱神経所見がみられる．腓腹神経生検で有髄線維の脱落，神経上膜・神経周膜の肉芽腫，小血管炎を認めることがある．

筋サルコイドーシスでは，血清クレアチンキナーゼ値が高値となることはむしろ少ない．針筋電図では筋原性所見を呈する．筋生検で血管周囲性のリンパ球浸潤や類上皮細胞性肉芽腫がみられ，筋線維の変性・壊死，大小不同，間質の増加を示す．

血清ACE値の上昇，CTでの肺門リンパ節腫脹，ガリウム（gallium：Ga）シンチグラフィでの肺のびまん性の取り込みなどが診断上有用である．

【治療・予後】

副腎皮質ステロイド薬の大量経口投与で開始し漸減する．早期の減量により再燃しやすい．2～4年の長期投与を要することも少なくない．シク

ロスポリンやアザチオプリンなどの免疫抑制薬の併用により副腎皮質ステロイド薬の減量が可能になることもある．

C. Wegener(ウェジェナー)肉芽腫症(Wegener granulomatosis)

【概念】

本症は，上気道および下気道の壊死性肉芽腫性炎症，および壊死性血管炎による全身諸臓器，とりわけ肺障害，巣状壊死性糸球体腎炎を呈する．原因不明であるが，本症では抗好中球細胞質抗体(anti-neutrophil cytoplasmic antibody：ANCA)が陽性となる．中年に好発し，膿性・血性鼻汁，鼻痛，胸痛，喀痰，血痰，蛋白尿，血尿を呈する．

【病態生理・病理】

神経障害は，本症の 20～50％ でみられる．末梢神経障害を呈することが多い．肉芽腫の直接浸潤による圧迫性ニューロパチーの場合と神経栄養血管の血管炎により多発単神経炎を呈する場合がある．

【臨床症状】

上気道・副鼻腔からの肉芽腫の頭蓋底・頭蓋内への浸潤により，視神経，外転神経，顔面神経などの多発脳神経麻痺を呈する．また，眼窩内への浸潤により眼球突出や外眼筋麻痺がみられることもある．通常は一側性に起こる．直接圧迫によらずに多発単神経炎を呈することもある．肥厚性脳硬膜炎を併発する例もある．まれに脳血管炎により脳血管障害や脳静脈洞血栓症，痙攣を生じる場合もある．

【検査所見】

未治療で活動期の Wegener 肉芽腫症では，ANCA が 80～95％ で陽性となる．PR3-ANCA と MPO-ANCA が陽性になるが，前者がより本症に特異性が高い．CT, MRI にて副鼻腔や頭蓋底の肉芽腫，骨破壊，肥厚性脳硬膜炎による硬膜の肥厚・Gd による造影がみられる．

【治療・予後】

副腎皮質ステロイド薬の大量投与やシクロホスファミドなどの免疫抑制薬が用いられる．以前は予後不良であったが，これらの治療薬により 90％ で寛解が導入できるとされる．多発単神経炎は迅速な治療により改善しうる．

文献

◆ Ⅰの項
1) 吉良潤一(編)：研修医のための多発性硬化症―診かたと治療の進め方．モダンフィジシャン 24 (12)．新興医学出版社，東京，2004
2) Polman CH, Reingold SC, Edan G, et al：Diagnostic criteria for multiple sclerosis: 2005 revisions to the "McDonald Criteria". Ann Neurol 58：840-846, 2005
3) 吉良潤一：多発性硬化症．日本医事新報 4301：53-59, 2006
4) Matsuoka T, Matsushita T, Kawano Y, et al：Heterogeneity of aquaporin-4 autoimmunity and spinal cord lesions in multiple sclerosis in Japanese. Brain 130：1206-1223, 2007
5) Al Deeb SM, Yaqub BA, Bruyn GW, et al：Acute transverse myelitis. A localized form of postinfectious encephalomyelitis. Brain 120：1115-1122, 1997
6) Rust RS：Multiple sclerosis, acute disseminated encephalomyelitis, and related conditions. Semin Pediatr Neurol 7：66-90, 2000
7) Dale RC, de Sousa C, Chong WK, et al：Acute disseminated encephalomyelitis, multiphasic disseminated encephalomyelitis and multiple sclerosis in children. Brain 123：2407-2422, 2000

◆ Ⅱの項
1) 若山吉弘, 自見隆弘, 鈴木光一：免疫疾患・感染症に伴う神経障害．4. 神経 Behçet 病．日内会誌 88：818-825, 1999
2) Lury KM, Smith JK, Matheus MG, et al：Neurosarcoidosis. Review of imaging findings. Semin Roentgenol 39：495-504, 2004
3) 作田 学, 熊本俊秀, 飯塚高浩ほか：サルコイドーシスの神経・筋病変に関する診断基準．脳と神経 58：471-476, 2006
4) Nishino H, Rubino FA, DeRemee RA, et al：Neurological involvement in Wegener's granulomatosis: an analysis of 324 consecutive patients at the Mayo Clinic. Ann Neurol 33：4-9, 1993

第13章 内科疾患に伴う神経障害

I. 肝・腎・肺疾患に伴う神経障害

A. 肝性脳症（hepatic encephalopathy）

【概念・病理・病態生理】

　肝不全に伴って意識障害を主とした中枢神経症状を呈する状態．肝細胞の機能不全，肝臓内外で門脈系が体循環へ短絡（shunt，シャント）することおよび尿素サイクルの酵素異常である成人型シトルリン血症などにより，脳，脊髄，末梢神経に障害が生じる．肝性脳症は頻度が高く，代謝性脳症として重要である．急性障害は可逆性，慢性障害は進行性のことが多い．

　門脈−体循環短絡による脳症ではAlzheimer（アルツハイマー）2型星状（神経）膠細胞（type 2 astrocyte）の増加がみられる．進行性の神経症状を示す例では大脳皮質の深層に海綿状変性を呈することがある．大脳基底核や小脳の神経細胞死，星状膠細胞の増大とグリコーゲン顆粒の出現などがみられる．

　発症機序は不明であるが，以下の仮説がある．

　①アンモニアは腸内細菌により食物中の蛋白質から産生され，肝臓で代謝される．アンモニア説では，アンモニアが肝臓で解毒されず大量に全身循環に入り脳を障害するとするものである．多くの患者で血中アンモニアが上昇し，神経症状と並行して変動することが多い．しかし，深昏睡でもアンモニア値はほとんど正常のこともある．

　②γ-アミノ酪酸（γ-aminobutyric acid：GABA）拮抗物質のフルマゼニル（flumazenil）が肝性脳症を改善することからGABAなどの抑制性伝達物質の感受性の増大が原因として考えられている．

　③オクトパミン（octopamine）や芳香族アミノ酸が酸化されずに全身循環に入り，偽性神経伝達物質として作用し，脳障害を引き起こす．

【臨床症状・検査所見】

　異常行動，性格変化，徘徊，見当識障害，羽ばたき振戦（flapping tremor），固定姿勢保持困難，言語緩慢，意識障害，腱反射亢進やBabinski（バビンスキー）徴候などがみられ，進行すると昏睡となる．慢性進行性のものでは，知能低下，精神症状，振戦，小脳性運動失調，舞踏様運動，アテトーシスなどがみられる．

　発症の誘因として，消化管出血，蛋白質摂取，便秘，鎮静薬などの薬物摂取，感染，外科手術，電解質異常などがある．

　血清アンモニア高値，劇症肝炎や肝硬変の存在，髄液中のグルタミン高値，血液アミノ酸分析でFisher（フィッシャー）比（分枝型アミノ酸/芳香族アミノ酸比）の低下，脳波で三相波（図13−1）や同期性の高振幅徐波（2〜5 Hz）の出現をみる．意識障害が進めば脳波は平坦となる．CTで著変はないが，脳浮腫がみられることもある．MRIのT1強調画像で淡蒼球に高信号が出現する．

【診断・鑑別診断】

　鑑別診断として，尿毒症，低血糖，急性アルコール中毒，振戦せん妄，Wernicke（ウェルニッケ）脳症，Korsakoff（コルサコフ）症候群，脳腫瘍，

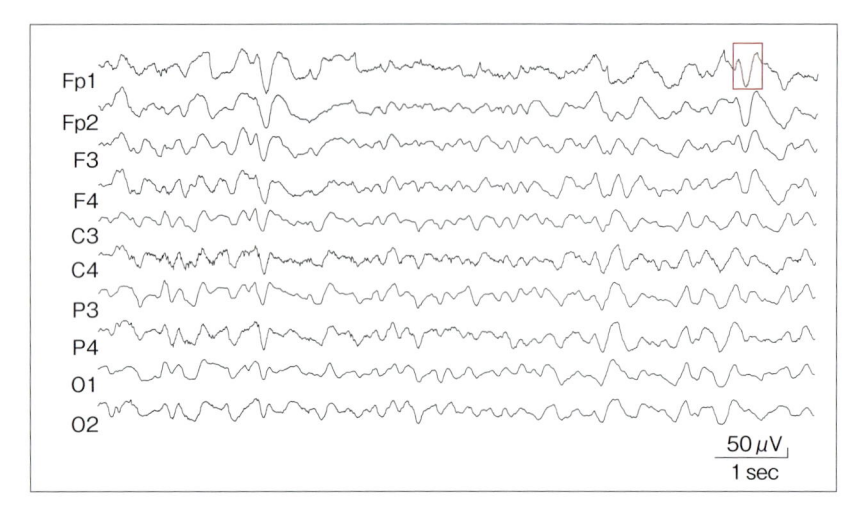

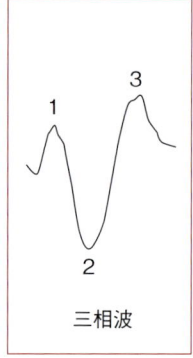

図13-1　肝性脳症の脳波
三相波が前頭部優位にみられる．

脳血管障害，慢性硬膜下血腫，鎮静薬中毒，脳炎などがある．

【予後・治療】

急性発症のものは治療に反応しうるが，慢性例は進行性である．

まず誘因を除き，血中アンモニアを下げる．急性期には蛋白質摂取を中止し，後に40〜50g/日と制限する．アンモニア産生腸内細菌の発育阻止のため，フラジオマイシン（fradiomycin）0.5〜1g/日の経口，注腸投与する．ラクツロース（lactulose）30〜90mL/日の経口投与は腸内pHを低下させ，腸からのアンモニアの吸収を抑え，瀉下薬としても働く．分枝鎖アミノ酸製剤〔アミノレバン®（Aminoleban®）など〕の点滴は急性肝不全がなければ行う．脳浮腫は急性脳症の75%にみられ，D-マンニトール（D-mannitol）を投与する．レボドパ（levodopa：L-dopa）の内服，肝移植も行われる．

B. 尿毒症(uremia)による神経障害

1. 尿毒症性脳症(uremic encephalopathy)

【概念・病理・病態生理】

尿毒症に伴って意識障害やミオクローヌス，痙攣などの神経症状を呈する脳症である．

発症機序は不明であるが，腎不全の進行の速度が脳症の発症に最も関与すると考えられている．髄液のpH，髄液圧，脳内のK，Cl，P，Mgは正常である．Naはわずかに低下する．Caは灰白質で正常の2倍となっており，脳での神経伝達に影響していると考えられる．また，腎不全では急速に血中の副甲状腺ホルモンが高値となり，脳症の発現に関与していると思われる．

【臨床症状・検査所見】

初発症状は無感情，易疲労性，無関心，集中力低下，過敏性などで，進行すると意識障害，昏迷，昏睡となる．意識障害に伴って筋痙攣，ミオクローヌス，全身痙攣，固定姿勢保持困難などがみられる．髄膜刺激症状や局所運動症状などもみられる．筋痙攣は閃光のような素早く不規則な運動で，身体の種々の部位に非同期性に，覚醒，睡眠にかかわりなく出現する．全身痙攣は一般に，病期がpreterminalであることを示す．尿毒症性脳症の神経症状は変動するという特徴がある．

髄液は圧，蛋白ともに正常．脳波は低振幅のびまん性徐波，進行すると同期性発作性徐波となる．急性腎不全では，血液尿素窒素（blood urea nitrogen：BUN）やクレアチニン（creatinine：Cr）の値に比し，脳症は重篤である．

【診断・鑑別診断】

高血圧性脳症，他の代謝性脳症，てんかん部分発作重積状態などとの鑑別が必要である．

【予後・治療】

原疾患と尿毒症の治療を行う．腎機能が改善すれば神経症状も改善する．したがって予後は腎疾患による．全身痙攣はフェニトイン（phenytoin：PHT）〔ジフェニルヒダントイン（diphenylhydantoin：DPH〕やフェノバルビタール（phenobarbital：PB）によく反応する．尿毒症では血清蛋白が低下し，血清蛋白に結合しない非結合型ジフェニルヒダ

ントインが増加する．治療域は非結合型ジフェニルヒダントイン 1～2 μg/mL, 血漿ジフェニルヒダントイン 5～10 μg/mL である．ジフェニルヒダントインは透析では除去されない．以上よりフェニトイン投与は非結合型ジフェニルヒダントインの血中濃度を測定しながら行うことが望ましく，正常者より低用量のことが多い．フェノバルビタールも血中濃度を測定し，正常者より低用量を投与する．バルプロ酸ナトリウム（sodium valproate：VPA）は全身性ミオクローヌスや強直間代性発作に有効である．

2. 不均衡症候群(dysequilibrium syndrome)

【概念・病理・病態生理】

急速な血液浄化を行ったときにみられる一過性の脳症である．

発症機序は，急速な血液透析，腹膜透析により血清尿素の急激な変化が起こり，水中毒様病態が脳浮腫を引き起こすためと考えられている．水中毒様症状は抗利尿ホルモン（antidiuretic hormone：ADH）の不適切な分泌によると考えられている．

【臨床症状・検査所見】

頭痛，嘔気，痙攣，過敏性，興奮，軽度意識障害，頭蓋内圧亢進症状などで，頭痛は普通型片頭痛と似ており 70％ にみられる．症状は急速な血液透析時や透析導入初期にみられ，透析開始後 3～4 時間後に出現し，数時間持続する．透析後 8～48 時間に出現することもある．検査では，髄液圧，髄液の pH は上昇する．

【診断・鑑別診断】

頭痛が続くようなら慢性硬膜下血腫などとの鑑別が必要である．

【予後・治療】

透析の速度を緩徐にすることによって治療する．頭痛は片頭痛の治療に準じる．

3. 透析認知症(dialysis dementia)

【概念・病理・病態生理】

慢性透析患者にみられる亜急性，進行性の脳症である．

本症発症者は非発症者に比し脳灰白質の Al 含量が多いことから，アルミニウム中毒が明らかとなり，透析液中の Al を除くことにより発症はまれとなった．また，経口投与された Al 含有薬も原因となる．他の微量物質の関与も可能性がある．

【臨床症状・検査所見】

吃音，構音障害，不明瞭言語，顔面や全身のミオクローヌス，焦点発作，全身痙攣，人格変化，精神病症状，知能障害などを示し，進行性で 1～15 か月で死亡する．なかには寛解と増悪を繰り返しながら数年に及ぶものもある．発症初期には透析後 2～3 時間だけ症状が出現するものもある．

髄液は正常．脳波は高振幅徐波が両側同期性に，前頭部優位あるいは多巣性に出現する．

【予後・治療】

治療は困難であるが，透析液の Al を除去し，Al 含有薬の内服を中止する．ミオクローヌスや全身痙攣にはクロナゼパム（clonazepam）やジアゼパム（diazepam）を試みる．Al の排泄にはデフェロキサミン（deferoxamine）が有効である．腎移植により症状の進行が停止することもある．

4. 尿毒症性ニューロパチー(uremic neuropathy)(100頁，第3章Ⅷ．「2. 尿毒症性ニューロパチー」参照)

【概念・病理・病態生理】

慢性腎不全に伴ってみられる末梢性ニューロパチーである．

腹膜透析患者ではニューロパチーの発症が少ないことから透析膜よりも腹膜で除去されやすい中分子量（300～2,000 Da）の神経毒性物質の蓄積により，軸索変性，二次性節性脱髄が生じることが主原因と考えられている．手根管症候群は透析のための内シャント作成側にみられることが多く，原因として虚血が疑われるほか，β_2-ミクログロブリン沈着も原因となる．

【臨床症状・検査所見】

左右対称性，遠位部優位，下肢優位の感覚・運動混合性の多発ニューロパチーを呈し痛みを伴うことが多い．足の灼熱感，夜間に著明な下肢静止不能症候群（restless legs syndrome）などがみられる．

誘発筋電図で活動電位の振幅の低下，神経伝導速度遅延がある．

【診断・鑑別診断】

慢性炎症性脱髄性ニューロパチー，Guillain-Barré（ギラン・バレー）症候群，ビタミン欠乏性ニューロパチーなどとの鑑別が必要である．

【予後・治療】

腎障害の改善により改善する．腎移植が最も有効で，治癒する例もある．足の灼熱感にはビタミンB群が，下肢静止不能症候群にはクロナゼパムが有効である．強い痛みにはカルバマゼピン（carbamazepine），イミプラミン（imipramine）などを試みる．

C. 肺性脳症 (pulmonary encephalopathy)

肺の機能障害による脳症の原因として，高炭酸ガス症（hypercapnia），低酸素症（hypoxia），二次性赤血球増多症（secondary erythrocytosis），肺うっ血や静脈圧亢進による心不全などがある．

1. 高炭酸ガス血性脳症 (hypercapnic encephalopathy)／炭酸ガスナルコーシス (CO_2 narcosis)

【概念・病理・病態生理】

高炭酸ガス症による頭痛，意識障害などの脳症状を呈するものである．

動脈血の炭酸ガス分圧（$Paco_2$）が50 Torr以上になると症状が出現する．$Paco_2$ が時間をかけて徐々に上昇したときには60 Torr でも症状を呈さない．$Paco_2$ が上昇すると血管が拡張し，脳圧が上昇する．髄液 pH は低下しアシドーシスとなる．脳圧上昇と髄液 pH の低下が症状発現に関与する．血中の CO_2 が上昇すると腎臓で重炭酸塩が貯留して呼吸性アシドーシスを補正し，脳では脈絡叢で炭酸脱水酵素により CO_2 は重炭酸塩となり代償される．

肺胞低換気の原因は，呼吸中枢の抑制，呼吸筋支配の運動神経障害，呼吸筋障害，胸郭運動障害，胸膜腔異常，肺障害，気道障害などである．

【臨床症状・検査所見】

頭痛，記憶力低下，易刺激性，注意力散漫などの精神症状，前頭葉障害，見当識障害，意識障害，うっ血乳頭，振戦，ミオクローヌス，深部反射亢進，Babinski 徴候などがみられ，進行すれば昏睡となる．頭痛はしばしば重篤で嘔吐を伴い，夜間から早朝に多い．症状は軽快，増悪する．肺機能障害の原因疾患（慢性気管支炎，肺気腫，脊柱の後彎や側彎，心不全，筋力低下，脳幹梗塞，肥満など）がある．上気道の閉塞による換気不全や呼吸中枢不全のため，日中の過眠，睡眠時の無呼吸のほか，

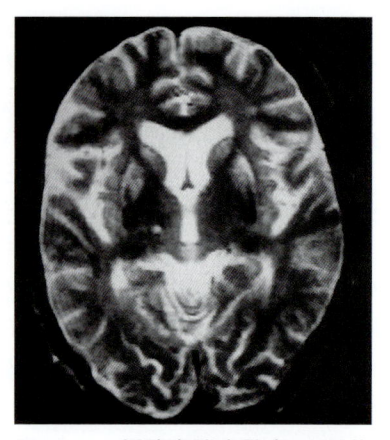

図13-2 低酸素脳症発症40日後のMRI T2強調画像
（61歳, 女性）
両側線条体に高信号がみられる．

人格変化，高血圧，不整脈，肺高血圧症，多血症，チアノーゼなどを伴い，時に急死に至る．

検査所見では，$Paco_2$ が上昇．髄液で圧上昇，pH 低下があるが蛋白は正常である．脳波は θ や δ 波が同期性あるいは非同期性に，時に高振幅で出現する．

【診断・鑑別診断】

肺胞低換気のある患者で，頭痛，意識障害などがあるとき，本症を疑う．鑑別疾患として，他の代謝性脳症，脳腫瘍，脳炎などがある．

【予後・治療】

肺換気改善のため気管内挿管，低濃度の酸素投与，人工呼吸器の使用などを行う．高濃度の酸素は呼吸中枢を抑制し，$Paco_2$ を高めるので禁忌である．心肺機能の代償不全にはジギタリス製剤，利尿薬などを用いる．

2. 低酸素性脳症 (hypoxic encephalopathy)

【概念・病理・病態生理】

低酸素症により意識障害などの脳症状を呈す．

脳の酸素消費量は全身の20%に及び，脳は酸素欠乏で他臓器より障害を受けやすく，直接神経細胞が障害される．酸素欠乏が代償されず動脈血の酸素分圧（Pao_2）が40〜50 mmHg以下になると症状が出現する．脳では大脳皮質の第3, 4層，線条体，淡蒼球，小脳 Purkinje（プルキンエ）細胞，アンモン角などが低酸素の障害を受けやすい（図13-2）．

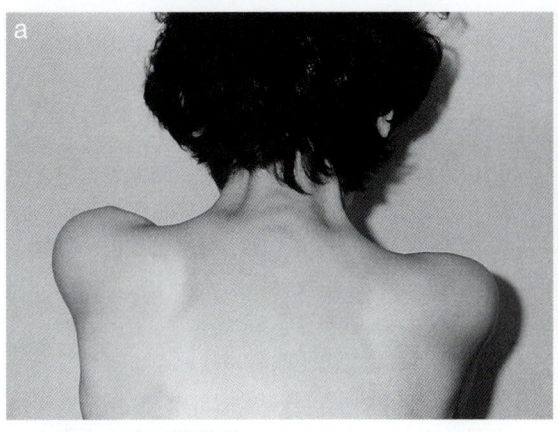

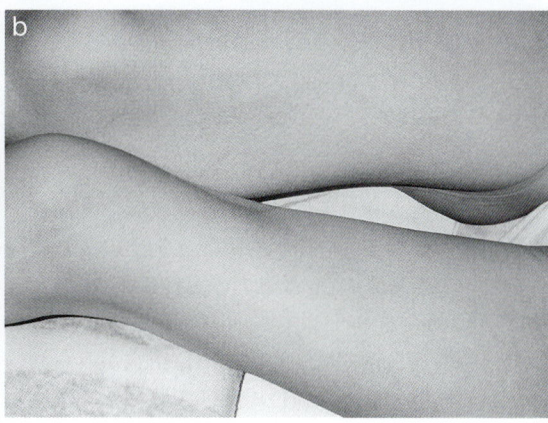

図13-3 甲状腺中毒性ミオパチー(53歳, 女性)
肩甲帯(a), 大腿(b)に筋萎縮がみられ, 上肢挙上, 歩行困難がある.

【臨床症状・検査所見】

炭酸ガスナルコーシスと同様である. 後遺症としてミオクローヌスなどの不随意運動がみられる〔Lance–Adams(ランス・アダムス)症候群〕. 動脈血 PO_2 が低下し, 脳波に徐波異常が出現する. CT や MRI で早期から大脳基底核や視床, 大脳に異常を認めるものは予後不良である.

【診断・鑑別診断】

低酸素血症のある患者で意識障害などがあるとき, 本症を疑う. 鑑別疾患として, 他の代謝性脳症, 脳腫瘍, 脳炎などがある.

【予後・治療】

低酸素血症をきたした原因の除去, 酸素投与のほか, 急性期には高圧酸素療法を行うことがある. 高濃度酸素投与が必要な場合は酸素毒性に注意し, できるだけ短時間とする. 予後は発症早期の MRI での異常の広がり, 意識障害の持続時間などによる.

II. 内分泌疾患に伴う神経障害

A. 甲状腺機能亢進症(hyperthyroidism)に伴う神経・筋障害

甲状腺機能亢進症では代謝が亢進し, 心血管系や自律神経系機能が障害され, 脳症, ミオパチー, 振戦などがみられる. 主な原因疾患は自己免疫疾患である Basedow(バセドウ)病である.

1. 甲状腺中毒性ミオパチー(thyrotoxic myopathy)
(62頁, 第2章Ⅶ.「1.甲状腺中毒性ミオパチー」参照)

【概念・臨床症状・検査所見】

甲状腺機能亢進症よるミオパチーは頻度が比較的高く, 出現率は 60〜80% と推定されている.

緩徐進行性の近位筋優位の筋力低下と筋萎縮がみられ, 下肢帯, 上肢帯に著明である(図13-3). 通常無痛性で, 筋痙攣をみることもある. 深部反射は正常か亢進する. 嚥下障害, 構音障害, 鼻声などの球麻痺症状を合併することがある.

検査所見では血清クレアチンキナーゼ(creatine kinase : CK)は通常は正常で, クレアチン尿がみられる. 筋電図は筋原性変化を, 筋生検では進行すると筋線維の大小不同, リンパ球の浸潤を認める.

【診断・鑑別診断】

甲状腺機能亢進症に近位筋優位の筋力低下のあるとき疑うが, 重症筋無力症との鑑別が重要である. そのほか, 多発筋炎, 筋ジストロフィー, 周期性四肢麻痺, 運動ニューロン疾患などと鑑別する.

【予後・治療】

甲状腺機能亢進症の治療により軽快する.

2. 甲状腺中毒性周期性四肢麻痺
(thyrotoxic periodic paralysis)

【概念・病理・病態生理】
　甲状腺機能亢進症にみられる周期性の四肢麻痺で，原発性低カリウム血性周期性四肢麻痺と同様の脱力発作を起こす．甲状腺機能亢進症の2％にみられ，アジア人の20歳以上の男性に多い（男女比は20：1）．
　発作時の筋生検では，筋線維内に空胞がみられる．家族性低カリウム血性周期性四肢麻痺では電位依存性 Ca^{2+} チャネル受容体の遺伝子異常が知られていることから，この受容体に対する甲状腺ホルモンの関与が推定される．

【臨床症状・検査所見】
　炭水化物の過食，寒冷，運動などが誘因となって脱力発作を起こす．翌朝覚醒時に手足が麻痺し，金縛りになったように動かないという発作が典型的で，球麻痺や呼吸筋麻痺は通常みられない．発作は数時間から半日持続し，遠位筋から徐々に回復する．
　発作時血清K値は低下，CK高値，低カリウム血性の心電図異常がある．

【診断・鑑別診断】
　他の原因による低カリウム血性周期性四肢麻痺，低カリウム血性ミオパチーなどと鑑別する．

【予後・治療】
　誘因を避け，甲状腺機能亢進症の治療により軽快する．

3. 甲状腺中毒性脳症
(thyrotoxic encephalopathy)

　精神状態の不安定，易疲労性，易刺激性，興奮状態，全身痙攣，まれに精神病などもみられる．甲状腺クリーゼの際には不整脈，心不全，嘔吐，下痢，発熱などに伴ってせん妄，錯乱，見当識障害などがみられる．
　甲状腺機能亢進症では1/4に腱反射の亢進がみられるが，筋緊張は正常，Babinski 徴候陰性のことが多い．舞踏様運動のみられることがあるが，基底核のドパミン受容体の感受性が高まったためと考えられている．

4. 甲状腺異常性眼症 (dysthyroid ophthalmopathy, thyroid ophthalmopathy)

【概念・病理・病態生理】
　甲状腺機能亢進症に伴い眼球運動障害や眼症状のみられるもので，眼窩内の軟部組織や眼筋の浮腫，肥大，浸潤，ムコ多糖類の沈着，これらによる眼運動神経の圧迫などによる．

【臨床症状・検査所見】
　両側性の眼球突出，眼瞼の後退，まばたきの減少，輻輳障害，眼筋麻痺，眼痛，うっ血乳頭がみられる．時に甲状腺ホルモンがまったく正常なことがある．眼窩CT，MRIで外眼筋の腫脹，炎症がみられる．

【診断・鑑別診断】
　眼窩内の炎症や腫瘍，重症筋無力症などと鑑別する．

【予後・治療】
　甲状腺ホルモンが正常化しても症状が続くことがある．副腎皮質ステロイド薬療法，放射線療法，外科的治療などを行う．

5. 振戦 (tremor)

　8〜10 Hz，比較的小振幅で，上肢を前方に挙上して手指を軽く開くと出現しやすい．姿勢振戦であり，生理的振戦に近い．

6. 重症筋無力症 (myasthenia gravis)

　甲状腺機能亢進症の0.5％に合併があり，逆に，重症筋無力症の約5％に甲状腺機能亢進症がみられる．甲状腺機能亢進症に構音・嚥下障害，眼瞼下垂があるとき疑う．

B. 甲状腺機能低下症 (hypothyroidism) に伴う神経・筋疾患

1. 甲状腺機能低下性ミオパチー (hypothyroid myopathy)（62頁，第2章Ⅶ．「2．甲状腺機能低下症に伴うミオパチー」参照）

【概念・病理・病態生理】
　甲状腺機能低下によるミオパチーのうち，筋痙攣など特徴的な症状（後述）を備えたものは，粘液水腫の成人では Hoffman（ホフマン）症候

群,小児期のクレチン病ではKocher-Debré-Sémélaigne(コッヘル・ドゥブレ・セメレーニュ)症候群と呼ぶ.

甲状腺機能低下による代謝性のミオパチーである.

【臨床症状・検査所見】

筋力低下よりも筋痙攣,筋痛,筋強直などの頻度が高く,易疲労性を呈する.近位筋優位に侵される.Hoffmann症候群では筋肥大,筋痙攣,筋強直,筋痛のほか,筋膨隆(mounding)現象(筋をハンマーで叩くと筋がゆっくり膨隆する現象),腱反射,特にアキレス腱反射の弛緩相の著明な遅れがある.Kocher-Debré-Sémélaigne症候群では筋肥大,筋痙攣,筋強直がみられるが,筋痛はない.

検査所見では,血清CKが高値となる.筋電図で筋原性変化を示し,筋生検で筋線維の大小不同,グリコーゲンの細胞内増加,タイプ1線維優位,筋線維間網の乱れがある.

【予後・治療】

チロキシン(thyroxine:T_4)製剤による治療により大部分のミオパチーは徐々に改善する.

2. 甲状腺機能低下性ニューロパチー
(hypothyroid neuropathy)

【概念・病理・病態生理】

甲状腺機能低下症による.代謝性ニューロパチーの多発ニューロパチーより軟部組織へのムチン様物質の沈着により正中神経が圧迫される手根管症候群(carpal tunnel syndrome)が高頻度である.

【臨床症状・検査所見】

四肢末端のしびれが主症状である.甲状腺機能低下症では皮膚温が低下することが多く,神経伝導速度は低下する.

【予後・治療】

チロキシン製剤による治療により神経症状は徐々に改善する.

3. 甲状腺機能低下性脳症
(hypothyroid encephalopathy)

【概念・病理・病態生理】

甲状腺ホルモン不足による脳症状で,年齢により症状に特徴がある.精神遅滞,発達遅滞から認知症様症状,意識障害,昏睡までみられる.また,小脳性運動失調を示すものもある.

甲状腺ホルモン受容体の多い視床下部,下垂体の関与が予想されるが,機序はよくわかっていない.

【臨床症状】

1) **クレチン病**(cretinism)

新生児期,乳児期からの甲状腺ホルモン欠乏により精神遅滞,発達遅滞を呈する.

2) **粘液水腫**(myxedema)

記銘力低下,集中力低下,見当識障害など認知症様症状が出現し,重症例では幻覚,錯乱,意識障害を生じる.ストレス,感染などを誘因に突然発症することが多く,痙攣を伴うこともあり,冬に多い.顔面蒼白と腫脹,腹水,心嚢水,呼吸・脈拍緩徐,低血圧などをみる.失調性歩行を主とした小脳障害を示すものもある.

【検査所見】

検査所見では,血清トリヨードチロニン(tri-iodothyronine:T_3),チロキシン低値,甲状腺刺激ホルモン(thyroid stimulating hormone:TSH),総コレステロール高値のほか,髄液蛋白高値,血清γ-グロブリン高値,脳波でα波の緩徐化や光刺激に対する反応低下などがみられる.

【予後・治療】

甲状腺ホルモンを補充する.クレチン病の症状は生後2週間以内に治療開始するとほぼ完全回復が見込まれる.粘液水腫に合併する脳症は死亡率が高く,早期診断,早期治療が必要である.粘液水腫性の昏睡にはヒドロコルチゾンを投与する.

C. 副甲状腺機能亢進症(hyperparathyroidism)に伴う神経・筋疾患

【概念・病理・病態生理】

副甲状腺ホルモン(parathyroid hormone:PTH)の過剰により高カルシウム血症を生じ,精神症状や意識障害,筋力低下を生じる.

血清Ca値11～16 mg/dLでうつ状態,16～19 mg/dLで意識障害や精神症状を呈し,19 mg/dL以上では昏迷ないし昏睡となる.

【臨床症状・検査所見】

脳症では無感情,嗜眠,うつ状態から精神症状,せん妄,痙攣,認知症,意識障害などを示す.ミ

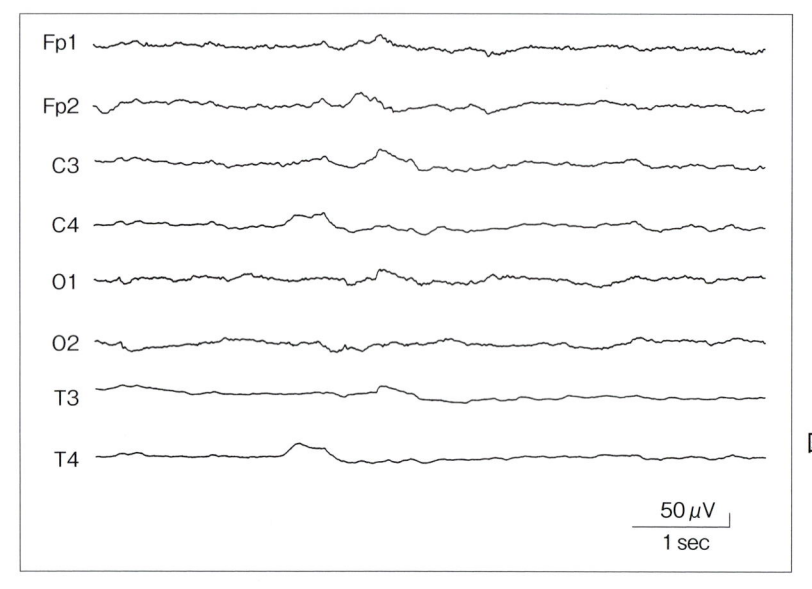

図 13-4 高カルシウム血症（血清 Ca 13.8 mg/dL）による脳症の脳波（32 歳，女性）
δ 波が左右対称性にみられる．

オパチーでは体幹や四肢の筋力低下，易疲労性，筋痙攣のほか，感覚障害や嚥下障害などもみられる．腱反射は亢進する．

検査所見では，脳波で徐波が出現し（**図 13-4**），筋電図は筋原性，神経原性変化が混在する．意識障害をきたしているときには早期診断と血液透析などの緊急治療が必要となる．

【診断・鑑別診断】
種々の代謝性，中毒性疾患を鑑別する．

【予後・治療】
副甲状腺機能亢進症の原因治療のほか，Ca 摂取の制限，尿中への Ca 排泄の促進，腸管からの Ca 吸収の阻止，骨吸収の抑制，プレドニゾロン投与，血液透析などを行う．早期に治療を開始し，血清 Ca が正常化すれば症状は消失する．

D. 副甲状腺機能低下症 (hypoparathyroidism) に伴う神経・筋疾患

【概念・病理・病態生理】
副甲状腺ホルモンの低下により低カルシウム血症をきたし，種々の神経・筋症状を呈する．副甲状腺ホルモンの分泌低下によるものと，受容体での副甲状腺ホルモンの作用低下〔偽性副甲状腺機能低下症 (pseudohypoparathyroidism)〕によるものがある．

【臨床症状】
1) **テタニー** (tetany)
神経・筋の興奮性の亢進によって生じる筋のスパスム (spasm) による．ほとんど全例で異常肢位がみられる．阻血による助産師の肢位〔Trousseau（トルソー）徴候〕，顔面神経殴打による顔面筋スパスムの誘発〔Chvostek（クヴォステック）徴候〕，電気刺激に対する閾値低下〔Erb（エルブ）徴候〕などがある．また，手指，足趾末端のしびれ，喉頭痙攣，嚥下障害，構音障害などもみられる．スパスムは腸管，膀胱，心臓など自律神経支配の筋にも起こる．

2) **痙攣** (convulsion)
高頻度にみられ，低カルシウム血症による．発作型は種々であり，抗痙攣薬は無効である．

3) **脳症** (encephalopathy)
知的機能低下，精神症状，意識障害がみられる．

4) **錐体外路症状** (extrapyramidal sign)
パーキンソニズム，舞踏様運動，アテトーゼなどの報告があるがまれである．大脳基底核の石灰化と症状発現は関連していない．

5) **頭蓋内圧亢進** (intracranial hypertension)
頭痛，うっ血乳頭，頭蓋内圧亢進をみることがある．

【検査所見】
低カルシウム血症，尿中 Ca の欠如，血中副甲状腺ホルモンの欠如がある．血清 P は増加し，

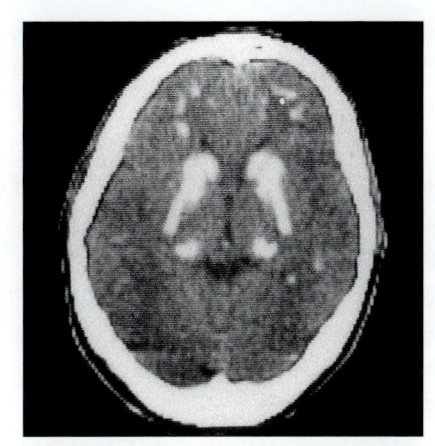

図 13-5　偽性副甲状腺機能低下症の脳 CT
大脳基底核，大脳皮質下白質に石灰化を認める．

アルカリホスファターゼ（alkaline phosphatase：ALP）は低値である．頭部 CT で大脳基底核，大脳皮質下白質，小脳歯状核に対称性の石灰沈着がある．しかし，神経症状とは必ずしも結びつかない．脳波も種々の異常を示す．

【診断・鑑別診断】
偽性副甲状腺機能低下症でも低 Ca 血症による同様の神経症状，脳組織の石灰化がみられる（図13-5）が，血中副甲状腺ホルモンは高値ないし正常である．

【予後・治療】
Ca 製剤，活性型ビタミン D_3 投与による血清 Ca の補正により，症状は軽快する．血清 Ca を正常化できれば予後はよい．

E. Cushing（クッシング）症候群

【概念・病理・病態生理】
高コルチゾール血症（hypercortisolemia）により中心性肥満，満月様顔貌，二次性糖尿病や高血圧，骨粗鬆症などの特徴的な症状を呈するもので，神経症状としてはミオパチーと脳症がみられる．

高コルチゾール血症は脳下垂体腺腫，異所性副腎皮質刺激ホルモン（adrenocorticotrophic hormone：ACTH）産生などによる副腎皮質刺激ホルモン高値や原発性の副腎腫瘍，副腎皮質ステロイド薬の内服による．糖質コルチコイドによる筋の蛋白質，炭水化物代謝の阻害が原因となる．また，高コルチゾール血症により海馬の萎縮が起こる．

【臨床症状】
1) ミオパチー
下肢近位筋優位の筋力低下と筋萎縮を示す．
2) 脳症
うつ状態，錯乱，興奮，情緒障害，不安神経症，睡眠障害，見当識障害，記銘力障害などが出現する．特発性頭蓋内圧亢進症では頭痛，吐き気，嘔吐がみられ，肥満女性や副腎皮質ステロイド薬療法を中止したとき，特に小児でみられる．

【検査所見】
筋電図は筋原性変化を示すが，血清 CK，アルドラーゼは正常である．血清コルチゾール，尿中 17-ヒドロキシコルチコステロイド（hydroxycorticosteroid：OHCS），尿中ケトステロイド（ketosteroid：KS）が高値となり，ステロイドの日内変動が消失する．

【治療】
腫瘍の摘出などを行う．

F. Addison（アジソン）病

【概念・病理・病態生理】
副腎皮質ホルモンの低下による副腎皮質機能低下症により脱力感，体重減少，色素沈着，低血圧のほか，神経症状として脳症，ミオパチーを示す．

多くは原発性であり，結核性，自己免疫性機序などにより，副腎が破壊されて発症する．高カリウム血症周期性四肢麻痺では筋細胞膜の脱分極の延長，膜の興奮性の低下が起こる．

【臨床症状】
1) 脳症
無関心，無気力，認知症，記銘力低下，精神状態や意識レベルの変化がみられ，痙攣をみることもある．進行性の昏迷や見当識障害はクリーゼの前兆のことがある．振戦，顔面のしかめ運動，舞踏様運動なども知られている．

2) ミオパチー
筋の脱力，疲労感が四肢にみられるほか，呼吸筋の筋力低下も起こる．また，高カリウム血症により四肢の脱力をきたす高カリウム血性周期性四肢麻痺が起こる．

【検査所見】
検査では，血中コルチゾール低値，血中アルドステロン低値，低ナトリウム血症，高カリウム血

症，尿中 17-ヒドロキシコルチコステロイド低値となる．脳波は前頭優位にびまん性の徐波が出現する．

【治療】

コルチゾールの補充療法を行う．

G．糖尿病による神経・筋障害

1．糖尿病性ニューロパチー (diabetic neuropathy)
（99 頁，第 3 章 Ⅷ．「1．糖尿病性ニューロパチー」参照）

【概念】

糖尿病に伴う症候性の末梢神経障害は，30〜40％にみられ，種々の臨床型がある．血糖の是正により症状の改善する一過性の高血糖ニューロパチー（Thomas，1997）と，症状が緩徐進行性に持続するものがある．一過性のものには有痛性ニューロパチー，単ニューロパチー（単神経障害），神経根ニューロパチーがあり，持続性のものには対称性の遠位型感覚運動性多発ニューロパチーがある．障害の分布による分類もあり，特に非対称性に下肢近位筋優位に障害される糖尿病性筋萎縮症などがある．これらのニューロパチーは変形性脊椎症など糖尿病以外の原因によるものとの鑑別は困難なことも多い．

【病理・病態生理】

ニューロパチーの発現には高血糖，虚血，血管障害，代謝障害などが関与していると考えられる．特に，対称性の多発ニューロパチーは高血糖による微小血管障害が，単神経炎は神経栄養血管の障害や神経の圧迫が，糖尿病性筋萎縮症は虚血が関与していると考えられている．対称性の多発ニューロパチーでは軸索変性と二次性の脱髄がみられ，温度覚を伝える小径線維から障害され振動覚を伝える大径線維に及ぶ．高齢者の非インスリン抵抗性糖尿病に多い．糖尿病では末梢神経の絞扼性障害や圧迫性障害を受けやすい．

1）対称性多発ニューロパチー
a）遠位型感覚性/自律神経性多発ニューロパチー

糖尿病による末梢神経障害のなかで最も多く，糖尿病の経過の長いものに多い．左右対称性に両足の感覚障害で始まり，やがて手にも及ぶ．運動障害は軽度である．アキレス腱反射消失，振動覚低下があり，やがてインポテンス，排尿障害，発汗異常，起立性低血圧，頻脈などの自律神経障害が出現する．自律神経障害は進行性で死亡率を高める．消化管麻痺，夜間の下痢などの激しい自律神経症状は 1 型糖尿病患者にみられ，非可逆性である．

b）急性有痛性糖尿病性ニューロパチー

急速な体重減少に引き続き下肢遠位部に灼熱痛が出現する．感覚過敏を呈するが，感覚低下は軽度である．

2）局在性，多局在性ニューロパチー
a）単神経炎 (mononeuritis)，脳神経麻痺 (cranial neuropathy)

上肢では尺骨神経，正中神経に，下肢では腓骨神経に好発する．いずれも絞扼性神経障害，圧迫性神経障害の好発部位である．脳神経麻痺は動眼神経，外転神経に好発する．片側性のことが多い．動眼神経麻痺では瞳孔は侵されないことが多いが，後交通動脈や内頸動脈の動脈瘤との鑑別が重要である．

b）糖尿病性筋萎縮症 (diabetic amyotrophy)

疼痛と著明な筋萎縮を伴う筋力低下があり，一側下肢近位筋に起こることが多い．感覚障害はほとんどない．高齢者の 2 型糖尿病でみられ，体重減少とるいそうがある．障害されている筋支配の神経の糖尿病性ニューロパチーによる（図 13-6）．

2．糖尿病性中枢神経障害

【概念】

高血糖，低血糖により意識障害が起こるほか，糖尿病は脳血管障害の危険因子である．

1）非ケトン性高浸透圧性昏睡
（nonketotic hyperosmotic coma）

【病理・病態生理】

副腎皮質ステロイド薬療法，感染症，脱水，外科手術，高カロリー輸液などが誘因となり発症する．著明な高浸透圧が生じ脳細胞内脱水をきたし，意識障害が生じる．

【臨床症状・検査所見】

軽症の 2 型糖尿病の高齢者にみられることが多い．昏迷から昏睡，脱水，痙攣，不全片麻痺などを示す．著明な高血糖（600 mg/dL 以上），血漿の高浸透圧（320 mOsm/kg・H_2O 以上），血清

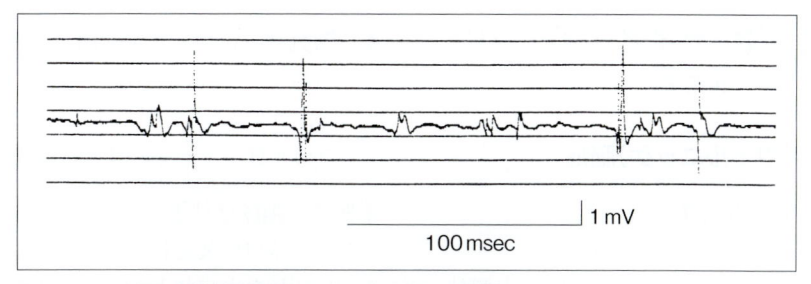

図 13-6 糖尿病性筋萎縮症の大腿四頭筋の筋電図(48 歳, 男性)
多相性電位, 高振幅電位がみられ, 前者が優位である.

Na 高値となる. 血液と尿のケトン体は陰性でアシドーシスはない.
【予後・治療】
　脱水と高血糖の治療を行うが, 高血糖は比較的少量のインスリンに反応する.

2) 糖尿病性ケトアシドーシス
　　　　(diabetic ketoacidosis)
【病理・病態生理】
　感染などが誘因となり発症する. インスリンの欠乏による.
【臨床症状・検査所見】
　1 型糖尿病の若年者に多い. 口渇, 多尿, 食欲不振, 吐き気, 疲労感, 腹痛, 深く大きな呼吸〔Kussmaul(クスマウル)呼吸〕, アセトン臭などがあり, 昏睡となる. 血圧低下, 心拍数増加などもみられる. 高血糖, 血液と尿中のケトン体の存在, アシドーシスがある.
【予後・治療】
　輸液とインスリンにより脱水と高血糖の治療を行う. いったん発症すると合併症などで死亡することがある.

3) 乳酸性アシドーシス(lactic acidosis)
【病理・病態生理】
　解糖の亢進やトリカルボン酸回路(tricarboxylic acid cycle : TCA cycle)の異常により血中に乳酸が増加して乳酸アシドーシスを生じる.
【臨床症状・検査所見】
　経口糖尿病治療薬使用者に多い. アルコール多飲, 感染症, 外科手術などが誘因となる. 意識障害, 腹痛, 嘔吐, 低血圧, ショック状態などとなる. 血中乳酸値は上昇し, 代謝性アシドーシスとなる. 血糖は高値のことが多い. 血液と尿中のケトン体は高くない.

【予後・治療】
　血液 pH の改善を図る. 死亡率が高く, 予後不良である.

4) 低血糖(hypoglycemia)
【病理・病態生理】
　脳はエネルギー源としての糖依存率が非常に高く, 低血糖で症状が出現する. 低血糖の原因は薬剤性のほか, インスリノーマ, 飢餓, 激しい筋肉運動など種々ある.
【臨床症状・検査所見】
　発汗, 手指振戦, 動悸, 頻脈, 吐き気, 集中力低下, 頭痛, 眠気などが出現する. 運動麻痺, 運動失調, 構音障害, 視覚障害, 舞踏様運動などもみられる. 低血糖が急速に出現するほど症状は強い. 血糖が 30 mg/dL で意識混濁, せん妄がみられ, さらに低下すると痙攣が出現し, 血糖 10 mg/dL で深昏睡となる.
【予後・治療】
　脳の不可逆的変化や生命の危険があるので直ちに低血糖を改善する.

III. ビタミン欠乏症に伴う神経障害

　ビタミンは生体における種々の代謝経路の補酵素として働き, 神経伝達物質の代謝に関与する. したがって欠乏により神経障害が出現する. 慢性アルコール中毒者に多い.

A. ビタミン B_1（サイアミン）欠乏による神経・筋障害

1. Wernicke（ウェルニッケ）脳症

【概念・病理・病態生理】

ビタミン B_1 欠乏による脳症である．

乳頭体病変は必発で，そのほか視床背内側核，視床下部，中脳中心灰白質，第3脳室・中脳水道・第4脳室周囲の灰白質，小脳正中部が侵される．神経細胞の壊死，脱落，有髄線維の消失，毛細血管の増生とその周辺の出血がみられる．慢性アルコール中毒，絶食，妊娠悪阻，ビタミン B_1 を含まない不適切な輸液などが原因となる．

【臨床症状・検査所見】

比較的急性発症の眼球運動障害，失調性歩行，意識障害を3主徴とする．眼球運動障害は眼振，外眼筋麻痺，共同注視麻痺などで，自覚的には複視を訴える．意識障害は意識混濁，せん妄，幻覚などの意識内容の変化や意識レベルの低下などである．見当識障害，無欲状態，知能低下や痙攣も出現する．血中ビタミン B_1，赤血球トランスケトラーゼが低下する．MRI T2強調画像で中脳水道周辺と第3脳室周辺に強信号域がみられる．やがて，これらの部位の萎縮や乳頭体の萎縮がみられる．

【予後・治療】

ビタミン B_1 投与でまず眼球運動が，次いで失調性歩行が改善する．意識障害も改善するが，健忘症が残ることが多い．

2. Korsakoff（コルサコフ）症候群

【概念・臨床症状】

見当識障害，作話，健忘を主症状とする．病理像は Wernicke 脳症と同一であり，ビタミン B_1 欠乏による脳症である．ビタミン B_1 欠乏による脳症はビタミン B_1 投与による治療にもかかわらず健忘などの症状が残り，Korsakoff 症候群に移行するものが多い．

3. Strachan（ストラチャン）症候群

【概念・臨床症状】

多発性神経炎に球後性視神経炎を合併しているもので，ビタミン B_1 欠乏によると考えられている．

4. 脚気（beriberi）ニューロパチー，多発ニューロパチー（polyneuropathy）（91頁, 第3章 VI．「1. ビタミン B_1 欠乏性ニューロパチー，アルコール性ニューロパチー」参照）

【概念・臨床症状】

ビタミン B_1 欠乏によるニューロパチーで，痛み，しびれを主症状とする．心不全，下肢の浮腫，頻脈など心血管系の症状を伴う湿性脚気と末梢神経症状のみの乾性脚気に分けられる．末梢神経症状は下肢の異常知覚，灼熱感に始まり，次第に上肢に及ぶ．表在および深部感覚障害が主である．進行すると筋力低下，運動麻痺を生じる．深部反射は低下する．血中ビタミン B_1 40 mg/mL 以下で発症し，赤血球トランスケトラーゼは低下する．

【予後・治療】

急性欠乏症はビタミン B_1 の非経口投与で症状は改善するが，Korsakoff 症候群は遷延ないし持続することがある．

B. ビタミン B_6 欠乏症（vitamin B_6 deficiency）

【概念・病理・病態生理】

ビタミン B_6 はピリドキシン，ピリドキサール，ピリドキサンなどを含む化合物の総称で，アミノ酸代謝の補酵素として働き，γ-アミノ酪酸（γ-aminobutyric acid：GABA），セロトニン（serotonin），ドパミン（dopamine）などの神経伝達物質の合成，分解に関与している．単独の欠乏はまれであるが，ピリドキシン拮抗薬であるイソニアジド（isoniazid：INH），ペニシラミン（penicillamine），サイクロセリン（cycloserine），ヒドラジン（hydralazine）などを内服している場合に欠乏症が起こることがある．下痢，貧血がみられる．

【臨床症状】

1. 痙攣（convulsion）

ピリドキシン拮抗薬の大量服用や新生児，乳幼児のビタミン B_6 依存性てんかんでみられ，ピリドキシンの投与で痙攣はよくおさまる．ビタミン B_6 を補酵素とするグルタミン酸脱炭酸酵素が減少し，GABA の合成が低下し，脳の痙攣閾値が

下がることによると考えられている．

2. 多発ニューロパチー(polyneuropathy)
（92頁，第3章Ⅵ．「2．ビタミン B_6 欠乏性ニューロパチー」参照）

慢性欠乏症で感覚優位の多発ニューロパチーがみられる．

3. 脳症(encephalopathy)

うつ状態，錯乱，人格変化がみられ，脳波異常が出現する．

C. ビタミン B_{12} 欠乏症
（vitamin B_{12} deficiency）

【概念・病理・病態生理】

ビタミン B_{12} は胃壁細胞より分泌される内因子の存在により下部回腸より吸収される．ビタミン B_{12} 欠乏症は，胃切除後によるものが多いが，菜食主義者，小腸障害でもみられる．病理学的には大径有髄線維優位の末梢神経障害，脊髄の後索や側索，大脳深部白質に脱髄がみられる．したがって多発ニューロパチー，亜急性連合性脊髄変性症，脳症が起こる．

【臨床症状・検査所見】

手足，特に下肢のビリビリ感，針で刺されるようなしびれ感，さらに下肢に強い振動覚・位置覚障害，筋力低下，深部知覚障害による運動失調，痙性麻痺などがみられる．腱反射は亢進するが，末梢神経障害のためアキレス腱反射は消失する．易刺激性，無感情，記憶障害，うつ状態，さらに認知症や視力障害も出現する．そのほか，舌炎，下痢，白髪，貧血などがある．

検査では，大球性貧血，血中ビタミン B_{12} 低値，尿中メチルマロン酸増加がある．ビタミン B_{12} の吸収は Schilling(シリング)テストにより評価する．

【予後・治療】

ビタミン B_{12} の筋肉注射によりまず血液所見が，次いで全身症状が改善する．ビタミン B_{12} の補充により造血機能が亢進すると鉄剤投与も必要となる．ビタミン B_{12} の補充を中止すると再燃が起こる．罹病期間が長いと完全回復はむずかしい．

D. ニコチン酸欠乏症
（syndrome of nicotinic acid deficiency）

【概念・病理・病態生理】

ニコチン酸はナイアシンとも呼ばれ，ビタミンB複合体の1つである．酸化還元酵素の補酵素であるニコチンアミドアデニンジヌクレオチド(nicotinamide adenine dinucleotide：NAD)や，ニコチンアミドアデニンジヌクレオチドリン酸(nicotinamide adenine dinucleotide phosphate：NADP)として存在する．欠乏症はペラグラ(pellagra，荒れた皮膚の意味)と呼ばれる．原因はアルコール多飲，摂取不足，吸収障害，薬剤〔INH，フルオロウラシル(fluorouracil：5-FU，メルカプトプリン(mercaptopurine：6-MP)など〕，トリプトファン代謝障害〔Hartnup(ハートナップ)病，カルチノイド症候群(carcinoid syndrome)〕などである．病理学的には大脳 Betz(ベッツ)細胞，脊髄前角細胞，歯状核，脳幹諸核の Nissl(ニッスル)小体の崩壊〔中心性染色質溶解(central chromatolysis)〕がみられる．

【臨床症状・検査所見】

皮膚炎，下痢，認知症が3主徴であるが，これらがそろったものは約半数である．日光露出部の紅斑や色素沈着，ざらざらした皮膚炎，下痢，舌炎，口内炎，認知症，せん妄，人格変化，痙性麻痺，位置覚・振動覚低下，手袋靴下型の感覚障害がある．血中ニコチン酸濃度の測定は簡便ではなく，尿中ニコチン酸代謝物の低下，血中トリプトファンの低下などもみられるが，臨床診断が有用である．

【予後・治療】

ニコチン酸を補充する．他のビタミン製剤の補給と全身の栄養管理も重要である．精神症状や舌炎は回復しやすいが，末梢神経障害や記憶障害は残ることがある．

E. ビタミンD欠乏症
（vitamin D deficiency）

【概念・病理・病態生理】

ビタミンDは血清Caの恒常性の維持，骨のリモデリングに関与し，欠乏すると，小児ではくる病，成人では骨軟化症をきたし，カルシウム代

謝障害と関連して骨の痛み，近位筋の筋力低下，テタニーなどを起こす．紫外線不足，腸管からの吸収不全，腎障害，抗痙攣薬により不足する．また，ビタミン $D_1 \alpha$ 水酸化酵素異常，ビタミン D 受容体機能異常も欠乏症の原因となる．ビタミン D 欠乏により低カルシウム血症，低リン血症，副甲状腺機能亢進症を起こす．乳児と成人で症状が異なる．

【臨床症状・検査所見】

乳児ではくる病がみられ，筋緊張低下，長管骨の変形がみられる．成人では骨軟化症，骨の痛み，筋力低下がみられる．また，低カルシウム血症に伴うテタニーや痙攣などもある．25-ヒドロキシビタミン D は低下し，血清 CK は正常ないし軽度上昇，筋生検では非特異的な筋萎縮を示し，筋電図は筋原性変化を示す．X 線上骨軟化症を示し，血清 ALP は高値，血清 Ca と P は低下する．

【予後・治療】

ビタミン D 投与で痛みや検査所見は改善するが，筋力低下の回復は遅れる．

F. ビタミン E 欠乏症
(vitamin E deficiency)

【概念・病理・病態生理】

ビタミン E は膜機能を調整し，抗酸化作用，血小板凝集抑制作用がある．欠乏により細胞障害が生じる．欠乏は脂肪吸収障害によるものと遺伝性疾患によるものがある．欠乏症による神経症状は脊髄小脳変性症に似る．

【臨床症状・検査所見】

運動失調，振動覚・位置覚低下，腱反射低下，眼振や外眼筋麻痺，構音障害や Babinski 徴候を示す．吸収不良症候群，溶血性貧血，有棘赤血球がみられ，未熟児では浮腫，脱毛，皮膚症状を呈す．Bassen-Kornzweig（バッセン・コルンツヴァイク）症候群〔無 β リポ蛋白血症（abetalipoproteinemia）〕では，ビタミン E 輸送障害により欠乏症となる．α-トコフェロール転換蛋白遺伝子の点変異による家族性のビタミン E 欠損症でも血中の α-トコフェロールが低下する．深部知覚低下，腱反射消失，失調性歩行など後索症状，脊髄小脳症状を示し，眼筋麻痺，筋症，網膜症などを起こす．末梢神経では軸索変性をきたし，特に後根の大径有髄神経が減少する．

【予後・治療】

ビタミン E の投与で症状の改善がある．

IV. 膠原病に伴う神経障害

A. 膠原病 (collagenosis, collagen disease, collagen vascular disease)

1. 全身性エリテマトーデス
(systemic lupus erythematosus : SLE)

全身性エリテマトーデスは多臓器を侵す自己免疫疾患であり，多彩な精神・神経症状が高率にみられる．神経系では中枢神経系の病変によるものが多く，CNS ループスと呼ばれることがあったが，最近では末梢神経病変も含めて neuropsychiatric SLE (NPSLE) としてまとめられている．その機序は中枢神経系の血管病変によるもの，心臓の心内膜炎による血栓の塞栓によるもの，抗 Sm 抗体，抗リン脂質抗体，抗リボソーム P 抗体，抗 NMDA 受容体抗体などの自己抗体の関与が推測されるものなど複数の原因が挙げられる．慢性疾患によるための精神的反応，感染の合併，薬剤の影響など二次的要因による場合もあり鑑別が必要である．NPSLE は以下のようないくつかの症状や病型に分けられる．中枢神経系の病変によるものの頻度が高い．

1) 認知機能障害

最も高率にみられる精神・神経症状である．記憶の障害，精神活動の緩慢などがみられる．原因として各種の自己抗体の関与が疑われている．

2) 脳血管障害

動脈の閉塞による脳梗塞や静脈血栓症には抗リン脂質抗体の関与が推定されている．心内膜炎による脳塞栓もみられる．血小板減少による脳出血も生じうる．

3) 痙攣

全般発作，部分発作ともにみられる．

4) 精神症状

このなかには認知機能障害以外に，急性錯乱状

態(せん妄)，不安障害，うつ症状や幻覚，妄想を示す精神病(psychosis)などの症状がある．慢性疾患に対する二次的反応や自己抗体の関与，副腎皮質ステロイド薬の副作用，感染の合併によるものなど複数の原因が挙げられる．

5）ニューロパチー

運動感覚型の多発ニューロパチー(ポリニューロパチー)や，多発性単ニューロパチー(multiple mononeuropathy, mononeuropathy multiplex)がみられる．多発性単ニューロパチーや一部の多発ニューロパチーは，SLEの血管炎による虚血性ニューロパチーである．

【検査所見】

SLE自体の血液学的異常(溶血性貧血，白血球減少症，リンパ球減少症，血小板減少症)や免疫学的異常(抗核抗体，抗Sm抗体，抗DNA抗体，抗リン脂質抗体，抗核抗体)と神経系の病変の存在をみるために，脳脊髄液検査，CT，MRI，脳血流シンチグラフィの検査を行う．NPSLEに特異的な検査法で確立したものはないが，感染症の合併などを鑑別していく．頭部MRIではT2強調画像で脳室周囲などの大脳白質に高信号がみられることがある．脳脊髄液では蛋白の上昇，リンパ球の増多を示すことがある．また，インターロイキン(interleukin：IL)-6の上昇をみる．

【治療】

NPSLEに対する治療は副腎皮質ステロイド薬や免疫抑制薬(シクロホスファミド，アザチオプリン)が投与される．

2．Behçet(ベーチェット)病

Behçet病は急性炎症を繰り返す原因不明の炎症疾患で，再発性口腔内アフタ性潰瘍，皮膚症状，外陰部潰瘍，眼症状を4主症状とする．Behçet病の神経病変は主に中枢神経系にみられる．硬膜動静脈洞血栓症や頭蓋内の動脈閉塞などの血管病変に起因する脳障害に基づく神経病変もあるが，大多数は脳実質の炎症に基づく病変で神経Behçet病と呼ばれる．

神経Behçet病は，血管型，腸管型とともにBehçet病の特殊病型の1つであり，Behçet病を発症してから数年以上経過してから出現することが多い．

神経Behçet病の主な病変部位は，小脳，脳幹，大脳基底核にみられる．

急性型と慢性進行型に分けられる．

1）急性型

発熱，頭痛がみられ急性髄膜脳炎の病像を呈することが多い．また脳幹，大脳基底核などの病変により，片麻痺，構音障害，運動失調などの脳の局所症状をしばしば伴う．

【検査所見】

画像では頭部MRIのT2強調画像，fluid-attenuated inversion recovery(FLAIR)画像で脳幹，基底核などの病変部位が高信号としてみられる．脳脊髄液検査では細胞数，蛋白の中等度以上の増加がみられる．細胞の種類では好中球の割合が増加する．髄液中のIL-6活性の著明な上昇がみられ，多発性硬化症との鑑別に役立つ．

【治療】

副腎皮質ステロイド薬を投与する．

2）慢性進行型

急性型の症状が一過性に出現して，数年後に認知症，運動失調，構音障害がみられ徐々に進行する．男性に多く，HLA-B51の陽性率や喫煙率が高い．

【検査所見】

画像検査では頭部CT，MRIで脳幹，大脳の萎縮がみられる．脳脊髄液検査では細胞数，蛋白は軽度の上昇を示すか，正常である．髄液中のIL-6活性の上昇が持続してみられることが診断に役に立つ．

【治療】

メトトレキサートの少量パルス療法を行う．

3．Sweet(スウィート)病

皮膚の有痛性隆起性紅斑，発熱，全身倦怠感を示し，C反応性蛋白(C-reactive protein：CRP)上昇，赤血球沈降速度(ESR)亢進の炎症性所見がみられ，Behçet病と類似の疾患である．脳炎や髄膜炎が生じることがあり神経Sweet病と呼ばれる．

【検査所見】

脳脊髄液では軽度の細胞増多と蛋白の上昇がみられる．CT，MRIでは大脳皮質，白質に散在性の病変がみられる．Behçet病とは異なってHLA-B51は陰性で，HLA-Cw1ないしB54が陽性のことが多い．

4. Sjögren（シェーグレン）症候群

Sjögren症候群は涙腺・唾液腺などの外分泌腺が病変の主座である全身性の自己免疫疾患である．末梢神経，中枢神経，筋のいずれにも病変をきたすことがある．神経障害はSjögren症候群の患者の約20％にみられ，しかも神経障害が他の症状よりも先行することが多い．

1）ニューロパチー

Sjögren症候群によるニューロパチーは古くから知られているが，そのなかで代表的なものが感覚失調性ニューロパチーである．それ以外にもいくつかの病型がある．

a）感覚失調性ニューロパチー

リンパ球浸潤を伴う後根神経節の神経細胞脱落によって生じる深部感覚の障害のため，運動失調が四肢，体幹にみられる．四肢末梢の異常感覚で始まり，徐々に近位に広がる．多くの場合は一側の上肢または下肢の異常感覚で発症する．感覚障害は深部感覚障害が主体で振動覚，関節位置覚が障害される．深部感覚障害のため失調性歩行を呈し，上肢にも運動失調がみられる．温痛覚，触覚などの表在感覚の障害はないか，あっても軽度である．筋萎縮や筋力低下といった運動症状はみられない．腱反射は低下ないし消失する．

【検査所見】

末梢神経伝導検査では運動神経は正常所見を示し，感覚神経活動電位が著明に低下する．後根神経節の感覚性神経細胞の消失により感覚性神経細胞の中枢性軸索が脱落し後索の変性をきたすため，脊髄MRIのT2強調画像で後索に異常高信号がみられることがある．

b）有痛性ニューロパチー

両側の足のしびれ感などの異常感覚が徐々に進行してみられる．痛みを伴うこともある．しばしば，温痛覚，触覚の低下を伴う．腱反射，振動覚は保たれる．

【検査所見】

末梢神経伝導検査では，運動神経伝導速度（motor nerve conduction velocity：MCV），複合筋活動電位（compound muscle action potential：CMAP），感覚神経伝導速度（sensory nerve conduction velocity：SCV）は正常で，感覚神経活動電位（sensory nerve action potential：SNAP）が軽度低下する．

腓腹神経生検では小径有髄神経線維の脱落がみられる．

c）多発性単ニューロパチー

単ニューロパチーが多発する多発単神経炎は，Sjögren症候群による血管炎によって生じる．症状は左右非対称で，感覚症状，運動症状ともにみられる．

【検査所見】

末梢神経伝導検査では，複合筋活動電位，感覚神経活動電位の両者が低下し，運動神経伝導速度，感覚神経伝導速度は保たれる軸索障害性パターンを示す．腓腹神経生検では軸索変性がみられ，血管には細胞浸潤，フィブリノイド変性など血管炎の所見がみられる．

d）脳神経麻痺

三叉神経障害が代表的であるが，それ以外に複数の脳神経障害をきたし多発性脳神経障害を呈することもある．

2）中枢神経病変

寛解再発を示し多巣性の病変を示す多発性硬化症様の病変がみられることがある．

脊髄障害（ミエロパチー）や視神経炎もみられる．頭部，脊髄のMRIのT2強調画像がこれらの病変を見いだすのに有用である．

【治療】

Sjögren症候群の神経障害の発生には免疫学的機序が推測されており，ニューロパチーの治療には副腎皮質ステロイド薬の投与や免疫グロブリンの大量投与が行われる．中枢病変に対しても副腎皮質ステロイド薬の投与が行われる．

5. サルコイドーシス（sarcoidosis）

サルコイドーシスは非乾酪性類上皮細胞肉芽腫が全身の臓器に生じる疾患である．肺やリンパ節の病変が気づかれやすい．また症状としては眼，呼吸器，皮膚の症状がよくみられるが，神経や筋肉にも病変をきたすことがあり，神経サルコイドーシスや筋サルコイドーシスと呼ばれる．神経症状で発症することもしばしばある．

神経障害としては視神経，顔面神経，外転神経などの脳神経の障害が最も多い．両側の顔面神経麻痺の患者ではサルコイドーシスが疑われる．単ニューロパチー，多発性単ニューロパチーなどの

四肢でのニューロパチーも生じる．頭蓋内病変では髄膜炎，肥厚性肉芽腫性硬膜炎をきたすことがある．髄膜炎では脳底髄膜炎を呈することがあり，脳神経麻痺や水頭症をきたす．脳，脊髄の実質内に肉芽腫が生じると，各部位に対応した神経障害をきたす．視床下部，下垂体は病変が生じやすい部位で，視床下部-下垂体のホルモン系の機能異常により尿崩症，下垂体機能低下症を示す．

筋の病変は無症候性で，偶然に筋生検で肉芽腫が見つかることが多い．筋症状がみられる場合は筋力低下，筋痛を生じる．筋肉内の結節を外表から触れることもある．

【検査所見】

両側肺門リンパ節の腫脹，血清 Ca，血清アンジオテンシン変換酵素（angiotensin converting enzyme：ACE）活性上昇など全身のサルコイドーシスの所見が，診断に重要である．これらの所見に加えてリンパ節生検などで非乾酪性類上皮細胞肉芽腫がみられればサルコイドーシスの診断は確実となる．

神経，筋病変の診断には MRI などの画像検査や，髄液検査，末梢神経伝導検査，筋生検が行われる．MRI では脳神経や髄膜のガドリニウム（gadolinium：Gd）による増強効果，脳や脊髄の実質内に Gd による増強を示す病変など，病変に対応してさまざまな所見がみられる．脳脊髄液検査では蛋白の上昇，リンパ球増多がしばしばみられる．神経，筋の生検で非乾酪性類上皮細胞肉芽腫が認められれば神経サルコイドーシスの診断はさらに確実になる．

【治療】

副腎皮質ステロイド薬の投与や，それに抵抗性の場合はメトトレキサートなどの免疫抑制薬を使用する．

6. 関節リウマチ（rheumatoid arthritis：RA）

関節リウマチは全身の関節炎を特徴とする自己免疫疾患であるが，神経障害は血管炎と靱帯の炎症によるものがあり，ニューロパチーと圧迫性の脊髄障害がみられる．

1）ニューロパチー

a）多発ニューロパチー（polyneuropathy）

左右対称性に感覚性ないし感覚運動性の障害が四肢末梢にみられる．緩徐進行性である．

b）多発性単ニューロパチー（multiple mononeuropathy, mononeuropathy multiplex）

罹患した末梢神経の領域に痛み，しびれが突然みられ，発症することが多い．数日で進行して運動麻痺を生じる．他の末梢神経も罹患して多発性単ニューロパチーの形をとる．末梢神経を栄養する血管（vasa nervorum）の血管炎による．

c）手根管症候群（carpal tunnel syndrome）

手首の靱帯の炎症により正中神経が圧迫され，正中神経の麻痺をきたす．第1指から第3指と第4指の橈骨側に感覚障害をきたし，母指球筋が萎縮する．

2）環軸椎亜脱臼（atlantoaxial subluxation）

環椎と軸椎の歯状突起を固定する靱帯が炎症により弱くなり，歯状突起が亜脱臼を起こし環軸椎亜脱臼をきたす．脊髄を圧迫し上部頸髄灰白質，神経根の障害により胸鎖乳突筋，僧帽筋の筋力低下，筋萎縮や後頭部の疼痛や表在感覚の低下をきたす．白質の錐体路が障害されると痙性四肢麻痺を呈する．

7. 混合性結合組織病
（mixed connective tissue disease：MCTD）

混合性結合組織病は全身性エリテマトーデス，強皮症，多発筋炎にみられる症状や所見が混在し，血清中に抗 U1-RNP 抗体がみられる疾患である．中核症状は Raynaud（レイノー）現象と指または手背の腫脹である．

多発筋炎様の症状がみられるときは，筋力低下，血清 CK の上昇，筋電図における筋原性異常所見を示す．また，感覚性の三叉神経障害をきたすことがあり，顔面の異常知覚や痛みがみられる．無菌性髄膜炎を伴うこともある．

B. 血管炎症候群

1. 大血管の血管炎

1）巨細胞動脈炎（giant cell arteritis）・側頭動脈炎（temporal arteritis）

外頸動脈系，特に側頭動脈の肉芽腫性炎症性病変を示す疾患である．高齢者に発症することが多く，強い頭痛をきたす．全身倦怠感などの全身症状と CRP 上昇，ESR の著明な亢進といった全身

の炎症所見がみられる．眼動脈の閉塞を起こすと失明に至る．

脳梗塞を起こすこともある．治療は副腎皮質ステロイド薬を投与する．

2）高安動脈炎（大動脈炎症候群，脈なし病）

若年女性に多く，大動脈とその分枝血管の狭窄，閉塞をきたす．神経症状は脳の虚血による頭痛，めまいや視力障害がある．若年での脳梗塞の原因にもなる．治療は副腎皮質ステロイド薬を投与する．

2．中血管病変

1）古典的結節性多発動脈炎（polyarteritis nodosa）―古典的PN

中小動脈にみられる壊死性血管炎である．特徴的な自己抗体はなく抗好中球細胞質抗体（anti-neutrophil cytoplasmic antibody：ANCA）の陽性率は低い．神経障害としては，多発性単ニューロパチーや多発ニューロパチーなどのニューロパチーを示す．少数の例では頭蓋内の血管にも病変をきたし，脳出血や微小梗塞を起こし頭痛，意識障害，片麻痺を生じる．

3．小血管の血管炎―ANCA関連血管炎

1）Wegener（ウェジェナー）肉芽腫症
　　（Wegener granulomatosis）

上下気道の肉芽腫性，壊死性血管炎と，それに糸球体腎炎が加わることがある疾患で，小血管のフィブリノイド壊死（fibrinoid necrosis），肉芽腫がみられる．PR3-ANCAが陽性となる．

神経症状もしばしばみられる．

a）ニューロパチー

vasa nervorumの血管炎による虚血性ニューロパチー（ischemic neuropathy）で，多くは多発性単ニューロパチーの形をとるが，多発ニューロパチーを呈する場合もある．

b）脳神経麻痺

肉芽腫の頭蓋内への直接浸潤は脳神経麻痺を生じる．また，脳神経に肉芽腫を生じ脳神経麻痺をきたすことがある．

c）その他

頭蓋内血管炎による脳梗塞，脳内出血をきたす．また，肥厚性硬膜炎を生じることもある．

【検査所見】

Wegener肉芽腫自体によるものとしてESRの亢進，また腎障害による血尿，蛋白尿がみられ，また，PR3-ANCAが陽性である．髄液では，軽度の細胞増多，蛋白増多をみることがある．

2）Churg-Strauss（チャーグ・シュトラウス）症候群〔アレルギー性肉芽腫性血管炎（allergic granulomatous angitis）〕

全身の血管炎に加えて，気管支喘息，末梢血での好酸球増多がみられる点が特徴で，結節性多発動脈炎から分離されてきた．病理組織では壊死性血管炎に加えて，結合織に肉芽腫がみられる．血管炎による臓器障害の1つとして，結節性多発動脈炎と同様に感覚，運動型のニューロパチーがしばしばみられる．ニューロパチーのタイプとしては，多発性単ニューロパチーが最も多い．末梢神経生検（腓腹神経生検）で好酸球を含む細胞浸潤を示す血管炎がみられれば診断の裏づけとなる（図13-7）．

3）顕微鏡的多発血管炎（microscopic polyangiitis）

血管炎による多発性単ニューロパチーを生じる．MPO-ANCAが陽性である．

V．血液疾患に伴う神経障害

A．赤血球疾患

1．悪性貧血（pernicious anemia）

悪性貧血は胃から分泌される内因子の欠乏によりビタミンB_{12}の吸収障害によって起こる．ビタミンB_{12}欠乏による代表的な脊髄疾患に亜急性脊髄連合変性症がある．後索と側索に変性がみられるため位置覚の障害，異常感覚，頸縮やBabinski徴候といった錐体路症候を示す．しばしばニューロパチーを伴うため腱反射は消失する．MRIのT2強調画像では脊髄内の背部に高信号を認める．

2．多血症（polycythemia）

多血症は骨髄増殖性疾患である真性多血症と低

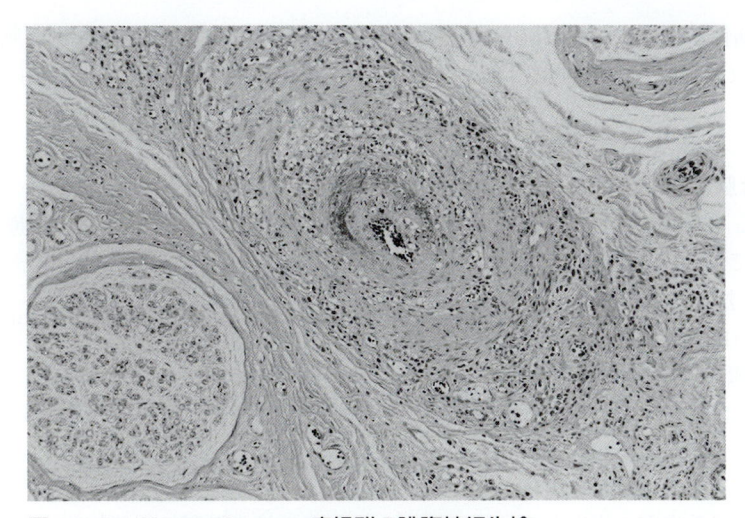

図 13-7 Churg-Strauss 症候群の腓腹神経生検
神経周膜外の血管に血管炎がみられ壁が肥厚し，多数の細胞浸潤がみられる（右上）．左下には神経線維束がみられる．

酸素血症などによる二次性多血症に分けられる．多血症は血液の粘稠度が高くなり，動脈硬化が促進され血栓が形成される．そのため，脳梗塞や一過性脳虚血発作がみられる．血液粘稠度の亢進により，頭痛，めまい，視力障害，四肢の異常感覚が生じることがある．また，まれで，機序は不明であるが，舞踏運動がみられることがある．

B．血小板疾患

1．本態性血小板血症（essential thrombocytosis）

骨髄増殖性の疾患で巨核球系の増殖により血小板が著明に増加する．臨床症状は血小板の機能異常による出血と，血栓の相反する2つの症状がみられる．神経障害としては，一過性脳虚血発作，脳梗塞などがある．

2．血栓性血小板減少性紫斑病（thrombotic thrombocytopenic purpura：TTP）

von Willebrand（フォン ヴィルブラント）因子分解酵素の ADAMTS13 に対する自己抗体による ADAMTS13 の活性低下や ADAMTS13 の先天性欠損により，全身の微小血管（毛細血管，小動脈）に硝子様血栓が形成され，血小板の減少，溶血性貧血，発熱，腎障害，神経障害の5徴候がみられる．神経症状は高率にみられ，頭痛，意識障害，痙攣などが多い．そのほかに片麻痺，失語，運動失調，視野欠損などがみられることがある．神経症状は一過性であったり，動揺するのが特徴である．頭部 MRI では posterior reversible leukoencephalopathy syndrome（PRES）の所見を示すことがある．

【治療】

急激に発症して症状は進行性であり，早急に治療が必要である．血漿輸注と血漿交換を行う．また，副腎皮質ステロイド薬，抗血小板薬を併用する．

C．白血球およびリンパ球の腫瘍性疾患

1．白血病（leukemia），悪性リンパ腫（malignant lymphoma）

髄膜に白血病細胞，リンパ腫細胞が浸潤する髄膜白血病（meningeal leukemia），髄膜リンパ腫（meningeal lymphomatosis）は特に急性リンパ芽球性白血病（acute lymphoblastic leukemia：ALL）や急性骨髄性白血病（acute myelogenous leukemia：AML），非 Hodgkin（ホジキン）リンパ腫（non Hodgkin lymphoma：NHL）で多くみられる．症状は頭蓋内圧亢進による頭痛や嘔気，嘔吐がみられる．進行すると，うっ血乳頭や項部硬直，Kernig（ケルニッヒ）徴候などの髄膜刺激症候が

みられる．白血病性髄膜症の診断は脳脊髄液検査により，脳脊髄液の細胞数の増多と白血病細胞，リンパ腫細胞の同定による．

非 Hodgkin リンパ腫や急性白血病（acute leukemia：AL）では脳に腫瘤を形成して神経症状を生じることがある．

悪性リンパ腫では脊髄病変による脊髄症（ミエロパチー）をきたすことがある．

白血病では脳出血や脳梗塞などの脳血管障害を合併する．血小板の減少により脳出血をきたすが，急性前骨髄性白血病は播種性血管内凝固症候群（disseminated intravascular coagulation：DIC）をきたしやすく脳出血の合併が多い．

白血病の中枢神経系病変の治療あるいは予防のための髄腔内投与による化学療法や放射線療法によって白質脳症を生じることがある．

2. 血管内悪性リンパ腫症
（intravascular malignant lymphomatosis）

リンパ腫細胞が血管内に限局して増殖する悪性リンパ腫の亜型で，WHO 分類では intravascular large B-cell lymphoma と呼ばれている．脳，脊髄の小血管壁にリンパ腫細胞が増殖し，多発性梗塞をきたす．亜急性脳症，脊髄症（ミエロパチー）を呈することが多いが，進行性多発性脳梗塞による局在神経症状やニューロパチーをきたすこともある．亜急性脳症の場合は急速に進行する認知症を呈し Creutzfeldt-Jakob（クロイツフェルト・ヤコブ）病と類似の臨床像を示す．

【検査所見】

血液検査では，悪性リンパ腫の所見として血清乳酸脱水素酵素（lactate dehydrogenase：LDH）や可溶性 IL-2 受容体の上昇がみられる．CRP 陽性や ESR の亢進もみられることがある．画像検査では，脳病変では多発性脳梗塞の所見が CT，MRI でみられたり，MRI の T2 強調画像で大脳白質のびまん性高信号域がみられる．ミエロパチーでは脊髄に T2 強調画像で高信号域がみられる．脳脊髄液検査では軽度の細胞増多と蛋白の上昇がみられることがある．

診断は臨床症状，画像，血液検査から血管内悪性リンパ腫が強く疑われるときは組織生検による診断の確定を行う．脳生検は侵襲が大きいため，中枢神経系とともに血管内悪性リンパ腫の病変が生じやすい皮膚や骨髄（骨髄穿刺，骨髄生検）が生検部位として選ばれる．そのほか，肝臓，副腎，皮膚などが生検の部位として選ばれることがある．

【治療】

多剤併用化学療法の CHOP 療法が行われる．

D. 形質細胞障害（plasma cell dyscrasias）

血清中の単クローン性γグロブリン（M蛋白）の出現で特徴づけられる疾患である．

1. 多発性骨髄腫（multiple myeloma）

多発性骨髄腫は形質細胞の多発性増殖により単クローン性免疫グロブリン（M蛋白）が産生される疾患である．

脊椎病変により神経根を圧迫して神経根の症状〔神経根症（radiculopathy）〕として疼痛を呈する．骨髄腫が脊椎から硬膜下まで進展すると，脊髄が圧迫されミエロパチーをきたす．ミエロパチーの症状として，対麻痺，下肢の感覚障害や尿失禁がみられる．圧迫によるミエロパチーは緊急の処置を要し，早期に副腎皮質ステロイド薬の投与を行い，放射線療法，外科手術の適応を検討する．

2. Waldenström（ワルデンシュトレーム）マクログロブリン血症
（Waldenström macroglobulinemia）

B 細胞の腫瘍性増殖により大量の単クローン性 IgM が産生される疾患である．疲労感，体重減少，出血などがみられる．神経障害としてはニューロパチーが多く，感覚運動性のニューロパチーを示す．抗ミエリン関連糖蛋白（MAG）抗体が半数で認められる．

3. 意義不明の単クローン性免疫グロブリン血症（monoclonal gammopathy of unknown significance：MGUS）

他の B 細胞増殖性の疾患の徴候がなく，血清の M 蛋白が出現する疾患である．

意義不明の単クローン性免疫グロブリン血症ではニューロパチーがしばしばみられ，特に異常蛋白（paraprotein）が IgM のタイプでは，ニューロパチーを伴いやすい．

4. POEMS(polyneuropathy, organomegaly, endocrinopathy, M-proteinemia, skin change)症候群

初期の報告者の名前をとって，Crow-Fukase（クロウ・深瀬）症候群とも呼ばれる．発症年齢は40～50歳代がピークである．形質細胞の単クローン性増殖性疾患である．

多発ニューロパチー，臓器腫大(肝腫大，リンパ節腫大，脾腫など)，内分泌症状(男性ではインポテンス，女性化乳房，女性では無月経)，M蛋白血症，皮膚症状(暗赤色の色素沈着，剛毛)，浮腫，胸腹水がみられる症候群である．硬化型の骨髄腫を伴うことが多い．多発ニューロパチーは運動障害が感覚障害よりも強く，対称性で，下肢末梢から始まり次第に上行する．髄液の蛋白は上昇し，細胞の増加はなく，蛋白細胞解離を示す．

E. 凝固異常症

1. 先天性血栓傾向

先天性の血栓傾向の疾患には下記のようなものがあり，全身の静脈血栓症を生じ，神経系では大脳の静脈血栓症を示す．先天性プロテインS欠乏症では動脈の血栓症も起こす．

1) 先天性アンチトロンビン(AT)欠乏症
（congenital antithrombin deficiency）

アンチトロンビン(antithrombin : AT)はかつてはアンチトロンビンIIIと呼ばれていた．トロンビンなどの多くの活性化凝固因子の活性を阻害することにより凝固反応を制御している．先天性アンチトロンビン欠乏症は常染色体優性の遺伝性疾患である．静脈の血栓症を起こすことが多く，神経系では大脳の静脈血栓症が多い．

2) 先天性プロテインC欠乏症
（congenital protein C deficiency）

プロテインCは血管内皮上のトロンボモジュリンに結合したトロンビンにより活性化されるが，活性化されたプロテインCは凝固反応を抑制し，線溶系の活性を促進させる．先天性プロテインC欠乏症では大脳の静脈血栓症をきたすことがある．常染色体優性遺伝である．

3) 先天性プロテインS欠乏症
（congenital protein S deficiency）

プロテインSは活性化プロテインCの抗凝固作用を促進させる働きをする．先天性プロテインS欠乏症は常染色体優性の遺伝形式をとり，他の先天性血栓傾向とは異なり，静脈血栓症のみならず動脈の血栓を生じることも多く，脳卒中の原因となる．

2. 後天性血栓傾向

1) 播種性血管内凝固(disseminated intravascular coagulation : DIC)

止血機構の障害により，血栓と出血が同時にみられる．基礎疾患としては敗血症，悪性腫瘍(特に粘液産生腺癌，前骨髄性白血病)，肝疾患，産褥などがある．血栓，出血とも脳ではしばしばみられる．フィブリン血栓は微小血管にみられるが，大きな血管に生じることもある．そのため，大小さまざまな梗塞が脳にみられる．出血は多数の点状出血から大出血までさまざまである．症状は脳の梗塞，出血による局所症状を呈したり，せん妄(delirium)，嗜眠(lethargy)，昏睡などの意識障害や痙攣がみられ，びまん性の脳症(diffuse encephalopathy)を呈する．

2) 抗リン脂質抗体症候群
（antiphospholipid antibody syndrome）

リン脂質結合蛋白に対する抗体(anti-phospholipid antibody : aPL)の存在により動脈，静脈に血栓症をきたす疾患群で自己免疫性疾患と考えられている．基礎疾患が明らかでない原発性抗リン脂質抗体症候群と，全身性エリテマトーデス，Sjögren症候群，関節リウマチなどの自己免疫性疾患に合併する続発性抗リン脂質抗体症候群とに分けられる．動静脈血栓症，習慣性流産，血小板減少症が症状としてみられる．

血栓症としては深部静脈血栓症や脳梗塞がみられる．若年性脳梗塞の原因となる．検査所見ではループスアンチコアグラント，抗カルジオリピン抗体，抗β_2-グリコプロテインI抗体の測定が診断に役立つ．

表 13-1 傍腫瘍性神経症候群と抗体

抗体	傍腫瘍性神経症候群	腫瘍
抗 Hu	脳脊髄炎，辺縁系脳炎，感覚性ニューロノパチー，傍腫瘍性小脳変性症	肺小細胞癌
抗 Yo	傍腫瘍性小脳変性症	卵巣癌，乳癌
抗 CV2（抗 CRMP5）	脳脊髄炎，辺縁系脳炎，感覚性ニューロノパチー，傍腫瘍性小脳変性症	肺小細胞癌
抗 Ri	脳幹脳炎	乳癌，肺小細胞癌
抗 Ma2	辺縁系脳炎，脳幹脳炎，傍腫瘍性小脳変性症	精巣癌，肺癌
抗 NMDAR	辺縁系脳炎	卵巣奇形腫
抗 amphiphysin	stiff-person 症候群	乳癌，肺小細胞癌

VI. 悪性腫瘍による神経障害

A. 癌の転移

　他の臓器と同じように中枢神経系でも癌の転移がみられる．転移性脳腫瘍の原発巣としては肺癌が最も多く，肺癌に比べて頻度はかなり少ないが乳癌や胃癌，大腸癌などの消化器癌の順となる．
　脊椎への転移も多く，対麻痺などの脊髄圧迫症状を呈する．

【検査所見】
　頭部 CT，MRI で，時に浮腫が強くみられ，リング状の造影効果がみられる．

B. 髄膜癌腫症

　腫瘍細胞がくも膜下腔に浸潤し，髄液中に増殖した状態である．髄液が停滞し，頭蓋内圧亢進や水頭症をきたす．脳や脊髄の実質内や神経根にも浸潤すれば脳神経麻痺や神経根や馬尾の障害を生じる．また，脳の局所症状や痙攣，脳症を生じることがある．また，くも膜下を通って脳に入る血管を閉塞して脳梗塞を生じることがある．元となる腫瘍は肺癌や乳癌の腺癌，大腸癌，胃癌や白血病〔髄膜への浸潤は髄膜白血病（meningeal leukemia）と呼ばれる〕，悪性リンパ腫（髄膜への浸潤は meningeal lymphomatosis と呼ばれる）が多い．多くの場合は悪性腫瘍の進行期にみられるが，まれに早期に発症することがある．
　症状は頭痛や背部痛が最も多く，脳神経麻痺，記憶障害や馬尾の障害による尿失禁が比較的多い．頭蓋内圧の亢進をきたせばうっ血乳頭がみられる．癌性髄膜炎（carcinomatous meningitis）とも呼ばれるが，感染性の髄膜炎とは異なり発熱はみられない．

【検査】
　造影検査を含む CT，MRI では脳表の髄膜が造影され，水頭症による脳室拡大がみられることもある．しかし，異常所見がみられないこともしばしばある．
　脳脊髄液検査では圧の上昇，リンパ球の軽度から中等度の増加，蛋白の上昇，糖の低下がみられる．脳脊髄液の細胞診で腫瘍細胞を見つけることが診断上重要である．

【治療】
　抗癌剤の全身投与，放射線療法，抗癌剤の髄腔内投与などが行われる．

C. 傍腫瘍性神経症候群（paraneoplastic neurological syndromes）（表 13-1）

　腫瘍の直接浸潤，転移や二次的な代謝障害，栄養障害，感染，治療の副作用によらず，免疫機序の介在によって生じると考えられる神経・筋の障害である．免疫機序を示すものとして腫瘍と神経組織に共通な抗原に対する自己抗体〔腫瘍・神経抗体（onconeural antibody）〕が知られている．
　腫瘍が明らかになる前に傍腫瘍性神経症候群が発症することが多く，傍腫瘍性神経症候群を契機に元の腫瘍が見つかることもしばしばある．
　以下のような臨床病型が知られている．

1．傍腫瘍性脳脊髄炎
（paraneoplastic encephalomyelitis）

脳，脊髄において広範にリンパ球浸潤を伴う神経細胞脱落がみられる．症状は亜急性に進行し意識障害をきたす．脳の特定部位の障害が優位な場合にはそれぞれ次に述べる傍腫瘍性辺縁系脳炎や傍腫瘍性小脳変性症，脳幹炎，脳脊髄炎と呼ばれる．感覚性ニューロノパチーを伴うこともある．

随伴する腫瘍として頻度が高いものは肺小細胞癌で，次いで精巣癌がある．血清，脳脊髄液中にみられる腫瘍・神経抗体としては肺小細胞癌に伴ってみられる抗Hu抗体が最も頻度が高い．そのほかに肺小細胞癌に伴う抗CV2抗体（抗CRMP5抗体）がある．

2．傍腫瘍性辺縁系脳炎
（paraneoplastic limbic encephalitis）

辺縁系脳炎は単純ヘルペスウイルス感染や自己免疫性のものがあるが，自己免疫性のなかに傍腫瘍性辺縁系脳炎がある．急性ないし亜急性に発症し，辺縁系が障害されるため，健忘，失見当識，せん妄状態，幻視，幻聴といった精神症状などがみられる．

【検査】

MRIではT2強調画像，fluid-attenuated inversion recovery（FLAIR）画像で側頭葉内側面に高信号域病変がみられる．

脳脊髄液検査では軽度のリンパ球上昇と蛋白増加がみられる．随伴する腫瘍は，肺小細胞癌が最も多く，次いで精巣癌が多い．腫瘍・神経抗体では抗Hu抗体，抗Ma2抗体，抗CV2抗体（抗CRMP5抗体）がみられることがある．

1）抗NMDA受容体脳炎

傍腫瘍性辺縁系脳炎の特殊型である．N-メチル-D-アスパラギン酸（NMDA）型のグルタミン酸受容体のNR1/NR2ヘテロマーに対する抗体（NMDAR抗体）が血清や髄液中にみられ，発症に関与していると考えられる．若年女性にみられることが多く，卵巣奇形腫がしばしば合併している．症状は発熱，頭痛で始まり，やがて興奮，幻覚，妄想などの統合失調症様の症状や痙攣が出現する．その後，緊張性昏迷状態を呈し，中枢性低換気に陥る．口ジスキネジアなどの不随意運動がしばしばみられる．不随意運動は徐々に消失し，認知機能も回復する経過をたどる．

【検査所見】

頭部MRIでは一部の患者でT2強調画像，FLAIR画像で側頭葉内側面に高信号域病変がみられるが，正常の所見のことも多い．髄液検査ではリンパ球の増多と蛋白の上昇がしばしばみられる．

3．傍腫瘍性小脳変性症

亜急性に進行する小脳症状で，多くは歩行障害で発症する．卵巣癌，乳癌，肺小細胞癌，Hodgkin（ホジキン）病に伴ってみられることが多い．

【検査所見】

頭部MRIでは初期には小脳の変化はみられず，進行した段階で小脳の萎縮がみられる．脳脊髄液検査では軽度の細胞増多や蛋白上昇，オリゴクローナルバンドがみられることがある．自己抗体としては抗Yo抗体や抗Hu抗体がみられることがある．

抗Yo抗体は卵巣癌や乳癌が随伴しているときにみられる．抗Hu抗体は肺小細胞癌に伴う．

4．亜急性感覚性ニューロノパチー
（subacute sensory neuronopathy : SSN）

後根神経節細胞の神経細胞脱落をきたすことにより感覚障害が生じる．神経細胞自体の病変のため，ニューロパチー（neuropathy）ではなくニューロノパチー（neuronopathy）と呼ばれる．亜急性の発症で，四肢のしびれ感や痛みで一肢ないし一側性の四肢から始まり，四肢に広がる．位置覚が障害され感覚性運動失調をきたす．そのため運動失調性の歩行障害と四肢の運動失調がみられる．手指を一定の位置に保とうとすると，手指が不随意に動いてしまう偽性アテトーシスを示すこともある．痛覚の低下もみられる．元となる腫瘍は肺小細胞癌が多く，抗Hu抗体がみられる．しばしば脳脊髄炎を伴う．

5．傍腫瘍性眼球クローヌス・ミオクローヌス
（paraneoplastic opsoclonus-myoclonus）

眼球クローヌスは，眼球の不規則な，非律動的，方向が一定しない動きである．四肢には運動失調，ミオクローヌスがみられる．元になる腫瘍は小児では神経芽腫で，成人では乳癌ないし肺癌である．

自己抗体としては抗 Ri 抗体がみられる．

6. Lambert-Eaton（ランバート・イートン）症候群

重症筋無力症に類似の臨床症状を示すが，初発症状は外眼筋麻痺や球症状が多い．重症筋無力症と異なり，下肢などの四肢筋力低下が多い．Lambert-Eaton 症候群の患者の 2/3 は悪性腫瘍の合併がみられ，傍腫瘍性神経症候群としてとらえられる．悪性腫瘍としては肺小細胞癌が多い．電位依存性カルシウムチャネル（voltage-gated calcium channel：VGCC）に対する抗体が血清に出現し，発症に大きく関与していると考えられている．

Lambert-Eaton 症候群については，72 頁，第 2 章 X.2. を参照のこと．

7. 皮膚筋炎（dermatomyositis），多発筋炎（polymyositis）

皮膚筋炎，多発筋炎では悪性腫瘍の合併が高いことが知られている．

【治療】

傍腫瘍性神経症候群の治療は元となる腫瘍の治療が第一となる．腫瘍が見つかる前に傍腫瘍性神経症候群を生じることもまれではなく，その場合には腫瘍をまず見つけなければならない．腫瘍・神経抗体を検索し，臨床病型と腫瘍・神経抗体は腫瘍の種類を推定するのに役立つ．

◆◆◆ 文献 ◆◆◆

◆ I～III の項

1) Basile AS, Jones EA：Ammonia and GABA-ergic neurotransmission：interrelated factors in the pathogenesis of hepatic encephalopathy. Hepatology 25：1303-1305, 1997
2) Jones EA, Weissenborn K：Neurology and the liver. J Neurol Neurosurg Psychiatry 63：279-293, 1997
3) Lizardi-Cervera J, Almeda P, Guevara L, et al：Hepatic encephalopathy：a review. Ann Hepatol 2：122-130, 2003
4) 宮嶋裕明：慢性肝疾患．Clin Neurosci 26：96-99, 2006
5) 池田修一：肝性脳症と肝脳疾患：概念の変遷．神経内科 71：474-480, 2009
6) Burn DJ, Bates D：Neurology and the kidney. J Neurol Neurosurg Psychiatry 65：810-821, 1998
7) Raskin NH, Fishman RA：Neurologic disorders in renal failure. N Engl J Med 294：143-148, 204-210, 1976
8) Takaki J, Nishi T, Nangaku M, et al：Clinical and psychological aspects of restless legs syndrome in uremic patients on hemodialysis. Am J Kidney Dis 41：833-839, 2003
9) 篠原幸人：Pulmonary encephalopathy．神経内科 32：123-129, 1990
10) 宮崎秀健，黒岩義之：低酸素（性）脳症．日本臨床 62（suppl1）：384-388, 2004
11) Arbelaez A, Castillo M, Mukherji SK：Diffusion-weighted MR imaging of global cerebral anoxia. Am J Neuroradiol 20：999-1007, 1999
12) Takahashi S, Higano S, Ishii K, et al：Hypoxic brain damage：cortical laminar necrosis and delayed changes in white matter at sequential MR imaging. Radiology 189：449-456, 1993
13) 高橋光雄，三井良之，岸野文一郎：甲状腺機能亢進症に伴う神経筋障害．日本臨床 別冊領域別症候群シリーズ 29, 神経症候群 IV, pp18-21, 2000
14) 高橋光雄，木原幹洋，岸野文一郎：甲状腺機能低下症に伴う神経筋障害．日本臨床 別冊領域別症候群シリーズ 29, 神経症候群 IV, pp22-24, 2000
15) Choug Ji Y：Hashimoto encephalopathy. Rowland LP, Pedley TA（eds）：Merritt's Neurology, 12th ed, pp1051-1052, Lippincott Williams & Wilkins, Philadelphia, 2010
16) Cogan MG, Covey CM, Arieff AI, et al：Central nervous system manifestations of hyperparathyroidism. Am J Med 65：963-970, 1978
17) 鷲見幸彦：副甲状腺機能低下症．日本臨床 別冊領域別症候群シリーズ 29, 神経症候群 IV, pp28-30, 2000
18) 吉岡 亮，廣瀬源二郎：副腎皮質機能亢進症．日本臨床 別冊領域別症候群シリーズ 29, 神経症候群 IV, pp35-37, 2000
19) 酒井宏一郎，白川知泰，廣瀬源二郎：副腎皮質機能低下症，副腎クリーゼ．日本臨床 別冊領域別症候群シリーズ 29, 神経症候群 IV, pp38-41, 2000
20) Abrams GM, Zimmerman EA：Endocrine diseases. Rowland LP, Pedley TA（eds）：Merritt's Neurology, 12th ed, pp983-1010, Lippincott Williams & Wilkins, Philadelphia, 2010
21) Dyck PJ, Giannini C：Pathologic alterations in the diabetic neuropathies of humans：a review. J Neuropathol Exp Neurol 55：1181-1193, 1996
22) 池口邦彦：糖尿病性昏睡．日本臨床 別冊領域別症候群シリーズ 29, 神経症候群 IV, pp76-82, 2000
23) Worrall BB, Rowland LP：Nutritional disorders：malnutrition, malabsorption, and B12 and other vitamin deficiency. Rowland LP, Pedley TA（eds）：Merritt's Neurology, 12th ed, pp1035-1041, Lippincott Williams & Wilkins, Philadelphia, 2010

◆Ⅳの項
1) 特集 膠原病に伴う神経・筋障害：診断と治療の進歩. 日内会誌 99：2010
2) Brey RL, Holliday SL, Saklad AR, et al：Neuropsychiatric syndromes in lupus：prevalence using standardized definitions. Neurology 58：1214-1220, 2002
3) The American College of Rheumatology nomenclature and case definitions for neuropsychiatric lupus syndromes. Arthritis Rheum 42：599-608, 1999
4) Hirohata S, Isshi K, Oguchi H, et al：Cerebrospinal fluid interleukin-6 in progressive Neuro-Behçet's syndrome. Clin Immunol Immunopathol 82：12-17, 1997
5) Chai J, Logigian EL：Neurological manifestations of primary Sjögren's syndrome. Curr Opin Neurol 23：509-513, 2010
6) Mori K, Iijima M, Koike H, et al：The wide spectrum of clinical manifestations in Sjögren's syndrome-associated neuropathy. Brain 128：2518-2534, 2005
7) Joseph FG, Scolding NJ：Neurosarcoidosis：a study of 30 new cases. J Neurol Neurosurg Psychiatry 80：297-304, 2009

◆Ⅴの項
1) Miyakis S, Lockshin MD, Atsumi T, et al：International consensus statement on an update of the classification criteria for definite antiphospholipid syndrome(APS). J Thromb Haemost 4：295-306, 2006

◆Ⅵの項
1) Denny-Brown D：Primary sensory neuropathy with muscular change associated with carcinoma. J Neurol Neurosurg Psychiatry 11：73-87, 1948
2) Graus F, Delattre JY, Antoine JC, et al：Recommended diagnostic criteria for paraneoplastic neurological syndromes. J Neurol Neurosurg Psychiatry 75：1135-1140, 2004
3) Vedeler CA, Antoine JC, Giometto B, et al：Management of paraneoplastic neurological syndromes: report of an EFNS Task Force. Eur J Neurol 13：682-690, 2006
4) Dalmau J, Tuzun E, Wu HY, et al：Paraneoplastic anti-N-methyl-D-aspartate receptor encephalitis associated with ovarian teratoma. Ann Neurol 61：25-36, 2007
5) Iizuka T, Sakai F, Ide T, et al：Anti-NMDA receptor encephalitis in Japan：long-term outcome without tumor removal. Neurology 70：504-511, 2008

第14章 中毒性神経疾患

I. 重金属中毒

「重金属」は，比重4〜5以上の金属とされることが多いが，統一的定義はない．ここでは，神経系に障害をきたす4つの高比重の金属およびヒ素について述べる．一般に，金属単体(元素)，無機化合物(金属原子にイオウ，塩素などが結合)，有機化合物(金属原子に炭素が直接結合)では，物理化学的性質が異なり，ヒトへの侵入経路や影響も異なる．

A. 鉛中毒 (lead poisoning)

【概念】

鉛(元素)(Pb)は，はんだ，印刷用活字，配管などに用いられた．無機鉛は，顔料，電池，ガラス，セラミックなどに，有機鉛(四エチル鉛)は，ガソリンのオクタン価向上のため広く使用された．近年，鉛の使用は制限されているが，今後も，自動車用蓄電池，顔料，放射線遮蔽，高精度ガラス，高温度超伝導材などに用いられると予測されている．加えて，鉛を使用した古い塗料，装置，施設などが存在する．これらの取り扱いなどにより，曝露の可能性がある．

【病態生理】

肺胞に達した鉛粒子の約40%が吸収される．経口摂取された鉛の吸収率は，通常10%以下である．ただし，鉛とカルシウムの吸収機構は類似しており，小児期のように骨成長に伴いカルシウム利用の盛んな時期には，鉛の吸収率は50%に達することもある．有機鉛(酢酸鉛や四エチル鉛)は，経皮的にも吸収される．

ヘム合成系酵素(δ-アミノレブリン酸脱水酵素など)は，鉛により阻害される．これは貧血だけでなく，神経障害の発症にもかかわっている可能性があるが，詳細は不明である．

【臨床症状】

金属(元素)鉛および無機鉛：①腹痛，②貧血，③末梢神経障害，が主徴．①は，自律神経系の障害による消化管の運動障害(便秘，時に下痢が起こる)に伴う疼痛とも考えられる．疝痛とはかぎらない．③は，運動系障害(脱力，筋萎縮)が主で，感覚障害はみられないことが多い．左右対称とはかぎらない．まず手指の伸筋，次いで手首の伸筋群の障害(垂れ手)が起こることが多い．橈骨神経支配領域に限定されるとはかぎらず，母指球筋や骨間筋，上腕や近位筋が障害されることもある．垂れ足がみられることもある．

特に小児(1〜3歳)では，脳症がみられることがある．しばしば異食症(pica)のため，鉛を含んだ塗料が使用された壁材などの摂取歴がある．数週間から数か月にわたる不機嫌，落ちつきのなさ，蒼白，食欲不振などがあり，上腹部痛，嘔吐，便秘を伴うことが多い．これらの後，急に全身痙攣や意識低下を起こす．脳圧亢進徴候(うっ血乳頭，縫合解離など)がみられることが多い．小脳性運動失調がみられることもある．

有機鉛(四エチル鉛)：職業性(燃料タンク内清掃作業など)や，乱用(有鉛ガソリン吸入遊び)で

曝露される．曝露数時間ないし数週間後に，脳症を発症する．頭痛，嘔吐，易興奮性，不眠などが起こり，幻覚，妄想，自殺企図などがみられることがある．また，振戦，失調がみられることが多い．

【検査所見】

血液中鉛(四エチル鉛曝露ではアルキル鉛)濃度が増加する．貧血を伴い，赤血球で好塩基性斑点がみられることが多い．赤血球中プロトポルフィリン値が増加する．腎尿細管障害所見(糖尿，アミノ酸尿)がみられることがある．

【診断】

①鉛曝露歴，②臨床症状(腹痛，上肢または下肢の伸筋を主とする運動優位の末梢神経障害，あるいは脳症)，③血液中鉛濃度．なお，診断的なキレート薬投与(lead mobilization test)が行われることがある．ただし，この技法の意義と安全性については疑問も呈されている．骨中の鉛は長期にわたる鉛曝露のよい指標であり，これを非侵襲的に測定する方法として，蛍光X線測定がある．

【予後】

曝露停止後数週間で回復することがあるが，長期にわたり障害が持続することもある．四エチル鉛中毒では，急速に昏睡，さらに死に至ることがある．ただし，職業性の中毒の場合，いったん回復が始まると急速に改善する．

【治療】

キレート薬〔エデト酸カルシウム二ナトリウム水和物(EDTA)(CaNa$_2$EDTA)(ジメルカプロール(バル®)(British anti-lewisite；BAL，脂溶性)，ペニシラミンなど〕投与．

B. 水銀中毒(mercury poisoning)

【概念】

水銀(元素)(Hg)は，室温で液体である唯一の金属であり，温度計，電気製品(ランプ，スイッチ，アルカリ電池)，金鉱石からの金抽出，歯科用アマルガムなどに用いられる．無機水銀は，朱の顔料に使用される．かつては，消毒，下剤，利尿薬に広く用いられた．メチル水銀などの有機水銀は種子のカビ防止などに用いられた．

環境中の有機水銀のうち，最も多いのはメチル水銀である．無機水銀などの生物学的(微生物による)あるいは非生物学的メチル化により生成されうる．さらに，メチル水銀は食物連鎖中で濃縮される．

金属水銀蒸気吸入による中毒は，古くから，金抽出，鏡製造の従事者などに知られている．最初のメチル水銀中毒は，種子消毒薬製造工程中で粉塵曝露を受けた作業者にみられた．1950年代半ば以降，メチル水銀で汚染された魚介類摂取による中毒が，わが国(水俣，阿賀野川域)で多発した．イラクでは，1971～1972年，種子用にメチル水銀(カビ防止)処理した小麦や大麦を誤って食用としたため，6,000名以上が中毒，400名以上が死亡した．米国でも，メチル水銀を含む豚肉(メチル水銀処理した種子を飼料として与えた)を摂取し，子ども4人が重篤な神経症状を呈した家族例がある．また，少量のジメチル水銀を誤って手にこぼした化学の教授が，急激な進行性の中毒で死亡している．

【病態生理】

金属水銀は，消化管からはほとんど吸収されない．しかし，その蒸気は肺から容易に吸収される．メチル水銀は，経口摂取によりほぼ完全に吸収されるが，経皮吸収は少ない．一方，ジメチル水銀は，皮膚から急速に吸収される．

金属水銀およびメチル水銀などの有機水銀は，脳や胎児へ移行しやすい．これに対して，無機水銀の脳や胎児への移行は少ない．

【臨床症状】

金属水銀：眼瞼，舌，手(伸展時)の微細な振戦様運動で始まり，明らかな企図振戦となることが多い．発語，歩行の失調，揺動，さらには錐体外路症状(筋強剛，不随意運動など)が加わることもある．水銀過敏症(erethism mercurialis)と呼ばれる精神症状(抑うつあるいは興奮状態，集中力低下，不眠，幻覚など)で発症することもある．また，肢端疼痛症(acrodynia)がみられることもある．これは，四肢の疼痛性発赤に，食思不振，発汗，羞明などを伴うものである．進行例では，視野狭窄，上位あるいは下位運動ニューロン障害，感覚障害，聴覚障害がみられることがある．

メチル水銀ならびにジメチル水銀：四肢の感覚異常，歩行失調，構音障害，周辺視野障害などで発症，視野狭窄，失調，構音障害，聴覚障害，感覚(振動，立体，2点識別)障害が認められる．視神経萎縮がみられることもある．ジメチル水銀は，

生体内で急速にメチル水銀に変わるものと思われる．その中毒症状もメチル水銀に類似する．

【検査所見】

曝露が持続中または比較的最近の場合，血液や毛髪中の水銀濃度は高値を示す．しかし，曝露中止後，これらの水銀濃度は次第に低下する．画像診断，特にMRIで障害に対応した変化(視覚野，小脳，中心後回の萎縮所見など)がみられることがある．

【診断】

①水銀曝露歴，②臨床症状，③血液あるいは毛髪中水銀濃度，④MRI．

【予後】

金属水銀中毒では，早期治療により顕著な改善もみられる．メチル水銀中毒では，一般に予後は不良である．

【治療】

水銀がSH基と結合しやすい性質などを利用して，キレート薬治療(N-アセチルペニシラミンなど)を行う．ただし，メチル水銀の場合，ジメルカプロールは脳内取り込みを促進するため，禁忌である．

C. マンガン中毒 (manganese poisoning)

【概念】

今日，マンガン(Mn)需要の85～90％は鉄鋼生産用である．マンガンは必須金属と考えられるが，顕著なマンガン欠乏症は知られていない．一方，マンガン過剰は明らかな障害を引き起こす．完全静脈栄養(total parenteral nutrition)に伴う中毒の報告もある．

【病態生理】

マンガンは茶，穀物など多くの食品に含まれる．生理的に，ヒト体内のマンガンのホメオスタシス維持には，消化管からの吸収調節が重要な意義をもつ．しかし，この経路を経ない場合(完全静脈栄養など)，比較的微量の投与でも過剰となりうる．また，経気道的(粉塵，金属蒸気吸入)あるいは，経皮的(有機マンガン曝露)に吸収が起こる．吸収されたマンガンは急速に肝臓，腎臓，膵臓へ分布する．肝臓からは大部分が胆汁中へ排泄される．脳，筋肉，骨には少量分布する．脳内では，線条体，特に淡蒼球に蓄積する．

【臨床症状】

精神症状で発症し，錐体外路症状(パーキンソニズム)を主体とする運動障害が加わることが多い．精神症状としては，神経質，いらいら感，強迫的行為などがある．錐体外路症状としては，運動緩慢，仮面様顔貌，単調な発語，微細運動の拙劣さ，小字症などの書字障害，ジストニア，歩行異常，姿勢反射低下などがある．

Parkinson(パーキンソン)病との相異点として，安静時振戦が少ない，ジストニアの頻度が高い，特に後方に倒れやすいこと，鶏歩(肘を曲げ，背中を伸ばし，つま先で歩く)が挙げられている．

【検査所見】

マンガンは常磁性体であるため，MRIのT1強調画像で高信号化をきたし，その程度は，マンガン濃度に依存する．ただし，この変化は，神経障害は残存しても一過性であり，約6か月で消失するとされる．

【診断】

①マンガン曝露(マンガン化合物取り扱い，鉄鋼の粉塵や蒸気曝露，マンガン添加の完全静脈栄養など)歴，②臨床症状(錐体外路症状，精神症状)，③MRI(T1強調画像で淡蒼球などの高信号)．

【予後】

台湾の中毒例の10年にわたる追跡研究では，5名の患者について，フェロマンガン曝露中止後，血液，尿，毛髪中のマンガン濃度は正常化したが，パーキンソニズムは進行している．

【治療】

キレート薬療法は有効ではない．パーキンソニズムに対して，抗Parkinson病薬投与がしばしば行われる．しかし，その有効性については十分な検討がなされたとはいえない．

D. タリウム中毒 (thallium poisoning)

【概念】

タリウム(Tl)は，光ファイバー，光学レンズ，半導体，イミテーション宝石，花火，殺鼠薬などの用途がある．放射性同位元素(^{201}Tl)は，心筋のシンチグラフィに用いられる．多くのタリウム塩が，毒性の高さに加え，無味無臭なことから，犯罪や事故に関連した中毒がまれではない．

【病態生理】

消化管，気道，皮膚から吸収され，急速にすべての臓器に分布する．急性中毒初期では腎臓に高く，脂肪組織や脳中の濃度は低いが，後期には脳中濃度が上昇する．消化管，腎臓，毛髪，皮膚，汗，唾液，母乳から排泄される．消化管(主に大腸)では再吸収が起こる．ヒトでの生物学的半減期は約10日とされる．

【臨床症状】

急性中毒の場合は，嘔気，嘔吐，腹痛，下血などの消化器症状で発症する．頻脈，高血圧がみられることがある．これは自律神経(迷走神経)障害を反映したものと考えられている．数日後，多発ニューロパチーによると思われる特徴的神経症状，すなわち下肢の異常感・疼痛が出現する．手先，足先の感覚低下，下肢により強い筋力低下，嚥下・構音障害，その他の脳神経(視神経，眼球運動，顔面筋など)障害がみられることもある．精神症状，痙攣，意識障害など中枢神経症状がみられることもある．2週間後ころから脱毛がみられる．髭や体毛の脱落もみられるが，頭髪に著明である．爪のMees(ミーズ)線が3, 4週間後にみられる．

亜急性あるいは慢性中毒の場合，通常，食欲低下，頭痛，いらいら感，不眠，体重減少などで発症し，進行は緩徐である．

【検査所見】

タリウムは，急速に細胞中へ蓄積するため，血中濃度は組織中の濃度を反映しない．尿，唾液，大便中のタリウム測定が重要である．

【診断】

①臨床症状(消化器症状，神経症状，および脱毛)，②尿，唾液中タリウム濃度．特徴的神経症状に頭髪の脱落を伴う場合，タリウム中毒の可能性が高い．ただし，脱毛は中毒発生2〜3週間後からしかみられないことに注意を要する．

【予後】

通常脱毛は回復する．しかし，神経症状(失調，振戦，知能低下，精神症状など)は持続することが少なくない．

【治療】

プルシアンブルー(prussian blue)を経口投与．プルシアンブルーは，消化管中でタリウムイオンと不溶性の錯体を作るため，タリウムの再吸収を抑制し，大便中への排泄が促進される．初期であれば，血液浄化の効果が期待できる．

E. ヒ素中毒(arsenic poisoning, arsenism)

【概念】

ヒ素(As)は，地殻中に広く存在(平均2 mg/kg)する類金属(metalloid)である．今日，世界のヒ素生産量の約70%は木材防腐用のクロム・銅・ヒ酸(chrome-copper-arsenate：CCA)に用いられる．太陽電池，発光ダイオード，レーザーなどにも使用される．医薬品としても用いられる(三酸化ヒ素による急性前骨髄球性白血病治療)．犯罪，化学兵器に使用されることもある．今日，世界的規模での重大問題として，飲料水(井戸水)などのヒ素による汚染がある．ヒ素は，ヒトに対する発癌作用(肺，皮膚など)をもち，広範な器官(消化管，皮膚，骨髄，腎臓など)を傷害する．神経系も重要な標的である．

【病態生理】

ヒ素は，−3, 0, +3, +5の酸化状態をとりうる．このうち，自然界に通常存在するのは，亜ヒ酸〔arsenite；As(Ⅲ)〕とヒ酸〔arsenate；As(Ⅴ)〕である．一般に，無機ヒ素は有機ヒ素より，As(Ⅲ)はAs(Ⅴ)より毒性が大である．

ヒ素粉塵の吸収は，粒子の大きさと溶解度に影響される．水溶性のヒ素化合物は，As(Ⅲ), As(Ⅴ)ともに消化管から急速に吸収される．吸収されたヒ素は，As(Ⅴ)からAs(Ⅲ)への還元，およびAs(Ⅲ)の酸化的メチル化など，生体内で代謝を受ける．メチル化されたヒ素は尿中に排泄される．これらのメチル化能には個人差が大きい．

【臨床症状】

急性中毒では，摂取30〜60分後(食事とともに摂取した場合これより遅れることもある)，金属あるいはにんにく味を感じる．口渇，嚥下困難，激しい嘔吐をきたし，吐血することもある．ショック状態となり，死に至ることが少なくない．急性期を乗り切った場合，7〜10日内に貧血や白血球減少，皮膚症状(色素異常)，末梢神経障害などがみられる．末梢神経は，感覚，運動ともに障害されるが，感覚系障害がより重篤なことが多い．すなわち，まず四肢末端の感覚異常，次いで脱力がみられ，急速に上行する．呼吸筋まで障害されることがある．2か月後ころから徐々に回復するが，

完全な回復に至らないことが少なくない．爪に横断性の白線（Mees 線）がみられることがある．

慢性ヒ素中毒では，皮膚の角化症，色素異常（脱出あるいは沈着）が起こる．高濃度ヒ素を含む地下水摂取により特徴的皮膚所見のある者のうち，37% 以上に末梢神経障害を認めたとの報告がある．

【検査所見】
ヒ素の血液から尿中への排泄は 3 相からなり，その半減期は 2 時間，8 時間，8 日とされる．したがって，1 回の大量摂取後，尿中ヒ素は数週間にわたり高値を示す．爪，毛髪のヒ素測定も有用な手がかりになることがある．

【診断】
①臨床症状：消化器症状（嘔吐など）に続く末梢神経障害，Mees 線，白血球減少．皮膚所見（角化症，色素異常），②尿，爪，毛髪中ヒ素量．

【治療】
キレート薬投与，すなわちジメルカプロール筋肉注射，あるいはペニシラミン経口．

II．有機物質中毒

ここでは，代表的な 2 つのアルコール，職業性および乱用による曝露が問題となる 2 つの有機溶剤，有機リン化合物，一酸化炭素による中毒について述べる．

A．エタノール（エチルアルコール）中毒〔ethanol(alcohol)poisoning〕

【概念】
エタノール（C_2H_5OH）は，古くからヒトに愛用されてきた各種の酒の重要成分である．しかし，エタノールは，神経，筋に直接的障害を加えるほか，①肝障害，②低血糖（摂食不足，肝臓の糖新生障害などによる），③ケトアシドーシス，④ビタミン不足，⑤内分泌異常，⑥低体温（末梢血管拡張，発汗亢進），⑦免疫機能低下，⑧外傷，などを引き起こす．これらが，エタノール中毒に伴う多彩な病像の背景にある．

【病態生理】
上記のうち，①は肝性脳症，②は行動異常，痙攣，昏睡，③は意識障害，Kussmaul（クスマウル）呼吸，④は Wernicke（ウェルニッケ）脳症など，⑦は髄膜炎，⑧は硬膜下血腫や圧迫性末梢神経麻痺〔飲酒後，腕枕で眠った後の橈骨神経麻痺（土曜の夜の麻痺；Saturday night palsy）など〕の原因となる．このほか，末梢神経障害（多発ニューロパチー），小脳変性，離脱症状としての痙攣や不随意運動がみられることがある．また，脳梁中心部の壊死・脱髄〔Marchiafava-Bignami（マルキアファーヴァ・ビニャミ）病〕や，橋中心髄鞘崩壊（central pontine myelinolysis；低ナトリウム血症の急速な補正に伴い発症することが多い）のリスクが高まる．

【臨床症状】
急性期には，多幸，多動など脱抑制症状がみられるが，血中濃度が高度になると昏睡から死に至る．エタノールとともに鎮静薬，抗ヒスタミン薬，抗うつ薬などを服用している場合，鎮静作用が増強される．

エタノール常用者で，飲酒停止後，離脱症状（振戦，幻覚，痙攣）がみられることがある．時に，一過性のパーキンソニズムや舞踏運動がみられることもある．

アルコール性小脳変性（alcohol cerebellar degeneration）は，体幹および下肢の運動失調をきたす．上肢は通常障害されない．

アルコール性多発ニューロパチー（alcoholic polyneuropathy）は，感覚優位で，下肢から始まる．上肢に及ぶこともある．まずパレステジー，次いで振動覚，痛覚が障害される．脱力，自律神経障害（低血圧，尿失禁，発汗異常，不整脈）がみられることもある．

Wernicke 脳症では，意識障害，眼球運動障害，失調性歩行がみられる．

Marchiafava-Bignami 病では，精神症状，痙攣，片麻痺，失調，構音障害，異常運動などがみられる．

橋中心髄鞘崩壊（central pontine myelinolysis）では，構音障害，眼筋麻痺，四肢麻痺，腱反射亢進，痙攣などがみられる．

アルコール性筋肉障害は，進行性の近位筋脱力のこともあれば，横紋筋融解症（406 頁，III．「E．

その他」参照)を呈することもある．

【検査所見】
　血中エタノール濃度(mg/dL)が50〜150では，多動，多弁，集中力・判断力低下など．150〜200で構音障害，失調性歩行，傾眠状態など．300で昏迷．400で昏睡．500で呼吸麻痺，死亡．

【診断】
　①飲酒または飲酒中止に伴う神経・筋症状．②血液中エタノール濃度．合併症(髄膜炎，硬膜下血腫，低血糖，肝性脳症，代謝性アシドーシス)に注意．

【治療】
　急性中毒時には呼吸管理が重要．他薬剤服用時や重症な場合は血液透析．低血糖時には，ブドウ糖とビタミンB_1静脈注射(ブドウ糖のみの投与はWernicke脳症誘発の危険性がある)．離脱症状に対してはジアゼパムなど．Wernicke脳症が考えられる場合には，早急にビタミンB_1の静脈注射．

B. メタノール(メチルアルコール)中毒〔methanol(methyl alcohol)poisoning〕

【概念】
　メタノール(CH_3OH)は，ホルムアルデヒド，酢酸などの原料，塗料，接着剤，シンナーなどの成分，燃料として使用される．メタノール中毒は，物質そのものよりも代謝物が中毒の原因である代表例といえる．

【病態生理】
　経口，経気道，経皮的に体内に取り込まれる．これらの経路の違いによる吸収の差はない．メタノールは主に肝臓で代謝される．これには，①メタノールからホルムアルデヒドへ，②ホルムアルデヒドから蟻酸へ，の段階があり，アルコール脱水素酵素により触媒される①が律速段階である．ヒトは蟻酸分解能が小さいため，この代謝により蟻酸が蓄積する．一方，蟻酸は毒性が高く，かつpHを低下させる．すなわち，蟻酸の作用がメタノール中毒の本態と考えられる．この代謝能の個人差を反映してか，メタノール中毒量には個人差が非常に大きい．また発症までに潜伏期が存在する．

【臨床症状】
　急性中毒では，まず中枢神経系の全般的抑制(エタノールよりも弱い)の後，潜伏期(通常12〜24時間)に続いて，腹部症状(嘔気，嘔吐，下痢，激しい腹痛)が出現する．視覚異常(羞明など)，さらには視覚低下が数時間から数日のうちにみられる．また，散瞳や対光反射の低下がみられることが多い(これには視覚障害を伴うとはかぎらない)．眼底では，視神経乳頭の発赤，網膜浮腫がみられる．視野欠損もみられることが多い．意識障害，まれにせん妄を呈することがある．全身痙攣がみられることもある．

　比較的低濃度の長期あるいは繰り返し曝露の影響については，明確ではない．

【検査所見】
　重篤な代謝性アシドーシス(pH低下，重炭酸値低下，乳酸値上昇など)，高血糖，アミラーゼ値上昇(膵臓障害)がみられることが多い．血液，尿，呼気中のメタノール濃度は，メタノール曝露の指標となる．急性期後，CTまたはMRIで両側の被殻の壊死を示す所見がみられることがある．

【診断】
　①曝露歴，②臨床症状(視覚，錐体外路障害)，③急性期であれば，血液所見(代謝性アシドーシス)および血液，尿中のメタノール濃度，④急性期後は，CTまたはMRI所見．

【予後】
　急性期症状に伴い死に至ることがある．意識が回復した場合，視力障害がみられることが多い．通常，視力はある程度，時には完全に回復するが，しばしば中心暗点は持続する．まれに視力がいったん改善した後，再び低下することがある．視力障害に比すと頻度は低いが，急性症状から回復の後，パーキンソニズムやジストニアなどの錐体外路症状がみられることがある．

【治療】
　代謝性アシドーシスの是正のため，重炭酸塩の静脈内投与．メタノールの蟻酸への代謝を抑制するため，エタノール(点滴静脈内注入あるいは経口)投与．これは，メタノールもエタノールもともにアルコール脱水素酵素の基質となるが，エタノールのほうが同酵素に対する親和性が高いため，エタノール存在下ではメタノールの代謝が抑制されることを利用するものである．なお，フォメピゾール(アルコール脱水素酵素阻害薬)の有効性が示されている．

C. ノルマルヘキサン中毒
（normal hexane poisoning）

【概念】

　ノルマルヘキサンの重要な用途は，食用油抽出である．また，接着剤(ゴムのり)に使用される．繊維，靴，皮革，家具製造などで，溶剤，洗浄剤(脱脂用)として，印刷業で，クリーナー，インクに使用される．一方，ノルマルヘキサンは，神経毒性をもつ．これまでに職業性曝露による神経障害例が全世界で数百あるという．なかでも1960年代のわが国における事例はよく知られている．さらに，乱用(ノルマルヘキサンを含む接着剤蒸気の意図的吸入，"glue sniffing")による神経障害例もまれではない．

【病態生理】

　毒性を発揮するのは，ノルマルヘキサンそのものではなく，代謝物の2,5-ヘキサンジオンと考えられている．

【臨床症状】

　500 ppm以上かつ2か月以上の曝露で，末梢神経障害(多発ニューロパチー)が起こりうる．職業性曝露のうち，比較的軽度の曝露では感覚障害が主体である．曝露の程度が高度になるにつれ，筋脱力・萎縮もみられるようになる．腱反射も低下する．乱用の場合，職業性曝露に比して曝露濃度が高い．おそらくこのことと関連して，この際の多発ニューロパチーは，運動優位型であることが多く，四肢末端の筋脱力・萎縮が前景に立つ．感覚障害がみられない例もある．

【検査所見】

　神経伝導速度低下(特に乱用の場合)，末梢神経生検で軸索内のニューロフィラメント増加などが認められるが，ノルマルヘキサン中毒に特異的ではない．曝露中ないし曝露直後は，尿中2,5-ヘキサンジオンが増加する(半減期は14〜17時間)．

【診断】

　①曝露歴，②臨床症状(感覚優位，あるいは感覚・運動系末梢神経障害)，③尿中2,5-ヘキサンジオン(曝露中または曝露直後)．

【予後】

　曝露停止後時間の経過とともに改善がみられることが多い．ただし，曝露停止後も2〜3か月間は症状が進行することがある．

【治療】

　特異的治療法はない．

D. トルエン中毒（toluene poisoning）

【概念】

　全世界のトルエンの年間生産量は，1千万トンを超えると推測される．ベンゼン，ナイロンやポリウレタンの原料ポリマー，トリニトロトルエン生産，塗料，接着剤，インク，洗浄剤などの溶剤として使用される．薬品，染料，マニキュア液などにも使用される．このように，使用が多岐にわたるため，トルエンへの曝露は，さまざまな状況下で起こりうる．さらに，意図的曝露(乱用)に使われることも多い．

【病態生理】

　ヒトの体内に取り込まれたトルエンの一部(約20％)はそのまま呼気中へ排泄される．しかし，多くは代謝され，馬尿酸などとして尿中に排泄される．したがって，尿中馬尿酸濃度からトルエン曝露の評価ができる．ただし，毒性発現機構は明らかでない．

【臨床症状】

　高度曝露では，意識障害から死に至る．乱用者で，視神経障害，小脳性運動失調，さらに知的機能低下，あるいは意図動作時運動過多(hyperkinésie volitionnelle)などがみられることがある．なお，これらの例で，末梢神経障害を示す所見はみられていない．高度の曝露で，横紋筋融解症(とこれによる腎障害)をきたすことがある．妊婦のトルエン乱用が胎児に影響を及ぼすことがあり〔トルエン胎児障害(toluene embryopathy)〕，奇形や中枢神経形成異常をきたすことがある．

【検査所見】

　急性期には，血中トルエン濃度，尿中馬尿酸濃度などが増加する．半減期は，血中トルエンでは2分，3分，3.4時間の3相からなり，尿中馬尿酸は約2時間とされる．

　MRIで，海馬の萎縮，T1強調画像での大脳白質に広がる高信号域，T2強調画像での内包(後脚)の高信号域，視床の低信号域などがみられることがある．

【診断】

　①曝露歴，②臨床症状(中枢神経障害)，③血中

または尿中トルエン濃度，尿中馬尿酸濃度（曝露中あるいは直後）．

【治療】

急性中毒では，直ちに新鮮な空気のもとに移す．汚染された衣服は除去し，十分な水と洗剤で皮膚を洗う（化学的熱傷と経皮吸収の防止）．

E. 有機リン中毒 (organophosphate poisoning, organophosphorus poisoning)

【概念】

有機リン化合物は，図14-1 a に示す構造（アルキル基，アリール基など炭化水素基Rがリン原子Pと直接結合）をもち，その数は20,000を超える．このうち殺虫剤としての用途は，特に途上国で重要である．X（脱離基）がハロゲンやシアンなどの場合（たとえば，サリンやソマンではフッ素，タブンではシアン），きわめて強力な毒物（神経ガス）となる．このため，有機リン化合物は，農薬使用，自殺企図，テロ，戦争などに関連して，重大な中毒の原因となることがある．また，プラスチック可塑剤や潤滑剤などとして使用されるリン酸トリクレシル（tricresyl phosphate）のうち，オルト体（tri-o-cresyl phosphate；TOCP）（図14-1 b）は，毒性が高く，食品への混入などにより，これまで世界各地で多数の人々に重篤な神経障害を引き起こした．

【病態生理】

有機リン化合物は，アセチルコリンエステラーゼ阻害作用をもつ．急性期症状は，これで比較的よく説明できる．すなわち，アセチルコリンは，①神経筋接合部，②自律神経系（副交感神経系，汗腺など一部の交感神経節後線維），③中枢神経系，で神経伝達物質として働く．このため，①の障害（筋脱力，筋線維束性収縮），②の障害（流涎，流涙，縮瞳，視力障害，悪心，嘔吐，下痢，気管支分泌増加，喘鳴，徐脈など），③の障害（不安，集中力低下，易刺激性，痙攣など）が起こりうる．しかし，これのみでは説明しがたい症状もある．特に，TOCP中毒などにみられる遅発性障害がそうである．これについては，ニューロパチー標的エステラーゼ（neuropathy target esterase：NTE）関与説が有力である．

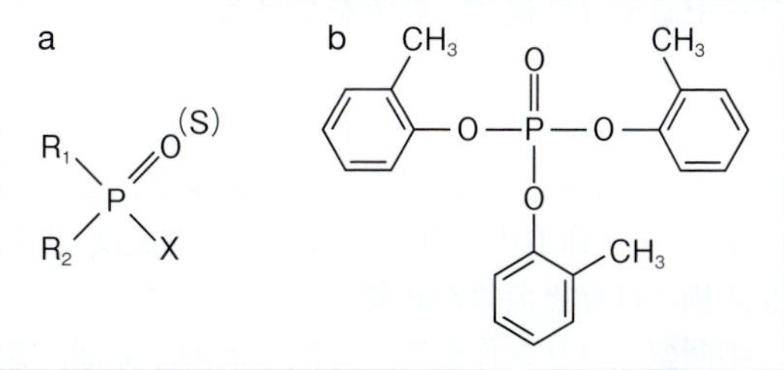

図14-1 有機リン

【臨床症状】

①急性（コリン作動性）中毒症候，②中間型，③遅発性神経障害に分けられる．

①の症状として，縮瞳は特徴的である．ただし，これがない場合も有機リン中毒を除外できるわけではない．このほか，視力障害，分泌過剰（気管支内，唾液，涙，汗），気管支収縮（胸部圧迫感，喘鳴），消化管蠕動運動亢進（腹痛，下痢）などがみられることも多い．また，副交感神経刺激（ムスカリン様作用）と交感神経刺激（ニコチン様作用）の程度により，徐脈や低血圧（ムスカリン様作用）あるいは頻脈や高血圧（ニコチン様作用）がみられる．神経筋接合部の症状として，筋線維束性収縮がみられる．筋脱力をきたし，呼吸筋麻痺に至ることもある．中枢神経症状としては，頭痛，不眠，意識低下などを呈することがあり，重篤な中毒では痙攣がみられる．

②は，急性期の1～4日後に，四肢近位筋，頸部屈筋，脳神経領域の脱力で発症する．呼吸筋障害のため死に至ることもある．適切な呼吸管理を行えば，4～21日以内に回復することが多い．

③は，曝露の1～4週間後にみられる運動優位の多発ニューロパチーである．このため，四肢末端の脱力・筋萎縮などがみられる．感覚障害もみられるが，その程度はさまざまである．これらに加え，錐体路症状など中枢神経症状がみられることもある．この型の障害は，これまでTOCPによる例が最も多いが，メタミドホス，トリクロルホン，トリクロルネート，ジクロルボスなどによる例もある．

【検査所見】

血液中のコリンエステラーゼ（赤血球アセチルコリンエステラーゼまたは血清中のブチリルコリンエステラーゼ）濃度低下．ただし，これらには個人差が大きい，また血清ブチリルコリンエステ

ラーゼ濃度は肝機能の影響を受ける．

【診断】

急性(コリン作動性)中毒：①臨床症状(縮瞳，筋線維束性収縮，分泌過剰，消化器症状，意識障害など)，②血液中コリンエステラーゼ濃度(正確な評価には曝露前値が必要)．

中間型：コリン作動性中毒期の後の，顔面，頸部，四肢近位筋，呼吸筋などの脱力．

遅発型：コリン作動性中毒期の後の，四肢遠位筋の脱力・萎縮を中心とする末梢神経障害．すなわち，コリン作動性中毒期が明らかな場合，その後に発現した"中間型"や"遅発型"の臨床診断は比較的容易といえる．しかし，コリン作動性中毒期が明らかに認められない場合，曝露歴が重要である．

【治療】

ムスカリン様作用抑制(気道内分泌抑制)のため，アトロピン硫酸塩水和物を投与．リン酸化されたアセチルコリンエステラーゼを再生させる(リン酸化されたアセチルコリンエステラーゼは次第に変性する)ために，プラリドキシムヨウ化物(pralidoxime iodide)を投与する．痙攣抑制にはベンゾジアゼピンが有効．中間型の場合，呼吸管理が重要．遅発性神経障害に対しては有効な原因療法はない．

なお，神経ガス中毒予防には，ピリドスチグミン臭化物などが用いられる．これは，可逆的阻害薬によりアセチルコリンエステラーゼを遮断し，より強力な非可逆的阻害薬から酵素を守ることによる．

F. 一酸化炭素中毒
(carbon monoxide poisoning)

【概念】

一酸化炭素(CO)は，炭素を含む物質の燃焼時，ほぼ常に発生する．塩化メチレン(CH_2Cl_2)のように，ヒト体内に取り込まれた後，一酸化炭素を発生させるものもある．ところが，一酸化炭素は，無色，無味無臭であり，存在に気づきにくい．しかも毒性が高い．このため，一酸化炭素中毒の頻度は高い．世界的にみて，中毒死の半数以上が一酸化炭素による可能性がある．さらに，死に至らずとも，重大な脳障害などをきたすことがまれではない．

【病態生理】

一酸化炭素は，酸素よりもはるかに(200倍以上)ヘモグロビン(Hb)と結合しやすい．このため，カルボキシヘモグロビン(COHb)が容易に生成される．これが赤血球の酸素運搬能を障害し，組織の酸素不足をきたす．このことが，一酸化炭素中毒発生機構上，重要と考えられている．ただ，一酸化炭素は，Hbだけでなく，ミオグロビン，チトクローム c オキシダーゼ，P450などとも結合する．しかし，その意義は必ずしも明確でない．

【臨床症状】

急性期では，COHbが10%を超えない場合，明らかな判断力の低下や運動能力の低下は通常みられないが，軽度の視覚認知障害をきたすことがある．COHbが10〜30%となると，頭痛，めまい，脱力，嘔気，意識不鮮明，見当識障害，視覚障害などが出現する．曝露が持続し，COHbが30〜50%となると，意識消失が起こる．COHbが50%を超えると，昏睡，痙攣，そして心肺停止が起こる．

急性期の後，人格変容，記銘力障害，失認，失行などの神経心理学的異常，歩行障害，パーキンソニズム(仮面様顔貌，筋強剛)などの運動障害，失禁など自律神経系異常などがみられることがある．

【検査所見】

急性期でCOHbの上昇．ただし，喫煙者では特に自覚症状はなくとも，10%を上回ることがある．時間経過とともに，CTやMRIで，両側の淡蒼球の変化などがみられることがある．

【診断】

①臨床症状(意識障害・精神症状．閉鎖空間での発症，特に冬期の場合)，②COHb(急性期)，③CTあるいはMRI(慢性期，両側の淡蒼球などの変化)．

【予後】

多彩である．昏睡の後，何の障害も残さず，完全に回復することがある．しかし，昏睡に続いて死に至ることがある．さまざまな神経学的異常や"植物状態"が持続することもある．数日間の昏睡から回復の後，数日から1か月の意識清明期(lucid interval)(通常の生活が可能)をおいて，急な興奮，精神錯乱などで再び発症の後，昏睡に陥り死に至ることがある一方，完全に回復することもある．

【治療】

100%酸素投与．これは，COHb半減期を短縮し，血液中溶存酸素を100mLあたり0.3〜2mL

へ増加させる．高圧酸素療法の有効性については，必ずしも見解は一致していない．ただし，比較的新しい Weaver らの二重盲検法による検討では，有効性が認められている．

III. 薬物中毒 (drug poisoning)

神経・筋を障害する可能性のある薬物は多数存在し，その障害内容も多彩である．ここでは，代表的薬物についてのみ述べる．

A. 抗精神病薬

錐体外路系障害：ブチロフェノン系（ハロペリドールなど），フェノチアジン系（クロルプロマジンなど）などの抗精神病薬は，ドパミン拮抗作用をもつため，パーキンソニズムを引き起こすことが少なくない．その症状は，基本的に特発性パーキンソニズム（Parkinson 病）と同一である．すなわち，無動，固縮，振戦，突進現象，姿勢反射障害，仮面様顔貌などがみられる．ただし，薬剤性パーキンソニズムでは，静坐不能（akathisia），ジスキネジアを伴うことが多い．また，抗精神病薬によりジストニアなどがみられることもある．これらの多くは，投薬開始数日から数週間以内に発症し，原因薬物の投与中止により改善する．

一方，抗精神病薬の長期投与に伴い，遅発性ジスキネジア（tardive dyskinesia）がみられることがある．口や舌，頸部，四肢などに不規則かつ多様な不随意運動（ジストニア，舞踏運動，ミオクローヌス様運動など）がみられ，投薬を中止しても持続することが多い．

悪性症候群（malignant syndrome）：まれに，悪性症候群と呼ばれる重篤な障害が起こることがある．抗精神病薬投与当初や増量時，全身状態悪化（感染，脱水症）時に起こりやすい．しばしば横紋筋融解症（406頁，「E．その他」参照）を伴う．高熱，高度の固縮，発汗，血圧動揺，意識障害などをきたし，死に至ることもある．輸液（強制利尿），ダントロレンナトリウム水和物，あるいはブロモクリプチンメシル酸塩投与を行う．なお，本症候群は，Parkinson 病治療薬を急に中止したときにも起こることがある．

B. 抗うつ薬，気分安定薬

三環系抗うつ薬：三環系抗うつ薬は，セロトニンおよびアドレナリンの再取り込みを遮断するほか，ヒスタミン受容体，ムスカリン性アセチルコリン受容体，アドレナリン性 α_1 受容体も遮断する．このため，口渇，便秘，尿閉，起立性低血圧，発汗低下，眼球調節障害などが起こる．振戦，ミオクローヌスがみられることもある．前者にはプロプラノロール塩酸塩，後者にはクロナゼパムが有効なことがある．

炭酸リチウム：血清値が 1.5〜2 mmol/L で神経毒性発現，3〜3.5 mmol/L で生命の危険をきたすとされる．粗大な振戦，線維束性収縮，ミオクローヌスなどがみられることが多い．時に，パーキンソニズム，ジスキネジア，眼振，痙攣などのほか，意識障害をきたすことがある．多発ニューロパチーをきたすこともある．これは，臨床的には，より顕著な中枢神経障害が軽度となった後，気づかれることが多い．長期投与で，小脳障害（萎縮）をきたすことがある．

C. 抗てんかん薬

フェニトイン：急性中毒で，小脳，前庭系が障害されることが多い．これによる症候のうち，眼振が鋭敏である．すなわち，フェニトイン血清値（μg/mL）がおおよそ 20 を超えると眼振，30 以上で運動失調，40 以上では意識障害がみられやすい．時に，一過性の運動異常（舞踏アテトーシス，ジストニア，バリズム，固定姿勢保持困難など）がみられることがある．ただし，これらは，可逆性であり，血清値が適正範囲（10〜20 μg/mL）に低下すると消失する．一方，長期にわたる投与に伴い，小脳萎縮をきたし，失調症が持続することがある．軽度の末梢神経障害（下肢深部反射低下，神経伝導速度軽度低下）を示す報告もある．

カルバマゼピン：急速なカルバマゼピン投与開始時など，複視，傾眠，めまい，運動失調，霧視などが起こることがある．時に，低ナトリウム血症をきたす．高齢者でそのリスクが高い．

D. 抗癌剤

白質脳症(leukoencephalopathy)：主に大脳の白質が障害されるもので，フルオロウラシルとその誘導体であるカルモフール，テガフールにより起こることが多い．その他の抗癌剤(メトトレキサート，シスプラチン)や，免疫抑制薬(シクロスポリン，タクロリムス)，インターフェロンアルファなどによっても起こる．歩行時ふらつき，口もつれ，物忘れなどで発症することが多い．進行すれば意識障害に至る．診断にはMRI(T1強調画像で低信号，T2強調画像で高信号の大脳白質の左右対称，びまん性病変)が有用．

末梢神経障害：ビンクリスチン，パクリタキセル，シスプラチンなどは，多発ニューロパチーをきたすことがある．四肢末端の感覚低下や筋力低下，四肢，特に下肢の深部反射低下などがみられる．薬剤中止後も，しばらく症状の進行がみられることがある．

E. その他

キノホルム：亜急性脊髄視神経ニューロパチー〔(subacute myelo-optico-neuropathy：SMON)〕は，整腸剤のキノホルム服用が原因で，わが国で10,000人以上が罹患したとされる疾患である．1950年代半ばからわが国各地で，視神経障害を伴う脊髄炎様疾患が報告されるようになり，その臨床像に基づいてスモンと呼ばれた．原因として当初ウイルス説などが提唱されたが，1970年キノホルム説により同薬剤の使用禁止措置がとられ，新しい患者は発生しなくなった．動物実験でもキノホルムによる発症が確認された．腹痛，両側性視力障害，足先より上行する異常感覚(びりびり感，じんじん感，痛み)を伴う感覚障害，運動障害，膀胱直腸障害などをきたす．膝蓋腱反射は亢進する一方，アキレス腱反射は低下することが多い．さまざまな治療法が試みられたが，顕著な効果はみられていない．

ピリドキシン：ピリドキシン(ビタミンB_6)は，アミノ酸代謝の補酵素などとして重要な水溶性ビタミンである．イソニアジドによるニューロパチーの予防にも用いられる．ただし，その乱用で末梢神経障害(高度の感覚障害と運動失調)をきたす(動物実験でも確認)．大量(3日間に2g/kg以上)の経静脈投与後，感覚・運動・自律神経系に重篤な持続性の障害をきたした例の報告もある．

スタチン系脂質異常症薬など：薬物が，横紋筋融解症(骨格筋傷害とそれに伴う筋肉からのミオグロビンなどの漏出)を引き起こすことがある．横紋筋融解症の原因は，遺伝性〔McArdle(マッカードル)病，悪性高体温症など〕，非遺伝性(圧迫，寒冷，飲酒など)を含め多岐にわたるが，スタチン系脂質異常症薬は代表的原因薬物である．フィブラート系脂質異常症薬，抗生物質(ニューキノロン系など)，抗精神病薬，抗Parkinson病薬，麻酔薬，筋弛緩薬も原因(誘因)となる．筋力低下，筋痛，圧痛，ミオグロビン尿(黒色尿)などがみられ，腎不全(ミオグロビンは腎毒性)をきたすことがある．初期検査所見として，血清クレアチンキナーゼ上昇に注意し，横紋筋融解症が考えられるときには，原因薬物を減量・中止する．

◆◆◆文献◆◆◆

◆ I，IIの項
1) Burst JCM : Ethanol. Spencer PS, Schaumburg HH(ed) : Experimental and Clinical Neurotoxicology, 2nd ed, Oxford University Press, New York, pp541-557, 2000
2) 伊規須英輝ほか：鉛中毒．臨床と研究 80：1872-1876, 2003；水銀中毒．同 80：1509-1512, 2003；マンガン中毒．同 80：2225-2228, 2003；タリウム中毒．同 81：478-481, 2004；ヒ素中毒．同 81：1501-1506, 2004；メタノール中毒．同 79：1786-1788, 2002；ノルマルヘキサン中毒．同 80：729-731, 2003；トルエン中毒．同 80：463-466, 2003；有機リン中毒．同 83：879-883, 2006；一酸化炭素中毒．日本医事新報 4369：68-72, 2008

◆ IIIの項
1) Biller J(ed) : Iatrogenic Neurology, Butterworth-Heinemann Medical, 1998
2) 厚生労働省：重篤副作用疾別対応マニュアル (http://www.mhlw.go.jp/topics/2006/11/tp1122-1.html)
3) 難病情報センター：スモン (http://www.nanbyou.or.jp/entry/280)
4) Schaumburg HH : Pyridoxine/Vitamin B_6. Spencer PS, Schaumburg HH(ed) : Experimental and Clinical Neurotoxicology, 2nd ed, Oxford University Press, New York, pp1044-1047, 2000
5) 伊規須英輝ほか：中毒性ミオパチーとミオグロビン尿症．臨床と研究 77：108-111, 2000

第15章 脳腫瘍と脊髄腫瘍

I. 脳腫瘍(brain tumor)

1. 脳腫瘍の概念

脳腫瘍は，脳実質から発生する新生物と，脳実質以外の頭蓋内組織(髄膜，下垂体，脳神経など)から発生する新生物の2つに大きく分けることができる(原発性脳腫瘍)．また，これらとは別に，脳以外の臓器の腫瘍が脳実質あるいは脳実質外の頭蓋内組織に転移する転移性脳腫瘍がある．

2. 脳腫瘍の組織分類と発生頻度

脳腫瘍には良性と悪性がある．

1) 良性脳腫瘍

多くは，脳実質外組織に由来する腫瘍であり，代表的なものは，髄膜のくも膜細胞由来の髄膜腫，下垂体前葉細胞由来の下垂体腺腫，脳神経の神経鞘であるSchwann(シュワン)細胞由来の神経鞘腫などである．良性脳腫瘍は，隣接組織を圧排しながら発育し，脳実質には浸潤しないので，外科的に摘出できれば治癒が期待できることが多い．

2) 悪性脳腫瘍

一方，悪性脳腫瘍は，脳実質へ浸潤性に，脳実質を破壊しながら発育する．組織学的には肉眼的所見より広範に腫瘍が浸潤しており，外科的に全摘出が困難な場合が多い．神経膠腫(グリオーマ)の多くのものは悪性である．

3) 発生頻度

脳腫瘍全体の発生頻度は，年間10万人あたり約5〜15人の割合である．成人脳腫瘍の約85%がテント上に，約15%がテント下に発生する．小児脳腫瘍では，約40%がテント上に，約60%がテント下に発生する．

代表的な脳腫瘍について，その種類と発生頻度を表15-1に示す．

3. 脳腫瘍の好発部位と組織分類(図15-1)

脳腫瘍の好発部位と代表的組織分類は以下のようなものを挙げることができる．

a) 大脳半球実質内に発生する腫瘍

星状細胞腫(astrocytoma)，神経膠芽腫(glioblastoma)，稀突起膠腫(oligodendroglioma)，神経節膠腫(ganglioglioma)，悪性リンパ腫(malignant lymphoma)，転移性脳腫瘍(metastatic brain tumor)．

表15-1 主な脳腫瘍の発生頻度

脳腫瘍の種類	発生頻度(%)
原発性脳腫瘍	83
神経膠腫	20
星状細胞腫	6
退形成性星状細胞腫	4
膠芽腫	8
稀突起膠腫	1
上衣腫	1
髄芽腫	1
髄膜腫	22
下垂体腺腫	15
神経鞘腫	9
頭蓋咽頭腫	3
胚細胞腫瘍	2
悪性リンパ腫	2
転移性脳腫瘍	17

(脳腫瘍全国統計委員会：脳腫瘍全国集計調査報告．2003)

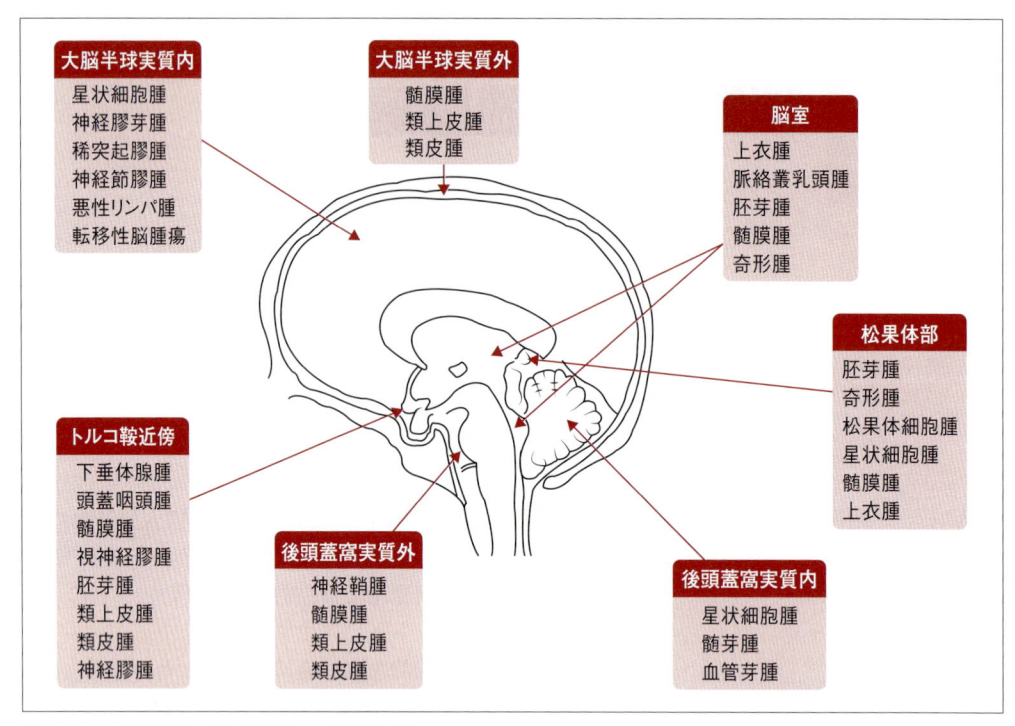

図15-1 脳腫瘍の好発部位と組織分類

大脳半球実質内
星状細胞腫
神経膠芽腫
稀突起膠腫
神経節膠腫
悪性リンパ腫
転移性脳腫瘍

大脳半球実質外
髄膜腫
類上皮腫
類皮腫

脳室
上衣腫
脈絡叢乳頭腫
胚芽腫
髄膜腫
奇形腫

松果体部
胚芽腫
奇形腫
松果体細胞腫
星状細胞腫
髄膜腫
上衣腫

トルコ鞍近傍
下垂体腺腫
頭蓋咽頭腫
髄膜腫
視神経膠腫
胚芽腫
類上皮腫
類皮腫
神経膠腫

後頭蓋窩実質外
神経鞘腫
髄膜腫
類上皮腫
類皮腫

後頭蓋窩実質内
星状細胞腫
髄芽腫
血管芽腫

b）大脳半球実質外に発生する腫瘍

髄膜腫（meningioma），類上皮腫（epidermoid），類皮腫（dermoid）．

c）トルコ鞍近傍に発生する腫瘍

下垂体腺腫（pituitary adenoma），頭蓋咽頭腫（craniopharyngioma），髄膜腫（meningioma），視神経膠腫（optic glioma），胚芽腫（germinoma），類上皮腫（epidermoid），類皮腫（dermoid），神経膠腫（glioma）．

d）脳室に発生する腫瘍

上衣腫（ependymoma），脈絡叢乳頭腫（choroid plexus papilloma），胚芽腫（germinoma），髄膜腫（meningioma），奇形腫（teratoma）．

e）松果体部に発生する腫瘍

胚芽腫（germinoma），奇形腫（teratoma），松果体細胞腫（pineocytoma），星状細胞腫（astrocytoma），髄膜腫（meningioma），上衣腫（ependymoma）．

f）後頭蓋窩実質内に発生する腫瘍

星状細胞腫（astrocytoma），髄芽腫（medulloblastoma），血管芽腫（hemangioblastoma）．

g）後頭蓋窩実質外に発生する腫瘍

神経鞘腫（schwannoma），髄膜腫（meningioma），類上皮腫（epidermoid），類皮腫（dermoid）．

4. 脳腫瘍の症状

脳腫瘍の症状は，頭蓋内の限られたスペースに腫瘍ができることによって起こる頭蓋内圧亢進症状と，腫瘍が直接脳の一部（あるいは神経の一部）を圧迫することによって起こる局所症状に分けることができる．

1）頭蓋内圧亢進症状

頭蓋内の容積は決まっているので，そこに新たに脳腫瘍ができると，当然頭蓋内圧が上昇する．腫瘍の容積に加えて，腫瘍の周りの脳浮腫，静脈の還流障害，脳脊髄液の経路を腫瘍が閉塞する場合は水頭症などの要素が加わってさらに頭蓋内圧が亢進することになる．頭蓋内圧亢進による脳腫瘍の3主徴は，①頭痛，②悪心・嘔吐，③うっ血乳頭として知られている．頭蓋内圧亢進の程度によっては，これらのすべてが観察されるとはかぎらない．頭蓋内圧亢進症状は，脳血管障害などの他の脳疾患でもみられることがあるが，脳腫瘍の場合は徐々に増悪していくのが通常である．また，脳腫瘍による頭痛は朝方に強いことが多く，morning headache として知られている．

2）局所症状

腫瘍によって正常脳が圧迫されることにより，局所の脱落症状が起こる．たとえば前頭葉では，運動麻痺（片麻痺），運動性失語（優位半球の場合），人格変化，失見当識，記銘力障害などが生じ，側頭葉，頭頂葉，後頭葉でも，それぞれの部位の機能障害が生じる．小脳，脳幹についても同様である．

脳腫瘍による局所症状で大切なものとして，各脳神経の脱落症状がある．代表的なものは，視神経・視交叉周囲の腫瘍による種々の半盲や，聴神経鞘腫による聴力障害などである．脳神経以外の圧迫症状として，下垂体腺腫や頭蓋咽頭腫により正常下垂体が圧迫され下垂体機能低下をきたすことがある．

多くは上述のように脳腫瘍の圧迫による局所の脱落症状であるが，脳腫瘍の場合は，局所の刺激症状として痙攣発作が起こることがあり，30%の患者に認められるとの報告もある．

5. 脳腫瘍の診断

脳腫瘍の診断の基本は，病歴聴取と神経学的検査による診断である．特に慢性的な頭痛患者で眼底検査によるうっ血乳頭で脳腫瘍が発見されることもまれではなく，神経学的検査の重要性は画像診断の発達した現在でも失われることはない．

1）頭蓋単純X線撮影

頭蓋内圧亢進による縫合解離は，小児にみられることが多い．小児ではそのほかに指圧痕がみられることがある．成人では頭蓋内圧亢進が続くと後床突起が骨破壊（erosion）を起こす．腫瘍の石灰化が単純X線像で認められることがあり，稀突起膠腫，頭蓋咽頭腫，髄膜腫などの存在が示唆される．

2）X線CT

X線CTでは，造影剤を使わない単純CTと造影剤を使う造影CTの両者で診断をする．単純CTでは，腫瘍の病理によって，周囲の脳組織に比べて，高吸収域，等吸収域，低吸収域に分かれるが，これらが混ざり合った吸収域を呈することもしばしばである．造影CTでは，多くの腫瘍でその実質組織が造影され高吸収域となるので，病変の範囲を確認しやすくなる．

次に述べるMRIの発達により，CTを省いてMRIだけで診断がなされることも増えているが，MRIに比べてCTでは腫瘍の石灰化や腫瘍内出血が高吸収域で描出され，わかりやすいことがある．

3）MRI

MRIの発達により，脳腫瘍の診断は格段に向上した．また，CTに比べて，脳の水平断のみならず，冠状断，矢状断の描出が容易であり，腫瘍の三次元的広がりの把握に優れている．骨の影響を受けないため，後頭蓋窩ではCTに比べてより診断能力が高くなる．T1強調画像で低信号，T2強調画像で高信号というのが一般的に脳腫瘍で認められる最も多いパターン（特に悪性神経膠腫）である．神経鞘腫や髄膜腫などの良性腫瘍では，T1強調画像で等信号に近いことが多い．ガドリニウム（Gd）を用いた造影MRIでは，腫瘍は通常強く造影され，高信号を呈す．この高信号と正常脳組織との境界が鮮明であるか，あるいは造影が均一であるかが，腫瘍の良性と悪性を区別する基本である．脳腫瘍では腫瘍の周囲に脳浮腫がしばしば認められるが，この範囲はT2強調画像で高信号である．MRIでは腫瘍と脳血管の関係，脳神経との関係も明瞭に描出され，特に手術療法のためには必須の検査である．

6. 脳腫瘍の治療

1）手術療法

脳腫瘍の基本的治療法は手術による腫瘍摘出である．髄膜腫，神経鞘腫，下垂体腺腫など，脳実質外から発生した良性腫瘍では手術によって腫瘍を全摘出できれば治癒が期待できる．これらの腫瘍は，脳血管や脳神経に接して増大することが多いので，これらを損傷することなく顕微鏡下に慎重な手術操作を行い安全に摘出術を行うことが望まれる．

一方，神経膠腫など脳実質から発生した腫瘍（悪性のことが多い）では，正常脳組織との境界が不鮮明であるため，脳機能を温存しながらできるだけ多くの腫瘍を摘出することが必要となる．その目的のため，近年では，ナビゲーションを用いた手術「サイドメモ1」（図15-2），覚醒下手術「サイドメモ2」（図15-3）などが行われるようになっている．

2）放射線療法

脳腫瘍の補助療法として用いられる．腫瘍の病理組織によって放射線に対する感受性はさまざま

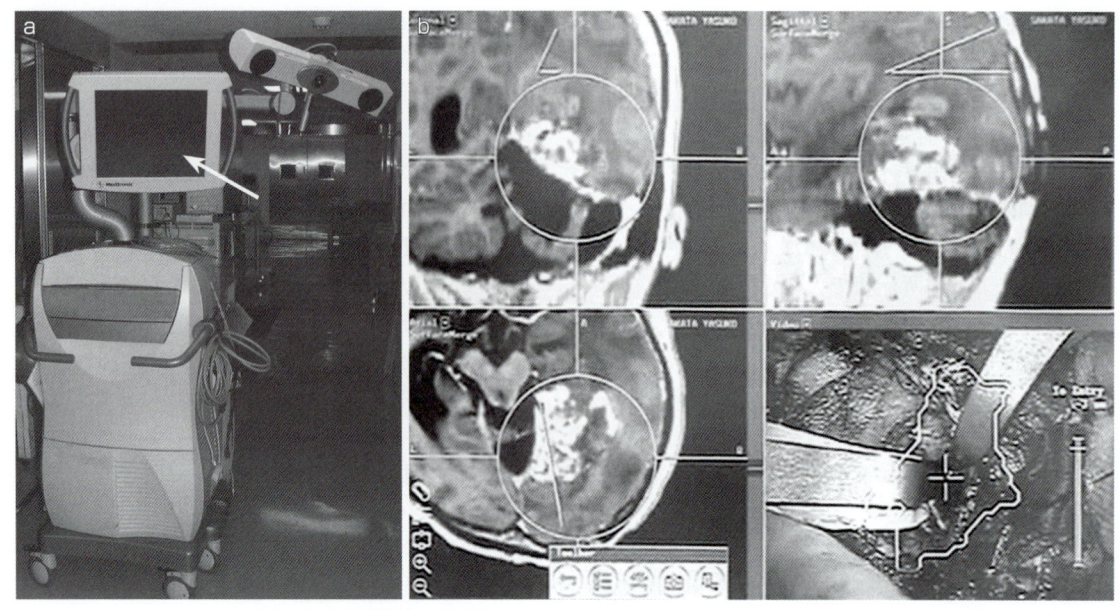

図15-2 ナビゲーションを用いた脳腫瘍の手術
aは，ナビゲーション機器．矢印の画面にbのようなMRI，顕微鏡画像が描出され，腫瘍がどの位置なのかが示される．

である．放射線感受性が高い腫瘍としては，胚腫，髄芽腫，上衣腫，悪性リンパ腫を挙げることができる．神経膠腫では，化学療法と併用して放射線療法が行われる．体外照射では，1回線量2Gy，週5回で5～6週間にわたり総線量50～60Gyが標準である．髄芽腫，胚腫などでは，髄腔内播種がみられることがあり，その場合は，全脳，全脊髄照射が行われる．

近年，脳定位放射線照射療法が盛んに行われるようになっている．CT，MRIと脳定位手術装置を組み合わせて直径30mm以下の脳腫瘍に対して，細い放射線束を多方向から集中的に照射する方法である．神経鞘腫，髄膜腫，下垂体腺腫などで低侵襲の治療法として行われることがあるが，手術療法と脳定位放射線照射療法のどちらを治療法の選択肢とするかは，腫瘍の病理組織，腫瘍の大きさ，腫瘍の部位，患者の年齢などの複数の要件を加味して検討することが必要である．

3）化学療法

化学療法は，上述の放射線療法と併用したほうが効果は大きいと考えられる．化学療法で最もよく用いられてきたのはアルキル化薬であり，ニム

サイドメモ1
ナビゲーションを用いた脳腫瘍の手術（図15-2）

神経膠腫は，脳実質から発生するためにどこまでが腫瘍でどこまでが正常組織かの区別が困難なことが多い．その手術の手助けとなるのが，近年導入され普及しつつある脳のナビゲーション手術である．患者の頭皮の何か所かにマーカーとなるものを付着させた状態でMRIを撮影し，手術当日，手術室でナビゲーション機器にその位置を登録する．これによってコンピュータが計算し手術中に手術用顕微鏡内およびMRI上に腫瘍の範囲が描出される仕組みである．手術時に髄液が排出したりすることによる脳の変位(brain shift)が起こる問題はあるものの，肉眼ではわかりにくい腫瘍の境界をナビゲーション機器が描出することは，より安全で正確な手術のためにたいへん有用である．

サイドメモ2
脳腫瘍に対する覚醒下手術（図15-3）

言語野や運動野など機能的に重要な領域の近くに神経膠腫などの腫瘍ができた場合，これらの機能を温存しながらできるだけ多くの腫瘍を切除する必要がある．この際行われるのが，覚醒下手術である．開頭術の途中に患者を覚醒させ，電気刺激を言語野，運動野などに加えて，これらの正確な位置を同定，その部分を避けながら可及的に腫瘍を摘出する．ナビゲーション手術と組み合わせることにより，さらに腫瘍の摘出度を増すことができる．

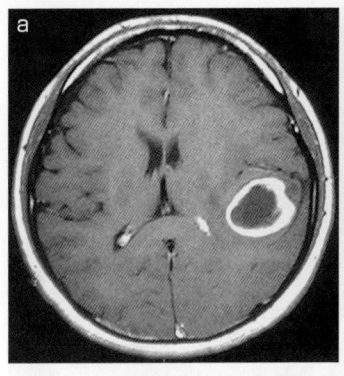

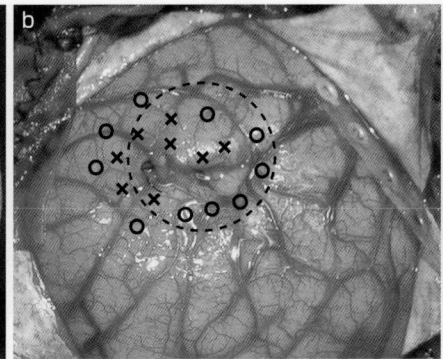

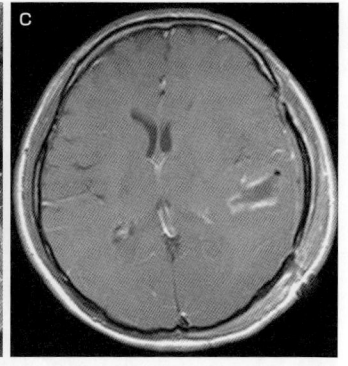

図 15-3 脳腫瘍に対する覚醒下手術
左の側頭葉の悪性神経膠腫例．術前造影 MRI(a)で輪状に造影される腫瘍が認められる．b は，術中側頭葉表面を覚醒下で電気刺激を行い，○が言語反応がない部分，×が言語反応がある部分を示している．言語野を避ける手術を行い，c のように術後 MRI でほぼ全摘出が確認された．

表 15-2 主な脳腫瘍の予後

脳腫瘍の種類	術後生存率(%)		
	1年	3年	5年
全脳腫瘍	81	69	66
原発性脳腫瘍	89	79	76
神経膠腫	73	46	39
星状細胞腫	86	70	63
退形成性星状細胞腫	68	32	21
膠芽腫	52	13	8
髄芽腫	80	58	42
髄膜腫	98	97	96
下垂体腺腫	99	98	98
神経鞘腫	99	99	98
頭蓋咽頭腫	96	92	89
胚細胞腫瘍	96	91	89
転移性脳腫瘍	38	15	10

(脳腫瘍全国統計委員会：脳腫瘍全国集計調査報告，2003)

スチン(nimustine：ACNU)，ラニムスチン(ranimustine：MCNU)などである．アルキル化薬の 1 つであるテモゾロミド(temozolomide)は欧米ではすでに経口薬として用いられ，有効性が報告されてきていたが，2006 年にわが国でも承認され，悪性神経膠腫に対して用いられ始めた．悪性リンパ腫では，ステロイド薬(糖質コルチコイド)が有効であるが，効果は一過性であり，大量メトトレキサート(methotrexate：MTX)療法を行うことで，80% 以上の高い奏効率が得られる．

7．脳腫瘍の予後

脳腫瘍全国統計委員会の報告を**表 15-2** に示す．良性腫瘍においては，5 年生存率は 90% ないしそれ以上であり良好であるが，悪性脳腫瘍の予後は，前述の集学的治療の開発にもかかわらず，依然として厳しいものがある．これらを克服するため，免疫療法，遺伝子治療などの新しい治療法の開発が行われている．

A. 神経膠腫(ganglioglioma) 〔グリオーマ(glioma)〕

神経上皮性腫瘍の大部分を占めるのが神経膠腫であり，その由来は，星状膠細胞，稀突起膠細胞，上衣細胞およびそれらの未分化な細胞である．神経膠腫の組織分類の基礎は Bailey(ベイリー)と Cushing(クッシング)によって築かれ，Kernohan(カーノハン)らは悪性度を 4 段階に分ける分類法を発表した．神経膠腫の特徴として，①脳実質内を浸潤性に発育する，② MRI などの画像で描出される腫瘍の範囲内に異なる悪性度の腫瘍組織が含まれていることがある，③時間経過とともに悪性度が増すことがある，などを挙げることができる．

1. 星状細胞系腫瘍
　　　(astrocytic tumor，astrocytoma)

2000 年の世界保健機関(World Health Organization：WHO)の分類では，悪性度に応じて，びまん性星状細胞腫，退形成性星状細胞腫，膠芽腫の 3 段階に分類している．

1) びまん性星状細胞腫(diffuse astrocytoma)
びまん性星状細胞腫は，分化型で増大速度は緩

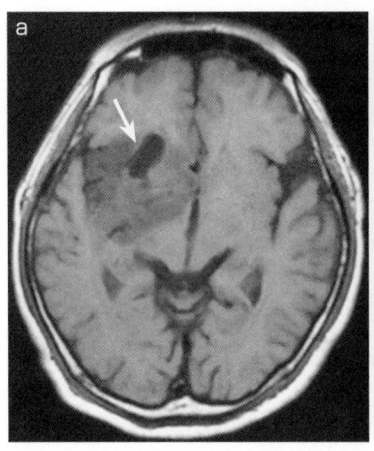

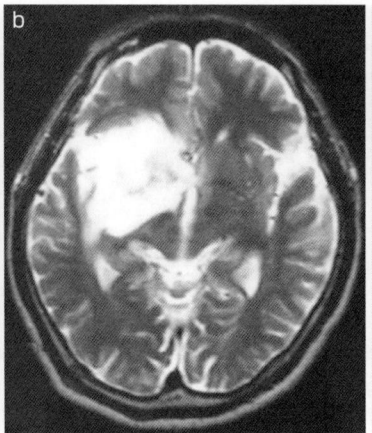

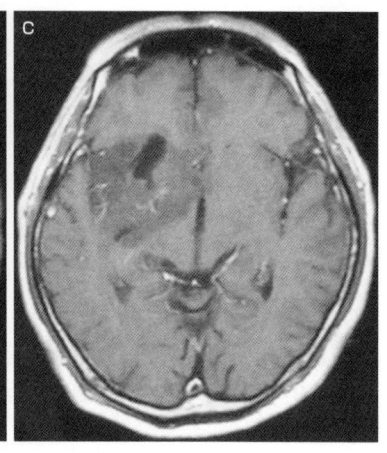

図 15-4 びまん性星状細胞腫の MRI
　a．T1 強調画像，b．T2 強調画像，c．Gd 造影画像．
　腫瘍は T1 強調画像で低信号，T2 強調画像で高信号，Gd 造影ではほとんど造影されない．囊胞（矢印）を伴っていることがわかる．

徐である．神経膠腫の約 30％ を占め，成人の前頭葉，側頭葉，頭頂葉に多い．MRI では，T1 強調画像で低信号，T2 強調画像で高信号，Gd 造影では造影されないことが多い．しばしば囊胞を伴う（図 15-4）．摘出度が高いほど，予後が良好となるが，機能的に重要な部位については，手術で切除できない場合も多い．

2）退形成性星状細胞腫（anaplastic astrocytoma）

退形成性星状細胞腫は，分化度としては，びまん性星状細胞腫と膠芽腫の間に位置する．成人の前頭葉，側頭葉，頭頂葉に多くみられる．びまん性星状細胞腫より進行が速く，手術療法の後，放射線療法，化学療法が行われる．

3）膠芽腫（glioblastoma）

膠芽腫は，最も悪性である．組織学的に多彩な像が認められるため，多形膠芽腫（glioblastoma multiforme）という名称もよく用いられる．腫瘍組織内に壊死像がみられる（図 15-5 a）．成人の大脳半球に好発し，脳梁を介して対側の白質に及んだり，くも膜下腔や脳室壁に播種をきたすことがある．MRI では T1 強調画像で等～低信号，T2 強調画像で高信号を呈し，Gd で不均一に造影され，周囲に広範な脳浮腫を伴う（図 15-5 b～d）．手術で可及的に切除の後，放射線療法，化学療法を行うが，5 年生存率はいまだに 10％ 以下であり，治療抵抗性の悪性腫瘍である．

2. 乏突起膠細胞系腫瘍

乏突起膠腫（oligodendroglioma）が大部分を占める．成人の大脳半球，特に前頭葉によくみられるが，緩徐に増大することが多い．CT で石灰化がみられることがあり，MRI では T1 強調画像で低信号，T2 強調画像で高信号である．神経膠腫のなかでは予後がよい．

3. 上衣系腫瘍

上衣腫（ependymoma）が代表的なものである．脳室系（第 4 脳室，側脳室，第 3 脳室）に関連して発生し，小児によくみられる．脳室系に発生することから水頭症を呈し，頭蓋内圧亢進症状で発見されることが多い．組織学的にはロゼット〔血管周囲偽ロゼット（perivascular pseudorosette），上衣ロゼット（ependymal rosette）〕形成が知られている（図 15-6）．MRI では T1 強調画像で低～等信号，T2 強調画像で高信号，Gd で著明に造影される．手術による全摘出ができれば比較的予後は良好であるが，全摘出できない場合は，放射線療法，化学療法が行われる．

B. 髄芽腫（medulloblastoma）

小児の小脳虫部に好発する（図 15-7）．第 4 脳室を閉塞して水頭症となり，頭蓋内圧亢進症状

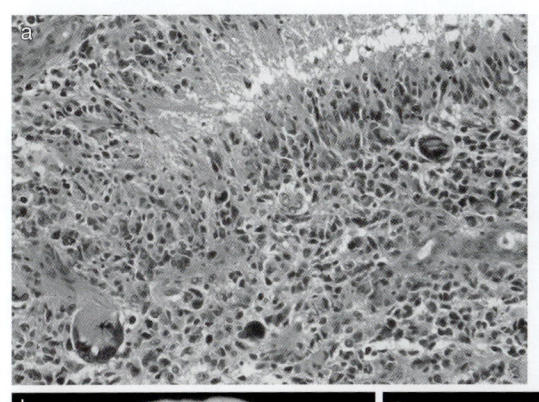

図15-5 膠芽腫の病理組織とMRI
病理組織(a)では，高い細胞密度，腫瘍細胞の多形性，壊死組織などに特徴がある．MRI T1強調画像(b)では，等〜低信号，T2強調画像(c)で高信号を呈し，Gdで不均一に造影され(c)，周囲に広範な脳浮腫を伴う(d)．

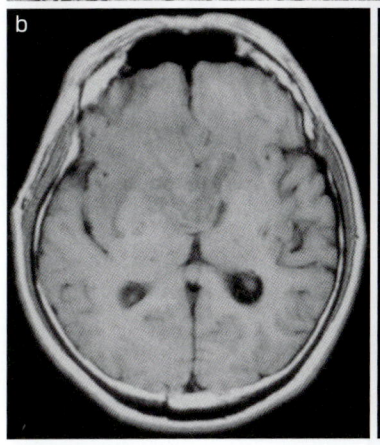

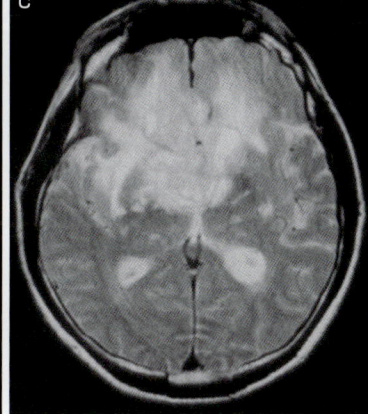

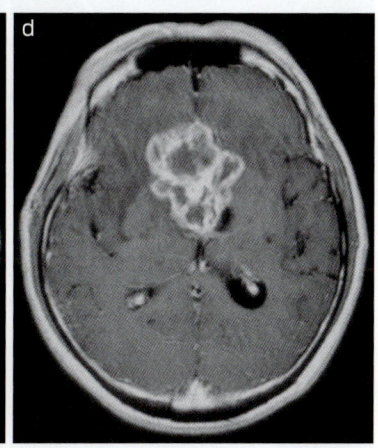

を呈したり，小脳虫部の局所症状として体幹失調を呈したりする．MRIではT1強調画像で低信号，T2強調画像で高信号，Gdで比較的均一に強く造影される．手術による腫瘍の全摘出に加えて，放射線療法，化学療法を行う．3歳未満の場合は，化学療法を優先し，3歳になった時点で放射線療法を行う．髄液播種をきたすことが多いので，放射線療法は，後頭蓋窩のみならず，全脳，全脊髄に対して行われることが多い．予後は以前に比べると改善したが，わが国ではまだ5年生存率は50%以下である．

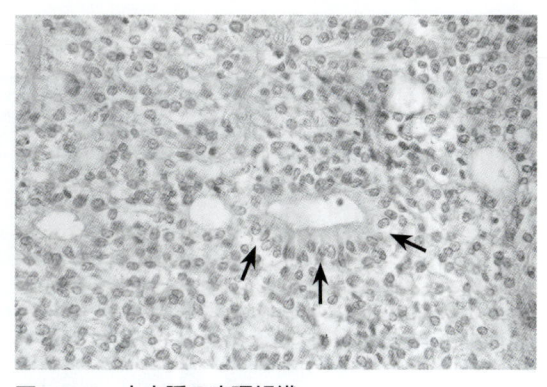

図15-6 上衣腫の病理組織
細長い円柱状の腫瘍細胞が管腔を囲んで並ぶ典型的な上衣ロゼットが中央付近にみられる（矢印）．

C. 髄膜腫(meningioma)

代表的な良性脳腫瘍である．くも膜の表層細胞から発生し，脳を圧迫しながらゆっくり発育する．脳実質外腫瘍であり，全摘出できれば治癒が期待できる．成人女性に多く，発生要因にホルモンの関係も示唆されている．

【症状・好発部位】

緩徐に増大するので，初発症状として，片麻痺，痙攣などが出現するまでにはかなりの時間経過が必要である．ただし，脳神経などに直接接する場所に発生・増大する場合は，比較的腫瘍が小さな時期に局所症状が出現し，画像診断で発見されることがある．髄膜の存在する部位ならどこからでも発生するが，円蓋部，傍矢状洞部，大脳鎌，蝶形骨縁，嗅溝，鞍上部，テント，小脳橋角部，脳

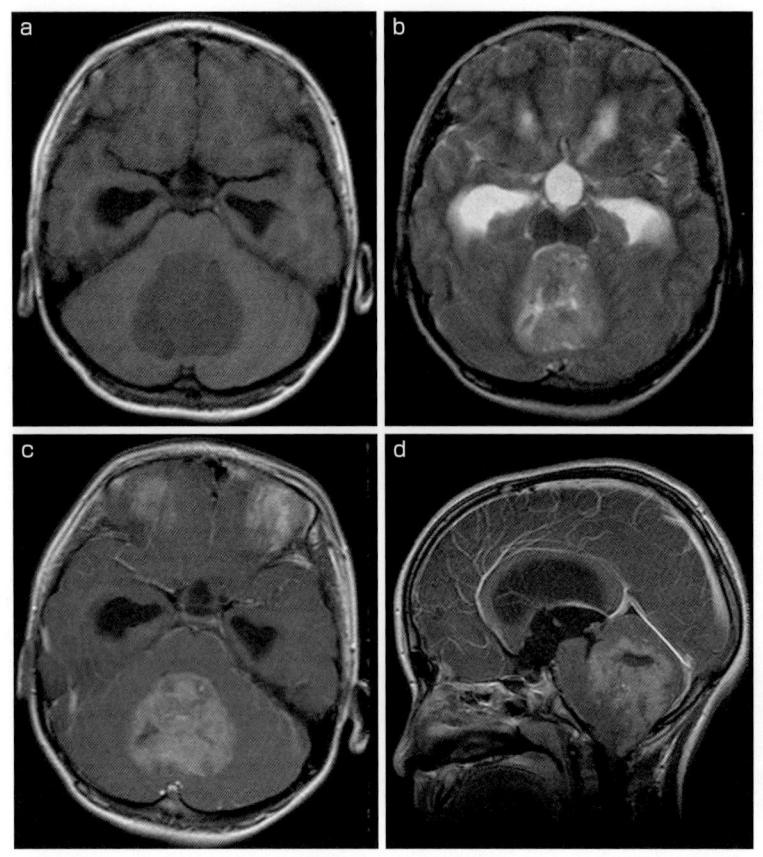

414　第15章　脳腫瘍と脊髄腫瘍

図15-7　髄芽腫のMRI
第4脳室を占拠する大きな腫瘍である．T1強調画像(a)で低信号，T2強調画像(b)で高信号．Gdにて比較的均一に造影される(c, d)．

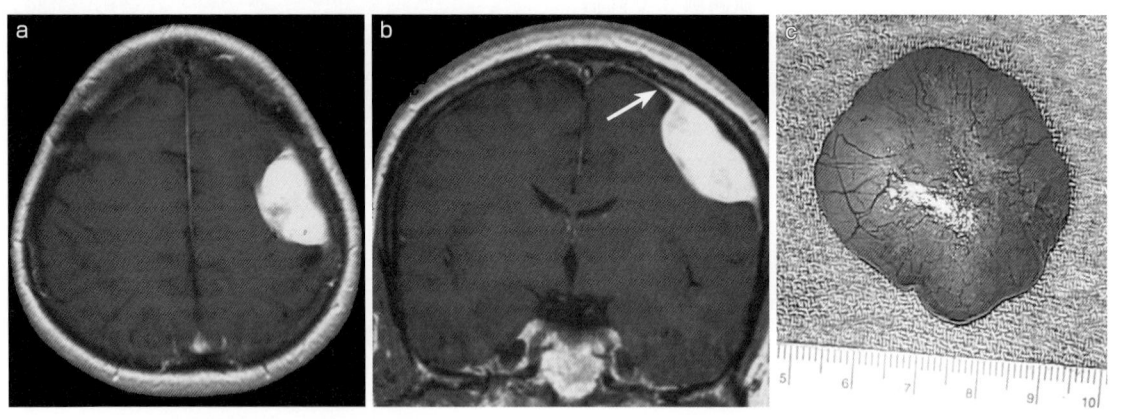

図15-8　円蓋部髄膜腫のMRIと摘出標本
水平断(a)，冠状断(b)のGd造影MRIを示す．均一に強く造影されている．bの矢印は，dural tail signと呼ばれる所見であり，腫瘍が硬膜に広がっていることを示す．cは手術によって摘出された標本である．一塊としてきれいに摘出されている．

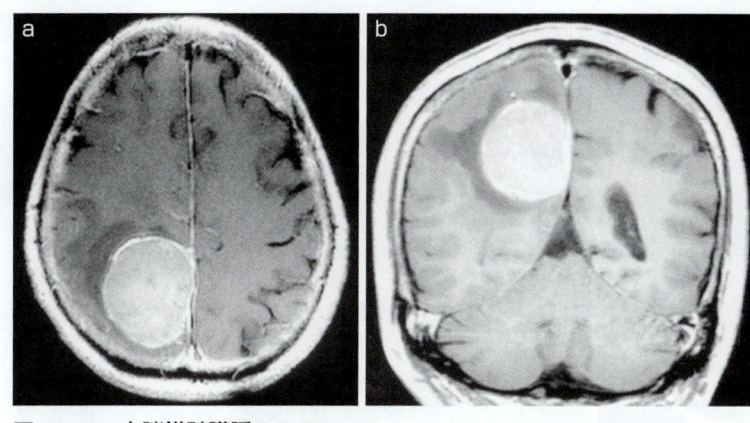

図15-9 大脳鎌髄膜腫のMRI
水平断(a)および冠状断(b)のGd造影MRIにて，境界明瞭な，均一に造影される腫瘍が大脳鎌に接して存在する．

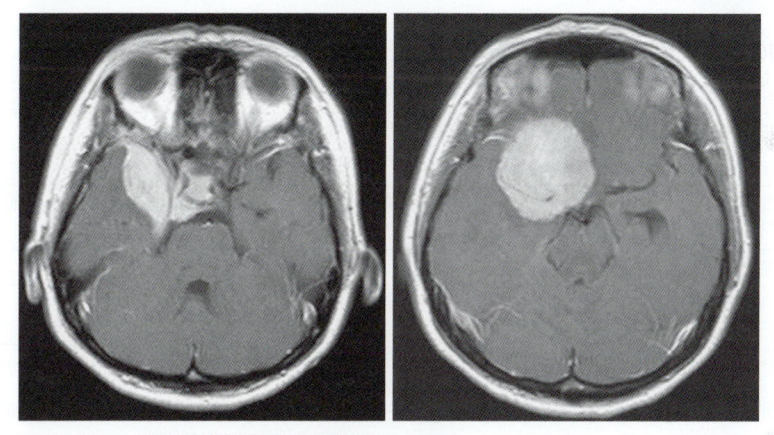

図15-10 蝶形骨縁髄膜腫(内側型)のMRI
Gdにて均一に造影されている．視神経や内頸動脈などが腫瘍によって圧迫を受けている．

室内などが好発部位である．

円蓋部髄膜腫は痙攣発作，上肢に強い片麻痺で発症することが多い（図15-8）．傍矢状洞部髄膜腫では，上矢状静脈洞の中1/3に好発し，対側の下肢に始まるJackson（ジャクソン）てんかん発作や片麻痺がみられることが多い．大脳鎌髄膜腫（図15-9）も正中に発生するので下肢に強い麻痺を呈する．蝶形骨縁髄膜腫の内側型，鞍上部髄膜腫では，視神経に関する症状がしばしば認められる（図15-10）．嗅溝髄膜腫（図15-11）では，嗅覚脱失はほぼすべての症例で認められるが，腫瘍発見のきっかけは嗅覚の問題よりは，腫瘍が大きくなり前頭葉を圧迫しての精神症状によることが多い．

【画像所見】

MRIでは，T1強調画像でやや低信号，T2強調画像で高信号であり，Gdによる造影で均一に強く造影され，付着部硬膜に沿ってしばしば線状の造影効果がみられ，dural tail signと呼ばれる（図15-8）．

髄膜腫は血管に栄養されていることが特徴の一つで，外頸動脈撮影で中硬膜動脈などの硬膜動脈から著明な腫瘍陰影がみられることがある．この場合，手術中の出血量を減らすために，手術前に流入動脈に対して塞栓術が行われることがある．

【再発率・予後】

髄膜腫の再発率や長期予後は，手術による腫瘍の摘出度によるが，これに関してはSimpson（シ

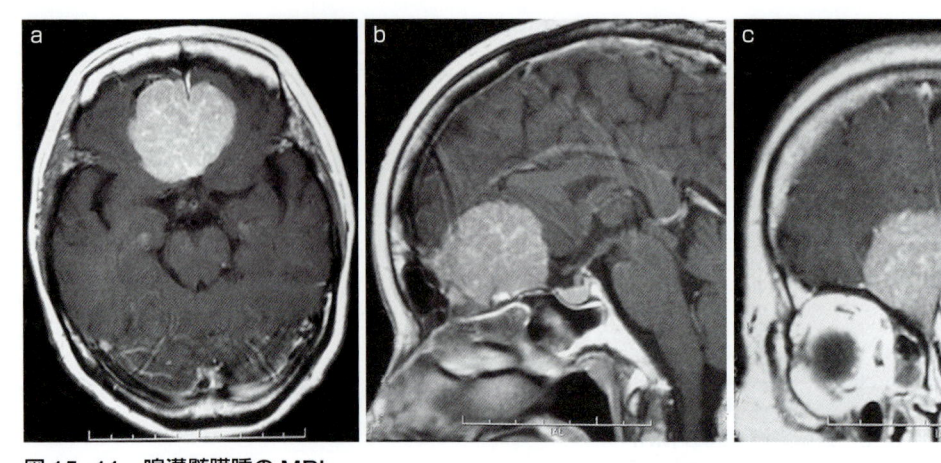

図 15-11 嗅溝髄膜腫の MRI
水平断(a), 矢状断(b), 冠状断(c)の Gd 造影 MRI を示す. 均一に造影された境界明瞭な腫瘍が, 両側の嗅溝から上方に向かって進展している.

表 15-3 髄膜腫の手術摘出度(grade)と再発率：Simpson による 5 段階分類(1967)

	手術摘出度	再発率(%)
Grade Ⅰ	腫瘍の肉眼的全摘出に, 硬膜付着部および骨異常の除去を加えたもの	9
Grade Ⅱ	腫瘍の肉眼的全摘出に, 硬膜付着部の電気凝固を加えたもの	19
Grade Ⅲ	腫瘍は肉眼的全摘出を行うが, 硬膜付着部を除去したり電気凝固しないか, 硬膜外進展部, たとえば腫瘍進展のある静脈洞や骨増殖部をそのままにする	29
Grade Ⅳ	腫瘍の部分切除	39
Grade Ⅴ	生検の有無にかかわらず, 単に減圧術のみを行ったもの	

ンプソン)の分類がしばしば引用される(**表 15-3**). ただし, この報告は手術顕微鏡による手術が一般的となる以前の報告であり, 現在の手術顕微鏡での状況では, grade Ⅰ, Ⅱ であれば, 再発率は 2〜3% 程度と考えてよい. 髄膜腫は大部分が良性であるが, 5〜10% 程度は悪性髄膜腫と呼ばれる, 再発を繰り返す予後の不良な群があることを知っておく必要がある.

D. 下垂体腺腫 (pituitary adenoma)

下垂体腺腫は良性脳腫瘍に分類され, 下垂体前葉細胞から発生する. ホルモンの産生能の有無によって, 機能性腺腫と非機能性腺腫に分けられ, 前者が約 60%, 後者が約 40% である.

1) 機能性下垂体腺腫
　　(functional pituitary adenoma)

機能性下垂体腺腫は, プロラクチン産生腫瘍 (プロラクチノーマ), 成長ホルモン (growth hormone：GH) 産生腫瘍, 副腎皮質刺激ホルモン (adrenocorticotrophic hormone：ACTH) 産生腫瘍に分けることができる.

a) プロラクチン産生腫瘍〔プロラクチノーマ (prolactinoma)〕

女性に多く, 高プロラクチン血症のために, 無月経, 乳汁分泌などが認められる.

b) 成長ホルモン産生腫瘍

高成長ホルモン血症による先端巨大症を呈する.

c) 副腎皮質刺激ホルモン産生腫瘍

Cushing (クッシング) 病と呼ばれ, 高 ACTH 血症のために副腎からコルチゾールが過剰に産生され中心性肥満, 満月様顔貌などの症状を呈する.

2) 非機能性下垂体腺腫
　　(non-functional pituitary adenoma)

非機能性下垂体腺腫は, ホルモンの過剰分泌による症状はなく, 腫瘍が増大し, 視交叉部を上方に圧迫することによる両耳側半盲が最もよくみら

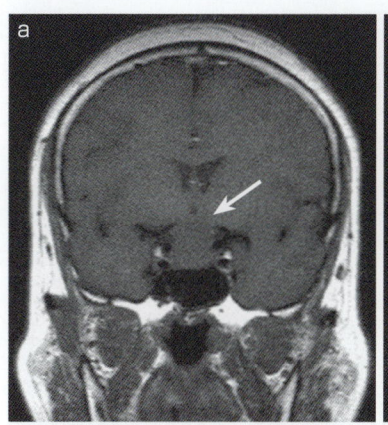

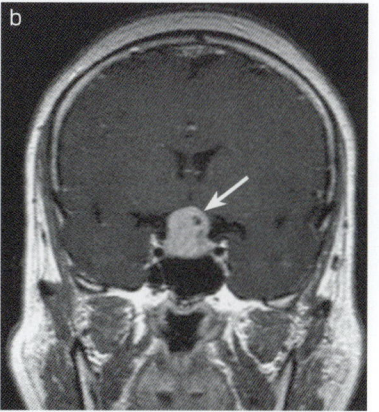

図15-12 非機能性下垂体腺腫のMRI
T1強調画像(a)で等信号，Gd造影画像(b)でほぼ均一に造影される．腫瘍が視神経を上方に圧排するため(矢印)，両耳側半盲を呈す．

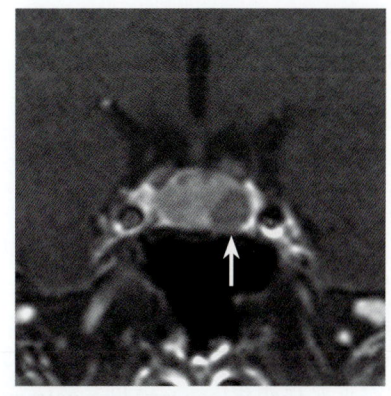

図15-13 正常下垂体と下垂体腺腫
Gd造影MRIにて，正常下垂体のほうが強く造影されるため，下垂体腺腫の部分は正常下垂体に比べて少し黒く見える(矢印)．

れる神経学的所見である(図15-12)．非機能性腺腫では，腫瘍内に出血をきたし突然の頭痛と視力障害を呈することがあり，下垂体卒中(pituitary apoplexy)と呼ばれる．

【画像診断】
　下垂体腺腫の画像診断には，冠状断，矢状断のMRIが有用である．一般に腺腫はT1強調画像で低信号，T2強調画像で高信号である．Gdで造影すると，正常下垂体のほうが腺腫よりも造影効果が強いため，区別できることが多い(図15-13)．以前は頭部単純X線撮影でのトルコ鞍底の二重底(double floor)や，トルコ鞍の風船状拡大(ballooning)が有用な所見であったが，近年はMRI検査が早期に行われるためにこれらの所見

の有用性は低くなった．

【治療】
　下垂体腺腫の手術は原則的に経蝶形骨洞手術である．腫瘍が全摘出できれば治癒が期待できる．腫瘍が大きくなると術後下垂体機能低下が生じ，ホルモン補充療法が必要な場合がある．また，腺腫が大きくなりトルコ鞍上部や海綿静脈洞内に大きく進展した場合は，開頭術を組み合わせる必要がある．いずれにせよ，下垂体腺腫の診断，治療には内分泌内科との連携が重要である．

E. 神経鞘腫(schwannoma)

　神経鞘腫は，末梢神経線維を覆うSchwann細胞から発生する．神経鞘腫の約90％は，第8脳神経(聴神経)から発生するため，聴神経鞘腫(acoustic neurilemoma)という名称が用いられてきたが，第8脳神経を構成する前庭神経と蝸牛神経のうち，本腫瘍の大部分が前庭神経由来であることから，最近は前庭神経鞘腫(vestibular schwannoma)という名称もしばしば用いられる．中年の女性に多く，前庭神経由来ではあるが，症状としては蝸牛神経に関連した難聴，耳鳴で発症することが多い．

【神経学的所見】
　以前から本腫瘍に特徴的な神経学的所見として，Bruns(ブルンス)眼振(Bruns nystagmus)が挙げられている．これは，患側を注視すると低頻度で大きな振幅の眼振がみられ，健側を注視する

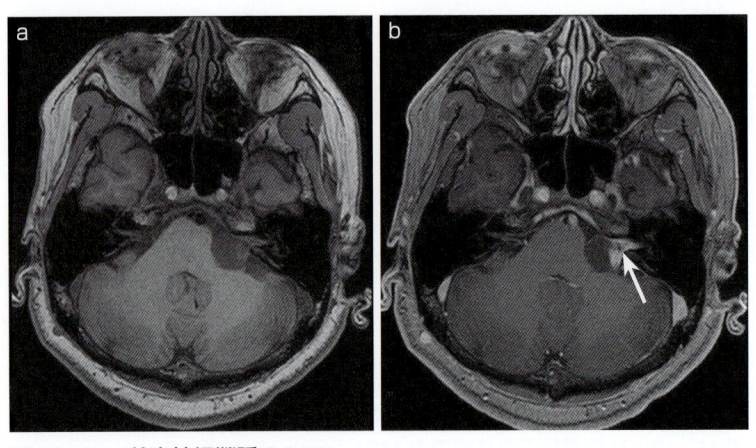

図15-14 前庭神経鞘腫のMRI
T1強調画像(a)で等〜低信号，Gd造影(b)にて腫瘍実質部分は均一に造影される．矢印は内耳道内に造影されている腫瘍を示す．

と高頻度で小さな振幅の眼振がみられるというものである．本腫瘍は，内耳孔付近に好発するため，早期から内耳道は漏斗状に拡大することが多い．腫瘍が脳内に顔を出す部分が小脳橋角部と呼ばれる部分であり，本腫瘍は小脳橋角部腫瘍の代表的なものである．

【画像所見】
　MRIでは腫瘍はT1強調画像で低信号，T2強調画像で高信号に描出され，Gdで比較的均一に強く造影される（図15-14）．内耳道内に造影される腫瘍が認められるのが特徴である．

【治療・予後】
　本腫瘍の治療方針および予後は腫瘍の大きさによって異なる．腫瘍径が3cm以上の大きな腫瘍では，通常，外科的に腫瘍を摘出する．腫瘍径が3cm未満の場合は，外科的に腫瘍を摘出する方法に加えて，最近では定位放射線照射療法（ガンマナイフなど）もよく行われるようになっている．どちらの治療法を選択するかについては，腫瘍の大きさ，年齢，術前の症状などにより，総合的に判断される．

F. 頭蓋咽頭腫（craniopharyngioma）

　頭蓋咽頭腫は良性の先天性腫瘍であるが，視床下部および下垂体柄に接して発育するため，治療上種々の問題がある．頭蓋咽頭腫は胎生期の頭蓋咽頭管（ductus craniopharyngeus）の遺残〔Rathke（ラトケ）嚢（Rathke pouch）〕から発生すると考えられている．小児脳腫瘍の10%を占めるものであるが，成人にもまれならずみられる．

【症状】
　トルコ鞍上部に主座をおく腫瘍であるので，視神経・視交叉の圧迫，下垂体機能不全，視床下部症状，頭蓋内圧亢進症状が主な症状である．

【画像診断】
　画像診断では，頭蓋単純X線像でのトルコ鞍の変形が平皿様変化（saucer-like pattern）として知られる．また，石灰化を伴うことが多いので，頭部CTの診断価値が高い（図15-15 a）．MRIでは，T1強調画像で低〜等信号，T2強調画像では高信号を呈する囊胞を伴い，腫瘍実質部分はGdで強く造影される（図15-15 b, c）．

【鑑別診断】
　トルコ鞍上部腫瘍として鑑別が必要なのは，下垂体腺腫，トルコ鞍上部髄膜腫，胚細胞腫瘍などである．通常，頭蓋咽頭腫では石灰化と囊胞が特徴的であるので，鑑別は比較的容易である．

【治療】
　頭蓋咽頭腫の治療の基本は手術による腫瘍全摘出である．腫瘍が視床下部に強く浸潤していない場合は全摘出が可能であるが，石灰化が強く，視床下部に強く癒着している場合は，全摘出は困難であり，亜全摘や部分摘出にとどめざるをえないこともある．そのような場合は残存腫瘍に対して定位放射線照射療法（ガンマナイフなど）が行われる．

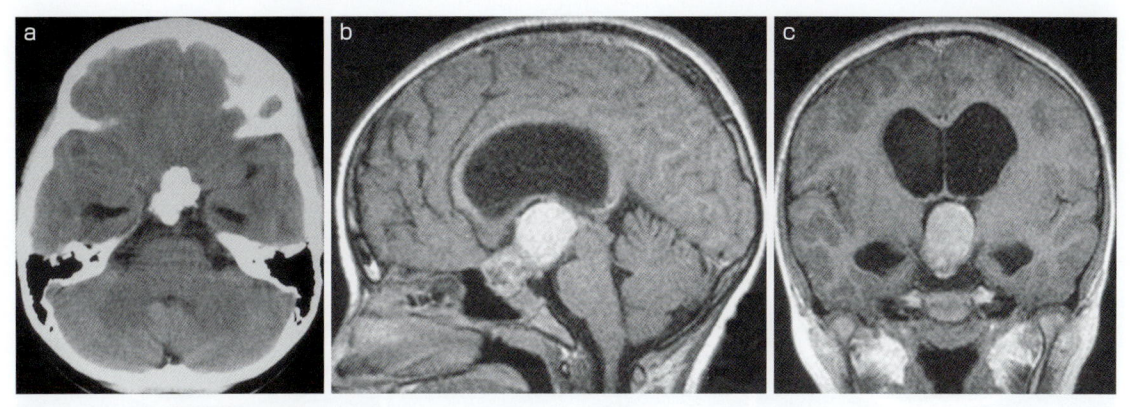

図 15-15　頭蓋咽頭腫の CT と MRI
単純 CT(a)では腫瘍の石灰化がよく描出される．矢状断(b)と冠状断(c)の Gd 造影 MRI で腫瘍は第 3 脳室後方に向かって進展している．

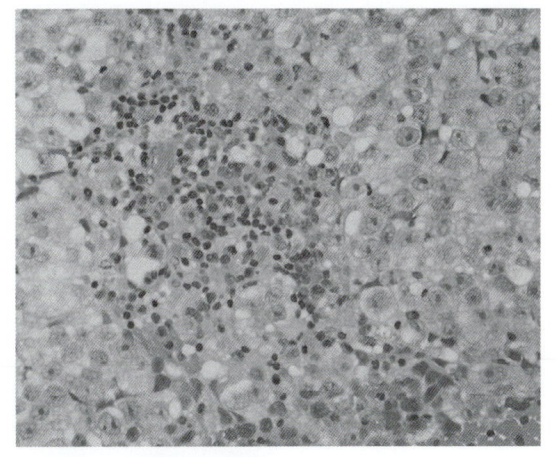

図 15-16　胚腫の組織像
大型円形の腫瘍細胞とリンパ球浸潤からなる two cell pattern を認める．

G. 胚細胞腫瘍(germ cell tumor)

胚細胞腫瘍とは，生殖細胞に由来する腫瘍であるが，頭蓋内に発生するものは発生段階において頭蓋内に迷入した生殖細胞が腫瘍化したものと考えられる．小児に多くみられ，病理学的には，①胚腫(germinoma)，②奇形腫(teratoma)，③胎児性癌(embryonal carcinoma)，④卵黄嚢腫瘍(yolk sac tumor)，⑤絨毛癌(choriocarcinoma)，⑥混合型胚細胞腫瘍(mixed germ cell tumor)の 6 型が存在するが，胚腫が半数以上を占め，最も頻度が高い．

松果体部，トルコ鞍上部などの正中線上に好発する．松果体部に発育すると，中脳水道を閉塞して水頭症を起こし頭蓋内圧亢進症状を呈す．また，視蓋前野，上丘などを圧迫し，Parinaud(パリノー)症候群(上方への共同注視障害)，Argyll Robertson(アーガイル・ロバートソン)瞳孔(Argyll Robertson pupil，対光反射消失)などがみられる．トルコ鞍上部腫瘍では，尿崩症，視力・視野障害，下垂体前葉機能障害などがみられる．

胚腫では，腫瘍細胞は大型円形で，間質結合織には多数のリンパ球の集簇が認められ，いわゆる two cell pattern を呈することで知られる(図 15-16)．

【治療・予後】
治療方針の決定のためには，組織診断が必要であるが，胚腫の場合，脳室内に腫瘍の一部が進展していることが多く，最近は神経内視鏡による生検が低侵襲であるためよく行われている．上述の two cell pattern が確認されれば，腫瘍はそれ以上摘出する必要はなく，白金製剤を中心とした化学療法で治療を行う．近年の化学療法の進歩により，予後は改善している．特に胚腫の予後は良好で，10 年生存率は 80% 以上である．

H. 悪性リンパ腫(malignant lymphoma)

頭蓋内の原発性悪性リンパ腫の頻度は近年増加している．50 歳，60 歳代の男性に好発し，大脳，特に前頭葉に最もよくみられる．組織学的には非 Hodgkin(ホジキン)型で B 細胞由来のものがほ

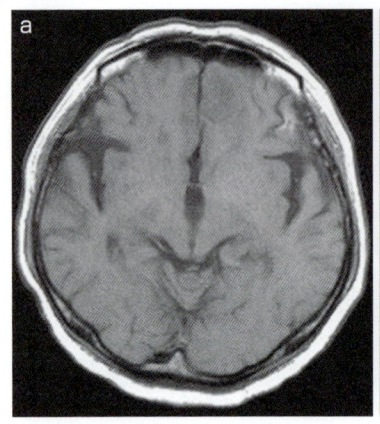

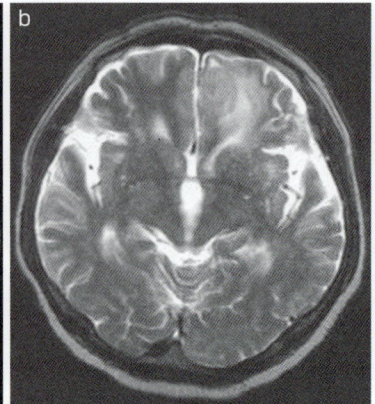

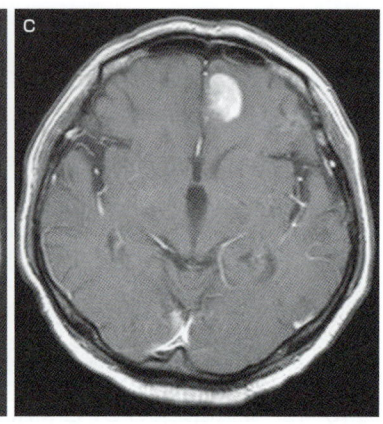

図 15-17 悪性リンパ腫の MRI
T1 強調画像(a)で等～やや低信号，T2 強調画像(b)で高信号，Gd 造影(c)にて均一に造影される．T2 強調画像で腫瘍の周囲に広く浮腫が認められる．

とんどである．初発症状として多いのは発生部位による片麻痺や失語などの巣症状である．

【画像所見】

MRI では T1 強調画像で等～やや低信号，T2 強調画像で高信号として描出され，Gd によって均一に造影される（図 15-17）．周囲の脳浮腫が強いのも特徴である．

【治療・予後】

手術の役割は生検による組織診断の確定である．組織診断が確定すれば化学療法，放射線療法を行う．副腎皮質ステロイド薬（糖質コルチコイド）の投与によって，約 40％ の症例で画像上腫瘍は縮小，消退するが，効果は一時的で，耐性を獲得し数か月以内に再発をみることが多い．現在では，放射線療法と化学療法の併用が主体であり，大量 MTX 療法に放射線療法を併用することで高い奏効率が得られ，生存率も改善してきている．

I. 転移性脳腫瘍 (metastatic brain tumor)

頭蓋外に原発する悪性腫瘍から脳に転移して発生したものを転移性脳腫瘍と呼ぶが，高齢化社会となり医療の進歩による癌患者の長期生存に伴い，転移性脳腫瘍の発生頻度が増加している．血行性転移が大部分であるため，血流の多い部位，すなわち，テント上，中大脳動脈流域，皮質下に最もよくみられる．原発巣では肺癌が最も多く，次いで消化管系の癌，乳癌が多い．時に脳への転移巣のほうが原発巣より先に見つかることもある．

脳実質に発生する場合，悪性神経膠腫などの原発性悪性脳腫瘍と同様に特有な症状はなく，痙攣，頭蓋内圧亢進，局所症状（片麻痺，感覚障害，失語症など）を呈する．

【画像所見】

MRI では T1 強調画像で等～低信号，T2 強調画像で高信号を呈し，周囲に浮腫を伴う．Gd にて均一な輪状の造影効果を呈することが多い．約 30％ は多発性である．

【治療・予後】

治療方針は，全身状態や原発巣の状況，転移巣の部位と大きさおよびそれに伴う神経症状などを勘案して決定する．手術適応としては，原発巣の治療経過が良好で，脳の転移巣が単発であることが通常であり，条件に合わない場合は，放射線療法，特に最近は 3 cm 未満のものに対しては，定位放射線照射が行われることが多い．転移性脳腫瘍の予後は通常不良であり，1 年生存率は 40％，5 年生存率は 10％ である．

II. 脊髄腫瘍 (spinal tumor)

【頻度と分類】

脊髄腫瘍の頻度は，全中枢神経系腫瘍の 15％ である．これは脳腫瘍のおよそ 1/6 程度である．脊髄腫瘍は，硬膜外腫瘍，硬膜内髄外腫瘍，髄内

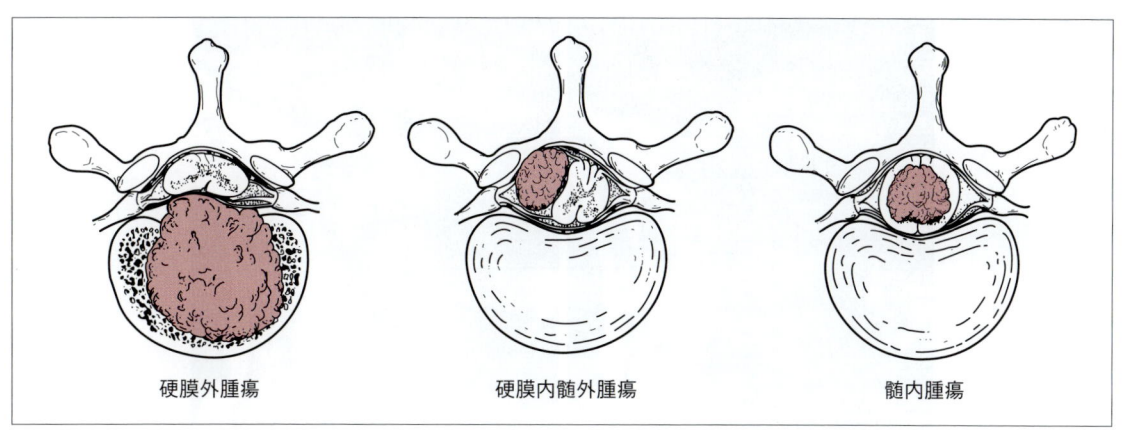

図15-18 脊髄腫瘍の分類
　硬膜外腫瘍，硬膜内髄外腫瘍，髄内腫瘍の3つに大きく分けることができる．
〔森　惟明：脊髄腫瘍．水野美邦，栗原照幸（編）：標準神経病学，p374，医学書院，東京，2000〕

腫瘍の3つに大きく分けることができる（図15-18）．

1) 硬膜外腫瘍 (extradural tumor)
　硬膜外腫瘍の多くは転移性腫瘍であり，肺癌，乳癌，前立腺癌などが椎体に転移し，骨を破壊して脊髄を圧迫する．原発性の硬膜外腫瘍には，脊索腫，肉腫，骨髄腫などがある．

2) 硬膜内髄外腫瘍 (intradural-extramedullary tumor)
　硬膜内髄外腫瘍では，神経鞘腫と髄膜腫が大半を占める．神経鞘腫は，脊髄腫瘍の25%の頻度で男女差はなく，脊髄神経のSchwann細胞由来で胸髄に最も多く，約半数を占める．感覚神経（後根）に発生しやすい．硬膜内外にまたがって発育する亜鈴状，あるいは砂時計状と呼ばれるタイプも30%近くみられる．髄膜腫も脊髄腫瘍の25%で神経鞘腫と同程度の頻度である．髄膜腫は女性に圧倒的に多い．80%は胸髄に発生し，大部分は硬膜内にとどまる．

3) 髄内腫瘍 (intramedullary tumor)
　髄内腫瘍は，神経膠腫が大部分で，上衣腫が60%，星状細胞腫が30%である．上衣腫は，中年の成人に多く，男女差はない．特に頸髄にみられる場合は空洞を伴うことが半数以上であり，大部分は組織学的に良性で周囲の脊髄には浸潤していかない．星状細胞腫は，胸髄に最も多くみられ，男性に多く，組織学的には，良性の毛様細胞性星状細胞腫が半数，びまん性星状細胞腫が1/4，悪性の星状細胞腫が1/4である．

【症状】
　硬膜外腫瘍では，多くが悪性腫瘍の転移であるため，初発症状としては背部痛が多く，次第に根性疼痛となり，その後比較的早期に運動障害，知覚障害が進行する．症状は両側性であることが多い．
　硬膜内髄外腫瘍では，多くは根性疼痛，脊髄圧迫症状とも一側性であり，Brown-Séquard（ブラウン・セカール）症候群を呈することが多い．脊髄くも膜下腔を比較的早期に閉塞するため，髄液の蛋白濃度が上昇し，Froin（フロアン）徴候陽性，Queckenstedt（クエッケンシュテット）試験異常がみられることが多い．
　髄内腫瘍では，脊髄空洞症に似た症状を呈し，一般に症状は両側性に出現する．疼痛がみられることは少なく，解離性の知覚障害，早期の膀胱直腸障害の出現などが特徴的である．胸髄上部より上位の腫瘍ではHorner（ホルネル）症候群をきたすことがある．

【画像診断】
　単純X線撮影でいくつかの特徴的所見が報告されている．硬膜外腫瘍，特に転移性腫瘍では，椎骨の破壊像がみられ，椎弓根が破壊されると，正面像で椎弓根の消失がみられる．神経鞘腫で椎間孔を通して腫瘍が亜鈴状（砂時計状）に広がると椎間孔の拡大が認められるが，この所見は斜位像でより確認しやすい．椎体が脊椎管内から腫瘍によって圧迫されると椎体後面が侵食され，単純X線の側面像で観察すると凹となり，これを波形形成（scalloping，スキャロピング）と呼んでいる．

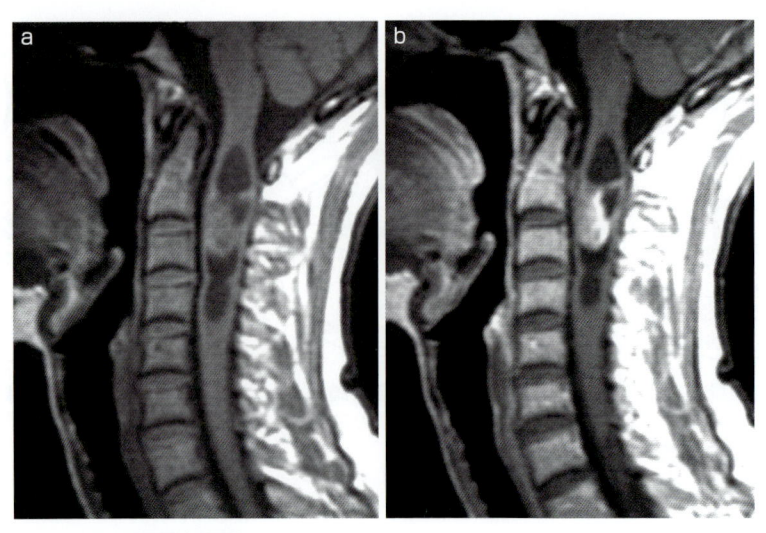

図15-19 脊髄上衣腫のMRI
T1強調画像(a)では，ほぼ等信号の腫瘍の上下に囊胞が認められ，Gd造影画像(b)で腫瘍の実質部分が造影されている．

　MRIが脊髄腫瘍の画像診断では最も有用なものである．水平断のみならず冠状断，矢状断を組み合わせることで腫瘍の三次元的な広がりをとらえることができる．Gd造影で腫瘍本体と正常脊髄の関係も明瞭に区別が可能である．

　硬膜外腫瘍では椎体骨が破壊されるが骨破壊の範囲の把握にはMRIよりCTが役立つことがある．

　硬膜内髄外腫瘍である神経鞘腫と髄膜腫の鑑別はMRIでも困難なことがしばしばであるが，腫瘍近傍の硬膜が造影剤にて造影効果を示すdural tail signが髄膜腫に認められることが多い．

　髄内腫瘍のMRI所見では，上衣腫のほうが腫瘍の上下端に空洞，囊胞形成を伴う頻度が高く（図15-19），星状細胞腫との鑑別所見になりうる．

【治療・予後】

　脊髄腫瘍の治療の中心は手術による腫瘍摘出である．硬膜外腫瘍では多くが転移性腫瘍であるため，手術の目的は，椎弓切除および腫瘍の部分摘出による脊髄への圧迫の軽減と除痛である．硬膜内髄外腫瘍では，腫瘍が全摘出できれば症状の改善，治癒が期待できる．髄内腫瘍は，脊髄後正中切開にて可及的に摘出する．上衣腫は全摘出が可能なものが多く予後も良好であるが，星状細胞腫では，全摘出は困難なことが多く，組織学的悪性度により予後も異なる．

◆◆◆文献◆◆◆

1) 太田富雄，松谷雅生（編）：脳神経外科学．改訂9版，金芳堂，京都，2004
2) 田村　晃，松谷雅生，清水輝夫（編）：EBMに基づく脳神経疾患の基本治療指針．メジカルビュー社，東京，2002
3) 日本脳腫瘍病理学会（編）：脳腫瘍病理カラーアトラス．第2版，医学書院，東京，1999
4) 脳腫瘍全国統計委員会・日本病理学会（編）：臨床・病理 脳腫瘍取扱い規約―臨床と病理カラーアトラス．第2版，金原出版，東京，2002
5) 橋本信夫（編）：脳神経外科臨床指針．中外医学社，東京，2002
6) 松谷雅生，田村　晃（編）：脳神経外科周術期管理のすべて．改訂第2版，メジカルビュー社，東京，2003
7) 山浦　晶（総編集）：脳神経外科学大系．脳腫瘍I，脳腫瘍II．中山書店，東京，2004
8) Graham DI, Lantos PL (eds)：Greenfield's Neuropathology. 6th ed, Arnold, London, 1997
9) Greenberg MS：Handbook of Neurosurgery. 6th ed, Thieme, New York, 2006
10) Rengachary SS, Ellenbogen RG (eds)：Principles of Neurosurgery. 2nd ed, Elsevier Mosby, Edinburgh, 2005
11) Schmidek HH, Roberts DW (eds)：Operative Neurosurgical Techniques. 5th ed, Saunders Elsevier, Philadelphia, 2006
12) The Committee of Brain Tumor Registry of Japan：Report of brain tumor registry of Japan, 11th ed. Neurol Med Chir 43, 2003
13) Youmans JR (ed)：Neurological Surgery. 5th ed, WB Saunders, Philadelphia, 2004

第16章 水頭症，本態性頭蓋内圧亢進

I. 水頭症(hydrocephalus, hydrocephaly)

【概念】

水頭症とは，何らかの原因によって脳脊髄液(髄液)が頭蓋内に過剰に貯留した状態をいう．過剰な髄液により脳室が拡大したものを内水頭症(internal hydrocephalus)，脳表のくも膜下腔が拡大したものを外水頭症(external hydrocephalus)と区別することもあるが，一般的に水頭症といえば前者を意味することが多い．これに対して，脳の形成不全や萎縮によって受動的に脳室やくも膜下腔が拡大したものを代償性水頭症(hydrocephalus ex vacuo)と呼ぶことがあるが，当然のことながらこれは水頭症とはまったく異なった病態である．

【病理・病態】

脳室の解剖(図16-1)：脳の内部に存在して，髄液により満たされた間隙(スペース)を脳室と呼ぶ．大脳の中にほぼ左右対称に存在する側脳室，間脳の正中に存在する第3脳室，脳幹の背側に存在する第4脳室に分けることができる．左右の側脳室はそれぞれ別々のMonro(モンロー)孔により第3脳室とつながっており，さらに第3脳室と第4脳室は中脳水道で結ばれている．そして，第4脳室は3か所の出口〔左右2つのLuschka(ルシュカ)孔と正中に1つのMagendie(マジャンディ)孔〕を介して，脳表のくも膜下腔と交通を有している．

髄液の産生と吸収(図16-1)：髄液は脳室に存在する脈絡叢で産生されるが，そのほとんどは側脳室で産生される．側脳室から第3脳室，そして第4脳室へと流れた髄液は，Luschka孔とMagendie孔から脳室の外へ流出，脳および脊髄表面のくも膜下腔を灌流する．くも膜下腔を灌流した髄液は静脈系に吸収されることになるが，従来その大部分は上矢状静脈洞周辺のくも膜顆粒を介して上矢状静脈洞に吸収されると考えられてきた．しかし，ヒトにおいてはくも膜顆粒が生後しばらくしてから出現すること，多くの動物種においてくも膜顆粒が存在しないことなどから，くも膜顆粒を介する髄液吸収経路が実際に機能しているのか疑問視する意見がある．最近では，脈絡叢や脳室周囲器官群の毛細血管，さらに脳・脊髄神経周囲腔の静脈やリンパ組織を介して髄液が吸収されるという学説が有力である．脳室とくも膜下腔に存在する髄液量は約150 mL，1日に産生される髄液量は約450 mL(0.3〜0.35 mL/分のペース)とされており，したがって髄液は1日3回程度入れ替わるということになる．

水頭症の発生機序：髄液が頭蓋内に過剰に貯留する原因としては，①髄液が過剰に産生される，②髄液の循環路である脳室，くも膜下腔に通過障害が生じる，③上矢状静脈洞への髄液の吸収が障害される，の3つの可能性がある．このうち①については，脈絡叢から発生しそれ自体が髄液を産生する脈絡叢乳頭腫に伴ってみられることがあるが，きわめてまれな病態である．また，静脈洞が何らかの原因で閉塞し静脈洞内の圧が上昇，結果的に髄液吸収が障害されても水頭症は発生しうる

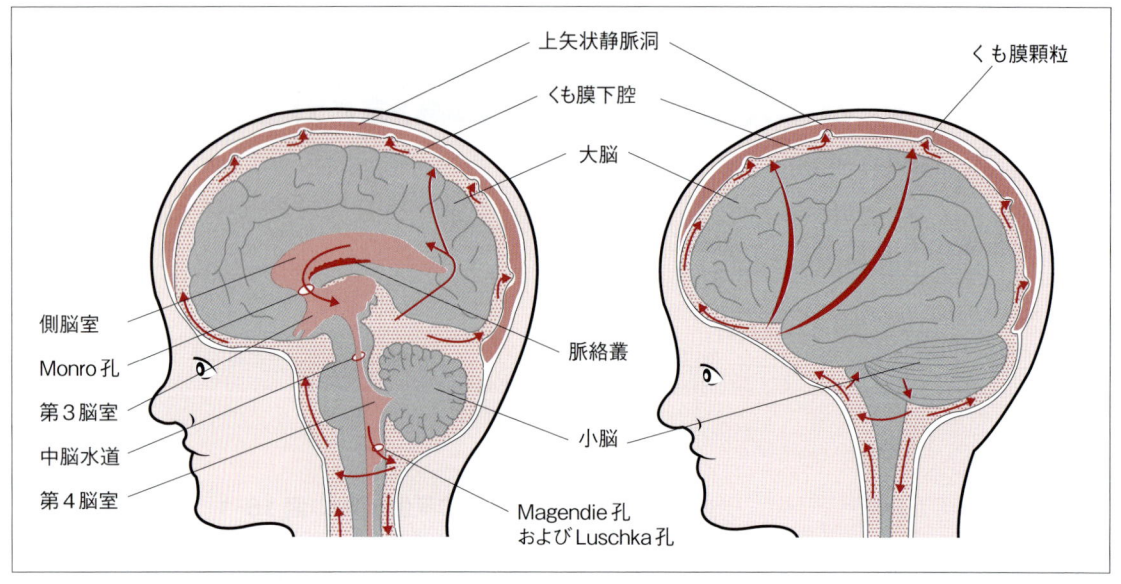

図16-1 脳室の解剖と髄液循環
　主に側脳室で産生される髄液は第3脳室そして第4脳室へと流れ，Luschka孔とMagendie孔から脳室の外へ流出，脳および脊髄表面のくも膜下腔を灌流する．くも膜下腔を灌流した髄液は静脈系に吸収されることになるが，従来その大部分は上矢状静脈洞周辺のくも膜顆粒を介して上矢状静脈洞に吸収されると考えられてきた．しかし，最近では，脈絡叢や脳室周囲器官群の毛細血管，さらに脳・脊髄神経周囲腔の静脈やリンパ組織を介して髄液が吸収されるという学説が有力である．

表16-1　発症年齢ごとの水頭症

新生児・乳児期水頭症	原因	中脳水道狭窄症，Chiari II型奇形，Dandy-Walker症候群，未熟児脳室内出血など
	臨床像	頭囲拡大，大泉門の拡大・緊張，頭皮静脈の怒張，痙攣発作，落陽現象，破壺音（cracked pot sound），transillumination
1歳以降の小児期水頭症	原因	脳腫瘍，髄膜炎など
	臨床像	頭痛，嘔吐，うっ血乳頭などの頭蓋内圧亢進症状・症候や意識障害
成人の水頭症	原因	くも膜下出血，脳腫瘍，髄膜炎など，特発性正常圧水頭症（原因不明）
	臨床像	頭痛，嘔吐，うっ血乳頭などの頭蓋内圧亢進症状・症候や意識障害，正常圧水頭症では認知障害，歩行障害，尿失禁の3徴をみる

が，実際のところ成人ではこのような機序で水頭症が発生することはまずない．ただし，軟骨形成不全症や頭蓋縫合早期癒合症などの乳幼児では，頭蓋底部で静脈の流出路が狭窄ないし閉塞し，その結果水頭症が発生するとされている．したがって，ほとんどの水頭症は②を原因に生じることになるが，後述するように通過障害の部位によって交通性水頭症と非交通性水頭症に分類される．

水頭症の分類：

①交通性水頭症（communicating hydrocephalus）と非交通性水頭症（noncommunicating hydrocephalus）：髄液の通過障害の部位によって水頭症は交通性と非交通性に分類される．前者は脳室とくも膜下腔の交通は保たれているが，その後の髄液の循環に障害のあるもの，後者は脳室内からくも膜下腔へ至る経路に閉塞が生じ，その結果脳室が拡大するもので，閉塞性水頭症（obstructive hydrocephalus）とも呼ばれる．

②先天性水頭症（congenital hydrocephalus）と後天性（続発性）水頭症〔acquired(secondary) hydrocephalus〕（**表16-1**）：水頭症の原因が出生前にあるものを先天性水頭症と呼ぶが，このうち頻度の高いものは，中脳水道狭窄症（aqueductal stenosis）による水頭症（**図16-2, 3**）とChiari（キアリ）II型奇形（脊髄披裂・脊髄髄膜瘤に合併）に伴う水頭症である．前者が非交通性水頭症の代表

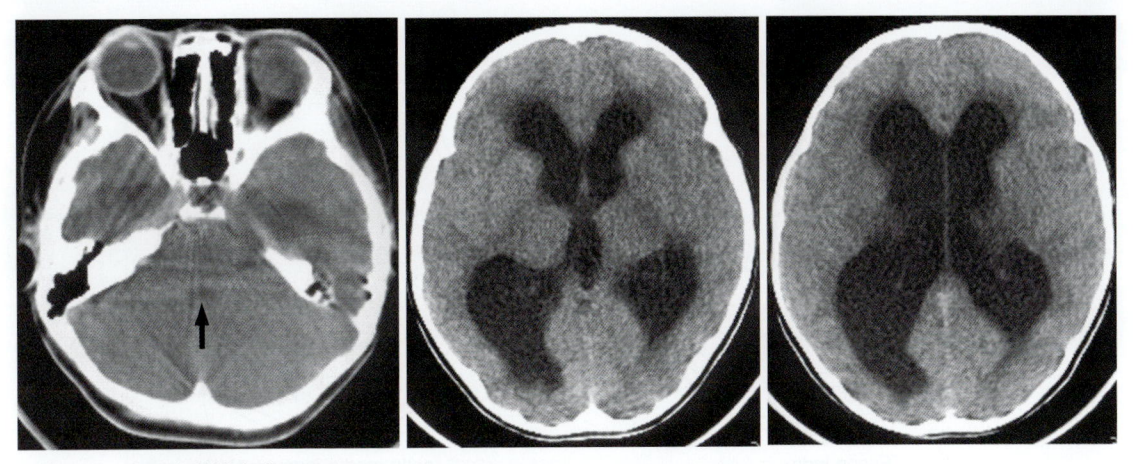

図 16-2　中脳水道狭窄症の CT
側脳室と第 3 脳室は拡大するが，第 4 脳室(矢印)は拡大しないという特徴的な所見をみる．

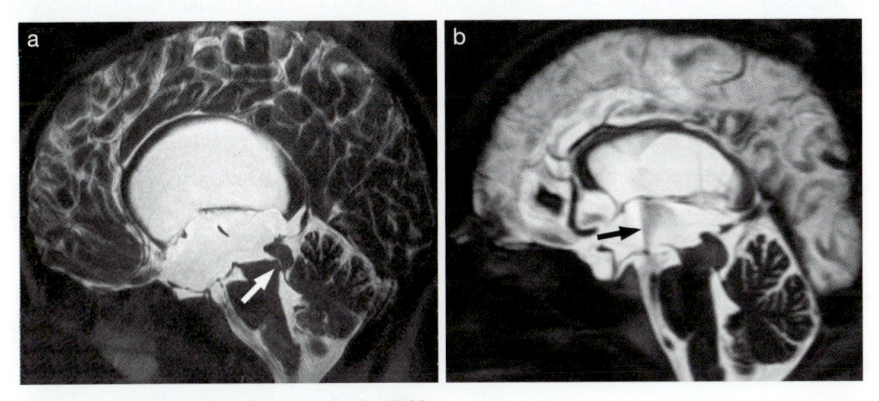

図 16-3　中脳水道狭窄症の MRI 矢状断
中脳水道の狭窄が明らかで(白矢印)，治療前には第 3 脳室底が下方に膨隆しているが(a)，本症例に内視鏡的第 3 脳室開放術を行うと第 3 脳室底は平坦化し同部に髄液の流れを観察できる(黒矢印)(b)．

的なものであるのに対して，後者は交通性と非交通性両方の要素を有すると考えられている．そのほか，Dandy-Walker(ダンディ・ウォーカー)症候群やトキソプラズマなどの胎内感染などが，先天性水頭症の原因になる．後天性(続発性)水頭症は，腫瘍，出血，髄膜炎などを原因に発生する．小児に好発する髄芽腫などの第 4 脳室腫瘍や松果体部腫瘍では，容易に非交通性水頭症を併発する．また，髄膜炎やくも膜下出血では，くも膜下腔の髄液循環が障害されるため交通性水頭症が発生する．高齢者に好発する原因不明の交通性水頭症に，特発性正常圧水頭症(idiopathic normal-pressure hydrocephalus)がある．特発性正常圧水頭症では，脳室拡大はあるものの腰椎穿刺によって脳脊髄圧を測定しても 20 cmH$_2$O を超えることはなく，後述するように特徴的な臨床像を呈する．

【**臨床症状・症候**】(表 16-1)

新生児や乳児では頭蓋縫合が開存しているため，脳室の拡大に伴って頭蓋も拡張し，その結果頭囲は拡大し大泉門は緊張する．乳児期に行われる健康診断で進行性の頭囲拡大が指摘され，その結果水頭症の存在が判明する場合もある．水頭症が進行するにつれ，患児の機嫌は悪くなり，ミルクの摂取も不良になる．さらに，痙攣発作を起こすこともある．そのほか，頭皮静脈の怒張や落陽現象(setting sun phenomenon，眼球が下方に偏位)などの症候をみるが，頭蓋内圧の亢進状態が

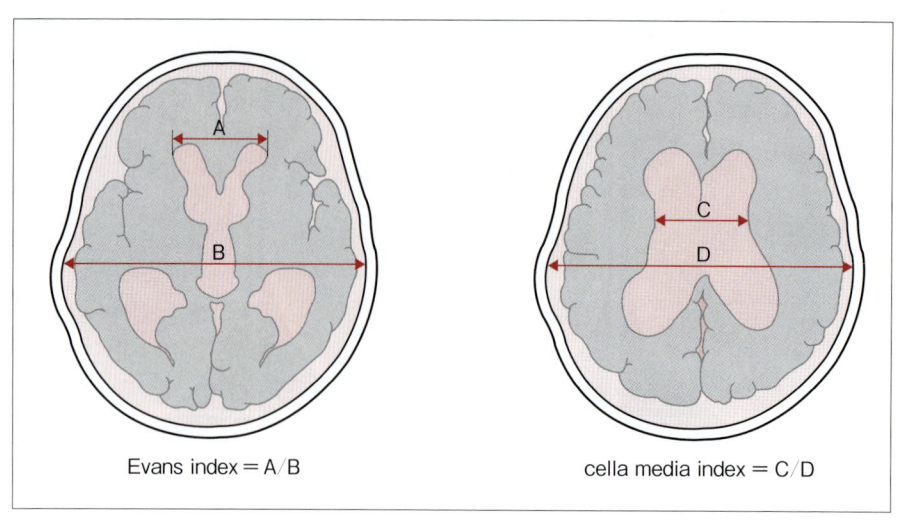

図 16-4　Evans index と cella media index
　脳室拡大の程度を示す指標になる．Evans index は 0.3 以上，cella media index は 0.25 以上の場合に水頭症を疑う．

持続すれば，それ自体により精神運動発達の遅延が生じる．乳児期を過ぎて水頭症が発症すると頭囲は拡大せず，小児，成人にかかわらず患者は頭痛，嘔吐，うっ血乳頭など頭蓋内圧亢進の症状・症候を呈する．ただし，前述の特発性正常圧水頭症ではこれらの症候はみられず，脳室の拡大に伴って認知障害，歩行障害，尿失禁といった症状が出現する．

【診断】
　上述の臨床症候と MRI, CT などの脳室拡大の所見により，通常，水頭症の診断は比較的容易に下される．CT によって観察される脳室拡大の程度は，Evans(エヴァンス)index, cella media index(**図 16-4**)など種々の計測値によって客観的に評価される．脳室拡大に伴って側脳室の前角あるいは三角部周辺の白質に，CT 上低吸収域を認めることがある．これを脳室周囲低吸収域(periventricular lucency: PVL)と呼び，髄液が脳室壁を介して脳実質に吸収された結果，このような所見が生じると考えられている．MRI は脳室の拡大を示すだけでなく，その原因となる疾患を的確に描出するので水頭症の診断には不可欠なものである(**図 16-3**)．ただし，きわめて緩徐に進行する水頭症や正常圧水頭症などでは，脳萎縮に伴う脳室拡大との鑑別が問題になることがある．これらの鑑別には CT 脳槽造影や RI 脳槽撮影による髄液循環動態の評価，腰椎穿刺による髄液圧モニタリングなどの補助検査が必要となる．さらに前述の特発性正常圧水頭症では，腰椎穿刺により約 20〜40 mL の髄液を排除して症状が改善するかどうかを確認する検査(髄液排除試験)を行い，これによって症状が改善すれば治療の適応ありと診断する．

【治療】
　頭蓋内に過剰に貯留した髄液を，脳室に挿入した短絡管を介して身体の他の部位に排出させる髄液シャント術が一般的な治療法であり，患者の年齢，水頭症の病型を問うことなくその適応は広い．拡大した脳室と腹腔を短絡管で結ぶ脳室腹腔短絡(シャント)術(ventriculo-peritoneal shunt: V-P shunt)が一般的であるが，そのほかに脳室心房短絡術(ventriculo-atrial shunt: V-A shunt)，腰椎くも膜下腔腹腔短絡術(lumbo-peritoneal shunt: L-P shunt)]などがある(**図 16-5**)．V-P shunt と V-A shunt は交通性と非交通性両方の水頭症に適応があるが，L-P shunt は交通性水頭症のみに施行される．いずれにせよ髄液シャント術は簡便かつ確実な治療法であるが，一方で短絡管感染，短絡管機能不全(**図 16-6**)，さらには髄液の過剰排出に伴うさまざまな問題など合併症の頻度も決して低くない．そこで，近年の神経内視鏡技術の進歩に伴い，非交通性水頭症に対する

I. 水頭症　427

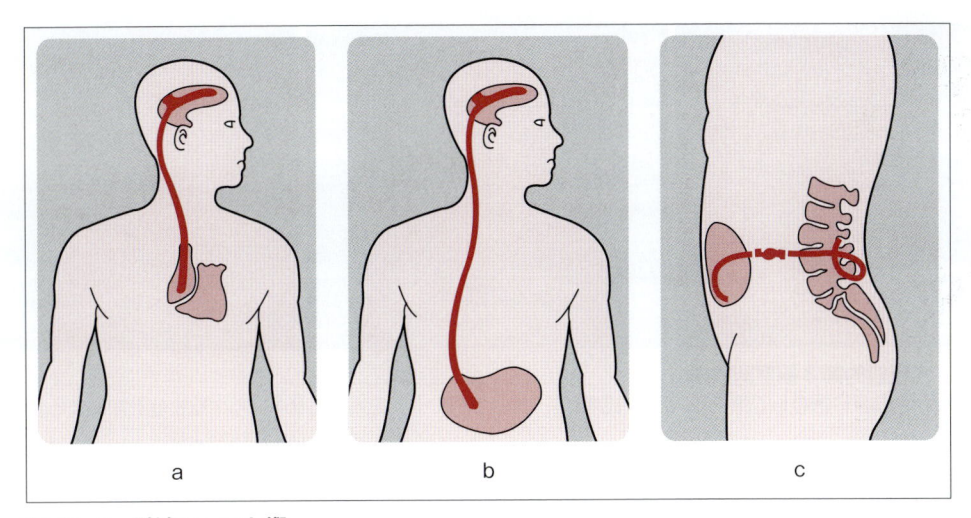

図 16-5　髄液シャント術
a．脳室腹腔短絡術（ventriculo-peritoneal shunt：V-P shunt），b．脳室心房短絡術（ventriculo-atrial shunt：V-A shunt），c．腰椎くも膜下腔腹腔短絡術（lumbo-peritoneal shunt：L-P shunt）．

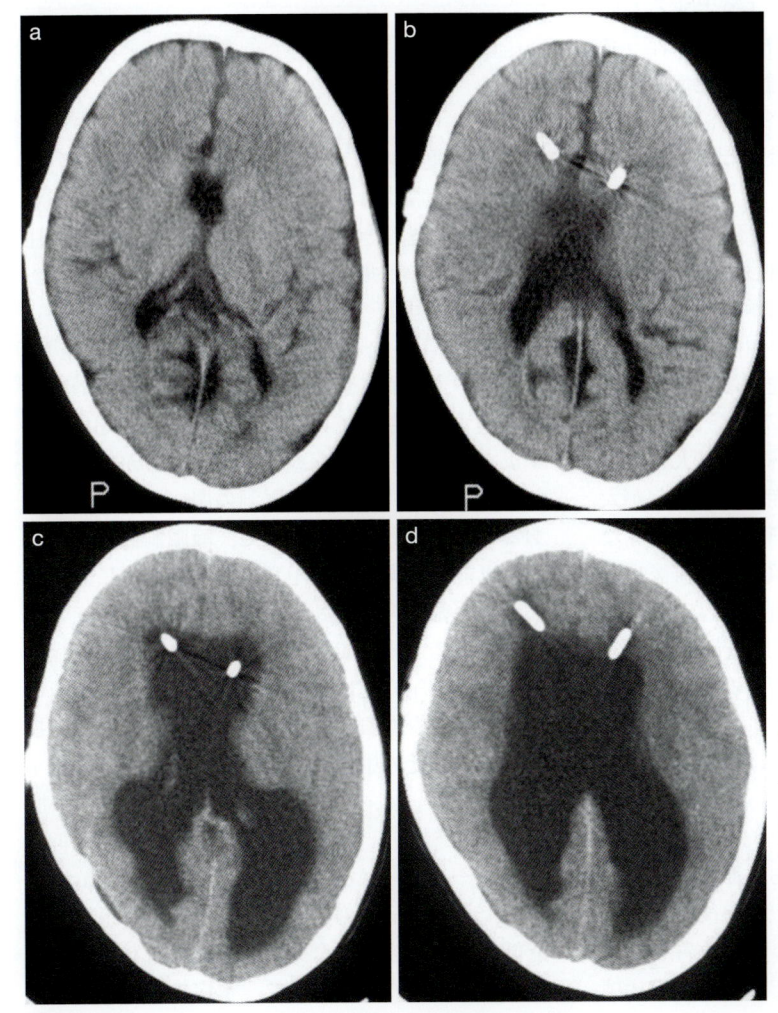

図 16-6　短絡管機能不全の一例
　短絡管機能不全とは，何らかの原因で短絡管が閉塞し髄液の頭蓋外への排出が行われなくなる状態である．したがって，短絡管設置によって縮小した脳室は（a, b），短絡管機能不全の結果拡張し（c, d），患者は頭蓋内圧亢進症状を呈する．短絡管機能不全が起こると，多くの場合閉塞した短絡管を新たなものに入れ替えなければならない．

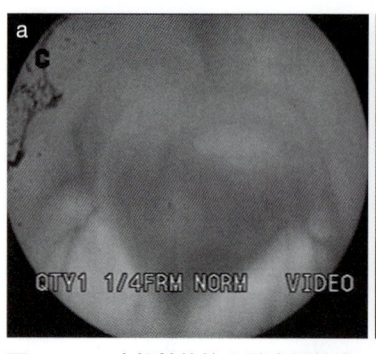

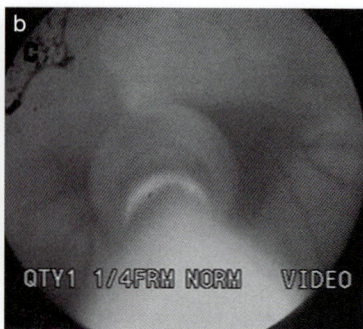

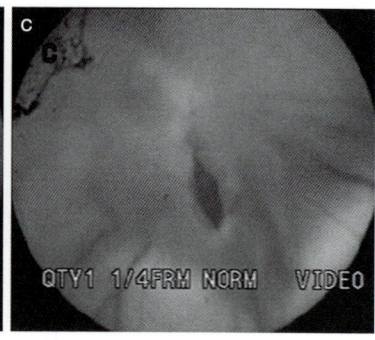

図 16-7 内視鏡的第 3 脳室開放術
内視鏡を第 3 脳室に誘導して第 3 脳室底を観察し(a)，次いでバルーンを用いて(b)，第 3 脳室底を開窓する(c)．

内視鏡的第 3 脳室開放術が広く行われるようになってきた．冠状縫合近傍の頭蓋骨に小孔を穿ち，ここから内視鏡を側脳室，さらに Monro 孔を介して第 3 脳室に誘導，第 3 脳室底を穿破し，脳室とくも膜下腔の間に交通をつけようとするものである（図 16-3, 7）．上述の短絡管留置に伴うさまざまな問題を考えると，非交通性水頭症，特に中脳水道狭窄症に関しては，短絡管を設置することなしに治療可能な内視鏡手術はきわめて魅力的なものといえる．

【予後】
乳幼児の水頭症（大部分は先天性水頭症）は適切に治療を受ければ，その死亡率は 3〜10% 程度であり，約 60% の症例が正常の知能発達あるいは学校教育を受けるレベルに到達するとされている．もちろん，このような患児の知能予後には，水頭症の原因疾患，水頭症の罹病期間，大脳皮質の厚さ，髄液シャント術の合併症の有無などが大きくかかわってくる．Dandy-Walker 症候群など脳奇形に伴う水頭症，新生児頭蓋内出血後や髄膜炎後の水頭症では予後は一般的に不良である．一方，最も予後のよいものは，Chiari II 型奇形，すなわち脊髄髄膜瘤に伴う水頭症である．中脳水道狭窄症も，比較的予後良好とされている．後天性（続発性）水頭症では，その予後は水頭症の原因となる原疾患の病態や重症度によって異なってくる．精神活動の低下（認知症症状），歩行障害，尿失禁を呈する正常圧水頭症のうち，原因の不明な特発性正常圧水頭症では 60〜70% 前後の症例で術後に何らかの症状改善をみる．最も改善しやすいのは歩行障害，次いで尿失禁で，認知症症状は最も改善しにくい症状である．

II．本態性頭蓋内圧亢進

【概念】
本態性頭蓋内圧亢進とは，頭蓋内占拠性病変，水頭症，髄膜炎などが存在しないにもかかわらず頭蓋内圧亢進をきたす病態をいう．良性頭蓋内圧亢進，偽性脳腫瘍とも呼ばれる．

【病理・病態】
性成熟期（reproductive age）の女性に好発し，生理不順，肥満，最近の体重増加などがその発症に関連するとされている．本態性という呼称が示すようにその病理，病態は不明であるが，実際のところは，血栓による静脈洞の閉塞がその原因であることが多い．したがって，静脈洞血栓を惹起する可能性のある慢性中耳炎，頸部病変に対する広範な手術，経口避妊薬の内服などは，本症の背景病態として重要である．ただ，静脈洞血栓症による頭蓋内圧亢進は，本態性に含めるべきでないという意見もある．そのほか，ステロイド薬の投与あるいはその中止，テトラサイクリン，スルファメトキサゾール，シメチジン，ナリジクス酸の服用，ビタミン A の過剰および不足，全身性エリテマトーデス，Addison（アジソン）病，Cushing（クッシング）病，副甲状腺機能低下症，甲状腺機能低下症，慢性腎不全，鉄欠乏性貧血などの背景因子・疾患を有する患者に，本症の発生すること

が知られている．

【臨床症状】
　頭痛が最も一般的な症状であるが，そのほか，悪心，めまい，外転神経麻痺による複視，視力障害などをみる．また，ほぼ全例に眼底にうっ血乳頭を認めるが，時に一側性のことがあるので注意を要する．そのほか，視野欠損，中心暗点の拡大などの視野障害を伴うことがあり，さらに重症例では失明に至ることもある．頭蓋内圧が著明に亢進しているにもかかわらず，意識障害を伴わないというのが臨床上の特徴である．

【診断】
　本態性頭蓋内圧亢進の診断は，多くの場合，脳腫瘍などの頭蓋内占拠性病変や水頭症，髄膜炎などの存在を否定する除外診断によって下される．頭部 CT や MRI では，脳室の大きさは正常かむしろ小さく，その他の異常所見は存在しない．また，腰椎穿刺による脳脊髄圧測定を行うと，$20\,cmH_2O$ 以上，時には $40\,cmH_2O$ にも達する圧亢進は認めるが，髄液中の細胞数，糖，蛋白などの所見は正常である．

【予後】
　ほとんどの症例において，発症後 6〜15 週間で症状の自然寛解をみるが，その後の再発は決してまれではない（約 1/3 の症例で再発をみる）．一方，約 10% の症例で視力・視野障害が進行し，時に失明に至ることもある．このような視機能の低下は，早期からみられることもあれば晩期のこともあり，その発生と罹病期間や症状の程度との相関は乏しいとされている．

【治療】
　視野障害，失明が本症に伴う唯一の永続的な合併症になるので，これをいかに防ぐかが治療上の焦点になる．ただ一方で上述のように自然寛解を呈する症例も少なくないことから，どの程度積極的に治療を行うか判断に苦しむことも多い．したがって，経過中は視野障害の有無について頻回に検査する必要がある．具体的な治療法は，まず原因が明らかであればこれに対しての処置を行い，さらに水分，塩分の摂取制限，ダイエットによる体重減少を試みる．また，髄液産生抑制作用を有するアセタゾラミド，フロセミドを投与し，これらの効果がなければステロイド療法も考慮する．視力・視野障害が進行性に悪化し重篤な場合には，L−P shunt を行ったり，視神経鞘を開放して減圧を試みることもある．

第17章 頭部外傷，脊髄外傷

I．頭部外傷 (head injury)

【概念】

頭部外傷による組織損傷は，その衝撃によって直接的に生じる一次性損傷とさまざまな合併症によって生じる二次性損傷に分類される（表17-1）．一次性損傷には頭部軟部組織の損傷から頭蓋骨骨折，脳挫傷が含まれ，二次性損傷には出血による血腫形成，脳虚血，頭蓋内圧亢進，低酸素，低血圧，高体温，直後てんかんなどによる脳損傷が含まれる．

【発生機序】

一次性損傷は，その力学的な発生機序に基づき開放性と閉鎖性の2つに大別できる．

開放性頭部損傷 (open head injury, penetrating head injury)：外力が頭部に直接加わると頭皮，頭蓋骨が機械的に破壊され，さらにその直下の脳実質が損傷されることもある．ハンマーや斧による殴打，銃弾の貫通，釘や鋲の刺入などによる損傷で，頭皮に開放創を伴うために開放性頭部損傷と呼ばれる．開放性頭部損傷に伴う脳実質の損傷は，外力が頭蓋骨骨折を介してその直下の脳実質に加わり発生するが，このような場合その脳損傷

表17-1 頭部外傷による一次性および二次性損傷

一次性損傷	頭部軟部組織損傷 頭蓋骨骨折 　脳挫傷	
二次性損傷	①頭蓋内環境	出血による血腫の形成 脳虚血 急性頭蓋内圧亢進 脳浮腫，脳腫脹 脳ヘルニア 二次的出血 脳組織の低酸素 直後てんかん 脳血管攣縮 頭蓋内感染
	②頭蓋外（全身性）因子	低酸素/低血圧/高体温 貧血（出血性ショックを含む） 高二酸化炭素血症 低血糖状態 播種性血管内凝固（DIC） 多臓器不全（MOF）など

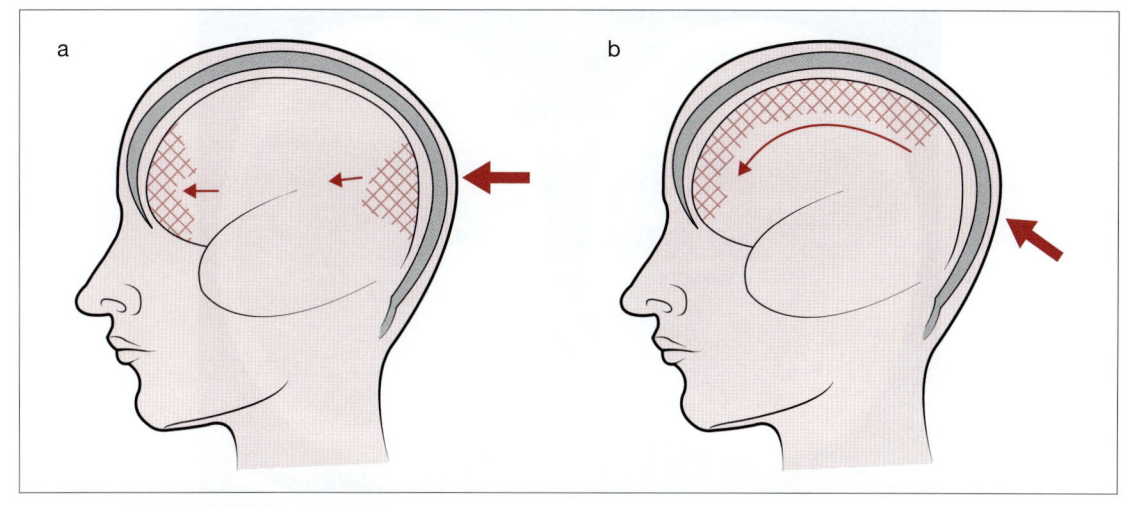

図 17-1 閉鎖性頭部損傷の発生機序
a. 並進運動．衝撃の加わった直下には直撃損傷（coup injury），衝撃部の対角線上反対側には反衝損傷（contrecoup injury）が生じる．
b. 回転運動．回転性の加速度衝撃が脳に加わると，脳実質に剪断力（shearing force）が加わり脳損傷が起こる．

は限局的であることが多い．

閉鎖性頭部損傷（closed head injury）：頭皮に開放創がない場合を，閉鎖性頭部損傷と呼ぶ．交通事故や鈍的外力による損傷で，頭皮や頭蓋骨の損傷が軽度であるにもかかわらず，脳実質の損傷が重篤な場合があるので注意を要する．なお閉鎖性頭部損傷に伴う頭蓋骨骨折を単純骨折（simple fracture），前述の開放性頭部損傷に伴う骨折を複雑骨折（compound fracture）と呼ぶ．閉鎖性頭部損傷に伴う脳損傷〔閉鎖性脳損傷（closed brain injury）〕は，並進運動（acceleration, deceleration），回転運動（rotatory, angular acceleration），頭蓋骨の歪みの 3 つの機序によって発生する．

① **並進運動による脳損傷**（図 17-1 a）：転倒や転落，交通事故などで頭部を強打すると，脳は並進運動をするが頭蓋骨と脳の間に位相のずれが生じるため，脳実質が頭蓋骨内面によって損傷を受ける．衝撃の加わった直下に生じる脳損傷を直撃損傷（coup injury），衝撃部の対角線上反対側に生じるものを反衝損傷（contrecoup injury）という．後頭部の打撲では大多数が反衝損傷がほとんどであるのに対して，前頭部の打撲では直撃損傷と反衝損傷がほぼ同程度に生じる．また，側頭部の打撲では，反衝損傷が多い．

② **回転運動による脳損傷**（図 17-1 b）：回転性の加速度衝撃が脳に加わると，脳実質に剪断力

表 17-2 外傷性脳損傷

局所性脳損傷	脳挫傷	
	頭蓋内血腫	硬膜外血腫
		硬膜下血腫
		脳内血腫
びまん性脳損傷	脳振盪	
	びまん性軸索損傷	

（shearing force）が加わることになり，その結果脳表の架橋静脈が損傷されたり，脳実質においても灰白質と白質や脳と血管などの異なった組織構造の間や，前頭蓋底や中頭蓋底に接する部位に脳損傷が生じる．さらに衝撃が強くなると，脳幹部にも剪断力が及び同部の損傷が起こる．

③ **頭蓋骨の歪みによる脳損傷**：外力によって生じた頭蓋骨の変形によって，その直下に脳損傷が起こることがある．

【**病理・病態**】

脳損傷は臨床病理学的には，局所性とびまん性に分類される．前者には脳挫傷，頭蓋内血腫が含まれ，後者には脳振盪とびまん性軸索損傷が含まれる（**表 17-2**）．脳挫傷は直撃損傷あるいは反衝損傷によって生じ，病理学的には種々の程度の神経組織の破壊と出血を認める．脳挫傷，びまん性

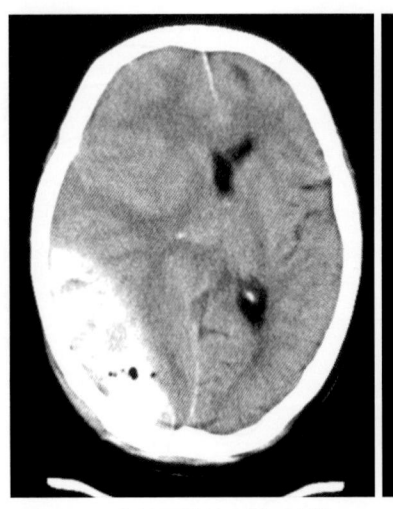

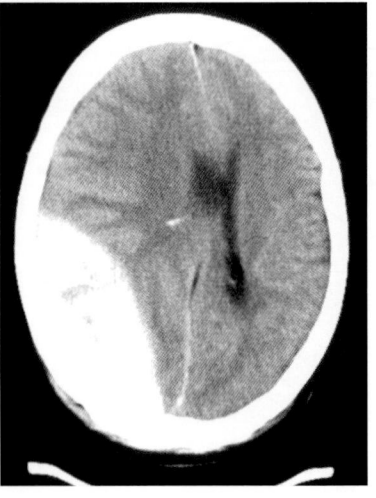

図 17-2 急性硬膜外血腫の頭部 CT
脳表の凸レンズ型の高吸収域として描出されている．正中構造の偏位，側脳室の圧排所見を伴う．

軸索損傷はともに一次性脳損傷であるが，脳挫傷では出血が徐々に増大して血腫を形成する，あるいは脳挫傷周辺に脳浮腫が生じるなど二次性脳損傷をしばしば合併し，これに伴って意識障害が進行するなど臨床像の悪化をみる．びまん性軸索損傷は，脳梁や上小脳脚の小出血巣(占拠性病変の特徴は有さない)，大脳深部白質の広範な神経線維の断裂といった病理学的特徴を有し，臨床的には受傷直後から重篤な意識障害を呈するのが典型的である．脳振盪は外傷直後の神経機能障害(意識障害，視力・運動・感覚障害)を特徴とする臨床症候群であり，これらの神経機能障害は通常一過性である．脳振盪では意識障害は 6 時間以内であり，これが 6 時間を超える場合にはびまん性軸索損傷を考えるべきである．

頭蓋内血腫には，硬膜外血腫(epidural hematoma)，硬膜下血腫(subdural hematoma)，脳内血腫(intracerebral hematoma)がある(**表 17-2**)．急性硬膜外血腫は頭蓋骨骨折により中硬膜動脈が損傷され発生することが多く，この場合，側頭部から頭頂部にかけて血腫形成をみる(**図 17-2**)．また，骨折が静脈洞を横切って発生すると，静脈洞が損傷を受けここからの出血によって硬膜外血腫を形成することがある．急性硬膜外血腫には，通常脳挫傷を伴うことはない．急性硬膜下血腫は，脳表の架橋静脈の損傷による出血や脳挫傷に伴う脳表血管からの出血がその原因となる(**図 17-3**)．架橋静脈の損傷には脳挫傷を伴うことも多いが，脳挫傷を伴わずに純粋に架橋静脈のみが損傷を受け急性硬膜下血腫が発生することがある．1～2 歳の乳幼児にしばしばみられる比較的軽微な外傷の後に発生する急性硬膜下血腫は，脳挫傷を伴わず架橋静脈のみの損傷によって起こる．慢性硬膜下血腫は，急性硬膜外血腫や急性硬膜下血腫とはまったく異なった病態で，ごく軽度な頭部外傷が引き金となって発生する硬膜内面と脳表の間に存在する被膜に囲まれた血腫である(**図 17-4**)．血腫内容は典型的には凝血塊を作ることはなく，チョコレート状の液状成分からなる．外傷性脳内血腫は，基本的には脳挫傷に伴って発生するものであり，挫滅した脳組織内の小出血巣と壊死巣が癒合して血腫塊を形成する．したがって，外傷直後は血腫がないにもかかわらず，時間とともに血腫が形成されるという経過をとるのが一般的である(**図 17-5**)．

頭蓋内血腫以外の二次性脳損傷のうち，脳浮腫，脳腫脹は血腫や脳挫傷などがなくても頭部外傷に伴ってみられることがある．その正確な発生機序は明らかではないが，外傷により血管が拡張あるいはその透過性が亢進し，脳浮腫，脳腫脹が発生するものと考えられている．脳虚血は，呼吸障害に伴う低酸素状態や頭蓋内圧亢進に伴う脳低灌流

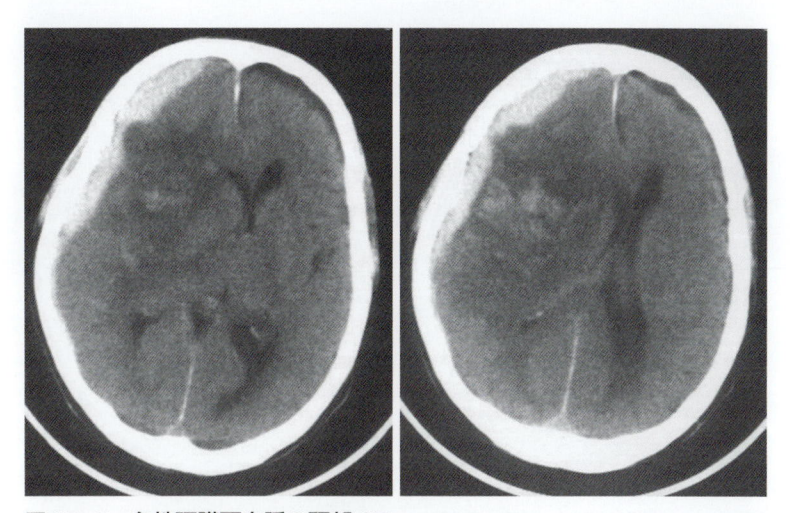

図17-3 急性硬膜下血腫の頭部 CT
大脳半球表面に広がる三日月型の高吸収域として描出されている．脳実質内には，低および高吸収域の混在する脳挫傷を認める．

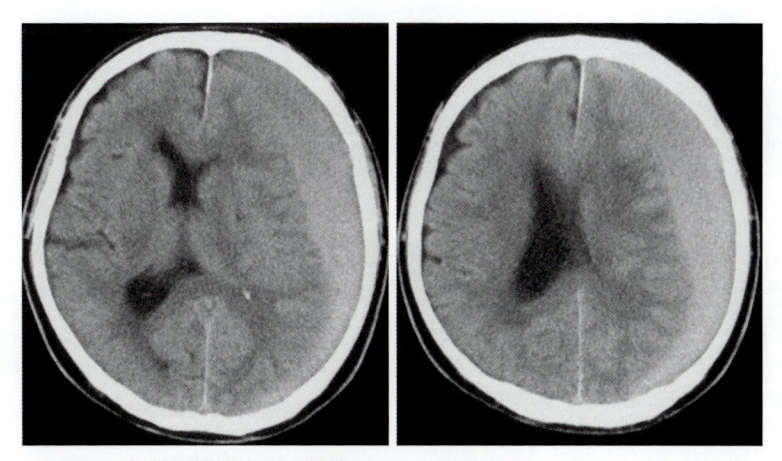

図17-4 慢性硬膜下血腫の頭部 CT
大脳半球表面の三日月型に広がるやや高吸収域の病巣として描出されている．

状態の結果生じ，重症頭部外傷の患者で問題となる．脳挫傷，頭蓋内血腫，さらには脳浮腫，脳腫脹に伴って頭蓋内圧が亢進し臨界点を越えると脳ヘルニアが発生して脳組織に決定的な損傷が加わることになる．テント上一側の病変では同側の側頭葉内側部がテント切痕に逸脱し，これが脳幹を圧迫する（テント切痕ヘルニア）．テント上びまん性両側性病変では，間脳がテント切痕を介して下方に移動する中心性ヘルニアをきたす．また，後頭蓋窩血腫の症例では，小脳扁桃が大孔を介して下方に逸脱する小脳扁桃ヘルニアが発生し，延髄の圧迫症状が出現する．

【臨床症状】

バイタルサイン(vital sign)：頭部外傷の患者ではしばしば全身の外傷を合併しているので，低血圧は他臓器からの出血を疑う所見となる．脳挫傷，頭蓋内血腫などに伴って頭蓋内圧が亢進してくると血圧は上昇し徐脈になるが，これをクッシング(Cushing)現象と呼ぶ．重症頭部外傷で脳幹部に障害が及ぶと，中枢性過呼吸や失調性呼吸を呈することがある．また，視床下部に障害が及ぶと，過高熱や電解質異常をきたす．

意識障害：受傷直後に意識を失い，その後呼びかけに返事をするまでを初期意識障害(initial un-

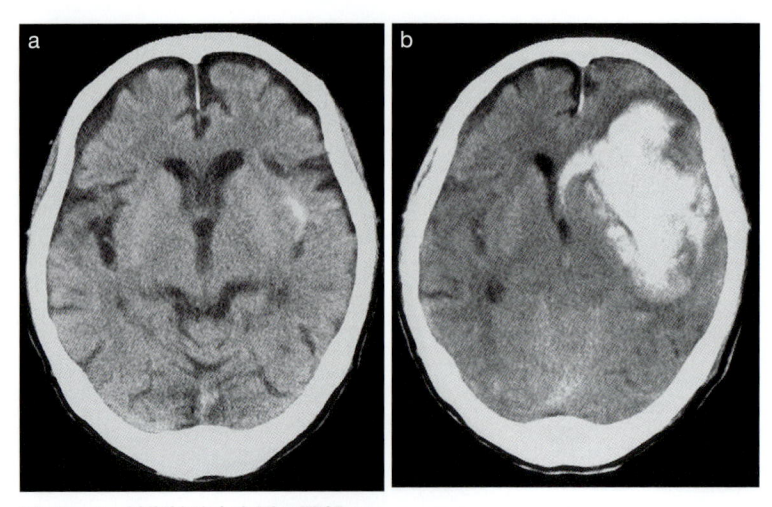

図 17-5　外傷性脳内血腫の頭部 CT
　脳実質内の高吸収域として描出されている(b. 受傷 12 時間後)が，受傷直後の CT では Sylvius(シルヴィウス)裂深部のくも膜下出血を認めるのみである(a. 受傷直後).

表 17-3　3-3-9 度方式(Japan Coma Scale : JCS)

Ⅰ．刺激しないでも覚醒している状態(1 桁で表現)
　　(delirium, confusion, senselessness)
　　　1．大体意識清明だが，今ひとつはっきりしない
　　　2．見当識障害がある
　　　3．自分の名前，生年月日がいえない
Ⅱ．刺激すると覚醒する状態—刺激をやめると眠り込む—(2 桁で表現)
　　(stupor, lethargy, hypersomnia, somnolence, drowsiness)
　　　10．普通の呼びかけで容易に開眼する
　　　　＊〔合目的的な運動(たとえば，右手を握れ，離せ)をするし言葉も出るが間違いが多い〕
　　　20．大きな声または体をゆさぶることにより開眼する〔簡単な命令に応ずる．たとえば離握手〕＊
　　　30．痛み刺激を加えつつ呼びかけを繰り返すと辛うじて開眼する
　　＊何らかの理由で開眼できない場合
Ⅲ．刺激をしても覚醒しない場合(3 桁で表現)
　　(deep coma, coma, semicoma)
　　　100．痛み刺激に対し，はらいのけるような動作をする
　　　200．痛み刺激で少し手足を動かしたり，顔をしかめる
　　　300．痛み刺激に反応しない

consciousness)という．この初期意識障害が 6 時間以上遷延する場合に昏睡と診断される．呼びかけに返事をしても記憶が戻っていない場合もあり，受傷直後の記憶がはっきりしない時間帯を外傷後健忘(post-traumatic amnesia : PTA)と呼ぶ．この PTA の存在あるいはその時間の長さは，外傷に伴い頭部に加わった外力の強さに比例するものと考えられている．さらに外力が強まると受傷前の記憶が失われることがあり，これを逆向性健忘(retrograde amnesia)と呼ぶ．頭部外傷の症例では，初期意識障害からいったん回復した後に再び意識障害の出現をみることがある．意識が回復している期間を意識清明期(lucid interval)と呼び，一次性脳損傷のない急性硬膜外血腫に特徴的である．lucid interval の後に，血腫の増大とともに意識状態が悪化する．いずれにせよ頭部外傷の患者では，意識障害の程度を経時的に観察することがきわめて重要であり，このため 3-3-9 度方式(Japan Coma Scale : JCS)あるいは Glasgow Coma Scale(GCS)を用いる(**表 17-3, 4**)．GCS 8

表17-4 Glasgow Coma Scale(GCS)

大分類	小分類	スコア
A. 開眼 （eye opening）	自発的に（spontaneous） 言葉により（to speech） 痛み刺激により（to pain） 開眼しない（nil）	E4 3 2 1
B. 言葉による応答 （verbal response）	見当識あり（orientated） 錯乱状態（confused conversation） 不適当な言葉（inappropriate words） 理解できない声（incomprehensible sounds） 発声がみられない（nil）	V5 4 3 2 1
C. 運動による最良の応答 （best motor response）	命令に従う（obeys） 痛み刺激部位に手足をもってくる（localises） 四肢を屈曲する（flexes） 　　逃避（withdraws） 　　異常屈曲（abnormal flexion） 四肢伸展（extends） まったく動かさない（nil）	M6 5 　 4 3 2 1

A, B, Cそれぞれのスコアの合計点で意識状態を評価する．

点以下を重症頭部外傷とするのが一般的である．

種々の神経症状，その他の症状・症候：片麻痺は，その対側に存在する急性硬膜外血腫，急性硬膜下血腫，慢性硬膜下血腫を疑う所見となる．意識障害のある患者では，特に脳幹症状の有無に着目する必要がある．瞳孔不同，対光反射の消失は，テント切痕ヘルニアを強く疑う所見である．顔面外傷に伴い視力障害が出現した場合には，視神経管の骨折を疑う必要がある．また，錐体骨骨折では顔面神経麻痺，聴力障害を呈することがある．前頭蓋底骨折には眼窩周囲の皮下出血（眼鏡状出血斑），中頭蓋底骨折には乳様突起部の皮下出血（battle sign）を伴うが，前者では髄液鼻漏，後者では髄液耳漏が問題となる．鼻腔および外耳道への液流出は，テステープなどで液中に糖が証明されれば髄液漏と簡便に診断できる．

【**慢性硬膜下血腫**】
慢性硬膜下血腫は，ごく軽度な頭部外傷の後や，くしゃみや咳の後で起こることもあり，神経症状としては麻痺がなかったり，ごく軽度な麻痺があって，主症状としては精神混乱や認知症をきたすことがある．受診時に外傷の既往がはっきりしないことが多いので，高齢者やアルコール依存症のある場合は本症を疑って頭部CTやMRIを撮影することで診断に至る．

【**検査**】
画像診断：頭部CT，MRIは，脳挫傷や頭蓋内血腫などの頭部外傷の診断には不可欠である．頭蓋骨骨折については頭蓋X線撮影が必須であるが，骨条件の頭部CTあるいは三次元頭部CTもきわめて有用である．MRIはCTに比べ骨のアーチファクトが少なく，脳内の微細な病変の診断に有用である．

急性硬膜外血腫（acute epidural hematoma, acute extradural hematoma）：CTでは脳表の凸レンズ型の高吸収域として描出される（図17-2）．正中構造の偏位，側脳室の圧排所見を伴う．

急性硬膜下血腫（acute subdural hematoma）：CTでは大脳半球表面に広がる三日月型の高吸収域として描出される（図17-3）．正中構造の偏位，側脳室の圧排所見を伴うが，多くの症例では脳挫傷を合併しており脳実質内に低および高吸収域の混在する病巣を認める．

慢性硬膜下血腫（chronic subdural hematoma）：CTでは大脳半球表面に大きく広がる三日月型の病巣として描出されるが，その吸収値は低吸収から脳実質と同等，さらに高吸収とさまざまである（図17-4）．正中構造の偏位，側脳室の圧排所見を認めるが，脳挫傷は伴わない．

外傷性脳内血腫（traumatic intracerebral hematoma）：CTでは脳実質内の高吸収域として描出される．前述のように外傷性脳内血腫は基本的には脳挫傷に伴って発生するが，外傷後時間の経過とともに血腫が形成されるのが一般的である．

頭蓋内圧モニタリング：重症頭部外傷（GCS 8点以下）の急性期管理に，頭蓋内圧モニタリングは不可欠である．脳挫傷，頭蓋内血腫，脳浮腫，脳腫脹などはすべて頭蓋内圧亢進の原因となるが，血腫に関しては多くの場合，画像所見をもとに外科的治療の適応が判断される．一方，その他の病態に関しては，外科的なものも含むさまざまな治療法のなかから頭蓋内圧モニタリングの結果に即して適切なものを選択することになる．一般に頭蓋内圧が 20 mmHg を超えると何らかの降圧処置が必要となるが，30 mmHg 以上の頭蓋内圧亢進は予後不良である．

【診断】

頭皮挫傷：頭皮挫傷がありこれが開放性損傷であれば，感染防止の観点から適切な処置が求められる．また，頭皮挫傷の部位を確認することは，どのような形で外力が加わったのかなど受傷機転を知るうえにおいてもきわめて重要である．

頭蓋骨骨折：頭蓋冠に骨折があれば，急性硬膜外血腫の可能性を念頭において頭部 CT を行わなくてはならない．また，前頭蓋底骨折が確認されれば髄液鼻漏や嗅神経・視神経損傷，錐体骨骨折では髄液耳漏や顔面神経麻痺，蝸牛神経損傷について診断しておく必要がある．

意識障害：脳振盪では，意識障害は軽度なことが多いが，外傷後健忘や逆向性健忘をしばしば伴う．急性硬膜外血腫では，意識清明期が特徴的である．急性硬膜下血腫では，多くの場合脳挫傷を伴っているので，患者は受傷直後より重度の意識障害を呈するのが一般的である．

頭部 CT 検査：意識障害，片麻痺，眼球運動障害などの局所的神経症状，頭蓋骨骨折，一時的な意識消失や健忘などを認める患者では頭部 CT 検査を施行すべきである．頭部 CT 検査で異常所見をみれば当然それに対して適切な処置を行うことになるが，たとえ異常所見がなくてもこれらの患者では経過観察のための入院が必要である．

【予後】

外傷後てんかん（posttraumatic epilepsy）：受傷後 24 時間以内に発症する早期てんかん（early epilepsy）とそれ以降の晩期てんかん（late epilepsy）に分類されるが，ともに頭蓋内血腫，開放性脳損傷の患者に頻度が高い．また，早期てんかんを発症した患者では，晩期てんかんを発症する可能性が高い傾向にある．早期てんかん，晩期てんかんともに頭部外傷患者の約 5% にみられるが，予防的な抗てんかん薬の処方はその防止には無効とされている．

外傷性髄液漏：髄液耳漏のほとんどは保存的治療で治癒するが，髄液鼻漏の一部では外科的治療を要する場合がある．

外傷性脳神経損傷：頭蓋底骨折に伴って発生する視神経損傷や顔面神経麻痺の予後は，決して良好とはいえない．一方，頭部に加わった加速度運動の結果生じる動眼神経麻痺，外転神経麻痺の予後は，比較的良好である．

重症頭部外傷：GCS 8 点以下の重症頭部外傷では，受傷後 6 か月以内に約 40% の患者が死亡する．また，死亡を免れても遷延性意識障害の状態に陥る，あるいは知的障害，記憶障害，片麻痺，失語症などの神経学的な異常を残すことが多い．このような予後は，当然のことながら外傷の重症度と相関するが，受傷後の昏睡状態の持続時間が長い症例では一般に予後不良である．また，高齢者の重症頭部外傷の予後も不良である．

【治療】

全身管理：重症頭部外傷患者の治療では，二次性脳損傷を最小限にするために，まず低酸素や低血圧を是正する必要がある．気道確保のために気管内挿管を行い，PaO_2 は 80 mmHg 以上，$PaCO_2$ は 30〜35 mmHg，平均血圧は 90 mmHg 以上に維持する．

頭蓋内圧亢進に対する処置：静脈還流を良好な状態に保つことを目的として，頭部を 30° 挙上する．$PaCO_2$ の上昇は頭蓋内圧亢進を悪化させるので，上述のようにその値を 30〜35 mmHg 程度に維持する．さらに，浸透圧利尿薬（マンニトール，グリセロールなど）を静脈内投与し，頭蓋内圧を低下させるよう試みる．このような方法によっても頭蓋内圧がコントロールできない場合には，バルビツレート療法や低体温療法を行う．頭蓋内血腫はそれ自体が頭蓋内圧亢進の原因になるので，基本的に外科的治療の対象と考えてよい．また，脳挫傷などに伴って脳浮腫が著明な場合には，損傷を受けた脳を除去する（内減圧術），あるいは頭蓋骨を大きく除去する（外減圧術），さらに内減圧術と外減圧術を同時に行うこともある．脳室内にドレナージチューブを挿入して，髄液を頭蓋外へ

と排除するのも頭蓋内圧をコントロールするのに有効である.

　頭蓋内血腫の治療：血腫のサイズが小さな場合には手術をせずに経過をみる場合もあるが，頭蓋内圧亢進を伴ってくれば手術が必要となる．急性硬膜外血腫では通常脳挫傷を伴わないので，開頭して硬膜外血腫を除去するだけでよい．一方，急性硬膜下血腫では多くの場合，脳挫傷，さらには脳浮腫を伴っているので，血腫除去だけでなく内減圧術や外減圧術を行わなくてはならない．脳挫傷それ自体は外科治療の対象にはならないが，脳浮腫が著明でこれが頭蓋内圧亢進に寄与している場合には内減圧術の対象になる．また，脳挫傷が脳内血腫へ移行すれば，その大きさにもよるが血腫除去の対象になる．慢性硬膜下血腫はその内容が液状の血液なので，通常は1～2個の小孔を頭蓋骨に穿ち，そこから血腫内容を頭蓋外へ排出させるだけで十分な治療効果が得られる．一方，びまん性軸索損傷にみられる脳梁や上小脳脚の小出血巣は，当然のことながら外科的治療の対象にはならない．

II. 脊髄外傷(spinal cord injury)

【概念】

　外力により脊椎，椎間板，靱帯が損傷した場合に，これを脊椎損傷と呼ぶ．さらに，脊椎損傷に伴って脊髄や神経根が損傷を受けると脊髄損傷になる．ただし，脊髄損傷には脊椎損傷を伴わない場合があり，後述する中心性脊髄損傷はその代表的なものの一つである．脊椎損傷，脊髄損傷ともに，頸椎に多く発生する．

【病態生理】

　交通事故，スポーツ，転倒・転落などによって発生することが多い．脊椎および脊髄損傷の原因となる外力には，正常可動域を超える過伸展や過屈曲，脊椎，脊髄に対して垂直方向の圧迫(軸圧)がある．

【臨床症候・症状】

　脊椎損傷の患者は，外傷局所の痛みを訴える．脊髄損傷では，脊髄の傷害レベル以下の運動感覚障害，自律神経障害，膀胱直腸障害を伴う．運動麻痺は通常受傷直後には弛緩性麻痺であり，慢性期に移行して痙性麻痺になるが，急性期に完全麻痺か不完全麻痺かを鑑別する必要がある．当然のことながら，完全麻痺の予後は不良である．第4頸髄よりも上位の損傷では，四肢麻痺と同時に全呼吸筋が麻痺するため，人工呼吸器による呼吸管理が必要となる．自律神経障害としては，発汗異常や体温の異常を認める．

　脊髄ショック：上位胸髄よりも高位の脊髄損傷では，受傷直後に損傷レベル以下で血管運動反射を含むすべての反射機能が喪失するため，患者はショック状態になる．

【診断】

　受傷直後に上述の臨床症候をみたら，脊椎損傷，脊髄損傷を疑わなくてはならない．頸部痛のみを訴えている患者であっても，不安定な脊椎損傷があると移動や体位変換などによって症状の出現・悪化をみることがあるので注意を要する．画像診断では，脊椎X線撮影によって骨折や脱臼を診断する．さらに脊椎に関しては，CTがきわめて有用な情報を提供する．また，MRIによって，脊髄損傷の有無，椎間板ヘルニアなどについての評価が可能となる．

【頸椎・頸髄外傷】

　頸椎は他の部位の脊椎と比較して外傷に対して損傷を受けやすく，頸髄損傷は脊髄損傷の約3/4を占める．頸椎損傷については部位や骨折の様式にさまざまなものがあるが，頸椎に不安定性があるかないかを診断することはその後の治療法を考えるうえで重要である．

　頸椎損傷(図17-6)：頸椎の屈曲，伸展，軸圧，そして，これらの組み合わせによってもたらされる．上位頸椎では屈曲損傷の歯突起骨折，伸展損傷の首吊り骨折(hangman's fracture)，中下位頸椎では屈曲損傷の脱臼，椎体剥離骨折(tear drop fracture)，軸圧損傷の楔状破裂骨折，伸展損傷の関節突起骨折の頻度が高い．

　頸椎捻挫：自動車の追突事故の際に起こる，いわゆるむち打ち症(whiplash injury)がこれに相当する．患者は受傷数時間後から痛みを訴え，その後頭痛，頸部痛，めまいなどの自覚症状が遷延する．

　頸髄損傷：多くは頸椎の骨折，脱臼によって頸

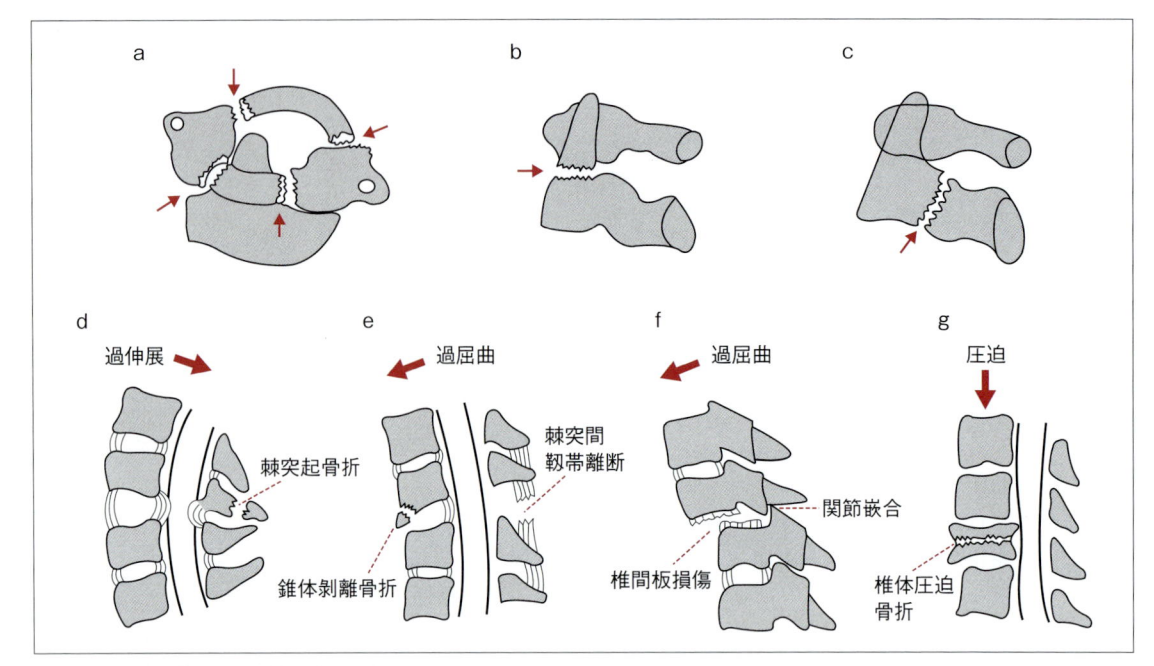

図17-6　外傷機序と脊椎骨折・脱臼
a．環椎分離骨折〔Jefferson(ジェファーソン)骨折〕．環椎前弓，後弓が骨折により側塊と分離している(矢印)．
b．軸椎歯突起骨折(odontoid fracture)．軸椎歯突起基部が骨折している(矢印)．
c．軸椎関節突起間骨折〔首吊り骨折(hangman's fracture)〕．軸椎関節突起間の骨折(矢印)により軸椎椎体と脊椎後方要素が分離している．
d．過伸展損傷．椎間板線維輪および後縦靱帯のたわみにより脊椎管が狭窄し，棘突起骨折を認める．
e．過屈曲損傷．椎体剥離骨折(tear drop fracture)を認め，棘突起間の靱帯が離断している．
f．過屈曲損傷．椎間板が損傷により断裂し，椎間関節嵌合(facet interlocking)を認める．
g．圧迫損傷．椎体の圧迫骨折を認める．
〔冨永悌二：脊椎・脊髄の外傷．山浦 晶ほか(編)：標準脳神経外科学，第12版，p352，医学書院，2011 より〕

髄が損傷を受けることで発生するが，頸椎損傷がないにもかかわらず頸髄損傷がみられることがある．変形性頸椎症や後靱帯骨化症などの患者に，頭部打撲などによって頸部伸展が起こると，頸椎損傷なしに頸髄の中心部に損傷が生じることがある．患者は，四肢麻痺，上肢に強い宙吊り型の感覚障害，膀胱直腸障害を呈する．中心性脊髄損傷と呼ばれ，保存的療法で下肢から筋力，感覚が次第に回復する．

【予後】
急性期に完全麻痺を呈する症例の予後は不良である．また，上位頸髄の損傷では合併症も多く，予後不良である．

【治療】
脊髄損傷の初期治療では，頸髄損傷患者における呼吸管理，脊髄ショックに伴う血圧低下と麻痺性イレウスに対する処置，消化器系のストレス潰瘍，さらには神経因性膀胱に対する処置が必要となる．脊椎，脊髄に対しての処置としては，まず安静と固定が重要で，頸椎カラー，ハローベストの使用，さらに頭蓋直達牽引による外固定を行う．脊髄損傷に対する非外科的治療には，副腎皮質ステロイド薬大量投与療法，浸透圧利尿薬(マンニトール，グリセロールなど)の静脈内投与，さらには高圧酸素療法，低体温療法などが含まれる．外科的治療は，骨折，脱臼，さらには血腫などによる脊髄への圧迫を軽減し，脊椎の不安定性があればこれを内固定で安定化することを目的に行われる．

第18章 機能性疾患

I. てんかん (epilepsy)

A. 概念

てんかん発作(epileptic seizure)とは,「脳における過剰または同期性の異常なニューロン活動による一過性の徴候または症状」と規定されている〔国際抗てんかん連盟(International League Against Epilepsy:ILAE), 2005〕. 一方, てんかんは「種々の成因による慢性脳疾患であり, 大脳神経細胞の過剰な発射に由来する反復性の発作(てんかん発作)を主徴とし, 関連した多種多様の臨床ならびに検査所見表出を伴う」と定義されている〔世界保健機関(World Health Organization:WHO) & ILAE, 1973〕. てんかん治療ガイドライン2010(日本神経学会監修)では,「てんかんとは慢性の脳の病気で, 大脳の神経細胞が過剰に興奮するために, 脳の症状(発作)が反復性(2回以上)に起こるものである. 発作は突然に起こり, 普通とは異なる身体症状や意識, 運動および感覚の変化が生じる. 明らかなけいれんがあればてんかんの可能性は高い.」としている. したがって, 1回だけの発作や脳波上にてんかん波(てんかん放電)のみが出現して臨床発作を欠く場合は, 原則的には「てんかん」とはいえない. Hippocratesはてんかんを「神聖病」と記述している.

てんかん発作は, 一過性の過剰な電気的放電に巻き込まれる脳領域により発作症状が決まる. この発作症状は運動, 感覚, 精神, 自律神経の障害として現れ, 1つの症状のこともあれば, 重複した症状のこともある. てんかん発作は常同的であり, いつも同じような症状を呈し, 突然生じて, 短時間(数分以内)で終わるものであるが, 一般的にはいつ発作が起こるか予測できない.

てんかん患者の自動車運転免許に関しては, 道路交通法が2002年6月に改正され, 服薬の有無にかかわらず2年間発作がないなどの条件付きで運転免許の取得が可能となった. なお運転の適性に関する評価は, てんかん専門医か主治医の証明が必要となる. しかし, てんかん発作による悲惨な交通事故が多発しているので, 自動車運転免許の取得には, 2年間発作がないなどの条件を遵守することが求められている.

B. 分類

てんかんの分類(表18-1)には,「てんかん発作型の国際分類」と「てんかんおよびてんかん症候群の国際分類」がある. てんかん発作型や症候群分類を正確に行うことが, 治療を始めるにあたって最も重要である.

1. てんかん発作型の国際分類

臨床症候と脳波所見より分類するものであり, てんかん診療ではまず発作型(seizure type)を正しく診断することは, 神経調節性失神などの他の非てんかん性発作性疾患の鑑別にも役立つ. また, てんかん発作型により抗てんかん薬が決まるので, てんかん発作型の診断は治療においても大

表18-1 てんかん発作型の国際分類(ILAE, 1981)とてんかんおよびてんかん症候群の国際分類(ILAE, 1989)

てんかん発作型の国際分類(ILAE, 1981)	てんかんおよびてんかん症候群の国際分類(ILAE, 1989)
Ⅰ．部分(焦点，局所)発作 　A．単純部分発作(意識減損はない) 　B．複雑部分発作(意識減損を伴う) 　　1．単純部分発作で始まるもの 　　2．意識減損で始まるもの 　C．部分発作から二次性全般発作に進展 　　(全般強直間代，強直，間代発作) Ⅱ．全般発作(痙攣性あるいは非痙攣性) 　A．1．欠神発作 　　　2．非定型欠神発作 　B．ミオクロニー発作 　C．間代発作 　D．強直発作 　E．強直間代発作 　F．脱力発作(失立発作) Ⅲ．未分類てんかん発作(不十分か不完全なデータのため)	1．局在関連性(焦点性，局在性，部分性)てんかんおよびてんかん症候群 　1.1 特発性(年齢関連性に発症する) 　　良性小児 Roland(ローランド)てんかんなど 　1.2 症候性 　　側頭葉，前頭葉，頭頂葉，後頭葉てんかんなど 　　Rasmussen(ラスムッセン)症候群 　1.3 潜因性(症候性であるが原因不明のもの) 2．全般てんかんおよびてんかん症候群 　2.1 特発性(年齢関連性に発症するもの) 　　小児欠神てんかん，若年欠神てんかん 　　若年性ミオクロニーてんかんなど 　2.2 潜因性 　　West(ウェスト)症候群〔点頭痙攣(infantile spasm)〕 　　Lennox-Gastaut(レンノックス・ガストー)症候群など 　2.3 症候性 3．焦点性か全般性か決定できないてんかんおよびてんかん症候群 4．特殊なてんかん症候群 　4.1 状況関連性発作(機会発作) 　　熱性痙攣 　　アルコール，薬物，子癇などの要因による

切である(図18-1)．

てんかん発作型は部分(焦点，局所)発作と全般発作に大別される(表18-1)．

1) 部分発作(partial seizure)

脳の一部分〔焦点(focus)〕からてんかん放電が起始する発作である．脳のどの領域でもてんかん原性(てんかん発作の起こりやすさ)になりうるが，側頭葉が最もてんかん原性になりやすい．部分発作は脳の一部分に起始した後に脳全体に広がることがあり，二次性全般発作と呼ぶ．

部分発作は単純部分発作，複雑部分発作，二次性全般発作に分類する．

a) 単純部分発作(simple partial seizure : SPS)

発作中に意識減損(意識障害)がないもの，すなわちてんかん発作中に意識が保たれているものを単純部分発作という．たとえば，一側上肢痙攣発作症状があり患者の意識が保たれていれば，単純部分発作となる．

b) 複雑部分発作(complex partial seizure : CPS)

複雑部分発作は，発作の開始ないしは途中から意識が減損(意識のくもり)する発作と定義される．典型的な複雑部分発作では，患者は衣服や毛髪を触り，口をもぐもぐ動かすといった自動症(automatism)を呈し，発作中に患者に話しかけても反応はなく，発作のことは覚えていない．複雑部分発作患者がしばしば体験する上腹部不快感といった発作の前兆(aura)は，国際分類では単純部分発作となる．

c) 二次性全般発作
　(secondary generalized seizure)

部分発作から二次的に全般化(全般強直間代，強直あるいは間代発作がありうる)するものを二次性全般発作という．

2) 全般発作(generalized seizure)

てんかん活動が両側大脳半球で同時に始まる発作であり，発作の最初から両側半球が広範囲にてんかん放電をきたす．発作開始時から意識は失われ，痙攣などの運動症状は両側性であるが，持続時間や症状はさまざまである．

2．てんかんおよびてんかん症候群の国際分類
　(表18-1)

てんかん発作型と病歴，発症年齢，診察所見，画像などの検査所見から分類を行う．部分発作を

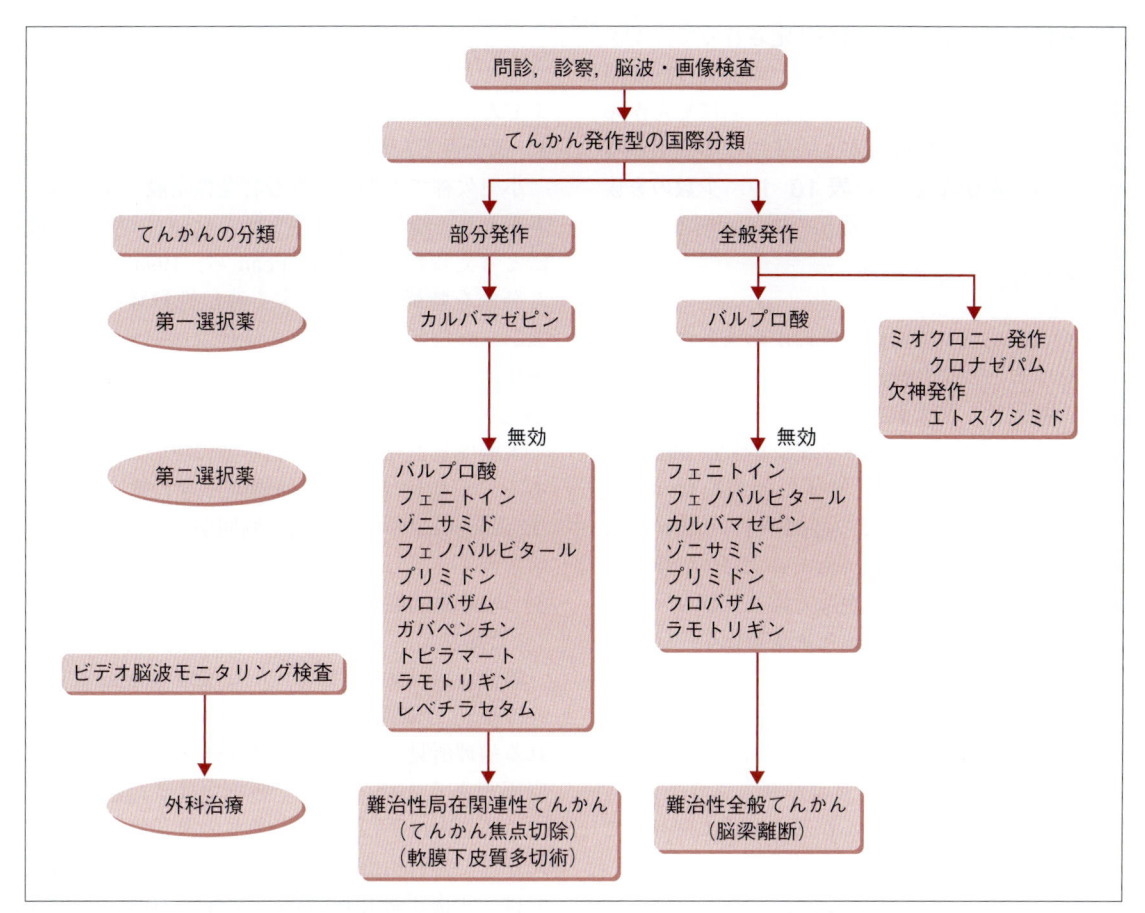

図18-1 てんかん診断・治療のフローチャート

呈するてんかんを局在関連性(焦点性,局在性,部分性)てんかんおよびてんかん症候群,全般発作を呈するてんかんを全般てんかんおよびてんかん症候群に大別する.次いで病因から,特発性(idiopathic),症候性(symptomatic),潜因性(cryptogenic)てんかんに分ける.

ILAEは2001年,2006年および2010年に新しいてんかん分類を発表しているが,普及していない.

もてんかんはみられ,高齢者てんかんとして注目され,患者数も多いと推測されている.

てんかんおよびてんかん症候群の頻度は,症候性局在関連性てんかん49.5%,特発性全般てんかん25.2%,症候性全般てんかん10.3%,潜因性全般てんかん6.2%,特発性局在関連性てんかん0.4%などであり,症候性てんかんが多い(厚生省精神・神経疾患委託研究,難治てんかんの病態と治療に関する研究,平成3年度研究報告書).

C. 疫学

患者数はわが国人口の0.8〜1.0%といわれているので,約100万人と推測される.欧米では人口の約1%といわれ,患者数が非常に多い神経疾患であり,てんかんはcommon diseaseである.生涯発病率は2〜5%といわれているが,発病率は年齢により異なる.高齢者(65歳以上)で

D. 病理・病態生理

てんかんは慢性脳疾患であり,てんかん発作を生じさせる持続的な病態と,この病態により惹起される神経生物学的,認知的,心理的および社会的症状も含める.

てんかんの病因は種々ある.特発性てんかんは脳病変や神経学的異常がない病因不明なものをい

う．症候性てんかんは病因が特定されるてんかんであり，脳腫瘍，脳血管障害などの器質性病変が原因となる．潜因性てんかんとは，脳にてんかん病因があることは明確だが，いまだその病態が不明であるてんかんをいう(表18-1)．少数の家族性てんかん(5～8%)では遺伝の関与がある．

1. てんかんの発症機序

まず大脳皮質にてんかん原性が形成され，進展していくことにより繰り返しのてんかん発作をきたす．病態は，①大脳神経シナプスレベルでの興奮系 N-メチル-D-アスパラギン酸(N-methyl-D-aspartate：NMDA)受容体の過剰興奮，②大脳神経シナプスレベルでの抑制系 γ-アミノ酪酸(γ-aminobutyric acid：GABA)受容体の機能不全，③一部の家族性てんかんでは電位依存性イオン(Na^+, Ca^{2+}, K^+, Cl^-)チャネル遺伝子，GABA受容体(チャネル内在型受容体)，グルタミン酸受容体(glutamic acid receptor：GluR)やニコチン作動性アセチルコリン(acetylcholine：Ach)受容体関連チャネルに遺伝子異常が報告されており，これらの組み合わせがてんかんの発症に関与していると推測される．

2. てんかん発作型の出現機序

1) 部分(焦点，局所)発作〔partial(focal, local) seizure〕

大脳の局所に種々の原因でてんかん放電(電気の嵐)が生じ，その部位の神経機能に対応する症状が発作(seizure)として出現するものである．

2) 全般発作(generalized seizure)

発作開始時のてんかん症状が，両側大脳半球全般の同期したてんかん放電により生じるものであり，発作開始より意識は消失する．

最初に提唱された全般発作の発症機序は，視床，脳幹網様体などの大脳深部にてんかん原性があるとする中心脳性機序説(centrencephalic theory)である(Penfieldら，1954)．次いで視床と皮質の両方に過剰発射を呈するてんかん原性があるとする視床皮質性機序説(thalamo-cortical theory)が提唱された(Gloorら，1968)．1980年代になるとてんかん放電解析などより，大脳皮質にてんかん原性があるとする皮質性機序説(cortical theory)が提唱されている．

3. てんかんの病因

てんかんの病因は多岐にわたる．

1) 遺伝性てんかん

小児欠神てんかんを含む特発性全般てんかんでみられる．遺伝形式は明らかでないが，多因子遺伝と考えられている(Duncanら，1995)．てんかん発作を特徴の1つとする遺伝性神経疾患は多数あり，たとえば常染色体優性遺伝を呈する結節硬化症や神経線維腫症がある．

2) 脳の先天性障害によるてんかん

大脳皮質形成異常は，胎生期に生じた脳異常である．重症例では脳回の異常をきたす．滑脳症(lissencephaly)は広範囲に脳回が欠如し，高度の学習障害を呈し，予後は不良である．

3) 海馬硬化症(hippocampal sclerosis)によるてんかん

難治性側頭葉てんかん(intractable temporal lobe epilepsy)で側頭葉切除した症例で最もよくみられる病理所見であるが，海馬硬化症がてんかんの原因であるかその結果であるかはまだ議論されている(Gleer，1991)．筆者らの難治性側頭葉てんかんで外科治療により切除した側頭葉病理所見では，①海馬硬化症55%，②腫瘍10%，③大脳皮質形成異常7.5%，④外傷5%，⑤脳炎後遺症2.5%，⑥その他(グリオーシスなど)20%である．

4) 脳感染症後のてんかん

脳感染症後のてんかんの発症率は高く，単純ヘルペス脳炎では25%，細菌性髄膜炎で10%，ヒト免疫不全ウイルス(human immunodeficiency virus：HIV)によるトキソプラズマ症では25%にのぼる．

5) その他の症候性てんかんの病因

以下のように種々の病因が症候性てんかんを生じる．①重症の頭部外傷後，②脳外科手術後：手術部位(前頭葉と側頭葉で高い)，切除体積(大きいほど高い)や手術を必要とした病因(動静脈奇形では動脈瘤より高い)により，てんかんの発症頻度は異なる．③脳血管障害：梗塞巣の広さや部位が発症と関係があり，一過性脳虚血発作での発症率は低く，出血性梗塞では高い．④脳腫瘍：腫瘍の病理型により発症率は異なり，稀突起膠腫90%，髄膜腫と神経膠腫70%，悪性腫瘍35%，⑤認知症や神経変性疾患，⑥代謝障害：Na^+，K^+，

Ca^{2+}, Mg^{2+}, および糖の血中濃度の変化が原因となる, ⑦薬物の服用:抗生物質, 抗マラリア薬, 抗うつ薬, 抗精神病薬など, 覚醒剤, アルコール大量摂取, 薬物離脱時.

4. てんかん遺伝子

家族性特発性てんかん(familial idiopathic epilepsy)では中枢神経発現イオンチャネル異常が発見され, これらのてんかんはチャネル病と考えられ, チャネル遺伝子異常が同定されている.

E. 臨床症状

1. 全般発作〔痙攣性(convulsive)あるいは非痙攣性(nonconvulsive)〕

全般発作とは, 発作の最初の症状が両側大脳半球からてんかん放電が始まる神経症状を示す発作である. 全般発作といえば「全身痙攣発作」を考えることが多いが, 表 18-1 のように痙攣性および非痙攣性全般発作がある.

1) 間代発作(clonic seizure)

意識消失とともに突然短い筋攣縮と弛緩とが交代して反復性に出現する. 四肢の屈伸(間代)をきたす発作である. 発作時脳波では全般性棘徐波複合が反復して出現し, 棘波は攣縮相に, 徐波は弛緩相に一致する.

2) 強直発作(tonic seizure)

意識消失とともに全身性の筋強直状態を呈する発作である. 眼球偏位, 瞳孔散大, 不規則呼吸, 頻脈, 流涎, 弓なり緊張を伴うことが多い. 発作終了時に意識は戻る. 発作間欠期の脳波は全般性棘徐波複合や多棘徐波複合がみられる.

3) 強直間代発作(tonic-clonic seizure)

突然の全身性の強直性痙攣が出現し, 次いで間代性痙攣がみられ, 発作開始時より意識消失をきたす発作である. 発作中には転倒による外傷, 舌咬傷, 尿失禁がしばしばみられる. 発作は 5 分以内で終わり, 痙攣発作後は弛緩し, 睡眠またはもうろう状態となる. 全経過は 30 分以内である. 1981 年までは大発作(grand mal)といわれていた. 発作間欠期の脳波は全般性左右対称性の 3〜4 Hz 棘徐波複合が周期性に出現する.

4) 欠神発作(absence seizure)

欠神(定型欠神)発作と非定型欠神発作がある. 突然, それまで行っていた動作が中断し, 呆然とした状態となる短い発作(5〜30 秒)であり, 意識や反応性は消失する. 発作は速やかに終わり, すぐに元の状態に戻り, 前の動作を続ける. 発作中のことは覚えていない. 過呼吸で誘発されやすい. 4〜14 歳に発症し, 20 歳までに 75% の症例では欠神発作は消失する. 10〜13 歳ころに半数は全般強直間代発作に移行する. この発作は小児欠神てんかん(childhood absence epilepsy), 若年欠神てんかん(juvenile absence epilepsy)でみられる. 発作時脳波は全般性 3 Hz 棘徐波複合を呈する(図 18-2).

非定型欠神発作は, 欠神発作と同様な症状を呈するが, 発作持続時間はより長く, 発作の開始と終了も定型欠神発作よりも速やかでない. 筋緊張の変化もより強い. Lennox-Gastaut(レンノックス・ガストー)症候群でよくみられる. 発作時脳波は非対称性の不規則性棘徐波複合などである.

5) ミオクロニー発作(myoclonic seizure)

顔面, 四肢, 躯幹筋の急激でかつ瞬間的収縮であり, 身体の一部に限局するか, 全身に起こる. 屈筋群優位の収縮が多い. 思春期〜青春期に多く, 若年性ミオクロニーてんかん(juvenile myoclonic epilepsy : JME)が知られている. 発作時脳波では全般性多棘徐波複合や全般性多棘波がみられ, 光過敏性を示す.

6) 脱力発作(atonic seizure), 失立発作(astatic seizure)

筋緊張が一瞬失われてしまうもの(突然の脱力)で, 立位であれば転倒する(失立発作).

1981 年までは 4)〜 6)を小発作(petit mal)と呼んでいた.

2. 全般発作と二次性全般発作の鑑別

全身痙攣発作をきたしたという病歴の場合, 全般発作である強直間代発作, 強直発作, 間代発作のほかに, 部分発作の二次性全般発作の場合がある. したがって全身痙攣＝全般発作というのは必ずしも正しくない. 全身痙攣の場合は, 発作の初めに部分発作の症状がないかどうかに注意する. 目撃者がいないときや発作がいつも夜間の睡眠中

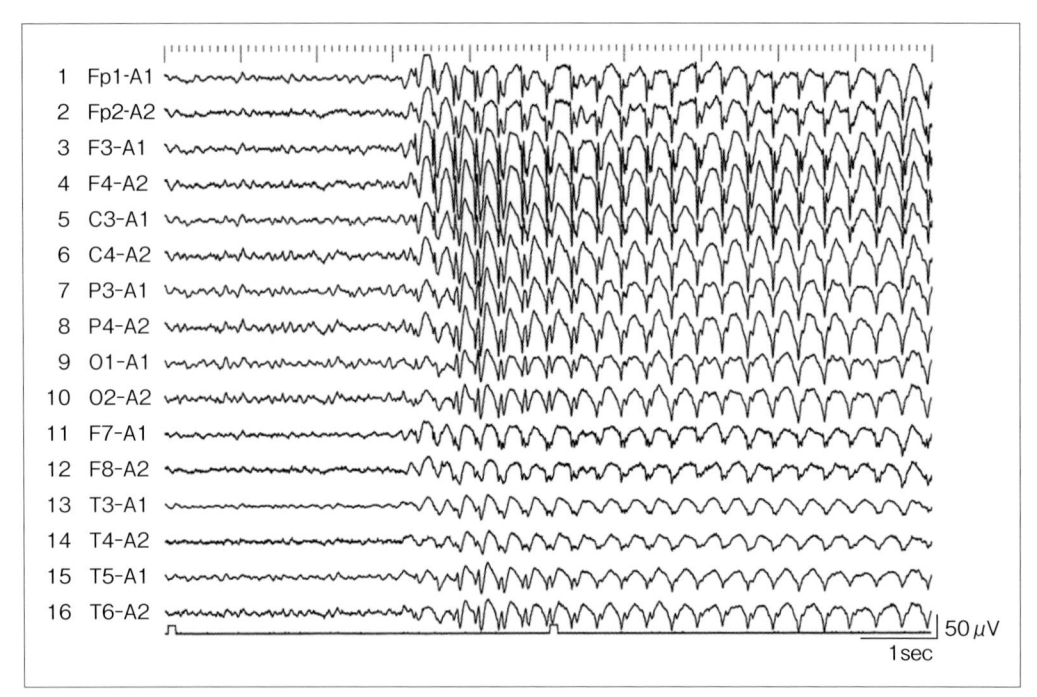

図 18-2 欠神発作時の全般性 3 Hz 棘徐波複合

に生じる場合は，脳波所見がなければてんかん発作型の診断は困難なことがある．二次性全般発作は，部分発作が全般化して全般痙攣発作に移行するものである．

3. 部分（焦点，局所）発作
〔partial（focal, local）seizure〕

1）単純部分発作（simple partial seizure : SPS）

局在関連性（焦点性）てんかんでみられる発作であり，てんかん焦点部位により種々のてんかん発作型がある．この発作では意識障害はない．大脳皮質に発作を起こす焦点（focus）がある．

前兆は単純部分発作の一症状であり，単純部分発作が全般発作や複雑部分発作に先行する場合に前兆と呼ばれる．

a）運動発作（motor seizure）

単純部分発作で運動徴候を有する発作である．前中心回運動領野にてんかん焦点があり，ピクピクと引きつる痙攣発作で，持続時間は十数秒間と短い．この発作が身体を移動（march）する場合をJackson（ジャクソン）発作（jacksonian seizure）といい，発作後に焦点部位に相当する身体部位にTodd（トッド）麻痺をきたすことがある．脳波でてんかん波をとらえるのは困難である．

偏向発作（versive seizure）は向反性発作（adversive seizure）ともいわれ，眼球，頭部，躯幹がともに側方を向く発作であり，前頭葉起源である．

補足運動野発作（supplementary motor area seizure）はフェンシング姿勢類似の姿勢異常と四肢強直発作（両側性で上肢近位筋優位）であるが，発作中に意識は保たれる．意識が保たれるため，転換反応と誤診されることがある．発作は突然出現し，持続は 10〜20 秒と短く，夜間睡眠中に起こることが多い．補足運動野起源であるが，脳波では異常を認めないことが多い．

b）体性感覚発作（somatosensory seizure）

体性感覚徴候をもつ単純部分発作である．後中心回の一次感覚野にてんかん焦点をもつ身体部分発作であり，異常感覚〔主として感覚異常（paresthesia）〕を呈する．特殊感覚発作としては視覚発作，聴覚発作，嗅覚発作，味覚発作がある．

視覚発作（visual seizure）は後頭葉一次視覚野にてんかん焦点をもつもので，異常視覚などの症状を呈する．

c）精神発作（psychic seizure）

恐怖感，強制思考，既視感（déjà vu）や未視感，

幻聴，幻覚などの精神症状が知られ，側頭葉てんかんでの一発作症状である．精神発作中の意識状態を評価することは困難であるため，精神発作の多くは複雑部分発作として経験される．

d）自律神経発作(autonomic seizure)

自律神経症状あるいは徴候(上腹部不快感，顔面蒼白，発汗，潮紅，立毛，瞳孔散大など)を示す単純部分発作である．内側側頭葉てんかんでは上腹部不快感，悪心，腹鳴，蒼白，顔面潮紅，瞳孔散大などを前兆として呈し，前頭葉てんかんでの弁蓋発作では咀嚼，嚥下，流涎，上腹部不快感が自覚される．

e）笑い発作(gelastic seizure)

笑い発作もてんかんのことがあり，単純部分発作での感情発作と複雑部分発作の症状としてみられる．この発作の起源は視床下部，側頭葉，前頭葉(帯状回)である．

2) 複雑部分発作(complex partial seizure : CPS)

1981年までは，精神運動発作(psychomotor seizure)といわれていた．

発作の始まりないしは単純部分発作の途中から意識減損(意識のくもり)がみられるもので，発作中に口をもぐもぐ動かし，ボタンや衣服をいじるなどの逸脱した行動〔自動症(automatism)〕を伴うこともある．また，意識減損のみで自動症がない場合もある．この発作の70%は側頭葉てんかんであるが，他の30%は頭頂葉，前頭葉などの側頭葉外起源であり，側頭葉へてんかん放電が波及してこの発作を呈する．

4. てんかん重積状態(status epilepticus : SE)

大部分のてんかん発作は短時間に終息するが，てんかん重積状態とは全般発作ないし部分発作が持続性または頻回に反復して，てんかん発作症状が回復しない状態をいう．てんかん治療ガイドライン2010では，てんかん重積状態とは，「発作がある程度の長さ以上に続くか，または，短い発作でも反復し，その間の意識の回復がないもの」とILAE，1981年の定義を用いている．これまで，持続時間については30分とすることが多いが，持続時間を治療を開始すべき時間とし，短い持続時間を設定している報告も多く，一定の見解はない．全てんかん症例の1.3〜10%に出現するといわれている．どのてんかん発作型でも重積状態は生じるので，痙攣性と非痙攣性てんかん重積状態がある．痙攣性てんかん重積状態は前頭葉てんかん患者に多くみられる．持続性部分性てんかん(epilepsia partialis continua)〔Kojevnikoff(コジェヴニコフ)症候群〕とは運動発作が持続するものである．一方，痙攣症状がない複雑部分発作重積状態や欠神発作重積状態は誤診されやすく，脳波検査をしないと確定診断ができないことがある．

強直間代発作重積状態は，内科的救急疾患である．

5. てんかんおよびてんかん症候群(表18-1)

1) 特殊なてんかん症候群

a）熱性痙攣(febrile convulsion)

5歳までにみられる予後のよい痙攣発作であり，発熱に関連している．5歳以降には痙攣発作は消失する．38℃以上の発熱時に全般性強直間代発作を認め，発作持続時間は10分以内と短く，神経学的異常や発達障害はない．また，脳波ではてんかん波を認めない．発作回数は1回のみが約60%であるが，ごく少数例(約4%)では後にてんかんを発症する．

2) 全般てんかんおよびてんかん症候群

a）West(ウェスト)症候群，ヒプサリスミアを伴う点頭てんかん(infantile spasm with hypsarrhythmia)

点頭発作を伴うてんかん症候群であり，乳幼児(発症は1歳未満)にのみ発症する難治てんかん性脳症(intractable epileptic encephalopathy)である．

次の3徴を呈する．①点頭発作：上半身または全身の前屈・屈曲性攣縮を呈し，特に頭，首の前屈，上肢の振り上げ動作〔礼拝発作(salaam attacks)〕を示し，短時間持続(瞬間的ないし数秒)であるが，しばしば数秒間隔で繰り返す(シリーズ形成)．発作は1日に数回〜数十回あり，入眠間際や覚醒間際に頻発しやすい，②精神運動遅滞，神経学的異常や画像検査異常を認める，③脳波でヒプサリスミア(hypsarrhythmia)と呼ばれる特徴的所見を認める(図18-3)．

病因はさまざまであるが，潜因性が30%，症候性が70%である．基礎疾患としては，結節性硬化症が最も多いが，そのほかにフェニルケトン尿症，高ヒスチジン症，ビタミンB_6欠乏症など

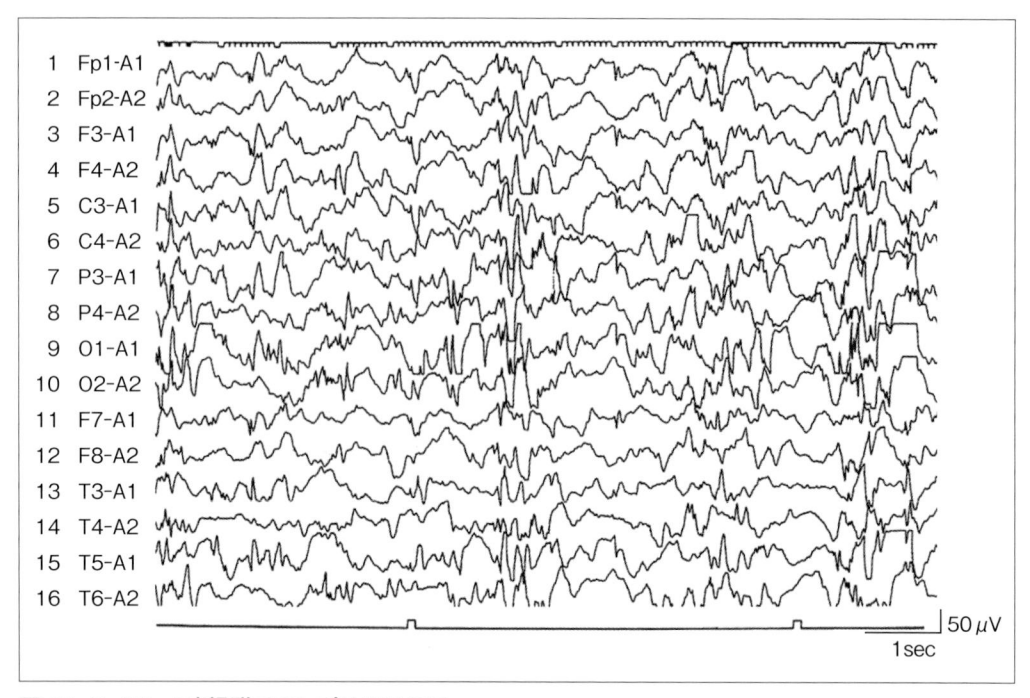

図18-3　West症候群でのヒプサリスミア
多焦点性棘波・鋭波の群発放電相と高振幅徐波相が無秩序に出現している．

でもみられる．
　治療は，第一選択としてビタミンB_6大量投与が行われている．副腎皮質刺激ホルモン（adrenocorticotrophic hormone：ACTH）や副腎皮質ステロイド薬への反応も良好である．しかしながら，予後は不良であり，発作消失は30〜60％といわれている．

b）Lennox-Gastaut（レンノックス・ガストー）症候群

　年齢依存性発症（1〜8歳）の難治てんかん性脳症である．症状は強直発作と非定型欠神発作が主体であるが，ミオクロニー発作，脱力発作，強直間代発作などの全般発作もみられる．精神運動遅滞を高率に認める．乳幼児期にWest症候群に罹患していることがある．病因は不明である．脳波では全般性遅棘徐波複合が特徴的であり（図18-4），睡眠脳波では10〜12Hzの全般性律動波（generalized rapid rhythm）を認める．

c）進行性ミオクローヌスてんかん
　　（progressive myoclonus epilepsy：PME）

　ミオクローヌス，てんかん発作，進行性神経症状（小脳性運動失調，精神運動発達障害など）を主症状とする遺伝性疾患群の総称である．進行性ミオクローヌスてんかんはてんかんのなかでは比較的まれな疾患群であり，てんかんの約1％といわれている．
　地理的には特異的な分布を示し，北欧からはUnverricht-Lundborg（ウンフェルリヒト・ルントボルク）病の報告がよく知られているが，筆者らも経験している．フランスではUnverricht-Lundborg病，Lafora（ラフォラ）病の報告が多い．日本では歯状核赤核淡蒼球Luys（ルイ）体萎縮症（dentato-rubro-pallido-luysian atrophy：DRPLA），赤色ぼろ線維・ミオクローヌスてんかん症候群（myoclonus epilepsy associated with ragged-red fibers：MERRF，マーフ），シアリドーシス（sialidosis）が多く報告されている．

d）若年性ミオクロニーてんかん
　　（juvenile myoclonic epilepsy：JME）

　Janz（ヤンツ）症候群とも呼ばれる．発症年齢は5〜20歳であるが，多くは12〜18歳で発症する．てんかん発作は全般性ミオクロニー発作，全般性強直間代発作，欠神発作を認める．ミオクロニー発作が最も早く出現するので，全般性強直間代発

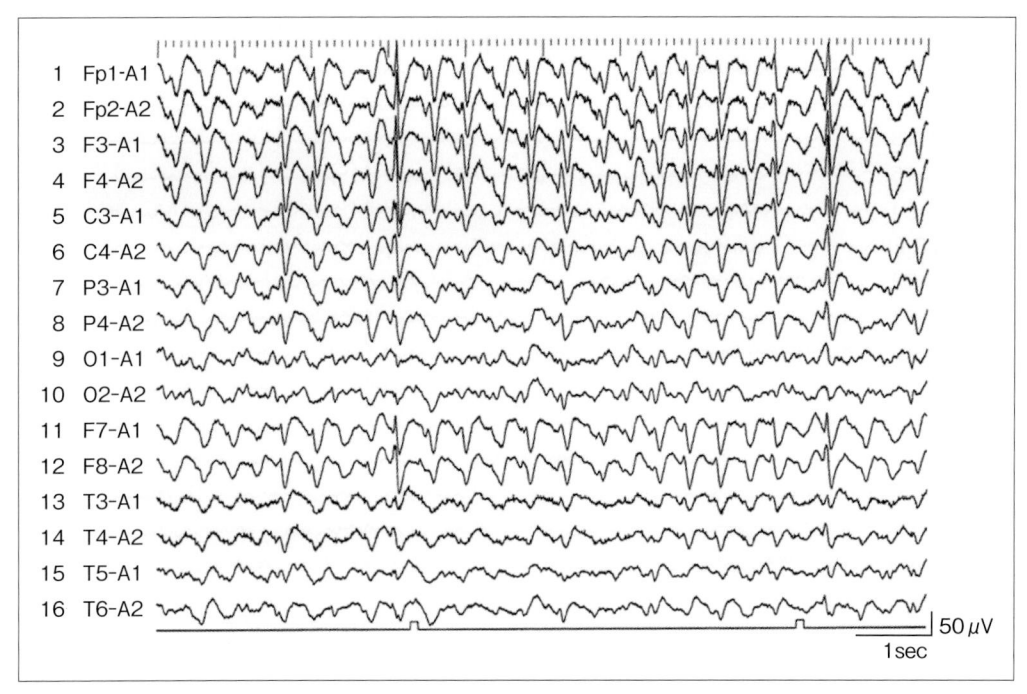

図18-4　Lennox-Gastaut症候群での遅棘徐波複合
2 Hzの全般性遅棘徐波複合を認める.

作がみられるまではてんかんと思われないことが多い．また，ミオクロニー発作は通常覚醒直後にみられる．遺伝性が疑われるてんかんであるが，精神運動発達は正常であり，神経学的にも異常を認めない．

発作間欠期の脳波は全般性多棘波ないし全般性多棘徐波複合である．発作はほぼ全例においてバルプロ酸（valproate：VPA）でコントロールされるが，薬物内服中止により再発することが多く，投薬の中止は困難なことが多い．

e）若年欠神てんかん
　　（juvenile absence epilepsy）

定型欠神発作を主体とするてんかんであり，思春期前後または以降（10～17歳）に発症する．家族歴を有する頻度が高く，小児欠神てんかんに比べて発作回数は少なく（1～数回/日），意識減損の程度は軽く部分的に反応は保たれ，全般性強直間代発作の合併が多い．

小児欠神てんかん（childhood absence epilepsy）は4～10歳で発症し，4～20秒の短い発作を頻回に（日に数十回）認めるが，発達および神経学的所見は正常である．

3）局在関連性（焦点性，局在性，部分性）てんかん〔localization-related（focal, local, partial）epilepsy〕およびてんかん症候群

a）Rasmussen（ラスムッセン）症候群（小児慢性進行性持続性部分てんかん）

小児期（1～14歳）に発症し，亜急性に進行する精神運動発達障害（片麻痺，同名半盲，精神運動遅滞など）を伴うてんかんであり，難治性持続性部分てんかんを認める．ウイルス感染などの先行感染後に慢性脳炎の状態となる症候群であり，画像検査で進行性の片側性大脳半球萎縮がみられる．GluR2に対する自己抗体が報告されている．

b）中心側頭棘波を伴う良性小児期てんかん
　　（benign childhood epilepsy with centrotemporal spikes）

Rolando（ローランド）領域にてんかん波（棘波）が出現する部分てんかんであり，予後良好な年齢依存性てんかんである．発作時には舌，口唇，顔面の片側にミオクロニー発作が生じ，次いで上肢から下肢へ進展し，片側痙攣を起こす．男児に多く，5～10歳ごろに発症し，15歳までにはてんかんは消失する．神経学的診察や画像検査で異常

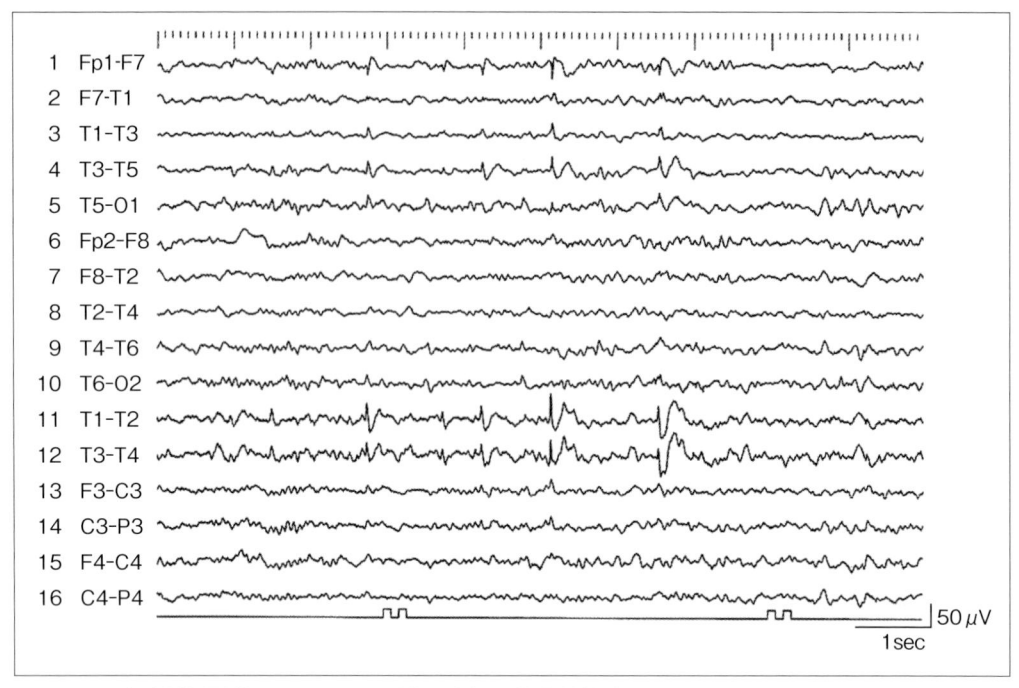

図18-5 左内側側頭葉てんかんでの発作間欠期の焦点性棘波
左海馬 T1 から左前側頭葉にかけて焦点がある.
T1 は左内側頭部からの記録. T1, F7 は同電位であり, 1 チャネルと 3 チャネル間で位相逆転がみられる.

はない. 熱性痙攣の既往歴があることが多い.

c) 内側側頭葉てんかん
(mesial temporal lobe epilepsy)

成人の難治性部分てんかんとして最もよく知られている症候性局在関連性てんかんである. 内側側頭葉てんかんは, 海馬, 扁桃体もしくは海馬傍回から起始する部分発作をきたすものであり, 辺縁系てんかん(limbic epilepsy)とも呼ばれる. 大部分は海馬起始の発作であり, 病因としては海馬硬化症が最も多い. 熱性痙攣の既往歴が約70%の症例である. 小児期からみられるが, 思春期を過ぎても発症する. 一時的に寛解して抗てんかん薬を中止できることもあるが, 10歳代後半から難治化することが多い.

発作型は単純部分発作と複雑部分発作である. 単純部分発作は前兆とも呼ばれ, 自律神経発作(上腹部不快感など), 精神発作や特殊感覚発作(聴覚, 嗅覚, 味覚)である. 最もよくみられる自律神経発作は消化管の蠕動を知覚するもので, 胸にこみ上げてくる感じ, 嘔気, 腹痛といった症状が数秒から1分以内持続し, この症状出現には右島回の関与が示唆されている. 特殊感覚発作には, 金属のような変な味がする, 焦げくさい臭いがするといった症状がある. このような前兆に続いて複雑部分発作(意識減損をきたす)に移行するが, 前兆のみで発作が終わることもある.

典型的な複雑部分発作は2~3分間の意識減損をきたし, 発作中に口部や上肢の自動症, 発作焦点と対側上肢のジストニア肢位がみられる. 半数は単純部分発作(前兆)で始まる. 発作後にはもうろう状態(postictal confusion)が数分から30分続くことがある.

発作間欠期脳波では一側の前側頭葉部(海馬起源)棘波が特徴的所見である(**図18-5**). 約30%の症例では棘波は両側性にみられる. 間欠性徐波が側頭部にみられることもある. 発作時脳波では律動性θ活動が側頭部にみられる. 前側頭葉部からのてんかん波を効率的に記録するためには, T1, T2電極を用いる.

頭部 MRI では海馬硬化症による変化がみられ, T2強調画像や fluid-attenuated inversion recovery(FLAIR)画像では高信号病変として描出され, 海馬萎縮は T1強調画像で観察しやすい(**図18-6**). 通常, 海馬硬化は一側性である. 海馬硬

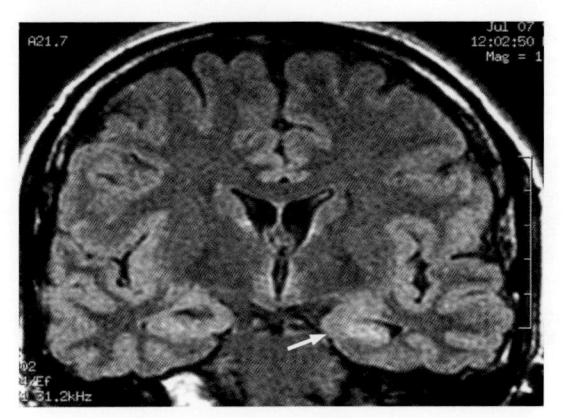

図18-6 左側頭葉てんかん症例の MRI FLAIR 画像
左海馬に高信号域と萎縮を認める（矢印）．

化症を起因とする内側側頭葉てんかんでは発作間欠期に短期記憶障害をきたすことがあり，左側てんかん焦点患者では言語性記憶，右側焦点患者では視覚性記憶が障害されやすい．

d）前頭葉てんかん（frontal lobe epilepsy）

前頭葉起始であり，短い持続時間の運動発作を主症状とする局在関連性てんかんである．睡眠中に起こりやすく，単純部分発作（強直性，姿勢性）や複雑部分発作を示し，急速な二次性全般化を呈する．単純部分発作としては，過運動発作（hypermotor seizure），補足運動野発作，向反性発作などがある．

e）頭頂葉てんかん（parietal lobe epilepsy）

頭頂葉を起源とする局在関連性てんかんであり，単純部分発作と二次性全般発作を呈する．多彩な発作症状を示すが，一次体性感覚野に起始する体性感覚発作（異常感覚，熱感，痛み）が最も多い．

f）後頭葉てんかん（occipital lobe epilepsy）

後頭葉に起始する局在関連性てんかんであり，視覚関連の症状（視覚発作）を認める．発作発射が広がることにより，強直間代発作，複雑部分発作，自律神経発作，感覚発作なども呈する．脳腫瘍，脳外傷などの種々の器質性病変が原因となる．

4）その他のてんかん症候群

Aicardi（アイカルディ）症候群，サプレッションバーストを伴う早期乳児てんかん性脳症（early infantile epileptic encephalopathy with suppression-burst：EIEE）（大田原症候群），ミオクロニー失立発作〔Doose（ドゥース）症候群〕，ミオクロニー欠神てんかん〔Tassinari（タシナリ）症候群〕，片側痙攣・片麻痺・てんかん症候群〔高オルニチン血症-高アンモニア血症-高ホモシトルリン尿症（hyperornithinemia-hyperammonemia-homocitrullinuria：HHH）症候群〕などがよく知られている．

5）偽性てんかん発作（pseudoseizure）

痙攣発作や反応性の低下などてんかんと類似した発作性症状を認めるが，脳波ではてんかん波を認めず，また発作中にも脳波の変化を認めないものをいう．

F. 検査所見

1. 脳波検査

てんかんの確定診断のためには必須の検査である．てんかん患者の30％ではてんかん波（てんかん放電）がルーチン脳波検査で認められる．発作時脳波では95％の患者で異常波形がみられる．

てんかん症状とともに脳波検査でてんかん波が確認されれば，てんかんと確定診断ができる．しかし，てんかん発作間欠期の脳波ではしばしば正常であり，確定診断のためには繰り返し脳波検査が必要となる．また，てんかん外科治療のためにはビデオ脳波モニタリング検査が必須となる．複雑部分発作は睡眠中に出現しやすいため，覚醒時の脳波に異常がなければ，睡眠脳波検査も行う．

てんかんの臨床診断においては electro-clinical diagnosis が重要であり，病歴などの臨床情報と脳波所見を照らし合わせて，てんかん発作型の診断を行う．たとえば，全身痙攣発作で来院した患者で，脳波で焦点性棘波が認められた場合は，全般性強直間代発作ではなく，部分発作の二次性全般発作が正しい診断となる．原因不明の意識障害では，非痙攣性てんかん重積状態であることが脳波検査で初めて判明することもある．てんかん発作型・症候群と脳波でみられるてんかん波では表18-2のような関連がある．

長時間持続ビデオ脳波モニタリング検査は，①てんかんの診断および非てんかん性発作との鑑別診断，②てんかん外科治療のためのてんかん焦点の同定を目的として行われる．ルーチン脳波検査ではてんかん発作そのものを記録できる機会はあまりないが，記録時間が長いほど，てんかん波

表18-2 てんかん発作型・てんかん症候群と脳波でみられるてんかん波の関連

てんかん発作型・てんかん症候群	てんかん波（てんかん放電）の特徴
単純部分発作	限局性に棘波, 鋭波が出現
複雑部分発作（側頭葉てんかん）	側頭葉から棘波, 鋭波の出現, 律動性側頭部徐波
全般強直発作	全般性多棘波, 全般性棘徐波複合
全般強直間代発作, 全般間代発作	全般性棘徐波複合
欠神発作	全般性 3 Hz 棘徐波複合
ミオクロニー発作, 脱力発作	全般性多棘徐波複合, 多棘波
West 症候群	ヒプサリスミア
Lennox-Gastaut 症候群	全般性遅棘徐波複合, 多焦点性棘波
	睡眠脳波での全般性律動波

を記録できる可能性は高くなる．また，内服薬を減量したり，断薬したりするとてんかん発作を捕捉できる可能性が高くなる．

頭蓋内脳波検査は，てんかん焦点の同定が困難な場合に，手術前評価としててんかん焦点を同定するために行う．深部電極は MRI ガイド下に多接点電極を定位的に脳に刺入する．硬膜下グリッド電極は多数の電極を配したシートであり，てんかん原性領域が広い場合に用いられる．しかしながら，頭蓋内電極による脳波記録は侵襲的検査で危険性があり，適応患者は限られる．

2. 脳画像検査

CT，MRI，ポジトロンエミッション断層撮影法（positron emission tomography：PET）などの画像検査は，症候性てんかんでの器質性病変の確認に重要である．しかしながら，てんかんか否かの診断に画像検査を行うことはない．一方，てんかん外科治療の対象を選択するためには MRI 検査は重要であり，難治てんかんの軽微な構造病変を描出できる．PET や単一フォトン断層撮影法（single photon emission computed tomography：SPECT）は脳機能障害を反映する検査である．

G. 診断・鑑別診断

てんかんの診断は，てんかん発作型とてんかんおよびてんかん症候群の分類で行う（表18-1）．成人での症候性てんかんの大部分は局在関連性てんかんである．

1. てんかん患者の問診

てんかん発作の状態を本人や目撃者から詳しく尋ねることが大切である．問診の内容は，①てんかん発作の初発年齢，頻度，状況と誘因，②前兆の有無，③てんかん発作前および発作中の詳細な症状，持続時間，④発作後の行動，状態，⑤外傷，咬舌，尿失禁の有無，⑥最終発作，⑦既往歴（頭部外傷，熱性痙攣など），生活歴（アルコール乱用など），家族歴などを聴取する．診察時にてんかん発作をみることはほとんどないので，詳細な病歴聴取が診断では大切である．

2. てんかんの診断（表18-1，図18-1）

最初にてんかんと失神などの非てんかん発作の鑑別を行う．また，非痙攣性てんかん重積状態も誤診しやすいので注意が必要である．

てんかん発作型の診断は臨床症状の分類であり，抗てんかん薬の選択に重要である．てんかんおよびてんかん症候群の診断は病因の分類であり，予後の推定，薬剤の選択およびてんかん外科手術適応において重要である．

3. てんかんと鑑別すべき疾患

てんかん以外の痙攣との鑑別をまず行う．てんかんと鑑別が必要な疾患は，①急性症候性発作，②種々の原因による失神（血管迷走神経性失神など），③ナルコレプシー，片頭痛，睡眠時無呼吸症候群，息止め発作などの発作性疾患，④夜驚症，夢遊病，徘徊などの睡眠時行動異常，⑤入眠時ミオクローヌス，チック，⑥発作性運動誘発性舞踏アテトーシスや夜間発作性ジストニアなどの異常運動症，⑦子癇，⑧脳血管障害や一過性脳虚血発作，⑨離脱発作などである．これらの鑑別のために，ビデオ脳波モニタリング検査やプロラクチン定量を要することもある．

偽性てんかん発作の鑑別には発作時の脳波検査が有用である．

H. 予後

てんかんおよびてんかん症候群の国際分類での予後は，①特発性局在関連性（部分）てんかんは薬物療法により100％寛解するといわれ，②特発性全般てんかんは80％の寛解，③症候性局在関連性てんかんは50〜60％で寛解し，④潜因性全般てんかんは20％の寛解率である．

てんかんをもつ患者の70〜80％は抗てんかん薬療法で発作は良好にコントロールされる．抗てんかん薬療法により，50％の患者は抗てんかん薬内服を中止することができる．

I. 治療

1. 全身痙攣発作時の処置

全身痙攣発作は短時間で終息するので，発作時の治療は必要でなく，また治療で直ちに発作を止めてしまうこともできない．

処置としては，①できるだけ楽な姿勢をとらせ，臥位にし，②障害物を除き，外傷の危険がないようにし，③無理な開口や上下歯間に物を入れるようなことはせず，④痙攣がおさまったら気道閉塞がないかを確かめる．回復にかかる時間はさまざまであり，発作後，睡眠状態やもうろう状態となることがある．

次の場合は救急治療が必要となる．①外傷を負ったとき，②10分以上痙攣が続くとき，③意識が長時間回復しないとき，④意識が回復しないうちに2回目のてんかん発作が起こったとき，である．

2. 非痙攣性発作の対処

多くの非痙攣性発作は短時間であり，行動上の影響もほとんどないので対処は必要ない．しかし，複雑部分発作では歩き回るなどの自動症があるので，危険がないように介助する．

3. てんかん重積状態の治療

治療はジアゼパム（diazepam：DZP）の静脈注射が第一治療法となる．DZP 10 mgを5 mg/分の速度で静脈注射する．5分経過しても発作が止まらない場合には，DZPを再度同量静脈注射する．DZP静脈注射では呼吸抑制を生じることがあるので十分注意する．また，DZPは有効時間が短いため再発しやすいので，長時間有効なフェニトイン（phenytoin：PHT）15〜20 mg/kgをゆっくり静脈注射することも考慮しなければならない．てんかん重積状態がコントロールできない場合は，ミダゾラム（midazolam），プロポフォール（propofol），チオペンタール（thiopental），ホスフェニトイン（fosphenytoin）などの麻酔薬を使用し，人工呼吸器を装着し，全身麻酔下におく．

4. 抗てんかん薬での内服治療

てんかんの病態を十分説明し，服薬の必要性を話し合うことが最初にすべきことである．てんかんの治療は薬物療法が主体となる．

薬物療法の原則は，①てんかん発作抑制には十分量の抗てんかん薬を，種類をできるだけ少なくして維持する，②てんかん発作型に合った第一選択薬の単剤投与を行う，③発作が抑制されない場合は，まず服薬履行を確認し，次に最高耐容量まで内服されているかを確認する，④第一選択薬を最高耐容量まで投与しても無効な場合には他剤を追加する，である．てんかん原性は患者個人によって異なり，少量の抗てんかん薬で発作が消失する場合もあれば，高用量が必要なこともある．さらには同じ薬剤を同量投与しても患者により代謝が異なるので，血中濃度は異なる．また，同じ血中濃度でも副作用の出現は患者で異なる．

標準的な処方というのは，あくまでも原則であり，患者個人に応じた処方を行うことが重要である．

1）抗てんかん薬使用の基本

抗てんかん薬療法を開始するにあたっては，①てんかんの診断が確かである，②発作が再発する危険性がある，③発作が生活に支障をきたす，④内服のコンプライアンスがよい，⑤患者に十分説明がされている，⑥患者の希望が十分考慮されている，ことが大切である．

てんかん治療開始時の第一選択薬は発作型で異なる（図18-1）．抗てんかん薬血中濃度測定は，①コンプライアンスや十分量を服用できているか

表18-3 主なてんかん薬

薬品名（略号）	標準投与量（mg／日）	血中濃度有効域の目安（μg／mL）	半減期（hr）	適応	主な副作用
カルバマゼピン（CBZ）	400〜1,200	4〜12	5〜26	部分発作 全般発作	めまい，過敏症，血球減少，低ナトリウム血症
フェニトイン（PHT）	100〜300	10〜20	7〜42	部分発作 全般発作	めまい，失調，歯肉増殖，多毛，骨粗鬆症，過敏症
バルプロ酸（VPA）	400〜2,000	30〜120	12〜15	全般発作 部分発作	肥満，振戦，血小板減少，高アンモニア血症
フェノバルビタール（PB）	30〜180	15〜40	75〜120	部分発作 全般発作	鎮静，失調，めまい，不眠，うつ状態，不機嫌
プリミドン（PRM）	500〜1,500	5〜12	5〜18	部分発作 全般発作	鎮静，失調，めまい，不眠，うつ状態，不機嫌
ゾニサミド（ZNS）	100〜600	20〜50	28〜70	部分発作 全般発作	眠気，消化器症状，精神症状
クロバザム（CLB）	10〜30		10〜50	付加的投与	鎮静，めまい，失調
クロナゼパム（CZP）	0.5〜4	0.02〜0.08	20〜80	全般発作	眠気，鎮静，過敏症
ピラセタム（なし）	12〜21 g／日		5〜6	ミオクロニー発作	めまい，消化器症状
エトスクシミド（ESM）	750〜2,000	40〜100	30〜60	欠神発作	消化器症状，めまい，過敏症

の確認，②PHT用量の調整，③中毒が疑われるときに行う．

表18-3 に主な抗てんかん薬の薬品名，略号，標準投与量，血中濃度有効域の目安，半減期，適応，主な副作用を示す．

2）初回発作の治療に関して

孤発発作では，原則として抗てんかん薬の加療は開始しない．孤発発作の5年以内の発作出現率は35%，2回目の発作後の1年以内の再発率は73%といわれている．

初回強直間代発作の場合に抗てんかん薬治療を開始するかどうかは議論があるが，①ミオクロニー発作や欠神発作の既往がある場合は若年性ミオクロニーてんかんが疑われる，②脳波で全般性多棘徐波複合などの異常所見がある，③部分発作の既往があり片麻痺などの神経症状がある，④患者が再発のリスクを深刻に考えて抗てんかん薬を希望する場合は治療を開始する．初回の全般強直間代発作後，1年間に発作が再発するリスクは30〜40%といわれ，2年以上経過すると10%以下に低下する．

3）全般発作の標準治療（図18-1）

第一選択薬はVPAである．全般発作のどの発作型に対してもVPAは有効である．VPAで強直間代発作が抑制されないときは，PHT，フェノバルビタール（phenobarbital：PB），ゾニサミド（zonisamide：ZNS），クロバザム（clobazam：CLB）が第二選択薬として推奨される．ラモトリジン（lamotrigine），トピラマート（topiramate），レベチラセタム（levetiracetam）は有効性の高い新規抗てんかん薬である．ミオクロニー発作に対してはVPAとクロナゼパム（clonazepam：CZP）が，欠神発作にはVPAとエトスクシミド（ethosuximide：ESM）が第一選択薬として推奨される．

4）部分発作の標準治療（図18-1）

第一選択薬はカルバマゼピン（carbamazepine：CBZ）である．副作用があるときはVPA，PHTを用いる．

5）日常生活の指導も重要である

正しいてんかん知識の理解，確実な抗てんかん薬内服の指導および睡眠不足，過労，不規則な生活，過量の飲酒などの発作誘因を避けることは，

発作予防に効果がある．思春期，青年期の患者では特にこの点のアドバイスが大切である．月経周期により発作の頻度が変わることもある．

6）抗てんかん薬療法が無効な場合

抗てんかん薬で発作が抑制されないてんかんを難治性てんかん〔薬物抵抗性てんかん（pharmacoresistant epilepsy）〕という．

発作が抑制されない場合は，てんかん発作型の診断を再考する必要がある．特に全身痙攣発作をきたしたという病歴の場合，全般発作のほかに，部分発作の二次性全般発作の場合がある．全身痙攣＝全般発作というのは必ずしも正しくない．全身痙攣の際には発作の初めに部分発作の症状がないかに注意するが，目撃者がいないときや症状がいつも夜間に生じる場合は，脳波所見がなければ発作型の診断は困難である．全般発作と診断してVPAを投与していた患者で，発作が抑制されないので脳波検査を繰り返し行うと焦点性棘波が検出され，CBZに変更後に発作が完全抑制されることが経験される．

蛋白結合を競合する薬剤との併用にも注意を要する．たとえばアスピリン（aspirin：ASP）とPHTを併用すると蛋白結合部位を競合し，遊離型PHTが増加するので総血中濃度が一定でも副作用が出現することがある．

7）抗てんかん薬療法の終結

薬物療法を継続した場合，1年間発作がなかった患者で次の年の再発率は20％である．4～5年間発作がない場合には再発率は10％となり，その後はほとんど変化しないといわれている．したがって，2年以上発作が寛解している患者では，抗てんかん薬の中止についても話し合うべきである．内服中止後2年間でてんかん再発率は約30％といわれていることに留意する．

8）妊娠とてんかん

女性のてんかん患者には，妊娠・出産についての基礎知識，生活および服薬指導について説明が必要であり，計画妊娠が望ましい（てんかん治療ガイドライン2010）．

抗てんかん薬は妊婦に対し禁忌ではない．てんかんをもつ女性の妊娠，出産は大部分が正常に行えることを，妊娠可能年齢になれば前もって患者に説明する．しかしながら，抗てんかん薬には胎児に対する催奇形性がある．一般の女性の妊娠における胎児奇形の頻度は約2％である．一方，抗てんかん薬の単剤治療を受けている女性ではこの頻度が2～3倍に増加する．VPAはCBZ，ラモトリギンよりも催奇形性のリスクが高くなる．多剤併用は単剤よりさらに高いリスクをもたらす．抗てんかん薬による奇形としては，神経管障害，口顔面の奇形，心臓奇形，尿道下裂などがある．また，VPAはてんかん患者からの出生児の知能に影響することが報告されている．

催奇形性を考慮し，妊娠中は単剤で可能な限り服薬量を減らすようにする．葉酸補充は奇形の予防に有効であるとの報告もある．妊娠前に発作が寛解している患者では，再発のリスクを理解したうえで抗てんかん薬の中止を検討する．

多くの抗てんかん薬は乳汁中に移行するが，乳児に影響をきたすことはまれであり，母乳の授乳は基本的には行ってよいが，PBは鎮静作用があるので注意を要する．

5．てんかんの外科治療

てんかんの約30％は抗てんかん薬で発作が消失しない薬物抵抗性てんかんである．薬物療法にもかかわらず発作が完全に消失しない場合は，外科治療の適応があるかを考える．手術で治るてんかん（surgically remediable epilepsy）としては，①海馬硬化症による内側側頭葉てんかん，②切除可能な限局構造病変による症候性局在関連性てんかん，③大脳半球切除可能な乳幼児のてんかん，がある．これらのてんかんでは手術予後は良好であることが示されている．

薬物抵抗性てんかんとは，適切な薬物療法を2年以上行い，かつ副作用が出現するまで服薬量を増量しても発作が1年以上抑制されないことであり，少なくとも主要抗てんかん薬2剤で治療抵抗性であることが証明される場合である．また，患者の日常生活が障害されるような発作が月に1回以上ある場合には外科治療を考慮する．

てんかん焦点切除術，脳梁離断術や軟膜下皮質多切術が行われている．局在関連性てんかんでは，てんかん焦点を外科的に切除することによりてんかん発作を消失させることができる．しかし，てんかん焦点切除により障害（後遺症）が生じると考えられる場合は外科治療はできない．

てんかん外科治療の術前評価として必要な検査

は，長時間持続ビデオ脳波モニタリング検査，頭部MRI，PET，SPECT，Wada（和田）テスト，神経心理学的検査である．ビデオ脳波モニタリング検査では，発作時のてんかん焦点が常に単一焦点に起始することを確かめる．T1，T2電極による脳波記録は側頭葉内側部からのてんかん放電を効率的に記録することができるので，内側側頭葉てんかんの診断に重要である．

1）内側側頭葉てんかん外科治療

難治性内側側頭葉てんかんに対して側頭葉切除術（海馬扁桃体切除術）が発作治癒に有効であり，70〜90％の発作消失率が得られる．発作時頭皮上脳波のてんかん波起始と脳画像（MRI，SPECT，PETのどれか）が一致して一側のてんかん焦点を示す所見である場合は，侵襲的検査（頭蓋内電極脳波記録）は施行しなくても手術側を決定できる．

2）脱力発作に対する外科治療

全般性発作のなかでは，脱力発作に対して脳梁離断術（脳梁の前2/3もしくは全体を離断）が有効である．手術例の多くはLennox-Gastaut症候群の患児で，脱力発作以外のてんかん発作を合併することも多く，すべての発作を完全に消失させることは期待できないが，転倒がなくなり精神運動発達も改善できるので日常生活上は非常に有効である．

6. てんかん治療のゴール

てんかん治療の目標は副作用がなく，発作の消失と生活の質（quality of life：QOL）の改善である．てんかん治療のゴールは患者と医師はともに同じであり，発作をコントロールするという共通の目的に向かって治療をしているという相互理解が，良好な患者医師関係に重要である．

II. 頭痛 (headache)

頭痛は，神経疾患のなかで最も頻繁に遭遇する重要な症状の1つである．この頭痛の原因は多様で，頭蓋内外の種々の病態が関与している．ここではまず，頭痛を感じる解剖学的部位について解説し，次に頭痛の分類，病態生理，治療などについて述べる．

A. 頭蓋内外の疼痛感受部位

1. 頭蓋内

頭蓋内で痛覚を有するのは血管系と硬膜の一部で，脳実質などでは痛みを感じることはできない．痛みを感じる部位の研究に，RayとWolff（1940）の古典的な業績がある．これは局所麻酔下に開頭し，電気的あるいは機械的に刺激を加えて痛覚の有無を調べたものである（**表18-4**）[1]．

中硬膜動脈は，末梢に至るまで痛みには敏感であり，脳動脈では，椎骨動脈，脳底の主幹動脈，内頸動脈および中大脳動脈，前大脳動脈は痛覚を有する．

血管系以外で痛みを感じるのは硬膜であるが，前頭蓋窩底部で特に鋭敏である．

2. 頭蓋外

頭蓋外の諸筋および筋膜には痛覚があり，特に後頭下の筋肉および側頭筋の収縮はしばしば頭痛の原因になるとされている．頭蓋外の血管，特に動脈は痛みに敏感である．

また，眼球，副鼻腔，歯に由来する痛みはしばしば三叉神経に投射され頭痛として感じられる．

B. 頭痛に関与する感覚神経

頭蓋外の末梢神経では，三叉神経の枝と第1〜3頸髄の後枝より分枝する大・小後頭神経，大耳介神経などが痛覚を有する．

頭蓋内で痛みを感じる諸組織に分布し，頭痛の発生に関与する感覚神経は三叉神経第1枝および第1〜3頸神経（C1〜3）である．テント上には三叉神経第1枝が分枝し，テント下には第1〜3頸神経が主に分布する（**図18-7**）．

三叉神経第1枝より入った刺激は下行して上部頸髄の三叉神経脊髄路核のニューロンに達するが，第1〜3頸神経からの痛み刺激も同様のニューロンに達する．このことより，これらが互いに放散し頭痛の範囲が広がるという可能性が考えられる．

表18-4 頭蓋内の痛覚を有する組織と有しない組織

痛覚を有する組織	1. 硬膜動脈 　中硬膜動脈全域 　前硬膜動脈主幹部 　前，後篩骨動脈主幹部 　後硬膜動脈主幹部 　後頭，椎骨，上行咽頭動脈硬膜枝主幹部 2. 頭蓋内静脈洞および流入静脈 　上矢状静脈洞と洞に近接した架橋静脈 　横静脈洞・静脈洞交会(直静脈洞)と洞に近接した架橋静脈 　後頭静脈洞 　海綿静脈洞 3. 硬膜その他 　前頭蓋窩底部，特に嗅窩部 　蝶形骨縁，鞍背部，前床突起基部 　後頭蓋窩底部 　小脳テント 　軟膜，くも膜(脳底部動脈近傍のみ) 4. 脳動静脈 　内頸動脈 　中大脳動脈水平部(M1部) 　前大脳動脈(A1～A3部) 　椎骨動脈，後下小脳動脈 　橋動脈，内耳動脈 　中大脳静脈〔Sylvius(シルヴィウス)静脈〕(海綿静脈洞から3～4 cmの範囲)
痛覚を有しない組織	1. 頭蓋骨(一部骨膜を除く) 2. 円蓋部硬膜(テント上下) 3. 中頭蓋窩底部硬膜 4. 大脳鎌 5. くも膜顆粒，血管裂孔 6. 下矢状静脈洞 7. 円蓋部軟膜，くも膜(テント上下) 8. 円蓋部皮質動静脈(テント上下) 9. 脳実質 10. 脳室壁上衣層 11. 脈絡叢

〔荒木信夫：頭痛はなぜ起こるか．厚東篤生，阿部敏明，岩田　誠ほか(編)：NIMF神経，p243, 医学書院, 東京, 1986 [Dalessio DJ(ed)：Wolff's Headache and Other Head Pain. 4th ed, pp1-473, Oxford University Press, New York, 1980 と太田らの表を改変]〕

C. 頭痛の分類

頭痛の分類は国際頭痛分類第2版が2004年に出された．従来，機能性頭痛といわれていた片頭痛，緊張型頭痛，群発頭痛などを一次性頭痛，器質性頭痛といわれていた頭痛を二次性頭痛とし，神経痛・顔面痛，その他の頭痛に分類し(**表18-5**)，各々の症状の特徴を診断基準としてまとめている．

1. 片頭痛(migraine)(図18-8)

一般に一側性の拍動性の頭痛で，悪心・嘔吐を伴う．頭痛は比較的強く，体を動かすことによって頭痛が増強する．頭痛時，動かずに臥位になっていることが多く，学校や仕事を休むことも多くなる．頭痛前駆期に前兆(aura)がみられるタイプとみられないタイプがある．前兆としては，視野の中心付近から始まりキラキラ光る境界をもつ暗点(閃輝暗点)(**図18-9**)や視野異常などが典型的である．女性では男性の3～4倍起こりやすい．

以前の分類では古典型片頭痛(classic migraine)と普通型片頭痛(common migraine)に分けていたが，新しい分類では「前兆のある片頭痛(migraine with aura)」と「前兆のない片頭痛(migraine with-

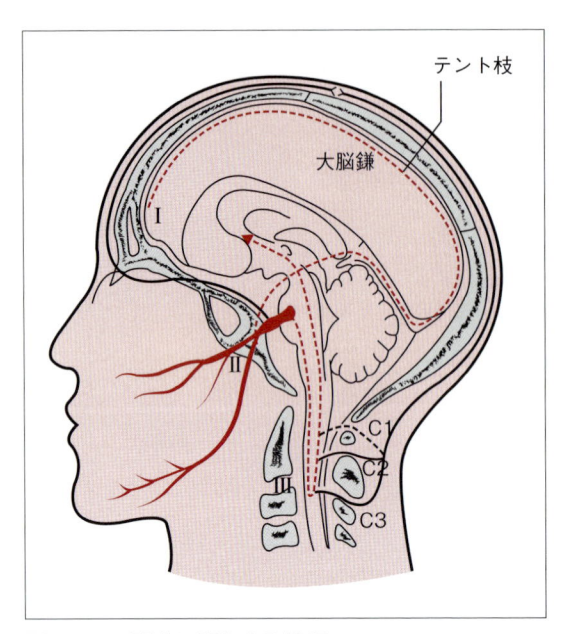

図 18-7　頭痛に関与する神経
(Lance JW : Mechanism and Management of Headache. Butterworth-Heinemann Ltd, Oxford, 1993)

表 18-5　頭痛の分類（大分類）

一次性頭痛
1. 片頭痛
2. 緊張型頭痛
3. 群発頭痛と三叉神経・自律神経性頭痛
4. その他の一次性頭痛
二次性頭痛
5. 頭頸部外傷に伴う頭痛
6. 血管障害に伴う頭痛
7. 非血管性頭蓋内疾患に伴う頭痛
8. 原因物質あるいはその離脱に伴う頭痛
9. 頭部以外の感染症に伴う頭痛
10. ホメオスタシスの障害に伴う頭痛
11. 頭蓋骨，頸，眼，耳，鼻，副鼻腔，歯，口あるいは他の顔面，頭蓋組織に起因する頭痛あるいは顔面痛
12. 精神科的疾患による頭痛
神経痛・顔面痛，その他の頭痛
13. 頭部神経痛，顔面痛
14. その他の頭痛

[Headache Classification Subcommittee of the International Headache Society : The International Classification of Headache Disorders. 2nd ed, Cephalalgia 24(Suppl 1) : 9-160, 2004]

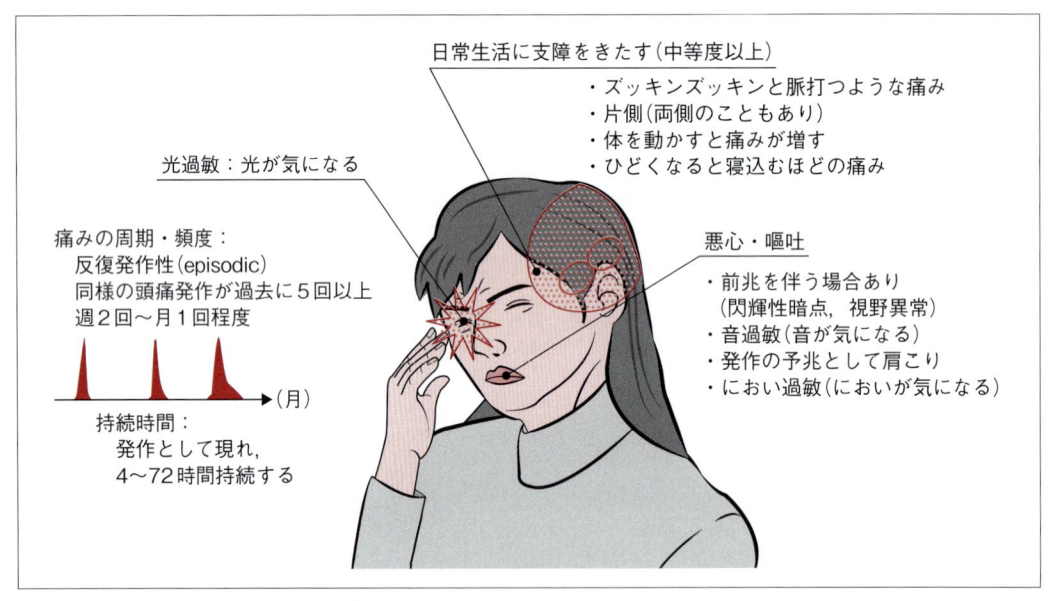

図 18-8　片頭痛の特徴（診断基準）

out aura)」に分けており，この２つはそれぞれほぼ対応している．新分類では発作の回数や性質，および付随症状などにより診断基準（**表 18-5, 6**）を作成している．

①前兆のない片頭痛（migraine without aura）（**表 18-6**）：一側性の拍動性の頭痛が４〜72時間持続し，日常的な動作で増悪することがあり，一般に悪心，および光過敏や音過敏を認める．

②前兆のある片頭痛（migraine with aura）（診断基準）（**表 18-7**）：大脳皮質，あるいは脳幹部の障害によると考えられる神経症状（前兆）が５〜20分にわたり徐々に進行し60分以内におさまり，

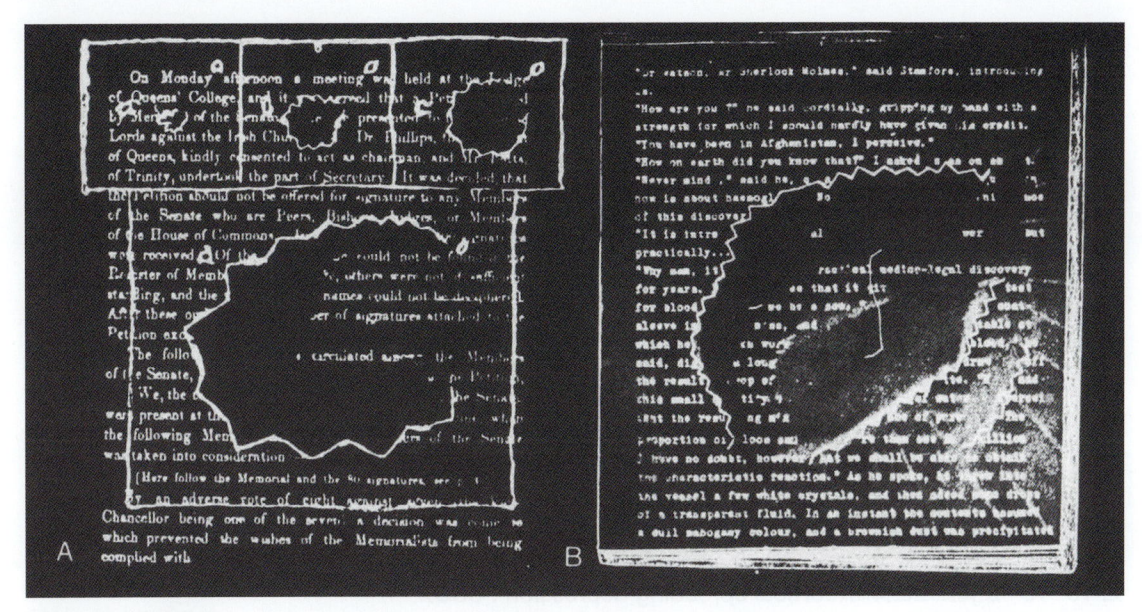

図 18-9　閃輝暗点
〔Wilkinson M : Clinical Features of Migraine. Rose FC(ed) : Handbook of Clinical Neurology, Vol.4(48), Headache, pp117-133, Elsevier Science Publishers, Amsterdam, 1986〕

表 18-6　前兆のない片頭痛

1.1　前兆のない片頭痛(migraine without aura)
A．次の B～D を満足する発作が 5 回以上ある
B．頭痛発作が 4～72 時間持続する
C．次のうち，少なくとも 2 項目を満たす 　　1．片側性 　　2．拍動性 　　3．中等度～重度の頭痛 　　4．日常的な動作(歩行や階段昇降などの)により頭痛が増悪する，あるいは頭痛のために日常的な動作を避ける
D．発作中，次のうち 1 項目を満たす 　　1．悪心または嘔吐(あるいはその両方) 　　2．光過敏および音過敏
E．他の疾患によらない

〔国際頭痛学会・頭痛分類委員会：国際頭痛分類第 2 版(ICHD-Ⅱ)．日頭痛会誌 31：13-188, 2004〕

表 18-7　典型的前兆に片頭痛を伴うもの

1.2.1　典型的前兆に片頭痛を伴うもの
A．B～D を満たす頭痛発作が 2 回以上ある
B．少なくとも以下の 1 項目を満たす前兆があるが，脱力は伴わない 　　1．陽性徴候(たとえばきらきらした光，点，線)および/または陰性徴候(視覚消失)を含む完全可逆性の視覚症状 　　2．陽性徴候(チクチク感)および/または陰性徴候(感覚鈍麻)を含む完全可逆性の感覚症状 　　3．完全可逆性の失語性言語障害
C．少なくとも以下の 2 項目を満たす 　　1．同名性の視覚症状または 片側性の感覚症状(あるいはその両方) 　　2．少なくとも 1 つの前兆は 5 分以上かけて徐々に進展するかおよび/または異なる複数の前兆が引き続き 5 分以上かけて進展する 　　3．それぞれの前兆の持続時間は 5 分以上 60 分以内
D．1.1「前兆のない片頭痛」の診断基準 B～D を満たす頭痛が，前兆の出現中もしくは前兆後 60 分以内に生じる
E．他の疾患によらない

〔国際頭痛学会・頭痛分類委員会：国際頭痛分類第 2 版(ICHD-Ⅱ)．日頭痛会誌 31：13-188, 2004〕

頭痛，悪心や光過敏が出現する．頭痛は一般に 4～72 時間続く．

【片頭痛の病態生理】

1980 年ごろまでは頭蓋血管の異常を重視する血管説(vascular theory)が広く信じられてきた．すなわち，片頭痛の前兆のときには血管が収縮し，その後血管が拡張し頭痛が生じるという説である．しかし近年，脳血流動態などの詳細な検討により，"spreading depression" という大脳皮質の神

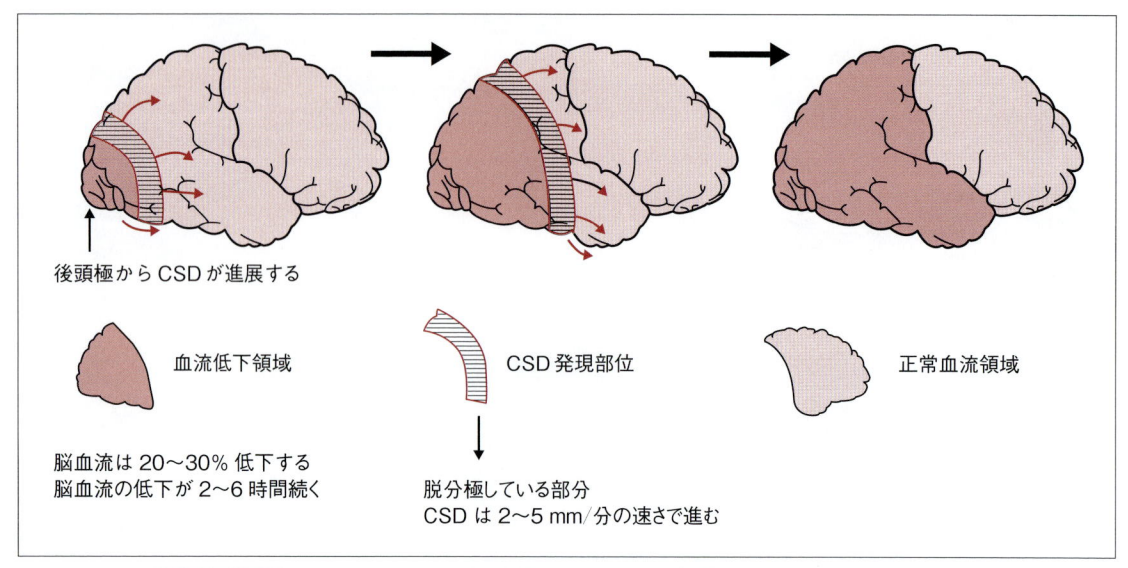

図18-10　皮質拡延性抑制(cortical spreading depression : CSD)
(Lauritzen M : Pathophysiology of the migraine aura: the spreading depression theory. Brain 117 : 199-210, 1994 より改変)

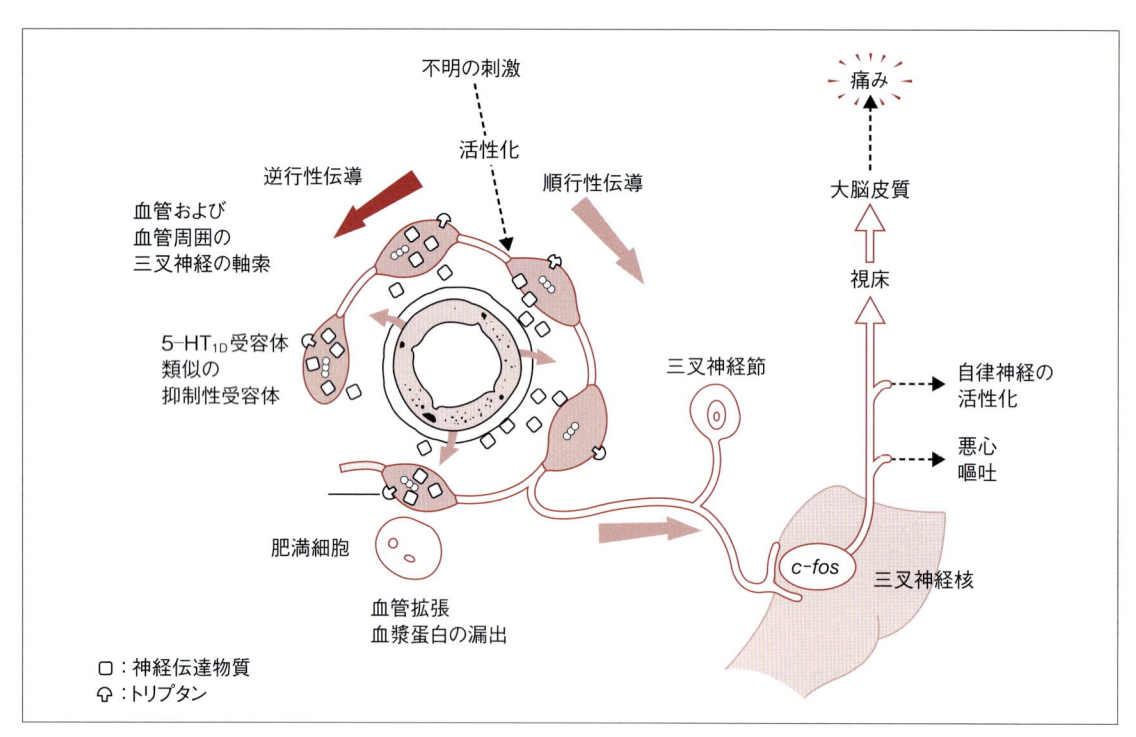

図18-11　三叉神経血管説
(Moskowitz MA : The neurobiology of vascular head pain. Ann Neurol 16 : 157-168, 1984 より改変)

経細胞の過剰興奮によると考える神経説(neuronal theory)(図18-10)が登場してきた.

さらに,頭蓋内血管とその周囲に存在する三叉神経の枝に注目し,三叉神経血管説が提唱された.この説の概略を図18-11に示す.すなわち,硬膜の血管周囲に存在する三叉神経の軸索に何らかの刺激が作用し血管作動性神経ペプチド(vasoactive neuropeptide)〔カルシトニン遺伝子

ドメイン　　　　　Ⅰ　　　　　　Ⅱ　　　　　　Ⅲ　　　　　　Ⅳ

家族性片麻痺性片頭痛
(familial hemiplegic migraine：FHM)
■ R192Q
● T666M
◆ V714A
★ I1811L

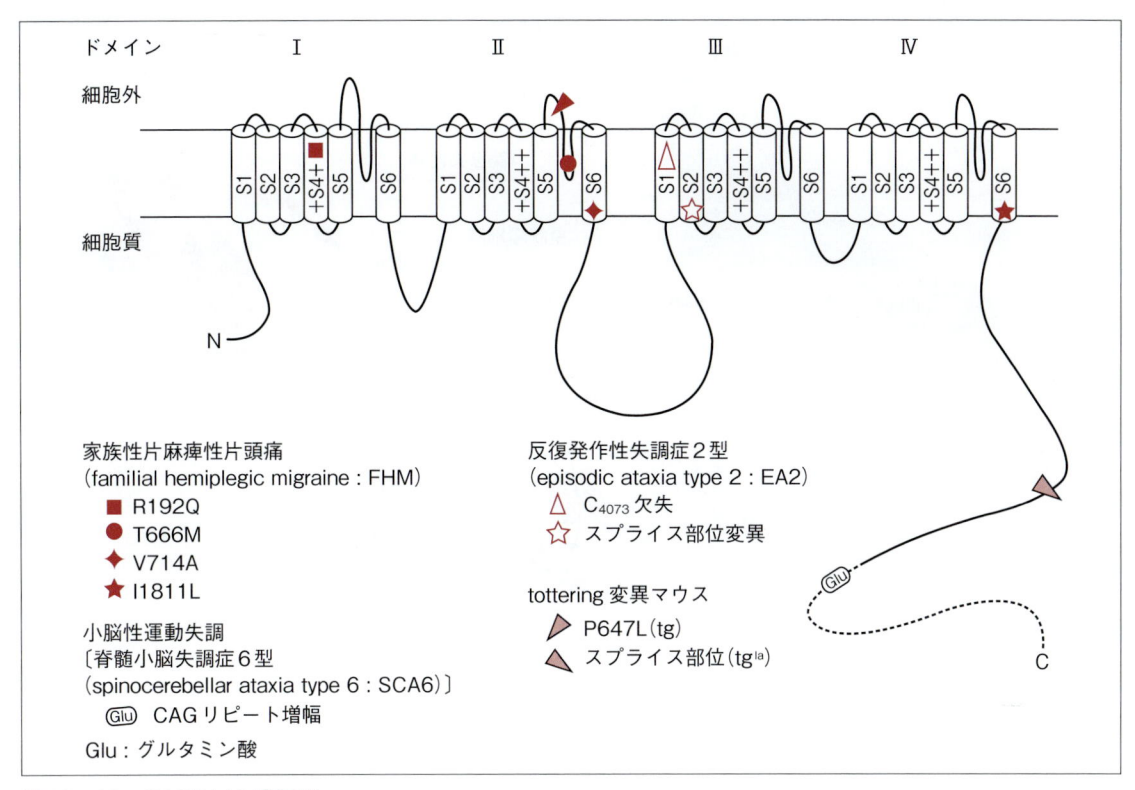

小脳性運動失調
〔脊髄小脳失調症6型
(spinocerebellar ataxia type 6：SCA6)〕
Ⓖⓛⓤ CAGリピート増幅
Glu：グルタミン酸

反復発作性失調症2型
(episodic ataxia type 2：EA2)
△ C_{4073} 欠失
☆ スプライス部位変異

tottering 変異マウス
▲ P647L(tg)
▲ スプライス部位(tg^{la})

図 18-12　***CACNA1A*** 遺伝子

関連ペプチド(calcitonin gene-related peptide：CGRP)，サブスタンス P など〕が遊離され，神経原性の炎症(血管拡張，血漿蛋白の漏出および肥満細胞の脱顆粒)が生じる．これにより三叉神経では順行性と逆行性の伝導が生じる．前者は三叉神経核に至り，上位の神経系に痛みの信号を伝える．後者は血管作動性神経ペプチドの遊離をさらに助長する．最近，よく使用されるトリプタンはセロトニン(serotonin)〔5-ヒドロキシトリプタミン(5-hydroxytryptamine：5-HT)〕の5-$HT_{1B/1D}$ 受容体に結合し，神経原性の炎症を抑制し，三叉神経への信号を抑制する．

この説は従来の血管説と神経説を結合していると考えられる．

【片頭痛に関する遺伝子異常】

前兆として片麻痺を伴う片頭痛のなかに，家族性片麻痺性片頭痛(familial hemiplegic migraine：FHM)があるが，その遺伝子の検索が行われ，第19染色体 19p13 に存在する P/Q 型 Ca^{2+} チャネル〔P/Q-type Ca^{2+} channel α1A-subunit(***CACNA1A***)〕遺伝子(図 18-12)にミセンス変異が認められた．このタイプは現在 FHM-1 と呼ばれている．

次に明らかになった FHM の遺伝子異常は，第1染色体 1q23 に存在するアデノシン三リン酸(adenosine 5′-triphosphate：ATP)1A2 の異常で Na^+/K^+-ATPase の α2 サブユニットの異常をきたす．この酵素は主にグリア細胞(glial cell)に存在し，グルタミン酸(glutamic acid：Glu)などの移送に関係する．そのため，この遺伝子の異常により，Glu や K^+ の移送が円滑に行われない事態が生じ，シナプス間隙の Glu 濃度が増加する可能性がある．

3番目に明らかになった FHM の遺伝子異常は第2染色体 2q24 に存在する電位依存性 Na^+ チャネルの異常で，ニューロンの中に Na^+ が流入しやすくなる．そのため，神経の興奮性が高まり，シナプス間隙の Glu および K^+ の濃度が増加する可能性が考えられる．

以上の3つのタイプの FHM は，最終的には図 18-13 に示すように，シナプス間隙の Glu および K^+ の濃度が増加し，皮質拡延性抑制(cortical

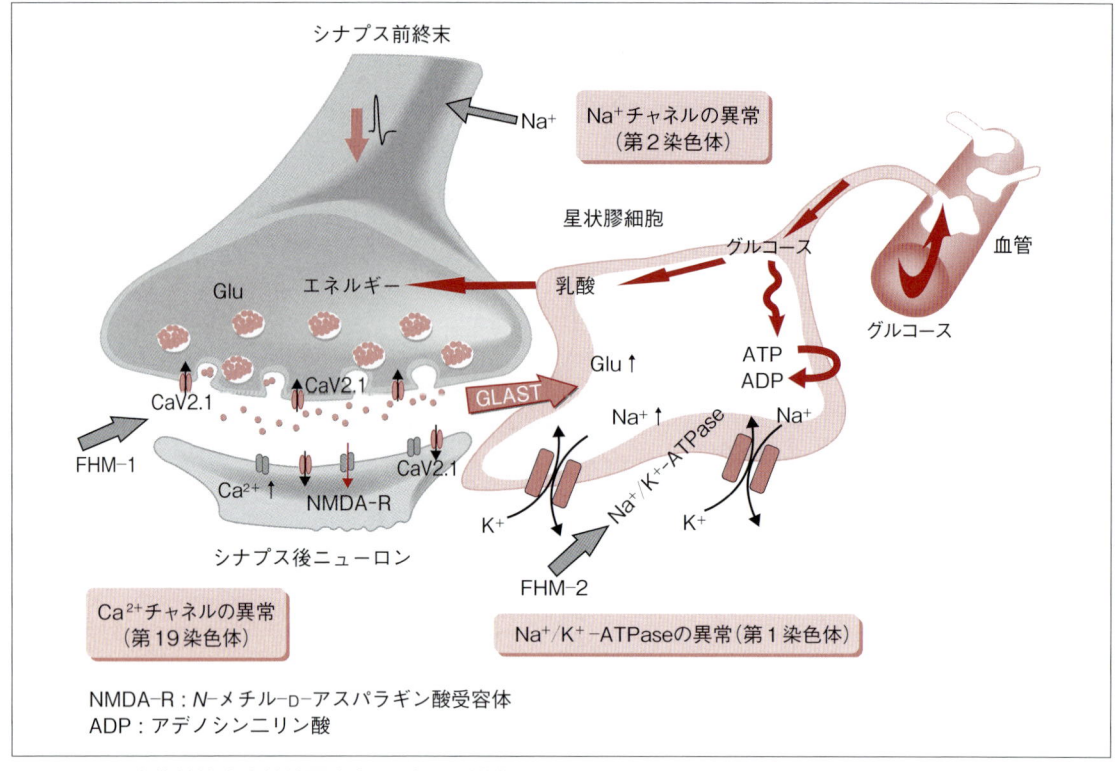

図18-13 家族性片麻痺性片頭痛(FHM)の病態生理

spreading depression：CSD)が起こりやすくなることで片頭痛を生じる可能性が考えられている．

【片頭痛の治療】
　片頭痛の治療の中心は薬物療法であるが，大きく発作時の治療と予防的治療に分かれる．

1) 発作時の治療
a) トリプタン系薬剤
　5-HT受容体(厳密には5-HT$_{1B/1D}$受容体)の作動薬であり，頭痛が発生してからの服用で効果がある．血管壁の5-HT$_{1B}$受容体を刺激して，拡張した血管を収縮させるとともに，三叉神経の5-HT$_{1D}$受容体に作用して過敏になった三叉神経を正常化することにより片頭痛を頓挫させることができる．有効率は約70%といわれている．頭痛が生じてからでも効果がある点で優れており，片頭痛の薬物療法では最も注目されている．最初に開発されたのが，スマトリプタン(sumatriptan)(図18-14)であり，セロトニンと類似した構造よりなる．最近ではこのトリプタン系のさまざまな薬剤が開発されている．

図18-14 セロトニン(5-HT)とスマトリプタンの化学構造

b) エルゴタミン製剤
　エルゴタミン酒石酸塩(ergotamine tartrate)はトリプタン開発以前にはよく用いられた．頭痛の前駆期に服用し，その後の血管の拡張を抑制することにより，頭痛を生じないようにすることを狙ったものである．

c) 鎮痛薬
　アスピリン(aspirin：ASP)，アセトアミノフェン(acetaminophen)やこれらの配合剤などが用い

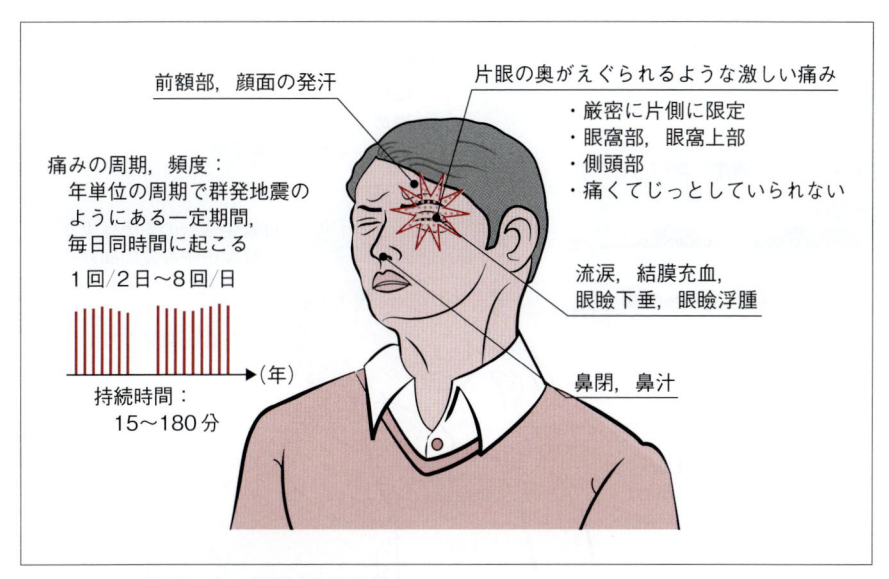

図 18-15 群発頭痛の特徴（診断基準）

られる．

2) 予防的治療法

a) β遮断薬

内因性の交感神経刺激作用のないタイプのβ遮断薬〔プロプラノロール塩酸塩（propranolol hydrochloride）など〕が有効といわれている．作用機序は不明であるが，発作回数の多い片頭痛患者では予防的に投与できる点で便利である．

b) カルシウム拮抗薬

カルシウム拮抗薬としてさまざまな薬剤が用いられている．作用機序としては血管平滑筋に直接作用するという説と，神経細胞に直接作用するという説がある．

c) 抗うつ薬

三環系抗うつ薬であるアミトリプチリン塩酸塩（amitriptyline hydrochloride）は片頭痛の発作予防に有効とされている．

d) 抗痙攣薬

特にバルプロ酸ナトリウム（sodium valproate：VPA）は片頭痛の発作予防に有効とされている．

2. 群発頭痛（cluster headache）（図 18-15）

群発頭痛は一側の眼窩付近，側頭部に生じる非常に強い頭痛で，眼球結膜の充血，流涙，鼻汁などのような付随症状を伴う．一般に数週から数か月間，この症状が続き（この期間を群発期と呼ぶ），

表 18-8 群発頭痛

3.1 群発頭痛
A. B〜D を満たす発作が 5 回以上ある
B. 未治療で一側性の重度〜極めて重度の頭痛が，眼窩部，眼窩上部または側頭部のいずれか 1 つ以上の部位に，15〜180 分間持続する
C. 頭痛と同側に少なくとも以下の 1 項目を伴う 　1. 結膜充血または流涙（あるいはその両方） 　2. 鼻閉または鼻漏（あるいはその両方） 　3. 眼瞼浮腫 　4. 前頭部および顔面の発汗 　5. 縮瞳または眼瞼下垂（あるいはその両方） 　6. 落ちつきがない，あるいは興奮した様子
D. 発作頻度は 1 回/2 日〜8 回/日である
E. その他の疾患によらない

〔国際頭痛学会・頭痛分類委員会：国際頭痛分類第 2 版（ICHD-II）．日頭痛会誌 31：13-188, 2004〕

その後寛解するが，数か月から数年経つと，再び群発期を認める．この頭痛発作は群発期の期間中にはアルコール飲用によって確実に誘発される．

なお，片頭痛は女性に多いが，群発頭痛は男性に多い．国際頭痛学会の診断基準（**表 18-8**）にも示されているように，群発頭痛患者は頭痛発作時に落ちつきなく動き回る点が片頭痛と大きく異なる．

【群発頭痛の治療】

a) 酸素吸入

発作が生じたら直ちに 100% 酸素を吸入する

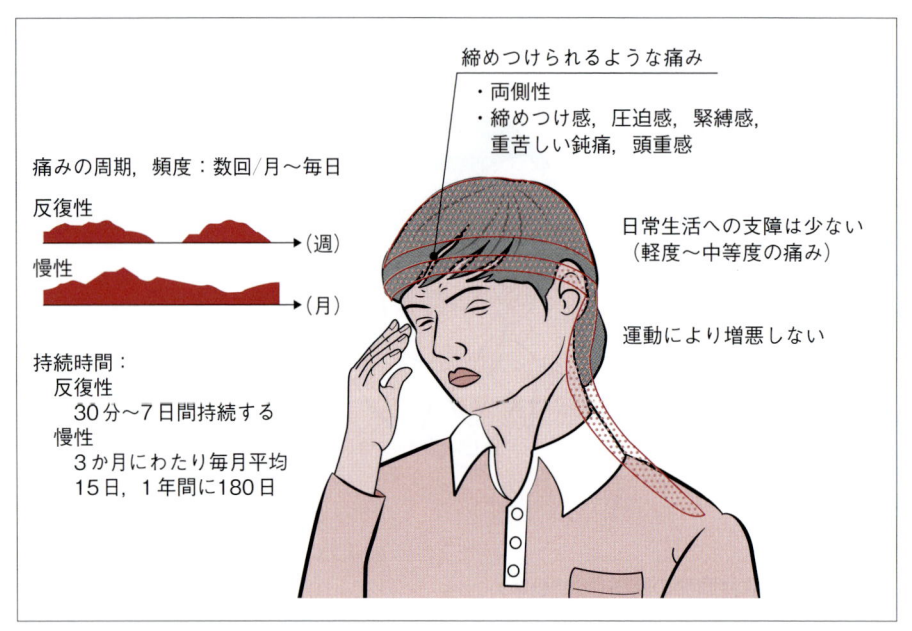

図18-16 緊張型頭痛の特徴（診断基準）

- 締めつけられるような痛み
  - 両側性
  - 締めつけ感，圧迫感，緊縛感，重苦しい鈍痛，頭重感
- 日常生活への支障は少ない（軽度～中等度の痛み）
- 運動により増悪しない
- 痛みの周期，頻度：数回/月～毎日
  - 反復性 →（週）
  - 慢性 →（月）
- 持続時間：
  - 反復性 30分～7日間持続する
  - 慢性 3か月にわたり毎月平均15日，1年間に180日

と，頭痛の原因と考えられる脳血管の拡張が抑制され，頭痛が軽減されると考えられている．

b）トリプタン系薬剤

片頭痛と同様に，5-HT受容体（厳密には5-HT$_{1B/1D}$受容体）の作動薬であるトリプタン系薬剤が，約70％の症例で有効であることが明らかになってきた．群発頭痛が生じてからでも効果がある点で優れており，最も注目されている治療といえる．注射薬として投与できるスマトリプタンが有効である．

3. 緊張型頭痛（tension-type headache）（図18-16）

以前の分類では筋収縮性頭痛（muscle contraction headache）という名称が用いられていたが，必ずしも筋の収縮を伴っているとはかぎらないため，緊張型頭痛（tension-type headache）という用語が用いられることになった．新分類の定義によれば，緊張型頭痛は，軽度～中等度の頭痛で日常生活に支障は少ない．頭部を圧迫されるような，締めつけられるような頭痛で両側性に生じることが多い．体位変換，運動など日常的動作による増悪は少なく，悪心・嘔吐，羞明，音過敏などを伴うことは少ない．

【緊張型頭痛の治療】

a）誘因の除去
可能なかぎりストレスなどの誘因を除去する．

b）薬物療法
後頭部・肩の筋肉のこりが強い場合には筋弛緩薬を投与する．後頭部痛なども強く認めるときは鎮痛薬も併用する．

c）運動療法
緊張した筋を弛緩させるため，力を入れて抜くことを繰り返すのが運動療法である．背筋を伸ばしたり，肩を回したりすることも有効である．

【二次性頭痛との鑑別】

上記の3種の慢性頭痛と鑑別を要する頭痛を以下に挙げる．

1）くも膜下出血
脳動脈瘤の破裂時，頭痛は破裂直後または短時間内に最高度に達し，以後は漸減する．動脈瘤破裂時の激痛の原因は，大量の血液が脳主幹動脈周囲に急激に流れ込み，直接血管を刺激，圧排するためとされている．

2）脳静脈洞血栓症
75％で頭痛を認める．一般に片側性の持続性頭痛が多いが，前頭部や側頭部などに限局することもある．出産前後の頭痛，痙攣を呈する場合には，脳静脈洞血栓症を念頭におく必要がある．

3）側頭動脈炎

主として，男性の高齢者に多い．拍動性の側頭部痛を認める．外頸動脈系の浅側頭動脈の肉芽腫性炎症による．高齢者で側頭動脈の拡張や圧痛を認め，視力障害を主訴に来院する場合が多く，赤血球沈降速度亢進があれば本症を疑って，副腎皮質ステロイド薬で治療して失明を避けることが大切である．救急として診断治療を要する疾患である．血管炎による眼動脈閉塞が起こって失明する可能性があるからである．

4）動脈解離

片側性の突然の激しい頸部痛や後頭部痛で発症する．いわゆる雷鳴様頭痛を呈する．その後，脳虚血症状を伴う．

5）髄膜炎，脳炎

持続性の頭痛を認める．この原因は，①脳浮腫による牽引痛，②髄膜の炎症組織からのキニン類，ヒスタミンなどの発痛物質による痛覚受容体の刺激閾値の低下，③発熱による脳内動脈拡張，などが考えられる．

6）副鼻腔炎

特に，一側の上顎洞炎では，同側の側頭部の拍動性の頭痛をきたすことがある．

4. 三叉神経痛(trigeminal neuralgia)

三叉神経痛は，一側の三叉神経支配領域に短時間の電撃痛が突然生じる疾患である．一般に持続時間は短く，数分の1秒から2分とされている．三叉神経の第2または第3枝領域に起こることが多く，第1枝領域に生じるのはまれである．鼻，口周辺に疼痛誘発域がみられることが多く，洗面，歯磨き，髭剃り，咀嚼運動などで誘発される．

【三叉神経痛の治療】

三叉神経が脳幹から出る三叉神経根部分の血管による圧迫が原因として考えられている．手術によってこの血管による圧迫を取り除くと，一般に三叉神経痛が消失する．内科的にはカルバマゼピン(carbamazepine：CBZ)により神経痛の発症をおさえることができる．

【症候性三叉神経痛との鑑別】

脳腫瘍や帯状疱疹など，この血管による圧迫以外の原因による三叉神経痛は症候性三叉神経痛として区別されている．

III. めまい(vertigo)

A. めまいの概念・症状・原因

めまいは一つの症状であるが，いろいろな原因によって起こる．症状をみても回転性めまいとして自己回転や周囲回転の感覚，また浮動性めまいとして浮遊感や動揺感などの異常感覚を呈し，同時に悪心・嘔吐，冷汗，便意，血圧上昇などの自律神経症状を伴い，歩行障害，姿勢障害，ふらつきなど全身の症状（平衡障害）をきたす．

めまいの原因もさまざまであるが，めまいは体の姿勢の制御が障害されるものであり，症状の経過や随伴する他の症状を十分に問診し検査を行い診断を行うことが重要である．

体の姿勢制御は，自己の姿勢状態を感知した情報が中枢に送られ，中枢がその情報を判断し全身の骨格筋に筋緊張指令を与えることによって行われている．これによって現在の姿勢を維持することができるとともに，連続的にいろいろな体の動きがスムーズに制御されている．現在の姿勢を感知している末梢の感知器（センサー）として働いているものは視覚系，内耳前庭系，深部感覚系である（図18-17）．これら末梢の感知器は，常に身体の動きをとらえるとともに外界からの情報も受け取っている．これらの情報を受け取る中枢は脳幹であり，その情報を演算処理しているのが小脳である．このことから，めまいや平衡障害をもたらす主な原因となる障害部位が内耳であり，脳幹，小脳であることがわかる（表18-9）．

ほかに，循環器疾患での低血圧による場合や，血液疾患での貧血，内分泌疾患でのホルモン異常，婦人科疾患での更年期などでもめまいを訴えることがある．

ここでは主なめまい疾患として，代表的な内耳性めまいについて示す．内耳は，前庭，半規管，蝸牛からなっており，頭部の動きを感知する三半規管と重力や加速を感知する耳石器，聴覚受容器の蝸牛があり，器官の中は内リンパ，外リンパで満たされている（図18-18）．

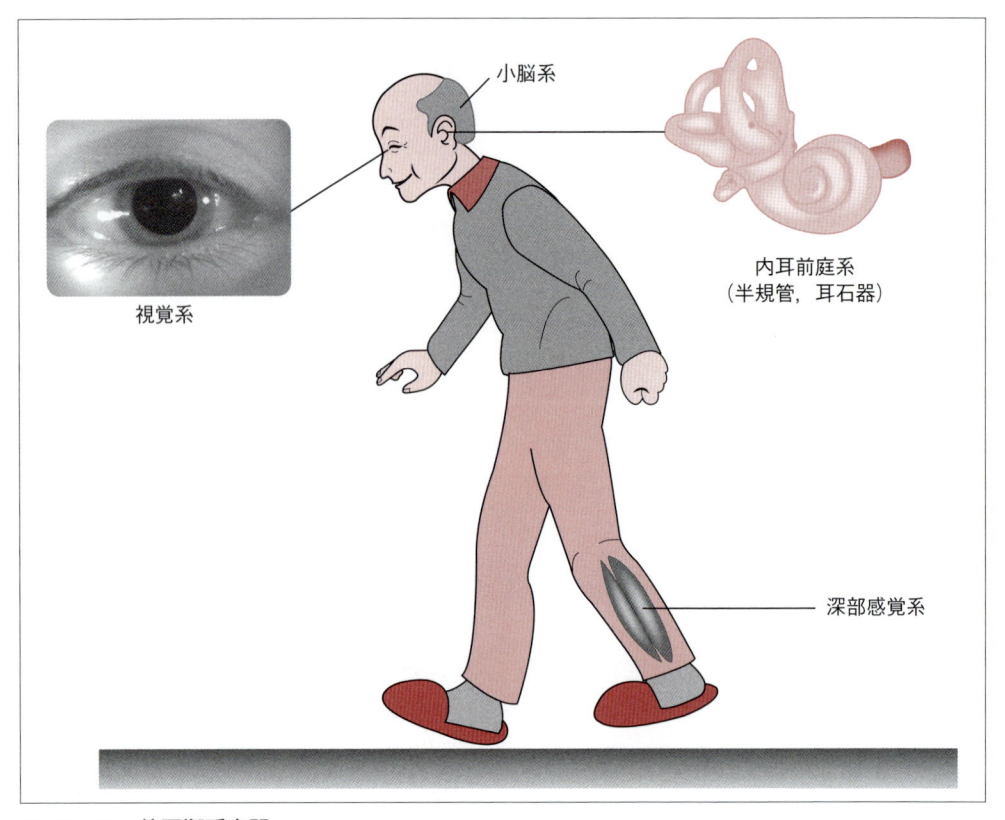

図18-17 体平衡受容器

表18-9 めまいをきたす疾患・障害

内耳性	中枢性	その他
Ménière病	脳幹障害	心因性
めまいを伴う突発性難聴	小脳障害	循環障害
前庭ニューロン炎		更年期障害
良性発作性頭位めまい症		頸椎障害
内耳炎	腫瘍	乗り物酔い
真珠腫性中耳炎	梗塞	遊園地酔い
薬物性	出血	宇宙酔い
その他の内耳障害	変性	地震酔い
	ほか	ほか

B. 内耳障害によるめまい疾患

1. Ménière（メニエール）病
（Ménière disease：MD）

Ménière病は内耳性めまいでは最も知られた疾患である．フランスの Prosper Ménière が Ménière 病を報告したのが 1861 年であり[1]，その病態が内リンパ水腫（endolymphatic hydrops）であるとの組織所見を示したのが山川強四郎[2]であり 1938 年のことであった．同年秋に Hallpike と Cairns[3] によって Ménière 病が同様の内リンパ水腫の所見であることが示され，Ménière 病は内リンパ水腫であることが一般的病態となった．報告は山川のほうが少し早く，日本では古くから教科書に内耳性めまいとして示されたためによく知られるようになり，Ménière 症候群の名が一般的になった．しかし，病態や症状経過が明確になってきたために，疾患単位として Ménière 病となり Ménière 症候群を使うことはない．

【病態】

内耳の内リンパ水腫が原因であるとされる．内耳内リンパは蝸牛管の血管条から分泌され蝸牛内蝸牛管と耳石器，膜迷路内を満たし，内リンパ嚢を通して硬膜外に通じ，吸収，排出されている．このメカニズムの内リンパ産生過剰か吸収障害かによって水腫が形成されるといわれているが，なぜそのような障害が起こるのかについては不明である．水腫が形成されてくると次第に聴力の低下

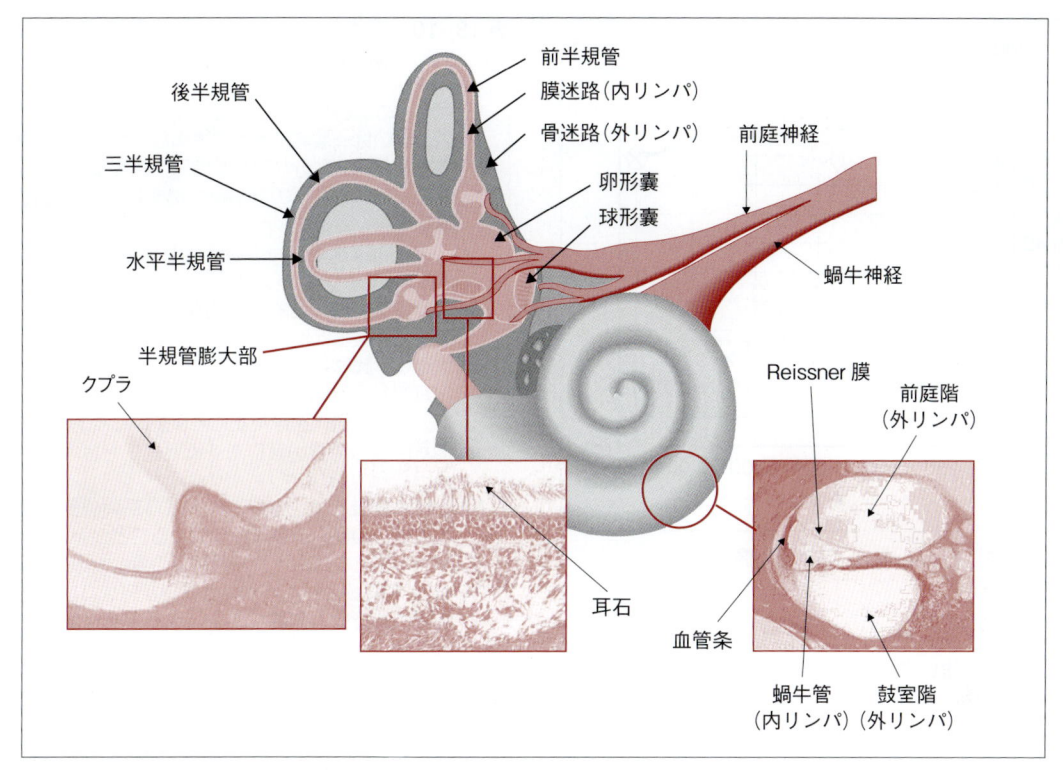

図 18-18　内耳の構造

が起こってくる．水腫が進行してくるにしたがい半規管機能も障害を受けめまい症状を起こす．水腫によって起こる症状は聴力低下が先でめまい症状が起こらないうちに聴力が回復することもある．聴覚の症状とめまい症状は必ずしも同時に起こらないのは，機能障害閾値の違いといわれ，聴覚は水腫が起こり始めることで難聴症状が起こってくるが，同程度の前庭の水腫ではすぐには障害が起こらず，ある水腫圧以上になったときに機能障害が始まり，めまい症状を起こすといわれる．しかし，めまい発作を起こす原因の1つに，水腫による内リンパ圧によって蝸牛Reissner(ライスネル)膜が破壊し電解質バランスが崩れるために機能障害をきたし，難聴とともにめまい発作が起こるとされる．聴覚の障害は，初期には低音域の障害が起こり，めまいの消退とともに回復するが，難聴が繰り返され，同時にめまい発作も繰り返されるうちに，次第に聴力の回復が悪くなり難聴が次第に進行してくる．このような病態を誘引する原因は，ストレスや疲労であることが重要である．

【症状】

耳閉感や低音域の耳鳴を自覚した後，数時間から数日間続き症状が増強したとたんにめまい発作が始まる．蝸牛症状とめまい発作を繰り返すことがMénière病の特徴である．めまいは持続性で，数十分から長くて半日くらい続くが通常は2〜3時間が多い．めまい時の眼振は，初めの数十分は患側向きに起こることがあり，次第に健側向きに変わる．患側向き眼振は刺激性眼振といわれ，健側向きの眼振は麻痺性眼振といわれる．聴力は**図18-19**に示すように低音域の障害から始まることが圧倒的に多い．めまいと難聴の程度とは必ずしも一致せず，軽い聴力障害でもめまいを起こすことがある．難聴とめまいの繰り返しの頻度はそれぞれ異なり，短期間内の発作の繰り返し〔群発発作(cluster attack)〕は聴力の回復を悪化させ，難聴が進行する．**表18-10**に診断基準を示す．

【治療】

Ménière病の病態が内リンパ水腫であることから，この病態を改善するために，利尿薬が使われる．しかし，急性期には，めまい発作による自律

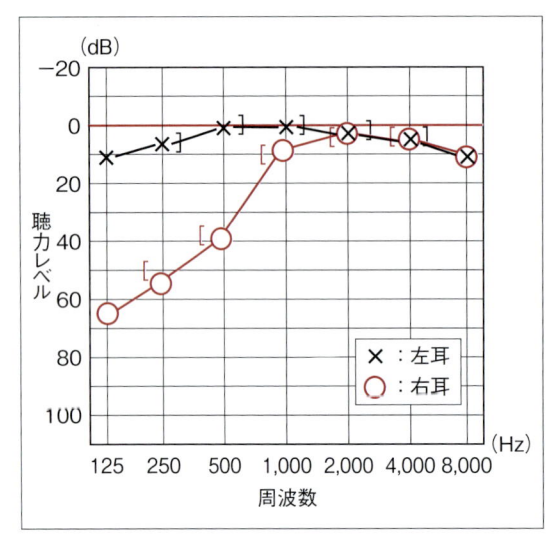

図 18-19 右 Ménière 病の聴力像

神経症状が強いことから，これらを改善させる対症療法をまず行うことが必要である（**表 18-11**）．内耳の機能障害を改善させるためにステロイド療法を併用することもある．寛解期には浸透圧利尿薬〔イソソルビド（isosorbide）〕やビタミン B_{12}，内耳循環改善薬などが使われる．

背景因子としてのストレスや疲労などの環境の改善も治療には重要で，職場環境や家庭環境などの問題を解決することが必要である．

めまい発作が頻回で，日常生活に支障をきたすようであれば手術療法が行われる．内リンパ嚢開放術であり，水腫の改善を目的とする．また，聴力低下が著しく高度難聴になってもめまい発作が繰り返される場合には，まれではあるが前庭神経切断術を行うこともある．

【検査】

難聴や耳閉感，耳鳴の変化は聴力が変動していることを示している．聴力低下の悪化はめまい発作の前兆であり，聴力検査にて変動を観察する．また，グリセオール検査にて聴力の改善がみられる場合は，水腫であることを裏づける．聴力が低下している時期には，患側耳に音が響いて聞こえる補充現象がみられる．

2. 良性発作性頭位めまい症（benign paroxysmal positional vertigo : BPPV）

良性発作性頭位めまい症は，その病態が次第に

表 18-10 厚生省メニエール病調査研究班による Ménière 病診断基準

1. 回転性めまいを反復すること．
   ① めまいは一般的に特別の誘因なく発来し，嘔気，嘔吐を伴い，数分ないし数時間持続する．
   ② 発作のなかには，「回転性」めまいでない場合もある．
   ③ 発作中は水平，回旋混合性の自発眼振をみることが多い．
   ④ 反復性の確認されぬ初回発作では，めまいを伴う突発性難聴と十分鑑別されなければならない．
2. 耳鳴り，難聴などの蝸牛症状が反復，消長すること．
   ① 耳鳴り，難聴の両方またはいずれかの変動に伴い，めまい発作をきたすことが多い．
   ② 耳閉塞感や強い音に対する過敏性を訴える例も多い．
   ③ 聴力検査では，著明な中，低音部閾値変動や音の大きさの補充現象陽性を呈することが多い．
   ④ 一耳罹患を原則とするが両耳の場合もみられる．
3. 1，2 の症候をきたす中枢性神経疾患ならびに原因既知のめまい，難聴を主訴とする疾患が除外できる．

これらの疾患を除外するためには，問診，一般神経学的検査，平衡機能検査，聴力検査などを含む専門的な臨床検査を行い，時には経過観察が必要な場合もある．

診断の基準：
Ⅰ 確実例：1，2，3 の全条件を満たすもの
Ⅱ 疑い例：1 と 2 または 2 と 3 の条件を満たすもの

注）1，2 の症候の原疾患として，十分に中耳炎，中毒，梅毒などの原因既知の疾患を除外しえなかったときは，これらの疾患を併記する．

（渡辺 勈：厚生省研究班のメニエール病診断基準について．耳鼻臨床 69：301-303, 1976）

表 18-11 めまい発作急性期の対症療法

悪心・嘔吐，不安への治療
○鎮静薬：ジアゼパム（セルシン®，ホリゾン®）
○催眠薬：フェノバルビタール（フェノバール®） 　　　　　ペントバルビタール（ラボナ®）
○制吐薬：ドンペリドン（ナウゼリン®） 　　　　　メトクロプラミド（プリンペラン®）
補正用製剤：炭酸水素（メイロン®）250 mL
血圧のコントロール
○注射薬：レセルピン（アポプロン®）
○舌下薬：ニフェジピン（アダラート®）

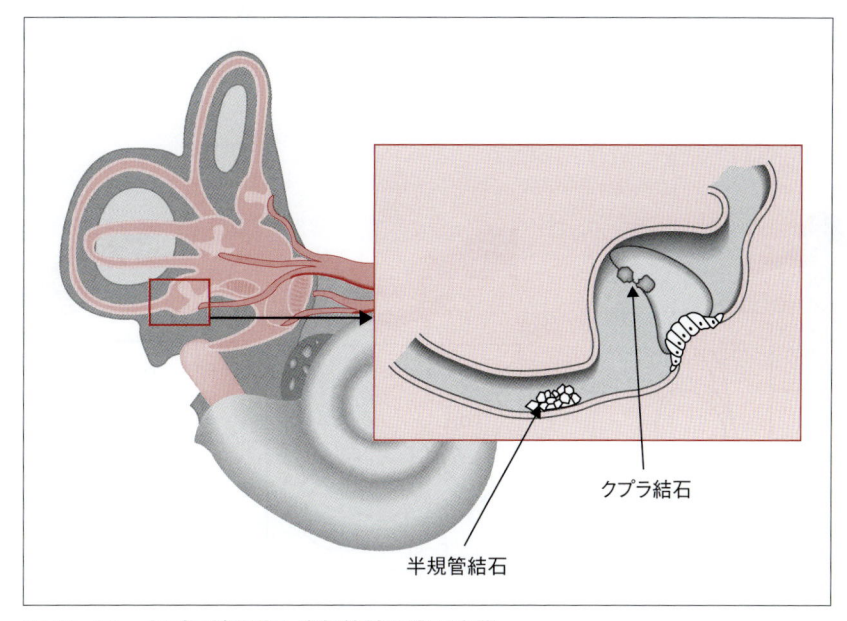

図18-20　クプラ結石症と半規管結石症の病態

わかってきたことと病態を改善する治療法が報告されるに至り，非常に一般的なめまい疾患として扱われるようになってきた．特に，Epleyによって報告された治療法が一般的に支持され行われるようになってきたが，今なお論議が続いている．本疾患が内耳性めまい疾患で最も多いことがわかってきた．

【病態】

　良性発作性頭位めまい症は，疾患としては古くから知られ，ノーベル賞を受けたBárány（バラニー）[4]によって1921年に報告された．この症状を説明できる病態が明らかにできず30年くらい経った1952年にDixとHallpike[5]によって良性発作性頭位めまい症は耳石器の障害である（耳石器説）との論文とともに"benign paroxysmal positional vertigo"という語が使われた．しかし，耳石器説では病態を十分に説明するに至らず，1969年にSchuknecht[6]が半規管クプラに沈着物のある組織のあることを報告（クプラ結石説）し，この沈着物が頭位によって異常刺激を起こすために頭位性めまいが生じるとの説を示した．1979年，Hallら[7]やBalohら[8]は，半規管内に結石異物が入り込んでいるのではないかとの仮説を提唱し（半規管結石説），この理論が受け入れられ，1992年にEpley[9]が後半規管内の結石を頭位によって移動させる（the canalith repositioning procedure）ことにより後半規管型良性発作性頭位めまい症を治療することができると報告した．現在は，クプラ結石説と半規管結石説が支持されている（図18-20）．

表18-12　良性発作性頭位めまい症の診断基準

1. 特定の頭位により誘発される回転性めまい．
2. めまい出現時に眼振が見られ，次の性状を示す．
　1）回旋成分の強い頭位眼振．
　2）通常，眼振の出現に潜時がある．
　3）眼振はめまい頭位を反復して取らせることにより，軽快または消失する傾向を持つ．
3. めまいと直接関係を持つ蝸牛症状，頸部異常および中枢神経症状を認めない．

（厚生省特定疾患前庭機能異常調査研究班，1981）

【症状】

　めまいの特徴は，頭位が変化したときに回転感を伴うめまいが起こることである．頭位の変化とは，現在の頭の位置において内耳が受ける重力方向に変化が生じる位置にすることである．たとえば，座位にて重力方向の影響を受ける頭位は，体を傾ける方向の姿勢であり，座位の姿勢で頭部を水平に回転しても重力の受ける方向に変化はない．この場合には頭位は変化していないため，めまいは起こらない．しかし，臥位にて頭部を回転

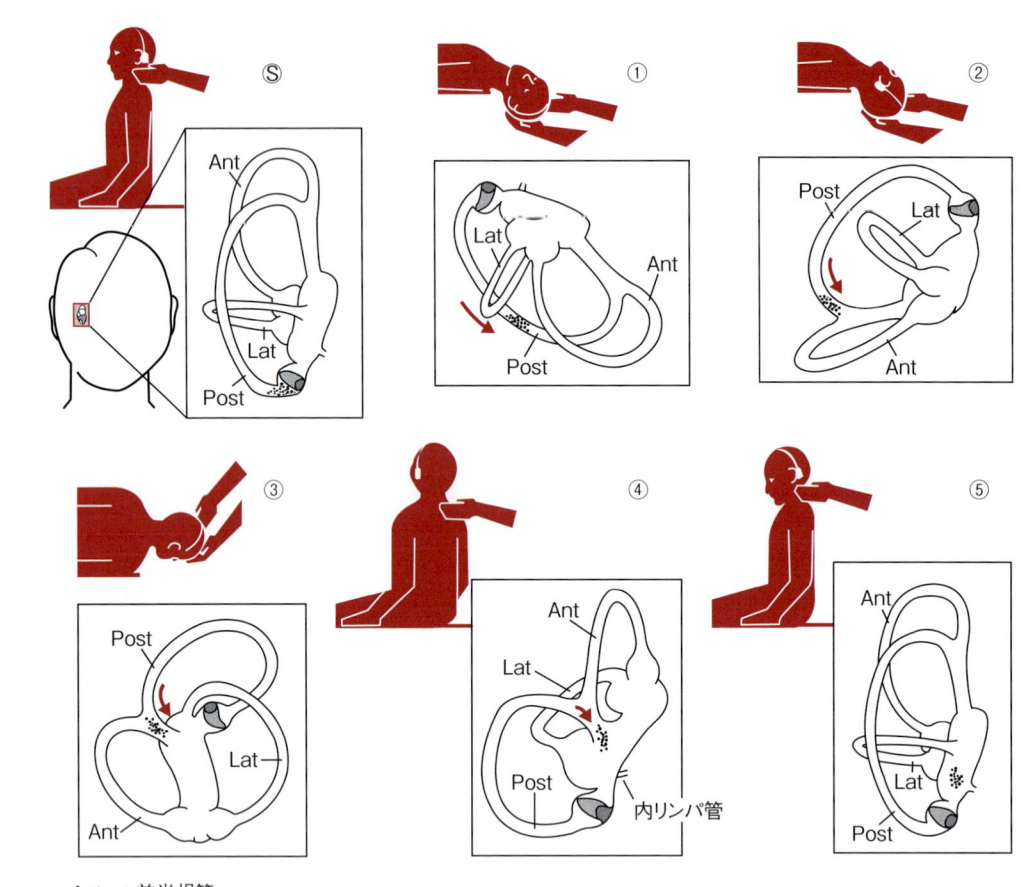

Ant ：前半規管
Lat ：水平半規管
Post：後半規管

図 18-21　Epley の耳石器置換法(a)と東邦大学医療センター佐倉病院の頭位運動療法(b)
(a：Epley JM：The canalith repositioning procedure：for treatment of benign paroxysmal positional vertigo. Otolaryngol Head Neck Surg 107：399-404, 1992)

東邦大学医療センター佐倉病院良性発作性頭位めまい症の運動療法

b

1) 寝起きの運動をゆっくり繰り返す．

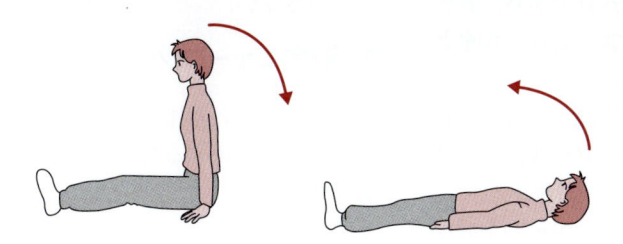

> ベッドや床に横になって，繰り返します．背を押さえてもらいながら行うと楽です．動作は2〜3秒そのままの位置で止めてください．

2) 上を向く，下を向く運動を体全体を使ってゆっくり繰り返す．

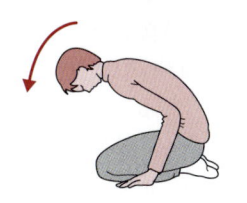

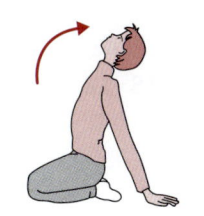

> 床を見るように下を向き，天井を見るように上を向きます．首だけで行わないように（頸椎を傷めることがあります）．ゆっくり行ってください．

3) 寝返りの運動を体全体でゆっくり行う．

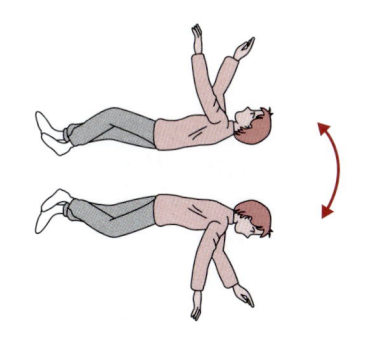

> 左右への寝返り運動です．寝返ったときに2〜3秒止めてください．絶対に首だけで回さず，体全体で回ってください．回ったところで，1〜2秒止まってください．ゆっくり行うこと．

○ すべての動作はゆっくり行い．1回の運動は5〜6回ずつ繰り返す．
○ 2や3の運動は絶対に首だけで行わないこと．
○ 途中でめまいが起こったときには，その位置で止めて，再び繰り返す．
○ 気分が悪くなったら，休んで，落ち着いたら再開する．無理しないこと．
○ 1日5〜6回行うようにするが，寝るとき，起床時にはベッド上で必ず行う．

東邦大学医療センター佐倉病院耳鼻咽喉科

したときには内耳の受ける重力方向が変わるためにめまいを生じる．どの頭位にてめまいが生じるかは，左右三半規管内のどの半規管に刺激を与える異物が存在するかによって異なる．元来，内耳耳石器は重力刺激を感じている器官であり，良性発作性頭位めまい症は重力に影響を受ける疾患と解釈される．頭位によってもたらされるめまいの時間は，長くても3分以内で，ほとんどは30秒以内のことが多い．また，頭の位置を変えるたびにめまいが繰り返されつつめまいが減少してくる．めまいが強い場合には，患者は頭を動かせなくなった状態で座位のまま，臥位のままなどでいることがある．

　良性発作性頭位めまい症を診断するうえでは，問診が非常に重要である．診断基準を**表18-12**に示す．良性とする理由に，治りやすいということも特徴であるために，受診時にはすでに症状が消失していることも多いため，疾患を推察するうえでは，しっかりと問診することが重要になる．

【治療】
　良性発作性頭位めまい症の治療法としては，以前からめまいを起こすような頭位を繰り返すことによってよくすることができるといわれていた．そこで，1980年にBrandtとDaroff[10]によって，良性発作性頭位めまい症の理学療法が提唱された．その後，良性発作性頭位めまい症の病態が半規管内結石によるものであり，この結石を移動させることによって治すことができるとしてEpleyが治療法を提唱した．その後理論的な治療法が盛んに唱えられるようになった．Epley法は，**図18-21 a**のように頭位を変えていくことによって後半規管にある結石を卵形嚢に移動させて治癒させるものである．しかし，この治療法は体を大きく回転させる必要があり，めまい発作時の治療としては負担が大きい．そこで，われわれは治療と予防を兼ねた頭位運動療法として**図18-21 b**の方法を自宅で行うよう指導して，よい治療成績を上げている．

【検査】
　特徴的な眼振所見を示し，頭位によって回旋成分が強い眼振が出現する．めまい頭位に頭を向け，一呼吸おいたところで眼振とともにめまいが出現し次第に強くなり減弱していく．この時間は30秒間程度が多く，長くても3分以内である．頭位を変えることによって眼振方向が反対になることが多い．また，めまいを繰り返すたびに眼振が減弱し，時に一度の頭位でめまいが起こらなくなることもある．聴覚には異常なく，半規管機能にも異常を示さない．

3. 前庭ニューロン炎(vestibular neuronitis：VN)

　突然にめまい発作が始まり，めまいはすぐにはよくならず持続するために内耳性めまいでは最も重篤感が強い．

【病態】
　片側の前庭機能が急に障害されるために，突然の機能障害をきたす病態が考えられている．脳神経が急に機能を失う障害としては特発性顔面神経麻痺〔Bell(ベル)麻痺〕や球後性視神経炎，突発性難聴など多々みられる．これらの疾患で原因が不明の場合にはウイルス感染や循環障害による神経麻痺が考えられる．前庭ニューロン炎も同様の病態と考えられる．しかし，本来前庭神経は日常どのようにかかわっているのかについて気づかない神経であり，障害を受けて初めて神経の存在を知ることが多い．

【症状】
　突然始まる激しいめまい発作であり，悪心・嘔吐，冷汗，血圧上昇などの自律神経症状が強く不穏状態になりやすい．回転性めまいが3日以上続き，場合によっては数週間持続する．このことから，回復に時間を要する．特に，片側半規管機能が高度に低下するため，めまいが落ちついた後も，急な動作でのふらつきを感じやすく，ふらつき感を訴え続けることがある．半規管機能低下の状態が残っても眼振，めまい感は次第に落ちついてくるが，これは小脳代償機能によるといわれている．

【検査】
　持続する定方向性の水平回旋混合性眼振を健側向きに認める．温度刺激検査で患側高度反応低下を認め，足踏み検査にて患側への偏倚を示す．聴覚症状はなく，神経症状も認めない．

【治療】
　悪心・嘔吐の自律神経症状が強いために，対症療法を優先させ同時にステロイド薬にて機能回復を図る．患側機能が低下した状態で落ちついた場合には，左右の半規管機能の差によって体動時のふらつきが残る．この現象を強くしないために，

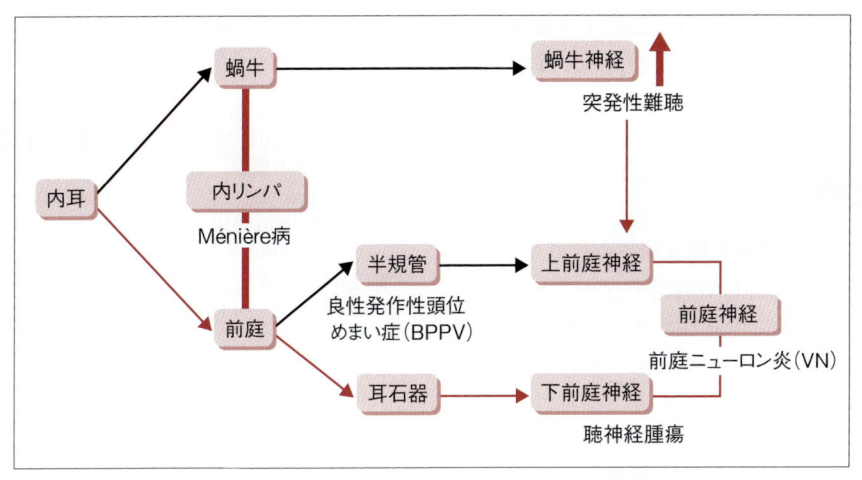

図18-22 内耳病態と疾患

眼振がほぼ落ちついた時期からは，運動などによって健側の半規管からの出力を脳へ入れるようにするため，できるだけ早くベッドから解放して動かすことが重要である．日常では階段の昇降には十分注意をするように伝えておくとともに，運動や動きのある日常生活をするようにして，半規管からの入力差を早くに代償させるようにする．

C. 内耳性めまいと鑑別を要する中枢性めまい

中枢性めまいは，その頻度から小脳梗塞，脳幹梗塞が多い．小脳梗塞は，めまい症状だけで小脳症状が明確でない場合も多い．

1．小脳障害

小脳梗塞でも小さい梗塞は，めまい症状が前面に現れることがある．また，腫瘍でも徐々に増大してくる場合には，悪心とふらつきなどの症状で経過することがあり，内耳性めまいとして扱われる場合がある．この場合，前庭ニューロン炎や，頭を動かすと気持ち悪い，また頭位性眼振などがみられるということで，良性発作性頭位めまい症などと診断されやすい．特に，小脳梗塞では救急外来にてCT検査を受けても異常所見が得られにくいために，脳には異常がないとの判断になる．脳梗塞の急性期治療法が最近は大きく変わってきていることから早期の発見と治療を必要とする．そのためには，MRIによる拡散/灌流(diffusion/perfusion)法にて至急検査を行うことを勧める．小脳梗塞の場合には，めまい所見のわりには自律神経症状の訴えが強いことも鑑別のポイントである．

2．脳幹障害

脳幹に障害が起こると非常に多彩な付随症状を認めることが多いので，比較的わかりやすい．しかし，代表的な循環障害であるWallenberg(ワレンベルク)症候群では，めまい症状だけが前面に出てくることがあり注意を要する．めまい以外の小さい神経症候を見逃さないように心がける．

3．変性疾患

変性疾患として，脊髄小脳変性症は平衡障害や異常眼運動などの出現ではっきりしてくるが，初期にはふらつきの症状だけが始まり，診断がつかないままに進行してからわかる場合や，異常眼運動が先に始まりおかしいと気づかれることもあり，病期の初期症状には十分に注意を要する．初期の所見として，滑動性眼運動に異常が現れたり，視運動眼振検査に異常が現れたり，頭位変換にて眼振の出現をみることができたり，神経耳科学的検査が有効であることも多い．

4．その他のめまい類似疾患

乗り物酔いや宇宙酔いなどの酔いの現象は，通常受けることがない刺激が与えられたときに悪心・嘔吐などの自律神経症状が出現する．このような異常な刺激は遊園地や遊びなどで異常刺激を

受けて楽しむことも行われる．このような異常刺激に対する反応は非常に個人差があり，また訓練効果が得られる．

D．まとめ

めまいは，非常に苦痛を伴う緊急な症状である．できるだけ早くに診断して治療を行うことが重要である．図 18-22 に内耳性めまいと障害部位との関係を示す．めまいの原因としては，統計的に内耳性めまいが 70～80％ であり，中枢性めまいは 10～20％ で，内耳性めまいが多い．それぞれの疾患を鑑別診断できることが重要である．

◆◆◆ 文献 ◆◆◆

◆ Ⅰの項
1) Commission of Classification and Terminology of the International League Against Epilepsy : Proposal for revised clinical and electroencephalographic classification of epileptic seizures. Epilepsia 22 : 489-501, 1981
2) Commission of Classification and Terminology of the International League Against Epilepsy : Proposal for revised classification of epilepsies and epileptic syndromes. Epilepsia 26 : 268-278, 1989
3) Engel J : International League Against Epilepsy (ILAE) : A proposed diagnostic scheme for people with epileptic seizures and with epilepsy : report of the ILAE Task Force on Classification and Terminology. Epilepsia 42 : 796-803, 2001
4) Panayiotopoulos CP : Idiopathic generalized epilepsies. A Clinical Guide to Epileptic Syndromes and Their Treatment. Based on the New ILAE Diagnostic Scheme, pp114-158, Bladon Medical Publishing, Oxfordshire, 2002
5) 日本神経学会治療ガイドライン Ad Hoc 委員会：てんかん治療ガイドライン 2002．臨床神経学 42：558-597，2002
6) 飯沼一宇，木村 宏，三原忠紘ほか：国際てんかん連盟 てんかん発作とてんかんの診断大要案 分類・用語作業部会報告．てんかん研究 21：242-251，2003
7) Scottish Intercollegiate Guidelines Network : Diagnosis and Management of Epilepsy in Adults. A National Clinical Guideline, 2003
8) Wyllie E : The Treatment of Epilepsy, Principles and Practice. 4th ed, Lippincott Williams and Wilkins, 2005
9) 日本てんかん学会用語事典編集委員会（委員長八木和一）：てんかん学用語事典 Dictionary in Epileptology．日本てんかん学会，2006
10) 日本神経学会（監修），てんかん治療ガイドライン作成委員会（編集）：てんかん治療ガイドライン 2010．医学書院，東京，2010

◆ Ⅱの項
1) 荒木信夫：頭痛はなぜ起こるか．厚東篤生，阿部敏明，岩田 誠ほか（編）：神経，pp242-253，医学書院，東京，1986
2) Dalessio DJ(ed) : Wolff's Headache and Other Head Pain. 4th ed, pp1-473, Oxford University Press, New York, 1980
3) Lance JW : Mechanism and Management of Headache. Butterworth-Heinemann Ltd. Oxford, 1993
4) Wilkinson M : Clinical features of migraine. Rose FC(ed) : Handbook of Clinical Neurology, Vol.4(48), Headache, pp117-133, Elsevier Science Publishers, Amsterdam, 1986
5) Headache Classification Subcommittee of the International Headache Society : The International Classification of Headache Disorders. 2nd ed. Cephalalgia 24(Suppl 1) : 9-160, 2004
6) 国際頭痛学会・頭痛分類委員会：国際頭痛分類第 2 版（ICHD-Ⅱ）．日頭痛会誌 31：13-188，2004
7) Lauritzen M : Pathophysiology of the migraine aura : the spreading depression theory. Brain 117 : 199-210, 1994
8) Moskowitz MA : The neurobiology of vascular head pain. Ann Neurol 16 : 157-168, 1984

◆ Ⅲの項
1) Blumenbach L : Ménièrs Originalarbeiten, Monograph. Musterschmidt, Göttingen, 1955
2) 山川強四郎：メニエール病症候ヲ呈セシ患者の聴器．日耳鼻 44：2310-2312，1938
3) Hallpike CS, Cairns H : Observations on the pathology of Ménière's syndrome. J Laryngol Otol 53 : 625-655, 1938
4) Bárány R : Diagnose von Krankheitserscheinungen im Bereiche des Otolithenapparates. Acta Otolaryngol 2 : 434-437, 1921
5) Dix MR, Hallpike CS : The pathology, symptomatology and diagnosis of certain common disorders of the vestibular system. Ann Otol Rhinol Laryngol 61 : 1004-1016, 1952
6) Schuknecht HF : Cupulolithiasis. Arch Otolaryngol 90 : 765-778, 1969
7) Hall SF, Ruby RRF, McClure JA : The mechanics of benign paroxysmal vertigo. J Otolaryngol 8 : 151-158, 1979
8) Baloh RW, Honrubia V : Clinical Neurophysiology of the Vestibular System. pp111-114, FA Davis Company, Philadelphia, 1979
9) Epley JM : The canalith repositioning procedure : for treatment of benign paroxysmal positional vertigo. Otolaryngol Head Neck Surg 107 : 399-404, 1992
10) Brandt T, Daroff RB : Physical therapy for benign paroxysmal positional vertigo. Arch Otolaryngol 106 : 484-485, 1980

第19章 医療面接（問診のとり方）： history taking

　神経内科疾患にアプローチするには，まず問診をしっかりとって，発症のスピード，どのような状況で始まったか，その後の経過，既往歴，家族歴などを記録し，次に神経学的診察を順序を追って行い，問診と診察所見から，神経系のどこに，どのような病態があるのかを明らかにする必要がある[1,2]．診察は順序を追って脳神経，運動系，感覚系，腱反射，協調運動，精神状態，意識，言語などの大脳高次機能の診察をしてあらかじめ記入しやすい用紙を作っておいて記載すればよい．問診は，神経学的診察よりむずかしい場合があり，患者または家族，あるいは目撃者から情報を集める．病歴を聞く相手の信頼度も人によって異なり，どのくらい信頼性がある情報であるかを（～％の信頼性）と記載しながら病歴をとっておくとよい．

　問診を上手にとれる医師と，あまりよくとれない医師があるが，神経疾患の知識がある程度ないと，聞いておくべき質問を逃すことがある．どのように問診をするかということは，医師と患者の信頼関係も影響していて，この医師には話してもよく聞いてくれて，適切に対処してくれるであろうという信頼感がもてるような，医師の雰囲気と場の作り方，言葉遣いに注意して相手を思いやる気持ちをもって問診を行うとよい．問診のとり方は，芸術性があり，臨床経験を積んで，いろいろな疾患の発症のしかたや経過を理解してくるにつれて，病歴もよくとれるようになってくる．

　大学病院などで，初期臨床研修をしている若い医師が初診患者の問診をとっておいて，その後教授外来に行って診察を受けるような状況が昔あったが，問診が不十分のときは，その後も変に誘導されて間違った診断をしてしまうことがありうる．そこで，研修医がとった問診のときは，もう一度初めから患者の言葉で実際はどのように病気が始まり，どのような経過をとってきたかなど質問して，不十分な病歴を補ったり，訂正したりすることも必要である．このように考えると，問診から神経学的診察まで一人の医師が通して行うことが必要になってくるわけであるが，すべての病気をよく知らないと病歴がとれないということも困るので，問診のとり方として，必ず聞いておくべき内容をここでは網羅して取り損ないのないように努めることが大切と考える．

A. 患者プロフィール
(patient profile, identification data)

　まず患者の名前を呼んで，取り違えのないことを確認し，患者の年齢，性別，独身か既婚，職業などについて尋ねておくとよい．56歳の男性．サラリーマンで事務職，1日8時間コンピュータの入力をしているなど，仕事が症状の発症に関係してくることがあるので，具体的な仕事内容がわかるように記載するとよい．女性では，32歳の女性，主婦，2児の母親，週3日はパートで事務職をしているなどと記載する．

B. 発症の早さと経過
(onset and course of illness)

　発症の起始や経過によって，どのような疾患であるかが推定できる：突然，あるいは急性に発症

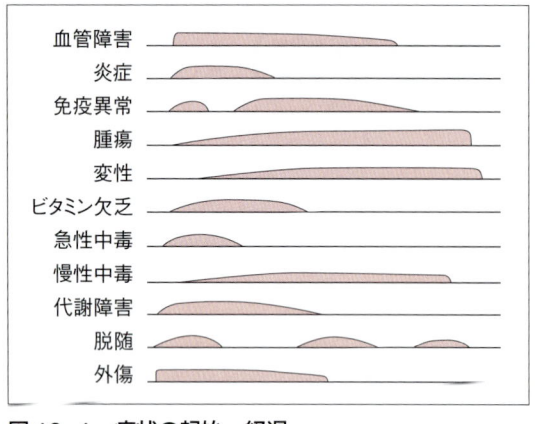

図19-1 症状の起始・経過

する病気としては，血管障害があり，外傷も急性に発症する．外傷については衝突とか，転落などの事故があってから急激に起こるので病歴ははっきりとれる．血管障害ほど急ではないが，急性炎症もかなり発症のしかたが急性である．急性中毒も曝露されてからかなり急に症状が出る．炎症では，結核や真菌感染症のように亜急性の発症もある．変性疾患，腫瘍では，ゆっくり進行性に症状がだんだん強くなってくる．免疫疾患では，風邪，下痢があってから1週間ほどの期間を経て神経症状が出現する．慢性中毒では，毒物に曝露されてからしばらくして症状が出て，曝露が止まっても少し症状が進行することがある．脱髄疾患では，症状が寛解したり，増悪したりする特徴がある．これは目に見えにくい表現であるが，図示（図19-1）すると[1]，以上述べたことが疾患の原因によって発症および経過が明らかになることから，病態の鑑別に問診がいかに重要であるかがわかる．

C. 既往歴(past history)

既往歴については，たとえば脳血管障害の危険因子を考えると，高血圧，糖尿病，脂質異常症，痛風，心疾患（心房細動など不整脈の有無を含めて），ピルの服用などの情報は大切である．そして習慣としてたばこ，酒の量も質問しておくとよい．仕事のストレス，食事の習慣で外食が多いかどうか，肉食が多いか，魚と野菜が中心かなども重要となる．肥満は血管系疾患の危険因子となるので，身長，体重は身体所見のところに記載するが体重の変化については，問診をしておくとよい．次に輸血歴，手術歴，外傷，薬物アレルギー，気管支喘息，アトピー性皮膚炎についても記録するとよい．感染症の既往では結核，肝炎，梅毒などの有無を記録する．服薬歴については，最近はお薬手帳を持っている人もいるので，現在服用している薬は注意して記録しておくとよい．最近11年間，日本ではうつ病などで年間 31,690〜34,427 人の自殺者が出ているが[3]，抗うつ薬の副作用でパーキンソニズムをきたすことも少なくない．かなり前に向精神薬を用いていて，遅発性に不随意運動をきたすこともあり，これは遅発性ジスキネジア(tardive dyskinesia)という．フェノチアジン類（クロルプロマジンなど）やブチルフェノン類（ハロペリドール）などは，現在服用していなくても過去に服用していると，遅れて不随意運動が出ることもある．

D. 社会活動，職歴(social history, occupation)

職歴については，ただサラリーマンと記載するだけでは不十分なことがあり，最近は1日中コンピュータを使っていて，目の疲れ，首の痛み，肩こり，頭痛，腰痛をきたしやすいことがあるので，実際に行っている仕事を具体的に尋ねるとよい．visual display terminal(VDT)業務によって緊張型頭痛が起こっていることも多い．そのような場合は，治療薬を用いることもできるが，45分コンピュータを見たら15分休みを入れるように努めるというような心がけでも頭痛が緩和される（実際には仕事量が多くて15分も休めないという人が多いが，5分間でも小休止をとり，肩の上げ下げ，首の体操，遠方を見る，机を立って歩くなどでも疲れをとる助けになる）．また仕事が多忙で，帰りが毎日深夜となり，睡眠不足がある場合は，片頭痛などの頻度が増えるので，睡眠が十分とれる状態か，忙しすぎる仕事かなどの情報も症状を理解するのに助けとなる．

E. 家族歴(family history)

筋ジストロフィーや，末梢神経障害，変性疾患では家族歴のある疾患があり，遺伝形式X染色体

劣性遺伝〔例：Duchenne（デュシェンヌ）型筋ジストロフィー，Emery-Dreifuss（エメリ・ドレフュス）型筋ジストロフィー，球脊髄性筋萎縮症〕や，常染色体優性遺伝〔例：顔面肩甲上腕型筋ジストロフィー，肢体型筋ジストロフィー1A, 1B, 1C, 家族性アミロイドポリニューロパチー，Huntington（ハンチントン）病〕，常染色体劣性遺伝（例：肢体型筋ジストロフィー2A, 2B, 2C, 2D-2N）の疾患がある．

F. 労働衛生の重要問題
(major problems of occupational health)

神経内科外来で診療をしていると，世界の経済状態や雇用問題，最近の生活環境などが，疾患へも影響を及ぼしている．いわゆるメタボリック症候群の人も多く，食事の変化，外食のためか脂質異常症，高尿酸血症，高血圧，肥満の患者が多い．これらの危険因子から脳血管障害や虚血性心疾患になる可能性を考えて，これらの危険因子について既往歴を尋ね，会社の健康診断をしたときの検査所見を持参してもらうことも大切である．働く人たちの2人に1人は，以上述べたような問題を抱えている[3]．

労働衛生上もう1つの大きな問題は先進国のなかでも，日本では自殺が多いことである．自殺の原因としてうつ病で自殺することが多い．神経内科の外来で診療をするときも，自殺企図がないかどうか，いっそのこと死んでしまいたいという自殺念慮がないかどうかを質問をして，自殺念慮のある場合は，精神科に早く診てもらうように紹介状を書く必要がある．

さて，うつ病でなくても幸福感がなくなって自殺をする人もいるので，いかにして人は幸福に生活できるのかということも知っている必要がある．幸福感をなくす原因が各々の症例でいったい何か，もしわかれば改善できないかどうかについても，必要があれば誠実に話を聞いて助言できるとよい．

人が生きるには衣食住と安全に生きられる環境が必要であり，家族の愛情，同僚の仕事評価が大切である．さらに自分の魂の目標，つまり本当は何をしたいのか，その目標が達成できるかどうかが幸福になるために必要である[4]．この人生で達成したいことは何か，これができる人は自己実現ができる人となる．自己実現する内容は仕事以外に，芸術や趣味やスポーツのこともある．うつ病ではなくて幸福感の消失を感じている患者については，以上のうち何が問題になっているかを問診しながら推測して，その人のために何かできることはないか，適切な助言ができないか配慮するとよい．

実際の診療をしていてよく遭遇する問題には以下のことがある：①希望する仕事につけなくて，生活をしていくうえで経済的に困難がある，すでに負債を抱えている，②自分の病気が心配である，③同居している家族の間で問題がある（配偶者との問題，子どもの病気や教育問題，親や年配の配偶者に病気があって，介護疲れがあること），④仕事場で，上司や同僚と人間関係がうまくいっていない，努力しても評価されない，あるいは明らかにいじめがある，⑤仕事が忙しすぎて帰宅が遅く，自分がこの人生で希望していることを実現できない．

問題の①〜④までは，真面目に努力すると解決できる場合と，個人の努力だけでは無理で国の政策が必要な場合がある．⑤の自己実現については，本人自身も何を目標に生きていったらよいか，自分の魂の目標が何であるか認識できていないことがあり，それについては，"あなたは，この人生で本当は何をやりたいのか，今すぐ答えが出なくてもよいですが，時間をかけて考えてみてください"と言ってあげることも，助けになる場合がある．音楽家は作曲をしたり，演奏したり，画家は絵を描いたり，小説家は著作をしたり，それぞれ自分が実現したいことを心の勧めに従って行うことがはっきりしている場合が多いが，一般の人は，自分の魂の目標に気づかないまま，毎日の仕事や雑事に追われ，生きていくだけでやっとであるということが多い．

日本は江戸時代300年の鎖国をした後に，明治維新を迎え，外国の文化に急いで追いつき，産業を興して，経済的にも技術的にも先進国に追いつこうと努力を重ねてきたので，一人ひとりの幸福や，人類が築いてきた文化を享受し，余暇を楽しむことが，二の次になってきた傾向がある．今日の経済的・技術的発展を遂げた後でも，日本では仕事優先の傾向があり，仕事で疲れても机を離

て小休止をすることさえはばかられるような余裕のなさを捨てきれないで，心の豊かさとか，人生の余裕や家族との時間の共有などが，かなり犠牲になってきたと感じられる．自分や家族を犠牲にしても，有給休暇をとらないで仕事に励むことが美徳であるような考え方も依然としてある．

これからは，何が重要なのか，価値観についても検討しなければならない時代になっている．つまり健康な社会と身体および精神的な健康を確保するために，何が必要かを取り上げて，そのために努力することが働く人々の現在直面している大きな2つの問題解決のために重要である．2つの問題とは，①日本の企業における健康診断結果が有所見率52.5％で毎年減るどころか増加し続けていることと，②1998年以来，わが国の自殺者数が毎年31,000〜34,000人と交通事故死の6.5倍に上り，2010年になっても減らないことである．自殺をした3万人だけでなく，毎年その家族と友人を含めて百数十万人を巻き込む深刻な問題となっていることである．

G. 神経内科分野で頻度の高い疾患
（common neurological disorders）

神経内科の分野は内科，小児科，脳神経外科，精神科，神経放射線科，整形外科などとオーバーラップしており，頭痛，めまい，手足のしびれや疼痛，麻痺，失神，てんかん，認知症，脳血管障害，Parkinson（パーキンソン）病などが頻度の高い疾患であるが，不安神経症，パニック障害，心気症，うつ状態の人も，訴えとしては頭痛，めまい，動悸，息苦しさなどの症状を主訴に神経内科外来を訪れることがある．問診をとる際には，現在われわれが直面している上記のようないろいろな問題を考慮しながら，病気の診断と健康指導をする必要があり，そのなかには食事，運動，睡眠，精神的な問題（家庭や仕事場，学校でのストレスなど）も含まれる．

◆◆◆文献◆◆◆

1) 栗原照幸：ベッドサイドでのneurological work-up. 栗原照幸，田代邦雄，水野美邦（編）：モダンコンセプト神経内科1，第1版，pp96-106，医学書院，東京，1991
2) 栗原照幸：神経解剖を対比して行う神経学的診察と検査の進め方．栗原照幸，木下和夫（編）：神経病レジデントマニュアル，第2版，pp1-54，医学書院，東京，2008
3) 中央労働災害防止協会：労働衛生のしおり，平成23年度．2011
4) A.H.マズロー（著），小口忠彦（訳）：人間性の心理学．第16版，p1-506，産業能率大学出版部刊，2003

第20章 診断学

I. 神経学的診察の進め方

　神経学的診察の目的は，患者がどのような症候を有しているかを把握し，神経系のどこに障害があるかの推定を行い，現病歴，既往歴，家族歴を合わせて総合的に疾患の性質の診断・鑑別診断を行うこと，それに基づき検査・治療方針を立てることにある．神経系のどこに病変があるかの推定を行うことを局所診断という．局所診断を行うためには，多少の神経解剖の知識が必要であるが，神経系の細かい構造をすべて記憶する必要はない．錐体路・感覚伝導路の走行部位と交叉の位置，12対の脳神経が脳から出る部位，視床，大脳基底核，小脳の位置とそれらの主な線維結合，大脳半球の主な機能局在を覚えておけば，ほぼ十分である．これらは，第1章に解説しているので参照されたい．
　神経学的診察を行うにあたって最も大切なことは，精神状態から系統的に進めることと，1回の診察ですべての所見を漏れなくとることの2点である．初心者は必ずしも正確に所見をとれないかもしれないが，とにかく自分で所見をとることが大切である．また一般身体的診察も忘れず，神経学的診察に先立って行うか，脳神経の診察のあとに入れるようにする．
　神経学的診察は，次の8項目の領域に大別できる．すなわち，精神状態，高次脳機能，脳神経，運動機能，反射機能，感覚機能，髄膜刺激症候，自律神経機能である．以下，順に解説する．

II. 精神状態

　精神状態では，意識障害の有無と知能障害の有無を検査する．

1. 意識障害(disturbance of consciousness)

【意識の中枢】
　意識を支える中枢は，橋から中脳にかけて存在する脳幹網様体にある（図20-1 a）．延髄障害では，呼吸麻痺は起こることがあるが，呼吸を補助すれば意識は保たれるので，意識の中枢は，橋を含めそれより中枢側に存在することがわかる．脳幹網様体は橋被蓋から中脳被蓋にかけて存在し（図20-1 b），神経細胞とその突起（軸索ならびに樹状突起）が網目のようにからみあった構造をしている．脳幹網様体へは末梢からの感覚刺激などが感覚性上行路（脊髄視床路ならびに内側毛帯）の側枝を通じて絶えず入り，これが脳幹網様体を刺激して意識を覚醒状態に保っている．しかし，脳幹網様体のみでは，意識を覚醒状態に保つことは困難で，視床・大脳皮質が必要である．
　脳幹網様体からの上行性線維は視床の髄板内核（intralaminar nuclei）に投射し，さらにそこからは，広く大脳半球皮質の神経細胞に投射して，それらを刺激し，意識を覚醒状態に保っている．このような脳幹網様体からの上行性賦活系を上行性

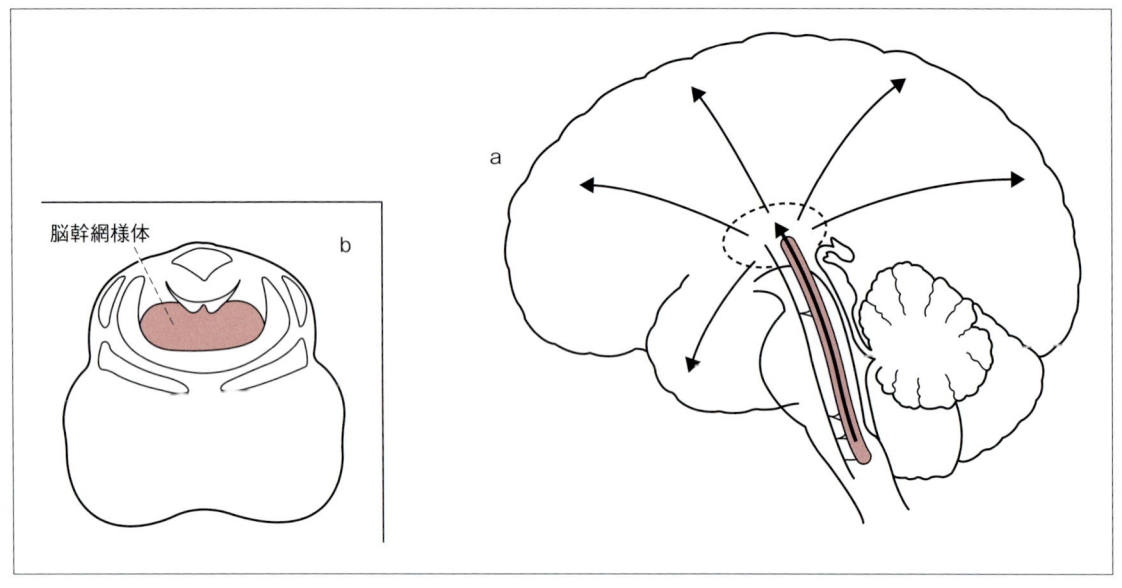

図 20-1 脳幹網様体
a．脳幹網様体と上行性網様体賦活系：脳幹網様体には，脊髄視床路や内側毛帯の側枝が入り，脳幹網様体を刺激している．脳幹網様体からは視床網様核などを通して，大脳半球皮質神経細胞に広く投射があり，意識を覚醒状態に保っている．
b．脳幹網様体の模式図：脳幹被蓋部に上下につらなり，神経細胞とその軸索・樹状突起が網目のような構造を呈している．

網様体賦活系（ascending reticular activating system：ARAS）という[1]．意識障害はこの上行性経路のどこに障害があっても出現しうるが，大脳半球障害の場合，両側性の広範な障害でないと意識障害には至らない．

【病態】
意識障害には，清明度の低下と意識内容の変化がある．

1）清明度の低下
清明度は，通常次の5段階で表現する．

a) 清明（alert）
正常の意識の覚醒状態を意味する．患者は知能に応じた周囲の状況の把握と理解を示し，また検者の問いかけに反応する．認知症が高度になると反応は鈍くなるが，これを意識障害と混同してはならない．

b) 傾眠（somnolent）
軽い意識障害で，問いかけないと目をつぶり眠り込むが，大きな声で問いかけると，自分の名前，年齢などごく簡単なことは口頭での返答が可能である．日時，場所，暗算などややむずかしい内容になると返答困難である．

c) 昏迷（stupor）
口頭による返答は困難となり，"手を握る"，"目を開く"など簡単な命令に一時的に従うが，まもなく目を閉じて眠り込む状態．時々自動的に開眼したり，体動を示すことはある．

d) 半昏睡（semicoma）
検者の問いかけには，いかなる形でも反応は困難となるが，自動的な開眼や体動は残っている．

e) 昏睡（coma）
自動的な運動もほとんどなくなり，外からの刺激に対する反応は，逃避運動など反射的なもののみとなる．それもなくなると深昏睡（deep coma）と呼ばれる．

わが国では，清明度の低下を半定量的に表すスケールとして日本コーマスケール（Japan Coma Scale：JCS）が広く使用されている（表20-1）．しかし，このスケールの1, 2, 3は意識障害の前段階であることに注意．

2）意識内容の変化
意識内容の変化としては次の病態がある．

a) 無動性無言（akinetic mutism）
開眼状態にあることが多く，自動的な眼球運動や，口中を刺激すると咀嚼様の運動が誘発されたりするが，手足には命令に応じた動きや，自動的な運動はみられず，検者の問いかけにはまったく

表20-1　日本コーマスケール（JCS）

I 覚醒している	1	大体意識清明だが今ひとつはっきりしない
	2	見当識障害がある
	3	自分の名前、生年月日が言えない
II 刺激すると覚醒する	10	普通の呼びかけで容易に開眼する
	20	大声または揺さぶりで開眼する
	30	痛み刺激を加えつつ呼びかけを繰り返すとかろうじて開眼する
III 刺激しても覚醒しない	100	痛み刺激を与えると払いのけ動作をする
	200	痛み刺激を与えると少し手足を動かしたり顔をしかめたりする
	300	痛み刺激にまったく反応しない

応じることがない．責任病巣は脳幹網様体から視床の間にあることが多い．また，昏睡からある程度回復したが，意識を回復するには至らず，意識障害が遷延する場合にもしばしば無動性無言状態に移行する．

大脳皮質が広範に障害されても，無動性無言に似た病態がみられることがあり，失外套症候群（apallic syndrome）と呼ばれる．この場合，手足に多少の自動的な運動がみられることがある．

無動性無言と鑑別を要する状態に閉じ込め症候群（locked-in syndrome）がある．これは橋底部で両側性に錐体路が障害されたが，橋被蓋は障害を免れた場合にみられ，患者は意識は覚醒しているが，口と手足が完全に麻痺していて，検者との意思疎通が困難になり，一見意識障害に見える．しかし，眼球運動は保たれ，これを利用すると患者は検者の指示に従うことができ，意識は覚醒状態にあることがわかる．

b）せん妄（delirium）

興奮状態を示し，検者との意思疎通が困難な状態である．周囲や自分の状況を理解しておらず，ベッドから起き上がろうとしたり，大声で叫んだりする．さらに幻覚（幻視が多い）のあることが特徴である．

c）錯乱（confusion）

せん妄に似た興奮を示すが，程度が軽く，幻覚を伴わない場合を錯乱という．

【頭蓋内圧亢進】

頭蓋内圧亢進は意識障害の重要な原因の1つであるので，その病態はよく理解しておく必要がある．

1）頭蓋内圧亢進

頭蓋内圧は一定に保たれ，腰椎穿刺（側臥位）で圧を測定すると180 mmH$_2$O以下である．これを超えた場合，頭蓋内圧亢進があるという．頭蓋内圧亢進の原因は，腫瘍，腫瘤，血腫，頭蓋内占拠性病変が多いが，外傷，梗塞，炎症などによる浮腫，髄液の産生・吸収障害，くも膜下出血なども原因となる．

2）頭蓋内圧亢進の症状

頭蓋内圧亢進の症状は頭痛，嘔気，嘔吐で始まる．やがて脳ヘルニアが始まり，うっ血乳頭がみられ意識障害が出現する．

【脳ヘルニア】

脳ヘルニアとは，脳の一部が本来あるべきコンパートメントから他のコンパートメントにはみ出る現象をいう．腫瘤，血腫，浮腫などが原因となることが多い．部位としては，大脳半球の腫瘤で前頭葉の内側面が反対側にはみ出る大脳鎌ヘルニア（図20-2 a），間脳，側頭葉など大脳半球の一部が小脳テントから後頭蓋窩に陥入する小脳テントヘルニア（図20-2 b, c），後頭蓋窩の腫瘍などで小脳上部が上方へ押し上げられる上方型小脳テントヘルニア（図20-2 d），小脳扁桃が脊髄などに陥入する小脳扁桃ヘルニア（図20-2 e）がある．小脳テントヘルニアは，さらに中心型（図20-2 b）と側方型（図20-2 c）に分けられる．前者は前頭葉，頭頂葉，後頭葉など比較的中心よりの占拠性病変により，間脳（視床・視床下部を指す）全体が下方に偏位して脳幹を圧迫するものであり，後者は側頭葉の占拠性病変で，側頭葉の鉤回・海馬後回が中脳を横から圧迫するものである．腫瘍以外の原因でヘルニアを起こすものに，先天奇形で脳幹ならびに小脳扁桃が脊椎管に陥入するArnold-Chiari（アーノルド・キアリ）奇形（336頁，第10章 I.「2. Arnold-Chiari奇形」参照）がある．

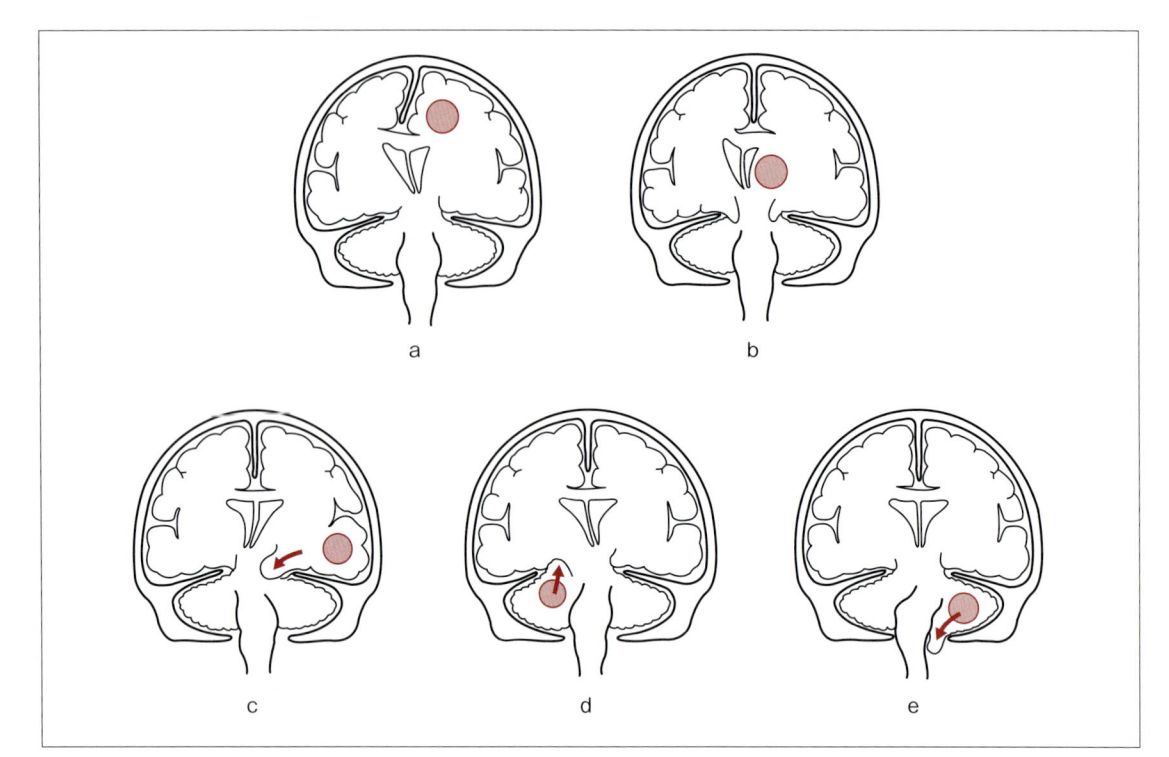

図 20-2 脳ヘルニアの種類
a．大脳鎌ヘルニア：帯状回が大脳鎌の下から反対側に偏位する．
b．中心型小脳テントヘルニア：比較的正中に近い部位の占拠性病変（浮腫を含む）で，間脳全体が下方に偏位して脳幹を圧迫する．
c．側方型小脳テントヘルニア：側頭葉の占拠性病変で，側頭葉鉤回，海馬後回が横から中脳を圧迫する．
d．上方型小脳テントヘルニア：後頭蓋窩上部の占拠性病変で，小脳上部が下から上へ圧迫される．
e．小脳扁桃ヘルニア：小脳半球の占拠性病変で，小脳扁桃・下部脳幹が脊椎管に向かって偏位する．
(Plum F, Posner JB：The Diagnosis of Stupor and Coma. 3rd ed, pp87-152, FA Davis Co, Philadelphia, 1982 より改変)

1）小脳テントヘルニア
（transtentorial herniation）

上記のように中心型小脳ヘルニアと側方型小脳テントヘルニアに分けられ，症状の進展様式が多少異なるので，別々に理解しておいたほうがよい．

a）中心型小脳テントヘルニア

頭蓋内圧亢進の原因となっている病巣が取り除かれない限り中心型小脳テントヘルニアは一定のパターンをとって進行し，その変化は意識，呼吸，瞳孔，眼球運動，姿勢の異常として現れ，どこまで障害が及んだかにより，次の4つのステージに分けられる[2]．

間脳ステージ（diencephalic stage）：間脳に圧迫が及んだ最初の段階で，意識は傾眠ないし昏迷程度であり，呼吸はCheyne-Stokes（チェーン・ストークス）呼吸を示す（**図20-3 a**）．これは呼吸が徐々に大きくなり，次に徐々に小さくなるパターンを繰り返すもので，延髄の呼吸中枢に対する前頭葉からの抑制が低下して，呼吸中枢が血中CO_2濃度の動きに敏感に反応するようになったためと理解されている．

瞳孔は縮瞳を示す．これは視床下部の交感神経中枢に圧迫が及んだためと解される．暗い照明でも散瞳が起こらない場合，脳ヘルニアの初期の段階に入ったとの認識が重要である．対光反射は強い光で注意深くみれば保たれているのがわかる．眼球運動には制限がない．意識障害のため自発的には動かせないことが多いので，頭位変換眼球反射と前庭眼反射を利用して眼球運動を誘発する．頭位変換眼球反射は頸を30°前屈し，頭を保持して右，左に急速に回旋させる．このとき眼球が回旋の方向と逆の方向に動けば，頭位変換眼球反射陽性である．前庭眼反射は，鼓膜穿孔がないことを確認のうえ，冷水約20 mLをゆっくりと外耳道

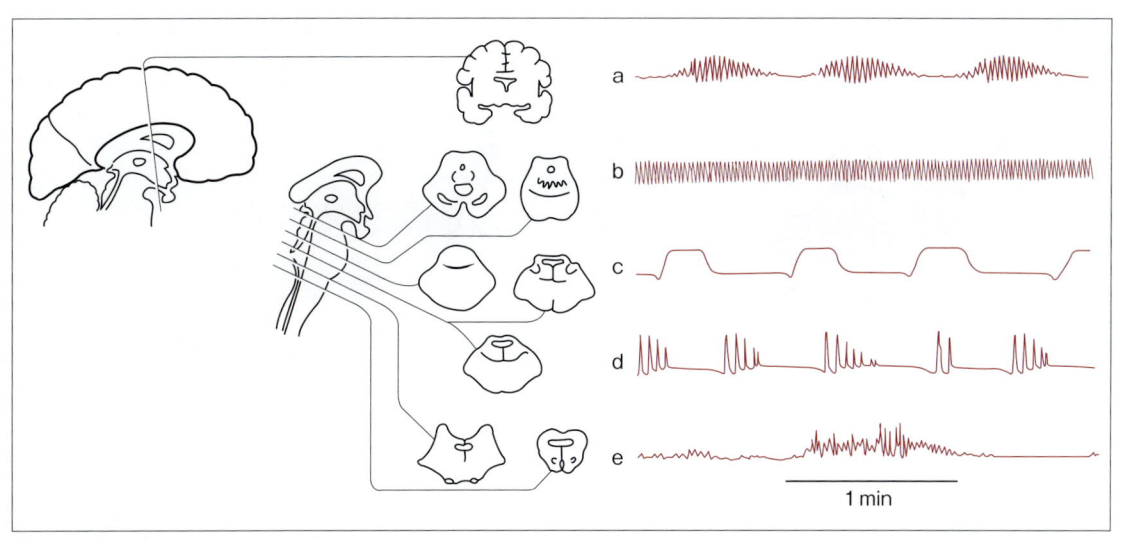

図20-3　脳の障害部位と異常呼吸の関係
a. Cheyne-Stokes呼吸：間脳障害でみられる．
b. 中枢性過呼吸：中脳から橋上部の障害でみられる．
c. 無呼吸性呼吸：橋被蓋の障害でみられることがある．
d. 群発呼吸：橋被蓋の障害でみられることがある．
e. 失調性呼吸：延髄呼吸中枢の障害でみられる．
(Plum F, Posner JB：The Diagnosis of Stupor and Coma. 3rd ed, pp87-152, FA Davis Co, Philadelphia, 1982 より改変)

に注入する．このとき注入側に両眼球が偏位を示せば，前庭眼反射陽性である．意識障害のない患者では，注入側の反対側に急速相をもつ眼振が誘発される．

姿勢は手足に痛み刺激を与えてみる．最初は払いのけるような動作をするが，もう少し意識障害が進むと除皮質硬直姿勢 (decorticate posture) が誘発される．これは上肢を屈曲，下肢を伸展または屈曲した姿勢である（図20-4 a）．

中脳ステージ (midbrain stage)：中脳に障害が及んだステージで，意識は半昏睡である．呼吸は中枢性過呼吸に変わっていることが多い（図20-3 b）．これは動脈血酸素分圧の低下がなく，炭酸ガス分圧が低下しているにもかかわらず，過呼吸を続ける状態で，動脈血は呼吸性アルカローシスを呈する．動眼神経は不全麻痺を呈し，頭位変換眼球反射や前庭眼反射は消失していることが多い．姿勢は，痛み刺激に対し除脳硬直姿勢 (decerebrate posture)（図20-4 b）が誘発される．これは上下肢とも伸展を示す姿勢である．上肢には伸展とともに回内が現れる．

橋ステージ (pontine stage)：橋に障害が及んだ段階で，このような大脳半球から離れた部位まで障害が及ぶのは，脳幹部の静脈還流が小脳テントの所で障害されて，二次性の脳幹出血を起こすことが一因である．この二次性出血はDuret(デュレー)出血と呼ばれ，脳幹の中心部付近に十字架の形で出現することが多い．

呼吸は過呼吸が終わり，比較的浅い規則的呼吸となる．まれに無呼吸性呼吸（吸気でいったん呼吸が止まり少し経って呼気が始まる，図20-3 c），または群発呼吸 (cluster breathing, 5〜6回大きく呼吸してしばらく呼吸が止まるパターンを繰り返す，図20-3 d）を生じる．瞳孔は中等度の散瞳を示し，頭位変換眼球反射，前庭眼反射は完全に消失する．痛み刺激に対しては，除脳硬直姿勢か，弱々しく足を屈曲する程度の反応となる．

延髄ステージ (medullary stage)：呼吸は無規則な失調性呼吸（図20-3 e）となり，呼吸停止寸前の状態である．そのほかは橋ステージとほぼ同様である．

b) 側方型小脳テントヘルニア

側頭葉の腫瘍などでは，中脳が横から圧迫される．そのために初期から障害側の動眼神経麻痺症状を呈し，眼球はやや側下方に偏位，瞳孔は散瞳して対光反射は消失する．初期の間は，対側の眼球は前庭眼反射や頭位変換眼球反射にて動かすことができるが，やがてそれも消失する．呼吸は初

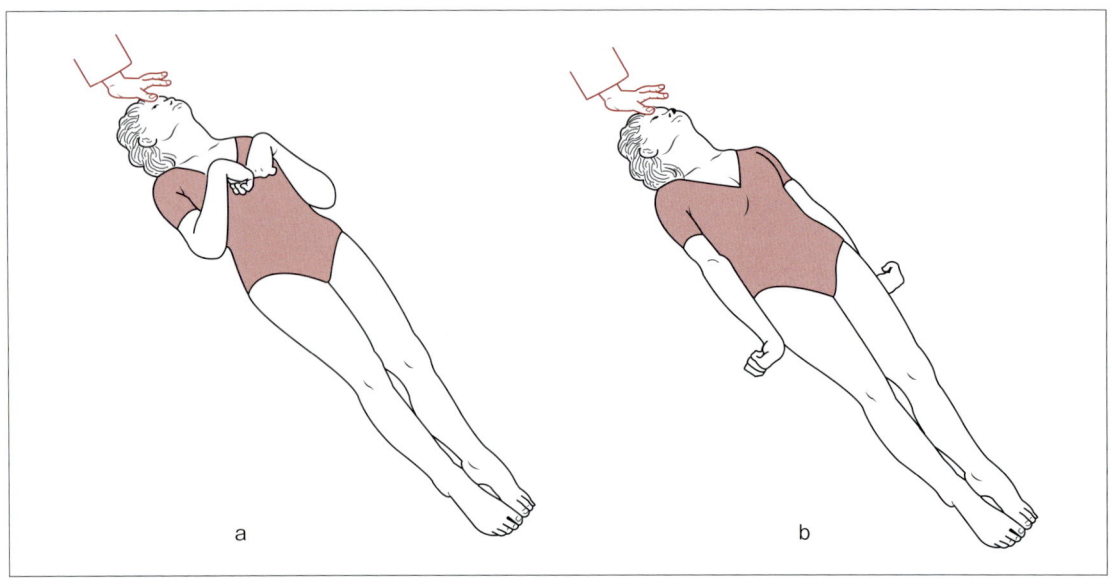

図 20-4 脳の障害部位と姿勢異常の関係
a．除皮質硬直姿勢：下肢は伸展の代わりに屈曲位を示すこともある．
b．除脳硬直姿勢：四肢は伸展位を示す．前腕は回内し，手首は屈曲する．これらの異常姿勢は，痛みなどの有害刺激に応じて誘発される．

期 Cheyne-Stokes 呼吸を呈するが，やがて中枢性過呼吸を経て，浅い規則的な呼吸か失調性呼吸になる．

2）小脳扁桃ヘルニア（tonsillar herniation）

後頭蓋窩の腫瘍で小脳扁桃が大孔に陥入し始めると，延髄が圧迫され，急速に呼吸停止に向かう．非常に危険な状態である．

【原因】

意識障害の原因は，脳に一次的な原因のあるもの，全身の代謝異常の二次的なものに分けて考えるとよい．主な原因を表 20-2 に示した．

【診察法】

意識障害患者の診察も，精神状態から順に系統的に診察する．

意識状態の判定は，病歴をすべて自分で述べられれば，意識清明と考えてよい．軽い意識障害がありそうな場合，名前，年齢，今どこにいるか，住所，どこが悪いかなどを聞く．このとき，名前，年齢程度しか答えられず，放っておくと目をつぶって傾眠状態に陥る場合は傾眠と判断する．口頭での返答が困難で，手を握る，開眼程度の反応しかできない場合は昏迷と判断する．それもできない場合，手足の自動運動が残っていれば半昏睡，それもほとんどなければ昏睡と判断する．

意識障害がある場合，高次脳機能検査は通常困難である．脳神経の状態は順にみていくが，反射を中心に判断する（表 20-3）．運動機能の状態をみる場合，麻痺の有無は，自動運動が時々あれば，どちらが少ないかで判断する．自動運動もない場合は，筋緊張を参考にし，筋緊張低下の強いほうに麻痺のある可能性がある．ただし，深昏睡では麻痺がなくとも（錐体路に障害がなくとも）四肢は弛緩性となる．Babinski（バビンスキー）徴候が一側にのみあれば，その側に麻痺がある可能性がある．感覚機能の検査は困難であるが，痛み刺激に対して，逃避反射，除脳硬直・除皮質硬直姿勢が誘発されるかどうかをみる．意識障害患者では，髄膜刺激症候の有無は特に大切であるが，深昏睡になると，髄膜の刺激状態があっても，髄膜刺激症候はみられなくなることがある．

【治療】

救急処置：原因不明の昏睡患者が救急室に担ぎ込まれた場合，すぐバイタルサイン（気道，呼吸，血圧）をチェックし，これらに異常があればその処置をしながら，静脈血を採取すると同時に低血糖の可能性を考えて 50％ ブドウ糖（glucose）40 mL とビタミン B_1 100 mg〔Wernicke（ウェルニッケ）脳症であるといけないので〕の静脈注射を

表20-2 意識障害の原因となる主な疾患

Ⅰ. 脳に一次性病変があるもの	Ⅱ. 全身疾患に伴うもの
脳血管障害	糖尿病性ケトアシドーシス
脳出血	非ケトン性高浸透圧性昏睡
脳血栓	乳酸血症性アシドーシス
脳塞栓	尿毒症
くも膜下出血	透析脳症
静脈洞血栓症	肝性脳症
頭部外傷	高アンモニア血症
脳挫傷	Reye(ライ)症候群
硬膜外出血	低ナトリウム血症
硬膜下血腫	高ナトリウム血症
脳内出血	抗利尿ホルモン(antidiuretic hormone：ADH)分泌異常
感染症	低カルシウム血症
脳炎	高カルシウム血症
髄膜炎	肺性脳症
脳膿瘍	低酸素血症
脳腫瘍	Adams-Stokes(アダムス・ストークス)症候群
脱髄性疾患	ショック
急性散在性脳脊髄炎	Addison(アジソン)病
中心橋性髄鞘崩壊	粘液水腫
血管炎	Wernicke(ウェルニッケ)脳症
膠原病	Leigh(リー)脳症
てんかん発作	ミトコンドリア脳筋症・乳酸アシドーシス・脳卒中様症状を伴うミトコンドリア脳筋症(mitochondrial myopathy, encephalopathy, lactic acidosis and stroke-like episodes：MELAS)
水頭症	中毒(薬物, 有機物, 重金属など)

表20-3 意識障害患者の診察のしかた

意識状態：	問いかけ・呼びかけに対する反応, 自動運動の有無などで判断
知能状態：	省略
高次脳機能：	省略
脳神経	
Ⅰ：	省略
Ⅱ：	眼底, 鵞口瘡(thrush)検査
Ⅲ, Ⅳ, Ⅵ：	瞳孔, 対光反射, 頭位変換眼球反射, 前庭眼反射
Ⅴ：	角膜反射, 下顎反射, 痛み刺激に対する反応
Ⅶ：	眼輪筋反射, 口輪筋反射, 痛み刺激に対する顔の動き
Ⅷ：	大きな音をたて瞬きの有無で判断〔聴覚動眼反射(audio-ocular reflex)〕
Ⅸ, Ⅹ：	咽頭反射, 咳嗽反射(吸引など気管の刺激で咳嗽が誘発)
Ⅺ, Ⅻ：	視診で萎縮の有無を観察
運動機能：	自動運動の左右差, 筋緊張の左右差, 肢位などで判断
反射機能：	意識障害のない場合と同様に観察
感覚機能：	痛み刺激に対する反応で判断
髄膜刺激症候：	意識障害のない場合と同様に観察

行い, 静脈ラインを確保する. 採取した血液は血液生化学検査に送り, 頭部CTにて頭蓋内病変の有無を確認する. この間に病歴聴取と理学的診察, 神経学的診察を手短に行う. 頭蓋内に占拠性病変がなければ, 腰椎穿刺(ルンバール)を行い, 次いで脳波検査を行う.

診断がつけば, それぞれの病態にしたがって治療を進める. 頭蓋内圧亢進があってそれを急速に下げる必要があるときは10%マンニトール(mannitol)または10%濃グリセリン(glycerin)300 mLを30〜60分にて点滴静脈注射を行い, 8〜12時間ごとに繰り返す. さらにステロイドの禁忌がない場合は, デキサメタゾン(dexamethasone)10 mgを静脈注射し, 次いで6時間ごとに4 mgを筋肉注射する.

【脳死】

脳が非可逆的に機能を停止したと判断される状態をいう. 脳死と判定するには, ①深昏睡, ②脳幹反応の消失, ③自発呼吸の消失, ④平坦脳波(厳格な脳波記録の技術水準を守り, 2 μVを超える脳由来と思われる脳波がない状態を指す), など

表 20-4 知的機能障害の見方

> damage をもじった DAMAJI の頭文字で表される症候を観察する.
> D : disorientation（見当識障害）
> A : arrhythmetics（計算力）
> M : memory（記憶）
> A : affect（感情）
> J : judgement（判断力）
> I : intelligence（知識）

の条件を満たす必要がある．幼児，薬物中毒，低体温（29℃以下）の患者では，これらの条件を満たしても回復することがあるので脳死の判断を下してはいけない．

2. 知能障害（disturbance of intelligence）

【知能障害の見方】

知能障害にはいったん獲得された知的機能が障害される認知症（dementia）と，知能が獲得される前に脳に障害が起こり，知能を獲得できなかった精神遅滞（mental retardation）がある．認知症は，知的機能障害のため自力では社会生活を営めなくなった状態をいう．認知症に至らない知的機能の低下は，軽度の知的機能の低下，あるいは器質性精神機能障害などの表現を用いる．知能の低下があるかどうかをみるには，ある程度系統的に診察を行う必要がある．

全般的知的機能障害の有無をみるには**表20-4**のアルファベットに代表される damage をもじった DAMAJI の有無を検討することで見当をつけることができる．

1）見当識（orientation）

時間，場所，人を正しく認識しているかどうかを検査する．時間，場所，人の順番で障害されていく．

2）記憶（memory）

新しいことを記憶する記銘力，古い記憶，復唱の3つを検査する．記銘力は，3つの地名などを記憶してもらい，15分ぐらいしていくつ覚えていられるかどうかを検査する．古い記憶は小学校の担任の先生などを聞く．復唱は6～7桁の数字を言い，それをその場で復唱してもらう．認知症を起こす病態があるとまず記銘力が低下し，次いで復唱，古い記憶の順に低下する．復唱は不安定状態，うつ状態などがあって集中できないときも困難になる．

3）計算力（calculation）

通常100から順に7を引く暗算を行う．これができないときは，2＋2など，より簡単なものを行う．

4）感情（affect）

知的機能障害を起こすような病態があると感情は動揺性となり，怒りやすくなったり，泣きやすくなったりする．

5）判断力（judgement）

適切な判断ができるかどうかを質問する．一定の状況を設定して，どのような判断をするかをみる．たとえば，散歩中人が倒れていたらどうするか，迷子を見たらどうするか，などの質問をしてみる．多少むずかしいものは宛名が書かれて，切手も貼ってある手紙が道に落ちていたらどうするかというもので，正解はポストに入れるである．

6）知識（intelligence）

どのくらいの一般的知識をもっているかを聞く．たとえば，動物の名前，花の名前などを聞いてみる．

7）抽象的思考（abstract thinking）

認知症が起こると抽象的思考が障害される．たとえば適当な諺を示し，その意味を説明できるか聞いてみる．

8）知能検査スケール

知能低下の程度を半定量的に表すことができれば，経過観察に便利である．わが国では改訂長谷川式簡易知能検査スケールが，海外では Mini-Mental Status Examination（MMSE）がよく用いられている．両者はよく相関するが，最近は MMSE がよく使用される（**表20-5**）．

【特殊な知的機能障害】

次のものがある．

1）Korsakoff（コルサコフ）症候群

高度の記銘力低下と作話（confabulation）よりなる．思考など全般的知的機能は侵されないが，すぐ前のことを忘れてしまうので，作話でつじつまを合わせようとする．乳頭体ならびに視床内側部が責任病巣と考えられ，ビタミン B_1 欠乏で起こる Wernicke 脳症の後遺症として起こるものがよく知られている．

2）一過性全健忘（transient global amnesia）

一時的に，数時間から24時間程度の間の出来

表20-5 Mini-Mental State Examination (MMSE)

	質問内容	回答	得点
1. 5点	今年は何年ですか.	年	
	今の季節は何ですか.		
	今日は何曜日ですか.	曜日	
	今日は何月何日ですか.	月	
		日	
2. 5点	ここは何県ですか.	県	
	ここは何市ですか.	市	
	ここは何病院ですか.		
	ここは何階ですか.	階	
	ここは何地方ですか.（例：関東地方）		
3. 3点	物品名3個（相互に無関係）検者は物の名前を1秒間に1個ずつ言う. その後, 被検者に繰り返させる. 正答1個につき1点を与える. 3個すべて言うまで繰り返す（6回まで）. 何回繰り返したかを記せ___回		
4. 5点	100から順に7を引く（5回まで）, あるいは「フジノヤマ」を逆唱させる.		
5. 3点	3. で提示した物品名を再度復唱させる.		
6. 2点	（時計を見せながら）これは何ですか.		
	（鉛筆を見せながら）これは何ですか.		
7. 1点	次の文章を繰り返す.「みんなで, 力を合わせて綱を引きます」		
8. 3点	（3段階の命令）「右手でこの紙を持って下さい」「それを半分に折りたたんで下さい」「机の上に置いて下さい」		
9. 1点	（次の文章を読んで, その指示に従って下さい）「眼を閉じなさい」		
10. 1点	（何か文章を書いて下さい）		
11. 1点	（次の図形を書いて下さい）		
		得点合計	

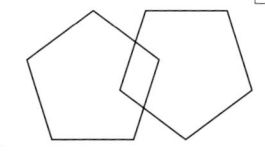

満点：30
カットオフポイント：24/25（24以下は認知症の疑いあり）

事を記憶できなくなる症候である. 患者はその間, 一見普通に振る舞っているが, 後で何をしていたか思い出すことができない. 大部分海馬の一過性脳虚血発作が原因と推定されているが, てんかん発作による場合もある.

3）注意力障害（disturbance of attention）

劣位半球や劣位側視床を含む広範な障害では目覚めているにもかかわらず, 何を問いかけてもすぐ適切に返答できず, 一見意識障害があるようにみえることがある. これは注意力の低下が原因と考えられ, 意識障害と間違わないことが大切である.

【知能障害の原因】

知能障害の原因には表20-6に示したような多数の病態がある. 正常圧水頭症, 慢性硬膜下血腫は一見緩徐進行性の知能低下を示し, 変性疾患のようにみえるが, 適切な治療でよくなるので, 見落とさないよう注意が必要である.

Ⅲ．高次脳機能
（higher cerebral function）

高次脳機能では, 失語・失行・失認の有無をみる.

1. 失語（aphasia）

失語は知能障害や構音障害によらず, 自分の思うことを言葉や書字で表出したり, 人の話や文字を理解することができなくなる状態である. 言語中枢は図20-5に示したように優位半球前頭葉脚部と側頭葉上側頭回にあり, さらに角回は目・耳から入った情報を言語中枢に連絡する場所として重要である. 前頭葉には言語を表出する中枢が, 側頭葉には言語を理解する中枢が存在する.

【分類】

失語は, 次のように分類される.

1）運動性失語（motor aphasia），
Broca（ブローカ）失語（Broca aphasia）

言語の表出が正確にできなくなる. 自発言語は少なくなり, 動詞や接続詞を省略して名詞だけをつなげた（電文体）, 流暢さのないしゃべり方になる〔非流暢性失語（nonfluent aphasia）〕. さらに,

表 20-6　知能障害の原因

脳血管障害
　Binswanger(ビンスワンガー)型白質脳症
　lacunar state
　大きな脳梗塞・脳出血後遺症
　くも膜下出血後遺症
　大きな動静脈奇形
　静脈洞血栓症
腫瘍
　大きな脳腫瘍(転移性を含む)
　原発性悪性リンパ腫
　血管内悪性リンパ腫症
　　(intravascular malignant lymphomatosis)
外傷
　慢性硬膜下血腫
　重症脳挫傷後遺症
正常圧水頭症
感染・炎症
　神経梅毒
　AIDS 脳症
　Creutzfeldt-Jakob(クロイツフェルト・ヤコブ)病
　脳炎・髄膜炎後遺症
　神経 Behçet(ベーチェット)病
　Wegener(ウェジェナー)肉芽腫症
　膠原病の一部
脱髄
　多発性硬化症
　散在性脳脊髄炎
先天性代謝異常
　G_{M1}, G_{M2} ガングリオシドーシス(gangliosidosis)
　異染性白質萎縮症
　　(metachromatic leukodystrophy)
　球様細胞白質萎縮症
　　(globoid cell leukodystrophy)
　副腎白質萎縮症(adrenoleukodystrophy)
　Wilson(ウィルソン)病
　Leigh(リー)脳症
　シトルリン血症
　MELAS

内科疾患
　甲状腺機能低下症
　Addison(アジソン)病
　ビタミン欠乏症(B_1, B_6, B_{12}, ニコチン酸)
　肝性脳症
　尿毒症
　透析脳症
　肺性脳症
　播種性血管内血液凝固
　　(disseminated intravascular coagulation：DIC)
中毒
　重金属
　有機物
　薬物
　慢性アルコール
　Marchiafava-Bignami(マルキアファーヴァ・ビニャミ)症候群
　Wernicke(ウェルニッケ)脳症
　振戦せん妄
変性疾患
　Alzheimer(アルツハイマー)病
　Pick(ピック)病
　前頭側頭型認知症
　大脳皮質基底核変性症(corticobasal degeneration)
　視床変性症
　Huntington(ハンチントン)病
　びまん性 Lewy(レヴィ)小体病
　Parkinson(パーキンソン)病の一部
　進行性核上性麻痺
　歯状核赤核淡蒼球 Luys(ルイ)体萎縮症
　オリーブ橋小脳萎縮症の一部
　Shy-Drager(シャイ・ドレーガー)症候群の一部

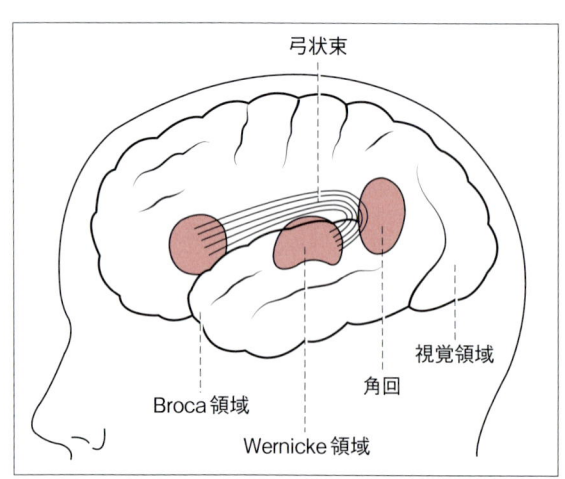

図 20-5　言語の中枢模式図
　優位半球前頭葉には言語の表出に関する運動性言語中枢が存在する．側頭葉には言語の理解に関する感覚性言語中枢がある．角回は，視覚，聴覚から入った情報を感覚性言語中枢に伝える中継点の 1 つとして重要である．感覚性言語中枢(Wernicke 領域)と運動性言語中枢(Broca 領域)を結ぶ線維は，島葉の皮質下を通る．

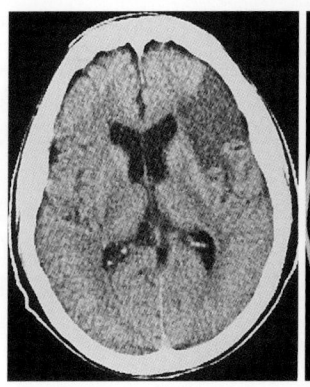

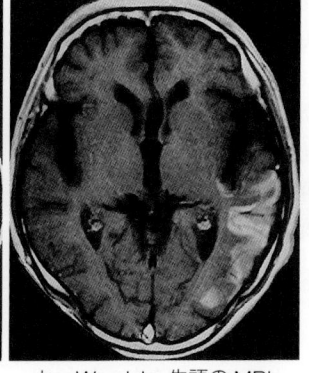

a. Broca 失語のCT　　b. Wernicke 失語のMRI
図20-6　失語を呈した患者の頭部CT・MRI

物品の名前も正確に言えず錯語がみられる．音読，書き取りも障害される．言語理解はほぼ正常である．運動性失語はさらに Broca 失語，超皮質運動性失語(transcortical motor aphasia)，皮質下性運動性失語(subcortical motor aphasia)に分類される．Broca 失語患者の CT を**図20-6 a** に示す．Broca 失語が最も重篤で，復唱も障害されるが，超皮質性運動性失語では，復唱が保たれる．皮質下性運動性失語では，言葉での言語の表出は障害されるが，書字では表出が可能である．後者の病態は，運動性言語中枢と運動野の構音に関する領域の一種の離断症候群(disconnection syndrome)である．

2) 感覚性失語(sensory aphasia)，Wernicke 失語

言語の理解が障害される．流暢にしゃべることはできる〔流暢性失語(fluent aphasia)〕が，しゃべっている内容が理解できていないので，意味やつじつまの合わない内容になる．このような内容をベラベラとしゃべりまくる状態をジャルゴン失語(jargon aphasia)という．物品の呼称はできても，不正確になり錯語がみられる．音読，書き取りも障害される．感覚性失語はさらに，Wernicke 失語，超皮質性感覚性失語(transcortical sensory aphasia)，皮質下性感覚性失語(subcortical sensory aphasia)に分類される．Wernicke 失語患者の MRI を**図20-6 b** に示す．Wernicke 失語が最も重症で，復唱も障害されるが，超皮質性感覚性失語では，復唱は保たれる．皮質下性感覚性失語は，耳で聴く言語の理解は障害されるが，同じ内容を目で読むと理解が可能である．感覚性言語中枢への感覚からの入力が皮質下で遮断された状態である．

3) 伝導性失語(conduction aphasia)

復唱と物品の呼称ができなくなる失語である．言語の表出や理解は可能である．責任病巣は優位半球島葉皮質下にあることが多く，側頭葉と前頭葉の言語中枢を結ぶ線維(鉤状束)の障害が責任と考えられている．

4) 健忘性失語(amnestic aphasia, anomic aphasia)

物品の名前がすぐに思い出せなくなる失語である．他の言語機能は保たれる．単独に起こった場合は角回付近に障害がある．また，他の失語からの回復期にみられることもある．

5) 言語領域孤立性失語(isolation aphasia)

言語領域孤立性失語は，運動性・感覚性両言語中枢自体は障害されず，その周辺の皮質下線維が広範囲に障害されて両中枢への入力・両中枢からの出力が絶たれ，言語中枢が孤立状態になったときにみられる．臨床的特徴は，話しかけなければ自発言語はきわめて少なく，言語理解もきわめて不良であるが，何か問いかけられるとオウム返しに言われたことを繰り返す反響言語(echolalia)が特徴である．原因としては，広範な血管障害や一酸化炭素中毒があるが，きわめてまれである．

6) 全失語(global aphasia)

運動性・感覚性両言語中枢が障害された状態で，自発言語はほとんどなく，言語理解も悪く，復唱も不可能である．

7) 失書（agraphia）

　失書は，運動麻痺や知能障害がないにもかかわらず，書字が正確にできなくなった状態である．失書は，種々の失語に伴ってみられるものと，失語を伴わずに出現するものに分けられる．後者はさらに，優位半球前頭葉障害による運動失行性の失書と，優位半球頭頂葉障害による失読を伴った失読失書がある．

【診察法】

　患者が正確に話せない場合，あるいは言うことを理解できない場合，まず軽い意識障害，知的機能障害，または構音障害のためではないかと考えてみる．構音障害の場合，発音や抑揚に障害があるが，言語の表出や理解そのものは障害されない．これらが除外できれば失語の可能性が高く，系統的な診察が必要である．

1) 物品呼称

　失語のスクリーニングとして有用である．身の回りの簡単な物品，ボールペン，白衣のボタン，袖などを見せて正しく呼称できるかどうかをみる．物品呼称はすべての失語で障害される．したがって，物品呼称障害のない場合は失語の可能性はきわめて低い．

2) 自発言語

　朝からしたことなどを自由に話してもらい，自発言語の量，流暢さ（fluent, nonfluent の区別），錯語の有無，電文体の有無，ジャルゴン失語の有無などをみる．内容の適切さを別にして，滑らかに言語が出る場合は流暢性失語（fluent aphasia），滑らかに出ない場合は非流暢性失語（nonfluent aphasia）に分類する[1]．この分類は障害が前頭葉にあるか，側頭・頭頂葉にあるかの区別とよく相関し，前頭葉障害では nonfluent aphasia，側頭・頭頂葉障害では fluent aphasia になることが多い．

3) 言語理解

　目を閉じる，手を挙げる，舌を出すなど簡単な命令の理解ができるかどうかをみる．失行のためにできないのかどうかも考慮する必要がある．次に同じ命令を紙に書いて理解できるかどうかをみる．

4) 復唱

　これは超皮質性失語，伝導性失語の有無をみるのが主な目的である．"机と椅子"，"そしてとあのね"，"今日はよい天気です"，など簡単な言葉や文章を復唱してもらう．あまり意味のない単語のほうがむずかしい．超皮質性失語では復唱は保たれ，伝導性失語では障害される．

5) 書字

　簡単な文章を聞かせ，書き取りができるかどうかをみる．書字はどのタイプの失語でも障害されることが多いが，皮質下性運動性失語では保たれる．

6) 音読

　音読も失語があると障害されることが多いが，皮質下性失語では，音読が可能であり，その内容の理解もできている．しかし，同じ内容を耳から聴かせると理解できない．

7) 失語の鑑別

　上記の分類に基づいて失語の鑑別を行うと，図20-7 のようになる．

2. 失行（apraxia）

　失行は，運動麻痺，重篤な運動失調，筋緊張異常や，言語理解の障害がないにもかかわらず，命じられた動作の遂行に障害を示す状態で，表20-7 のように分類される．

【分類】

1) 運動失行（motor apraxia）

　運動の巧緻性や滑らかさの障害で，次のタイプがある．

a) 肢節運動失行（limb-kinetic apraxia）

　主に手先の巧緻性の障害で，ボタンかけ，ネクタイを締める，タッピングなどの手・指を使う動作が滑らかにできなくなる障害である．責任病巣は前頭葉前運動野付近またはその皮質下にあることが多い．

b) 顔面失行（facial apraxia）

　運動性失語に伴ってみられる顔面の失行で，しかめ面，目を閉じる，口を開けるなど顔面の動作を命令に応じて行うことができない．しかし，悲しいときに泣いたり，おかしいときに笑ったりすることは可能である．

c) 歩行失行（apraxia of gait）

　スムーズでリズムをもった歩行が困難になる失行である．歩こうとしても最初の一歩をなかなか出せず，歩き始めてからも，歩行のリズムが不整で，ゆっくりとぎこちなくしか歩けず，バランス

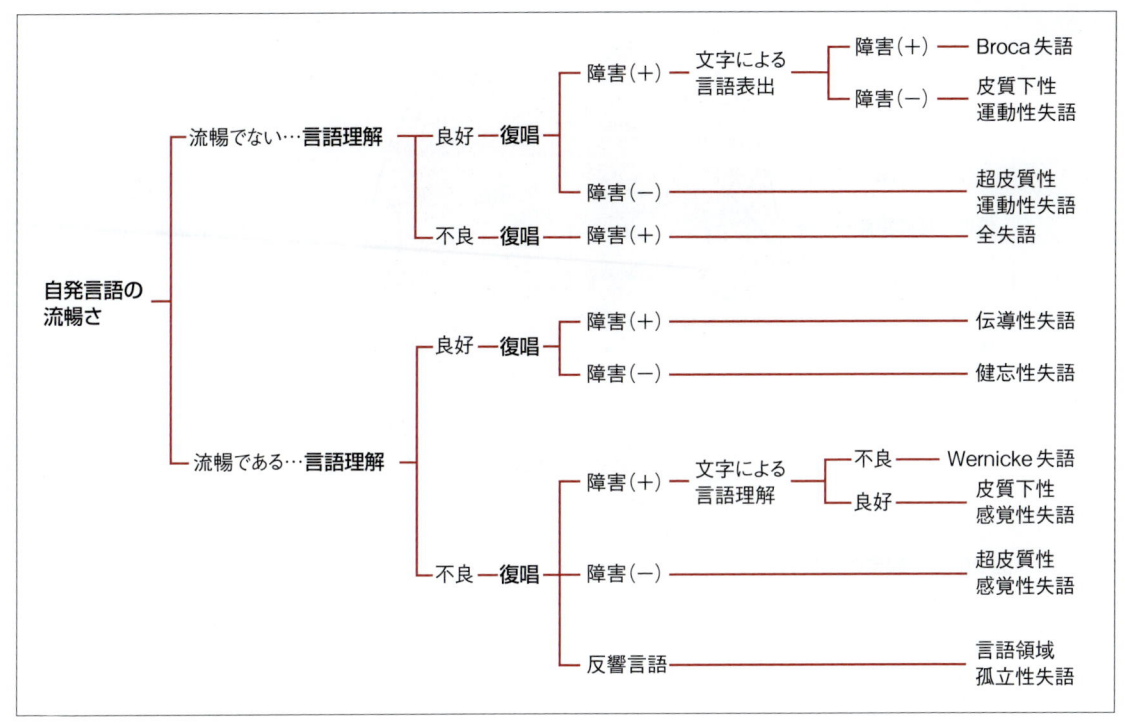

図 20-7　失語の鑑別模式図
流暢さ，言語理解，復唱，書字，音読が失語鑑別のキーワードである．

```
自発言語の流暢さ
├─ 流暢でない…言語理解
│   ├─ 良好─復唱
│   │   ├─ 障害(+)─文字による言語表出
│   │   │   ├─ 障害(+)─Broca失語
│   │   │   └─ 障害(−)─皮質下性運動性失語
│   │   └─ 障害(−)──────超皮質性運動性失語
│   └─ 不良─復唱─障害(+)──全失語
└─ 流暢である…言語理解
    ├─ 良好─復唱
    │   ├─ 障害(+)──伝導性失語
    │   └─ 障害(−)──健忘性失語
    └─ 不良─復唱
        ├─ 障害(+)─文字による言語理解
        │   ├─ 不良─Wernicke失語
        │   └─ 良好─皮質下性感覚性失語
        ├─ 障害(−)──超皮質性感覚性失語
        └─ 反響言語──言語領域孤立性失語
```

表 20-7　失行の分類

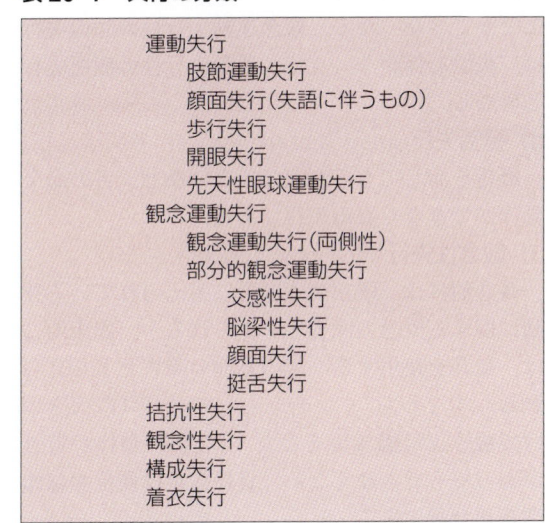

運動失行
　　肢節運動失行
　　顔面失行(失語に伴うもの)
　　歩行失行
　　開眼失行
　　先天性眼球運動失行
観念運動失行
　　観念運動失行(両側性)
　　部分的観念運動失行
　　交感性失行
　　脳梁性失行
　　顔面失行
　　挺舌失行
拮抗性失行
観念性失行
構成失行
着衣失行

も悪く倒れやすい．スタンスはやや広く(broad base)，上肢の振りも規則的でない．さらにこのような障害を説明できる筋力低下，運動失調，筋緊張異常，感覚障害がないことが重要である．責任病巣は運動野より前方の前頭葉内側面に両側性にあることが多く，原因は血管障害，腫瘍などが多い．歩行失行患者には，前頭葉徴候がみられることが多く，原始反射の誘発が歩行失行の一因と考えられる．

d) 開眼失行(apraxia of eyelid opening)

目を閉じた後，開けようとしてもスムーズに開眼できない失行である．

e) 先天性眼球運動失行
　(congenital oculomotor apraxia)

先天性の眼球運動障害で，随意的側方視が困難となる失行である．そのため患者はたとえば右を見ようと思うと，まず頭を左に向けて頭位変換眼球反射により眼球を右に向かわせ，それからゆっくりと頭を右に向けて右方を見る．これは失行というより，一種の核上性眼球運動麻痺であるが，習慣的に失行と呼ばれている．

2) 観念運動失行(ideomotor apraxia)

命令された動作の模倣ができない状態をいう．たとえば"歯を磨くまね"，"櫛で髪をとかすまね"，"茶碗に急須からお茶を注ぐまね"，などができない．道具があれば，それらの動作ができるのが特徴である．また"人差し指で耳に触れ"と命じてもできないが，虫が耳にとまれば自分で払いのけるよ

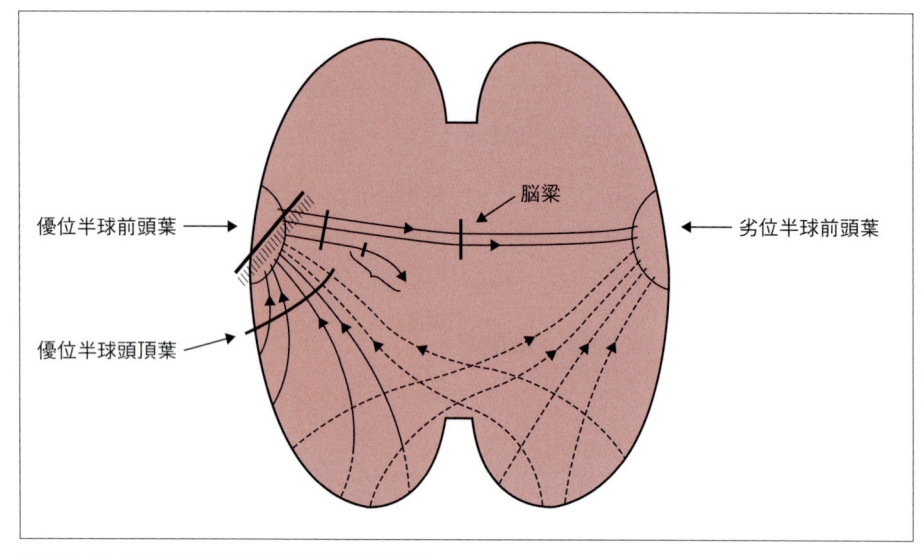

図 20-8　観念運動失行の発現機序模式図
　頭頂葉の運動の概念中枢と優位半球前頭葉を結ぶ線維の障害で起こる．それより下流の障害では，左手のみに観念運動失行がみられる．またこれらの経路の部分的障害では，顔面や舌に限局した観念運動失行がみられることがある．
（Liebmann H：Apraxie. Ergeb Ges Med 1：516-543, 1920）

うな動作はできる．このように，命令動作と自動的な動作との間に乖離がみられるのが特徴である．
　観念運動失行の発現機序は，**図 20-8** のように考えられる[3]．優位半球頭頂葉には運動の概念中枢があり，ある動作が命じられると，運動の指令は，概念中枢から左前頭葉の前運動野・運動野に伝えられ，そこから劣位半球前運動野・運動野にも伝えられる．観念運動失行の責任病巣は，頭頂葉皮質下，島葉深部の白質付近にあることが多く，ここで概念中枢と優位半球前頭葉を結ぶ線維が障害されて観念運動失行を生じると考えられる．したがって失行症状は両側性に出現する．
　観念運動失行には，障害部位により次の部分症状が知られている．

a）**交感性失行**（sympathetic apraxia）
　優位半球前頭葉障害で，右片麻痺患者に左手の観念運動失行が出現することがある．これは，優位半球前頭葉から劣位半球前頭葉に向かう線維が障害されたためと理解できる．

b）**脳梁性失行**（callosal apraxia）
　脳梁前半部の障害で，左手のみにみられる観念運動失行をいう．やはり優位半球前頭葉から劣位半球前頭葉に向かう線維の障害と理解できる．

c）**顔面失行**（facial apraxia）
　顔面に限局した失行で，命令により，目を閉じたり，しかめ面をしたり，泣き顔をまねたりすることができなくなる．観念運動失行性の顔面失行は，失語を伴わない点で，運動失行性の顔面失行と異なる．

d）**挺舌失行**（apraxia of tongue）
　挺舌を命じてもそれができないなど，舌の命令動作ができなくなる失行である．

3）**観念性失行**（ideational apraxia）
　概念的には，頭頂葉連合野に蓄えられている運動に関する概念の障害と考えられるが，臨床的には，道具を使用する一連の動作の障害ととらえられる．すなわち"マッチをすってタバコに火をつけて吸う"，"櫛で髪をとかす"などの動作が道具があってもできなくなる．責任病巣は優位半球頭頂葉連合野にある．

4）**構成失行**（constructional apraxia）
　図形を模写したり，同じ図形を三次元的にまねて作ったりすることの障害である．たとえば，手で"きつねの形"や"Flemming（フレミング）の3本指の形"を見せて同じようにできるかを観察し，次いで紙に三次元の図形，たとえば箱などを書いて，それを模写してもらう（**図 20-9**）．さらに詳

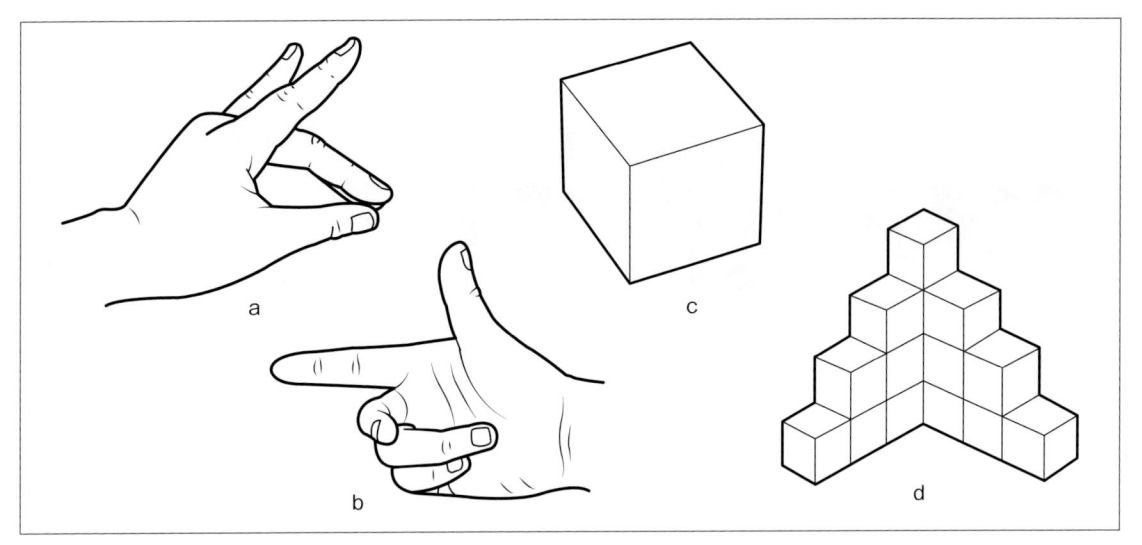

図 20-9　構成失行の検査法
a．きつねのまね．　　c．立方体や家の絵を三次元的に描く．
b．Flemming の 3 本指．　d．積木で三次元の図形を作成する．

しくみるときは，積木を重ねて三次元の図形を作り，それを同じ積木を準備してまねて作成してもらう．構成失行は，優位半球頭頂葉，劣位半球頭頂葉いずれの障害でも出現する．

5) 着衣失行（dressing apraxia）

洋服を正しく着ることが困難になる失行である．袖を裏返しにして患者に渡し，それを直して正しく着られるかどうか判断するが，着衣失行があると，患者はシャツを広げても，シャツがどうなっているのか，どこに袖があるのか，とまどっているような仕草を見せ，いつまでたってもそのシャツを正しく着ることができない．責任病巣は劣位半球頭頂葉にある．

6) 拮抗性失行（diagonistic apraxia），**他人の手徴候**（alien hand sign）

従来の失行の分類にあてはまらない比較的新しく認識された失行である．拮抗性失行は，一方の手が始めた動作を他方の手がじゃまをするような動作を強制的にしてしまう失行である．たとえば右の手がズボンを上げようとすると，左の手がそれを下げようとする動作をするなどである．劣位半球前頭葉内側部の障害で，左の手がじゃまをすることが多い．他人の手徴候は，手があたかも他人の手のように本人の意思とはかかわりのない動作をする現象をいう．これも前頭葉内側面に障害があることが多いが，どちらの半球障害でも出現

しうる．さらに道具の強制的使用という症状がみられることがあり，たとえば金づちを渡して，これを使わないように命令しても，手にとると強制的に釘を打つ動作を続けてしまう症状である．道具の強制的使用は左半球前頭葉内側面に責任病巣があることが多い[4]．

3. 失認（agnosia）

失認は，視覚，聴覚，体性感覚などに障害がないにもかかわらず，感覚情報の認知が困難になった状態である．感覚情報の種類により失認は次のように分類される（**表 20-8**）．

表 20-8　失認の分類

視覚性失認	聴覚性失認
視覚性物体失認	環境音失認
色彩失認	感覚性失音楽
純粋失読	純粋語聾
相貌失認	触覚性失認
視覚性同時認知障害	身体失認
空間失認	左右失認
半側空間無視	手指失認
視空間失認	身体部位失認
地誌的見当識障害	半側身体失認
地誌的記銘力障害	病態失認
	幻肢（phantom limb）現象

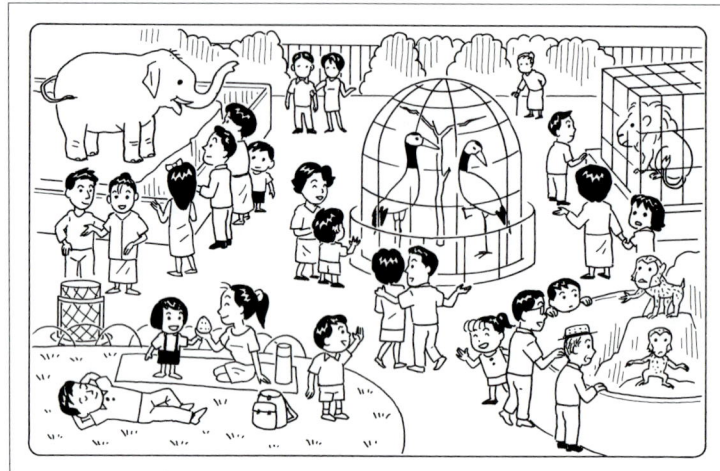

a. 賑やかな絵を見せて，何が書いてあるか説明できるかをみる．

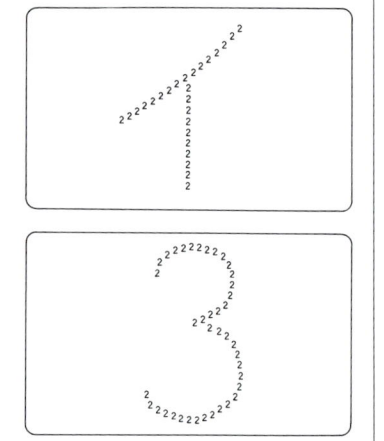

b. 小さな数字で大きな文字を書き，大きな文字を読めるかどうかを検査する．

図20-10　視覚性同時認知障害の検査法

【分類】

1）視覚性失認（visual agnosia）

視覚から入った情報の認知障害で，さらに次の種類に細分される．

a）視覚性物体失認（visual object agnosia）

視力障害がないにもかかわらず視覚による物体の認知が障害された状態をいう．鍵など簡単なものを見せ，それが何であるかわかっているかを試す．何かわからないときは，手に握らせてみて，すぐわかれば視覚性失認の可能性が高い．責任病巣は優位半球後頭頂葉視覚連合野〔Brodmann（ブロードマン）の第18, 19野）〕にある．

b）色彩失認（color agnosia）

色彩の微妙な違いが認識できなくなる．これを試すには少しずつ色彩が変わっていく色系列を見せ，その違いが認識できるかどうかをみる．石原式色盲表を利用してもよい．責任病巣は優位半球後頭葉連合野にある．

c）純粋失読（pure alexia）

失語・失書を伴わない失読である．字が読めなくなる状態であるが，その字を指でなぞると読め，その内容も理解できるのが特徴である．優位半球後頭葉連合野の障害で起こる．

d）相貌失認（prosopagnosia）

人の顔の識別が困難になる失認で，よく知っているはずの人の顔でも，誰であるかの判断がむずかしくなる．したがって眼鏡，洋服など他のものから誰であるかを判断する．責任病巣は劣位半球後頭葉連合野にある．

e）視覚性同時認知障害（simultagnosia）

細かいところに注意が集中してしまい，全体像がつかめなくなる状態である．**図20-10 a**のような賑やかな図を示して何が書いてあるかを聞いたり，**図20-10 b**のような小さい数字で大きな文字を書いて，大きな文字を読めるかどうかで検査する．同時失認が高じて，注意が一点に集中し，周辺にあるものの認知が障害された状態は精神盲と呼ばれ，そのためにしばらく眼球運動が困難になる状態を精神性注視麻痺といい，また目の前に指標を見せてそれに指を触れるように命じても，正確に触れなくなる現象を視覚性運動失調症（optische Ataxie）という．この3つのそろった状態をBálint（バーリント）症候群と呼ぶ．

f）空間失認（spatial agnosia）

空間の認知に関する障害で，さらに細かく細分されている．

半側空間無視（hemispatial neglect）：通常，劣位半球頭頂葉の障害でみられ，対側の空間に注意がいかなくなる状態である．患者は左から近づく人や左側の空間にあるものを無視する．時計の文字盤に数字を書かせると，右半分しか書かず，紙も右半分しか使用しない（**図20-11 a**）．また，

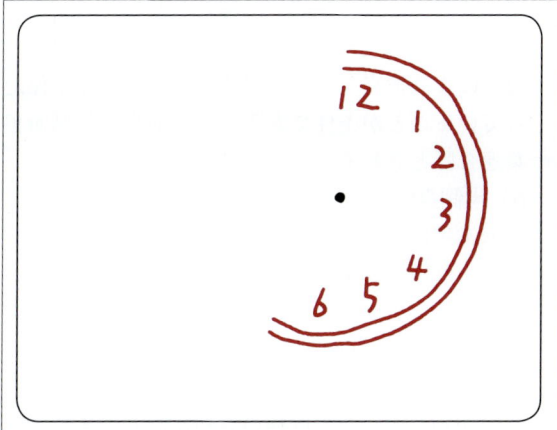

図 20-11　半側空間無視の検査法
a．時計の文字盤に数字を書かせる．右半分しか書かず，紙も右半分しか使用しない．
b．線分の二等分．各線の真中に印をつけるように命じると右半分しか施行しない． 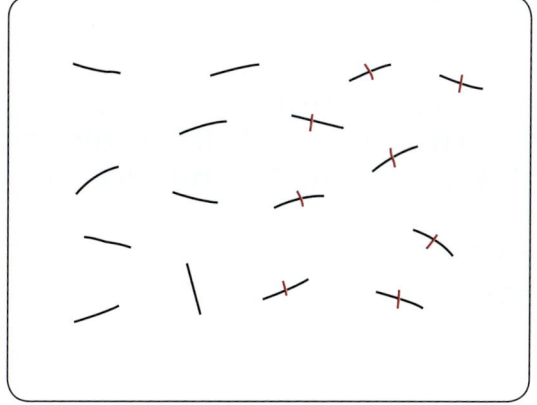

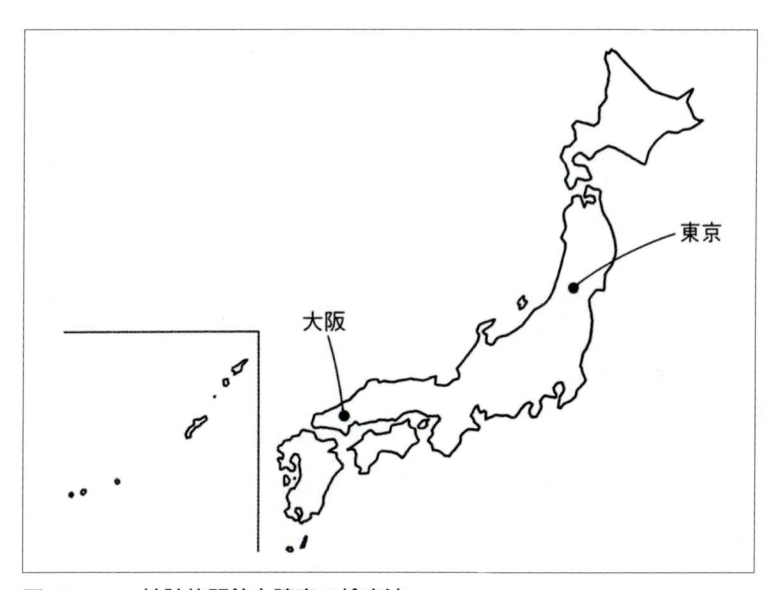

図 20-12　地誌的記銘力障害の検査法
日本の白地図を示し，東京，大阪などを記入してもらう．

図 20-11 b のような線分の二等分を命じると，右半分しか行わない．

　視空間失認(visuospatial agnosia)：自分の周囲の空間にある物体の位置関係の理解の障害である．紙に今いる部屋の見取図を書かせ，入口，窓，ベッドなどが正しい位置関係をもって記入できるかどうかで判断する．視空間失認は，劣位半球頭頂・後頭葉境界部の障害でみられるとされる．

　地誌的見当識障害(geographical disorientation)：自分の家の近所など，よく知っているはずの場所の地理がわからなくなる状態である．患者は家から出かけると帰れなくなる．責任病巣は劣位半球頭頂葉にある．

　地誌的記銘力障害(geographical memory loss)：東京，大阪など有名な場所が地図上どこに位置するかわからなくなる障害である（**図 20-12**）．日本の白地図を描き，それに東京，大阪などを書き込めるかどうかで判断する．責任病巣は劣位半球頭頂葉といわれる．

空間失認とはやや異なるが，周辺視野にあるものを手で正確につかむことの障害に，視覚性運動失調(ataxie optique)がある．中心視野の指標を見つめたまま周辺視野に出された物体をどちらかの手で正確につかむ．この障害は後頭・頭頂葉境界領域の障害でみられ，劣位半球障害の場合のほうが障害がやや強いとされる[2]．

2) 聴覚性失認(auditory agnosia)

聴覚性失認は，耳から入った情報の認知障害で，次のタイプがある．

a) 環境音失認(auditory sound agnosia)

車の音，虫の音など環境に存在するありふれた音が何の音であるか認知できなくなる．責任病巣は劣位半球側頭葉といわれる．

b) 感覚性失音楽(sensory amusia)

音楽のメロディーや音程がわからなくなる．責任病巣は劣位半球側頭葉といわれる．

c) 純粋語聾(pure word deafness)

耳からの言語の理解ができなくなった状態で，皮質下性感覚性失語と同じ病態である(487頁，Ⅲ．1．「2)感覚性失語，Wernicke失語」参照)．

3) 触覚性失認(tactile agnosia)

体性感覚による認知の障害で，表在感覚，深部感覚，立体覚などに障害がないにもかかわらず，手に触れた物体(たとえば鍵など)の認知の障害である．目で見ればすぐ何かわかるのが特徴である．責任病巣は対側頭頂葉連合野にある．

4) 身体失認(agnosia of body)

身体の認知に関する障害で，次のものに細分される．

a) 左右失認(left-right disorientation)

右と左を正しく認知できなくなった状態で，責任病巣は優位半球頭頂葉角回付近にある．

b) 手指失認(finger agnosia)

手指を正しく認知できなくなった状態で，"患者の指をつかんで何指か答えさせる"，"患者または検者の指から指示した指を選ばせる"などで検査する．責任病巣は優位半球頭頂葉角回付近にある．手指失認，左右失認に失算，失書が組み合わさった症候をGerstmann(ゲルストマン)症候群という．不全型もある．責任病巣は優位半球頭頂葉角回付近にある．

c) 身体部位失認(autotopagnosia)

身体の各部位を正しく認知することの障害である．閉眼にて体の各部位に触れ，どこか当てさせる．また触った部位に反対側の手で触れさせる，などにより検査する．深部感覚，表在感覚が保たれていることが条件である．責任病巣は対側頭頂葉連合野とされる．

d) 半側身体失認(unilateral body agnosia)

通常劣位半球頭頂葉の障害で対側に現れ，右利きであれば，左半身に関心がいかず無視してしまう．

e) 病態失認(anosognosia)

半側身体失認と関連した病態で，麻痺があるにもかかわらず，その麻痺の存在が認知できない状態である．劣位半球頭頂葉連合野に病巣がある．

f) 幻肢(phantom limb)現象

手足などが切断されたにもかかわらず，それがあるように感じる現象で，通常劣位半球頭頂葉障害で，対側に現れる．

Ⅳ．脳神経(cranial nerve)

脳神経は12対よりなり，表20-9に示した機能がある．また，脳幹から出る様子は図20-13に示したとおりである．

1．嗅神経(olfactory nerve)

【形態】

嗅神経の終末は，篩骨洞上部の鼻粘膜下に分布している(図20-14)．嗅神経の感覚細胞は鼻粘膜下にあり，その軸索は，嗅球でニューロンを替え，内側嗅線条と外側嗅線条に分かれ，両側性に内嗅野，梨状葉，海馬後回に分布する．

【診察法】

嗅神経の診察は，コーヒー，タバコなどを使い，片方の外鼻孔を塞いで静かに呼吸をさせ，何の臭いかわかるかどうかで判断する．あまり長く呼吸していると，副鼻腔の中で気流が混じるので，一側性の嗅覚低下は発見できなくなる．アンモニアなど三叉神経終末も刺激する物質は検査には不適である．

嗅神経は細く，外傷や副鼻腔の炎症で障害されやすいので，一側性障害でないと病的意味はつけ

表 20-9　12対の脳神経とその機能

Ⅰ. 嗅神経		嗅覚
Ⅱ. 視神経		視覚, 視野
Ⅲ. 動眼神経		
	運動枝	眼瞼挙筋, 内直筋, 上直筋, 下直筋, 下斜筋
	副交感枝	瞳孔括約筋, 毛様体輪状筋
Ⅳ. 滑車神経		上斜筋
Ⅴ. 三叉神経		
	portio major	顔面感覚
	portio minor	咀嚼筋(頬筋, 側頭筋, 外側翼突筋, 内側翼突筋)
Ⅵ. 外転神経		外直筋
Ⅶ. 顔面神経		
	運動枝	顔面表情筋, あぶみ骨筋
	中間神経	
	副交感枝	涙腺, 顎下腺, 舌下腺
	鼓索神経	舌前2/3の味覚
	感覚枝	鼓膜後半と外耳道後壁の表在感覚
Ⅷ. 内耳神経		
	聴神経	聴覚
	前庭神経	平衡感覚
Ⅸ. 舌咽神経		
	運動枝	茎突咽頭筋
	副交感枝	耳下腺
	感覚枝	舌後ろ1/3の味覚, 咽頭部表在感覚
Ⅹ. 迷走神経		
	運動枝	咽頭, 喉頭, 食道の横紋筋
	副交感枝	骨盤内臓器を除く内臓
	感覚枝	咽頭, 喉頭, 上部食道の表在感覚
Ⅺ. 副神経		胸鎖乳突筋, 僧帽筋上部1/3
Ⅻ. 舌下神経		舌筋

がたい.

【Foster Kennedy(フォスター ケネディ)症候群】
　嗅球を圧迫する腫瘍, 特に髄膜腫が知られているが, 一側性の嗅覚低下, 同側の視神経萎縮, 対側のうっ血乳頭よりなる症候群である.

2. 視神経(optic nerve)

【形態】
　視神経は網膜に発するが, 網膜の基本構造は, 網膜の最外側に視覚の感覚細胞である視細胞があり, その内側に外顆粒層細胞, 内顆粒細胞, 神経節細胞(ganglion cell)が順に並んでいる. 視神経はこの神経節細胞の軸索である(図20-15). 視神経を包む髄鞘は中枢性ミエリンよりなり, 脳の白質が伸展したものと考えるとよい.
　視神経の走行は独特で, 視交叉にて半交叉を行う(図20-16). すなわち, それぞれの眼球の網膜の内側からきた線維が交叉し, 外側からきた線維は交叉しない. こうして, 対側の視野の視覚情報は, いずれも反対側の後頭葉に入る.
　視交叉のあとは, 視索(optic tract)と名を変え, 外側膝状体に入り, ここでニューロンを替え, さらに後頭葉に向かう. このとき, 網膜の上半分に発した線維を受けたニューロンの軸索は, 頭頂葉深部白質を通って後頭葉鳥距溝の上岸に入るが, 網膜の下半分に発して線維を受けたニューロンの

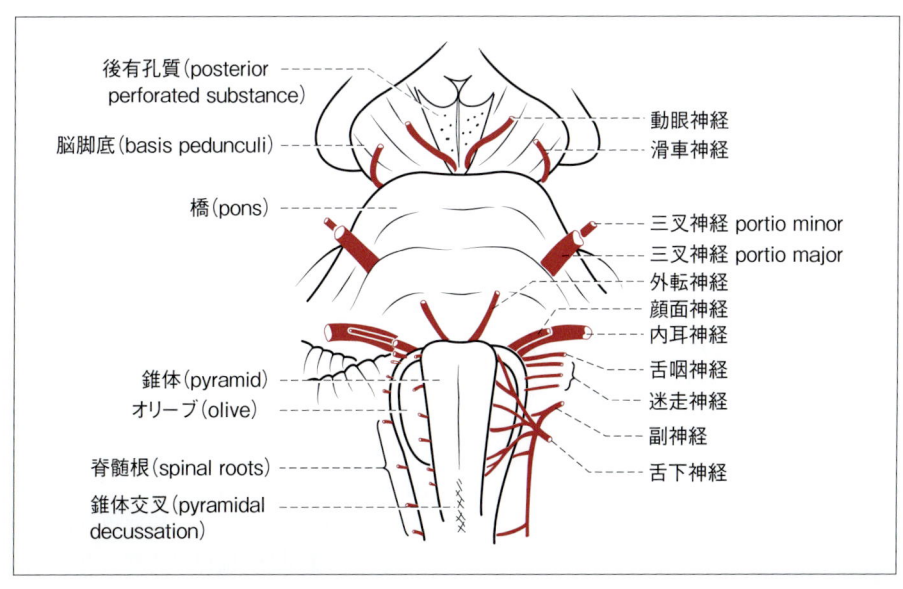

図 20-13　脳幹と脳神経の関係

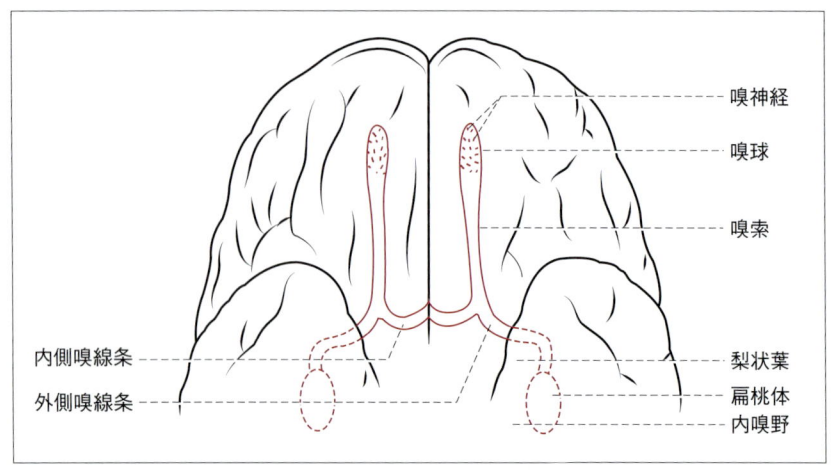

図 20-14　嗅球と嗅神経中枢伝導路
　嗅神経は前頭葉下面にある嗅球から下方に出る多数の細い神経線維よりなる．嗅覚は嗅神経，嗅球と通り，外側嗅線条から嗅覚中枢である側頭葉内側面の梨状葉，扁桃体，内嗅野へ伝えられる．

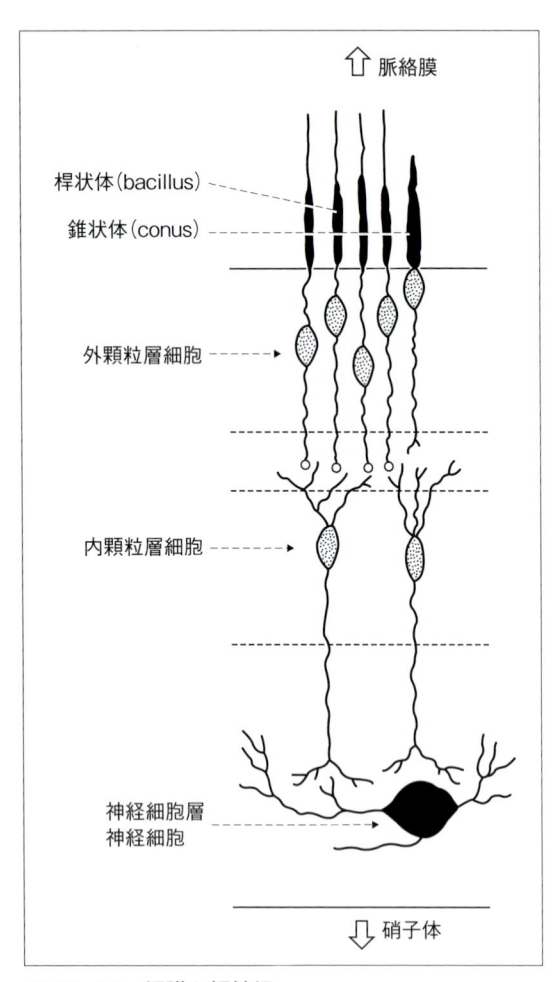

図 20-15　網膜と視神経
　視神経は神経節細胞の軸索である．

軸索は，やや前方に走って側頭葉側脳室下角の前方を迂回して〔この部分を Meyer(マイヤー)係蹄という〕，後頭葉に向かう．したがって視覚伝導路がどこで障害されるかにより，独特の視野欠損がみられる(図 20-16)．

【診察法】
　視力，視野，眼底の 3 つをみる．

1) 視力(visual acuity)
　視力は視力表でみるのが正式であるが，ベッドサイドへの持ち歩きには Snellen(スネレン)チャート(図 20-17 a)が便利である．これを眼前 30 cm の所に置いて，片目ずつどこまで見えるかを記載する．

2) 視野(visual field)
　対座法で片目ずつ検査する(図 20-17 b)．約 1 m 離れて対座し，右目を検査するときは，被検者は左目，検者は右目をつぶり，検者の視野を対照として視野欠損の有無を検査する．指標は，あまり大きなものでないほうがよく，正式には直径 1 cm の円盤を使用する．着色した指標だと視野は多少狭くなる．指標を周辺からゆっくり中央に向かって近づけ，被検者は検者の目を見つめたまま，指標が視野に入ったらすぐ「ハイ」と答える．

3) 眼底(optic fundi)
　直接型眼底鏡で行う．観察項目は，乳頭の性状，色調，うっ血乳頭・視神経萎縮の有無，血管の状態，血管の反射，交叉現象の有無，出血・白斑の有無，

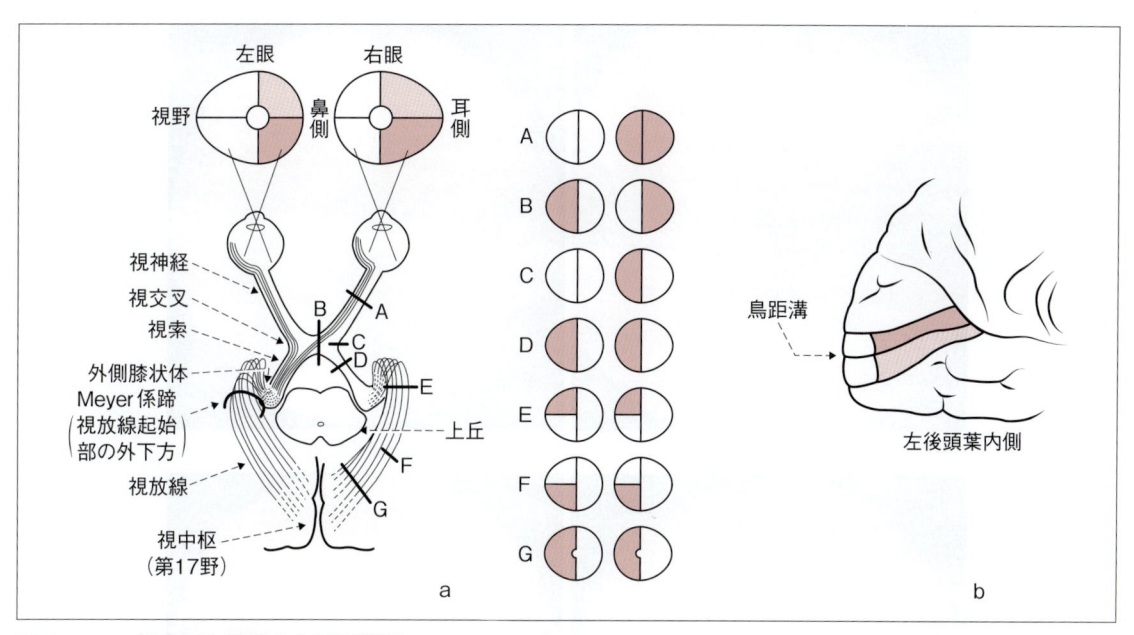

図 20-16　視交叉と視覚の中枢伝導路
　障害部位により特徴ある視野欠損が出現する．後頭葉に近くなるほど左右の視野欠損が合同になる．それを合同性半盲（congruous hemianopsia）という．

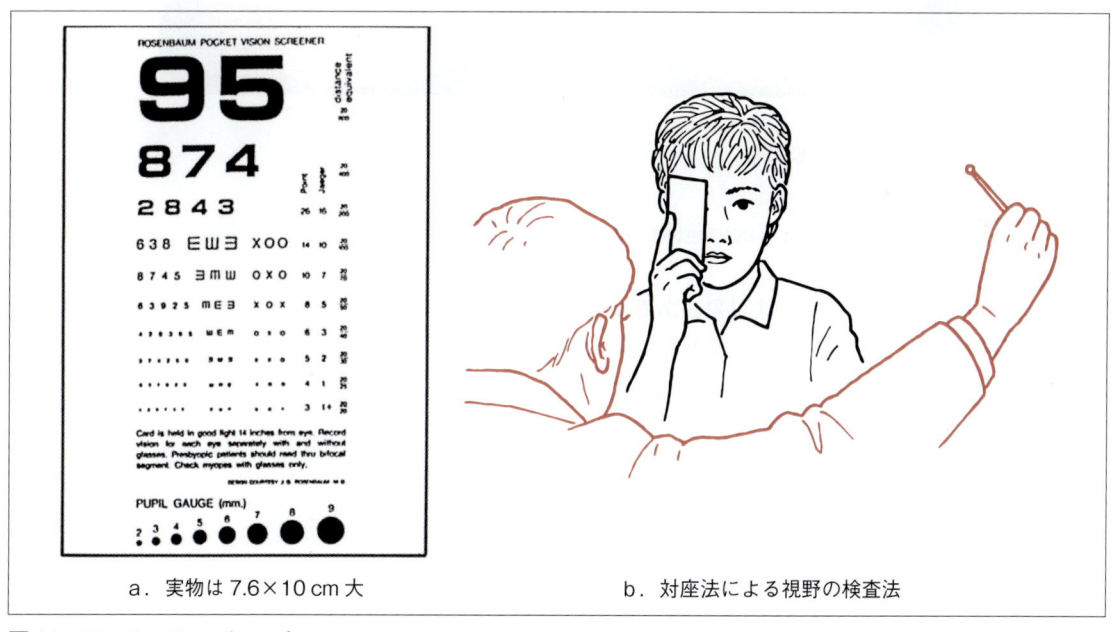

　a．実物は 7.6×10 cm 大　　　　b．対座法による視野の検査法

図 20-17　Snellen チャート

色素変性の有無，黄斑部異常の有無などである．
　網膜の血管は，中の血流は赤く見えるが，血管壁は半透明ではっきりとは見えないのが正常である（図 20-18 a）．動脈硬化が始まると，やや黄色調を帯びた血管壁がはっきり見えるようになる．このような状態を血管壁の反射の亢進といい，動脈硬化の存在を示す．動脈硬化がさらに進むと，血管全体が磨いた銅線のような色調になり（銅線

a. 正常眼底　　　　　　　　　　b. 動脈壁の反射亢進

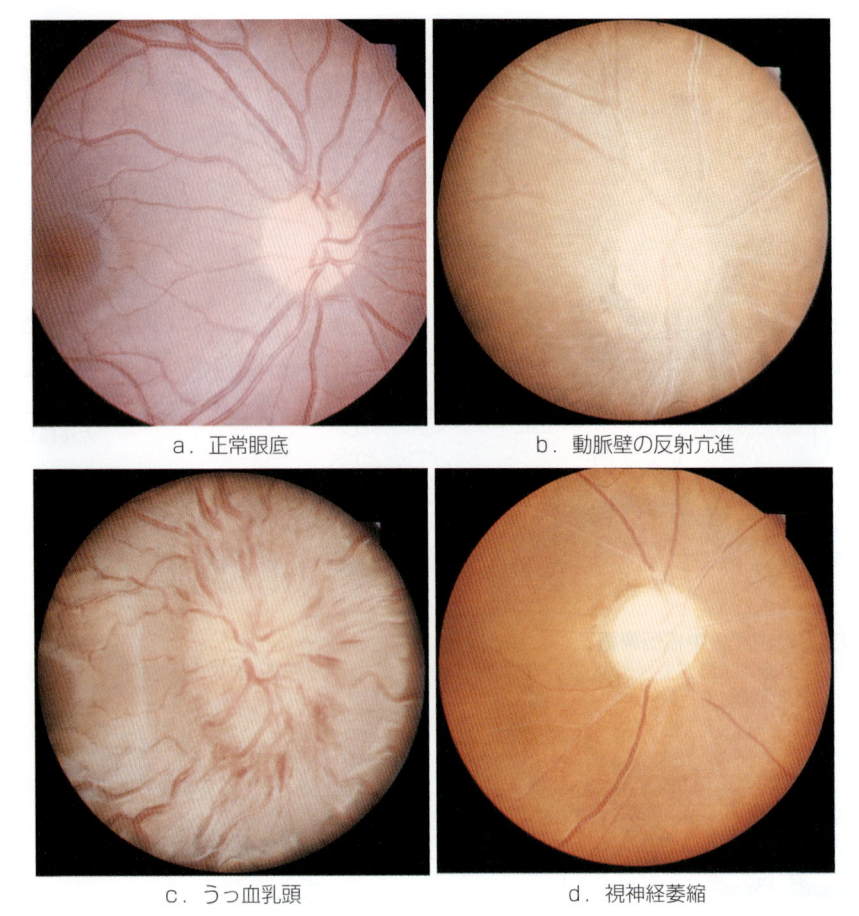

c. うっ血乳頭　　　　　　　　　d. 視神経萎縮

図 20-18　眼底写真

動脈），さらに高度になると白っぽい色調になる（銀線動脈）（図 20-18 b）．

　高血圧性の変化としては，交叉現象がある．これは動脈と静脈が交叉する場所で，肥厚した動脈壁のため，静脈が圧迫され，静脈が動脈の下をくぐるように見えたり，静脈が動脈の左右で細くなったり，静脈が動脈を跨いでいるように見えたりする現象である．

　頭蓋内圧亢進があると，静脈は怒張し，乳頭は発赤，その辺縁は不明瞭となり（図 20-18 c），網膜には出血がみられることもある．視神経萎縮があると，乳頭は黄色調を帯び，やがて蒼白となる（図 20-18 d）．網膜色素変性では茶褐色ないし，黒色の色素が出現する．

4）変形視（metamorphopsia）

　物の形が歪んで見える現象をいう．全体が大きく見える現象は大視症（macropsia），小さく見える現象は小視症（micropsia）と呼ばれる．これらの現象は中枢障害でも，網膜障害でもみられることがある．

3. 動眼・滑車・外転神経
（oculomotor, trochlear, abducens nerves）

【形態】

　動眼・滑車・外転神経は眼球運動をつかさどる神経である．動眼神経核は中脳水道の腹側に位置し，その神経根は中脳腹側より派出する（図 20-13）．動眼神経核のなかで，上直筋を支配する神経核のみ反対側にあり，交叉性の支配である．滑車神経の神経核は中脳下部で中脳水道の腹側にあり，その神経根は中脳水道の背側に回り，下丘で交叉して中脳の背側より派出する．外転神経核は橋中央部で，第 4 脳室腹側に位置し，その神経根は橋腹側より派出する（149 頁参照）．

　それぞれの眼球には，眼球運動に関係した 6 つの外眼筋（図 20-19）と，眼瞼を挙上する眼瞼挙

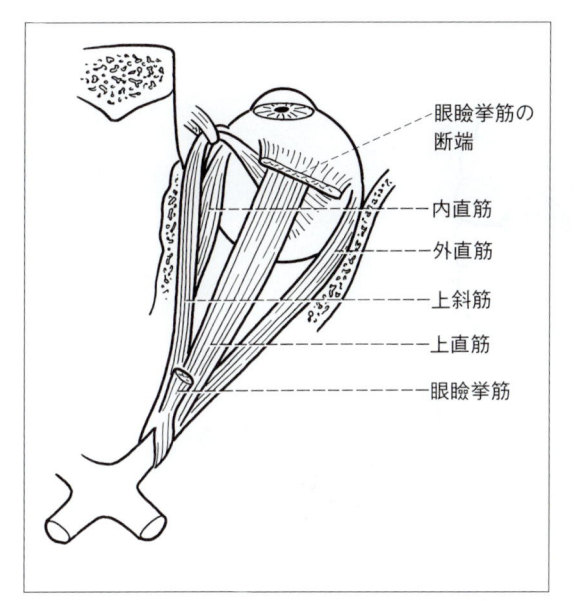

図20-19 外眼筋模式図
〔篠原幸人,水野美邦(編):脳神経疾患のみかたABC.日医師会誌110(5),1993より改変〕

筋がある.外眼筋の神経支配は,上斜筋が滑車神経,外直筋が外転神経,そのほかは動眼神経である.内直筋と外直筋の関係は簡単であるが,そのほかの4つの筋の働く方向はやや複雑である.側方視を行うときは,一側の内直筋と反対側の外直筋が対になって働く.上下の直筋と斜筋の関係は,一方の上直筋と反対側の下斜筋,一方の下直筋と反対側の上斜筋が対になって働く.さらに上下直筋は眼球が外転している位置で最も働きやすく,上下斜筋は眼球が内転している位置が最も働きやすい.したがって,上下方向の眼球運動を検査するときは,側方視の状態で上下へ眼球を動かしてみる.

1)眼球運動の中枢支配

眼球運動は左右の眼球が対になって動かなければならないので,その中枢機構はもう少し複雑である.水平運動を例にとって説明すると,水平運動を起こす中枢は,前頭葉Brodmannの第8野,前頭葉眼球運動野(frontal eye field)にあり,ここからの線維は内包を下行して,中脳で対側に交叉し,橋被蓋網様体の中にある側方注視中枢(paramedian pontine reticular formation:PPRF)に入る(図20-20).ここでニューロンを替え,その軸索は同側の外転神経核と,対側の動眼神経核の内直筋を支配する核を支配する.動眼神経核を支配する線維は,PPRFから出た後,すぐ対側に渡り,内側縦束を上行して動眼神経核に至る.

垂直性眼球運動の下位中枢は上丘にあり,ここからの線維がそれぞれ動眼神経,滑車神経核を支配している.

2)瞳孔(pupils)

動眼神経には瞳孔と毛様体を支配する副交感性の線維が含まれている.瞳孔には瞳孔括約筋と瞳孔散大筋があり,後者は頸部交感神経支配である.瞳孔括約筋を支配する神経細胞は中脳Edinger-Westphal(エディンガー・ウェストファル)核(図20-21)にあり,動眼神経と一緒に中脳を出たあと,毛様神経節でニューロンを替えて節後線維となり,瞳孔括約筋を支配する.瞳孔括約筋の収縮は縮瞳を起こす.

瞳孔の交感神経支配の中枢は視床下部にあり,そこからの線維は脳幹被蓋背側部を下行,第1胸髄の側角に終わり,側角からの節前線維は前根とともに脊髄を出て傍脊柱交感神経幹を星状神経節まで上行し,そこでニューロンを替えて節後線維となり,内頸動脈,眼動脈に沿って眼窩に至り,瞳孔散大筋を支配する.

3)毛様体(ciliary body)

レンズの膨らみを調整する作用(accommodation)を有している.そのために輪状筋と放射状筋があり,前者は動眼神経のなかの副交感神経支配,後者は交感神経支配である.輪状筋を支配する神経核はEdinger-Westphal核にあり,動眼神経とともに中脳を出て,上強膜神経節でニューロンを替え,節後線維が毛様体を支配する.輪状筋が収縮するとレンズは膨らみを増して近い所を見るのに適した状態となり,放射状筋が収縮するとレンズは薄くなって遠くを見るのに適した状態となる.

【診察法】

瞳孔,眼瞼下垂,複視,眼球運動,眼振の順にみる.

1)瞳孔

瞳孔の観察は形,大きさ,左右差をみる.次に対光反射(light reflex)と輻輳反射(convergence reflex)をみる.対光反射は,ペンライトの光を一側の瞳孔に当て,瞳孔の迅速な収縮が起こるかどうかをみる.このとき反対側の瞳孔にも収縮が起

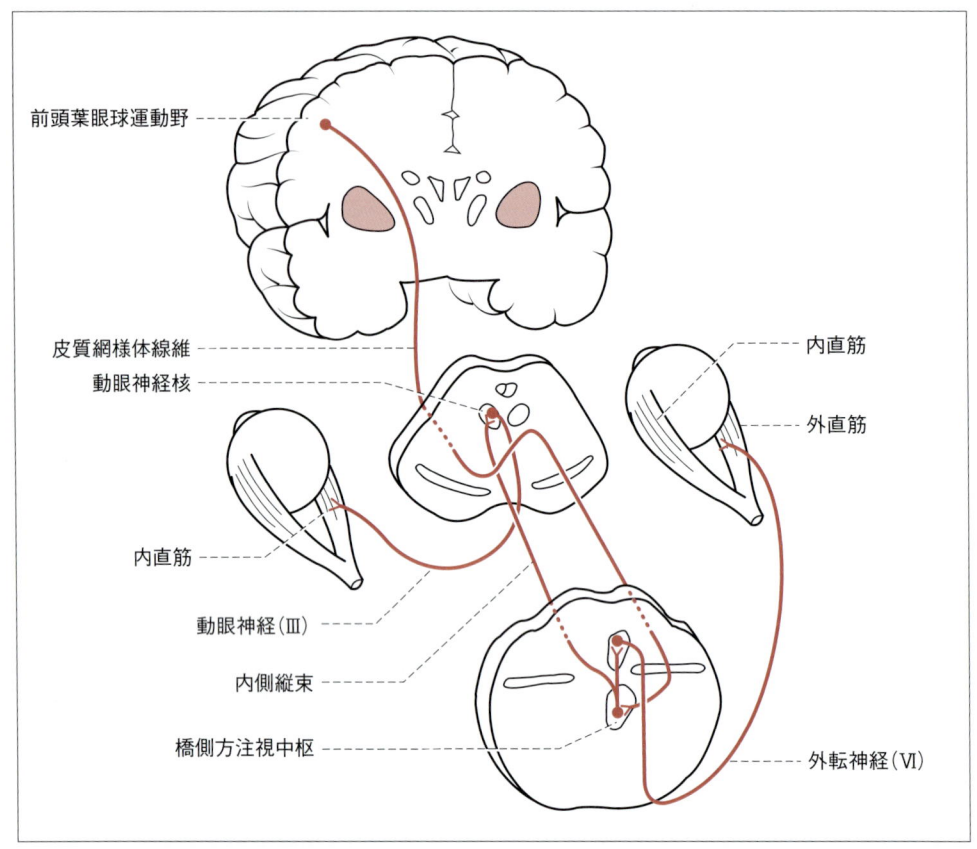

図 20-20 眼球運動の中枢支配
〔篠原幸人,水野美邦(編):脳神経疾患のみかた ABC. 日医師会誌 110(5), 1993 より改変〕

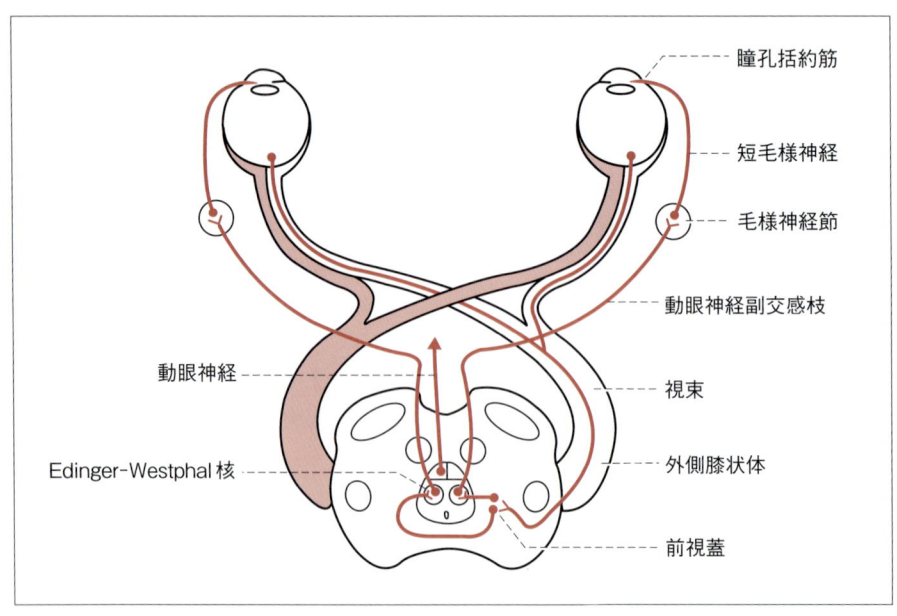

図 20-21 対光反射の経路

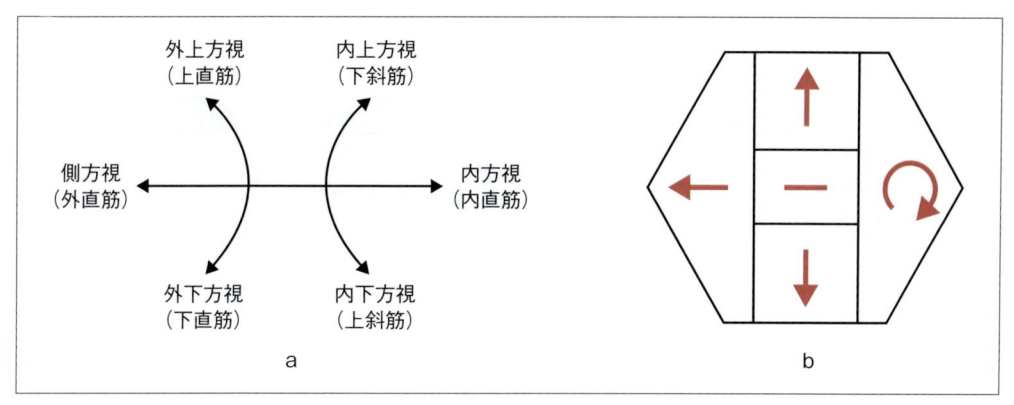

図 20-22 外眼筋所見の記載法(a),眼振の記載法(b)

こり,これが間接反射(consensual reflex)である.対光反射の経路は**図 20-21** に示したように,一側網膜の刺激で両側性に瞳孔の収縮が起こる.視神経障害では患側を光刺激した場合,直接反射,間接反射ともに消失するが,動眼神経障害の場合,間接反射は保たれる.輻輳反射は指標を鼻尖に近づけて輻輳を行わせ,このとき縮瞳が起こるかどうかをみ,次に遠方を見させ,散瞳が起こるかどうかをみる.

2) 眼瞼下垂(ptosis)

眼瞼下垂には動眼神経麻痺によるものと,交感神経麻痺によるものがある.動眼神経麻痺によるものは,上眼瞼挙筋の麻痺で上眼瞼が大きく垂れ下がるが,交感神経麻痺の場合には,眼瞼下垂の程度は軽く,さらに下眼瞼が健側より多少上に持ち上がって見える.これは眼球の後ろにある交感神経支配による Müller(ミュラー)筋の萎縮によるとされている.その結果,瞼裂が小さくなり,眼球が陥凹して見える.さらに患側は縮瞳を示し,顔面の発汗低下をみることがある.このような症状の組み合わせを Horner(ホルネル)症候群という.

3) 複視(diplopia)

複視は物が二重に見える現象である.複視の訴えがある場合,片目でも二重に見えるか,片目では1つに見えるかを聞く.片目でも二重に見える場合は,乱視,網膜疾患など眼科的異常である.片目で1つになる場合は,外眼筋障害で,次の眼球運動の検査でどの筋に障害があるかを確認する.

4) 眼球運動(ocular movement)

眼球運動の検査は,眼前 50 cm ぐらいにペンライトを置き,片目ずつ検査する.水平方向に動かし,内方視,外方視の位置でそれぞれ上下にさらに指標を動かし,正常を5として,動く範囲を,2/5,3/5 のように記載する(**図 20-22 a**).次に両眼視で同様に検査を行い,複視がある場合,どこで複視が最も強くなるかを記載する.次に正中で上下方向に指標を動かして垂直方向の注視麻痺がないかどうかを検討し,最後に輻輳ができるかどうかをみる.

5) 頭位変換眼球反射(oculocephalic response)

意識障害があるときは,眼球運動は頭位変換眼球反射や前庭眼反射を誘発して検査する.これは内リンパ液の動きを誘発して眼球を動かす反射で,頭を抱えて一側に急に回旋すると内耳水平半規管内リンパ液の流れが誘発され,これにより,頭の回旋とは逆の方向への眼球運動が誘発される.頭を上下に動かすと,やはりこれとは反対向きの眼球運動が誘発される.本反射の存在は,内耳神経と動眼・外転神経の間の反射経路が機能していることを示し,脳幹機能は残存していることを示す.

6) 前庭眼反射(vestibulo-ocular reflex)

頭位変換眼球反射と同じ反射であるが,内耳リンパ液の流れを,外耳道への温度刺激により誘発するものである.仰臥位にて頭を 30°前屈する.これにより水平半規管が垂直位になる.鼓膜穿孔のないことを耳鏡にて確かめたうえ,冷水約 20 mL を一側の外耳道にゆっくりと注ぐ.意識障害のある場合,脳幹が障害を受けていなければ刺激側への共同偏倚がみられる.覚醒状態にある場合,反対側に向かう眼振が誘発される.44℃

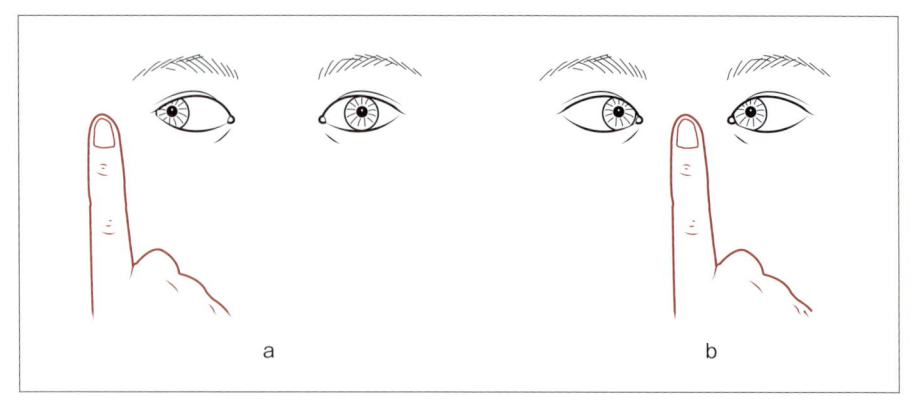

図20-23　核間性眼筋麻痺
側方視では内転が障害されているが(a)，輻輳を行うと内転は可能である(b)．外転眼には眼振が出現する．

の温水刺激の場合，共同偏倚，眼振の向きは冷水刺激と逆になる．

【眼振(nystagmus)】

眼振は眼球の細かい不随意運動である．眼球運動をみながら眼振の有無を観察する．眼振には急速相と緩徐相があることが多く，急速相の向かう方向を眼振の方向として記載する(図20-22 b)．眼振はその発生機序により，次の3つに大別できる．

1）前庭性眼振(vestibular nystagmus)

一側の前庭器官，前庭神経，または前庭神経核の急激な機能低下，または刺激状態により生じる眼振である．水平性眼振が主で，眼振の方向は一定である．一側の急激な機能低下では，健側前庭神経の緊張(tone)が相対的に優位となり，眼振は健側に向かう．眼振を誘発する刺激は緩徐相にあり，一側の前庭神経の緊張が優位になると，眼球は反対側へゆっくりと偏位する．これを正中に戻そうとする力が働き，眼振の急速相となる．前庭性眼振は障害の反対側を注視したときに眼振の振幅は最大になる．ただし，病巣が刺激状態にあるときはこの逆である．

2）注視眼振(gaze nystagmus)

脳幹・小脳の注視機構の障害で起こるもので，眼振の急速相は注視方向を向くという特徴がある．垂直性，回旋性の要素を示すこともある．

3）視性眼振(ocular nystagmus)

眼球の固視機構に障害があって起こる眼振である．急速相と緩徐相の区別がはっきりしない振子様眼振(pendular nystagmus)が多い．先天性視力低下が原因で，眼球の固視機能が発達せずに起こる感覚性先天性眼振が多いが，視力低下のない運動性先天性眼振もある．

【眼球運動の異常】

次のような異常がある．

1）動眼神経麻痺(oculomotor palsy)

完全麻痺の場合，著明な眼瞼下垂を生じ，眼球はやや外下方に偏位する．眼球運動は側方にのみ可能．瞳孔は散瞳し，対光反射は消失する．

2）滑車神経麻痺(trochlear palsy)

眼位は見た目には正常であるが，上斜筋が働かないため，視軸がやや外方に回旋する．そのため像が斜めになる複視を生じる．頭を健側に傾けると複視が改善する．また，眼球の内下方視で複視を生じる．

3）外転神経麻痺(abducens palsy)

眼球はやや内側に偏位し，外方を向くことができない．

4）核間性眼筋麻痺(internuclear ophthalmoplegia)

内側縦束の障害で起こる．障害側の眼球は，側方視の際内転が不可能である(図20-23)が，輻輳の際は内転が可能である．またこのとき，反対側の外転眼に眼振が現れる〔一側性眼振(monocular nystagmus)〕．

5）斜偏倚(skew deviation)

一方の目が他方の目に対してやや斜め外上方に偏位した状態をいう．この異常眼位のまま眼球運動が行われ，どの方向を向いても同じように複視が認められる．skew deviationは，中脳上部から橋中ほどあたりまでの障害で出現することがある．

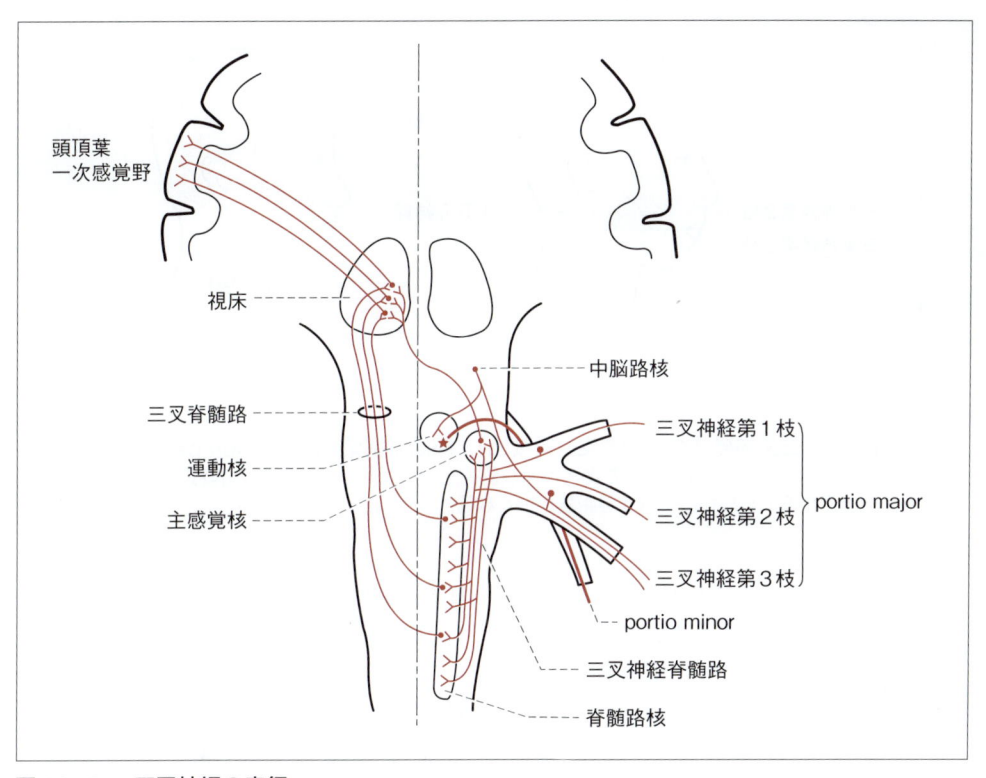

図20-24 三叉神経の走行
portio major は顔面の感覚を，portio minor は咀嚼筋を支配する．

6）注視麻痺 (gaze palsy)

両側の眼球が同じように側方あるいは垂直方向に動かせなくなった状態をいう．側方注視麻痺の場合，対側の前頭葉眼球運動野またはそこからの下行性線維の障害か，同側の橋側方注視中枢の障害である．頭位変換眼球反射，前庭眼反射があれば，橋より高位の障害である．

7）共同偏倚 (conjugate deviation)

眼球運動系に急激な障害が起こったとき，急性期にみられる現象で，眼球がある方向に偏位して他の方向への眼球運動が困難になった状態である．たとえば一側の前頭葉眼球運動野が障害されると，対側の影響が大きくなり，眼球は障害側へ共同偏倚を示す．また視床出血の急性期には，中脳上部の上方視の中枢の障害で，両眼が鼻尖を見つめるような下向きの共同偏倚を示すことがある (down and in)．

4．三叉神経 (trigeminal nerve)

【形態】

感覚枝と運動枝がある．

1）感覚枝

三叉神経は橋中央部付近の腹側より脳幹を出るが，portio major と portio minor よりなり，前者は顔面の感覚を伝える線維，後者は咀嚼筋を支配する運動線維よりなる（図20-24）．三叉神経には，第1枝（前頭神経），第2枝（上顎神経），第3枝（下顎神経）があり，それらの皮膚支配領域は図20-25a に示したとおりである．第1枝は上眼窩裂より，第2枝は正円孔より，第3枝は卵円孔より頭蓋内に入り，中頭蓋窩錐体の上にある星状神経節 (gasserian ganglion) で一緒になる．星状神経節には，これら感覚線維の神経細胞体が存在する．

三叉神経は橋に入ったあと，深部感覚を伝える線維と，温痛覚を伝える線維は別々の走行をとり，前者は入ってすぐ橋被蓋外側部に存在する三叉神経主感覚核に入ってニューロンを替えるが，表在感覚を伝える線維は三叉神経脊髄路に入ってやや下行したあと，三叉神経脊髄路核に入る．触覚を伝える線維は両者に分かれて走行する．三叉神経脊髄路に入る線維は，口唇を中心として，口

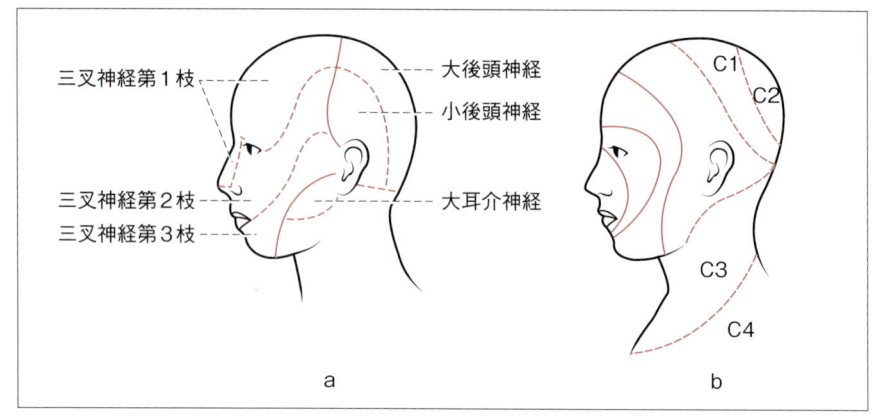

図 20-25 三叉神経 3 枝の顔面支配領域(a)，顔面の感覚支配の onion peel 分布(b)
　口周囲からの線維は，橋に入ったあとあまり脳幹を下行せずに，三叉神経脊髄路核に入るが，口から遠ざかるにしたがい下行する距離が長くなる．

唇から遠い部位からきた線維ほど下行する距離が長く，一部は上部脊髄まで下行する．そのため顔面の感覚の分布は，第 1 枝，第 2 枝，第 3 枝の区別とは別にもう 1 つ玉ねぎの皮(onion peel)と呼ばれる分布が存在する(図 20-25 b)．すなわち，延髄～上部頸髄で三叉神経脊髄路が障害されると，口唇周囲の感覚は保たれ，そこから遠ざかるほど感覚障害の強いパターンが得られる．三叉神経主感覚核または脊髄路核の二次感覚線維は，対側に交叉したあと視床腹内側核に向かう．

2) 運動枝

運動枝の神経細胞体は橋被蓋外側部にあり，その軸索は三叉神経第 3 枝とともに卵円孔から頭蓋の外に出て，咀嚼筋ならびに二腹筋の前腹を支配する．咀嚼筋は，側頭筋，頰筋，内側翼突筋，外側翼突筋の 4 つをいう．外側翼突筋は翼状突起から下顎の内側に付着しているので，一側が麻痺すると，対側外側翼突筋の働きで下顎が翼状突起に引き寄せられ，下顎は患側に偏位する．咀嚼筋に対する中枢支配は両側性であるので，一側の中枢障害の場合は，咀嚼筋の障害はみられない．

咀嚼筋は横紋筋なので筋紡錘が存在し，その求心性線維は三叉神経運動核と単シナプス性に結合している．その神経細胞体は橋被蓋上部の三叉神経中脳路核に存在する．これは脊髄の後根神経節に相当するが，脳幹の中に存在する核である．下顎反射はこの神経回路の反射である．

【診察法】

角膜反射，顔面感覚，咀嚼筋，下顎偏位，下顎反射の順に検査する．

1) 角膜反射(corneal reflex)

ティッシュペーパーの先を丸めて角膜の辺縁に軽く触れるとき，両側性に眼輪筋の収縮が起こる反射である(図 20-26 a)．求心性線維は三叉神経第 1 枝，遠心性線維は顔面神経である．三叉神経障害の場合，両側性に眼輪筋収縮が起こらないが，顔面神経障害の場合は，反対側の眼輪筋反射は起こる．

2) 顔面感覚

触覚と痛覚の検査を行う．振動覚は反対側に伝わるので，一側性の低下を検出するのは困難である．逆にこれを利用してヒステリー性の感覚低下を見つけることができる．すなわち，前頭部で正中から 1 cm くらいずつ離れた所で振動覚を検査して，一方が弱いという返事のあるときは，器質性の感覚低下ではなく，ヒステリー性感覚低下の可能性が高い．

3) 咀嚼筋(masticatory muscle)，
　下顎偏位(jaw deviation)

歯をくいしばらせ，頰筋の収縮の強さを左右で比較する．次に顎の下に検者の手を当てて抵抗とし，これに逆らって開口を命じる．口が開き始めるとき上下の歯列にずれが生じるかどうかで下顎の偏位を判断する．下顎は患側に偏位する(図 20-26 b)．

4) 下顎反射(jaw jerk)

口を半開きにして，下顎に検者の指を当て，それをハンマーで下に向けて振り降ろすとき，咀嚼

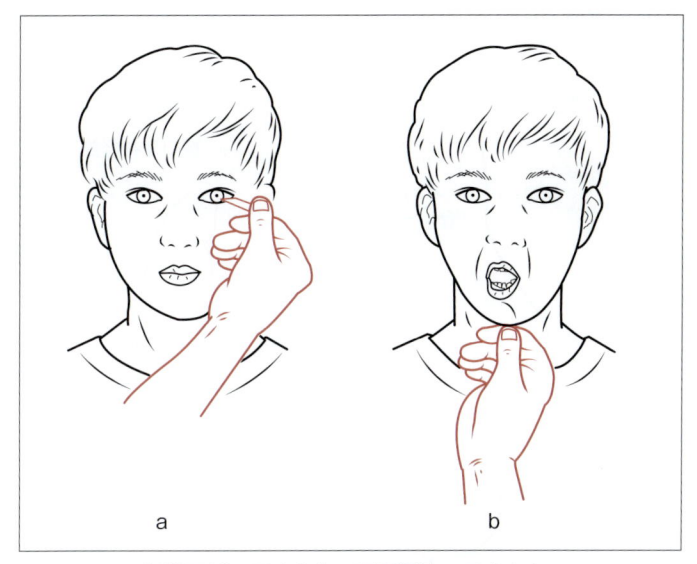

図 20-26　角膜反射の見方(a)，下顎偏位の見方(b)

筋の収縮が起こり，閉口運動が誘発される反射である．

5. 顔面神経(facial nerve)

【形態】

顔面神経は顔面筋を支配する運動枝が主であるが，このほかに副交感枝，味覚枝，感覚枝が存在し，後者は一括して中間神経(nervus intermedius)を構成する．

1) 運動枝

顔面神経の運動神経核は橋被蓋正中よりやや外側に寄った所にあり，その軸索は外転神経核の背側を一巡して(149頁，図5-7参照)橋底部より脳幹を出る．脳幹を出た後，中間神経，内耳神経とともに内耳道に入り，しばらく走行した後，内耳神経と分かれ，錐体の中の顔面神経管を通って茎乳突孔から皮下に出て，顔面の表情筋に分布する(図20-27)．顔面神経管の中で内耳あぶみ骨筋に分布する小さい枝を分枝する．この分岐点は膝状神経節(geniculate ganglion)の少し先にある．

顔面神経に対する中枢支配は，顔面上部の筋(前頭筋，眼輪筋など)に対しては両側性支配で，一側の中枢障害では麻痺を免れる．

2) 副交感枝

涙腺，顎下腺，舌下腺を支配する．涙腺を支配する神経細胞体は橋被蓋涙核にあり，その軸索は顔面神経とともに内耳道に入り，膝神経節で顔面神経と分かれ，大錐体神経に合流して前方に進んで翼口蓋神経節で，節後線維となり，涙腺を支配する．顎下腺と舌下腺を支配する神経細胞体は上唾液核にあり，その軸索は顔面神経とともに内耳道に入り，顔面神経管の途中で顔面神経と分かれて鼓索(chorda tympani)を進み，顎下神経節で節後線維となり，顎下腺，舌下腺を支配する．

3) 味覚枝

顔面神経には舌の前方2/3の味覚を伝える線維が含まれている．味蕾の味覚受容器に発した味覚線維は，鼓索を進み，顔面神経管の中で顔面神経に合流し，脳幹に入る．神経細胞体は膝神経節に存在する．脳幹に入ったあとは孤束核(nucleus of solitary tract)に終わる．

4) 感覚枝

顔面神経には外耳道後壁，耳介の一部，耳介の後ろの皮膚の一部の表在感覚を伝える線維が含まれている．これらの神経細胞体は膝神経節に存在する．感覚線維は脳幹に入ったあとは三叉神経脊髄路核に終止する．

【診察法】

次の諸筋の筋力を検査する．

1) 前頭筋(frontal muscle)

上を見上げるようにして額に皺を作る(図20-28 a)．

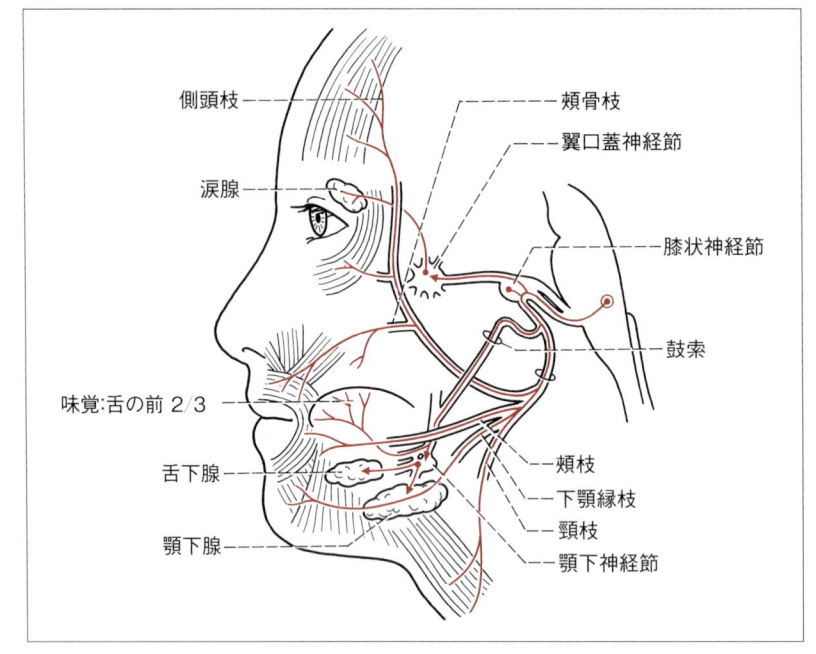

図 20-27 顔面神経の走行
〔篠原幸人, 水野美邦(編):脳神経疾患のみかた ABC. 日医師会誌 110(5), 1993 より改変〕

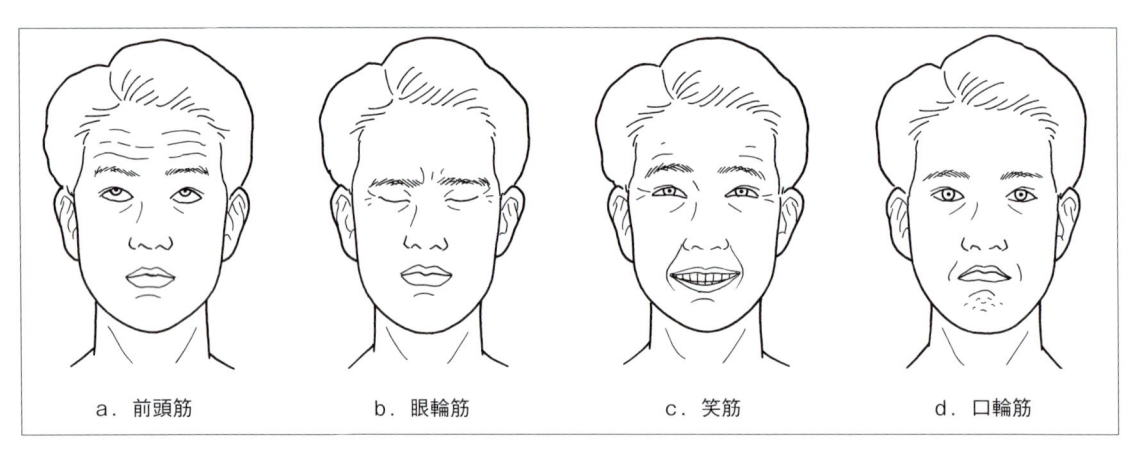

a. 前頭筋　　b. 眼輪筋　　c. 笑筋　　d. 口輪筋

図 20-28 顔面筋の診察法

2) 眼輪筋(musculus orbicularis oculi)
　目を固く閉じてもらい, 検者の開けようとする抵抗に打ち勝てるかどうかをみる(図 20-28 b).

3) 笑筋(musculus risorius)
　笑い顔を作る筋肉で, 左右の口角の引きが十分か, 左右差はないかをみる. さらに鼻唇溝の左右差を観察する(図 20-28 c).

4) 口輪筋(musculus orbicularis oris)
　口を固く閉じ, 検者の開けようとする抵抗に打ち勝てるかどうかをみる(図 20-28 d).

5) 頤筋(musculus mentalis)
　下口唇を突き出すようにして頤筋を収縮させる.

6) 広頸筋(platysma)
　顎を引き, 下口唇を下に引くようにして広頸筋を収縮させる.

7) あぶみ骨筋(musculus stapedius)
　あぶみ骨筋が麻痺すると, 低音に対する聴覚過敏が出現する.

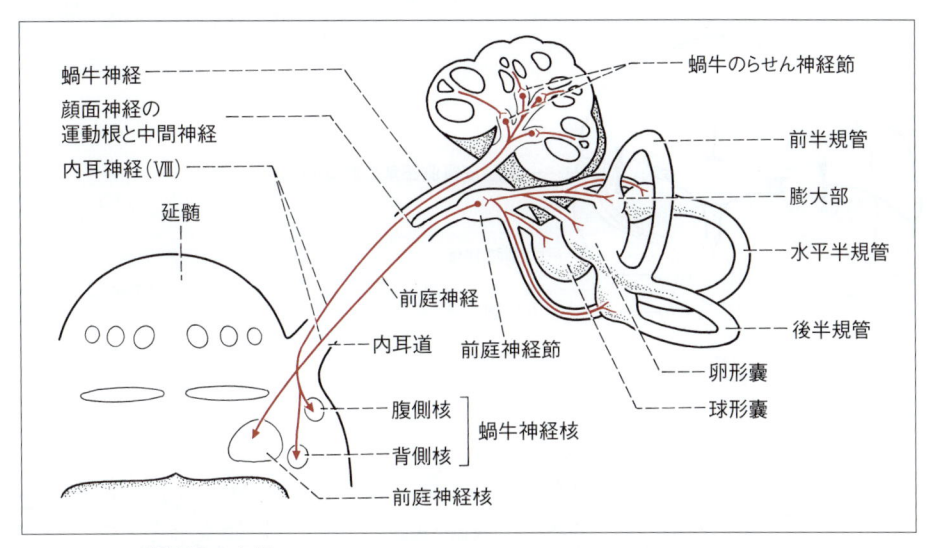

図20-29 聴神経の走行
〔篠原幸人,水野美邦(編):脳神経疾患のみかたABC.日医師会誌110(5),1993より改変〕

8) 副交感枝

涙の分泌低下が疑われるときは,5mm幅の濾紙を下眼瞼に掛け,1分間にどれだけ濡れるかをみる〔Schirmer(シルマー)試験〕.1cm以上あれば正常である.

9) 味覚

味覚の検査は舌の湿気をガーゼでよく拭い,砂糖水や塩水を浸した綿棒を舌の外側部に当てて検査する.

6. 内耳神経(auditory nerve)

【形態】

内耳神経は聴神経と前庭神経よりなり,どちらも感覚神経である.

1) 聴神経(acoustic nerve)

聴神経は内耳の蝸牛に発し,聴覚を伝える.神経細胞体は錐体の中のScarpa(スカルパ)神経節にあり,求心性線維は橋側方より脳幹に入り,聴神経核でニューロンを替え,中枢に向かう(図20-29).聴覚の中枢伝導路はやや複雑である.中継核は台形体か上オリーブ核で,両側に分かれて脳幹の外側毛帯を上行するのが特徴である(図20-30).一部の線維は中脳下丘でニューロンを替える.外側毛帯の線維は内側膝状体に入り,そこから側頭葉Heschl(ヘシュル)横回に投射する.聴覚伝導路は脳幹に入ったあとは両側を上行するため,中枢障害では難聴を起こしにくい.

2) 前庭神経(vestibular nerve)

前庭神経は内耳三半規管の感覚受容器クプラ(cupula)と卵形嚢,球形嚢の耳石に発する.神経細胞体は錐体の中の前庭神経節にあり,橋側方から脳幹に入り,前庭神経核に終わる(図20-31).一部の線維は直接対側の小脳片葉,小節に終わる.前庭神経は体の平衡に関する情報を伝える.

【診察法】

聴覚と前庭機能をみる.

1) 聴覚

256Hzの音叉を使用して行う.音叉を振動させて,その先端を外耳道に置き左右の聴力を比較する(気導).次に振動させた音叉の柄のほうを乳様突起に当てて,左右の聴力を比較する(骨導).次に振動させた音叉の柄を前頭部の正中に当てて,どちらかの耳に偏って聴こえるかどうかを聞く〔Weber(ウェーバー)聴覚試験〕.伝音性難聴では患側に偏って聴こえ,感音性難聴では健側に偏って聴こえる.次に振動させた音叉を乳様突起に当て,音が聴こえなくなったら音叉の先端を外耳道孔にもってくる.まだ音が聴こえたら正常で,Rinne(リンネ)陽性という.伝音性難聴の場合,気導が短縮し,骨導が延長するので,外耳道に音叉の先端をもってきてももう音は聴こえない.これをRinne陰性という.

2) 前庭機能

次の検査を行う.

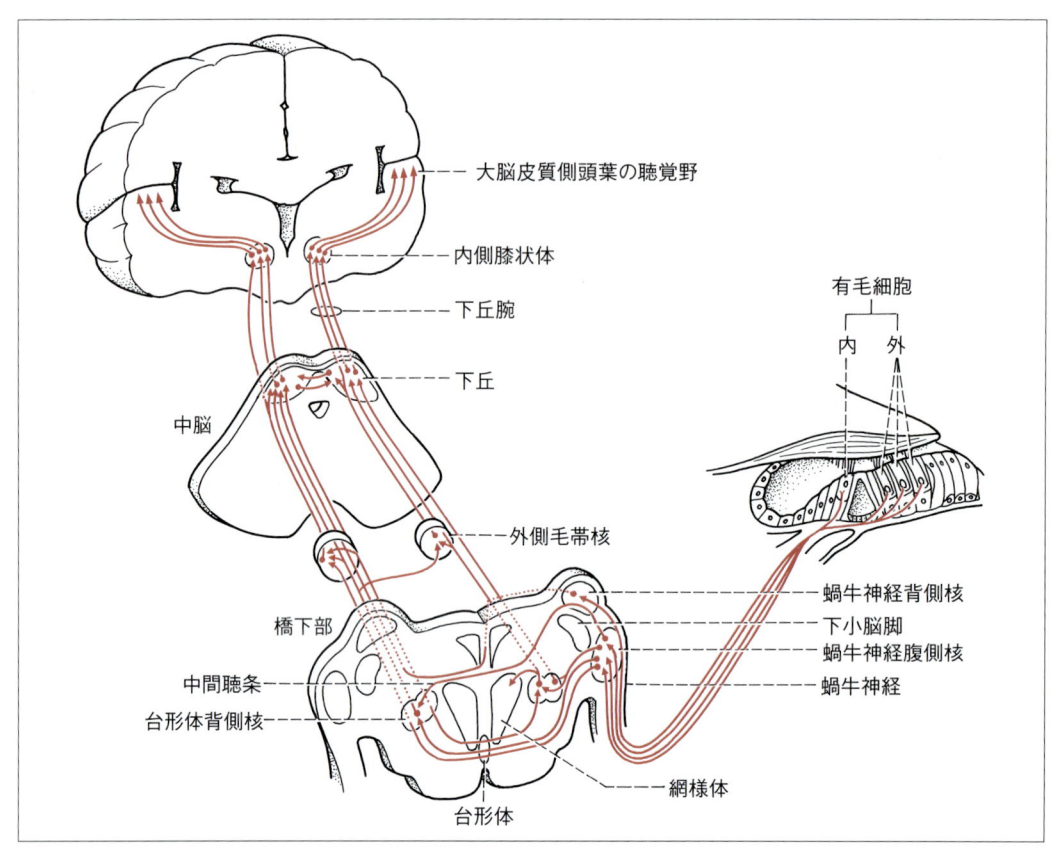

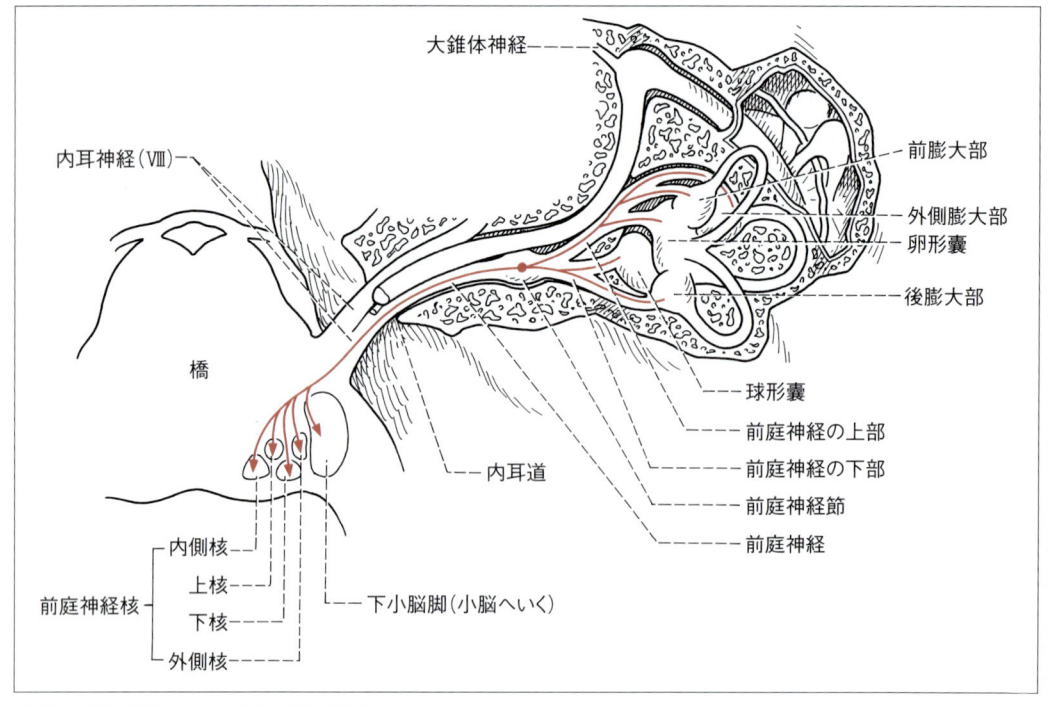

図 20-30　聴覚中枢伝導路
〔篠原幸人，水野美邦(編)：脳神経疾患のみかた ABC．日医師会誌 110(5)，1993 より改変〕

図 20-31　前庭神経の走行と主な伝導路

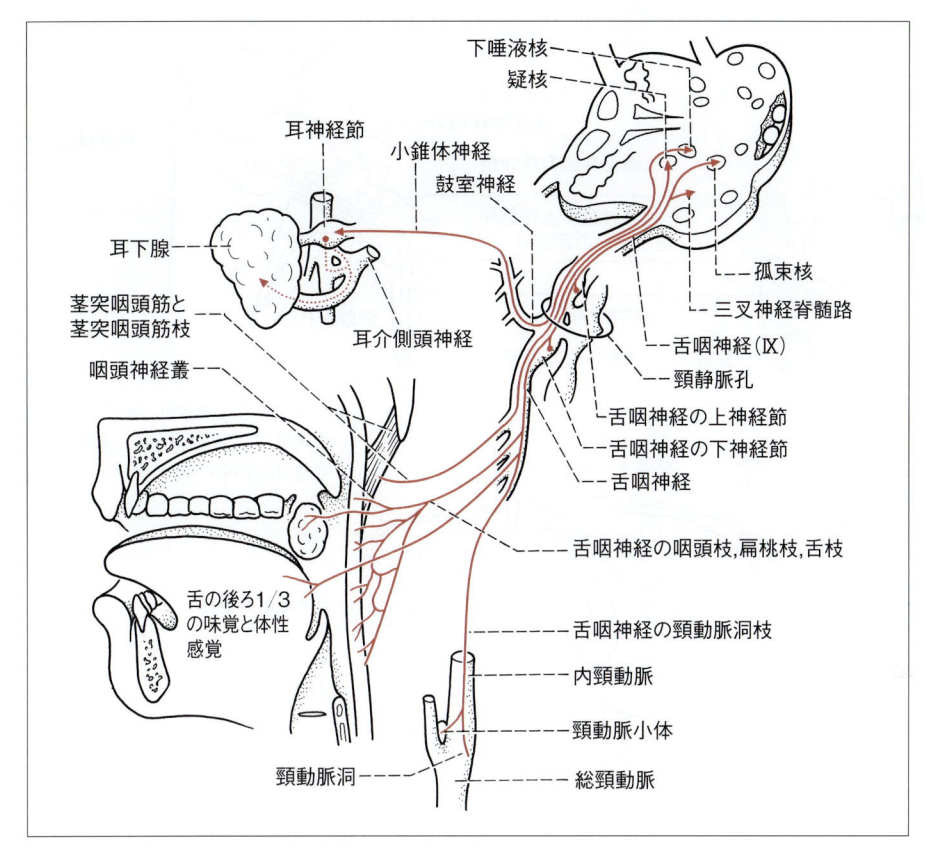

図20-32 舌咽神経の走行
〔篠原幸人,水野美邦(編):脳神経疾患のみかたABC.日医師会誌110(5),1993より改変〕

a) 足踏み試験(stepping test)

閉眼にて上肢を前方挙上し,50歩足踏みを行う.このとき,一方向に回旋するならばその側の前庭機能の低下がある.

b) 指示試験(past pointing test)

座位,閉眼にて上肢を高く挙上した後,水平位まで戻す.これを繰り返す.両上肢が一定方向に偏位するならば,その側の前庭機能の低下がある.

c) 前庭眼反射

眼球運動の項で記した方法にしたがい前庭眼反射を検査する.冷水あるいは温水刺激によっても眼振が誘発されないときは,刺激側の著明な前庭機能低下がある.

7. 舌咽・迷走神経
 (glossopharyngeal and vagal nerves)

【形態】

いずれも延髄腹側から出て,頸静脈管から頭蓋の外に出る(図20-32, 33).

1) 舌咽神経

運動枝,副交感枝,感覚枝がある.

a) 運動枝

疑核に発し,茎突咽頭筋を支配する.

b) 副交感枝

下唾液核に発し,舌咽神経とともに頸静脈管を出た後,耳神経節にて節後線維となり,耳下腺を支配する.

c) 味覚枝

舌の後ろ1/3の味覚を伝える.神経細胞体は頸静脈管の中の下(nodose)神経節にあり,延髄に入ったあとは孤束核に終わる.

d) 感覚枝

咽頭部粘膜の表在感覚を伝える.神経細胞体は,頸静脈管の中の頸静脈(jugular)神経節にある.延髄に入ったあとは,三叉神経脊髄路核に終わる.

2) 迷走神経

運動枝,副交感枝,感覚枝がある.

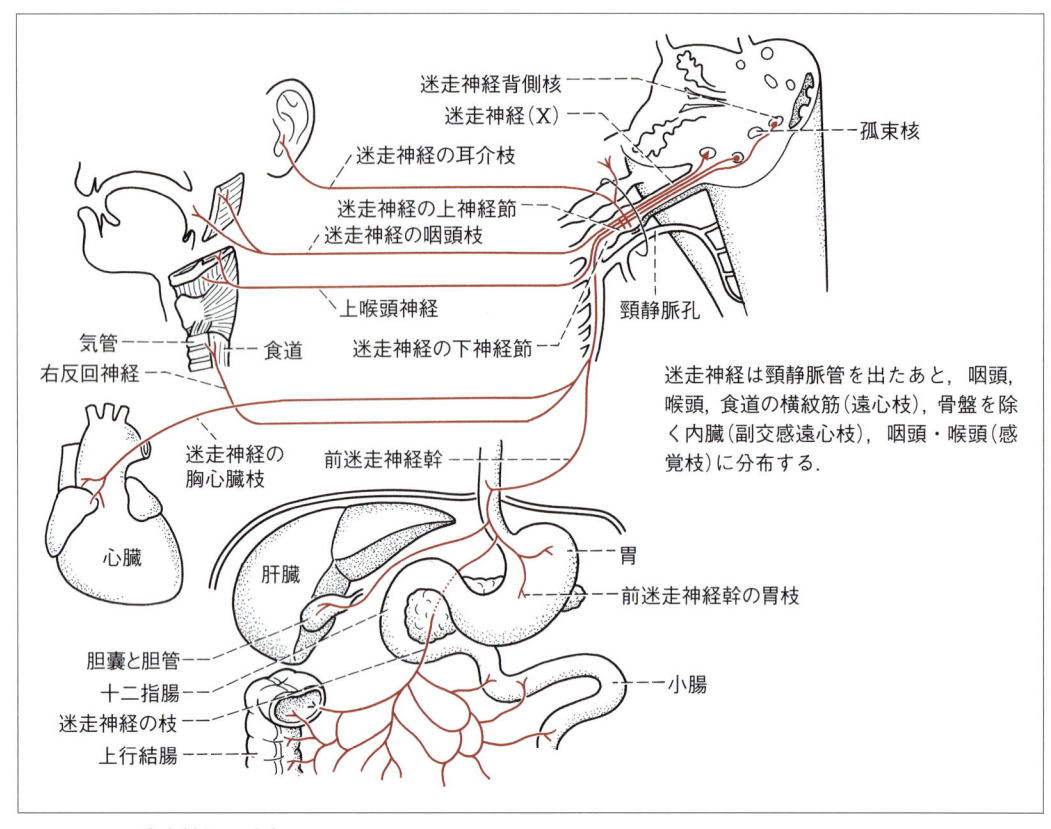

図 20-33 迷走神経の走行
〔篠原幸人，水野美邦（編）：脳神経疾患のみかた ABC．日医師会誌 110(5)，1993 より改変〕

a）運動枝
疑核に発し，咽頭，喉頭，食道の横紋筋を支配する．構音，発声，嚥下に重要な筋群である．疑核に対する中枢支配は両側性であるため，一側の障害ではこれらの機能には障害をきたさないことが多い．

b）副交感枝
迷走神経背側運動核に発し，骨盤内臓器を除く全内臓の副交感性支配を行う．節前線維は長く，目的臓器の側にある神経節で節後線維となりそれぞれの臓器を支配する．

c）感覚枝
咽頭・喉頭粘膜，上部食道粘膜および外耳道後壁の表在感覚を伝える．神経細胞体は頸静脈管の中の上・下神経節にある．延髄に入ったあとは三叉神経脊髄路核に終止する．

【診察法】
両神経は密接に関係しているので，通常一緒に検査する．

表 20-10 構音障害の分類

嗄声	断綴性言語
不明瞭言語 （slurred speech）	小声（small voice） （parkinsonian speech）
爆発性言語	ジスキネジー性構音障害
緩徐言語	（dyskinetic speech）

1）構音障害（dysarthria）
発音が不明瞭になっていないか，言語のリズム，抑揚，声量などの異常をみる．言語障害は，迷走神経障害のみならず，いろいろな病態で障害されるが，習慣的にここで検査する．最初，"らららら"，"ばばばばば"，"ぐぐぐぐぐ"などを発音させる．これはそれぞれ舌音，口唇音，喉音の代表である．次に"るりもはりも照らせばひかる"のような早口言葉を発音させる．これに基づき構音障害を次のように分類する（**表 20-10**）．

a）嗄声（hoarseness）
いわゆるかすれ声で，喉頭炎など炎症でも起こ

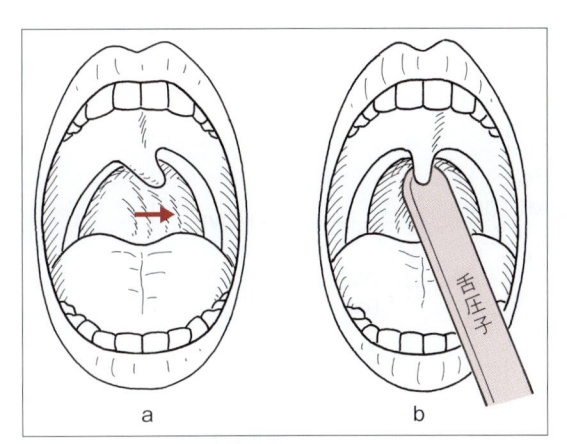

図 20-34　一側迷走神経麻痺による軟口蓋の偏位とカーテン徴候(→)(a), 咽頭反射の見方(b)

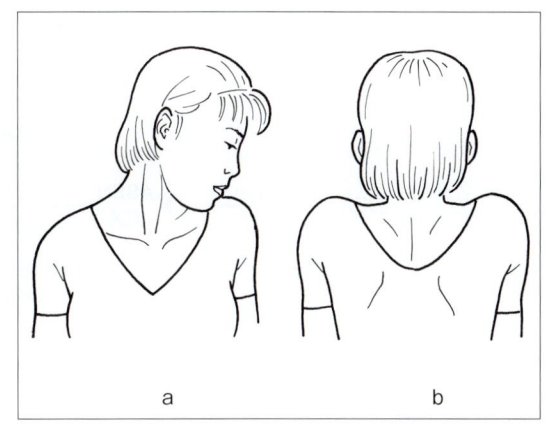

図 20-35　胸鎖乳突筋の見方(a), 僧帽筋の見方(b)

るが, 迷走神経の喉頭枝である反回神経麻痺のときにみられる.
b) 不明瞭言語(slurred speech)
　下部脳神経障害時, または一部の上位ニューロン障害時にみられる構音障害で, やや鼻声を帯びた発音の不明瞭な言語である.
c) 爆発性言語(explosive speech)
　下部脳神経に対する一次運動ニューロン障害のときにみられ, スムーズな発声が妨げられて, 爆発するように話し始める言語である.
d) 緩徐言語(bradylalia)
　全体にゆっくりとしか話せなくなる言語で, 小脳障害のときにみられる.
e) 断綴性言語(scanning speech)
　"るりも‥はりも‥てら‥せば‥"のように数語ずつ区切って発音する言語で, やはり小脳障害でみられる. 特に四肢に企図振戦が出ているような病態でみられやすい.
f) 小声(small voice)
　Parkinson(パーキンソン)病をはじめ, パーキンソニズムを呈する病態でみられ, 抑揚の乏しい, 小声の言語である.
g) ジスキネジー性構音障害(dyskinetic speech)
　不随意運動のある患者で, 構音筋にも不随意運動がある場合にみられ, 突然ピッチや話す速度が変化する.
2) 嚥下障害(dysphagia)
　水が鼻に逆流することはないか, 固形物が喉につかえることはないか, 流動物が気管に誤飲することはないかなどを聞く. 球麻痺では, 固形物の飲み込みが先にむずかしくなる傾向があり, 偽性球麻痺では, 液体の飲み込みが先にむずかしくなる傾向がある.
a) 軟口蓋(soft palate)
　"アー"と大きな声を発声してもらい, そのときの軟口蓋, 口蓋垂の動きをみる. 一側の迷走神経障害があると, 患側の口蓋弓は健側に比べて低く, 発声に際し, 口蓋垂が健側に偏位する(図 20-34 a).
b) 咽頭反射(pharyngeal reflex)
　咽頭後壁を舌圧子でこするとき(図 20-34 b), 咽頭後壁の収縮・軟口蓋の挙上を起こす反射で, 迷走神経の反射である. 一側の迷走神経障害があると, 咽頭後壁の反射が健側しか起こらないために, 咽頭後壁の粘膜のひだが健側に向かって引かれるように動くことがある. あたかもカーテンを引くように見えるので, signe de rideau〔カーテン徴候(Vernet rideau phenomenon)〕と呼ばれる(図 20-34 a).

8. 副神経(accessory nerve)

【形態】
　副神経は胸鎖乳突筋と僧帽筋上部 1/3 を支配する運動神経である. 神経細胞体は上部頸髄の側角にあり, そこからの根が上行しながら根を集め, 大孔から頭蓋内にいったん入り, 頸静脈管を通って頭蓋の外に出る.
【診察法】
1) 胸鎖乳突筋(musculus sternocleidomastoideus)
　右の本筋をみるときは, 下顎を左の肩に付けるように命じる(図 20-35 a). このとき左の頬に

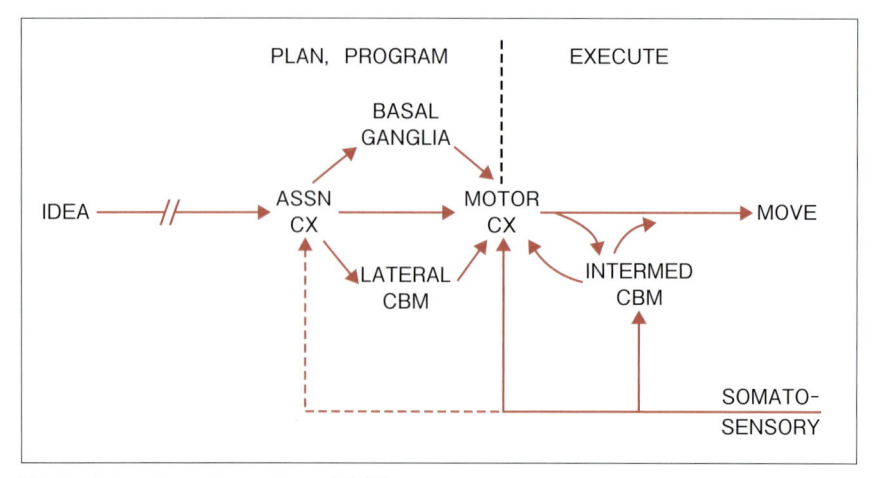

図20-36　Allen-Tsukahara モデル
　Allen-Tsukahara モデルと呼ばれている．運動の idea は連合野から大脳基底核，小脳半球，運動野に伝えられる．図の左半分では主に随意運動のプランニングとプログラミングが行われる．運動が開始されると，運動の情報は小脳の中間皮質に伝えられ，運動のフィードバック制御が行われる．中間皮質には末梢からのフィードバック情報の入力もある．
　ASSN CX：association cortex（連合皮質），MOTOR CX：motor cortex（運動皮質），CBM：cerebellum（小脳）．

検者の手を当てて抵抗とする．

2) 僧帽筋上部 (upper trapezius)
　肩に検者の手を置いて抵抗とし，それに抗して肩を挙上する（図 20-35 b）．

9. 舌下神経 (hypoglossal nerve)

【形態】
　舌下神経は舌筋を支配する運動神経で，神経細胞体は延髄第4脳室直下の正中を挟んで左右に存在する．錐体の横から延髄を出て，舌下神経管から頭蓋の外に出る．

【診察法】
　口を開いて舌を出さずにまず観察する．萎縮の有無，線維束性収縮の有無をみる．次に挺舌をさせ，舌の偏位をみる．一側の舌下神経障害では，患側に偏位する．中枢一次ニューロン障害の場合も，程度は軽いが舌の偏位をみるが，この際は障害の反対側に偏位する．次に舌の筋力をみる．これは頬に検者の手を置いて抵抗とし，頬の内側から舌の先で検者の手を力強く押してもらって検査する．

V. 運動機能 (motor function)

1. 随意運動の形態・生理

　随意運動を支えている系は，3つに分けて理解するとよい．第1は前頭葉運動野に始まる一次運動ニューロン，錐体路線維と脊髄前角に始まる二次運動ニューロン，ならびに二次運動ニューロンの支配する骨格筋である．第2は，大脳基底核を中心とする錐体外路系であり，第3は小脳系である．後2者は随意運動を支える重要な系であり，これら3者いずれの障害でも随意運動に障害が出現する．

　図 20-36 は随意運動に関する Allen-Tsukahara（アレン・塚原）モデルであるが，随意運動を行おうとする意図が働くと，その指令は運動野のみならず，小脳半球，大脳基底核にも伝えられ，小脳半球では運動のプログラミングが行われる．大脳基底核は目的とする運動に必要な筋肉のみが働き，それ以外の筋肉は働かないようにする選択のような機能をもっている．随意運動が開始されると，小脳の中間帯と呼ばれる傍正中領域は運動のフィードバック制御を行う．小脳，大脳基底核か

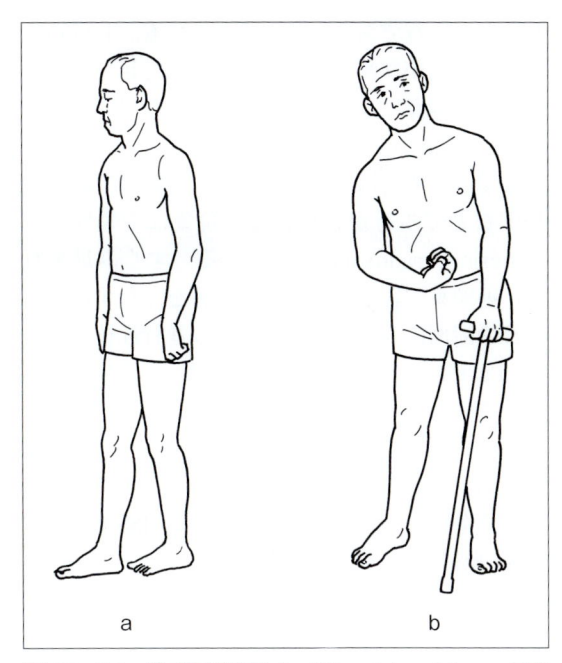

図 20-37 継ぎ足歩行(a), Wernicke-Mann の姿勢(b)

らの情報は，運動野のみならず，前運動野，補足運動野にも伝えられ，後2者も随意運動の遂行にとって重要な働きをしている．

運動機能の診察は，歩行，平衡機能，筋萎縮，筋力，不随意運動，筋緊張，運動失調の順に観察するとよい．

2. 歩行 (gait)

歩行は，最初普通に歩かせて，歩幅，両足の幅（スタンス），動揺性，バランス，スピード，姿勢，上肢の振り，踵から地面につくか（正常では踵からつく），爪先からつくかなどを観察する．次に爪先歩きをみる．これは下腿三頭筋に筋力低下があると困難になる．次に踵歩きをみる．これは前脛骨筋群の筋力低下がある場合，失調性歩行がある場合，錐体路障害がある場合に困難になる．次に，継ぎ足歩行 (tandem gait)（図 20-37 a）をみる．これは踵に他方の爪先をつけながら一直線上を歩くもので，失調性歩行がある場合困難となる．以上の観察に基づき，歩行障害がある場合は，次のように分類する（表 20-11）．

【分類】

1) 鶏状歩行 (steppage gait)

前脛骨筋群の筋力低下のあるときにみられる歩

表 20-11 歩行障害の分類

鶏状歩行	痙性失調性歩行
動揺性歩行	Parkinson 病様歩行
痙性歩行	小刻み歩行
痙性片麻痺性歩行	すくみ足歩行
両側性痙性歩行	歩行失行
失調性歩行	

行で，爪先が挙げられず，垂足になるので爪先を引きずるような歩行となる．さらにそれを代償するため，膝を正常より高く挙げ，足をバタンと投げ出すように歩く．

2) 動揺性歩行 (waddling gait)

下肢帯，大腿など下肢近位筋の筋力低下のあるときにみられる歩行で，体幹を左右に揺すりながら歩く．左右に動揺するのは主に中殿筋の筋力低下のため，骨盤と大腿骨の固定が不十分となり，片足で立ったとき，骨盤が反対側に傾斜するので，それを代償するために立っている足のほうへ体幹を傾けてバランスを保とうとする．さらに腰椎前彎の増強がみられる．

3) 痙性歩行 (spastic gait)

錐体路障害でみられる歩行で，一側性障害の場合と，両側性障害の場合で特徴が異なる．

a) 痙性片麻痺歩行

一側性障害の場合，下肢の痙縮により足関節は尖足に傾き，抗重力筋の筋緊張が亢進するため，下肢も伸展し，そのまま足を前に出そうとすると爪先がつかえてしまう．そこで健側の足を軸足にして，患側の足は外側に弧を描くようにしながら前に出す〔分回し歩行 (circumductory gait)〕．上肢は肘で屈曲位，前腕はやや回内していることが多い．このような姿勢は，Wernicke-Mann（ウェルニッケ・マン）の姿勢（図 20-37 b）といわれ，脳卒中の後遺症としてしばしばみられるものである．

b) 両側性痙性歩行

両側性錐体路障害では，両下肢とも痙性となり，膝の自然な屈伸が減少し，爪先から地面につくすり足歩行となる．脳性小児麻痺による両側性痙性歩行の場合，股関節内転筋の緊張が著明に亢進していることが多く，歩くとき両足が交叉してしまう．このような歩行は，痙性鋏足歩行 (scissoring gait) と呼ばれる．

4) 失調性歩行(ataxic gait)

深部感覚障害による失調性歩行と，小脳性失調性歩行がある．いずれも動揺性で，バランスの崩れを代償するためスタンスが広くなるのが特徴である．

深部感覚障害による場合，膝を必要以上に高く挙げ，下肢をバタンと前に投げ出すような歩行になり，さらに体幹にも不規則な動揺が現れ，上肢はそのバランスの崩れを代償するような動きを示す．歩行のリズムも不規則となる．

小脳性失調性歩行の場合も，ほぼ同様であるが，膝を高く挙げすぎることはない．軽度の失調性歩行を見いだすには，継ぎ足歩行と踵歩きをしてもらうのがよい．

5) 痙性失調性歩行(spastic-ataxic gait)

錐体路障害と脊髄後索または小脳障害が混在する場合にみられ，スタンスの広い両側性痙性歩行様の歩行となる．体幹の動揺もみられる．

6) Parkinson病様歩行(parkinsonian gait)

ステップの小さい小刻み歩行で，爪先で地面をするように歩く．靴が床をこするシュッシュッシュという音をたてるのが最も典型的である．姿勢は前屈姿勢を示す．歩いているうちにだんだん小走りにステップが速くなり，前屈も強くなり倒れそうになる加速歩行(festinating gait)がみられることもある．Parkinson病をはじめ大脳基底核障害でパーキンソニズムを呈する疾患にみられる．

7) 小刻み歩行(marche à petits pas)

Parkinson病様歩行に似た小刻み歩行であるが，固縮，歯車現象などパーキンソニズムといえる症候がみられない場合，小刻み歩行と表現する．前屈姿勢もあまりみられず，爪先歩きではあるが，音をたてることはなく，のろいながらもリズムはほぼ一定し，加速はみられないことが多い．

責任病巣は両側前頭葉またはその皮質下の障害か，麻痺を起こさない程度の両側錐体路障害が多い．パーキンソニズムには至らない程度の大脳基底核の多発小梗塞巣，すなわちlacunar stateでもみられることがある．前頭葉障害の場合，両足のスタンスがやや広くなることが多い．

8) すくみ足歩行(frozen gait)

歩こうとしても，しばらく足を出すことができず，歩行中も方向転換や目の前に何か障害物が見えた場合などに，急に足がすくんでしばらく歩けなくなる歩行である．歩こうとしても，しばらくの間，下肢がプルプルと震えるのみで足を前に出すことが困難になる．太い線のような目印があると，それを跨いで足を出すことが容易となり，いったん歩き始めれば，しばらくの間は普通に歩ける．目印などで歩行が容易になる現象は奇異性歩行(kinésie paradoxale)と呼ばれる．すくみ足歩行は，前頭葉障害や大脳基底核障害をきたす疾患の一部の症例にみられる．疾患では進行性核上性麻痺，Parkinson病(特に，長期L-dopa治療を行っている症例)，Binswanger(ビンスワンガー)病などが多い．

9) 歩行失行(apraxia of gait)

前頭葉障害でみられる歩行である(488頁，Ⅲ.2.1)「c)歩行失行」参照).

3. 平衡機能(equilibrium)

体のバランスをみる検査で，バランスの保持には前庭系，大脳基底核，小脳系，深部感覚が重要である．次の検査を行う．

【検査法】

1) Romberg(ロンベルク)試験

両足をそろえて立ち，バランスがとれたところで閉眼する(図20-38 a)．閉眼により体幹の動揺が強くなり，倒れそうになるならばRomberg徴候陽性であり，深部感覚障害を示す．

2) 片足立ち

両手を左右に挙げて片足で立ってバランスをとる．筋力低下やパーキンソニズムがないのに，片足立ちができないか，体幹の動揺が激しい場合は，小脳障害を示す．

3) 突進(pulsion)現象

体を急に押したときに姿勢を立て直せない現象である．後方突進(retropulsion)現象が最も出やすいが，これは患者の後方に回り，"これから後ろに体を引きますから，ふんばってください．倒れそうになったら足を出してもかまいません"と注意したうえで，患者の両肩に手を置いて，中ぐらいの力で後方に引く(図20-38 b)．正常では足を1～2歩後ろに出す程度で姿勢を立て直すことができるが，足をまったく出せずに後方に倒れそうになるか，後方にトットットと小走り様に後ずさりするならば後方突進現象陽性である．進行すると前方突進現象や側方突進現象も陽性とな

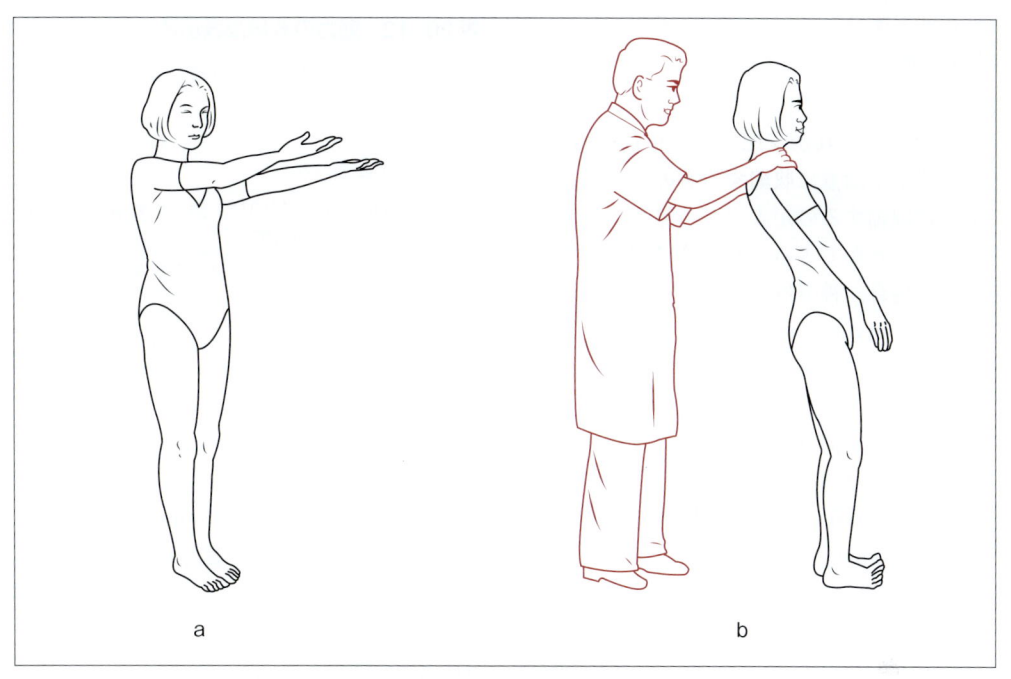

図 20-38 Romberg 徴候の見方(a), 後方突進現象(b)

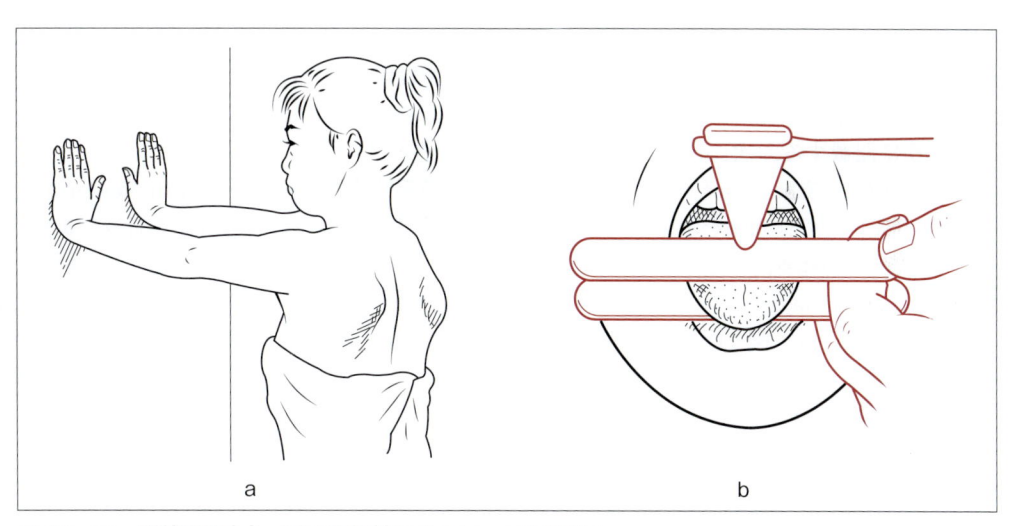

図 20-39 翼状肩甲(a), 舌の叩打性ミオトニーの見方(b)

る．突進現象は大脳基底核障害，特に Parkinson 病に最も典型的にみられるが，両側前頭葉障害でも陽性になることがある．

4. 筋萎縮 (muscle atrophy)

筋萎縮の観察も系統的に行う．上肢の観察のポイントは，手の母指球・小指球の膨らみ，骨間筋，前腕尺側の膨らみ，上腕二頭筋，三角筋の膨らみ，肩甲骨の背面などである．前鋸筋の萎縮があると肩甲骨下面が胸郭から浮き上がる(翼状肩甲，図 20-39 a)．上肢を伸ばして壁を押すような姿勢でさらにはっきりする．下肢では，下腿三頭筋，前脛骨筋群，大腿四頭筋の膨らみなどを観察する．

筋萎縮に関連して次の所見も観察する．

【関連観察所見】
1) 線維束性収縮(fasciculation)
　線維束性収縮は1個の運動単位(1個の前角α-モトニューロンとそれが支配する骨格筋線維)に属する筋線維が不随意に収縮するもので，筋の一部が一過性に収縮するのが表面から見え，患者はそれを感じることができる．萎縮筋に線維束性収縮がみられた場合，神経原性萎縮を示す．

2) ミオトニー(myotonia)
　ミオトニーは筋の弛緩に時間がかかる現象で，強く握った手を，パッと開くように命じると，じわじわじわっとしか開けない．さらに母指球や舌をハンマーで叩くとミオトニーを誘発できる(図20-39 b)．このような現象は叩打性ミオトニー(percussion myotonia)と呼ばれる．

5. 筋力(muscle strength)

　次に筋力をみるために，徒手筋力テスト(manual muscle test：MMT)を行うが，これは座位にて行うのが便利である．患者に検査しようと思う筋肉を収縮させ，次に検者はこれを反対方向に動かそうとする．筋力は表20-12に示したように6段階表示法で記載する．6段階の中間の筋力は3$^+$，4$^-$などのように記載する．次に代表的な筋力の検査法とその筋肉の根支配，神経支配を示す．特に断らない限り座位での検査法を示す．

【検査法，根支配・神経支配】
1) 大胸筋(pectoralis major)
　肩関節での内転を行う．図20-40 aのように目の前で両手の拳を合わせるような姿勢をとり，検者はその拳を左右に広げるような抵抗を与える．C5〜T1，長胸神経(long thoracic nerve)．

2) 三角筋(deltoid)
　両上肢を側方に挙げて肩関節の外転を行う．抵抗は肘の部分を上から下に押すようにして加える(図20-40 b)．C5,6，腋窩神経(axillary nerve)．

3) 棘上筋(supraspinatus)
　三角筋と共同で肩関節の外転を行う．上腕を対側につけ，上腕を15°程度外転する．抵抗は上腕の外側に与える(図20-40 c)．C5,6，肩甲上神経(suprascapular nerve)．

4) 棘下筋(infraspinatus)
　肩関節の外旋を行う．肘を体側にピタッとつけ，これを離さないようにして前腕を外側に開く．

表20-12　筋力の6段階表示法

5	正常，強い抵抗に打ち勝てる
4	弱い抵抗になら打ち勝てる
3	抵抗には打ち勝てないが，重力には抗して全可動域の運動が可能
2	重力には抗せないが，重力の影響を除けば，全可動域の運動が可能
1	筋収縮は触れるが，関節の動きはない
0	筋収縮も触れない

注：6段階の中間は，4$^+$，2$^-$などのように記載する．

抵抗は前腕を内側に戻すように与える(図20-40 d)．C5,6，肩甲上神経．

5) 上腕二頭筋(biceps brachii)
　肘関節の屈曲を行う(図20-41 a)．抵抗は前腕を伸ばすように与える．C5,6，筋皮神経(musculocutaneous nerve)．

6) 上腕三頭筋(triceps brachii)
　肘関節の伸展を行う(図20-41 b)．抵抗は前腕を曲げるように与える．C6〜8，橈骨神経(radial nerve)．

7) 腕橈骨筋(brachioradialis)
　回内回外中間位にて肘の屈曲を行う．C5,6，橈骨神経．

8) 前腕伸筋群(extensors of the forearm)
　握り拳を作って手首の背屈を行う．抵抗は手背を下に押すようにして与える(図20-41 c)．橈側手根伸筋(extensor carpi radialis)と尺側手根屈筋(flexor carpi ulnaris)が協調して働く．前者はC5〜7，後者はC6〜8で神経はいずれも橈骨神経．

9) 前腕屈筋群(flexors of the forearm)
　手関節の屈曲を行う(図20-41 d)．橈側手根屈筋(flexor carpi radialis)と尺側手根屈筋が協調して行う．前者は，C6,7，正中神経(median nerve)，後者は，C8,T1，尺骨神経(ulnar nerve)．

10) 長母指屈筋(flexor pollicis longus)
　母指指節間関節の屈曲を行う(図20-42 a)．C6〜8，正中神経(median nerve)．

11) 短母指屈筋(flexor pollicis brevis)
　母指中手指節間関節の屈曲を行う(図20-42 b)．C7,8，正中神経．

12) 長母指伸筋(extensor pollicis longus)
　母指指節間関節の伸展を行う(図20-42 c)．

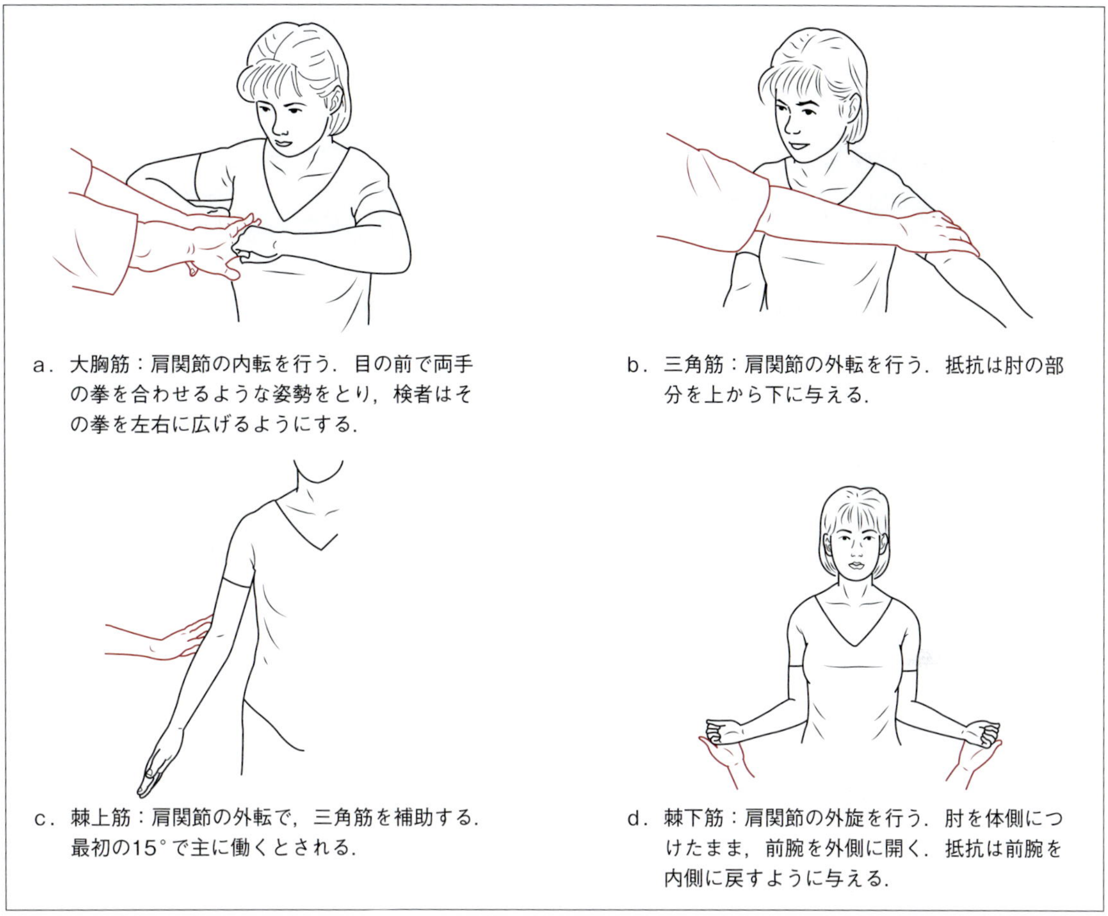

a．大胸筋：肩関節の内転を行う．目の前で両手の拳を合わせるような姿勢をとり，検者はその拳を左右に広げるようにする．

b．三角筋：肩関節の外転を行う．抵抗は肘の部分を上から下に与える．

c．棘上筋：肩関節の外転で，三角筋を補助する．最初の15°で主に働くとされる．

d．棘下筋：肩関節の外旋を行う．肘を体側につけたまま，前腕を外側に開く．抵抗は前腕を内側に戻すように与える．

図20-40　徒手筋力検査法(1)

C7,8，橈骨神経．

13) 短母指伸筋(extensor pollicis brevis)
母指中手指節間関節の伸展を行う(図20-42 d)．C7,8，橈骨神経．

14) 深指屈筋(flexor digitorum profundus)
第2～5指の遠位指節間関節の屈曲を行う(図20-43 a)．C7～T1，橈骨側2つは正中神経，尺骨側2つは尺骨神経．

15) 浅指屈筋(flexor digitorum sublimis)
第2～5指の近位指節間関節の屈曲を行う(図20-43 b)．C7～T1，正中神経．

16) 総指伸筋(extensor digitorum communis)
第2～5指の中手指節間，近位ならびに遠位指節間関節の伸展を行う(図20-43 c)．C6～8，橈骨神経．

17) 虫様筋(lumbricales)
総指伸筋を助けて一緒に働く．虫様筋単独の筋力検査はむずかしい．C8,T1．橈側の2つは正中神経，尺側の2つは尺骨神経．

18) 母指対立筋(opponens pollicis)
母指を小指に向かって動かす(図20-43 d)．C6～8，正中神経．

19) 小指対立筋(opponens digiti minimi)
小指を母指の方向に向けて動かす(図20-43 d)．C8,T1，尺骨神経．

20) 長母指外転筋(abductor pollicis longus)
手掌に平行な面内での母指の外転を行う(図20-44 a)．C7,8，橈骨神経．

21) 短母指外転筋(abductor pollicis brevis)
手掌に垂直な面内での母指の外転を行う(図20-44 b)．C7,8，正中神経．

22) 背側骨間筋(dorsal interossei)
第2～5指の外転を行う(図20-44 c)．C8,T1，尺骨神経．

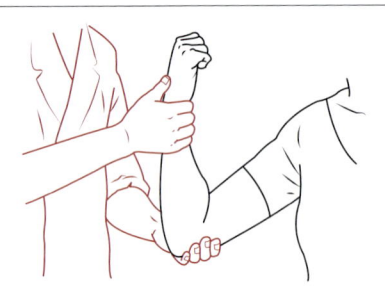

a．上腕二頭筋：肘関節の屈曲を行う．抵抗は前腕を伸ばすように与える．

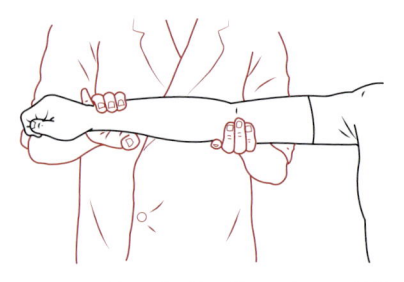

b．上腕三頭筋：肘関節の伸展を行う．抵抗は前腕を曲げるように与える．

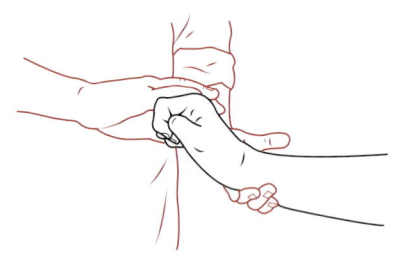

c．前腕伸筋群：手関節の伸展を行う．

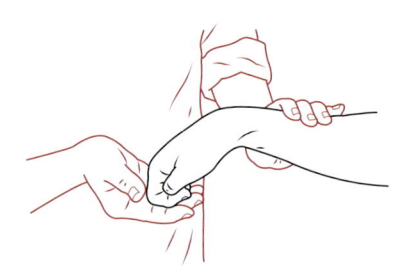

d．前腕屈筋群：握り拳を作って手首の屈曲を行う．

図 20-41　徒手筋力検査法(2)

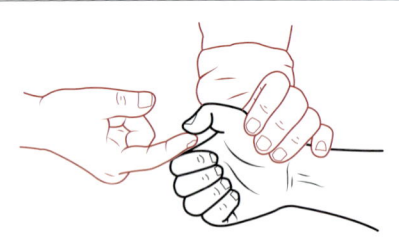

a．長母指屈筋：母指指節間関節の屈曲を行う．

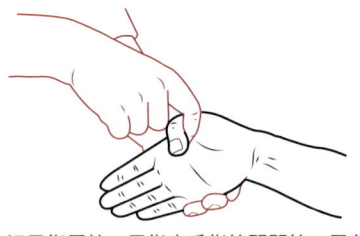

b．短母指屈筋：母指中手指節間関節の屈曲を行う．

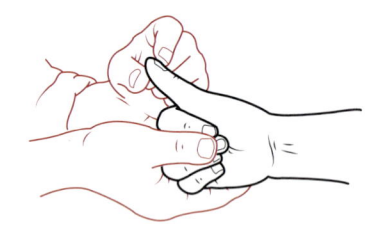

c．長母指伸筋：母指指節間関節の伸展を行う．

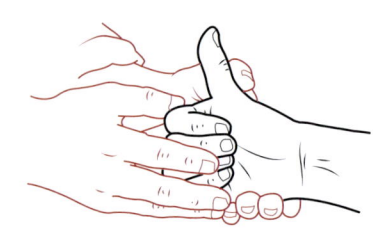

d．短母指伸筋：母指中手指節間関節の伸展を行う．

図 20-42　徒手筋力検査法(3)

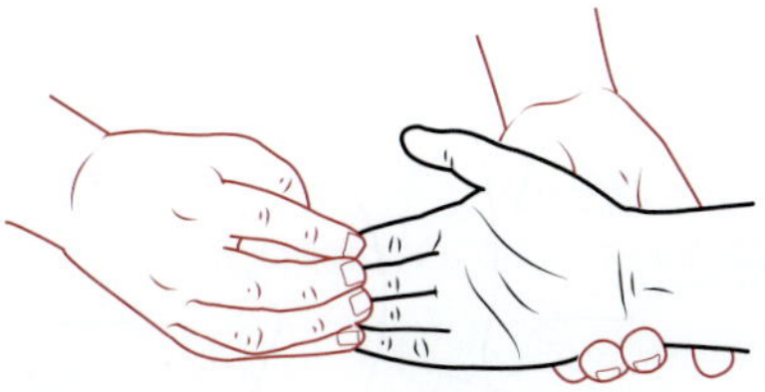

a．深指屈筋：第2〜5指の遠位指節間関節の屈曲を行う．

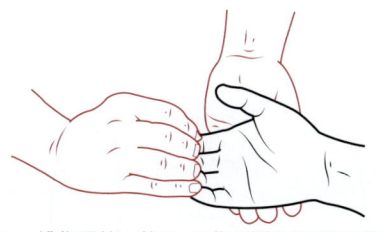

b．浅指屈筋：第2〜5指の近位指節間関節の屈曲を行う．

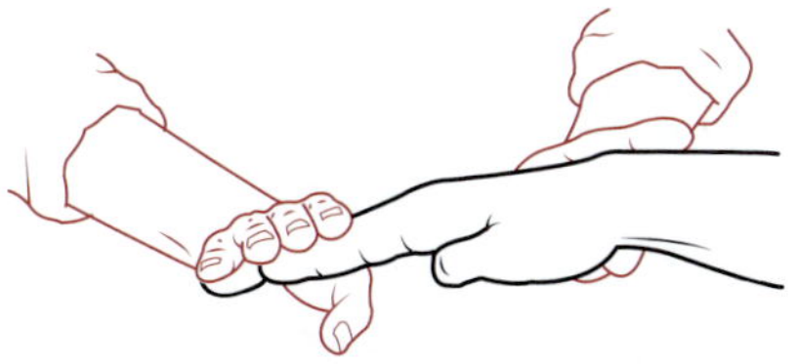

c．総指伸筋：第2〜5指の中手指節間，近位ならびに遠位指節間関節の伸展を行う．

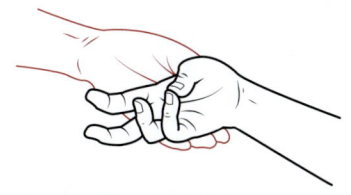

d．母指対立筋と小指対立筋：前者は母指を小指に向かって動かし，後者は小指を母指の方向に向けて動かす．

図20-43　徒手筋力検査法(4)

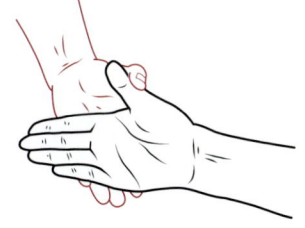

a．長母指外転筋：手掌に平行な面内での母指の外転を行う．

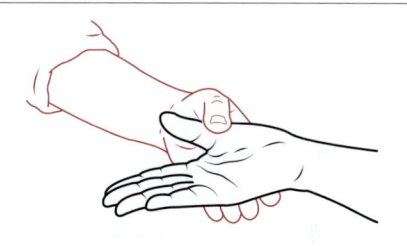

b．短母指外転筋：手掌に垂直な面内での母指の外転を行う．

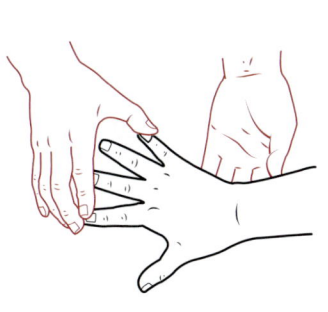

c．背側骨間筋：第2〜5指の外転を行う．

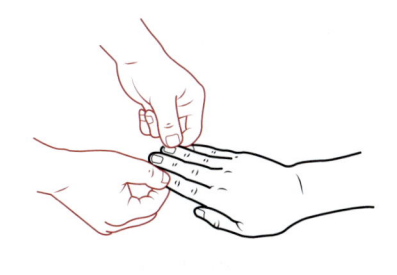

d．掌側骨間筋：第2〜5指の内転を行う．また中手指節間関節の屈曲も本筋が行う．

図20-44　徒手筋力検査法(5)

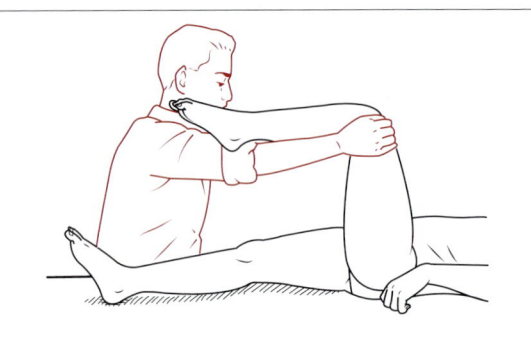

a．腸腰筋：股関節の屈曲を行う．抵抗は膝の上に手を置いて膝を下に押さえる．

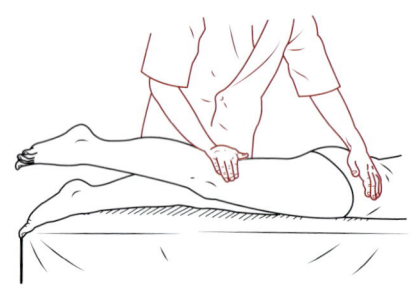

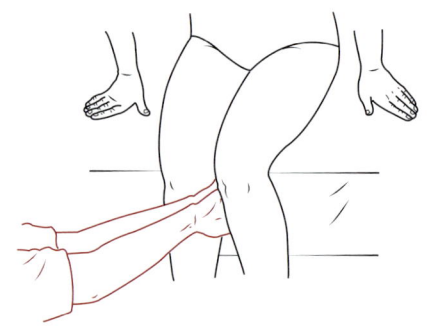

b．大腿内転筋群：股関節の内転を行う．両膝を強くつけるように命じ，検者は膝の内側に手を入れてこれを開こうとする．

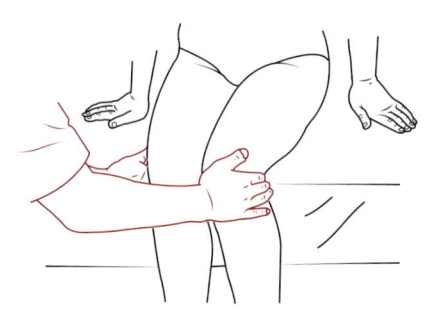

c．大殿筋：股関節の伸展を行う．腹臥位にて下肢全体を後ろに上げるよう命じ，検者は大腿下部を上から下に押さえる．

d．中殿筋：股関節の外転を行う．両膝を開くように命じ，検者は膝の外側に両手を置いて膝を閉じようとする．

図20-45　徒手筋力検査法(6)

23) **掌側骨間筋**(palmar interossei)
第2〜5指の内転(図20-44 d)と中手指節間関節の屈曲を行う．C8,T1，尺骨神経．

24) **腸腰筋**(iliopsoas)
股関節の屈曲を行う．抵抗は膝の上に手を置いて膝を下に押さえるようにする(図20-45 a)．L1,2，大腿神経(femoral nerve)．

25) **大腿内転筋群**(adductors of the thigh)
股関節の内転を行う．両膝を強くつけるように命じ，検者は膝の内側に手を入れてこれを開くような抵抗を与える(図20-45 b)．内転筋群は5つの筋肉よりなる．L2〜4，閉鎖神経(obturator nerve)．

26) **大殿筋**(gluteus maximus)
股関節の伸展を行う．腹臥位にて下肢全体を後ろに上げるよう命じ，検者は大腿下部を上から下に押さえるような抵抗を与える(図20-45 c)．L5〜S2，下殿神経(inferior gluteal nerve)．

27) **中殿筋**(gluteus medius)
股関節の外転を行う．両膝を開くように命じ，検者は膝の外側に両手を置いて膝を閉じるような抵抗を与える(図20-45 d)．L4〜S1，上殿神経(superior gluteal nerve)．

28) **大腿四頭筋**(quadriceps femoris)
膝関節の伸展を行う(図20-46 a)．L2〜4，大腿神経．

29) **膝関節屈筋群**(flexors of the knee)
膝関節の屈曲を行う．腹臥位で膝の屈曲を命じる(図20-46 b)．大腿内側の半膜様筋(semimembranosus)と半腱様筋(semitendinosus)，および大腿外側部の大腿二頭筋(biceps femoris)が協調して働く．前2者は膝屈筋群(hamstring muscles)と総称される．いずれもL4〜S1，坐骨神経(sciatic nerve)．

30) **前脛骨筋**(tibialis anterior)
足関節の背屈を行う(図20-46 c)．L4,5，総

a．大腿四頭筋：膝関節の伸展を行う．

b．膝関節屈筋群：膝関節の屈曲を行う．腹臥位で膝の屈曲を命じる．

c．前脛骨筋：足関節の背屈を行う．

d．下腿三頭筋：足関節の底屈を行う．

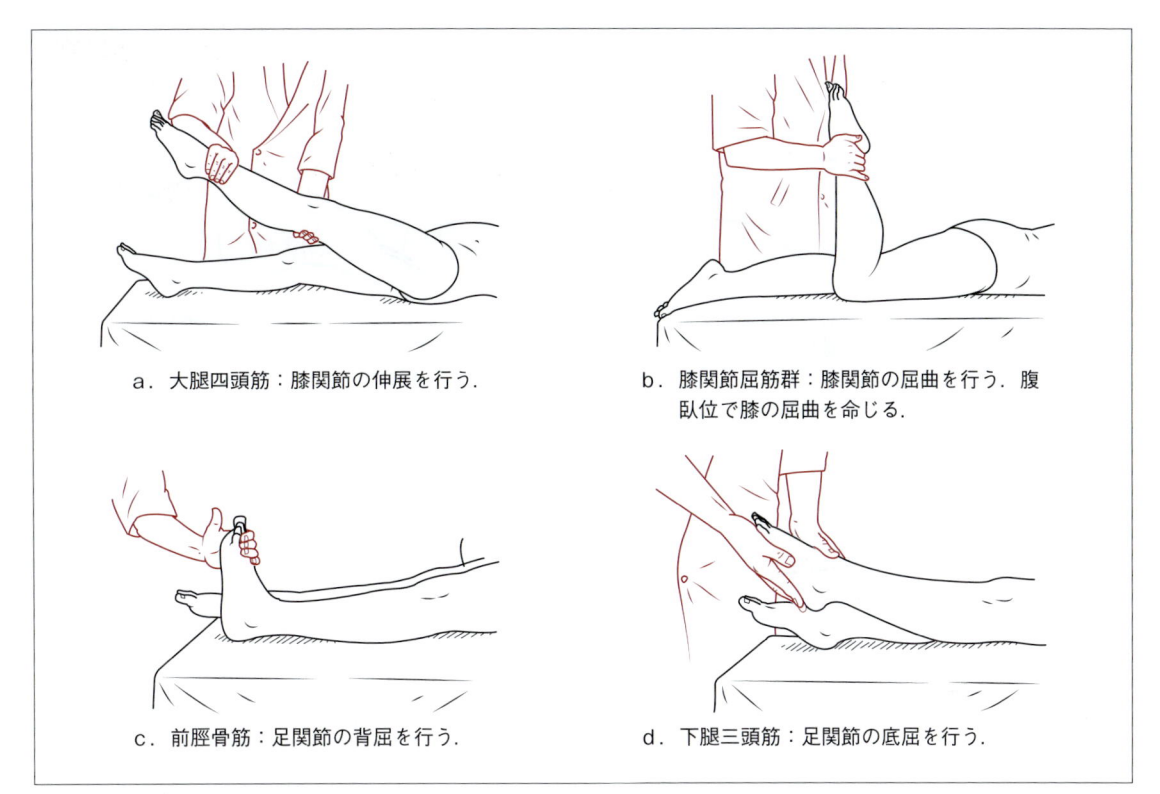

図20-46 徒手筋力検査法(7)

腓骨神経(common peroneal nerve)．

31）下腿三頭筋(triceps surae)

足関節の底屈を行う(図20-46 d)．腓腹筋(gastrocnemius)とヒラメ筋(soleus)よりなる．L5〜S2，脛骨神経(tibial nerve)．

32）長腓骨筋(peroneus longus)

足の回内を行う．検者は足背外側部に抵抗を与え，被検者はこれに逆らって足関節での回内を行う(図20-47 a)．L5,S1，浅腓骨神経(superficial peroneal nerve)．

33）後脛骨筋(tibialis posterior)

足の回外を行う．検者は足底の外側に抵抗を与え，被検者はこれに逆らって回外を行う．すなわち，左右の足底を合わせるような運動を行う(図20-47 b)．L5〜S2，脛骨神経．

34）長母趾伸筋(extensor hallucis longus)

母趾の背屈を行う(図20-47 c)．L4,5〜S1であるが，L5支配が強い．深腓骨神経(deep peroneal nerve)．

35）長趾伸筋(extensor digitorum longus)

第2〜5趾の背屈を行う(図20-47 c)．L4〜S1，深腓骨神経．

36）長母趾屈筋(flexor hallucis longus)

母趾の底屈を行う(図20-47 d)．L5〜S2，脛骨神経．

37）長趾屈筋(flexor digitorum longus)

第2〜5趾の底屈を行う(図20-47 d)．L5〜S2，脛骨神経．

6．不随意運動(involuntary movement)

不随意運動は自分で動かそうとしないのに，体の一部が勝手に動く現象をいう．多くは錐体外路系に障害がある．一部の不随意運動は脳幹，小脳障害などで出現する．

不随意運動の観察は安静時座位のほか，暗算などの精神的負荷を加えたり，歩行中の状態を観察したりして，特徴をつかみ，次のように分類する(表20-13)．

【分類】

1）舞踏運動(choreic movement)

遠位部優位に出現する比較的速い滑らかな運動である(図20-48 a)．踊るような手つきに見え

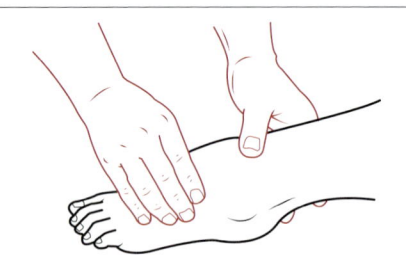

a. 長腓骨筋：足の回内を行う．検者は足背外側部に抵抗を与え，被検者はこれに逆らって足関節での回内を行う．

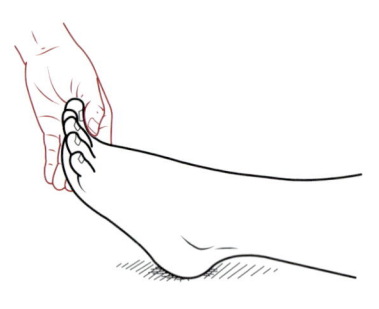

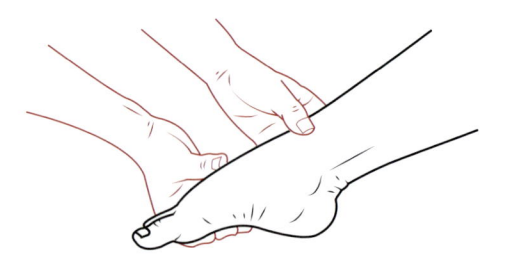

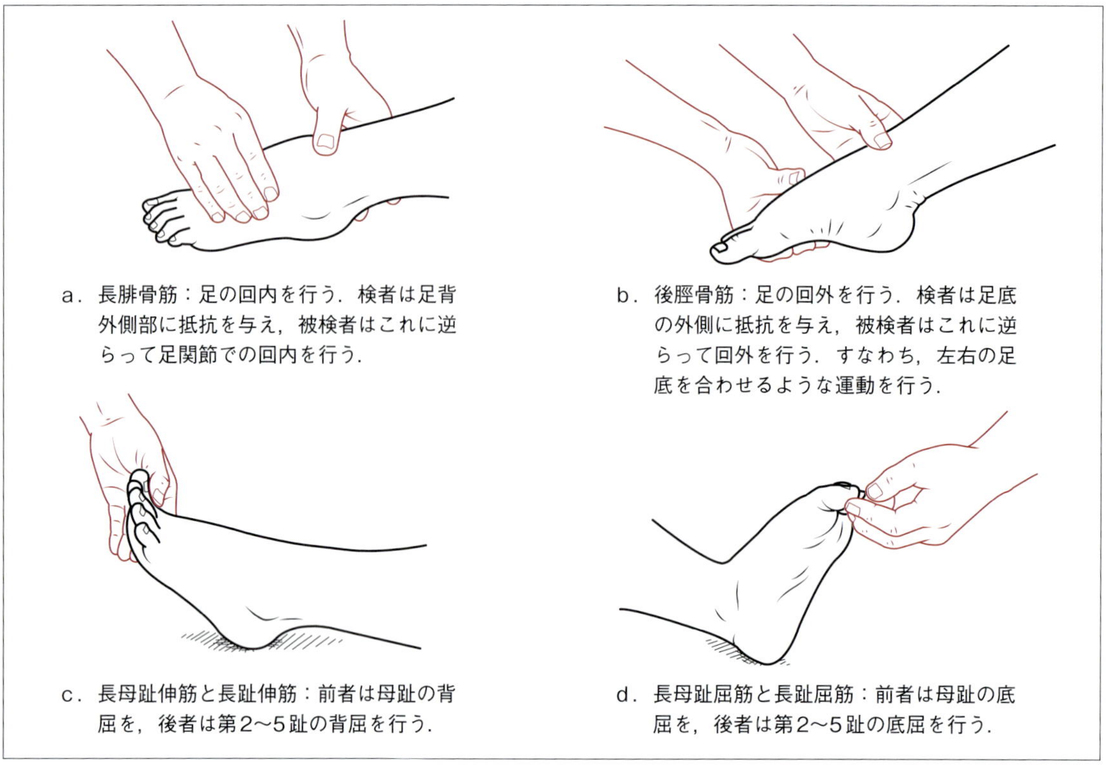

b. 後脛骨筋：足の回外を行う．検者は足底の外側に抵抗を与え，被検者はこれに逆らって回外を行う．すなわち，左右の足底を合わせるような運動を行う．

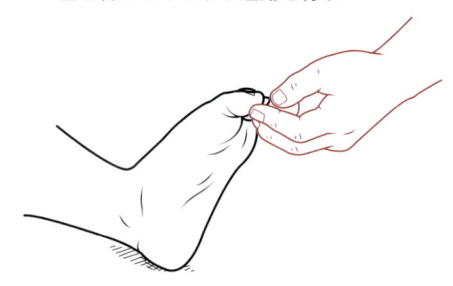

c. 長母趾伸筋と長趾伸筋：前者は母趾の背屈を，後者は第2〜5趾の背屈を行う．

d. 長母趾屈筋と長趾屈筋：前者は母趾の底屈を，後者は第2〜5趾の底屈を行う．

図 20-47　徒手筋力検査法(8)

るため舞踏運動と呼ばれる．責任病巣は尾状核または視床下核にあることが多く，疾患としてはHuntington（ハンチントン）病がよく知られているが，その他の大脳基底核疾患でも出現することがある（189頁参照）．

2) アテトーシス（athetosis）

遠位部優位に起こるゆっくりとした不随意運動で，手指などは奇妙な肢位を示し（図20-48 b），前腕に捻れの要素がみられる．責任病巣は被殻が多く，原因は核黄疸や新生児無酸素脳症など脳性小児麻痺の後遺症が最も多い．一酸化炭素中毒や脳血管障害でもみられることがある．

3) ジストニー（dystonia）

アテトーシスに似たゆっくりとした不随意運動が近位部優位に出現したものをいう．頸部や体幹の捻れを伴うこともある（図20-49 a）．責任病巣は被殻が多く，疾患としては捻転ジストニー（torsion dystonia）が典型的であるが，血管障害，薬剤なども原因となる（280頁以下参照）．

ジストニーは全身性にみられる全身性ジストニー（generalized dystonia）のほか，体の一部に限局してみられる場合があり，それらは局所ジストニー（focal dystonia）と呼ばれ，次のものがある．

4) 顔面ジストニー（facial dystonia）

顔面を中心に起こるジストニーで，ゆっくりとした硬い感じの不随意運動である．眼瞼攣縮（blepharospasm）を伴うことが多い．また，眼瞼攣縮のみの場合もある．特発性のものはMeige症候群（286頁参照）と呼ばれる．痙性斜頸（spasmodic torticollis）は，頸部中心にみられる不随意運動で，ゆっくりしたものから，舞踏運動様の速い運動ま

表 20-13　不随意運動の分類

舞踏運動	振戦
アテトーシス	安静時振戦
ジストニー	姿勢振戦
部分的ジストニー	企図振戦
顔面ジストニー	動作時振戦
眼瞼攣縮	ミオクローヌス
痙性斜頸	口蓋ミオクローヌス
書痙	眼球クローヌス
バリズム	スパスム
	チック

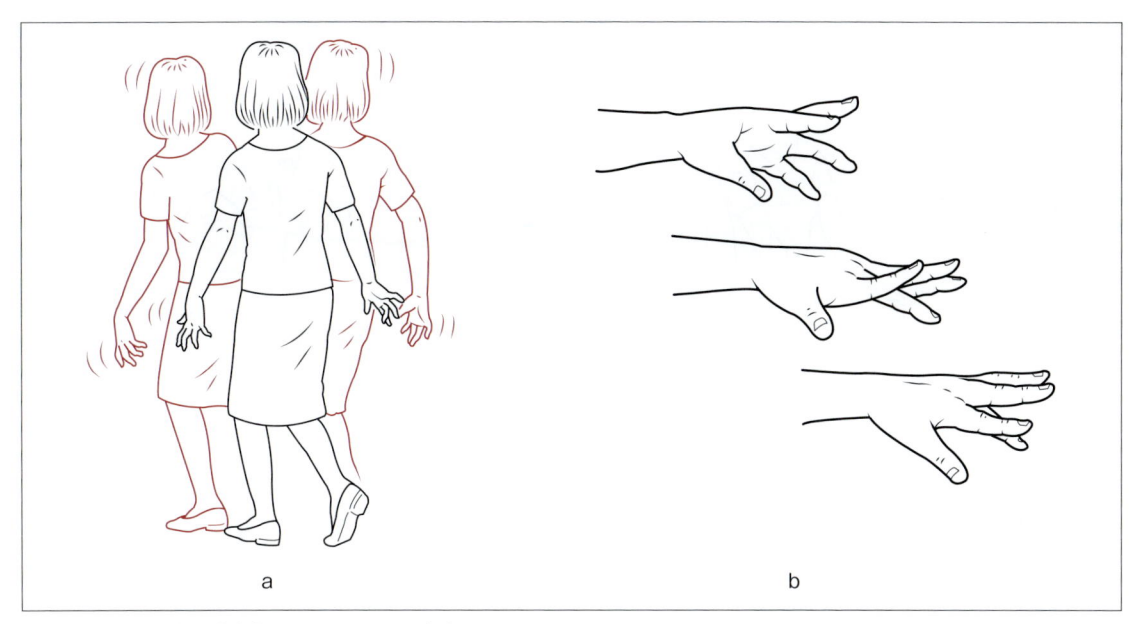

図 20-48　舞踏運動(a)，アテトーシス(b)

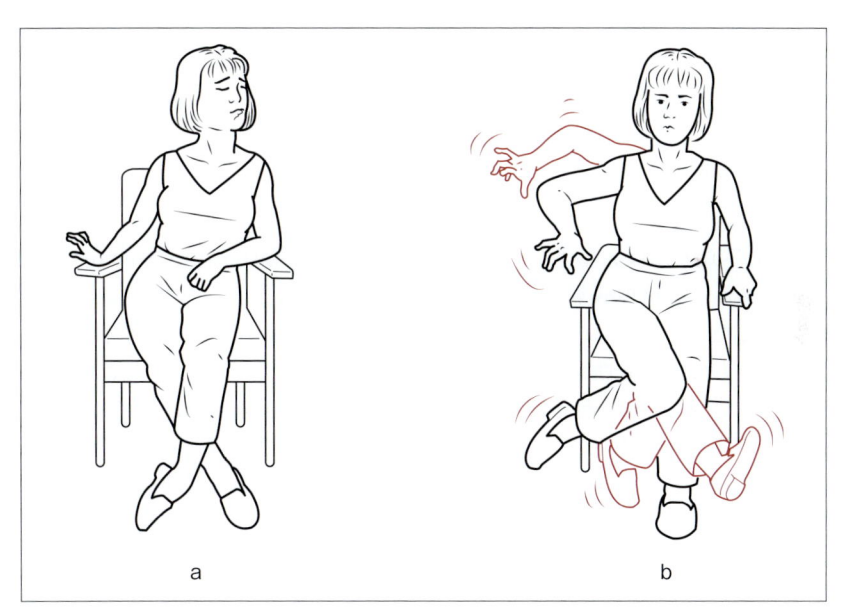

図 20-49　ジストニー(a)，バリズム(b)

でかなり幅がある．習慣的に一括して痙性斜頸(286 頁参照)と呼ばれている．速いものは頸を斜め後上方に振り上げるような動作を繰り返す．書痙(writer's cramp)は書字を開始すると手関節の強い屈曲など，不自然な肢位が現れて書字が障害される病態をいう．

5) バリズム(ballism)

一側の上肢あるいは下肢，あるいは両者を付け根から振り回すような激しい不随意運動である(図 20-49 b)．運動のパターンは比較的一定であり，常同的と表現される．約 3 Hz くらいの周期で繰り返す．責任病巣は大部分反対側の視床下核にあり，出血など血管障害が多い．

6) 口舌ジスキネジー(orolingual dyskinesia)

口周囲に出現する舞踏運動に似た滑らかな不随意運動で，抗精神病薬，L-dopa など薬剤による

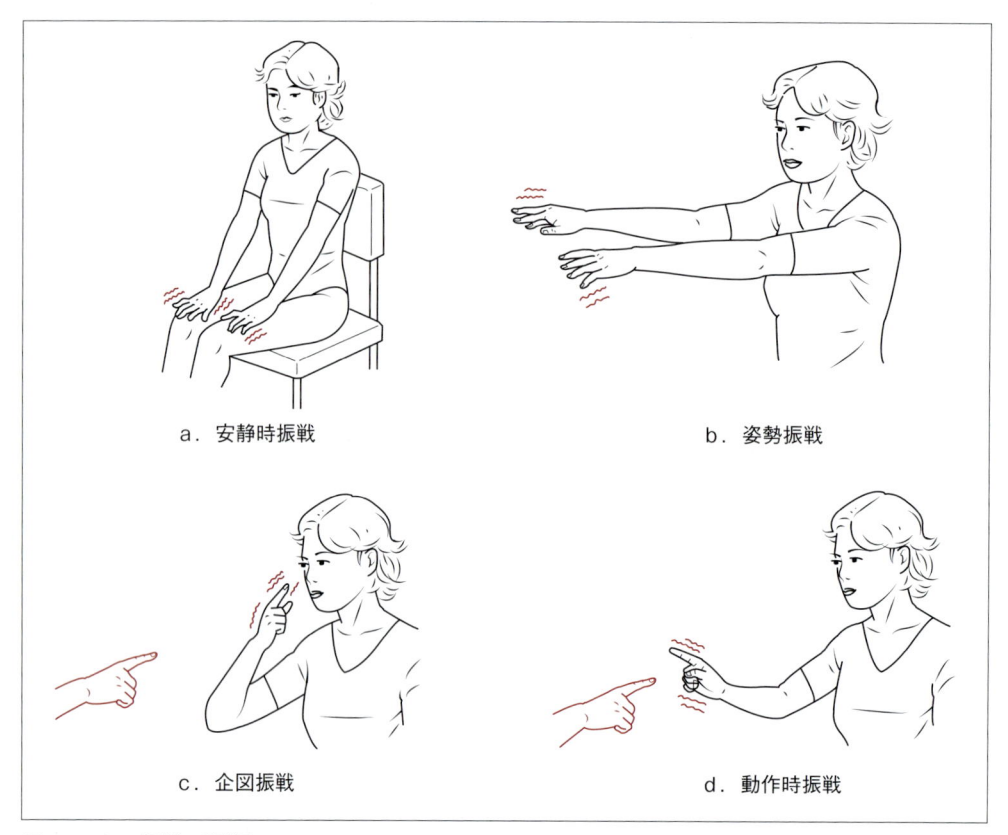

図 20-50 振戦の種類

a. 安静時振戦　　b. 姿勢振戦　　c. 企図振戦　　d. 動作時振戦

ことが多い．その他の原因には大脳基底核の血管障害，義歯などがある．抗精神病薬を3か月以上使用してから出現したジスキネジーで，薬剤を中止しても改善しないものは遅発性ジスキネジー（tardive dyskinesia）と呼ばれる．遅発性ジスキネジーは口周囲に起こることが多いが，頸部や手足にみられることもある．

7）振戦（tremor）

振戦は比較的規則正しく，同じパターンの運動を繰り返す震えを主体とした不随意運動で，それが最も顕著に出現する状況により4つに分類される（図 20-50）．

a）安静時振戦（resting tremor）

安静時に出現し，随意運動を開始すると減弱〜消失する振戦である（図 20-50 a）．4〜6 Hz の周期をもつ．上肢に最も多く，次いで下肢，下顎などにみられる．原因は大部分 Parkinson 病であるが，その他のパーキンソニズムを主体とする疾患（271 頁参照）でもみられることがある．

b）姿勢振戦（postural tremor）

ある姿勢をとったときに出現する振戦である．上肢挙上（図 20-50 b）や示指を鼻の前で保持した姿勢などで出現する．前者は本態性振戦，甲状腺機能亢進症でみられ，後者は小脳歯状核視床路のどこかに障害があるときに出やすい．前者は 6〜12 Hz くらいの規則的な振戦であるが，後者はこれより遅く，周期もやや不規則である．

c）企図振戦（intention tremor）

指鼻試験で，指を検者の指先や自分の鼻に正確に付けようとしたときに出現する激しい振戦で，目標の上に示指を固定できず，前後左右に不規則な動きを呈する（図 20-50 c）．責任病巣は歯状核視床路にあることが多い．

d）動作時振戦（action tremor）

動作中に現れるが，動作を終えると消える振戦である（図 20-50 d）．

8）スパスム（spasm）

顔面筋に現れることが多く，速く，顔が引きつれるような運動を繰り返す．通常一側性である．顔面

表20-14 ミオクローヌスの原因

進行性ミオクローヌスてんかん
歯状核赤核淡蒼球 Luys 体萎縮症
Unverricht-Lundborg(ウンフェルリヒト・ルントボルク)症候群
Lafora(ラフォラ)病
シアリドーシス
G_{M1}, G_{M2} ガングリオシドーシス
てんかん性ミオクローヌス(小発作)
Lance-Adams(ランス・アダムス)症候群
眼球クローヌス・ミオクローヌス(opsoclonus-myoclonus)症候群
亜急性硬化性全脳炎
Creutzfeldt-Jakob 病

筋の場合，原因は蛇行した椎骨動脈や脳底動脈が顔面神経を刺激していることが多いといわれる．

9) ミオクローヌス(myoclonus)

不随意運動のなかで最も動きが速く，唐突な運動で，随意運動を行おうとすると，上肢あるいは下肢が不規則に激しく震える．随意運動や姿勢保持で誘発されたり強くなったりするミオクローヌスを動作時ミオクローヌス(action myoclonus)と呼ぶ．責任病巣は歯状核視床路にあることが多いが，大脳皮質にあることもある．原因はミオクローヌスてんかんをきたす疾患(292頁参照)や，無酸素脳症の後遺症である Lance-Adams(ランス・アダムス)症候群が多いが，多岐にわたる(表20-14)．

a) 眼球クローヌス(opsoclonus)

眼球には，不規則で素早いミオクローヌス様の不随意運動が現れることがあるが，これは眼球クローヌスと呼ばれる．眼球クローヌスと手足のミオクローヌスを主症状とする疾患は眼球クローヌス-ミオクローヌス(opsoclonus-myoclonus)症候群と呼ばれ，感染後に起こる小脳を中心としたアレルギー性炎症か，小児の神経芽細胞腫の遠隔効果が原因である．

b) 亜急性硬化性全脳炎(subacute sclerosing panencephalitis：SPPE)のミオクローヌス

体幹をガクッと折ったり，両手をブルブルッと震わせるミオクローヌスである．Creutzfeldt-Jakob(クロイツフェルト・ヤコブ)病では，手または足に1Hzくらいで繰り返す常同的なミオクローヌスがみられる．

c) 口蓋ミオクローヌス(palatal myoclonus)

軟口蓋が3Hzくらいの規則的な周期で上下運動を繰り返すもので振戦に近い病態であるが，習慣的にこう呼ばれている．責任病巣は中心被蓋路にあることが多い．眼球にも同様の3Hzくらいの上下運動をみることがあるが，これは眼球クローヌスと呼ばれる．

10) チック(tic)

常同的動作を繰り返し行うものである．患者はしばらくの間ならば，その動作を抑えることができる．チックは心理的なストレスにより起こると解されている．

7. 筋緊張(muscle tone)

筋緊張は筋が保っている緊張状態のことである．亢進と低下があり，亢進はさらに痙縮と固縮の別があり，低下には passivité の亢進と extensibilité 亢進の別がある．

【分類】

1) 痙縮(spasticity)

筋緊張亢進の一型で，筋の受動的伸展に対して，最初強い抵抗があるが，抵抗がある一定のところまでくると急にガクンと抜ける折りたたみナイフ現象(clasp-knife phenomenon)のあるのが特徴である．痙縮は錐体路障害のある場合に出現し，抗重力筋，特に大腿四頭筋に強く現れる．伸展に対し抵抗があるのは，筋紡錘の活動が高まり，Ⅰa群線維を介する単シナプス性反射回路の活動が亢進しているからである(図20-51)．折りたたみナイフ現象が起こるのは，Golgi(ゴルジ)の腱受容器がある程度伸展されると，ここからのⅠb群線維を介する求心性インパルスが増加し，これが介在ニューロン1個を介して，前角細胞を抑制するためと考えられている．

痙縮の見方は，肘関節や膝関節を速いスピードで屈伸してみる．仰臥位で膝の下に手を入れ，膝を急激に上に持ち上げると，大腿四頭筋に痙縮がある場合，その収縮が誘発されて，踵がベッドから持ち上がり，ゆっくりと落ちる現象がみられる(図20-52a)．

2) 固縮(rigidity)

錐体外路障害があるときにみられる筋緊張亢進で，筋を受動的に伸展している間，ほぼ一様の抵抗があり，折りたたみナイフ現象はみられない．

526　第20章　診断学

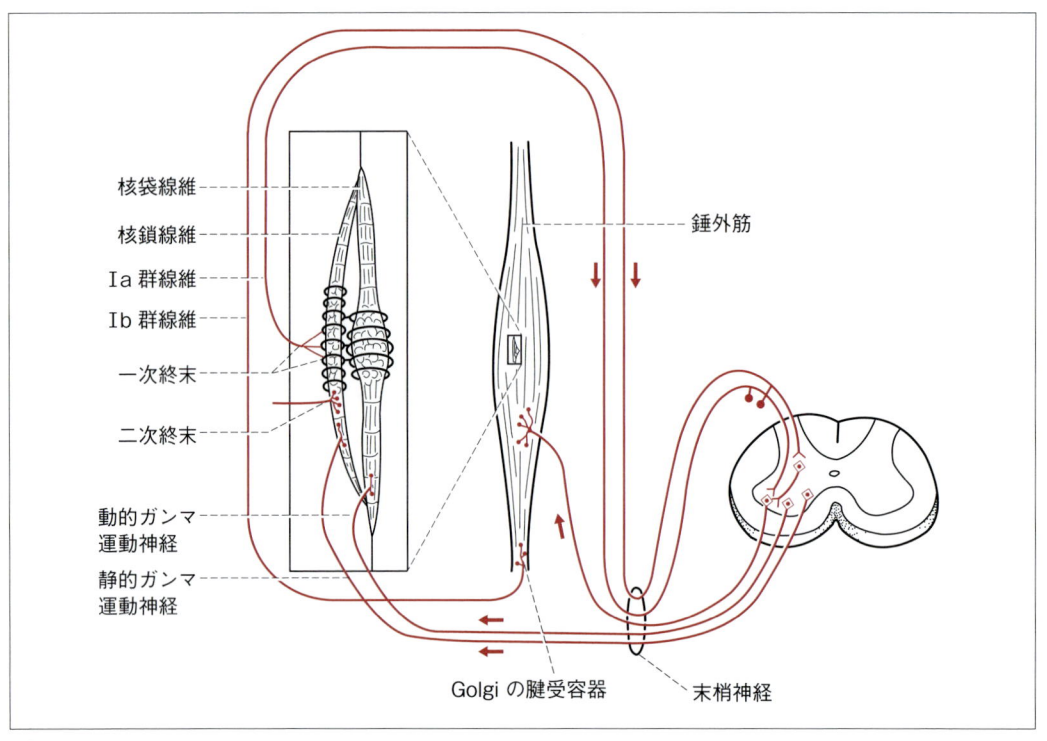

図20-51　痙縮が起こる機序

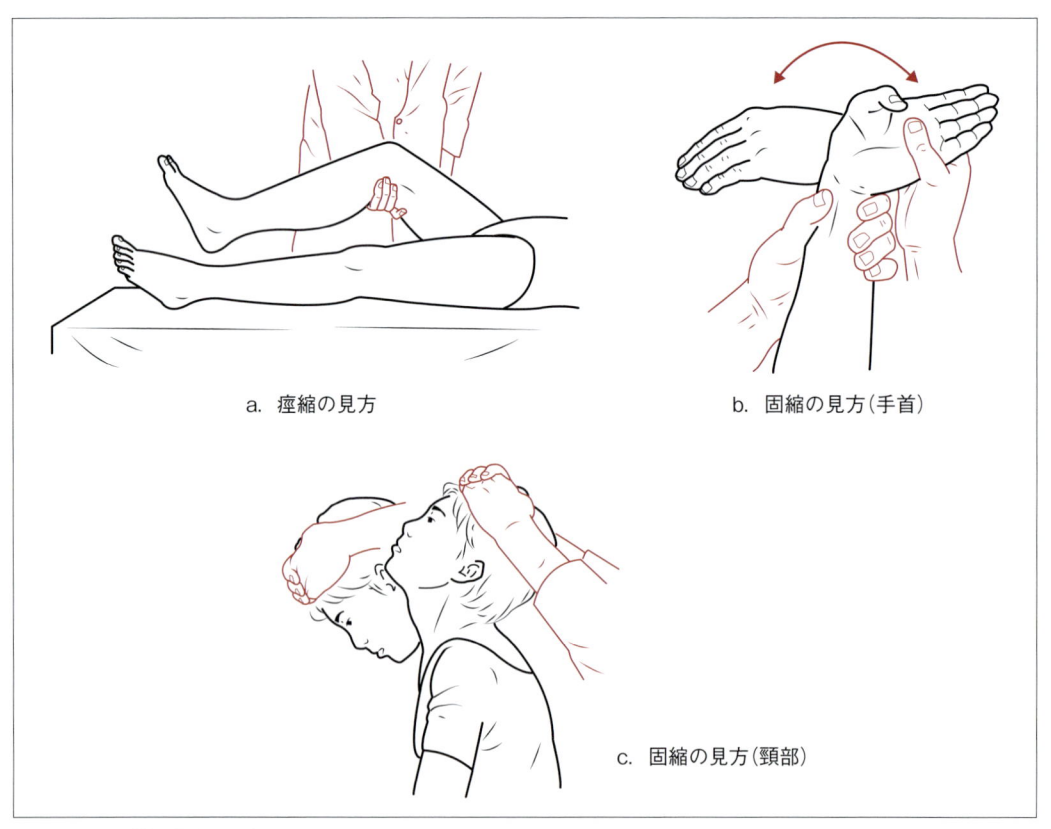

ラベル: 核袋線維、核鎖線維、Ia群線維、Ib群線維、一次終末、二次終末、動的ガンマ運動神経、静的ガンマ運動神経、錘外筋、Golgiの腱受容器、末梢神経

a. 痙縮の見方
b. 固縮の見方（手首）
c. 固縮の見方（頸部）

図20-52　筋緊張の見方

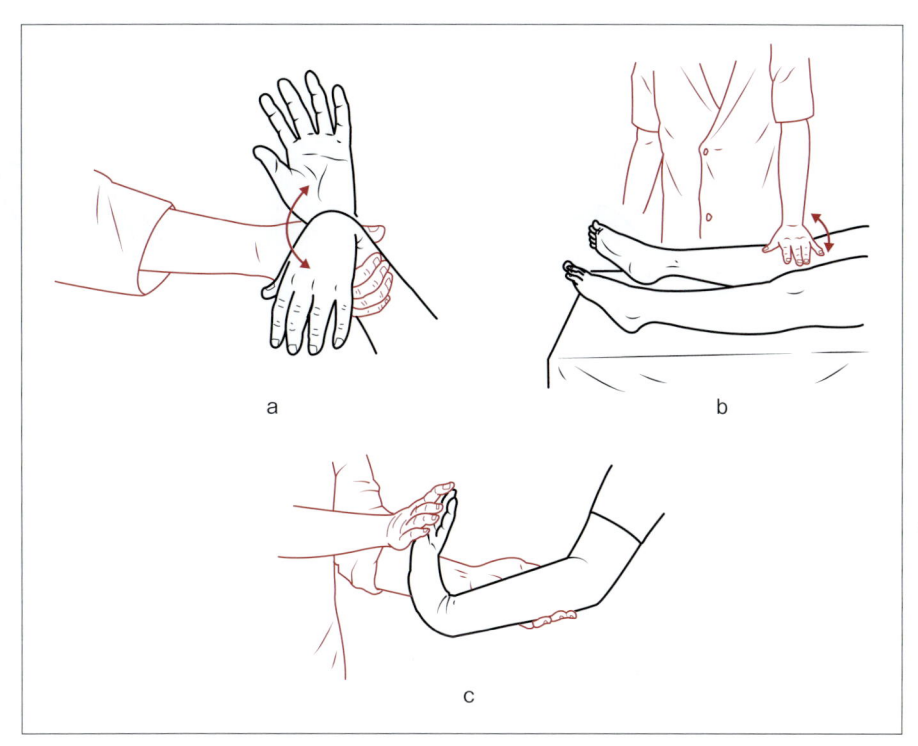

図20-53　passivitéの見方（a．上肢，b．下肢），extensibilitéの見方（c）

抵抗がガクガクガクと断続的になる場合は，歯車様固縮（cogwheel rigidity），歯車現象のない固縮は鉛管様固縮（lead-pipe rigidity）と呼ぶ．

固縮の見方は，手首（図20-52 b）や頸（図20-52 c）をゆっくりと屈伸する．下肢では膝や足首をゆっくりと屈伸する．

3）passivitéの亢進

筋緊張低下の一種で，受動的伸展に対して異常に抵抗が減弱した状態である．手首をつかんで素早く振ったり（図20-53 a），体幹を左右に素早く回旋したり，仰臥位で膝の上に検者の手を置いて，股関節での素早い回旋運動を行ってみる（図20-53 b）．また，座位にて足を持ち上げ手を離すといつまでも下肢がゆらゆらと揺れていることがある．これらの所見があるときは，passivitéの亢進という形の筋緊張の低下があると判断する．

passivitéの亢進は小脳疾患で典型的にみられ，さらに後索障害，筋疾患でもみられる．

4）extensibilitéの亢進

筋緊張低下の一種で，関節が異常に過伸展できる場合，extensibilitéの亢進があるという．手関節の背屈（図20-53 c），足関節の背屈などで検査する．extensibilitéの亢進は，錐体路障害，後索障害，筋疾患などでみられる．

8．運動失調（ataxia）

運動失調の検査は運動の協調障害の有無をみる検査で，主に小脳障害の有無をみるが，深部感覚障害でも運動失調が出現する．ただし，この場合は，視覚による補正を十分行うと失調症状は軽くなる．次の検査を行う．

【検査法】

1）指鼻試験（finger-to-nose test）

被検者の前40～50 cmに置いた検者の示指と患者の鼻の頭の間を被検者の示指で行ったり来たりする（図20-54 a）．このとき，被検者の示指が一度で正確に目標に行きつけず行ったり来たりするようならば測定障害（dysmetria）があるといい，運動の軌跡のスムーズさが失われて上下左右にゆらゆら揺れながら示指の運動が行われるならば運動のdecompositionがあるという．これは小脳による運動のフィードバック制御がうまくいかないことを示す．閉眼でdecomposition，測定障害があるが，開眼で改善する場合は深部感覚障

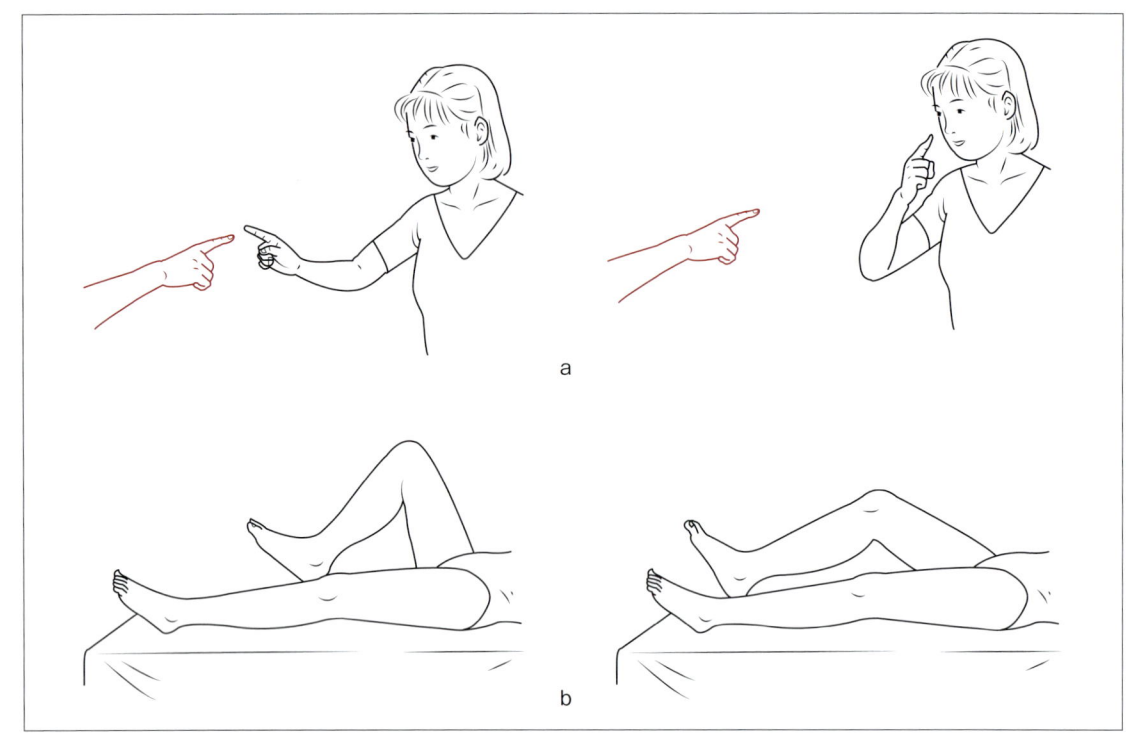

図 20-54　指鼻試験(a)，踵膝試験(b)

害による失調症である．

2）踵膝試験(heel-to-knee test)

仰臥位にて一側の下肢を挙上し，踵を反対側の膝にもってくる(図 20-54 b 左)．次に，脛に沿って踵をスムーズに数回上下させる(図 20-54 b 右)．これらの過程で測定障害と decomposition の有無を観察する．

3）迅速交互運動(rapid alternating movement)

膝の上で前腕の回内回外運動をできるだけ速く行う．このとき交互運動のスピード，リズムを観察する．小脳性運動失調があると，スピードが遅くなり，リズムも乱れ，運動の大きさも不ぞろいになる．さらに肘が体側から離れ，肘にも余分な動きがみられる．

4）リバウンド(rebound)**現象**

上肢を水平挙上し，検者はこれを上から下に押して抵抗を与える．被検者が十分力を入れたところで，抵抗を取り除くと，上肢が大きく上に跳ね上がる現象で，小脳性 check reflex の障害を示す．

VI. 反射機能

反射(reflexes)には，深部腱反射，表在反射，病的反射があり，さらに前頭葉徴候，錐体外路徴候の一部にも反射性の異常が存在する．

1. 深部腱反射(deep tendon reflex：DTR)

深部腱反射は，筋紡錘を瞬間的に伸展して興奮させ，その筋紡錘の所属する横紋筋の収縮を誘発する反射である．筋紡錘を伸展する方法として，腱を叩打するので腱反射と呼ばれる．深部腱反射の反射経路は，図 20-51 に示すように，筋紡錘

表 20-15　深部腱反射の記載法

0	深部腱反射の消失
1	深部腱反射の低下
2	正常範囲
3	クローヌスに至らない亢進
4	クローヌスレベルの亢進

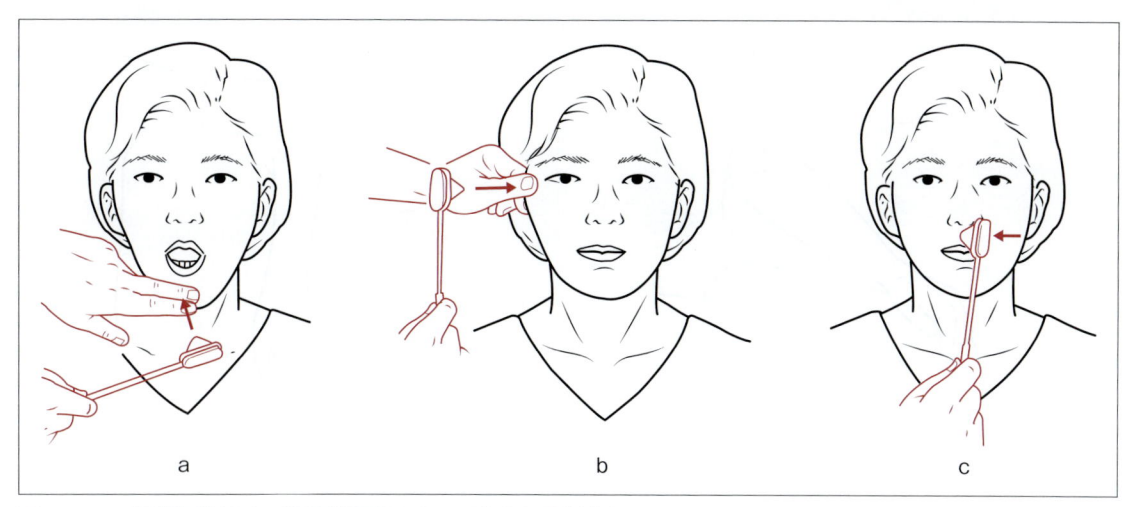

図 20-55　下顎反射(a)，眼輪筋反射(b)，口尖らし反射(c)

一次終末からのインパルスが脊髄後根から脊髄に入り，単シナプス性に脊髄前角細胞を興奮させる．

深部腱反射を上手に出すには，患者を十分リラックスさせ，さらに検査する筋肉を軽く伸展位に置く．深部腱反射の強さは，個人差があり，年齢や精神状態にも影響されるが，表 20-15 に示したように，5 段階表示で記載するのが一般的である．深部腱反射は，錐体路障害で亢進し，末梢神経・筋疾患で低下する．錐体路障害で深部腱反射が亢進するのは，錐体路に含まれる深部腱反射を抑制している線維の障害によると解釈されている．次の反射を検査する．

【検査法】

1) 下顎反射(jaw reflex, jaw jerk)

口を半開きにして，下顎に検者の指を当て，それを下方に向かってハンマーで叩くとき，口閉じ運動が誘発されるものである（図 20-55 a）．頰筋の収縮を主とする反射で，三叉神経運動枝の反射である．

2) 眼輪筋反射(orbicularis oculi reflex)

外眼窩の所に検者の母指を当て，軽く外方に引き，眼輪筋を伸展する．次に，検者の母指の爪をハンマーで叩くとき，両側性に眼輪筋が収縮する反射である（図 20-55 b）．顔面神経の反射．

3) 口尖らし反射(snout reflex)

上口唇の中央部をハンマーで軽く叩くとき，口輪筋の収縮を生じる反射である．顔面神経を介する反射である（図 20-55 c）．

4) 上腕二頭筋反射(biceps brachii reflex)

座位にて前腕を回内位にて膝の上に置き，肘窩にて上腕二頭筋の腱をしっかりと検者の母指で圧迫し，その爪をハンマーで強く叩く（図 20-56 a）．前腕を回内位にするのは，上腕二頭筋が肘関節の屈筋であると同時に前腕の回外筋でもあるために，回内位に置くことにより，上腕二頭筋に伸展がかかり反射が出やすい状態になる．C5,6 の反射．

5) 上腕三頭筋反射(triceps brachii reflex)

肘を屈曲して下から持ち上げるようにして，肩関節を 90° 近くに外転し（図 20-56 b），肘頭をハンマーで叩く．C6〜8 の反射．

6) 腕橈骨筋反射(brachioradial reflex)

前腕を回内回外中間位にして，前腕を下から支えるように保持し，肘を 120° くらいの浅い屈曲位に保ち（図 20-56 c），橈骨茎状突起をハンマーで叩く．C5,6 の反射．

7) 尺側回内筋反射(ulnar pronator reflex)

前腕を回内回外中間位にして下から支えるように保持し，尺骨茎状突起の先端をハンマーの先でそぎ取るような気持ちで，ハンマーを打ち下ろすとき，前腕の回内が起こる反射（図 20-56 d）．C6〜8 の反射．

8) 指屈筋反射(finger flexor reflex)

指を軽く曲げ，次に検者の第 2,3 指をそろえて被検者の近位指節にこれと直角に置き（図 20-57 a），検者の指をハンマーで叩くとき，5 指の

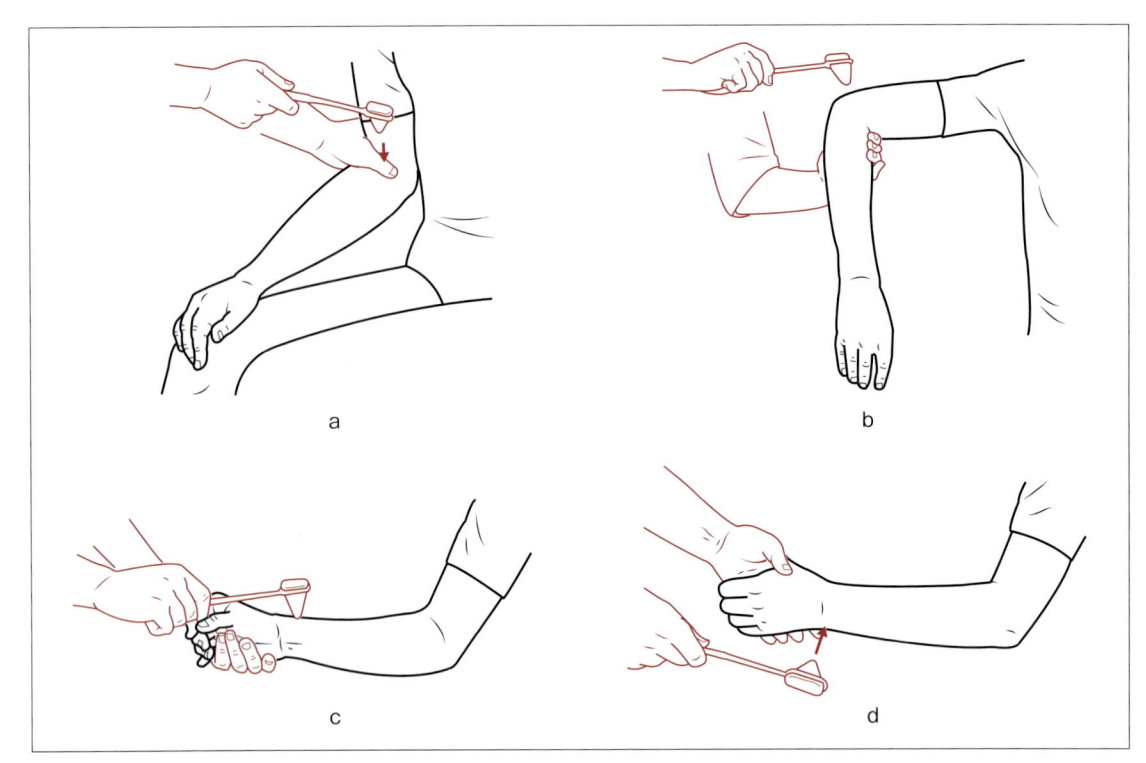

図 20-56 上腕二頭筋反射（a），上腕三頭筋反射（b），腕橈骨筋反射（c），尺側回内筋反射（d）

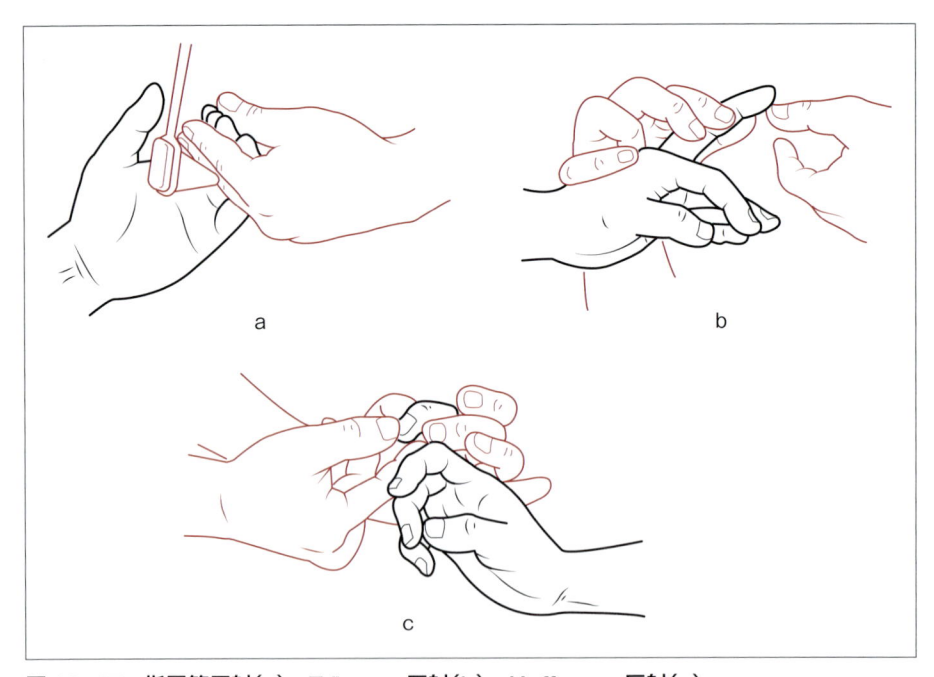

図 20-57 指屈筋反射（a），Trömner 反射（b），Hoffmann 反射（c）

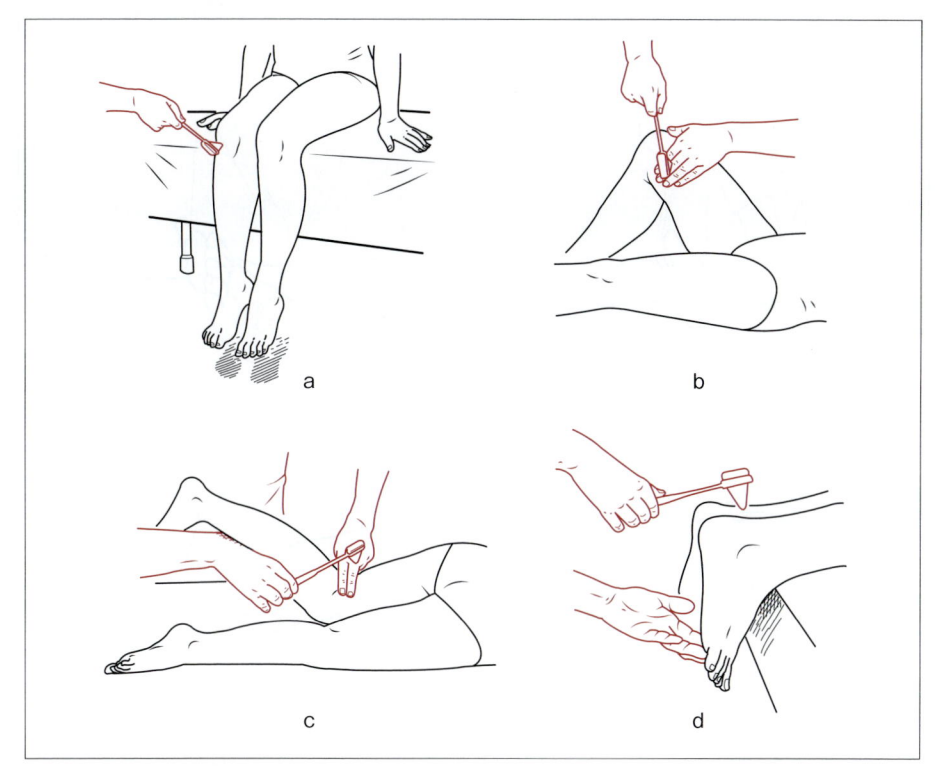

図20-58 大腿四頭筋反射(a)，内転筋反射(b)，膝屈筋反射(c)，下腿三頭筋反射(d)

屈曲が起こる反射．C6～8の反射．

9) Trömner(トレムナー)反射

第3指の中位指節を下から持ち上げるように保持し，被検者は軽く指を屈曲する．次に被検者の第3指の遠位指節の掌側を検者の母指の爪で下から上にはじき上げる(図20-57 b)．このとき指全体の屈曲が起こるが，母指の屈曲もみられればTrömner反射陽性である．本反射は腱反射の一種であるが，正常ではみられないことが多く，腱反射が亢進していると出やすい．C6～8の反射．

10) Hoffmann(ホフマン)反射

被検者は指を軽く屈曲状態とし，検者は検者の第3指を被検者の第3指の中位指節にこれと直角に当てる．次に被検者の第3指の遠位指節を検者の母指にて強く屈曲し(図20-57 c)，次にこれを急に離すとき指全体の屈曲が起こるが，母指の屈曲も起これば本反射陽性である．Trömner反射に比べて出にくく，正常ではみることはまずない．本反射陽性の場合は，錐体路障害がある可能性が高い．C6～8の反射．

11) 大腿四頭筋反射

(quadriceps femoris reflex, knee jerk)

座位にて下肢をベッドの端から垂らし，膝蓋骨の下縁付近をハンマーで叩くとき，膝の伸展が起こる反射(図20-58 a)．L2～4の反射．

12) 内転筋反射(adductor reflex)

膝の内側に検者の指をそろえて当て，その指を内側から外側に向けてしっかりと叩くとき，股関節での内転が起こる反射(図20-58 b)．正常では弱い反射である．L2～4の反射．

13) 膝屈筋反射(hamstring reflex)

腹臥位で膝関節を120°くらいに屈曲させて下腿を検者の腕で保持し，次に膝屈筋(ハムストリング)の腱をしっかりと検者の母指で圧迫し，その母指をハンマーで叩くとき(図20-58 c)，膝の屈曲が起こる反射．正常では弱い反射である．L5～S2の反射．

14) 下腿三頭筋反射

(triceps surae reflex, ankle jerk)

ベッドにひざまずいて，足首から先をベッドの先に出す．検者は足底を軽く圧迫して，足関節を

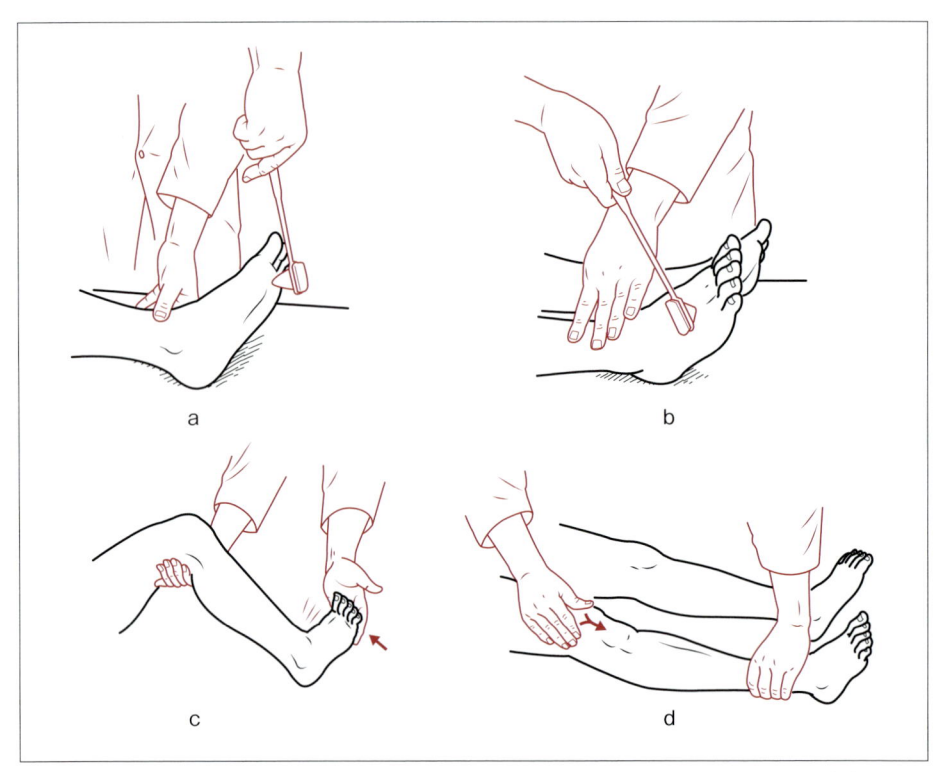

図 20-59 Rossolimo 反射(a)，Mendel-Bechterew 反射(b)，足クローヌス(c)，膝蓋クローヌス(d)

軽い背屈状態にし，次にアキレス腱をハンマーで叩くとき(**図 20-58 d**)，足関節の底屈が起こる反射．L5～S2 の反射．

15) Rossolimo(ロッソリーモ)反射

足底で第 2～3 趾の付け根の少し後ろの膨らんだ所をハンマーで叩くとき 5 趾全体の屈曲を起こす反射(**図 20-59 a**)．長母趾屈筋・長趾屈筋の深部腱反射の一種であるが，正常では出にくく，錐体路障害があると出やすくなる．L5～S2 の反射．

16) Mendel-Bechterew(メンデル・ベヒテレフ)反射

足首のほぼ中央，やや外側をハンマーで叩くとき，5 趾全体の底屈を生じる反射(**図 20-59 b**)．Rossolimo 反射と同じく，長母趾屈筋・長趾屈筋の深部腱反射の一種であるが，正常では Rossolimo 反射よりさらに出にくく，錐体路障害があると出やすくなる．L5～S2 の反射．

17) 足クローヌス/足間代(ankle clonus)

足底を上方に強く押して足関節を背屈位に保つとき(**図 20-59 c**)，下腿三頭筋の収縮が誘発され，ガクガクガクと足関節が何回も底屈を繰り返す現象をいう．クローヌスの存在は深部腱反射の著明な亢進を示す．

18) 膝蓋クローヌス/膝蓋間代(patellar clonus)

仰臥位にて膝蓋骨の上縁をしっかりつかみ，これを強く下方に押してその位置を保とうとするとき(**図 20-59 d**)，大腿四頭筋の収縮が誘発され，膝蓋骨がガクガクガクと何回も上下する現象をいう．

2. 表在反射(superficial reflex)

表在反射は，皮膚・粘膜など浅い所にある感覚受容器の刺激により誘発される反射で，多シナプス性反射である．表在反射は中枢ニューロン，末梢ニューロンいずれの障害でも減弱～消失する．次のものを検査する．

【検査法】

1) 腹壁反射(abdominal reflex)

腹壁の皮膚を外から内側に向かってハンマーの柄のほうでこするとき(**図 20-60 a**)．腹筋の収縮が誘発される反射である．上中下を試す．反射の下位中枢は上から，T7,8，T9,10，T11,12．

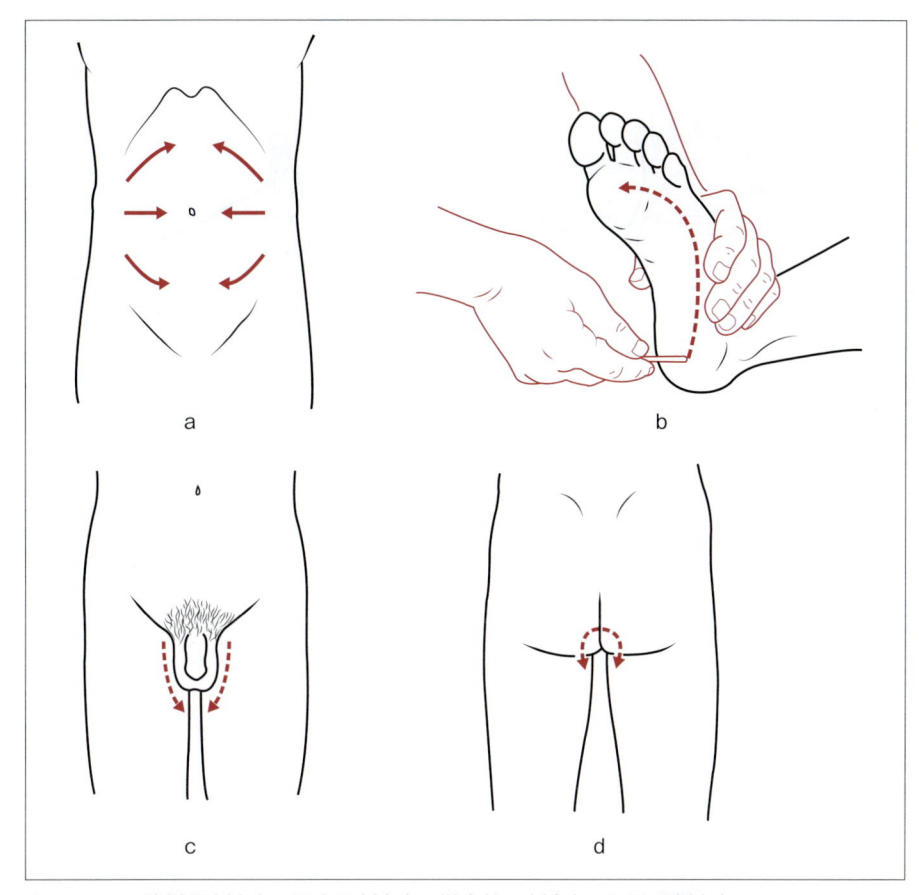

図 20-60　腹壁反射(a), 足底反射(b), 挙睾筋反射(c), 肛門反射(d)

2) 足底反射(plantar reflex)

足底の皮膚を踵の所から外側に沿って前方にこすり, 趾の付け根近くまできたら母趾の付け根の方向に向かってこするとき, 5趾の屈曲が起こる反射(図 20-60 b). 下位中枢は L5～S2. このとき, 母趾が背屈するならば, Babinski 徴候陽性という.

3) 挙睾筋反射(cremasteric reflex)

大腿上部内側の皮膚をこするとき(図 20-60 c). 挙睾筋の収縮により精巣が挙上する反射. 下位中枢は L1, 2.

4) 肛門反射(anal reflex)

肛門付近の皮膚をこするとき, 肛門括約筋の収縮が起こる反射(図 20-60 d). 肛門括約筋の収縮は肛門の少し横に検者の手掌を置いておくと, その下で手に収縮を感じることができる. 下位中枢は S3～5.

3. 病的反射(pathological reflex)

正常では出現しないパターンの反射が出現するものをいう. 病的反射を出現させる反射経路は内在するが, 正常ではその出現が抑制されており, 病的状態でその反射経路が解放されて出現する. 次のものが代表例である.

【分類】

1) Babinski 徴候

足底反射の要領で足底をこするとき, 母趾の背屈を示す徴候である. さらに, 第 4, 5 趾の外転を起こすことがあり, Babinski の開扇現象(fanning sign)と呼ばれる(図 20-61 a). Babinski 徴候の存在は錐体路障害を示す. ただし, 1 歳以下の乳児では正常でも本徴候陽性となる. Babinski 徴候の検査法には, 以下に述べる多数の変法があるが, これは, 反射発生帯(reflexogenic zone)が広がるためと解釈されている.

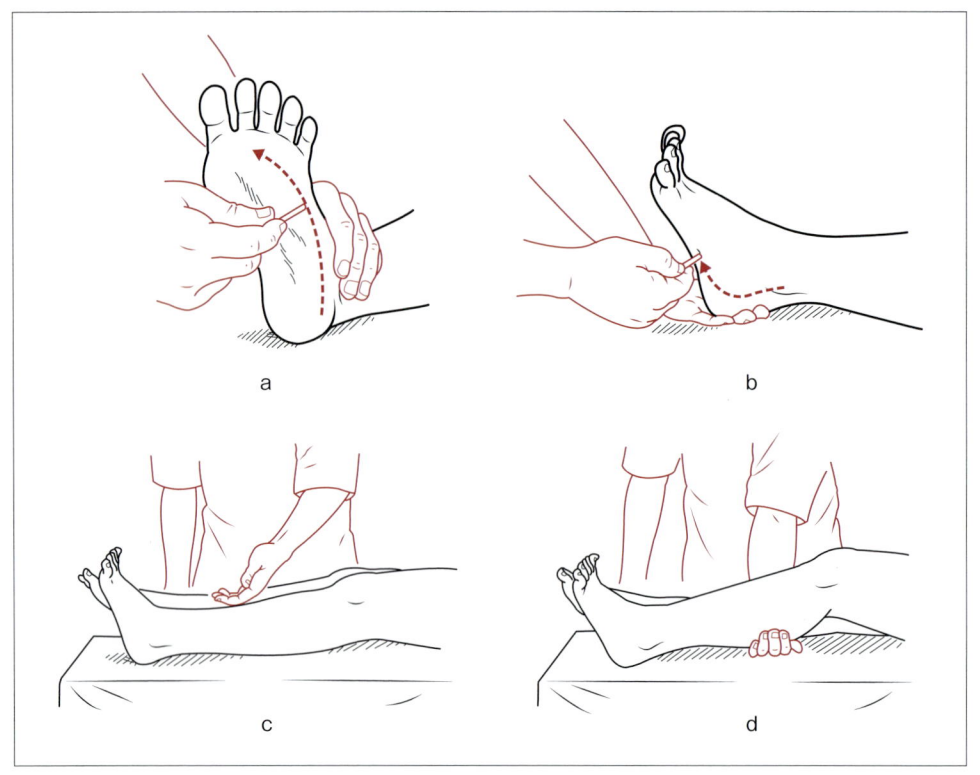

図 20-61　Babinski 徴候(a)，Chaddock 徴候(b)，Oppenheim 徴候(c)，Gonda 徴候(d)

2) Chaddock(チャドック)徴候

外踝の後ろを上から下へ，そして踵近くまできたら前方に向かってこするときに母趾の背屈が起こる反射(図 20-61 b)．

3) Oppenheim(オッペンハイム)徴候

脛骨稜を検者の第 2, 3 指の指背で上から下に強くこするとき，母趾が背屈する反射である(図 20-61 c)．

4) Gonda(ゴンダ)徴候

下腿三頭筋の筋腹を強くつかんだときに，母趾の背屈を起こす反射(図 20-61 d)．

5) Schäffer(シェファー)徴候

アキレス腱を強くつかんだときに，母趾の背屈を起こす反射．

6) Marie-Foix(マリー・フォア)徴候

第 2～5 趾を強く屈曲するとき，足関節背屈，膝関節・股関節の屈曲を起こす反射である．三重屈曲(triple flexion)と呼ばれる．集合屈曲反射(mass flexion reflex)の一種で，横断性脊髄障害の回復期に出現する．

4. 前頭葉徴候(frontal lobe signs)

前頭葉またはその皮質下の障害で出現する原始反射である．

【分類】

1) 吸引反射(sucking reflex)

口唇をハンマーの柄などでこするとき，それに吸い付くような仕草をする反射(図 20-62 a)．乳児期の反射が解放されて出現したものと解釈されている．

2) 把握反射(grasp reflex)

手掌を検者の手で軽く圧迫を加えながら指先へとこするとき，検者の手を握るような指の屈曲が起こる反射(図 20-62 b)．

3) 緊張性足底反射(tonic plantar reflex)

足趾のやや後方で膨らんでいる部分をハンマーの柄などで強く圧迫するときに(図 20-62 c)，5 趾全体の屈曲が誘発され，刺激を取り除いてもしばらく屈曲位を保っている反射である．

4) 抵抗症(gegenhalten)

筋肉を随意的に弛緩させることの障害により，

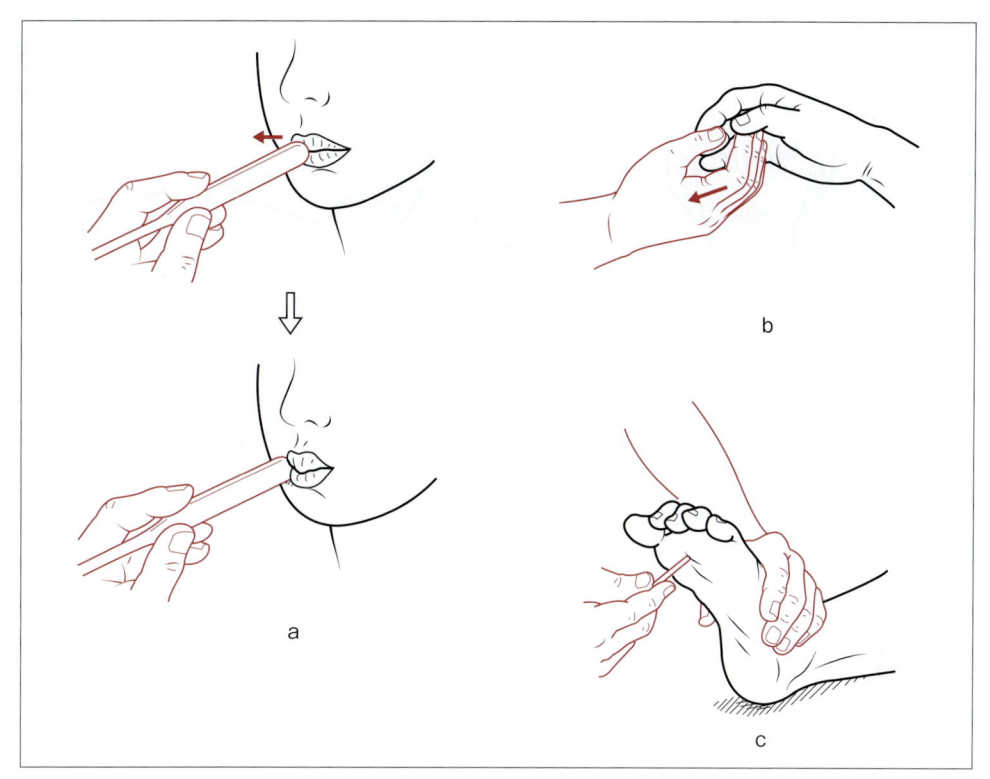

図20-62　吸引反射(a)，把握反射(b)，緊張性足底反射(c)

検者が受ける抵抗のことをいう．固縮に似た抵抗を感じるが，筋の伸展反射が亢進しているわけではなく，検者が上肢や下肢に触れることにより，その肢の筋の緊張が高まり，随意的に筋肉を弛緩させることが困難となるため，検者が受動的に筋を伸展しようとすると抵抗が感じられるものである．固縮との鑑別がむずかしいが，歯車現象はなく，抵抗の程度が変化する特徴がある．筋の屈伸を続けていると，抵抗がさらに増加する一方，患者の注意を他に向けておいて検査すると，筋の伸展に対する抵抗は少ない．

5) 手掌頤反射(palmomental reflex)

手掌をハンマーの柄などでこするとき，同側の頤筋が収縮する反射である．前頭葉障害のほか，前頭葉から橋に向かう線維が皮質下で障害された場合にも出現する．

5. 錐体外路性異常反射(extrapyramidal signs)

錐体外路系に障害があるときに出現する異常反射である．

【分類】

1) Myerson(マイアーソン)徴候

眉間をハンマーで軽く叩き続けるとき，いつまでも眼輪筋の収縮がみられる反射(図 20-63 a)．正常では，5〜6回収縮した後，"慣れ"の現象で，眼輪筋の収縮はほとんどみられなくなる．パーキンソニズムを主徴とする錐体外路系疾患で陽性となる．

2) Westphal(ウェストファル)徴候

足関節を強く屈曲させ，屈曲位に保つとき，前脛骨筋に持続的な収縮を生じる反射(図 20-63 b)．下腿三頭筋の伸展で発したインパルスがその拮抗筋である前脛骨筋を収縮させる異常反射である．

6. 異常共同運動
　　(abnormal associated movement)

ある運動に伴い，正常ではみられない運動が誘発される現象である．一般に上位運動ニューロン障害の際出現する．

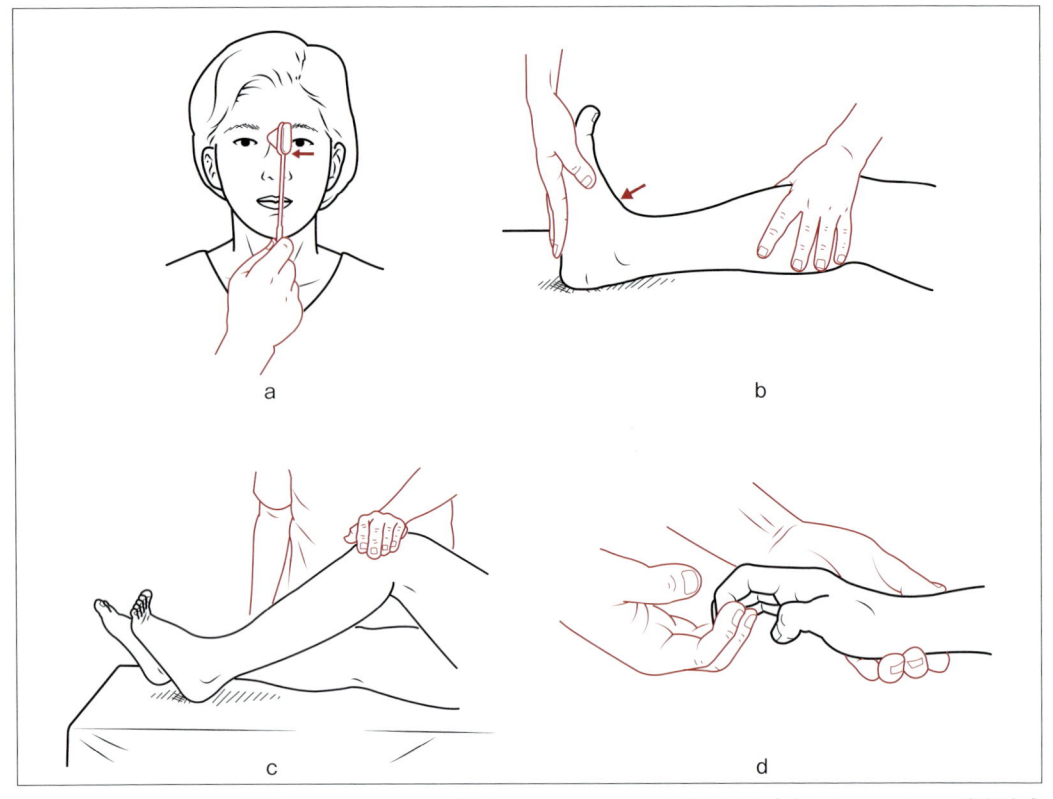

図 20-63　Myerson 徴候(a)，Westphal 徴候(b)，Strümpell の脛骨現象(c)，Wartenberg 徴候(d)

【分類】

1）Strümpell（シュトリュンペル）の脛骨現象

仰臥位で膝の上に検者の手を置き抵抗とし，被検者はそれに逆らって膝を持ち上げる．このとき前脛骨筋に収縮が誘発される現象（図 20-63 c）．膝を持ち上げることにより，股関節・膝関節の屈曲を行っているが，足関節の機能的屈筋である前脛骨筋にも屈曲が誘発される共同運動である．

2）Wartenberg（ワルテンベルク）徴候

被検者の第 2～5 指の遠位指節に，検者の同じく第 2～5 指の遠位指節を引っかけて，互いに引っ張り合うとき，母指が屈曲する現象（図 20-63 d）．

7. 模倣性連合運動(syncinésie imitative)

手または足を動かしたとき，それに似た動きが他肢に誘発される現象である．同側の他の手または足に誘発される場合と，反対側の同じ部位に生じる場合とがある．責任病巣は視床にあることが多い．

VII. 感覚機能(sensory system)

【形態】

感覚は，表在感覚（触覚，痛覚，温度覚），深部感覚（振動覚，位置覚），これらを統合して判断する皮質性感覚に分けられる（表 20-16）．

表在感覚は皮膚に存在する感覚受容器の刺激に発し，感覚を伝える線維は後根から脊髄に入るが，神経細胞体は後根神経節にある．後根に入った線

表 20-16　感覚の種類

表在感覚	皮質性感覚
触覚	立体覚
痛覚	二点識別覚
温度覚	重量覚
深部感覚	皮膚書字覚
振動覚	皮質性消去
位置覚	

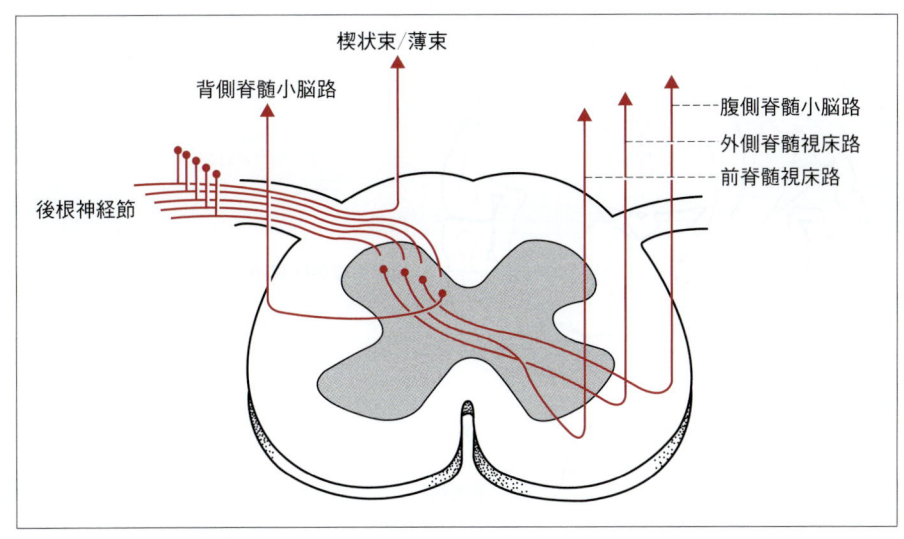

図20-64　求心性線維の走行

維は後角先端に位置する Lissauer（リッサウエル）束を 1〜2 髄節上行あるいは下行してから後角に入り，固有核でニューロンを替え，後者の軸索は前方に走って灰白交連を通って脊髄の反対側に渡り，脊髄視床路を上行する（図20-64）。脊髄視床路は脊髄の前索から側索にかけて存在し，前から触覚，痛覚，温度覚を伝える線維が整然と並んでいる。また，下方からきた線維ほど脊髄の表面近くを上行する。脊髄視床路は視床腹外側核に終わり（図20-65），視床からのニューロンは頭頂葉中心後回一次感覚野に終わる。なお触覚を伝える線維の一部は脊髄でニューロンを替えずに，後索を上行する。表在感覚は視床までが正常であれば，感じることができるが，刺激部位がどこであるかを認知するには頭頂葉が必要である。

深部感覚は，骨膜，関節嚢などやや深い所にある感覚受容器の刺激により誘発される感覚で，通常振動覚と位置覚を検査する。深部感覚を伝える線維は後根から脊髄に入ったあと，ニューロンを替えずに後索を上行し，延髄下部にある薄束核，楔状束核でニューロンを替え，そこからの感覚二次ニューロンは反対側に交叉して内側毛帯を形成し，視床腹外側核に終わる（図20-65）。腹外側核からの三次感覚ニューロンは頭頂葉一次感覚野に終わる。振動覚は視床までが正常であれば認知できるが，位置覚の認知には頭頂葉が必要である。

【皮膚の支配領域・髄節性支配】
　末梢線維の感覚線維が支配する領域はほぼ決まっており，その境界にはあまり他の感覚神経終末とのオーバーラップがない。したがって末梢神経障害による感覚低下の場合は，その神経の支配領域に沿って，比較的境界鮮明な感覚低下領域が出現する。たとえば上肢の正中神経，尺骨神経の感覚枝は手首より近位側にくることがないので，これらの神経障害の際の感覚障害域は手首より前腕側に及ぶことはない。一方，脊髄根障害の場合は，手首より手前に及ぶことがあり，両者の鑑別に役立つ。図20-66 に主な末梢神経の皮膚支配領域を示す。

　また皮膚の各領域は，脊髄根の髄節性支配を受けている。これはヒトを四つ足に書いてみると理解しやすいが，口を最前部とし，殿部を最後部として上から順に髄節性に支配されている（図20-67）。髄節性支配については隣り合う根の間で重複支配があり，皮膚の各領域は 2〜3 本の神経根支配を受けている。したがって，脊髄後根 1 本のみの障害では感覚低下は出にくい。ただし，下肢では感覚低下が出ることがある。

【診察法】
　感覚検査に必要なものは，筆，ピン，試験管，音叉，ノギス，鍵などの小物である（図20-68）。試験管は，温度覚検査に使用する。

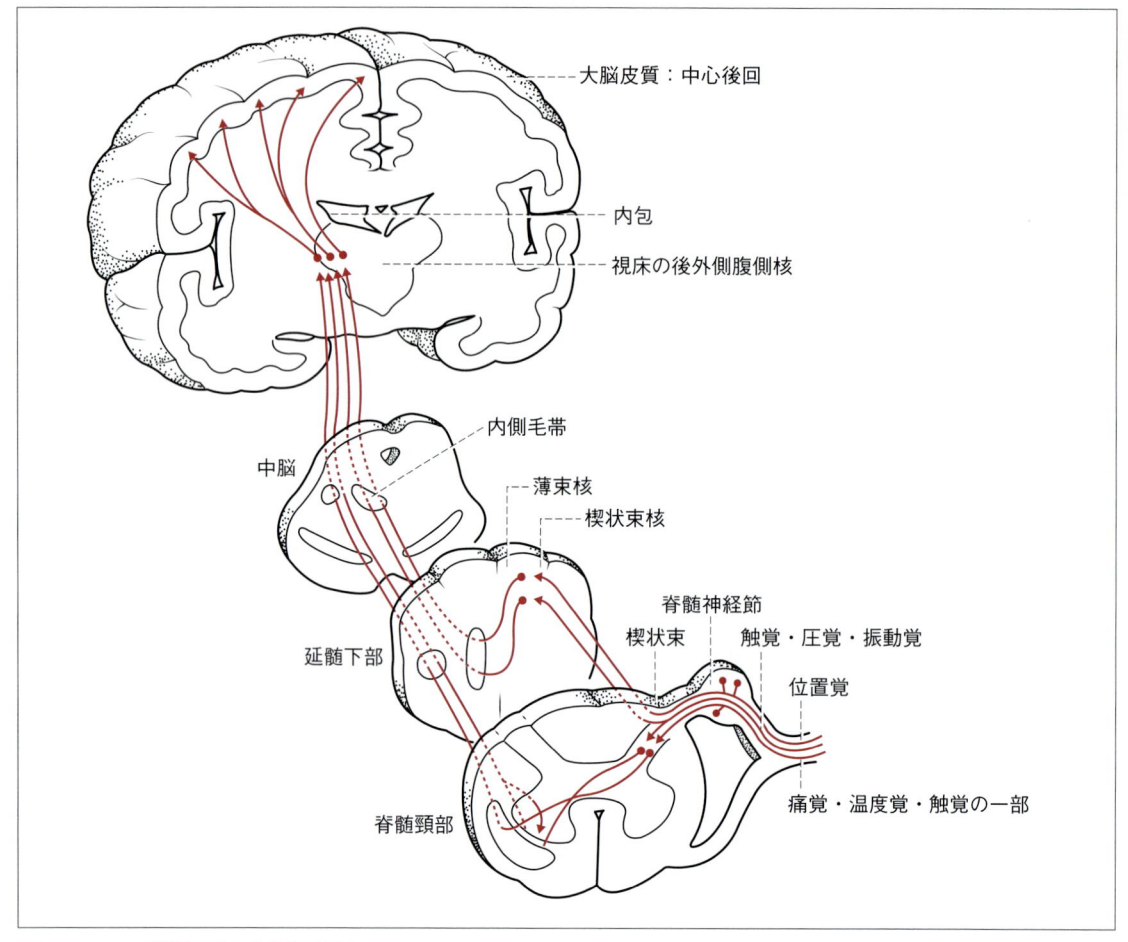

図20-65 感覚線維の中枢伝導路
〔篠原幸人，水野美邦（編）：脳神経疾患のみかた ABC．日医師会誌 110(5)，1993 より改変〕

1）表在感覚（superficial sensation）

触覚，痛覚，温度覚を検査する．

a）触覚（tactile sensation）

閉眼にて体のいろいろな部位に筆で軽く触れ，触れられたのがわかったら「ハイ」と返事をさせる．これにて著明な感覚低下のある部位のおおよその見当をつける．次に感覚低下の領域を決めるため，感覚低下のある部位から四方へゆっくりと筆を皮膚に沿って走らせ，感覚が正常になったら「ハイ」と答えさせる．こうして感覚低下の領域を決め，それがどのような分布であるかにより，障害の責任部位を推定する．

著明な感覚低下が見つからない場合は，左右の対称的な部位を交互に触れて左右差がないかどうかを聞く．左右差がある場合，正中をはさんで筆をゆっくり走らせ，刺激の強さがどこで変わるかをみる．正中付近は両側の感覚線維の末端が多少オーバーラップしているので，器質的病変による感覚低下の場合，正中から1～2cm手前の所で感覚は正常になる．心因性の場合，正中で変わる場合が多い．

次に，四肢の遠位部と近位部での感覚の差を検討する．遠位部で感覚が低下していそうな場合，筆を遠位部から近位部へ，次いで近位部から遠位部へ動かして，感覚の強さが変わる部位を決める．四肢末端へいくほど感覚低下が強い場合，手袋靴下型（glove and stocking type）の感覚低下があるといい，末梢神経障害の存在を示す．

脊髄障害で，感覚低下のレベルが胸髄のどこかにありそうな場合，背中の正中から4～5cm横へよった場所で，筆を上から下，下から上に走らせて感覚が変わる位置を決める．位置を決めた

Ⅶ. 感覚機能　539

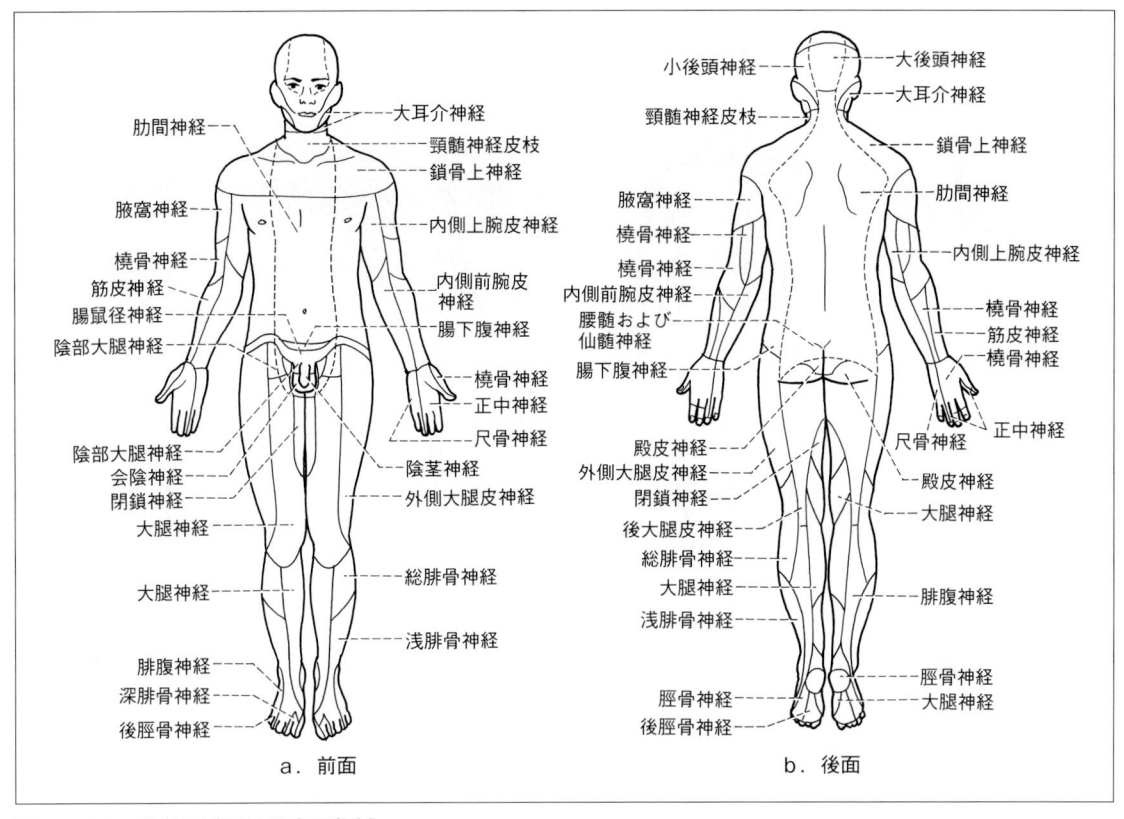

図20-66　皮膚の感覚神経支配領域
a. 前面　　b. 後面

ら第1胸椎の棘突起から数えて（頸の所で最も突出しているのが第1胸椎の棘突起で隆椎と呼ばれる）感覚レベルを決定する．脊髄での真のレベルは皮膚で決めたレベルより1～2髄節上にあることが多い．それは表在感覚を伝える後根線維が脊髄に入ったあと，1～2髄節上行してから後角に入るからである．肋間神経は前方に走るにしたがい，下にずれてくるので，腹側で感覚レベルを決めると誤差を生じることがある．

b) 痛覚（pin prick）

先のあまりとがっていないピンで検査する．触覚と同じ要領で検査する．

c) 温度覚（temperature sensation）

温覚は44℃のお湯を入れた試験管，冷覚は氷水を入れた試験管で，触覚と同じ要領で検査する．

2) 深部感覚（deep sensation）

振動覚と位置覚を検査する．

a) 振動覚（vibration sense）

128 Hzの音叉を振動させて，その柄のほうを骨の突起に当て，振動を感じなくなるまでの時間を測る．音叉を当てる場所は，上肢では指節骨，橈骨茎状突起，肘頭など，下肢では内踝，外踝，脛骨稜，膝蓋骨，腸骨稜などである．上肢では15秒以上，下肢では10秒以上振動を感じるのが正常である．次に左右の対称的な部位で振動の強さを比較する．

b) 位置覚（position sense）

母趾を横からつまんで，他の趾に触れないように，軽く屈曲または伸展させて，どちらに向いたかを見ないで答えさせる．手指についても指の横をつかんで検査する．

3) 皮質性感覚（cortical sensation）

立体覚，二点識別覚，皮膚書字覚，重量覚，皮質性消去の有無などを検査する．これらの検査は，表在感覚，深部感覚が保たれている場合に意味をもつ検査であり，異常は反対側頭頂葉の障害を示す．

a) 立体覚（stereognosis）

手に握った物体の表面の性状，形などを判断する感覚である．乾電池，消しゴムなどを握らせて検査する（**図 20-68 f**）．

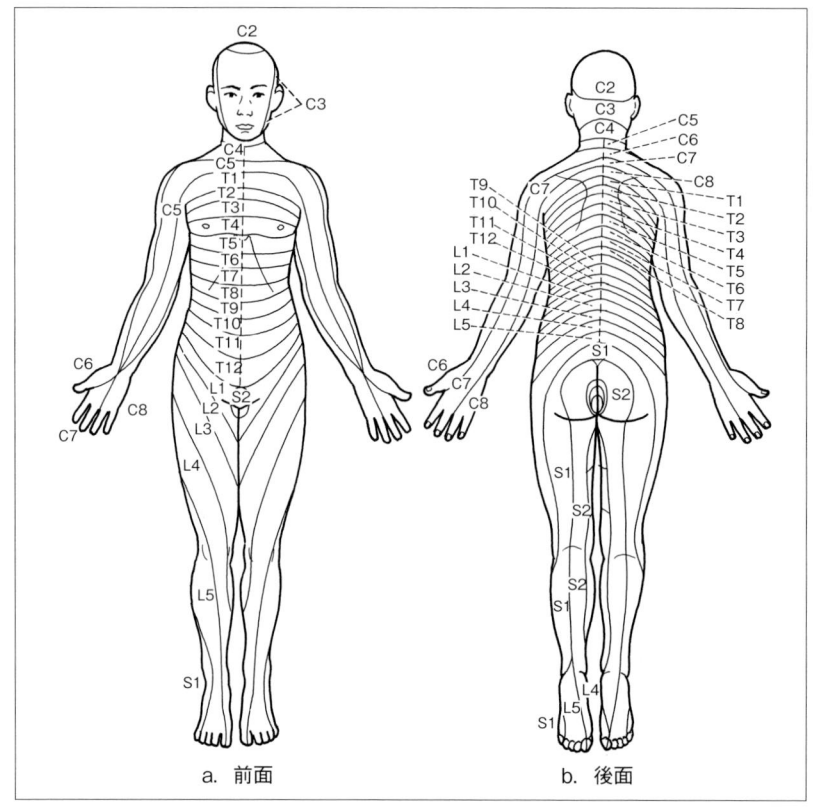

図 20-67 皮膚の髄節性支配

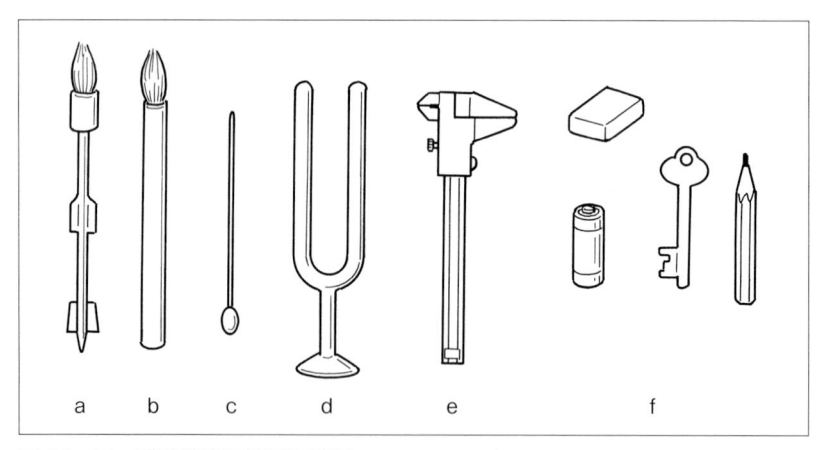

図 20-68 感覚検査に必要な器具
　　　　　筆(a, b), ピン(c), 音叉(d), ノギス(e), 消しゴム, 乾電池, 鍵, 鉛筆など(f).

b) **二点識別覚**(two point discrimination)

ノギスを使用する(図 20-68 e). 体幹や四肢の近位部は正常でも二点識別覚が悪いので, 検査は指先とか, 口唇など感覚の鋭敏な所で行う.

c) **皮膚書字覚**(graphesthesia)

手掌に数字や仮名を書いて何を書かれたかを閉眼にて答えさせる. 手掌を患者のほうに向けて書くことが大切である.

表 20-17 異常感覚の種類

感覚低下	Lhermitte 徴候
感覚過敏	電撃痛
パレステジー	灼熱痛
ジセステジー	放散痛
視床痛	関連痛

d）**重量覚**（weight perception）
　左右の手に少し重さの違うものを載せ，その違いがわかるかどうかをみる．

e）**皮質性消去**（cortical extinction）
　左右対称的な部位に別々に触れ，それぞれ，左右を正しく返答できることを確認したうえで左右同時に触れる．このとき一方のみ触れられたとしか感じなければ，感じなかったほうに皮質性消去があるといい，その反対側の頭頂葉に障害がある．

【異常感覚・神経痛】
　感覚異常には低下のほか，次の異常感がある（**表20-17**）．

1）**パレステジー**（paresthesia）
　皮膚への感覚刺激が，ジンジンとかビリビリとかやや変化して感じられる状態をいう．

2）**ジセステジー**（dysesthesia）
　皮膚に刺激を与えなくても，ジンジン，ビリビリなど不快感を伴う異常感覚が存在する状態をいう．

3）**触覚過敏**（hyperesthesia）
　触覚刺激が正常以上に強く感じられる状態である．

4）**痛覚過敏**（hyperalgesia）
　痛覚刺激が正常以上に強く感じられる状態である．

5）**視床痛**（thalamic pain）
　視床感覚中継核付近の障害で対側に起こる．視床出血の後遺症が多い．刺激を加えなくてもジンジン，ビリビリした非常に不快感を伴う異常感覚が常時存在し，さらに痛覚低下はあるが，ある閾値を超えた痛覚刺激を与えると，耐えがたい持続的な痛覚を生じる状態である．

6）**Lhermitte（レルミット）徴候**
　頸の前屈で誘発され，項部から背中に沿って電気が走るような異常感覚である．多発性硬化症や，頸髄病変にみられる．

7）**電撃痛**（lightning pain）
　脊髄癆でみられる自発痛である．耐えがたい激痛で，ナイフで刺されるようなとか，火箸を当てられたようななどと表現される．下肢に多い．

8）**灼熱痛**（causalgia）
　末梢神経の支配領域に沿って耐えがたい灼熱感を伴う疼痛が常時存在し，それが風に当たったり，着物でこすれたりするとさらに増強する．正中神経，坐骨神経など交感神経線維の多い神経の外傷の後遺症としてみられることが多く，外傷により，交感神経線維と感覚神経線維の間に短絡ができた結果とみられている．交感神経は常時活動しており，これが感覚神経を刺激すると考えられる．交感神経節切除が有効である点がこの説の根拠になっている．

9）**放散痛**（radicular pain）
　怒責など髄液圧を上昇させる動作で誘発され，神経根の走行に沿って走る鋭い痛みである．神経根が圧迫されていることを示し，椎間板ヘルニアや脊髄腫瘍などで陽性となる．

10）**関連痛**（referred pain）
　内臓領域の病変により生じた痛み刺激が，皮膚領域に投射して感じられるものである．たとえば，心筋梗塞の痛みが左の肩から上腕にかけて感じられるなどである．内臓領域に発した自律神経系の求心性線維を受ける後角細胞が皮膚領域からきた線維も一部受けるためにこのような関連痛を生じると推定される．

【脊髄根・末梢神経の伸展試験】
　神経根・末梢神経が椎間板，腫瘍，肥厚した筋肉などにより圧迫されていると，圧迫された神経の伸展により，その神経根または末梢神経の支配領域に沿って痛みが誘発される．主な伸展試験には次のものがある．

1）**Adson（アドソン）試験**
　上腕神経叢が頸肋や肥厚した前斜角筋で圧迫される胸郭出口症候群にみられる所見で，上肢を90°以上外転，さらに後方に回し，頸を反対側に回旋するとき（**図20-69 a**），上肢に沿って痛み，しびれ感を生じ，さらに橈骨動脈の拍動が減弱する徴候．

2）**Lasègue（ラゼーグ）徴候**
　腰部椎間板ヘルニアでみられる所見で，仰臥位にて一側の下肢を伸ばしたまま，股関節で屈曲す

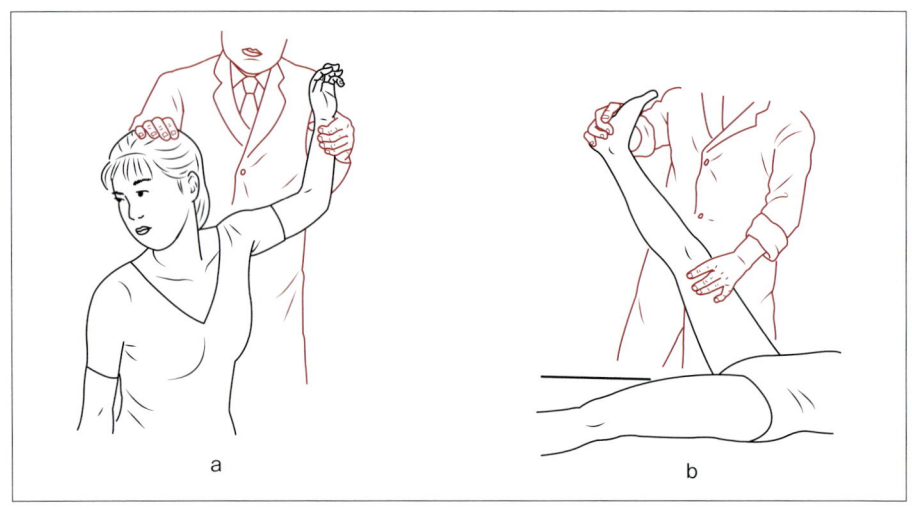

図20-69 Adson 試験(a), Lasègue 徴候(b)

るとき,90°まで屈曲できず,途中で神経根に沿った痛みを生じる徴候である(図20-69 b).

VIII. 髄膜刺激症候
(meningeal signs and symptoms)

髄膜炎やくも膜下出血など髄膜が刺激状態にある場合に出現する症候で,次のものがある.

【分類】
1) 羞明(photophobia)
  光を異常にまぶしく感じる症状である.
2) 眼球圧痛(eyeball tenderness)
  眼球を軽く圧迫したときに痛みを生じる所見である.眼窩先端は髄膜に接しているため,圧迫の刺激が髄膜に伝わり,痛みを生じる.
3) 項部硬直(nuchal rigidity)
  仰臥位で頸を前屈しようとしたとき,抵抗がある状態をいう.痛みを伴うことが多い.これは髄膜の刺激により,項部の筋肉の緊張が高まっているためであるが,固縮との鑑別は,項部硬直では頸の前屈以外の運動では抵抗を感じない点である.すなわち頸を回旋してみても抵抗はない.固縮の場合は回旋でも抵抗がある.
4) Kernig(ケルニッヒ)徴候
  仰臥位で膝と股関節を屈曲し,次に膝を伸展し

ようとしたときに,抵抗と苦痛のためにゆがんだ表情が現れる徴候である(図20-70 a).炎症のため腰髄根が刺激状態にあるため,下肢の伸展に伴い神経が伸展されて疼痛を生じると考えられている.
5) Brudzinski(ブルジンスキー)徴候
  仰臥位で頸を屈曲したとき,股関節と膝関節が軽く屈曲する徴候である(図20-70 b).頸の屈曲により,腰髄根が伸展され,疼痛を生じるので,それを和らげるため股関節と膝関節を屈曲させると理解されている.

IX. 自律神経系
(autonomic nervous system)

【形態】
自律神経系は交感神経系と副交感神経系よりなる.自律神経系の高位の中枢は視床下部にある.交感神経系の脊髄中枢は第1胸髄から第2腰髄の側角にあり,側角神経細胞の軸索は前根から脊髄を出たあと前根から分かれ,傍脊椎交感神経節に入り,そこでニューロンを経て節後線維となり,再び前根に合流して末梢神経とともに末梢に進み,それぞれの支配器官に達する.腹部臓器にいく線維の一部は,傍脊柱交感神経節でニューロン

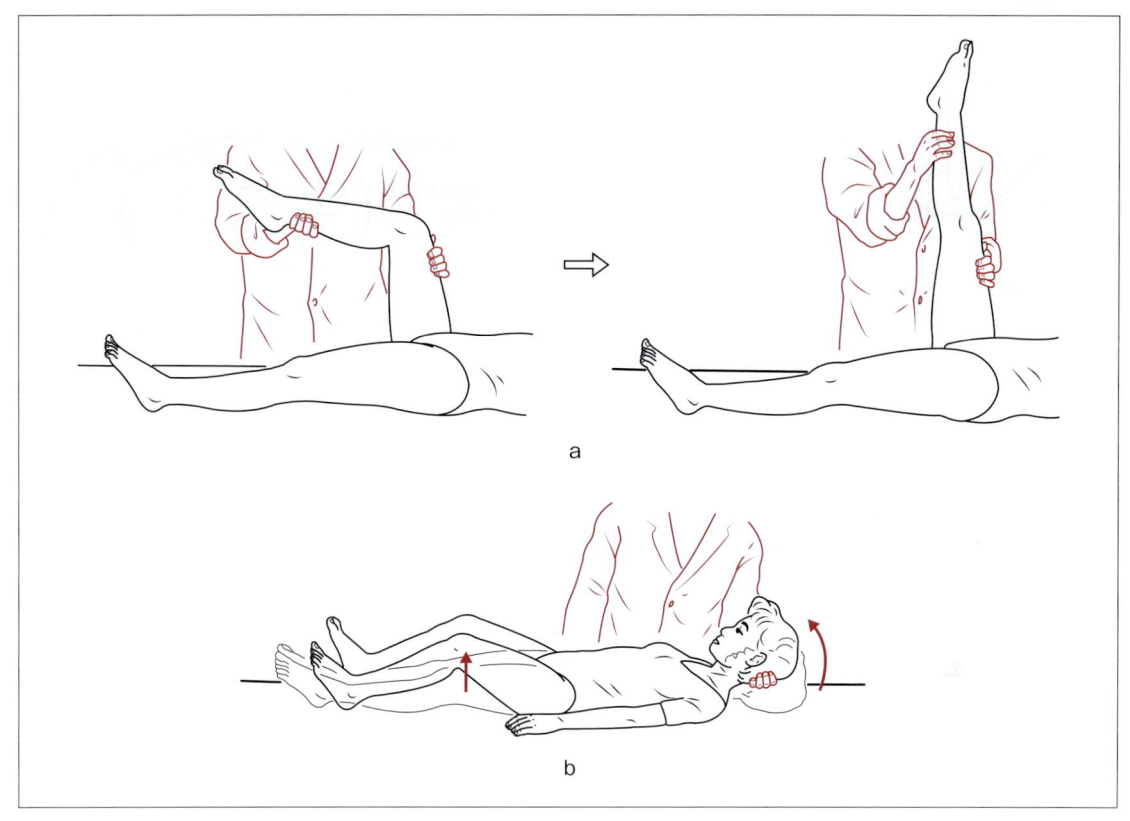

図20-70 Kernig 徴候(a), Brudzinski 徴候(b)

を替えず,腹腔神経節までいってニューロンを替える.

　副交感神経系は一部の脳神経と,仙髄側角から出る線維に含まれる.骨盤内臓器は仙髄からの線維で支配されているが,その他の内臓は迷走神経支配である.副交感神経系は支配臓器の近くにある神経節でニューロンを替え,節後線維となる.

【診察法】
1) 起立血圧試験

　交感神経系は立位による血圧低下を防ぐ働きをする.血圧が低下すると,大動脈弓ならびに頸動脈洞の圧受容器(baroreceptor)からの求心性インパルスが増加し,これが延髄を刺激して下行性交感神経系インパルスを増加させ,末梢血管を収縮させて血圧を保つ(図20-71).血圧が低下すると脈拍は増加するが,これは下行性交感神経系のインパルスが心臓へ向かう交感神経の活動を高め,心拍数を増すためである.この圧受容器を介する反射系の異常は起立性低血圧をきたす.

　検査法は,3分間ベッド上安静を保ち,血圧と脈拍を測定,次に起立位で3分後まで毎分血圧と脈拍を測定する.このとき収縮期血圧 30 mmHg 以上または拡張期血圧 25 mmHg 以上の低下があれば,起立性低血圧と判定する.このとき反射性頻脈があれば非神経原性の起立性低血圧,なければ神経原性起立性低血圧である.

2) 発汗障害

　交感神経系の障害で発汗低下をきたす.皮膚の触診で皮膚の湿り具合を観察する.発汗低下が疑われる場合は温熱負荷などにより発汗がみられるかどうかを検査する.

3) 排尿障害

　排尿は大脳前頭葉からの指令に基づき,膀胱括約筋が弛緩し,膀胱体部の平滑筋が収縮する排尿反射が誘発されて行われる(図20-72).この排尿反射に対し,前頭葉が抑制的に作用しており,また随意排尿を指令する中枢は前頭葉にあるが,中脳・橋境界部で一度中継される.排尿の下位中枢は仙髄側角にある.一方,尿意は膀胱がいっぱいになると,膀胱壁の圧受容器が興奮してそのイ

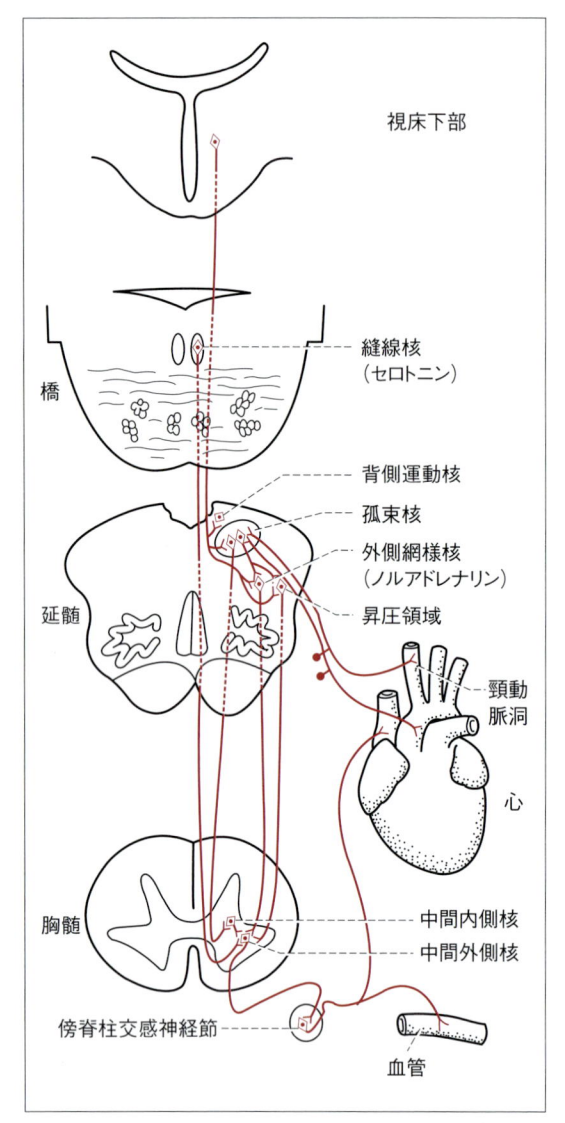

図20-71 圧受容器を介する血圧調節反射経路

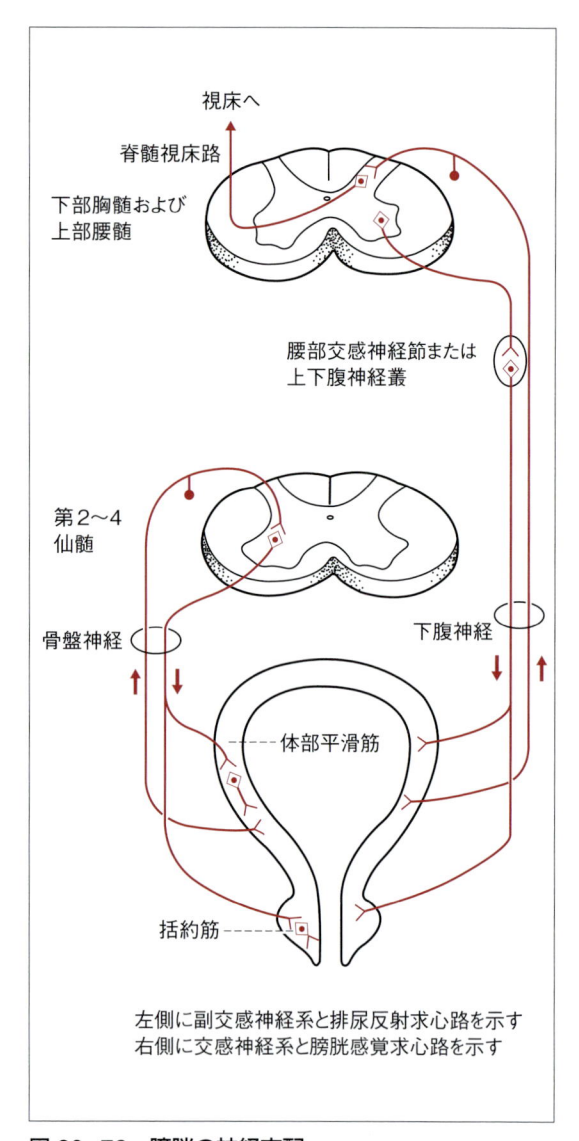

図20-72 膀胱の神経支配
左側に副交感神経系と排尿反射求心路を示す
右側に交感神経系と膀胱感覚求心路を示す

ンパルスを中枢に伝え，また膀胱感覚としても意識にのぼる．

排尿障害はこれらの排尿に関する中枢機構がどこで障害されるかにより特徴が異なり，次の4つに通常分類される．病歴より神経因性膀胱が疑われる場合は，さらに膀胱内圧曲線の検査によりそのタイプを決める．

a) 無抑制性神経因性膀胱
　　（uninhibited neurogenic bladder）
　中脳より上部の障害で生じ，排尿反射に対する抑制が減弱して，少し尿がたまると尿意をもよおし，がまんすることが困難になり〔尿意促迫（urinary urgency）〕，頻尿（urinary frequency）となる．自力排尿は完全にでき，残尿は認められない．膀胱容量は減少する．

b) 反射性膀胱（reflex bladder）
　中脳下部と仙髄の間の障害でみられ（仙髄は保たれる），排尿反射の亢進と随意排尿の障害が同時にみられるパターンである．尿意頻数（frequency of micturition）があるにもかかわらず，随意排尿開始に時間がかかり，完全排尿が困難で残尿が存在する．横断性脊髄障害の急性期には脊髄ショックの状態で，自力排尿は困難となり，いっぱいになった膀胱から尿が漏れる横溢性尿失禁となる．

回復期に入ると随意排尿は困難でも，下腹部を圧迫したり，大腿内側部をこすったりして，排尿反射を誘発し，反射的に排尿ができることがある．これが反射性膀胱の語源である．

c）自律性膀胱(autonomous bladder)

仙髄または馬尾の障害で排尿反射弓が障害された膀胱である．自力排尿はできず，横溢性尿失禁が認められるが，膀胱感覚は保たれる．膀胱容量は増加するが，次の無緊張性膀胱とは異なって1,000 mL を超えることはない．

d）無緊張性膀胱(atonic bladder)

脊髄後根が広範に障害された状態で，膀胱感覚が完全に失われる．そのため膀胱容量は 1,000 mL 以上と著明に増加し，横溢性尿失禁が認められる．脊髄癆や糖尿病性ニューロパチーでみられることがある．

4）直腸障害

排便は仙髄副交感神経により支配されている．中枢障害の場合は，肛門括約筋の緊張が亢進して便秘となり，仙髄障害の場合は，肛門括約筋の麻痺で便失禁となる．

◆◆◆ 文献 ◆◆◆

◆ Ⅱの項
1) Moruzzi G, Magoun HW : Brain stem reticular formation and activation of the EEG. Electroencephalogr Clin Neurophysiol 1 : 455-473, 1949
2) Plum F, Posner JB : The Diagnosis of Stupor and Coma. 3rd ed, pp87-152, FA Davis Co, Philadelphia, 1982

◆ Ⅲの項
1) Geschwind N : Current concepts : Aphasia. N Engl J Med 284 : 654-656, 1971
2) 平山惠造，当間　忍，桧山幸孝ほか：視覚性運動失調(Ataxie optique)：症候学的検討と考察．臨床神経 23 : 605-612, 1983
3) Liebmann H : Apraxie. Ergeb Ges Med 1 : 516-543, 1920
4) 田中康文，吉田ある子，橋本律夫ほか：拮抗失行と脳梁失行．神経進歩 38 : 606-624, 1994

◆ Ⅴの項
1) Allen GI, Tsukahara N : Cerebrocerebellar communication systems. Physiol Rev 54 : 957-1006, 1974

第21章 検査法

I. 脳脊髄液 (cerebrospinal fluid: CSF)

脳脊髄液（髄液）は，脳の保護機能のほか，生化学・代謝面でも重要な役割を果たしている．脳・脊髄に何らかの障害が生じた場合には，直接的あるいは間接的に髄液所見に反映される可能性が大きく，髄液の異常は各種神経疾患の診断および鑑別に重要な意味をもつ．

1. 脳脊髄液の産生と吸収

脳脊髄液の大部分は脳室にある脈絡叢で産生され，脳室，くも膜下腔を灌流して，主としてくも膜顆粒から吸収される．ヒトの脳脊髄液の総量は120〜140 mLであるが，産生される脳脊髄液の量は1分間に0.35 mLで，1日量にして約500 mLとなり，1日3〜4回入れ替わっていることになる．

脳脊髄液の流れは，両側側脳室からMonro（モンロー）孔を介して正中線上の第3脳室に至り，中脳水道を経て第4脳室に到達する．第4脳室では，くも膜下腔との間に3つの連絡する孔がある．正中線上のMagendie（マジャンディ）孔からは，小脳延髄槽（cerebellomedullary cistern）または大槽（cisterna magna）と呼ばれる小脳の後下方，延髄の背側にあたる大きなくも膜下腔へ，次いで一部は頭側へ向かい，尾側へは脊髄くも膜下腔へ流れる．また，左右のLuschka（ルシュカ）孔からは延髄外側のくも膜下腔へと出る．そして脳の表面を灌流し，脳脊髄液はくも膜顆粒を介して静脈系，特に上矢状洞へ吸収される（図21-1）．

2. 腰椎穿刺 (lumbar puncture)

髄液検査を行う場合には，その適応，禁忌および合併症について熟知し（表21-1），術前に検査の必要性，方法などを患者に十分説明し同意を得ることが必要である．髄液の採取は，一般に腰椎穿刺により行われる．

患者は側臥位とし，両手で膝を抱え込むような体位をとらせる．穿刺部位は左右の腸骨稜上縁を結ぶ線〔Jacoby（ジャコビー）線〕と脊柱が交叉する点を目標とし，通常，第3〜4腰椎（lumbar : L，L3〜4）間またはL4〜5間で行う（図21-2）．皮膚消毒と局所麻酔後，20〜22 Gのディスポーザブルのスパイナル穿刺針で，棘間靱帯，硬膜，くも膜下腔へと刺入する．この距離は約4〜5 cmであるが，個人差が大きく，針を約4 cm刺入したら内針を抜き逆流を確かめる．逆流のない場合は徐々に進め，この操作を繰り返す．

一般検査として，外観の観察，初圧および終圧，細胞数，蛋白，糖（同時血糖値も）の測定を施行し，疑われる疾患に応じて種々のパラメータを追加する．

3. 髄液の性状と病的変化（表21-2）

1）髄液の外観

正常髄液は水様透明で，混濁や着色は異常である．

a）混濁

白血球数 $200/mm^3$ 以上で日光微塵，さらに著明な増加で白濁が出現する．

I. 脳脊髄液

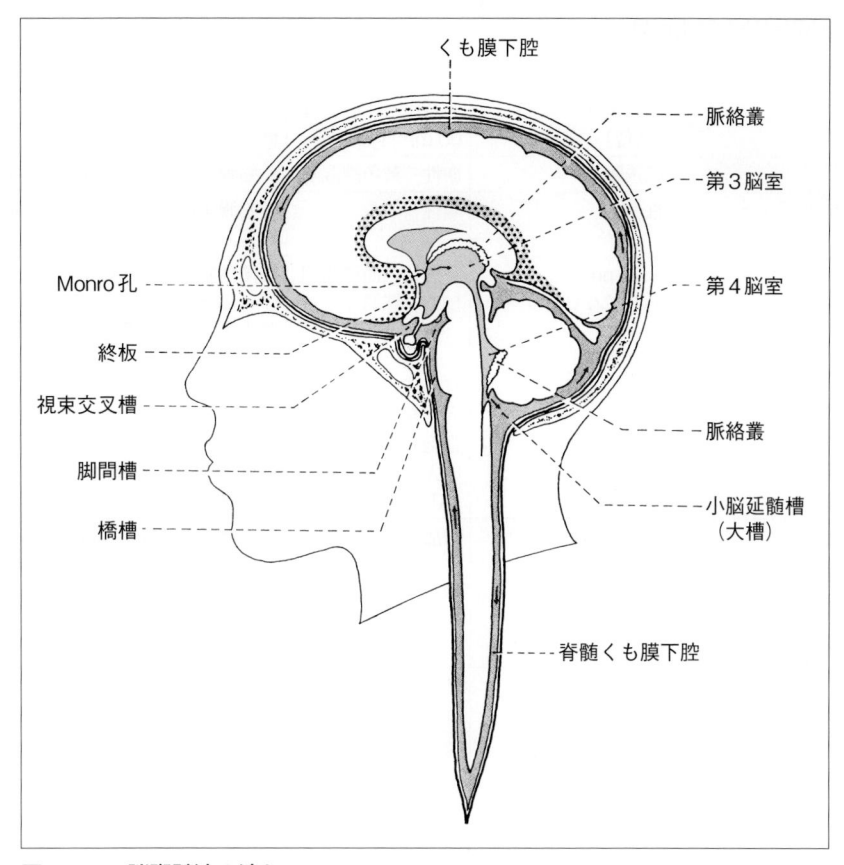

図 21-1 脳脊髄液の流れ
〔厚東篤生:脳脊髄液. 厚東篤生ほか(編):NIM FUNDAMENTALS 神経. p342, 医学書院, 東京, 1986〕

表 21-1 髄液検査の適応・禁忌および合併症

適 応	1. 髄膜炎・脳炎など中枢神経系感染症 2. Guillain-Barré(ギラン・バレー)症候群, 末梢神経疾患 3. 多発性硬化症など脱髄性疾患 4. 変性疾患 5. 代謝性・中毒性疾患 6. くも膜下出血 7. 脊髄ブロックをきたす疾患(脊髄腫瘍など)
禁 忌	1. 頭蓋内圧亢進症状のあるとき 2. 穿刺部に感染のあるとき 3. 出血傾向の強いとき 4. 患者の心理状態に問題のあるとき
合併症	1. 頭痛 2. 脊髄根性痛 3. 外転神経麻痺 4. 脳ヘルニア 5. 硬膜下血腫, 膿瘍 6. 医原性髄膜炎

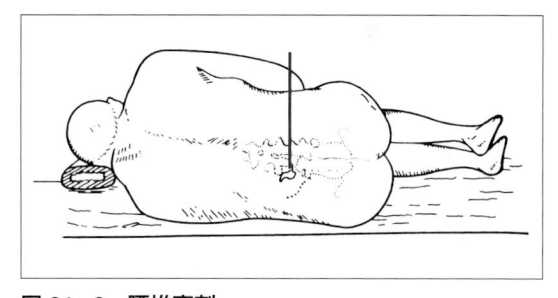

図 21-2 腰椎穿刺
側臥位で L3 と L4 の間, または L4 と L5 の間で穿刺し, 外観, 圧, 細胞数, 蛋白, 糖などの検査を行う.

表 21-2 髄液の正常値と異常所見

検査項目		正常値	異常所見	異常所見から考えられる疾患
1. 圧		70〜180 mmH$_2$O（側臥位）	200 mmH$_2$O 以上 60 mmH$_2$O 以下	髄液圧（頭蓋内圧）亢進 低髄圧症候群
2. 性状		水様透明	血性，黄色調混濁	くも膜下出血，髄膜炎（細菌性，細胞増加）
3. Queckenstedt テスト		陰性	陽性	くも膜下腔のブロック（脊髄腫瘍，変形性脊椎症，くも膜炎など）
4. 細胞数		0〜5/mm^3（主にリンパ球）	多形核白血球増加 リンパ球増加 好酸球増加 異常細胞：白血病細胞や腫瘍細胞 成人 T 細胞白血病（ATL）様細胞増加	細菌性髄膜炎，脳膿瘍 ウイルス性髄膜炎・脳炎，結核性・真菌性髄膜炎，後天性免疫不全症候群（AIDS）脳症など 寄生虫疾患 白血病の髄膜浸潤や髄膜癌腫症など ヒト T リンパ球向性ウイルス 1 型（HTLV-1）関連ミエロパチー（HAM）
5. 蛋白		15〜45 mg/dL（腰椎）	増加	各種髄膜炎，脳炎，脳脊髄腫瘍，多発神経炎，Guillain-Barré 症候群（蛋白細胞解離）
免疫グロブリン		IgG 0.8〜4.1 mg/dL IgA 0.1〜0.6 mg/dL IgM 0.15〜0.3 mg/dL	増加	多発性硬化症，ウイルス性髄膜炎，脳炎
6. 糖		50〜80 mg/dL（血糖値比 0.6〜0.8）	増加 減少	日本脳炎，ポリオ，糖尿病 細菌性・結核性・真菌性髄膜炎，髄膜癌腫症
7. その他	Cl	118〜130 mEq/L	減少	細菌性・結核性・真菌性髄膜炎
	乳酸	10〜20 mg/dL	増加	ミトコンドリア脳筋症
	ミエリン塩基性蛋白（myelin basic protein : MBP）	4 ng/mL 以下	増加	多発性硬化症，急性散在性脳脊髄炎（ADEM）
	オリゴクローナルバンド	陰性	陽性	多発性硬化症
	ウイルス PCR ウイルス抗体価	陰性 血清抗体価の 1/200〜1/100	陽性 上昇	ウイルス性髄膜炎・脳炎

b）血性髄液

くも膜下出血と人為的血管損傷（traumatic tap）でみられる．人為的な場合，髄液を分割採取すると漸次色調が薄くなる．また，採取後直ちに遠心沈殿すると上清は水様透明である．

c）キサントクロミー（xanthochromia）

採取髄液あるいは上清が黄色調を呈するときは病的と考える．出血以外に重症黄疸時，髄液蛋白 150 mg/dL 以上のときキサントクロミーとなる．

d）髄液凝固および線維素析出

髄液蛋白が 500〜1,000 mg/dL 以上の場合に放置すると自然凝固する〔Froin（フロアン）徴候〕．

2）髄液圧

a）体動，咳嗽，筋緊張にて変動するため必ず側臥位安静にて測定する．正常値は，70〜180 mmH$_2$O〔Fishman（フィッシュマン）〕である．200 mmH$_2$O 以上は病的であり，髄膜の炎症，頭蓋内腫瘍，脳膿瘍，血腫でみられる．ただし，脳腫瘍などの占拠性病変では，腰椎穿刺は脳嵌頓の危険性があり，禁忌である．圧の低下は，脱水，頭部外傷による髄液漏，くも膜下腔ブロックなどでみられ，明らかな原因がなく 60 mmH$_2$O 以下で起立性頭痛などを示す場合，特発性低髄圧症候群という．

b）Queckenstedt（クエッケンシュテット）テスト

両側の頸静脈を指で 10 秒間圧迫時に 100 mmH$_2$O 以上の髄液圧上昇，圧迫解除後 10 秒以内に前値の液圧まで下降すれば正常．脊髄くも膜下腔の完全ブロックでは圧上昇はみられない．

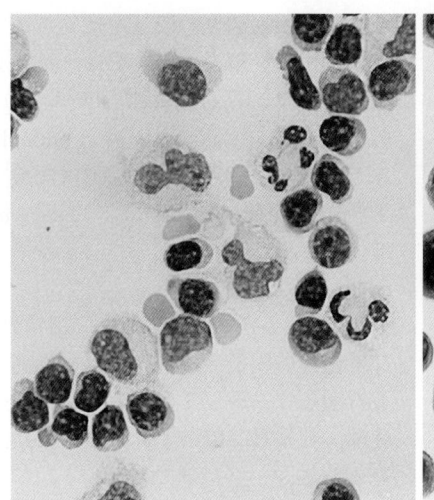

a. リンパ球，単球優位の反応，2〜3の好中球，赤血球も認める．単純ヘルペス脳炎．

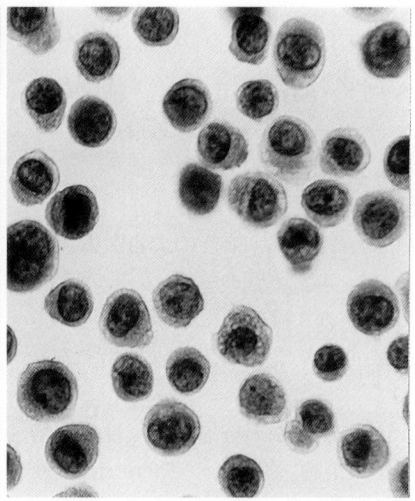

b. 大型の核，細胞質を示す均一な腫瘍細胞，膵頭部癌からの髄膜癌腫症〔Papanicolaou（パパニコロウ）染色〕．

図 21-3 髄液細胞所見
Shandon 社の Cytospin® で作製．May-Grünwald-Giemsa（メイ・グリュンワルド・ギムザ）染色（×400）．

3）髄液細胞数

細胞数の測定には染色液として Samson（サムソン）液を用い，通常 Fuchs-Rosenthal（フックス・ローゼンタール）計算盤にて全視野を数えてそれを 1/3 にすると 1 mm³ あたりの細胞数となる．正常値 5/mm³ 以内，10/mm³ 以上は病的意義がある．各種髄膜炎，脳炎などで 50〜1,000/mm³ の細胞増加がみられ，細菌性髄膜炎では 1,000/mm³ 以上を示す．

細胞組成の検索には Cytospin®（800 回転 5 分）で標本作製，May-Giemsa（メイ・ギムザ）染色など施行し，顕微鏡検査をする（図 21-3）．急性期の各種髄膜炎における鑑別上，一般的にリンパ球優位ではウイルス性髄膜炎，多形核白血球優位の場合，細菌性髄膜炎が疑われ，結核性・真菌性髄膜炎においてはその中間的な細胞反応がみられる．髄膜癌腫症では，腫瘍細胞が見いだされる．

4）髄液蛋白

正常蛋白量は，成人で腰椎穿刺の場合 15〜45 mg/dL，脳室穿刺 5〜20 mg/dL，大槽穿刺では 10〜25 mg/dL と採取部位で差がみられる．

a）髄液蛋白の増加

蛋白細胞解離を特徴とする Guillain-Barré（ギラン・バレー）症候群では発症 10 日後をピークとし，200 mg/dL 前後の増加をみる．500 mg/dL 以上の蛋白増加は細菌性髄膜炎，脊髄腫瘍の 20〜30% の症例で，1.0 g/dL 以上の著明な増加は下位脊髄腫瘍で頻度が高い．

b）髄液蛋白の低下

腰椎穿刺による髄液蛋白が 3〜20 mg/dL と減少する病態には良性頭蓋内圧亢進症の 1/3 例，急性水中毒症，甲状腺機能亢進症などでみられる．

5）髄液糖

血糖値が正常範囲内（70〜120 mg/dL）では，腰椎髄液糖/血糖値比の正常値は 0.6〜0.8，50〜80 mg/dL．髄液糖値は血糖値に依存し，血糖−髄液糖が平衡状態になる時間は，血糖上昇時は 2 時間，低下時は 4 時間とされる．糖量が問題となるときは空腹時に採取し，食後の状態であれば 2 時間前値との比をみる．通常，同時血糖値比で判断している．

a）髄液糖の減少

血糖値比 0.4 以下，40 mg/dL 以下の場合に診断的意義がある．髄液糖の著明な低下（0〜20 mg/dL）は細菌性髄膜炎，中等度の低下（40 mg/dL 以下，血糖値比 0.4 以下）は結核性・真菌性髄膜炎，髄膜癌腫症でみられる．ウイルス性髄膜炎では正常値を示すが，ムンプス髄膜炎の約 1/4 の症例

で低下する．

b) 髄液糖の増加

血糖値比0.8以下，80 mg/dL以上．糖尿病性ニューロパチーなど一部の疾患でみられる．

6) 細菌・ウイルス学的検査

a) 顕微鏡検査

髄液沈渣のGram(グラム)染色による顕微鏡検査，結核菌はZiehl-Neelsen(チール・ネールゼン)染色，クリプトコッカス髄膜炎には墨汁染色が迅速診断に有用であり，培養では7日以上要する．

b) 培養

髄液採取後迅速に血液寒天培地，嫌気性菌用培地，結核菌用の小川培地，真菌用のSabouraud(サブロー)培地にて培養する．

c) 免疫・細菌学的検索

迅速診断のために行う各菌体多糖類(polysaccaride)抗原の証明には対向免疫電気泳動法(counterimmunoelectrophoresis)，ラテックス凝集法などを用いる．結核菌では核酸増幅法〔ポリメラーゼ連鎖反応(polymerase chain reaction：PCR)法〕による検出が一般化している．

d) ウイルス感染

髄液からPCR法による各種ウイルスゲノムの検出が第一選択の検査である．PCR法には，single, nested PCR法などがあるが，nested PCRで感度が高い．また，定量的なreal-time PCRも用いられている．分離が期待できるウイルスには，コクサッキーウイルスA・B，エコーウイルスなどがある．

血清・髄液のウイルス抗体価は各種方法〔酵素免疫測定法(enzyme immunoassay：EIA IgM, IgG, or enzyme-linked immunosorbent assay：ELISA)，補体結合反応(complement fixation：CF)，赤血球凝集抑制反応(hemagglutination inhibition test：HI)〕などで測定する．髄液抗体の検出にはEIA値の感度がよい．髄液抗体価は血清抗体価の約1/100で，1/20以下は髄腔内抗体産生を示唆する．なお，後方視学的な検索のため血清とともに-20℃に凍結保存しておくとよい．

7) その他

a) サイトカイン

インフルエンザ脳症の髄液所見では，多くの症例で細胞数増加はなく，脳症型が多い．インターロイキン(interleukin：IL)-6が著明な増加を示し，脳症の病態との関与が推論されている．

ウイルス性脳炎においては，インターフェロン(interferon：IFN)-γの増加がみられ，急性散在性脳脊髄炎(acute disseminated encephalomyelitis：ADEM)では，IFN-γの増加はなく，腫瘍壊死因子(tumor necrosis factor：TNF)-α, IL-10の増加がみられる．

b) 乳酸

正常値は10〜20 mg/dL．細菌性髄膜炎および真菌性髄膜炎，くも膜下出血で高く，重症度と並行する．一方，ミトコンドリア脳筋症において乳酸，ピルビン酸の上昇がみられ，診断の手がかりとなる．

c) アデノシンデアミナーゼ(adenosine deaminase：ADA)は結核性髄膜炎で10 IU/L以上増加，またβ_2-ミクログロブリン，癌胎児性抗原(carcinoembryonic antigen：CEA)，CA19-9などの腫瘍マーカーが髄膜癌腫症で有用である．

d) 14-3-3蛋白

プリオン病で14-3-3蛋白，ニューロン特異的エノラーゼ(neuron specific enolase：NSE)の増加がみられる．Alzheimer(アルツハイマー)病においては，総タウ蛋白，あるいはリン酸タウ蛋白の増加を示す．

e) ホモバニリン酸(homovanillic acid：HVA)

正常値は53.6 ± 6.8 ng/mL(水野)，Parkinson(パーキンソン)病の約半数例で低下する．

II. 神経放射線学的検査

A. X線CT

X線コンピュータ断層撮影(computed tomography：CT)は，X線に対する吸収値の差により，脳あるいは脊髄の実質を直接描出できるという点で血管撮影やミエログラフィと大きく異なり，得られる情報は大きい．MRIに比較すると，X線CTは空間分解能において劣り，病変の描出という点で鋭敏さに欠けること，骨によるアーチファクトを生じやすいこと，横断面での画像が主体であり，矢状断・冠状断像を得にくいことなどの欠

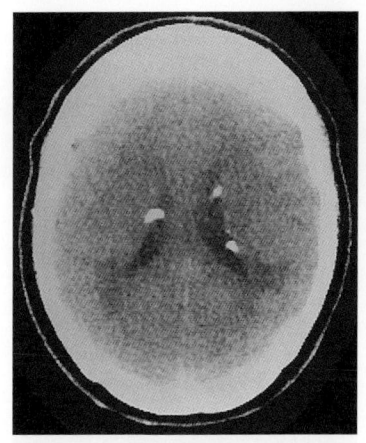

図 21-4 結節性硬化症(22歳,女性)の**X線CT**
側脳室壁に多発性,小結節状の石灰化像が認められる.両側の後角周囲の白質に淡い低吸収域がみられる.

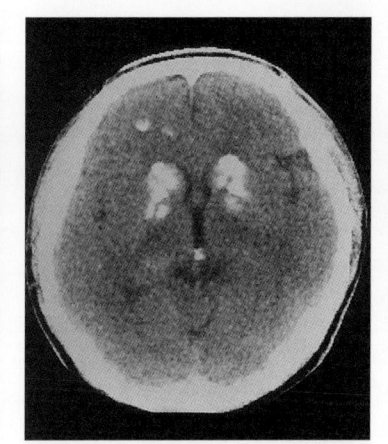

図 21-5 副甲状腺機能低下症(26歳,男性)の**X線CT**
淡蒼球のみならず両側の線条体と右前頭葉の白質に石灰化像が認められる.

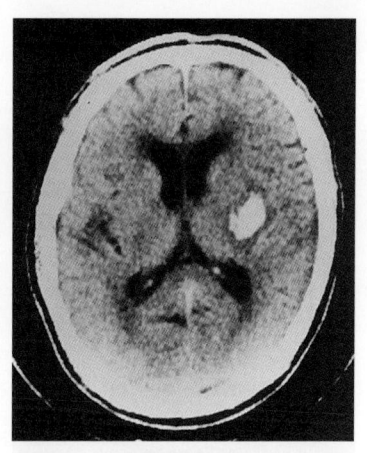

図 21-6 高血圧性脳内出血(61歳,男性)の**X線CT**
左被殻に高吸収域が認められる.

点もあるが,短時間での撮影が可能であり,MRIの普及後もその果たす役割は大きい.最近のX線CTは解像能も向上し,中枢神経系のほとんどすべての疾患の適応になるといってもよい.

【方法】

頭部のX線CT(横断像)は眼窩耳孔線(orbitomeatal line:OM線)を基準にして,これに平行な面のスライスで撮影することが多い.眼窩,副鼻腔,頭蓋底の病変では,Reid(リード)基準線(Reid base line:RBL,OM線に対し約10°の角度)に平行な面の撮影が適している.通常の撮影法のほかに,水溶性ヨード造影剤を点滴静脈注射して撮影する造影CT,水溶性ヨード造影剤をくも膜下腔に注入して撮影するCTミエログラフィ(558頁,「D.ミエログラフィ」参照)やCTシステルノグラフィなどがある.

【読影】

X線CTの読影は,①異常なX線吸収の有無,②造影剤による増強効果の有無,③脳室,脳槽,脳溝などの正常構造の変形,左右差,拡大の有無などが重要である.X線CTで脳実質より白く描出される場合を高吸収(high density),黒く描出される場合を低吸収(low density),そして同程度に描出される場合を等吸収(isodensity)と呼ぶ.

1)高吸収域病変

高吸収として描出されるものは,石灰化(calcification),急性期の血腫,腫瘍などである.石灰化には生理的なものと病的なものとがある.前者に属するものには,脈絡叢,松果体,手綱交連,大脳鎌,基底核(特に淡蒼球)などの石灰化のほかに,動脈硬化に伴う内頸動脈・椎骨動脈壁の石灰化がある.後者に属するものには,腫瘍に伴うもの(後述),トキソプラズマ症,吸虫症,包虫症などの寄生虫感染症,血管腫,動静脈奇形,動脈瘤などの血管性疾患,結節性硬化症(**図21-4**),Sturge-Weber(スタージ・ウェーバー)病などの母斑症,そして大脳基底核に石灰化を認める副甲状腺機能低下症(**図21-5**),Fahr(ファール)病などがある.急性期の血腫には,高血圧性脳内出血(**図21-6**),くも膜下出血(**図21-7**)などがある.腫瘍には,髄膜腫,頭蓋咽頭腫,乏突起膠腫などの組織学的に石灰化を伴うものがある.

2)低吸収域病変

低吸収として描出されるものは,陳旧性の血腫,梗塞(**図21-8**),星状細胞腫などの腫瘍,脱髄,炎症,挫傷,囊胞などのほかに各種疾患に伴う浮腫,壊死などであり,多くの病変がこれに該当する.脂肪組織はこれらの病変よりもさらに低吸収を呈する(**図21-9**).

3)等吸収域病変

等吸収の病変は病変自体と周囲の正常組織との境界が不明瞭であり,病変が明らかにされにくい.発症直後(多くは48時間以内)の脳梗塞,急性期の髄膜脳炎,硬膜下血腫,一部の星状細胞腫など

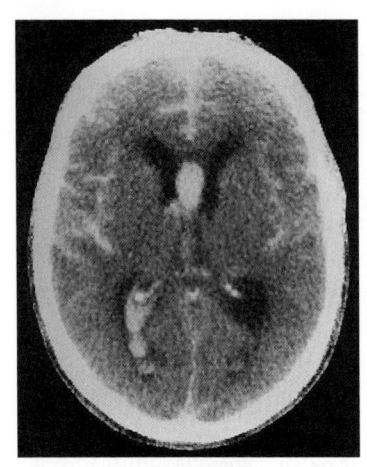

図 21-7　くも膜下出血（52歳，男性）の X 線 CT
前交通動脈に動脈瘤を示唆する高吸収域がみられ，前頭葉・側頭葉を中心としたくも膜下腔内と右側脳室内に高吸収域が認められる．

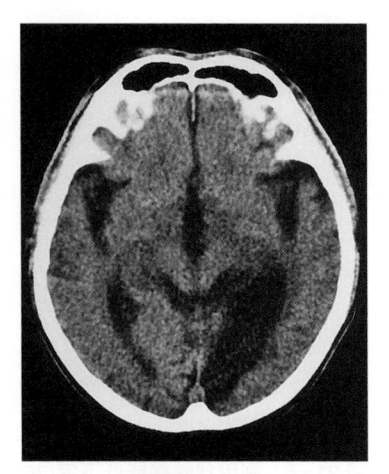

図 21-8　脳梗塞（67歳，男性）の X 線 CT
左後頭葉・側頭葉内側部（後大脳動脈支配領域）に低吸収域が認められる．

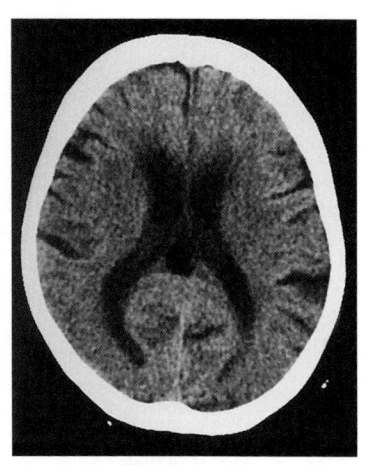

図 21-9　脂肪腫（75歳，女性）の X 線 CT
脳梁膨大部に脳脊髄液よりも低吸収の楕円形の像が認められる．

の場合である．このような場合には，正中に存在する構造の偏位・圧排の所見，脳構や脳槽の描出の左右差などから，頭蓋内の占拠性病変，浮腫の存在などを間接的に推測する必要がある．造影剤の投与により，病変が増強されることもある．

4）増強効果

増強効果が認められるのは，血液脳関門（blood brain barrier：BBB）の破綻や新生血管の増生を伴う場合であり，急性期の脱髄性・炎症性疾患や脳血管障害（脳出血，脳梗塞），脳動静脈奇形，脳動脈瘤，脳腫瘍などである．

5）萎縮性変化

変性疾患などに伴う萎縮性変化の検討には，脳室や脳槽の拡大，大脳溝や小脳裂の開大に注意する．以下，主な疾患についてその特徴を述べる．Alzheimer 病では，ある程度病変が進行すると，大脳溝のびまん性開大と側脳室，特に前角・下角の拡大が認められる（**図 21-10**）が，加齢に伴う脳萎縮との区別がつけにくい点が問題である．Huntington（ハンチントン）病では，尾状核の変性・萎縮に伴う側脳室前角の拡大と前頭葉を中心とした大脳溝の開大が認められる（**図 21-11**）．進行性核上性麻痺は病変が多彩であるが，脳幹網様体，中脳水道周囲灰白質，上丘などに強い病変を反映して，中脳水道の拡大と四丘体槽の開大が認められる．Parkinson 病では黒質と青斑核のメラニン細胞の変性・脱落が認められるが，X 線 CT では異常所見はみられない．脊髄小脳変性症では，病型により小脳裂の開大あるいは第 4 脳室の拡大などの所見が認められる．

B．MRI，MRA，MRS

磁気共鳴画像（magnetic resonance imaging：MRI），磁気共鳴血管撮影（magnetic resonance angiography：MRA，MR アンギオグラフィ），磁気共鳴分光（magnetic resonance spectroscopy：MRS，MR スペクトロスコピー）は核磁気共鳴現象から得られる原子核の密度，緩和時間，化学シフト，物質の流れなどの情報を利用した検査法である．

1．MRI（magnetic resonance imaging）

臨床の場で画像検査として広く利用されている MRI は，生体に多く含まれているプロトン（^1H）を用いている．MRI は MR 信号の強度の差により，生体の構造や病変を描出するが，その信号強度は ^1H の緩和時間である T1（縦緩和時間，スピン-格子緩和時間）と T2（横緩和時間，スピン-スピン緩和時間）のほかに，^1H 密度，組織内の血流などの複数のパラメータによって左右される点で，X 線 CT と異なる．

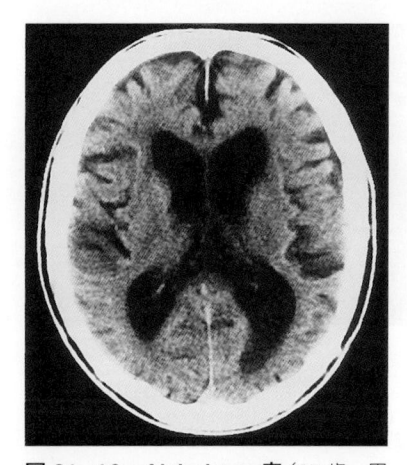

図 21-10 Alzheimer 病（65 歳, 男性）の X 線 CT
側脳室の著明な拡大とともに大脳溝の開大が認められる.

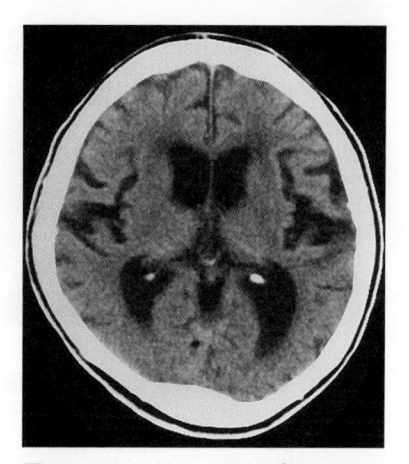

図 21-11 Huntington 病（64 歳, 女性）の X 線 CT
両側の側脳室, 特に前角の拡大が認められる.

1）緩和時間

画像検査のうえで最も重要なパラメータは緩和時間である. 多くの病的組織は T1, T2 緩和時間がともに延長し, 梗塞, 腫瘍, 脱髄, 炎症, 壊死などの信号強度は T1 強調画像で低信号として黒く, T2 強調画像で高信号として白く描出される. 血腫の場合は鉄（Fe）の影響でこのかぎりではない. ヘモグロビン（hemoglobin：Hb）は動脈血中ではオキシヘモグロビン（oxyhemoglobin：oxy-Hb）かデオキシヘモグロビン（deoxyhemoglobin：deoxy-Hb）として存在しているが, 出血後は酸化し, メトヘモグロビン（methemoglobin：met-Hb）, ヘモジデリン（hemosiderin）へと変化し, T1, T2 緩和時間は複雑に変化する. 一般に正常組織の信号強度と病変の信号強度は大きく異なり, MRI の病変描出力は X 線 CT に比べ優れている. 特に白質病変の検出に MRI は有用であり, 多発性硬化症の診断に欠かせないものになっている（図 21-12）. ただし, 病変の示す T1, T2 緩和時間の延長には疾患特異性がないことに注意を要する.

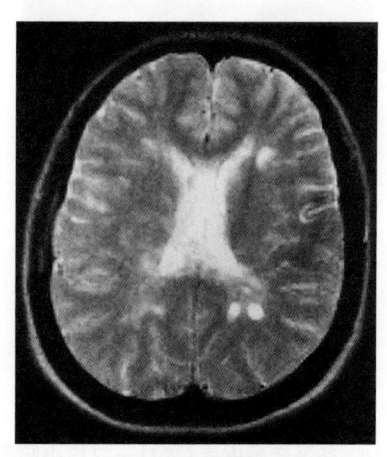

図 21-12 多発性硬化症（22 歳, 女性）の MRI T2 強調画像（横断像）
両側の側脳室に近接した大脳深部白質に小さな高信号病変が多数認められる.

2）Fe と錐体外路系疾患

MRI は白質と灰白質とをコントラストをつけて描出することが可能である. 特に, 淡蒼球, 黒質, 赤核, 歯状核などは Fe が多く含まれているため, Fe の磁性体の影響で高磁場の T2 強調画像で同部位は低信号に描出され, 周囲の組織と明瞭に区別される（図 21-13）. X 線 CT で異常所見が認められない Parkinson 病では, T2 強調画像で低信号に描出される黒質網様体と赤核とに挟まれた黒質緻密部の幅が狭小化するなどの所見が報告されており, 錐体外路系疾患の検討に高磁場の T2 強調画像が用いられている.

3）自由な撮像画

MRI は患者の頭位や体位を変換することなしに, 磁場の方向を変えるだけで横断像, 矢状断像, 冠状断像あるいは任意の角度による断層像を容易に撮像することができる. このため, 病変の立体

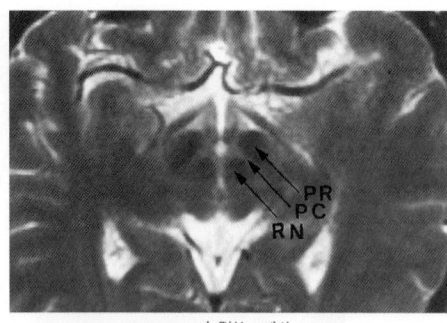

a．中脳レベル　　　　　　　　　　　　　　b．小脳レベル

図 21-13　正常例の MRI T2 強調画像（横断像）
赤核，黒質網様体，歯状核が低信号に描出されている．
PR：pars reticulata（網様体部），PC：pars compacta（緻密部），RN：red nucleus（赤核部）．

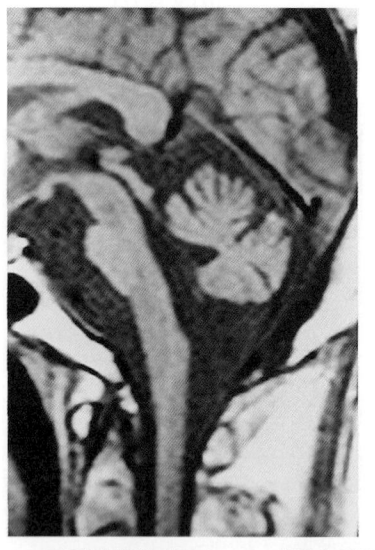

図 21-14　多系統萎縮症（オリーブ橋小脳萎縮症）（55歳，男性）の MRI T1 強調画像（正中矢状断像）
橋底部の萎縮とともに第4脳室の拡大が認められ，小脳虫部の小脳裂の開大がみられる．

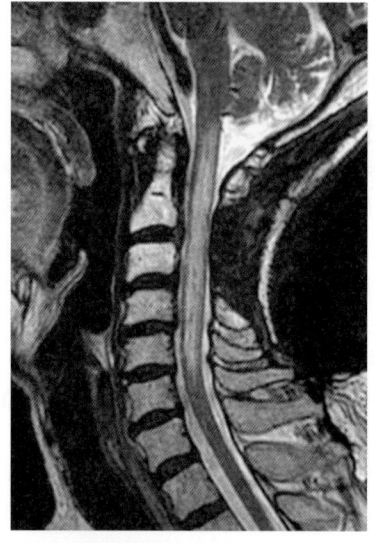

図 21-15　放射線脊髄症(68歳，男性)の MRI T2 強調画像（正中矢状断像）
C2，3 椎体レベルを中心として，C1〜5 椎体レベルの頸髄腫脹と髄内の高信号病変が認められる．

的な把握が容易になり，病変の広がりを正確に知ることが可能になった．特に脳梁病変，下垂体病変，後頭蓋窩病変（図 21-14），頭蓋・頸椎移行部の病変，脊髄病変（図 21-15）などにおいては正中矢状断像がきわめて有用である．

4）アーチファクトのない画像

骨からの MR 信号がないため，MRI は骨によるアーチファクトがないという利点もある．X 線 CT では骨に囲まれた後頭蓋窩・側頭葉底部病変あるいは脊椎管内病変がアーチファクトのため描出しにくかったが，MRI は骨によるアーチファクトがなく，かつ空間分解能が高いため，脳幹部の小さな梗塞巣や脱髄巣を鮮明に描出することが可能である（図 21-16）．一方，骨からの MR 信号がないことは，MRI は石灰化の描出能に乏しく，石灰化を伴う疾患の鑑別に適さないといえる．

5）血流と MRI

MRI の信号強度は血流の影響を受ける．血液の流れている血管は，液流無信号化（flow void，フローボイド）により原則として無信号になるため，T1 および T2 強調画像で黒く描出される．しかし，静脈洞や脳表の皮質静脈などのように断

Ⅱ. 神経放射線学的検査

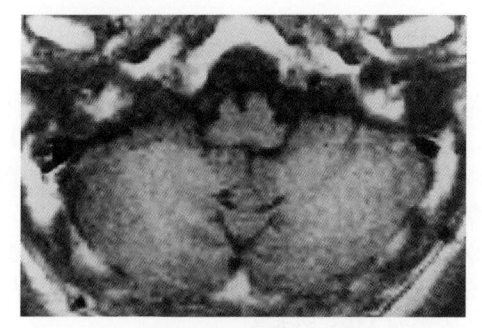

図21-16 延髄内側症候群（58歳，男性）のMRI T1強調画像（横断像）
延髄腹側の内側部（右側傍正中部）に低信号が認められる．

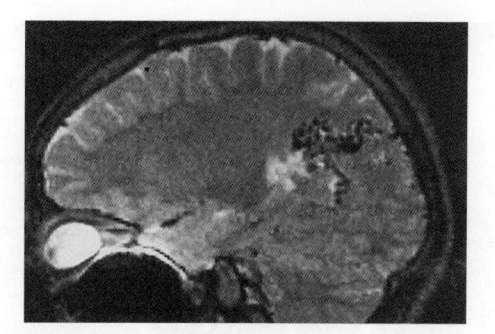

図21-17 動静脈奇形（25歳，女性）のMRI T2強調画像（右矢状断）
右頭頂葉に低信号の蛇行，拡張した異常血管陰影とともに高信号病変が認められる．

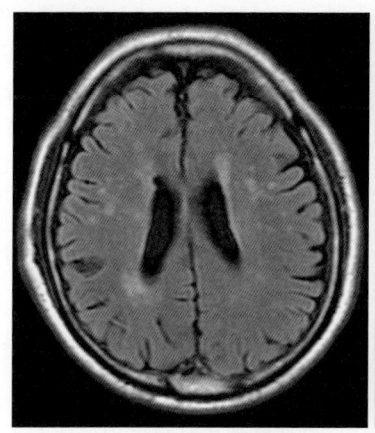

a．FLAIR画像（横断像）　　b．拡散強調画像（横断像）

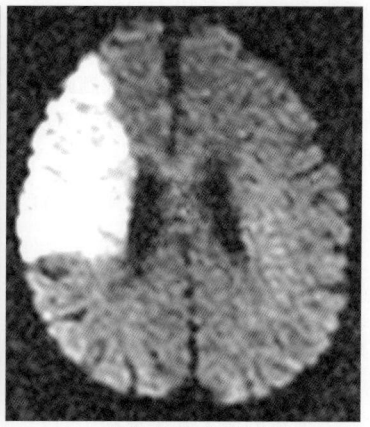

図21-18 脳梗塞（発症3時間）（70歳，男性）のMRI
FLAIR画像で明らかな梗塞巣は認められないが，拡散強調画像で右中大脳動脈領域の前方約1/2の部位に高信号病変が明瞭に認められる．

層面に垂直に走る血管では，血流の速度によってはparadoxical enhancementのために高信号に描出されることがある．このような血液の信号強度から，動脈瘤，動静脈奇形（**図21-17**），もやもや病などの血管奇形あるいは血管の閉塞などを診断することも可能である．

6）新しい撮像法

脳室などに近接した白質病変は，T2強調画像では脳脊髄液（cerebrospinal fluid：CSF）と同様に高信号として描出されるため，区別しにくい場合がある．CSFの信号を抑制したT2強調のfluid-attenuated inversion recovery（FLAIR）法は病変とCSFとの区別が明瞭になり，脱髄性疾患・脳梗塞などの大脳白質・皮質病変の描出に有用である．また，生体内の^{1}H粒子の拡散状況を画像化した拡散強調画像（diffusion weighted image：DWI）は，T2強調画像に比べると，脂肪やCSFの高信号が消失し，正常構造のコントラストが少なく，異常が検出しやすい．脳梗塞における本法の有用性は高く，T2強調画像で描出しえない超急性期虚血性脳病変が高信号（拡散係数の低下）として描出される（**図21-18**）．本法で急性期梗塞巣が高信号に描出されるのは細胞性浮腫によると考えられている．そのほか，Creutzfeldt-Jakob（クロイツフェルト・ヤコブ）病の病変（大脳皮質，基底核，視床病変など）を発症早期に高信号として描出することができ，早期診断に有用である．この拡散強調画像は水の拡散方向の影響を排除し

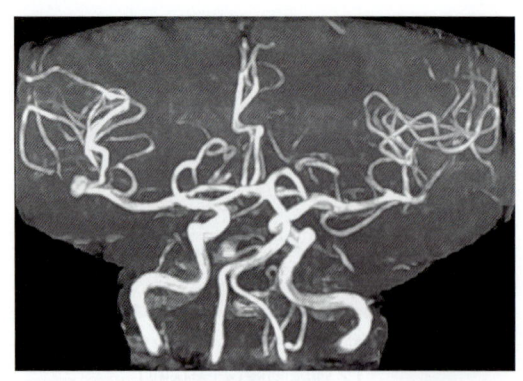

図21-19 未破裂動脈瘤(72歳,女性)のMRA
右中大脳動脈M2分岐部に囊状動脈瘤が認められる.

た等方向性のものであるが,拡散異方向性の画像解析をしたものに拡散テンソルトラクトグラフィ(tractography)がある.本法により皮質脊髄路を描出し,梗塞・腫瘍病変と皮質脊髄路との位置関係が検討されたり,脱髄性・変性疾患における白質病変の拡散テンソルによる定量的評価などが行われている.

2. MRA(magnetic resonance angiography)

MRAは ^1H によるMRIから,血流のみを選択的に画像化したものである.現在,臨床に応用されているMRAには,血流の流入効果を利用した時間飛行型(time-of-flight:TOF)MRA,位相シフト(phase shift)効果を利用した位相コントラスト(phase contrast:PC)MRA,そしてrephaseとdephaseの2種類の画像をサブトラクトするサブトラクション(subtraction)MRAの3種類がある.それぞれの撮像方法には,2次元Fourier(フーリエ)変換法(2D)と3次元Fourier変換法(3D)の2種類が用いられている.最も多く用いられている方法はTOF法であり,特に3DTOF法は細い血管や小さな血管性病変の描出に適している(図21-19).一方,狭窄に伴い流速が遅くなっている血管や静脈系の描出には2D法が適している.

MRAはdigital subtraction angiography(DSA)(「C. 血管撮影」の項を参照)や通常のX線血管撮影に比べ,空間分解能では劣っているが,侵襲性がほとんどなく,外来検査として行えるという利点を有している.

3. MRS(magnetic resonance spectroscopy)

MRSは核磁気共鳴現象の化学シフトをとらえて,物質の同定や分析を行う検査法である.化学シフトとは,同一核種でも物質を構成する分子の化学基によって,共鳴するラジオ波の周波数がわずかにずれてくる現象であり,それぞれの信号強度を共鳴周波数上のピークとしてスペクトル表示したものがMRSである.

対象になる核種は $^{31}P, ^1H, ^{13}C, ^{19}F$ などであり,現在 ^{31}P と ^1H とが主に用いられている.特に ^{31}P はアデノシン三リン酸(adenosine triphosphate:ATP)やアデノシン二リン酸(adenosine diphosphate:ADP)に含まれており,生体のエネルギー代謝の検討に適している.MRSでは対象となる核種の生体での含有量が少ないため,MRIのように空間分解能を有する断層像は得にくいが,MRSの機能画像の研究が行われている.

C. 血管撮影(angiography)

1. 脳血管撮影(cerebral angiography)

【種類】

脳血管撮影は造影剤を注入する血管によって,頸動脈撮影(carotid angiography:CAG)と椎骨動脈撮影(vertebral angiography:VAG)とに大別される.前者はさらに選択的な内頸動脈撮影と外頸動脈撮影とに分けられる.

【方法】

造影剤を目的の血管に注入する方法には,直接穿刺法,逆行性造影法,カテーテルを用いるSeldinger(セルディンガー)法の3種があるが,近年はSeldinger法を行うのが一般的である.

直接穿刺法はほとんど頸動脈撮影のみに施行される.金属内套針にテフロン製などの血管内留置用外套チューブを重ねたものを用いて,総頸動脈を穿刺する.留置用チューブを内頸動脈や外頸動脈へ選択的に進めることにより,内頸動脈撮影や外頸動脈撮影が可能である.

逆行性造影法は上腕動脈を穿刺し,やや大量の造影剤を逆行性に注入し脳血管を造影する.左側から穿刺,注入すると左椎骨動脈が造影され,右側からは右椎骨動脈と右頸動脈が同時に造影され

図21-20 脳梗塞(47歳,男性)の左頸動脈撮影
左中大脳動脈の起始部で閉塞が認められる.

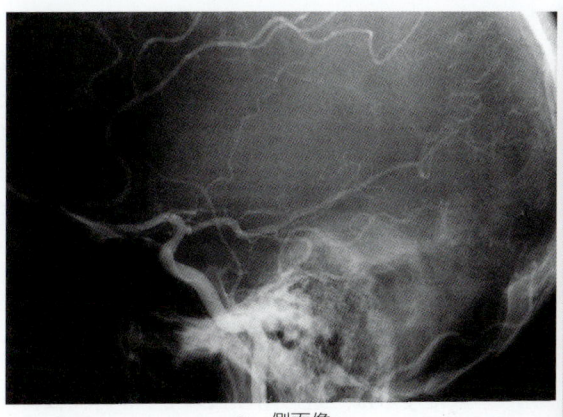

a. 側面像

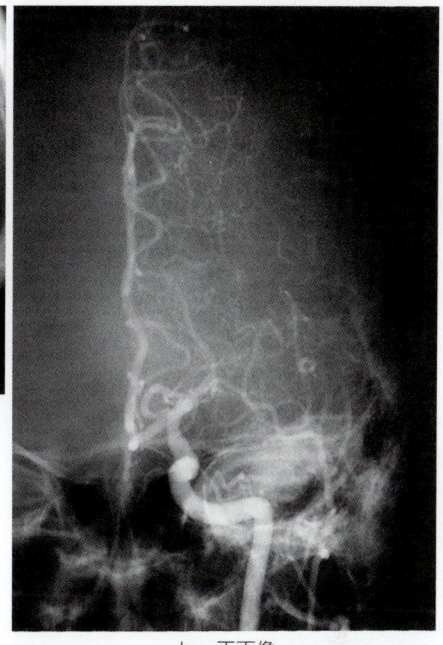

b. 正面像

る．右椎骨動脈のみを造影したいときは，注入時に右総頸動脈を外から圧迫する．

Seldinger 法は大腿動脈を穿刺した後，脳血管の走行や分岐に適合したカテーテルを用いて，目的の血管までその先端を進め，造影剤を注入する．1回の穿刺により，左右の頸動脈と左右の椎骨動脈の計4本の動脈をそれぞれ選択的に造影することができる．

【適応】

脳血管撮影では，血管内腔の変化である血管自体の病変や血管走行の偏位・圧排などの変化により頭蓋内の占拠性病変などを知ることができる．しかし，脳血管撮影は侵襲的な検査であり，最近では MRI や X 線 CT により多くの病変に関する情報が得られるようになったため，その適応は狭められてきている．現在の脳血管撮影の主な適応は動脈瘤，動静脈奇形，もやもや病などの血管奇形，閉塞・狭窄性血管病変(**図21-20**)，腫瘍などに限られ，さらにこれらの病変のスクリーニング検査として MRA や DSA も用いられる．

DSA(digital subtraction angiography)

経静脈性 DSA はテレビ，コンピュータ技術を応用したもので，経静脈投与した造影剤が心臓を経て脳へ達する時期を見はからって撮影した画像を利用し，サブトラクションを行い血管像のみをデジタル情報として残したものである．解像度の高い画像を得るためには，上腕あるいは大腿動脈からカテーテルを挿入して行う経静脈性 DSA が行われる．

2. 脊髄血管撮影(spinal angiography)

【方法】

脊髄血管撮影は Seldinger 法による選択的血管撮影(selective angiography)である．前脊髄動脈系に関しては，頸髄では椎骨動脈，甲状頸動脈からの分枝が，胸髄以下では肋間動脈，腰動脈，腸腰動脈からの分枝が根動脈になるので，目的に応じてそれぞれを選択的に造影する．ただし，脊髄動脈に関与するのは根動脈の約1/3である．このうち最も重要な血管は大前根〔Adamkiewicz(アダムキーヴィッツ)〕動脈であり，脊髄の下1/3の領域を支配している．この動脈は多くの場合，左側の第8肋間動脈から第2腰動脈の間を出て，いったん上行した後，向きを急激に下方へ変えヘアピンカーブを描く．最近では，DSA で行われることが多い．

【適応】

脊髄血管撮影の適応は動静脈奇形，動脈瘤(**図21-21**)などの血管奇形と血管腫，血管芽腫などの血管に富む腫瘍である．

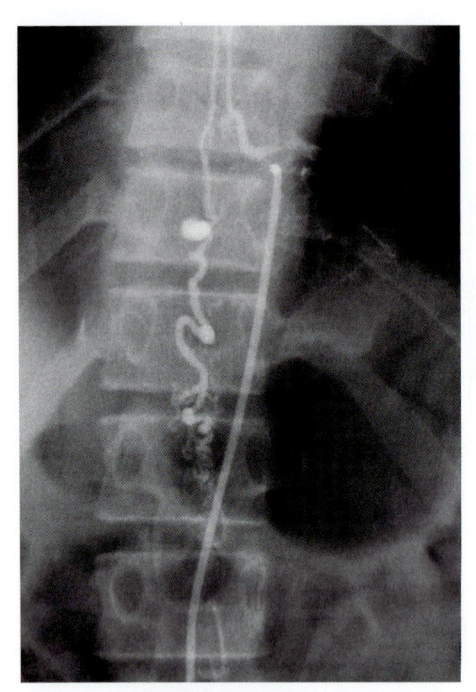

図 21-21 脊髄動静脈奇形(28歳, 男性)の脊髄血管撮影
Adamkiewicz 動脈から前脊髄動脈が描出され, 動脈瘤とともに異常に蛇行, 拡張した血管を認める.

3. 治療的血管撮影 (interventional angiography)

血管撮影の手技を用いた治療法であり, 経カテーテル的動脈塞栓療法 (transcatheter arterial embolization: TAE) と経皮経管血管形成術 (percutaneous transluminal angiography: PTA) がある. 前者は頭蓋内の動静脈奇形, 巨大な動脈瘤, 頸動脈・海綿静脈洞瘻などの治療や髄膜腫の術前治療として用いられる. 後者は頸部脳血管の線維筋異形成 (fibromuscular dysplasia) や動脈硬化性病変に用いられている.

D. ミエログラフィ (myelography)

ミエログラフィは脊髄のくも膜下腔に造影剤を注入し, 脊髄や脊髄神経根などを間接的に描出する検査法である.

【方法】

造影剤の注入方法により, 腰椎穿刺による上行性ミエログラフィと大槽穿刺または第1・第2頸椎(C1, C2)間の側方穿刺による下行性ミエログラフィとに分けられる. 通常は前者の方法を用いるが, 脊髄腔に完全ブロックがあり, 脊髄病変の上限を決定する場合に後者の方法を用いることがある. ミエログラフィを施行する際は, 神経学的所見から目的とする部位を明らかにしておき, それに応じて脊椎の生理的彎曲を考慮した体位変換が必要である. 頸髄または腰髄病変の場合は, 必要に応じて前・後屈による動的撮影を行う.

CTミエログラフィ

ミエログラフィで病変が示唆される所見が得られたならば, 造影剤注入の2〜3時間後に病変部位を中心としたCT(CTミエログラフィ)を施行し, 横断像からの病変の検討を行うことが望ましい. この場合も動的撮影を行うとよい場合がある.

【適応】

ミエログラフィはくも膜下腔に造影剤を注入しなければならず, 患者にとっては侵襲的な検査法である. 最近はMRIが普及したこともあり, 脊椎・脊髄疾患に対するミエログラフィの適応は狭められている. しかし, 脊髄MRIの横断像の空間分解能はCTミエログラフィに比較しやや劣るため, 脊髄病変の横断面からの検討を要する場合にミエログラフィ, CTミエログラフィの適応になる. 特に, 髄外からの圧迫性病変による脊髄や脊髄神経根の観察, 脊髄萎縮性疾患などの比較的詳細な変化の検討に適している. そのほか, 後縦靱帯, 黄色靱帯骨化症, 動静脈奇形などが適応になる. 以下, 主な疾患についてその特徴を述べる.

1) 脊髄腫瘍

脊髄腫瘍はその占拠部位により髄内腫瘍, 硬膜内髄外腫瘍, 硬膜外腫瘍に大別されるが, ミエログラフィではそれぞれが特徴的な像を呈する(図21-22). 注意すべき所見は脊髄の腫脹, 脊椎管内占拠性病変による脊髄の偏倚・圧排とくも膜下腔の狭小化ないし閉塞, 根嚢像の陰影欠損などである. これらのミエログラフィの所見とCTミエログラフィの横断像所見を組み合わせることにより, 腫瘍病変の位置と広がりはさらに明確になる.

2) 頸部脊椎症

頸部脊椎症では頸椎単純X線で頸椎の椎体上下縁の骨棘形成やずれ, 椎間腔の狭小化, Luschka関節の狭小化と骨棘形成などが認められる. ミエログラフィではこれらの変形所見がみられる椎間において硬膜の後方突出や神経根の造影不良また

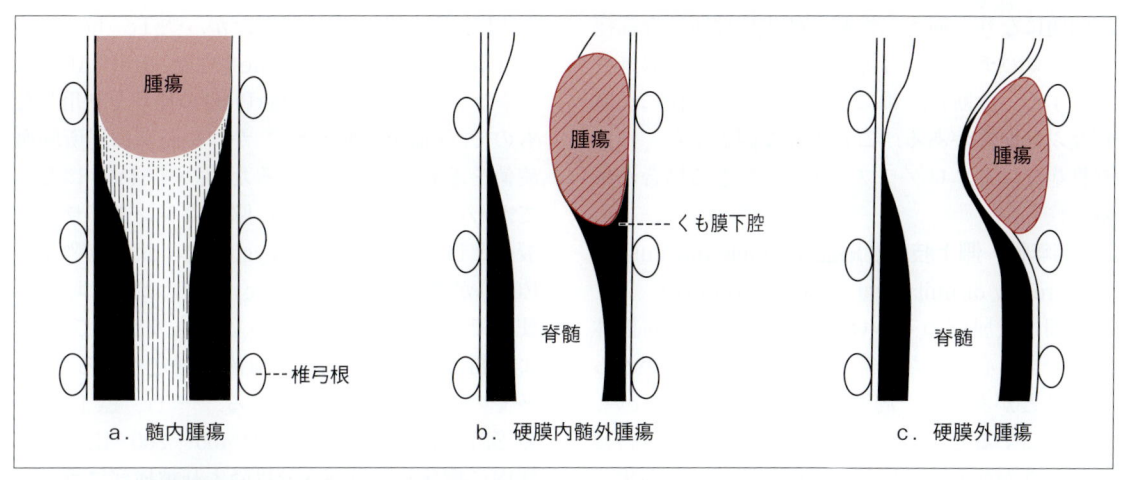

図 21-22 脊髄腫瘍のミエログラフィ所見のシェーマ
(Shapiro R : Myelography. 3rd ed, pp136-151, Year Book Medical Publishers Inc, Chicago, 1976)

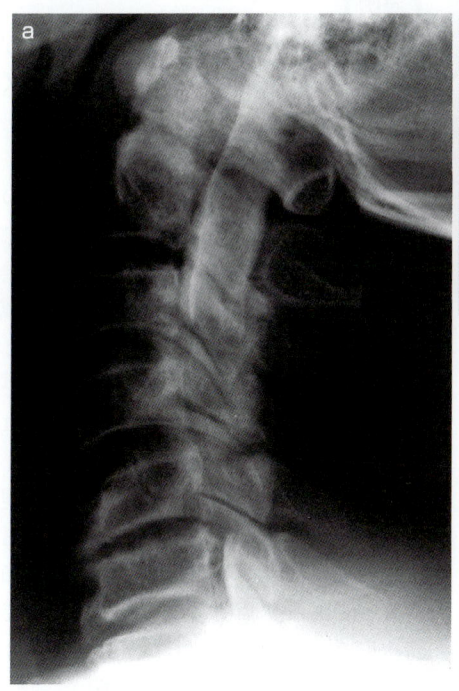

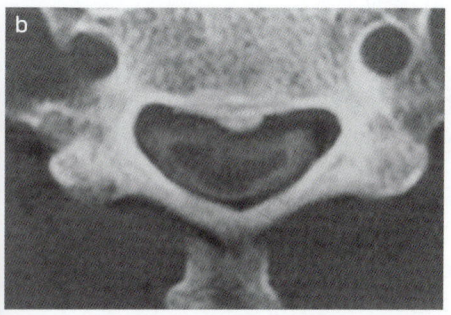

a. 髄内腫瘍　　b. 硬膜内髄外腫瘍　　c. 硬膜外腫瘍

図 21-23 頸部脊椎症(68歳, 男性)のミエログラフィ(a)とCTミエログラフィ(b ; C5, 6椎体)
造影剤はC5, 6椎体からC3, 4椎体でブロック所見が認められる．脊椎管前後径は狭窄し，正中部の椎間板の突出により頸髄は扁平化している．

は拡大の所見が認められ，同部位の脊髄腔は狭小化する(図 21-23 a)．これらの変化は後屈による脊椎管の狭小により増強する．椎間板ヘルニアの場合のミエログラフィは，ヘルニアの生じた椎間腔において硬膜の後方突出と造影剤の閉塞所見が認められる．

CTミエログラフィでは椎体，椎間板などの変形あるいはヘルニアにより生じた脊椎管の狭小化とともに，脊髄の圧排・変形がさらに明瞭に抽出される(図 21-23 b)．

頸部脊椎症のなかには脊髄前角細胞あるいは前根にのみ変化が及ぶ頸部脊椎症性筋萎縮症(cervical spondylotic amyotrophy : CSA)と呼ばれる病態がある．また，中高年以降に好発年齢を有する変性性運動ニューロン疾患の筋萎縮性側索硬化症(amyotrophic lateral sclerosis : ALS)では，年齢ゆえに頸部脊椎症を合併しやすい．頸部脊椎症性筋萎縮症は筋萎縮性側索硬化症との鑑別という点

で問題になり，筋萎縮性側索硬化症は頸部脊椎症性ミエロパチーとの合併により神経症状が修飾されやすく，診断が複雑になるとともに予後に影響が及ぶ可能性がある．このような観点から，頸部脊椎症ではミエログラフィが重要になる場合がある．

3) 若年性一側上肢筋萎縮症 (juvenile muscular atrophy of unilateral upper extremity)

中間・後屈位のミエログラフィでは，C6 椎体レベルを中心とした下部頸髄に限局性萎縮がみられることがあるが，周囲からの圧排所見はない．前屈位にすると，同レベルを中心に下部頸髄の硬膜管後壁が前方へ偏倚し，頸髄は圧迫され扁平化する．CT ミエログラフィではこの関係がより明確に描出される．前屈位での下部頸髄の萎縮，扁平化は患側に優位である．

E. SPECT (single-photon emission computed tomography)

【方法】

単一フォトン断層撮影 (SPECT) は，陽電子断層撮影 (positron emission tomography : PET) と同様にコンピュータを利用してラジオアイソトープ (radioisotope : RI) の体内分布を断層像としてとらえるものである．PET が ^{11}C, ^{15}O, ^{18}F, ^{13}N などのポジトロンを放出する核種で標識した化合物を使用するのに対し，SPECT では ^{123}I や ^{99m}Tc などの単一光子 (ガンマ線) を放出する核種で標識した化合物を使用する．

1) PET との比較

PET は空間分解能，定量性，標識化合物の合成という点で SPECT より優れているが，ポジトロン核種の製造にサイクロトロンが必要であり，かつそれら核種と薬剤合成とを同一の施設内で行なわなければならず，簡便性という点で劣る．一方，SPECT は検査を簡単に施行でき，空間分解能，定量性，感度の点でも著しく進歩しており，その普及はめざましい．

2) 機能画像

SPECT の発達と新しい脳血流シンチグラフィ製剤の開発により，簡便に，しかも正確な局所脳血流の測定ができるようになった．従来，N-isopropyl p-[^{123}I]iodoamphetamine (^{123}I-IMP) を用いた SPECT が用いられてきたが，^{99m}Tc-hexamethyl propyleneamine oxime (^{99m}Tc-HMPAO) はパトラックプロット (PatlakPlot) の原理を利用したもので，採血を必要とせず，かつ短時間に局所脳血流値を求めることができるため，^{123}I-IMP にとってかわった．さらに，最近，脳血流シンチグラフィ製剤として ^{99m}Tc-ethyl cysteinate dimer (^{99m}Tc-ECD) が開発された．^{99m}Tc-ECD は緊急時にも使用でき，^{99m}Tc-HMPAO よりも安定しており，より再現性の高い局所脳血流が測定できるため，多くの施設で用いられている．^{99m}Tc-ECD による SPECT は，^{99m}Tc-ECD 400～800 MBq を静脈内に投与し，投与 5 分以降より被検部にガンマカメラなどの検出部分を向け，撮像もしくはデータを収録し，脳血流シンチグラムを得る．

【適応】

後述する疾患のほかに，てんかん焦点の推定，昏睡の予後や脳死の判定，単純ヘルペス脳炎の早期診断などである．

1) 脳血管障害，特に脳梗塞

X 線 CT では，発症後 24 時間以内の急性期脳梗塞の梗塞巣を描出しえないが，SPECT では発症直後から梗塞部位を明らかにすることができる．一般に，X 線 CT で認められる梗塞巣 (低吸収域) に比べ，SPECT で認められる低集積部位はより広範である．

経シナプスによる遠隔作用と考えられている神経断絶現象 [遠隔機能障害 (diaschisis)] を明らかにすることもできる．大脳半球皮質枝梗塞の際に出現する反対側小脳半球の低集積，あるいは視床梗塞の際に出現する同側大脳半球皮質領域の低集積などである．脳梗塞などの血管障害でみられる高次脳機能障害の解明に SPECT を用いた神経断絶現象が活用されることが多い．

2) 変性疾患

SPECT は easy Z-score imaging system (eZIS) などの画像統計解析法を用いることにより，従来の視覚評価や関心領域設定法よりも客観性と精度が増し，Alzheimer 病などの認知症の鑑別，補助診断に活用されている．Alzheimer 病では，左右差を有する両側の頭頂葉・側頭葉後部の血流低下が初期の特徴的所見 (図 21-24) とされていたが，その前駆期と考えられる軽度認知障害の時期に帯状回後部や楔前部の血流低下が認められる．

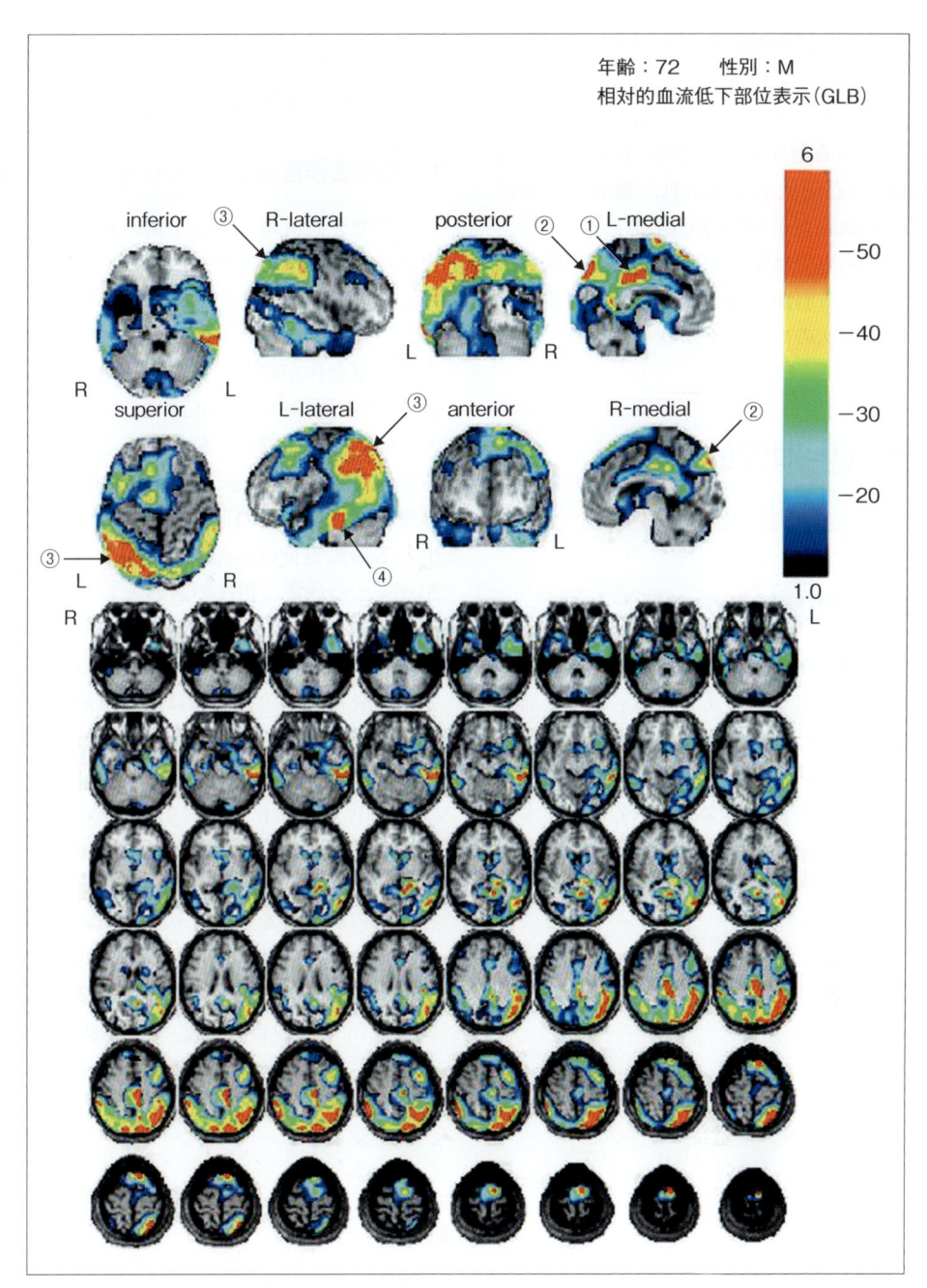

図 21-24 Alzheimer 病(72歳, 男性)の ^{99m}Tc-ECD による eZIS
帯状回後部(①), 楔前部(②)を含む両側頭頂葉(③)・側頭葉後部(④)の血流低下が左側優位に認められる.

これらの血流低下所見は同部位の機能低下や遠隔効果を反映し, Alzheimer 病の初期ないし中期症状である記銘力障害や失語, 失行, 失認の症状との関連が示唆される.

一方, 変性性認知症のなかで Alzheimer 病に次いで多い Lewy(レヴィ)小体型認知症(dementia with Lewy bodies)では, 一次視覚野を含む後頭葉優位の血流低下が認められ, Alzheimer 病と異なり側頭葉内側の血流低下は軽度である. Pick(ピック)病などの前頭側頭型認知症では前頭・側

頭葉の血流低下が認められる．大脳皮質基底核変性症と進行性核上性麻痺は，前頭側頭型認知症などとともにタウオパチーとして分類されるが，前者は左右差のある前頭葉・側頭葉（特に中心溝付近）と基底核の血流低下がみられ，後者では前頭葉背外側の血流低下が特徴的である．

なお，変性疾患ではないが，Alzheimer 病との鑑別で問題になる脳血管性認知症では，脳内に不規則な，まだら状の血流低下が認められる．

III. 電気生理学的検査

A. 役割―臨床診断の道具として

神経系の機能は情報の処理・伝達であり，その活動は電気現象としてとらえられる．従来，神経学的診察はハンマーなどを用いる臨床的な方法が中心であったが，次第に脳波や筋電図が特殊な検査としてではなく神経学的な診断法の1つとして確立されてきた．脳波や筋電図をハンマー同様に診断の道具として使いこなすことが臨床医に求められている．

B. 筋電図（electromyography）・末梢神経伝導検査

1. 筋電図検査（electromyography：EMG）の原理

脳幹や脊髄前角にある1個の運動ニューロンは複数の筋線維を支配しており，その数は咽頭筋の2～3から腓腹筋の約2,000までばらつきが大きい．運動ニューロンが発火すればそれが支配する筋線維全体が興奮し，筋活動の単位となっている．これを運動単位（motor unit）と呼ぶ．この単位の活動電位を記録し，分析することが筋電図検査の基本である（図 19-25）．同心円になった針記録電極では，正常の運動単位が規則的に発火して生じる活動電位は振幅 200～2,000 μV，持続 5～20 msec の通常三相性の波形として記録される．

末梢神経または下位運動ニューロンの障害が起こると筋線維は脱神経（denervation）を受ける．完全な脱神経の急性期には運動単位の活動はみられず，筋線維の自発的放電がみられる．これには筋線維性収縮電位（fibrillation potential）や陽性鋭波（positive sharp wave）があり，いずれも筋線維単位の放電である（図 21-26 A.1.a）．筋萎縮性側索硬化症（amyotrophic lateral sclerosis：ALS）など一部の脱神経をきたす疾患では，1つの運動単位の自発放電〔線維束性収縮電位（fasciculation potential）〕がみられることもある（図 21-26 A.1.b）．この後に神経の再生が起こると初期には低振幅

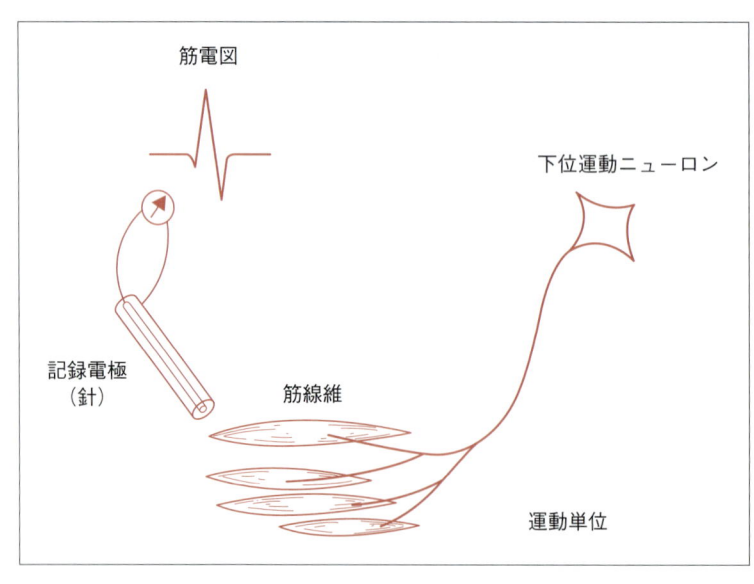

図 21-25 筋電図検査の原理

A. 脱神経時にみられる所見
1. 自発放電(安静時にみられ放電間隔が不規則)
a. 活動性脱神経電位(筋線維と神経が離断したまま)
(例は木村[1]による)

筋線維束性収縮電位
(fibrillation potential)

陽性鋭波
(positive sharp wave)

$|$0.1 mV
50 msec

b. 線維束性収縮電位(fasciculation potential)
(3種の異なる時間軸で示す)
(例は木村[1]による)

小指外転筋

$|$1 mV
50 msec

$|$1 mV
10 msec

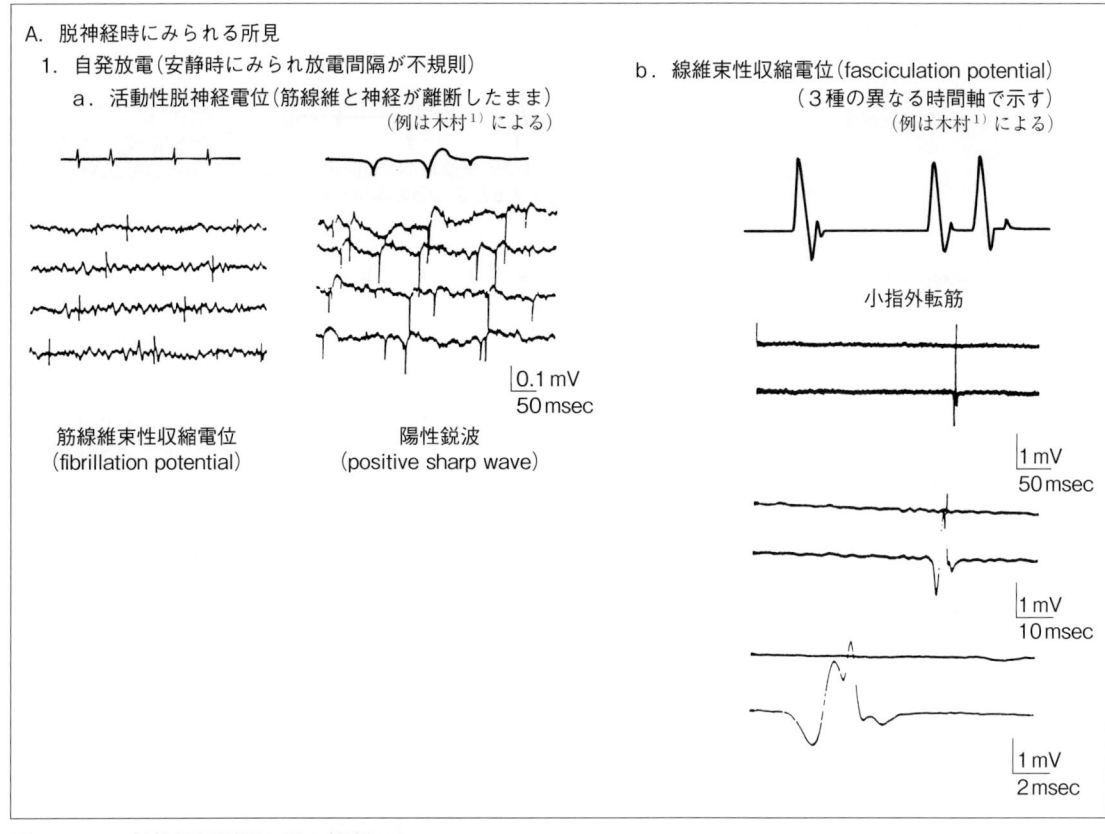

$|$1 mV
2 msec

図 21-26　針筋電図所見とその解釈(次頁に続く)

(200 μV 以下),長持続(20 msec 以上)の新生単位(nascent unit)がみられる.その後振幅は増大し,完全な再生が起こると運動単位電位は正常化することもある(図 21-26 A.2.a).一方,脱神経が部分的で慢性かまたは再生が起こりにくい場合,脱神経を受けた筋線維は隣接する運動単位から再支配を受ける.この過程で1つの運動単位に属する筋線維数が増加し,すべての線維が放電するのに時間がかかるようになるため電位は高振幅長持続化する(図 21-27).

再生が不完全であるか,下位運動ニューロンが脱落する場合にはこのような電位は正常化することなく,再支配がさらに進むにつれ巨大化していく〔巨大単位(giant unit)〕.

また,脱神経に伴って運動単位の総数が減少するため,随意収縮の程度を増すにつれ複数の単位が動員(recruitment)される際に特徴的な所見を示す.すなわち,正常では弱収縮時には最初の運動単位が 10 Hz 前後で発火するようになると2つ目の単位が動員される.運動単位の総数が少なくなると,最初の単位が 10 Hz 以上の発火頻度になって初めて2つ目が動員される〔遅発動員(late recruitment),図 21-26 A.2.b〕.

最大収縮時には,正常では多数の単位が動員されるため筋電図の基線(baseline)はかき消されてしまう〔干渉(interference)〕.運動単位数が減少するとこの干渉は少なくなり基線が残るようになる(図 21-26 A.2.c).

筋疾患では筋線維が変性・脱落するため,運動単位電位は逆に小さくなる(図 21-27).振幅は 200 μV 以下,持続は 5 msec 以下となることが多い(図 21-26 B.2.a).また,波形も正常に比べて虫食い状になるため多相性になることが多い.筋炎など炎症疾患では,筋線維束性収縮電位や陽性鋭波などの自発放電がみられることがある.筋線維が脱落すると1運動あたりの筋力が低下するため,わずかな随意収縮でも多数の単位が動員されることになる〔早発動員(early recruitment),図 21-26 B.2.b〕.

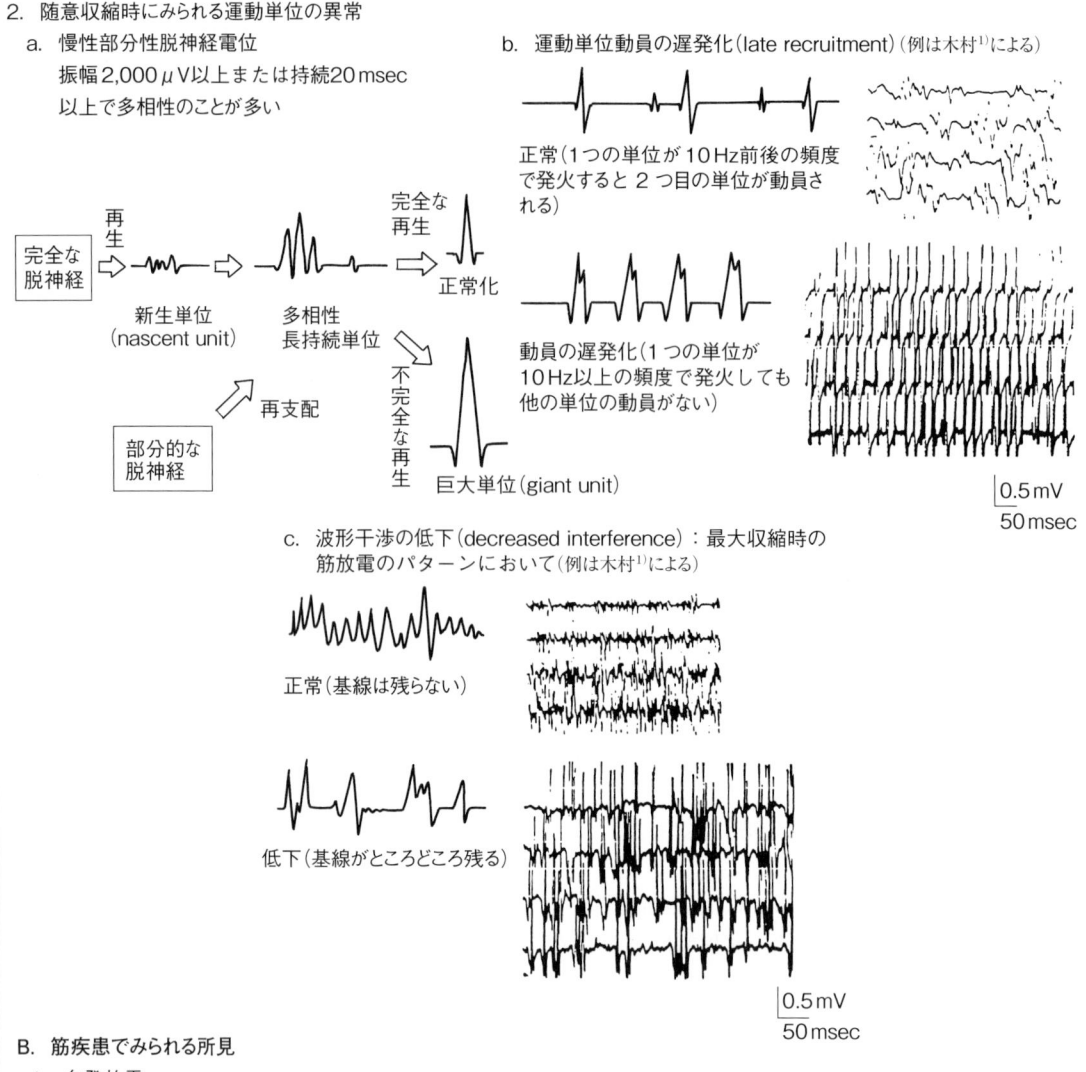

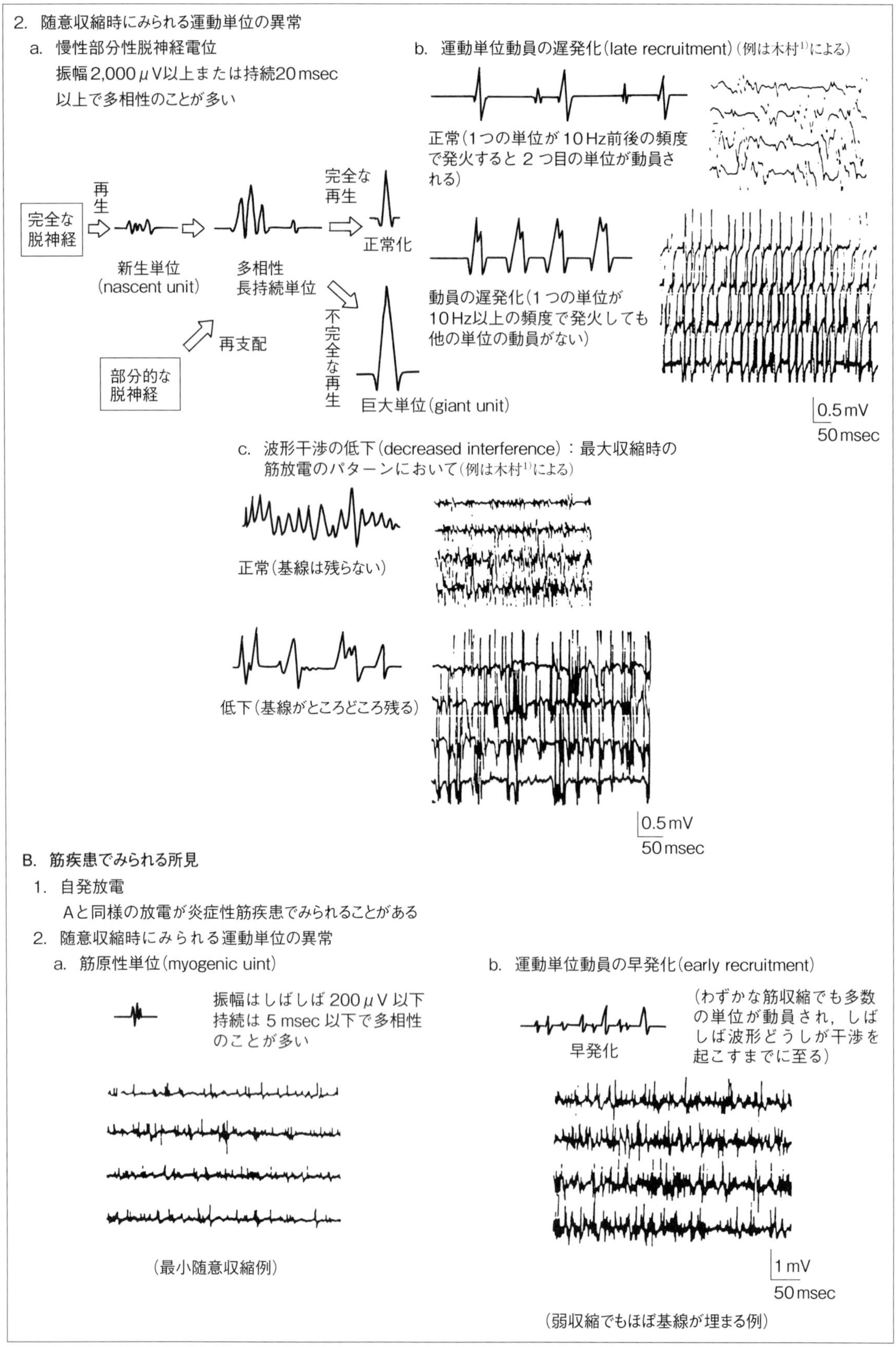

2. 随意収縮時にみられる運動単位の異常
　a. 慢性部分性脱神経電位
　　振幅 2,000 μV 以上または持続 20 msec
　　以上で多相性のことが多い

　b. 運動単位動員の遅発化（late recruitment）（例は木村[1]による）

　　正常（1つの単位が 10 Hz 前後の頻度で発火すると 2 つ目の単位が動員される）

　　動員の遅発化（1 つの単位が 10 Hz 以上の頻度で発火しても他の単位の動員がない）

完全な脱神経 →再生→ 新生単位（nascent unit） → 多相性長持続単位 →完全な再生→ 正常化
部分的な脱神経 →再支配↗　　　　　　　　　　　　　　→不完全な再生→ 巨大単位（giant unit）

0.5 mV
50 msec

　c. 波形干渉の低下（decreased interference）：最大収縮時の筋放電のパターンにおいて（例は木村[1]による）

　　正常（基線は残らない）

　　低下（基線がところどころ残る）

0.5 mV
50 msec

B. 筋疾患でみられる所見
　1. 自発放電
　　　A と同様の放電が炎症性筋疾患でみられることがある
　2. 随意収縮時にみられる運動単位の異常
　　a. 筋原性単位（myogenic uint）
　　　振幅はしばしば 200 μV 以下
　　　持続は 5 msec 以下で多相性のことが多い

　　（最小随意収縮例）

　　b. 運動単位動員の早発化（early recruitment）
　　　早発化
　　　（わずかな筋収縮でも多数の単位が動員され，しばしば波形どうしが干渉を起こすまでに至る）

1 mV
50 msec

（弱収縮でもほぼ基線が埋まる例）

図 21-26（続き）

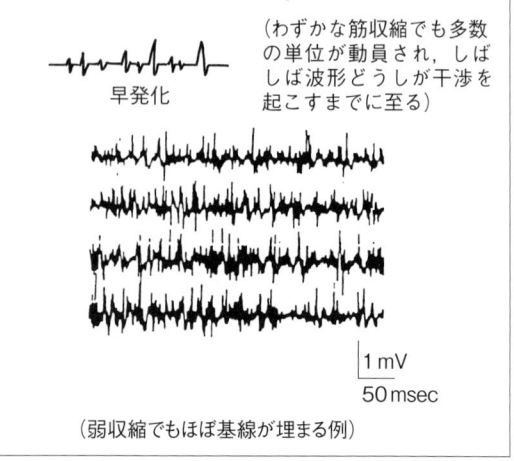

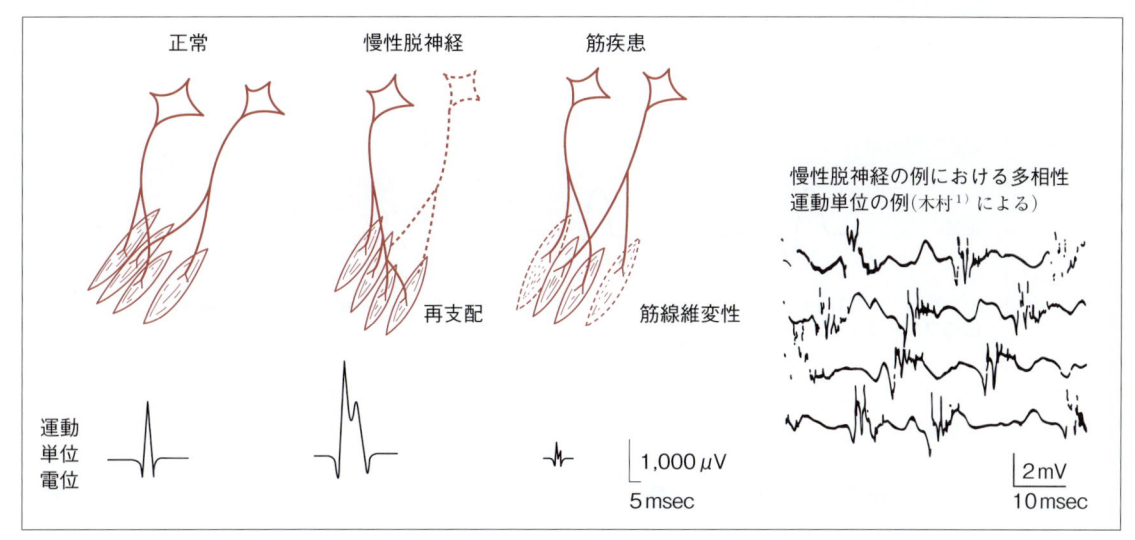

図 21-27 運動単位電位の異常とその原理

2. 筋電図検査の実際

針電極を被検筋に穿刺してまず自発放電の有無を確かめる．次に被検筋を弱収縮させ，運動単位電位を観察する．その際には動員のされ方にも注意する．その後に最大収縮させて干渉を観察する．

3. 末梢神経伝導検査

末梢神経を電気刺激して筋や神経の活動電位を記録することにより伝導速度(conduction velocity：CV)や伝導ブロック(conduction block)の有無，軸索変性(axonal degeneration)の程度を評価する．

1) 神経伝導速度

図 21-28 のように遠位部の手首(S1)と近位部の肘窩(S2)から電気刺激を行い支配筋(この場合短母指外転筋)の複合筋活動電位(M 波)や支配する皮膚領域(この場合，たとえば示指)から得られる感覚神経活動電位(sensory nerve action potential：SNAP)を記録する．S1 と S2 間の距離を M 波，または SNAP の潜時差で割るとそれぞれ運動神経・感覚神経の伝導速度となる．神経伝導速度は脱髄性末梢神経障害で著明に低下するが，その低下の程度は必ずしも臨床症状と相関しない．

2) 伝導ブロック・軸索障害の評価

図 21-29 において正常者では遠位部(S1)刺激の M 波と近位部(S2)刺激の M 波はほぼ波形や振幅が同じである．S2 刺激後の M 波が低振幅

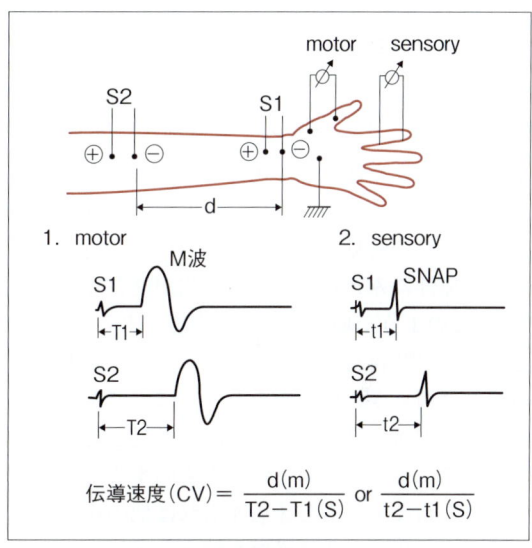

図 21-28 正中神経の運動(motor)・感覚(sensory)神経伝導検査
d：S1 と S2 の間の距離．T1, T2：M 波の立ち上がりの潜時．t1, t2：感覚神経活動電位の立ち上がりまたは初期陽性波の頂点潜時．

$$伝導速度(CV) = \frac{d(m)}{T2-T1(S)} \text{ or } \frac{d(m)}{t2-t1(S)}$$

(S1 刺激後の 50% 以下)でも波形も変化している場合，S1 と S2 の間の伝導ブロックがあると判定し，局所的な脱髄性病変が疑われる．両方の M 波がともに低振幅の場合は軸索の障害が疑われる．

4. 検査の進め方

筋電図・末梢神経伝導検査は神経疾患の診断

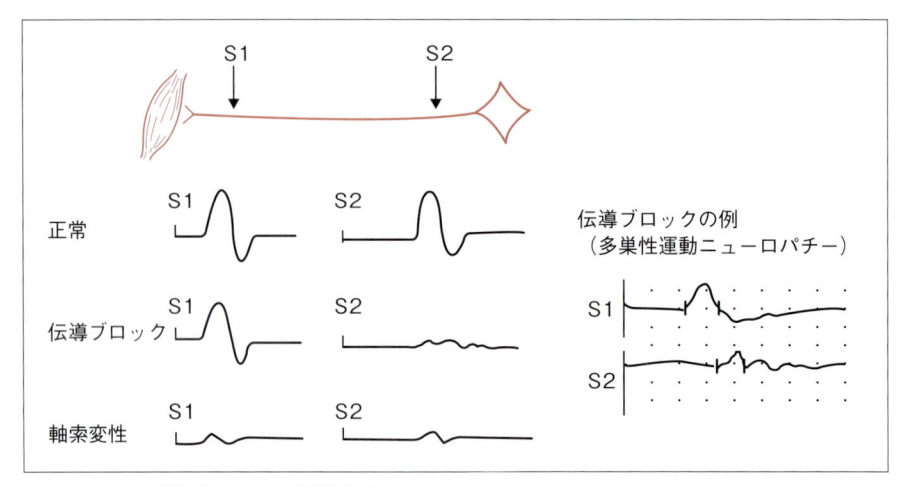

図 21-29　伝導ブロックと軸索変性

に欠くことができない検査であり，神経学的診察においてハンマーと同様に使いこなす必要がある．このためには，末梢神経・筋およびその作用を熟知し，徒手筋力テスト（manual muscle test：MMT）は特に入念に行う．筋電図の検査所見は単に神経原性や筋原性変化というだけでなく，現在活動性の脱神経か，再生・再支配の所見はあるか，それらの所見は発症時期からして妥当か，一見神経原性にみえるが筋原性変化が混在していないか（このような場合は慢性筋疾患にみられる）などを常に自問自答しなくてはならない．脱力のある筋には何らかの所見がみられるはずである．

これら電気生理学的所見は臨床所見と総合して鑑別診断に挙がっている疾患を説明するものでなくてはならない．もし矛盾があれば他の疾患の可能性を考えて，さらに必要な検査を追加する．このように電気診断は理性を働かせて（reasoning）正しい診断にいきつくプロセスであるので，決して技師まかせに行えるものではない．

C. 大脳・脊髄誘発電位

1. 原理

末梢神経伝導検査においては神経の活動電位が簡単に記録できる．末梢神経刺激後に脊髄や脳幹を上行し大脳皮質に至る中枢神経の活動を記録する方法を大脳・脊髄誘発電位という．中枢神経は記録電極から離れたところにあるので，ここで発

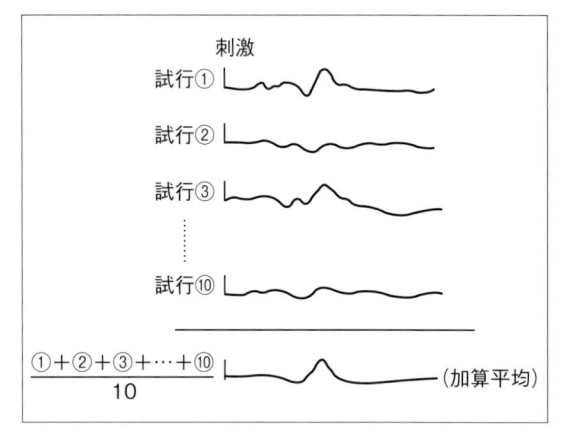

図 21-30　加算平均法

生する電位は体表からでは非常に低振幅の電気現象としてしか記録できない．このため，コンピュータを用いた加算平均法（図 21-30）を用いる．各成分の命名はその極性（陰性：N，陽性：P）と標準的な潜時（msec）による．

2. 体性感覚誘発電位
（somatosensory evoked potential：SEP）

末梢神経刺激後に脊髄から大脳皮質に至る神経の活動を記録するもので，主にその短潜時成分（50 msec まで）が臨床応用されている．通常上肢では正中神経刺激，下肢では脛骨神経刺激がよく用いられる（図 21-31）．

計測には上肢では N13（下部頸髄および脳幹起源）と N20（大脳一次知覚野起源）の間の頂点間潜

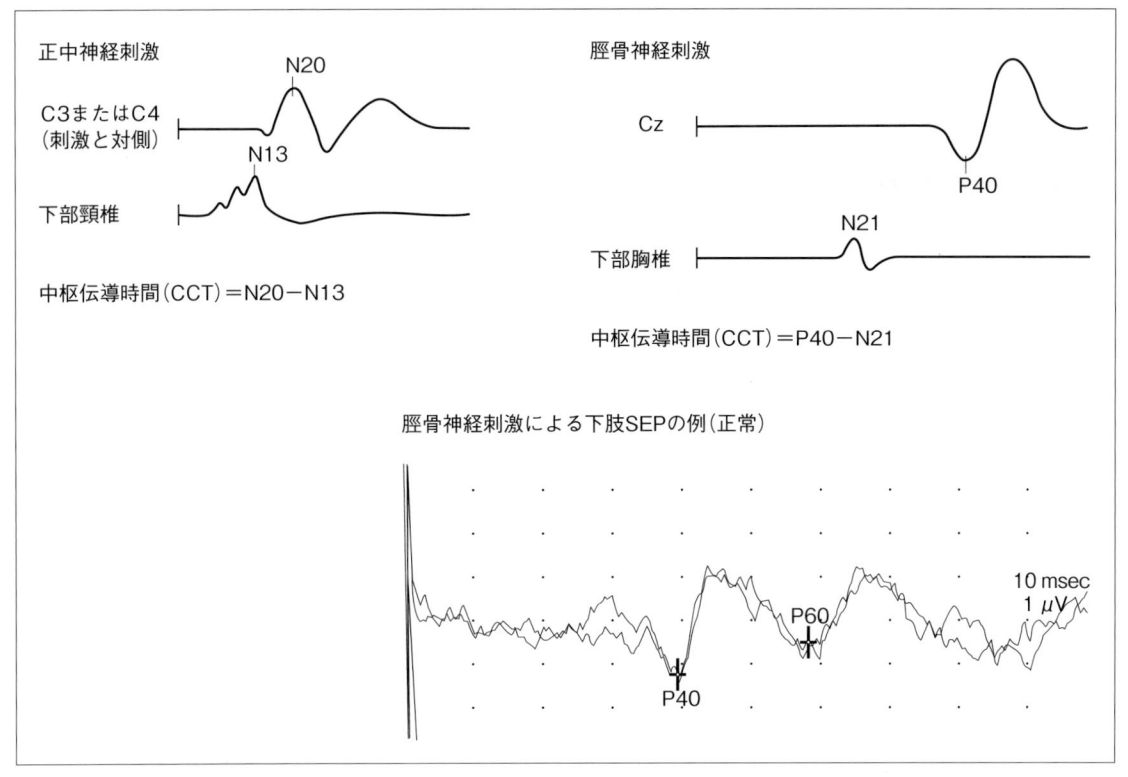

図 21-31 体性感覚誘発電位（SEP）

時〔中枢伝導時間（central conduction time：CCT）〕を指標とする．下肢では N21（仙髄起源）と P40（一次知覚野起源）の間の伝導時間が指標となる．

臨床応用として，①多発性硬化症などの脱髄性疾患の潜在的な病変の発見，②頸椎症などミエロパチーの診断，③脳外科・整形外科手術時のモニター，④脳死判定や頭部外傷後の予後判定などがある．

3. 視覚誘発電位（visual evoked potential：VEP）

視覚刺激を与えて後頭葉からの電位を記録する検査で，閃光刺激を用いる場合とパターン刺激（白・黒のチェック模様が反転する）を用いる場合があり，後者による電位のほうが，正常者におけるばらつきが少ないために，より一般的に用いられている〔パターン反転視覚誘発電位（pattern reversal VEP）〕．通常，100 msec 程度の潜時の陽性電位が後頭極（Oz）を中心に記録される（図 21-32）．視神経の潜在的脱髄病変を発見することに用いられることが多いため，単眼ずつ刺激することが多い．多発性硬化症の診断に際して視神経病変の有無を調べるのに有用で，通常 P100 潜時の著明な延長を認める．そのほか，ヒステリー性視覚障害の検査にも用いられ，正常な結果を得る．

4. 聴性脳幹反応（auditory brainstem response：ABR）/脳幹聴覚誘発電位（brainstem auditory evoked potential：BAEP）

通常，片側耳を 10～20 Hz の頻度で 60～80 dBSL の音圧のクリック音で刺激し，10 msec までの非常に短い潜時の間に得られる反応で，I 波，III 波，V 波が主要な成分である（図 21-33）．

刺激と同側の耳介を関電極とした場合，陰性となり，頭頂からみた場合陽性となる．ほかに機能指標が少ない脳幹の情報を提供する貴重な検査である．異常の判定は各波の有無（特に I，III，V 波）と，I～III 波，III～V 波，I～V 波の頂点間潜時の延長をもとに行う．この反応は薬物や虚血の影響を受けにくく，脳幹の圧迫や器質的損傷に敏感であり，脳死の判定にも参考となる．そのほか，脳外科手術のモニター，脳幹の潜在的脱髄性病変の診断，小児の客観的聴力検査などに用いられる．

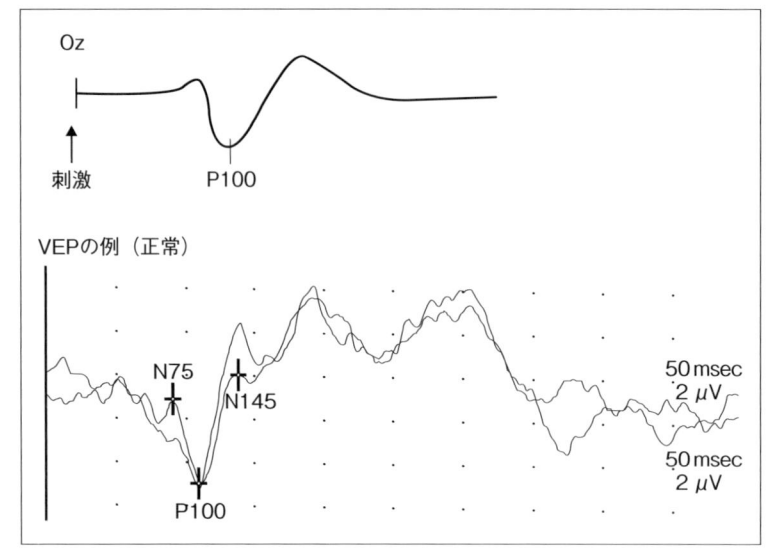

図 21-32 パターン反転視覚誘発電位

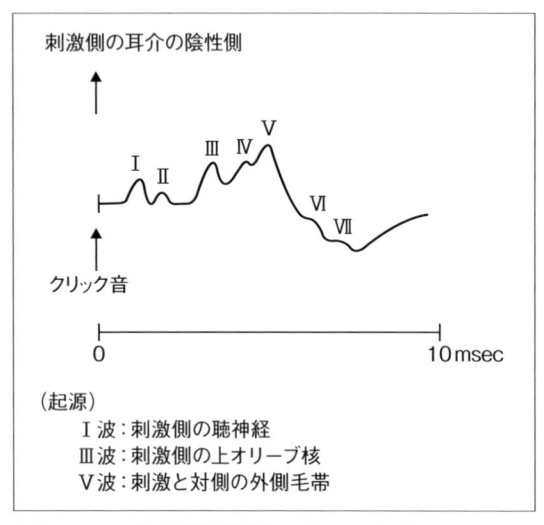

図 21-33 聴性脳幹反応（ABR，BAEP）

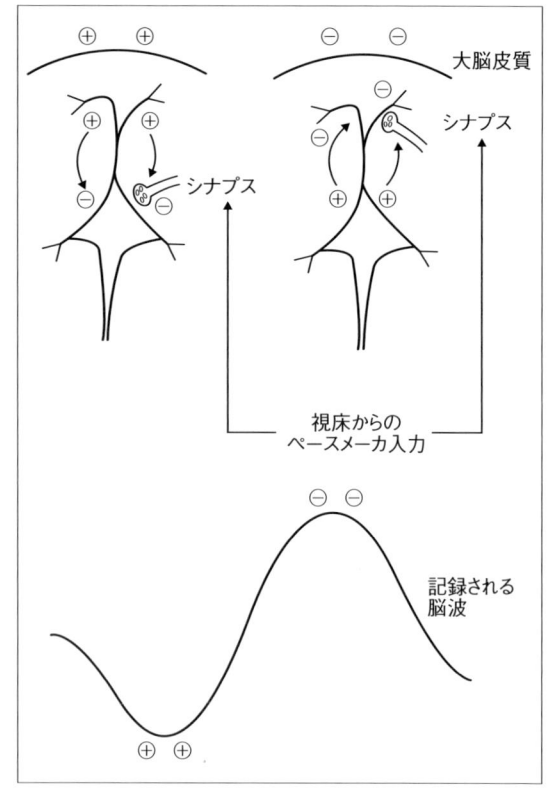

（起源）
　Ⅰ波：刺激側の聴神経
　Ⅲ波：刺激側の上オリーブ核
　Ⅴ波：刺激と対側の外側毛帯

図 21-34 脳波の起源

D. 脳波 (electroencephalogram：EEG)

1. 脳波 (brain wave) の起源

多数の大脳皮質細胞の樹状突起のシナプス後電位の総和と考えられ，それらを同期させるペースメーカは深部の視床などが想定されている（図21-34）．

実際の記録は，頭皮上の電極（通常国際10-20法にしたがって配置；図21-35）から得られる電位を増幅し，紙や磁気ディスク上に保存する．

2. 脳波の分類

このようにして得られた脳の電気現象は，その周波数によって次のように分類される．

III. 電気生理学的検査　569

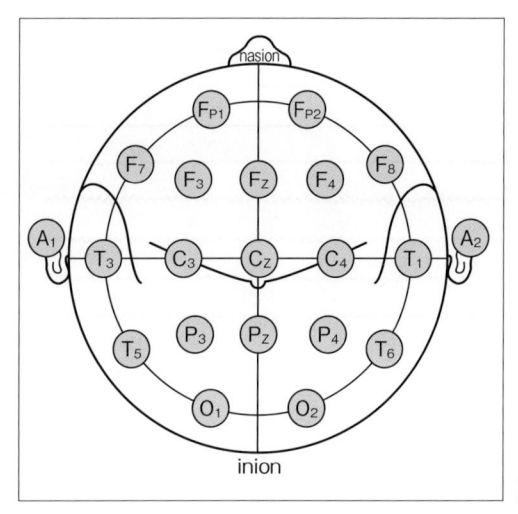

図 21-35　電極の配置（国際 10-20 法による）

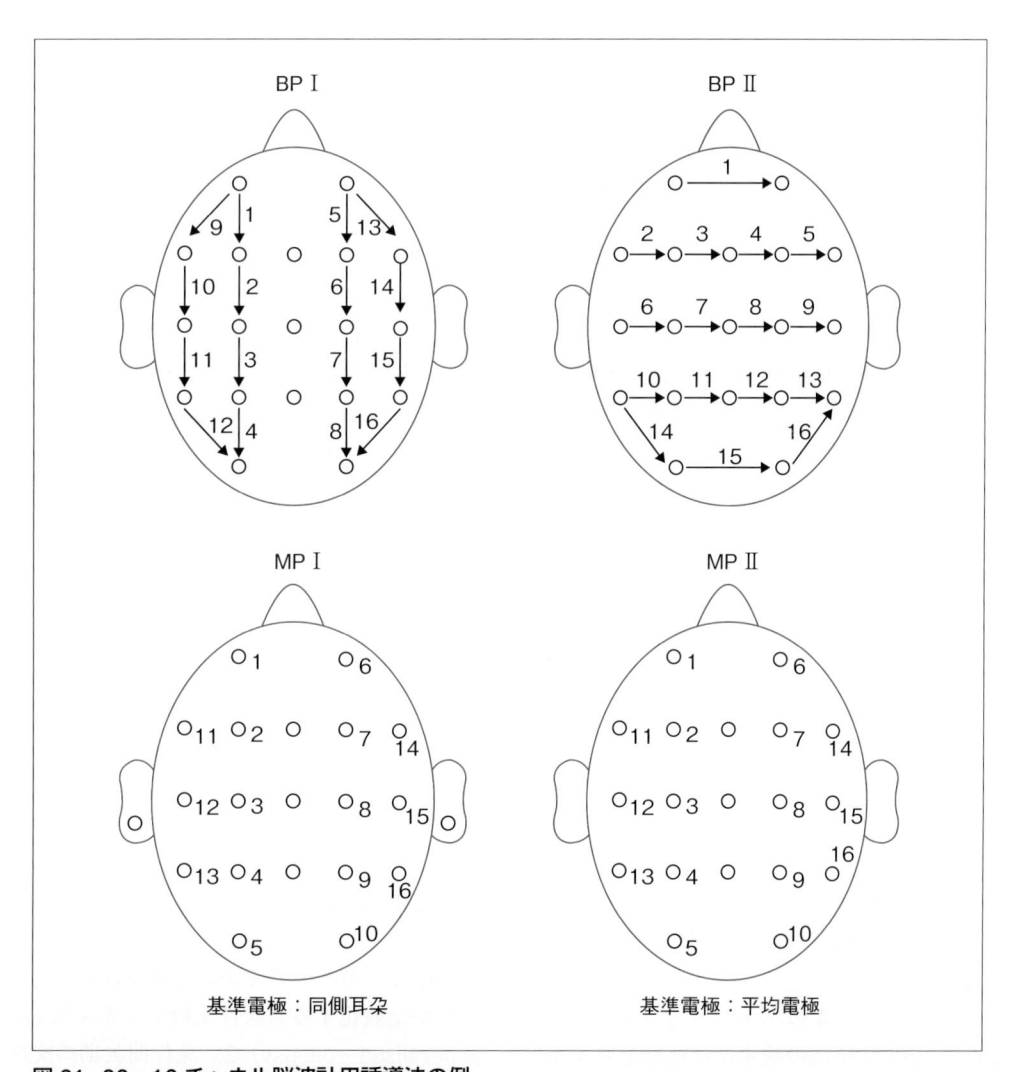

図 21-36　16 チャネル脳波計用誘導法の例
　BP：双極誘導，MP：いわゆる単極誘導，図中の数字はチャネル番号を示す．
（柳澤信夫，柴崎　浩：臨床神経生理学．p25, 医学書院，東京，2008）

基準電極：同側耳朶　　　　　基準電極：平均電極

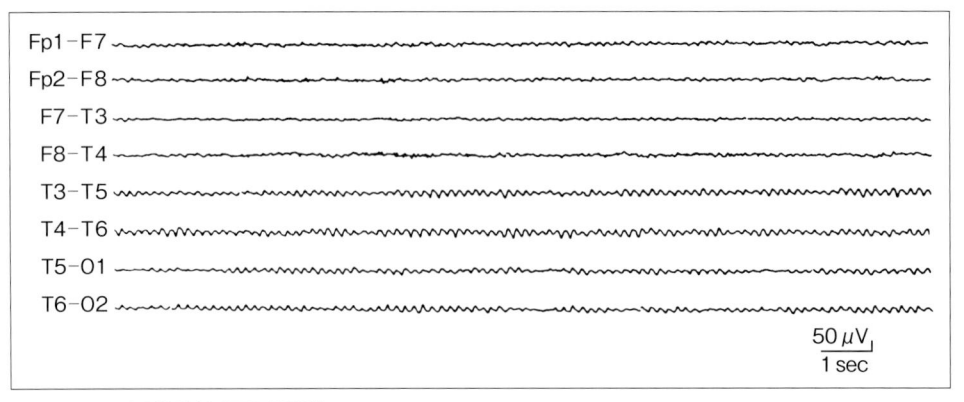

```
Fp1-F7
Fp2-F8
F7-T3
F8-T4
T3-T5
T4-T6
T5-O1
T6-O2
                                              50 μV
                                              1 sec
```

図21-37　正常脳波(双極誘導)
(柳澤信夫, 柴崎 浩:臨床神経生理学. p33, 医学書院, 東京, 2008)

ベータ(β)波　14～30 Hz
アルファ(α)波　8～13 Hz
シータ(θ)波　4～7 Hz ⎫ 徐波(slow wave)
デルタ(δ)波　0.5～3 Hz ⎭

また脳波記録時の条件によって、覚醒脳波、睡眠脳波、賦活脳波(光刺激、薬物負荷)に分けられる。

記録法には、1つ1つの電極を基準電極と結ぶ単極誘導(monopolar lead：MP)と、2つの隣接する電極を連続して連結していく双極誘導(bipolar lead：BP)があり(図21-36)、基準電極の活動の影響を受けない後者のほうが脳波の局在を調べるのに有利である。

3. 正常脳波

健常成人の安静閉眼時の覚醒脳波は、後頭部優位の律動的なアルファ波かまたはそれにベータ波が混在するもので、対称性で突発的な活動がないものである(図21-37)。

睡眠時には**表21-3**に示すような著明な変化があり、脳波検査時にはしばしば被検者は軽睡眠に陥るため注意を要する(しかし、てんかん波などの突発的活動は軽睡眠時に出やすいので、このような正常睡眠脳波以外の活動がないか否かは常にチェックを要する)。

また脳波は**表21-4**に示すような年齢による変化があり、小児の脳波の判定には注意を要する。

4. 異常脳波

1) 突発性異常

脳波の検査は、痙攣性疾患の鑑別には欠くことができない。てんかんなどの痙攣性疾患では、棘波(spike)、鋭波(sharp wave)、徐波バースト(slow wave burst)、棘徐波複合(spike and wave complex)など特徴的な突発性異常がみられる(図21-38)。棘波は背景脳波から引き立つ鋭い波であり、鋭波は棘波ほど鋭くないものをいう。いずれも大脳皮質の異常な興奮ととらえられている。これに対して、棘波に引き続く徐波(棘徐波複合)や徐波バーストは、異常な興奮に対する抑制を反映していると考えられている。これらの判定には、特に単極誘導において各種のアーチファクト(心電図、筋電図、眼球運動)などを区別しなくてはならない。

また、これらの突発性異常が大半の誘導でみられるような汎発性の異常と、少数の誘導でみられる局在性の異常がある。前者はいわゆる大発作や小発作のような全般てんかん(generalized epilepsy)でみられ、後者は焦点性運動発作、Jackson(ジャクソン)発作、焦点性感覚発作、精神運動発作などの部分てんかん(partial epilepsy)患者にみられる。

実際に一番多いてんかんの病型は部分てんかん発作が全般化する二次性全般てんかん(secondary generalized epilepsy)で、発作間欠期の突発性異常を判定する機会が多い。ここで棘波や鋭波の局在を明らかにすることが、てんかん焦点の決定に

表 21-3 成人の睡眠深度分類

覚醒期		
第Ⅰ期	比較的低振幅，主に 2〜7 Hz の混合波，後期には vertex sharp transients（V 波，瘤波）出現	
第Ⅱ期	sleep spindle，K complex 出現 75 μV 以上，2 Hz 以下の徐波が全体の 20% 以下	
第Ⅲ期	徐波が全体の 20〜50% spindle はある	
第Ⅳ期	徐波が全体の 50% 以上 spindle はある	
REM 期	脳波は第Ⅰ期と同じ 速い眼球運動出現 下顎筋の緊張低下	

C：中心部，O：後頭部．
（柳澤信夫，柴崎 浩：臨床神経生理学．p38，医学書院，東京，2008）

表 21-4 年齢による脳波の変化（覚醒時）

3 か月	後頭部に律動性シータ波が出始める
1〜1½ 歳	アルファ周波数出現
5〜6 歳	アルファ波とシータ波の量がほぼ等しくなる
8 歳	8〜9 Hz アルファ波が優位 前頭・側頭部にはかなりのシータ波があってもよい
12 歳	中および後側頭部にシータ律動があってもよい
15〜25 歳	アルファ波とベータ波 posterior slow waves of youth slow α variant 時に側頭部にシータ波
25〜65 歳	成人
65 歳〜	organization 軽度不良 アルファ律動周波数の減少 側頭部に低振幅シータ波（特に左）

（柳澤信夫，柴崎 浩：臨床神経生理学．p39，医学書院，東京，2008 より一部改変）

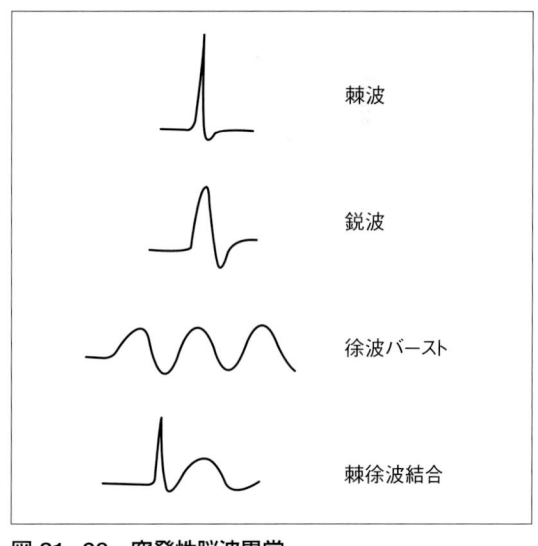

図 21-38 突発性脳波異常

棘波
鋭波
徐波バースト
棘徐波結合

重要である(しかし,正確には脳波を持続モニターすることによって発作時脳波をとらなければならない).

棘波の局在の判定には,双極誘導が最も便利で隣接する2つの双極記録で棘波の位相が逆転した箇所が発生源に最も近い(図21-39).

そのほか,突発性で広範に異常がみられるものとして,デルタ波が通常一側の側頭部に持続的に出現し,1〜1.5 sec 周期で同部に鋭波が出現する周期性一側てんかん型放電(periodic lateralized epileptiform discharges:PLEDs)があり,単純ヘルペス脳炎や脳血管障害でみられる(図21-40).

Creutzfeldt-Jakob 病や無酸素性脳症では1〜1.5 sec 周期の鋭波が両側同期性に出現する〔周期性同期性放電(periodic synchronous discharge:PSD),図21-41〕.

2) 非突発性異常

広範に異常をきたすものとして種々の代謝性脳症がある.甲状腺機能低下症では優位律動のアルファ波が周波数を下げ 8 Hz からシータ波領域になることがある.肝性脳症のときには特徴的な三

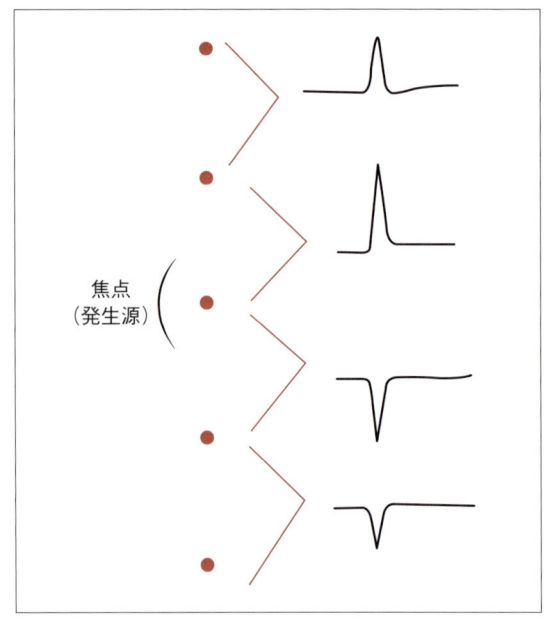

図 21-39 双極誘導

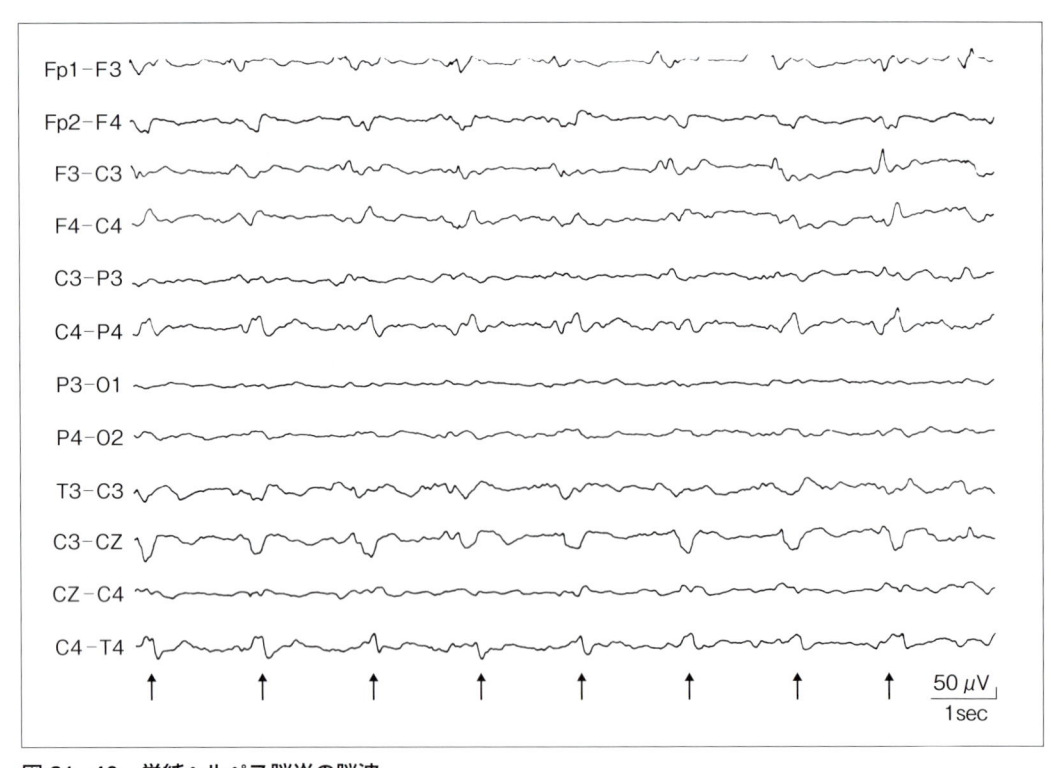

図 21-40 単純ヘルペス脳炎の脳波
矢印は PLEDs を示す.
(柳澤信夫,柴崎 浩:臨床神経生理学.p337,医学書院,東京,2008 より一部改変)

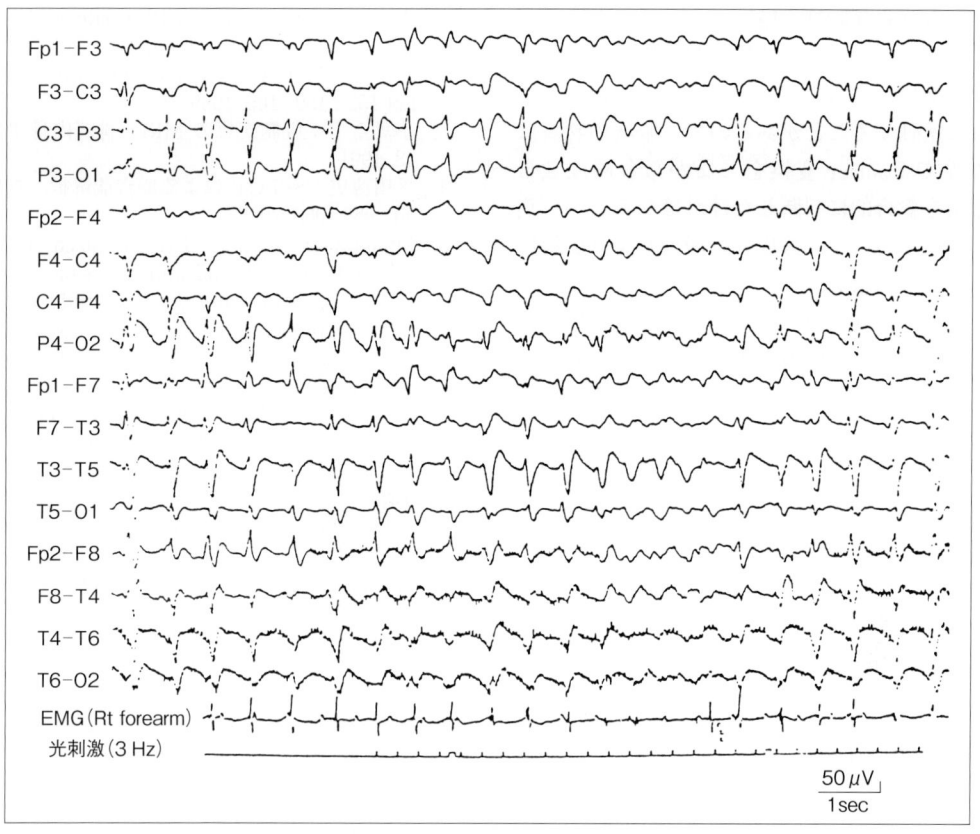

図 21-41 Creutzfeldt-Jakob 病の脳波〔周期性同期性放電（PSD）〕
（柳澤信夫，柴崎 浩：臨床神経生理学．p342，医学書院，東京，2008）

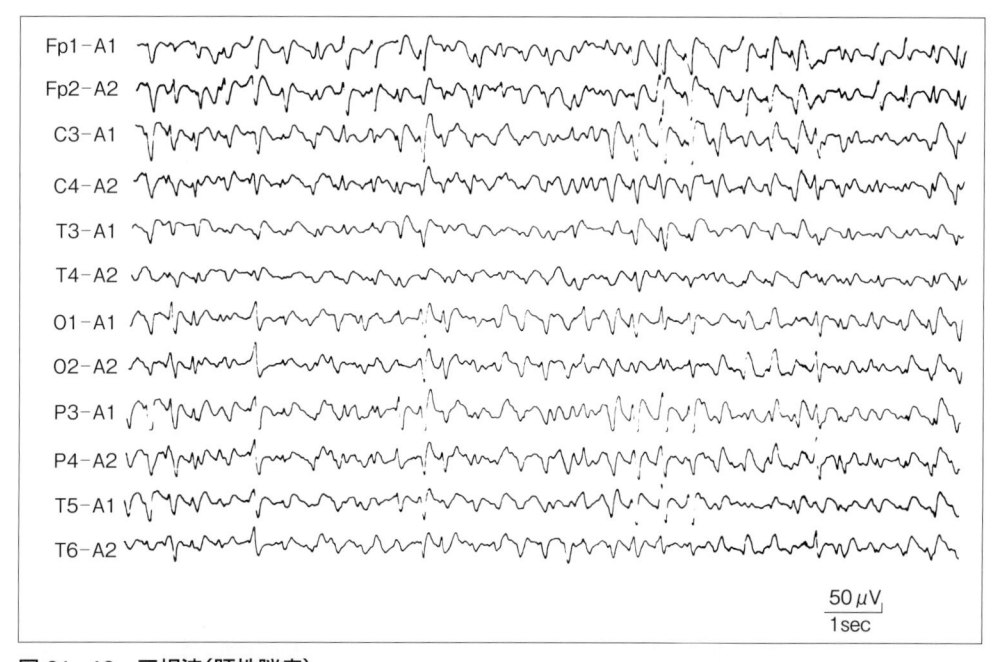

図 21-42 三相波（肝性脳症）
　56 歳，女性．非常に鋭い陰性波，やや鋭い陽性波，そして急峻に立ち上がって緩やかに下降する陰性徐波の 3 相からなる複合（complex）が，両側前頭部優位に持続性かつ動揺性に出現している．
（柳澤信夫，柴崎 浩：神経生理を学ぶ人のために．第 2 版，p184，医学書院，東京，1997）

相波がみられる（図 21-42）.

　局在性の異常として，速波の限局性の減少と徐波成分の増加がある．増加する徐波成分はより早い成分に重畳することがあるので，脳波の判読は頭のなかで Fourier 変換をしながら各周波数帯域の増減を総合的に判断しなければならない．病変が深部にあるほど徐波成分の増加がより広範にみられるようになる．

　また，6 か月から 4 歳までの小児に多巣性に高振幅不規則徐波に棘波が出現するものをヒプサリスミア（hypsarrhythmia）といい，点頭てんかんに特徴的である．

◆◆◆文献◆◆◆

◆Ⅰの項
1) Fishman RA : Cerebrospinal Fluid in Disease of Nervous System. 2nd ed, Saunders, Philadelphia, 1992
2) 加地正郎, 庄司紘史（編）：髄液検査法. 朝倉書店, 東京, 1985
3) 高瀬貞夫, 野村　宏：髄液検査の臨床的意義. 神経内科 37 : 215-232, 1992
4) 特集　脳脊髄液. Clin Neurosci 21 : 864-937, 2003

◆Ⅱの項
1) 青木茂樹, 増谷佳孝, 阿部　修：拡散テンソル MRI による脳白質路の描出と定量的評価. 神経進歩 50 : 964-970, 2006
2) Braffman BH, Grossman RI, Goldberg HI, et al : MR imaging of Parkinson disease with spin-echo and gradient-echo sequences. Am J Roentgenol 152 : 159-165, 1989
3) 小島重幸：脱髄疾患の MRI. 神経内科 34 : 42-48, 1991
4) 松田博史：SPECT による脳機能解析. 神経進歩 50 : 950-960, 2006
5) Mullins ME, Schaefer PW, Sorensen AG, et al : CT and conventional and diffusion-weighted MR imaging in acute stroke : study in 691 patients at presentation to the emergency department. Radiology 224 : 353-360, 2002
6) Shapiro R : Myelography. 3rd ed, pp136-151, Year Book Medical Publishers Inc, Chicago, 1976
7) 得丸幸夫：若年性一側上肢筋萎縮症（平山病）の神経放射線学的所見. 脊椎脊髄 5 : 99-108, 1992

◆Ⅲの項
1) 木村　淳, 幸原伸夫：神経伝導検査と筋電図を学ぶ人のために. 医学書院, 東京, 2003
2) 柳澤信夫, 柴崎　浩：臨床神経生理学. 医学書院, 東京, 2008
3) Kimura J, Kaji R(ed) : Physiology of ALS and Related Diseases. Elsevier, Amsterdam, 1997
4) Kaji R, Shibasaki H, Kimura J : Multifocal demyelinating motor neuropathy. Neurology 42 : 506-509, 1992
5) Lance JW, McLeod JG : A Physiological Approach to Clinical Neurology. 3rd ed, Butterworth, London, 1981
6) Brown WF : Technical and Physiological Basis of Electromyography. Butterworth, London, 1987

和文索引

①電話帳順配列とし，各項のなかは片仮名，平仮名，漢字（第1字の読み）の順とした．ただし，濁音，半濁音で始まる用語は清音の後に配列した．
②——でつないだ言葉はそのすぐ上の見出し語につなぐものである．また——のあとに，（カンマ）をつけてつないだ言葉は逆引きである．
③頭がアルファベットではじまるものは欧文索引に配列し，数字・ギリシャ文字ではじまるものは和文索引の冒頭に並べた．

数字・ギリシャ語

1 型筋強直性ジストロフィー（DM1） 38
2 型筋強直性ジストロフィー（DM2） 43
2 型糖原病 53
3-3-9 度方式 434
3 型糖原病 54
4 型糖原病 54
5 型糖原病 54
7 型糖原病 54
14-3-3 蛋白，髄液 550
α-サルコグリカン異常症 32
α-シヌクレイン 272
β-サルコグリカン異常症 32
β 遮断薬，片頭痛 461
γ-サルコグリカン異常症 31
δ-サルコグリカン異常症 32

あ

アーガイル ロバートソン徴候 358
アキレス腱反射 121
アクチン 8
アクチンフィラメント 8
アジソン病 379
アストロサイトの endfeet の膨化 xxvii
アセチルコリン 180
アセチルコリン合成酵素 265
アダムキーヴィッツ動脈 115, 557
アテトーゼ（アテトーシス）
　　　　　　　181, 190, 194, 522
アデノシンデアミナーゼ，髄液 550
アテローム血栓性脳梗塞 148, 234
アテローム硬化 234
アドソン試験 541
アーノルド・キアリ奇形 336, 479
アバディー徴候 357
アポリポ蛋白質 266
アミノ酸代謝異常 325
アルギナーゼ 332
アルギニノコハク酸合成酵素 331
アルギニノコハク酸尿症 332
アルギニノコハク酸分解酵素 332
アルコール性ニューロパチー 91
アルコール性ミオパチー 63
アルツハイマー型認知症の診断基準 268
アルツハイマー型老年認知症 264
アルツハイマー病 264
　——，脳の萎縮 xxxi
　—— の SPECT 所見 267, 561
　—— の X 線 CT 553

アレン・塚原モデル 512
アントン症候群 215, 217
あぶみ骨筋 506
亜急性壊死性脊髄炎 128, 136
亜急性感覚性ニューロノパチー 393
亜急性硬化性全脳炎 346, 525
亜急性脊髄視神経ニューロパチー 406
亜急性脊髄連合性脊髄変性症 92
悪性腫瘍 392
　—— に伴う多発筋炎，皮膚筋炎 67
悪性症候群，抗精神病薬中毒 405
悪性脳腫瘍 407
悪性貧血 388
悪性リンパ腫 389, 419
足クローヌス 121, 532
足把握反射 205
足踏み試験 509
圧迫性閉塞 127
安静時振戦 181, 182, 193, 524
　——，パーキンソン病 273
鞍上部髄膜腫 415

い

イェンドラシックの手技 121
インターフェロンベータ 364
インフルエンザ脳症 345
位置覚 539
医療面接 473
異常感覚の種類 541
異常共同運動 535
異常脳波 570
異染性白質ジストロフィー 316
萎縮した中心前回，筋萎縮性側索硬化症
　　　　　　　　　　　　　　　xxxii
萎縮性変化，X 線 CT 552
意識障害 477
　——，頭部外傷 433
　——，頭部損傷 436
　—— に対する救急処置 482
　—— の原因となる主な疾患 483
意識障害患者の診察のしかた 483
意識状態の判定 482
意識清明 482
意識清明期 434
意識内容の変化 478
意味記憶 219
意味性認知症 216, 267, 269
維持期リハビリ 257, 259
遺伝カウンセリング 309
遺伝子解析の診療への応用 307

遺伝子組換え組織プラスミノゲンアクチベータ 236
遺伝子検査 17
遺伝子診断 307
　—— の際の留意点 309
　—— の進め方 308
遺伝性肝性ポルフィリン症 102
遺伝性ジストニア 194
遺伝性進行性ジストニア 285
遺伝性成人型アレキサンダー病 xxxii
遺伝性脊髄小脳変性症 289
遺伝性てんかん 442
遺伝性ニューロパチー 86
遺伝的リスク 309
一過性黒内障 231
一過性全健忘 219, 242, 484
一過性脳虚血発作 241
一酸化炭素中毒 404
一次運動ニューロン 512
一次運動野 152, 198, 203
一次感覚野 160, 198
一次溝 154
一次視覚野 213
一次性（本態性）ジストニア 190, 194
一次性損傷，頭部外傷 430
一次聴覚野 215
一側性眼振 502
咽頭反射 511
陰性症状 202

う

ウィリス動脈輪 223
ウィリス動脈輪閉塞症 254
ウイルス感染，髄液 550
ウイルス性髄膜炎 352
ウィルソン病 332
ウェジェネル肉芽腫症 370, 388
ウェスト症候群 445
ウェストファル徴候 358, 535
ウェーバー症候群 153, 233
ウェーバー聴覚試験 507
ウェルドニッヒ・ホフマン病 297
ウェルニッケ・コルサコフ症候群 91
ウェルニッケ失語 216, 232, 261, 487
ウェルニッケ脳症 382
ウェルニッケ・マンの姿勢 513
ウォーカー・ワールブルグ症候群 35
ウォーターハウス・フリーデリクセン症候群 354
ウルリッヒ病 35

ウンフェルリヒト・ルントボルク病
　　　　　　　　　　　292, 446
牛海綿状脳症　350
運動　158, 181
　── の decomposition　527
運動維持不能　207
運動過多疾患　182
運動機能　512
運動系　77
運動系ループ　173
運動減少疾患　181
運動枝
　──, 顔面神経　505
　──, 三叉神経　504
　──, 舌咽神経　509
　──, 迷走神経　510
運動失行　488
運動失調　161, 527
運動障害　257
運動症候, 視床障害　166
運動神経　77
運動性言語中枢　203
運動性失語　205, 261, 485
運動前野　160, 203
運動単位　562
運動チック　191
運動ニューロン　203
運動ニューロン疾患　294
運動分解　162
運動発作　444
運動麻痺　205
　──, 片麻痺　260

え

エタノール（エチルアルコール）中毒　400
エディンガー・ウェストファル核　151
エピソード記憶　219
エメリ・ドレフュス型筋ジストロフィー　27
エルゴタミン製剤, 片頭痛　460
エルブ徴候　378
エンテロウイルス　343
栄養障害性末梢神経障害　91
鋭波　571
液流無信号化　554
円蓋部髄膜腫　415
円錐上部症候群　124
延髄　xxv, 145
　── の構造　146
延髄外側症候群　146, 234
延髄頸髄移行部　123
延髄ステージ, 小脳テントヘルニア　481
延髄内側症候群　147
　── の MRI T1 強調画像　555
延髄網様体　146
炎症性ニューロパチー　93
遠位型感覚性/自律神経性多発ニューロパチー　380
遠位型ミオパチー　36
遠心性線維　221
鉛管様固縮　527
縁上回　208

嚥下機能評価　262
嚥下訓練の実際　262
嚥下障害　262, 511
　── のリハビリ　262

お

オキシトシン　168
オクチピタル・ホーン症候群　333
オッサーマン分類　69
オッペンハイム徴候　534
オッペンハイムの手廃用症候群　122
オーバーフロー現象　190
オリゴクローナルバンド　363
オリーブ橋小脳萎縮症　288
オルニチントランスカルバミラーゼ欠損症　330
折りたたみナイフ現象　525
汚言症　191
黄斑回避　214
横静脈洞閉塞　255
横側頭回　215
横断診断　124
横断性脊髄炎　135
横断性脊髄症　135
横紋筋　6
大型錐体細胞　203
頤筋　506
音楽認知障害　217
音声チック　191
音読　488
温度覚　539

か

カイザー・フライシャー角膜輪　332
カーテン徴候　146, 148, 511
カーノハン圧痕　xxix
カベオリン-3 異常症　30
カラム　198
カルシウム拮抗薬, 片頭痛　461
カルチノイド症候群　383
カルパイン-3 異常症　31
カルバマゼピン, 中毒　405
カルバミルリン酸合成酵素欠損症　332
カーンズ・セイヤー症候群　49
ガーゴイル様顔貌　321
ガラクトシアリドーシス　325
ガワーズ徴候　21, 24
かえでシロップ尿症　328
下位頸髄　123
下オリーブ核　157
下顎神経　503
下顎反射　120, 504, 529
下顎偏位　504
下丘　151
下行回　213
下縦束　220
下小脳脚　155, 157
下小脳脚線維　155
下垂体後葉　168
下垂体腺腫　416
下垂体前葉ホルモン　168
下垂体卒中　417

下垂体門脈　168
下前頭回　203
下前頭溝　203
下側頭回　215
下腿三頭筋　521
下腿三頭筋反射　531
下頭頂小葉　208
下部赤核症候群　153
化学療法, 脳腫瘍　410
加速歩行　514
仮面様顔貌　186
家族性アミロイド多発ニューロパチー　88
家族性痙性対麻痺　294
家族性パーキンソン病　193
家族性片麻痺性片頭痛　459
家族歴　474
過誤腫　170
寡動　185
顆粒型皮質　198
顆粒細胞　156
顆粒細胞層　156
画像診断, 頭部損傷　435
介在部, 大脳基底核　171
回転性めまい　463
回内徴候　118
回復期リハビリ　257, 258
灰白質　112, 171, 195
海馬　215, 217, 220
海馬硬化症　442, 448
海馬交連　221
海馬体　215
海馬扁桃体切除術　454
海馬傍回　215, 217
海綿静脈洞　226
海綿静脈洞閉塞　256
開眼失行　489
開扇現象　533
開放性頭部損傷　430
解放現象　202
解離性感覚障害　121, 127
外顆粒層　197
外眼筋　498
外減圧術, 頭部損傷　436
外傷後健忘　434
外傷後てんかん　436
外傷性髄液漏　436
外傷性脳神経損傷　436
外傷性脳内血腫の検査　435
外錐体細胞層　197
外水頭症　423
外節　171
外側核群　163
外側溝　197
外側膝状体　163, 165
外側脊髄視床路　146
外側前庭神経核　159
外側前庭脊髄路　159
外側前頭前皮質　204
外側帯　167
外側背側核群　163
外側腹側核　163, 166

外側翼突筋　504
外直筋　498
外転神経　498
外転神経核　149, 151
外転神経麻痺　502
外套　195
蓋板　145
角回　208
角回動脈の閉塞　232
角膜反射　504
拡散強調画像　555
拡散テンソルトラクトグラフィ　556
核間性眼筋麻痺　502
覚醒下手術，脳腫瘍　410
顎下腺　505
籠細胞　156
片足立ち　514
活性化蛋白欠損症　314
脚気　382
脚気ニューロパチー　91
滑車神経　151, 498
滑車神経麻痺　502
滑脳症　442
干渉　563
肝性脳症　371
肝レンズ核変性症　332
患者プロフィール　473
間接反射　501
間代発作　443
間脳　163
間脳ステージ，小脳テントヘルニア　480
寒冷麻痺　134
感音性難聴　507
感覚機能　536
感覚系　77
感覚系中継核　165
感覚検査　121
感覚枝
　――，顔面神経　505
　――，三叉神経　503
　――，舌咽神経　509
　――，迷走神経　510
感覚失調性ニューロパチー，シェーグレン症候群　386
感覚障害，脊髄空洞症　131
感覚症候，視床障害　166
感覚神経活動電位　565
感覚性言語野　215
感覚性失音楽　494
感覚性失語　261, 487
感覚性上行路　477
感覚線維の走行　3
感覚トリック　190
感覚の種類　536
感情　484
関節可動域訓練　260
関節リウマチ　103, 387
関連痛　541
緩徐言語　511
緩和時間　553

還元型ニコチンアミドアデニンジヌクレオチド・テトラゾリウム還元酵素染色　14
環境音失認　494
環境音認知障害　216
環軸椎亜脱臼　387
観念運動失行　212, 489
　――，左手の　221
観念性失行　212, 490
眼咽頭型筋ジストロフィー　43
眼窩回　203
眼窩耳孔線　551
眼窩前頭動脈の閉塞　232
眼窩前頭皮質　204
眼窩部　203
眼窩面　203
眼球圧痛　542
眼球運動　480, 499, 501
　――の異常　162, 502
眼球運動系ループ　173
眼球クローヌス　525
眼球クローヌス−ミオクローヌス　525
眼瞼下垂　501
眼瞼挙筋　498
眼瞼攣縮　522
眼振　502
眼底　496
眼底写真　498
眼輪筋　506
眼輪筋反射　529
癌性髄膜炎　392
癌性ニューロパチー　103
癌の転移　392
顔面感覚　504
顔面肩甲上腕型筋ジストロフィー　28
顔面ジストニア　522
顔面失行　488, 490
顔面神経　77, 505
顔面神経核　149

き

キサントクロミー　252, 548
キノホルム，中毒　406
ギャルサン型視覚性運動失調　211
ギラン・バレー症候群　93
企図振戦　524
気導　507
気分安定薬，中毒　405
奇異性塞栓症　239
奇異性歩行　514
奇形腫　170, 419
既往歴　474
記憶　180, 484
　――の分類　218
記憶障害　219
起居動作，片麻痺　260
起立血圧試験　543
基底核の萎縮（ハンチントン病）　xxxi
基板　145
機能円柱　198
機能画像，SPECT　560
機能性下垂体腺腫　416

機能単位　158
機能地図　201
機能的自立度評価　261
偽性アテトーゼ　122
偽性球麻痺　151
偽性てんかん発作　449
偽性脳腫瘍　428
偽性肥大　17, 21
偽性副甲状腺機能低下症　378
疑核　146
拮抗筋　158
拮抗性失行　221, 491
逆向性健忘　219, 434
逆行性造影法　556
弓状核　167
弓状束　220
吸引反射　207, 534
求心性線維　221
求心線維　155
急性ウイルス性脳炎　343
急性横断性脊髄炎　135
急性記憶障害　219
急性期治療　257
急性期リハビリ　257
　――における実施項目　259
急性硬膜外血腫　432
　――の検査　435
急性硬膜下血腫　435
急性骨髄性白血病　389
急性散在性脳脊髄炎　136, 367
急性白血病　390
急性汎自律神経異常症　80
急性辺縁系脳炎　345
急性有痛性糖尿病性ニューロパチー　380
急性リンパ芽球性白血病　389
急速眼球運動　176
球状核　154
球脊髄性筋萎縮症　297
嗅覚　217
嗅溝髄膜腫　415
嗅神経　494
嗅脳　195
嗅皮質　217
巨細胞性血管炎　387
巨細胞封入体病　337
巨大錐体細胞　198
巨大単位　563
挙睾筋反射　533
虚血性脳血管障害　234
共同偏倚　503
狂牛病　350
協調運動　158
協調運動障害　161
協調収縮不能　161
協働筋　158
胸鎖乳突筋　511
胸髄　123
胸髄移行部　xxiii
強化学習　179
強制把握　205
強制模索　205
強直間代発作　443

強直発作 443
境界領域梗塞 231, 240
橋 xxv, 145
　──の構造 149
橋ステージ，小脳テントヘルニア 481
橋出血 244
橋小脳 158
橋底下部外側症候群 150
橋傍正中枝の閉塞 233
凝固異常症 391
局在関連性てんかん 447
局在論，大脳皮質 202
局所ジストニア 522
局所診断 477
局所性脳損傷 431
棘下筋 516
棘上筋 516
棘徐波結合 571
棘波 571
　──，内側側頭葉てんかん 448
近位型筋強直性ミオパチー 43
金属(元素)鉛中毒 396
金属水銀中毒 397
筋萎縮 13, 211, 515
筋萎縮性側索硬化症 294, 559
　──の萎縮した中心前回 xxxii
筋芽細胞 7, 10
筋管細胞 10
筋強剛 181, 184
筋強直 15, 57
筋強直性ジストロフィー 37
筋緊張 184, 525
筋緊張(筋トーヌス)亢進 181, 182, 184
筋緊張(筋トーヌス)低下 162, 181, 182
筋腱移行部 7
筋原線維 8
筋原線維網 14
筋固縮 181, 184
筋サルコイドーシス 369
筋ジストロフィー 14
　──の診断レベル 17
　──の分類と遺伝子座・原因蛋白質 16
筋周鞘 7
筋小胞体 8
筋生検 13
筋線維 6, 10
筋線維鞘 10
筋線維性収縮電位 562
筋線維タイプ 13
筋束 7
筋蛋白質 8
筋電図 562
筋トーヌス 120
筋内鞘 7
筋内鞘線維化 7
筋肉 7
　──の形態 6
筋病理診断 13
筋紡錘 7
筋膜 7

筋力 516
　──の6段階表示法 516
筋力低下 13
緊張型頭痛 462
　──の特徴(診断基準) 462
緊張性足底反射 534
銀線動脈 498

く

クヴォステック徴候 378
クエッケンシュテットテスト 548
クーゲルベルク・ウェランダー病 297
クスマウル呼吸 381
クッシング現象 433
クッシング症候群 379
クッシング病 416
クプラ結石症 467
クラッベ病 317
クリプトコッカス髄膜炎 356
クリューヴァー・ビューシー症候群 220
クールー 350
クレチン病 62, 377
クロイツフェルト・ヤコブ病 350
　──の脳波 573
クロウ・深瀬症候群 101, 391
クロード症候群 153
グリオーマ 411
グルコセレブロシドーシス 315
グルタミン酸作動性ニューロン 198
グレリン 167
グロボイド細胞白質ジストロフィー 317
くも膜下腔 423, 546
くも膜下出血 250
　──，頭痛との鑑別 462
　──のX線CT 552
くも膜顆粒 546
ぐにゃぐにゃ乳児 54
空間失認 492
口尖らし反射 529
首下がり 187
群発呼吸 481
群発頭痛 461
　──の特徴(診断基準) 461
群発発作，めまい 465

け

ケネディ・オルター・ソン症候群 297
ケルニッヒ徴候 344, 542
ゲノムの多様性からみた疾患の発症機構 303
ゲノムワイド関連解析 305
ゲルストマン・シュトロイスラー・シャインカー症候群 350
ゲルストマン症候群 211, 232, 494
外科治療，脊髄疾患の 126
形質細胞障害 390
系統発生，小脳 155
計算力 484
経カテーテル的動脈塞栓療法 558
経血管周囲腔説，脊髄空洞症 130
経静脈性DSA 557
経脊髄実質説，脊髄空洞症 130

経皮経管血管形成術 558
脛骨神経 77
痙縮 184, 525
痙性失調性歩行 514
痙性斜頸 286, 522
痙性鋏足歩行 513
痙性片麻痺歩行 513
痙性歩行 513
痙攣 378
傾眠 478, 482
頸髄
　──の後脊髄小脳路 xxv
　──の錐体側索路 xxv
頸髄移行部 xxiii
頸髄損傷 437
頸椎・頸髄外傷 437
頸髄症性筋萎縮症 140
頸髄損傷 437
頸椎椎間板ヘルニア 141
頸椎捻挫 437
頸動脈撮影 556
頸部脊椎症 139
　──，ミエログラフィ 558
　──のミエログラフィとCTミエログラフィ 559
頸部脊椎症性筋萎縮症 559
鶏状歩行 513
欠神発作 443
血管壊死 243
血管炎症候群 387
血管撮影 556
血管支配，脊髄の 115
血管内悪性リンパ腫症 390
血管壁の反射の亢進 497
血行力学性一過性脳虚血発作 241
血行力学性脳梗塞 239
血小板疾患 389
血漿交換療法，ギラン・バレー症候群 94
血性髄液 548
血栓性血小板減少性紫斑病 389
血栓性脊髄動脈閉塞 127
結核性髄膜炎 355
結節性硬化症 339
　──のX線CT 551
結節性多発動脈炎 103
楔状束 114
楔部 213
月状溝 213
見当識 484
健忘症候群 218
健忘性失語 212, 216, 487
腱反射 120, 528
顕微鏡検査，髄液 550
顕微鏡的多発血管炎 388
幻肢 494
幻視 214
言語機能 217
言語訓練の実際 261
言語聴覚士 261
言語のリハビリ 261
言語理解 488

言語領域孤立性失語　487
原小脳　155
原皮質　164, 195

こ

コジェヴニコフ症候群　445
コッヘル・ドゥブレ・セメレーニュ症候群　377
コリンアセチル基転移酵素　265
コリン作動性介在ニューロン　180
コルサコフ症候群　382, 484
コンピュータ断層撮影　550
ゴーシェ病　305, 315
ゴモリトリクローム染色変法　14
ゴル束　114
ゴンダ徴候　534
小刻み歩行　514
古小脳　155
古典的結節性多発動脈炎　388
古皮質　164, 195
固縮　525
固縮型ハンチントン病　281
孤束核　146
孤発性パーキンソン病　193
孤発性ジストニア　195
孤発性プリオン病　350
孤発性脊髄小脳変性症　288
孤発性皮質性小脳萎縮症　288
語義失語　216
口蓋ミオクローヌス　525
口腔ケア　262
口舌顔面失行　206
口舌ジスキネジア　189, 523
口輪筋　506
広頸筋　506
甲状腺異常性眼症　376
甲状腺機能亢進症　375
甲状腺機能低下症　376
　　──に伴うミオパチー　62
甲状腺機能低下性ニューロパチー　377
甲状腺機能低下性脳症　377
甲状腺機能低下性ミオパチー　376
甲状腺中毒性ミオパチー　62, 375
甲状腺中毒性周期性四肢麻痺　60, 376
甲状腺中毒性脳症　376
叩打性ミオトニー　516
交感神経系　542
交感性失行　490
交叉現象　498
交叉性片麻痺　148
交通性水頭症　336, 424
交通性脊髄空洞症　129
交連線維　220
向反発作　444
抗NMDA受容体脳炎　393
抗アセチルコリンエステラーゼ薬　267
抗うつ薬
　　──, 中毒　405
　　──, 片頭痛　461
抗癌剤, 中毒　406
抗血小板薬　236
抗精神病薬, 中毒　405

抗てんかん薬　451
　　──, 中毒　405
抗利尿ホルモン　169, 170
抗利尿ホルモン分泌異常症候群　170
抗リン脂質抗体症候群　391
抗痙攣薬, 片頭痛　461
肛門反射　121, 533
後外側核　163
後外側溝　154
後外側脊髄動脈　118
後外側腹側核　163
後交連　221
後根　xvii
後索核　146
後縦靱帯骨化症　141
後上溝　154
後脊髄小脳路　146, 159
後脊髄動脈　115
後脊髄動脈症候群　127
後側頭動脈の閉塞　232
後大脳動脈の閉塞　233
後天性(続発性)水頭症　424
後天性血栓傾向　391
後天性免疫不全症候群　348
後頭蓋窩血腫　433
後頭蓋窩実質外に発生する腫瘍　408
後頭蓋窩実質内に発生する腫瘍　408
後頭側頭溝　213
後頭頂動脈の閉塞　232
後頭葉　197, 213
後頭葉てんかん　449
後内側腹側核　163
後腹側核　163, 165
後方突進現象　187, 514
後傍正中視床動脈　223
　　──の閉塞　233
後脛骨筋　521
後交通動脈　223
高アルギニン血症　332
高カリウム血性周期性四肢麻痺　61
高コルチゾール血症　379
高フェニルアラニン血症　326
高位診断　123
高活性抗レトロウイルス療法　348
高吸収域病変　551
高血圧性脳出血　243
　　──のX線CT　551
高血圧性脳症　256
高次知的機能障害・精神症状　207
高次脳機能　485
高次脳機能障害　257
高体温, 視床下部障害　170
高炭酸ガス血性脳症　374
硬膜　454
硬膜AVM/AVF　125
硬膜下血腫　432
硬膜外血腫　432
硬膜外腫瘍　421
硬膜内髄外腫瘍　421
硬膜内髄内AVM　125
硬膜内脊髄辺縁部AVM/AVF　125
項部硬直　344, 542

鉤　215
鉤状束　220
構音障害　510
　　──の分類　510
構成失行　211, 490
　　──, 右手の　221
膠芽腫　412
膠原病　384
　　──に伴うニューロパチー　103
　　──に伴う多発筋炎・皮膚筋炎　67
興奮刺激　158
黒質　171
黒質緻密層(部)　176, 271
黒質網様部　176
腰曲がり　187
骨格筋　6, 512
　　──の構造　7
骨導　507
昏睡　434, 478, 482
昏迷　478, 482
混合型胚細胞腫瘍　419
混合性結合組織病　387

さ

サイトカイン, 髄液　550
サイトメガロウイルス症　337
サッケード　176
サドル状感覚消失　121
サルコイドーシス　369, 386
サルコグリカン異常症　31
サントホフ病　313
サンフィリッポ症候群　321
左半側空間無視　261
左右失認　494
嗄声　510
坐骨神経　77
坐骨神経痛　122
細菌・ウイルス学的検査, 髄液　550
細菌性髄膜炎　353
鰓弓　145
錯乱　479
三角筋　516
三環系抗うつ薬, 中毒　405
三叉神経　454, 503
三叉神経運動核　149
三叉神経運動核　77
三叉神経血管説　458
三叉神経脊髄路　146
三叉神経痛　463
三重屈曲　534
三相波の脳波　573
酸素吸入, 群発頭痛の治療　461

し

シアリダーゼ　324
シアリドーシス　324, 446
シェーグレン症候群　386
シェファー徴候　534
シスタチオニン合成酵素　329
シトリン　331
シトルリン血症　331
　　──, 成人発症2型　331

シナプス　158, 203
シャイ・ドレーガー症候群　276, 279
シャイエ症候群　321
シャルコー・マリー・ツース病　86
シュタイネルト病　38
シュトリュンペルの脛骨現象　536
シルマー試験　507
ジスキネジア　181, 276
ジスキネジア性構音障害　511
ジストニア　181, 190, 194, 276, 283, 522
ジストロフィン　15
ジストロフィン異常症　18, 19
ジストロフィン遺伝子　18
ジストロフィン軸　10
ジストロフィン蛋白　20
ジストロフィンテスト　20
ジスフェルリン欠損症　31
ジセステジー　541
ジメチル水銀中毒　397
ジャクソン発作　444
ジャコビー線　546
ジャルゴン　216
ジャルゴン失語　487
ジルドラトゥレット症候群　191
四丘体　151
糸球体　157
使用行為　207
肢節運動失行　205, 210, 488
肢帯型筋ジストロフィー　29
肢端疼痛症　397
姿勢時振戦　181, 188, 193, 524
姿勢反射障害　181
　――, パーキンソン病　274
姿勢・平衡(姿勢反射)障害, パーキンソン病　187
思春期早発症　170
指屈筋反射　529
指示試験　509
脂質代謝異常症　310
脂肪腫の X 線 CT　552
視運動性眼振　211
視運動性反応　159
視蓋　151
視覚性運動失調(症)　211, 221, 492, 494
視覚性呼称障害, 失読　221
視覚性失認　220, 492
視覚性同時認知障害　492
視覚性物体失認　215, 492
視覚発作　444
視覚誘発電位　567
視空間失認　493
視空間認知-構成行為障害　211
視交叉　167, 495
視交叉上核　167
視索　495
視索上核　167
視床　163
視床下核　xxii, 171, 175, 176
視床下溝　167
視床下部　163, 167, 217
視床下部障害　169
視床下部放出ホルモン　168

視床核　164
視床後部　163
視床膝状体動脈の閉塞　233
視床出血　244
視床障害　166
視床上部　163
視床穿通動脈の閉塞　233
視床束　176
視床痛　166, 541
視床皮質性機序説, てんかん　442
視床枕　163
視神経　495
視神経萎縮　498
視神経脊髄炎　365
視性眼振　502
視野　496
視力　496
歯状核　154
歯状核赤核淡蒼球ルイ体萎縮症　292, 446
自動症　440, 445
自動調節能, 正常脳血管の　239
自発言語　488
自発痛　166
自律神経機能　217
自律神経系　80, 542
自律神経症状, シャイ・ドレーガー症候群　279
自律神経障害　80
自律神経ニューロパチー, 糖尿病性　100
自律神経発作　445
自律性膀胱　545
持続性部分性てんかん　445
持続発火型ニューロン　180
磁気共鳴画像　552
磁気共鳴血管撮影　552
磁気共鳴分光　552
色彩失認　492
軸索障害　565
軸索変性　82, 566
失外套症候群　479
失語　261, 485
　――の回復　262
　――の鑑別　488
　――の分類　489
失行　488
失構音　206
失書　488
　――, 左手の　221
失調性呼吸　481
失調性歩行　162, 514
失読, 左視野の　221
失読失書　212
失認　491
　――の分類　491
失歩　207
失名辞失語　261, 269
失立　207
失立失歩　207
失立発作　443
室頂核　154
室傍核　167
疾患感受性遺伝子　304

膝蓋間代(クローヌス)　121, 532
膝蓋クローヌス　121, 532
膝蓋腱反射　121
膝関節屈筋群　520
膝屈筋群　520
膝屈筋反射　531
膝部　221
膝踵試験　162
社会活動　474
斜偏倚　502
尺骨神経　77
尺骨神経麻痺　108
尺側回内筋反射　529
尺側手根屈筋　516
灼熱痛　541
若年型ハンチントン病　281
若年欠神てんかん　443, 447
若年性一側上肢筋萎縮症　132, 298
　――, ミエログラフィ　560
若年性ミオクロニーてんかん　443, 446
手根管症候群　106, 387
手指失認　211, 494
手術療法, 脳腫瘍　409
手掌頤反射　535
手段的日常生活動作　259
主幹動脈　454
主知覚核　149
腫瘍・神経抗体　392
周期性一側てんかん型放電　572
周期性四肢麻痺　57
周期性同期性放電　572
周産期脳損傷　338
周波数局在性　215
周辺抑制　177
修飾部, 大脳基底核　171
終脳　163, 195
終板　167
羞明　542
集合屈曲反射　534
重金属中毒　396
重症筋無力症　62, 68, 376
重症頭部外傷　436
重症乳児型ミオチュブラー(筋細管)ミオパチー　56
重量覚　541
絨毛癌　419
縮瞳　480
出血性脳血管障害　243
出力部, 大脳基底核　171
純粋語唖　206
純粋語聾　215, 494
純粋失書　206, 211
純粋失読　214, 492
純粋無動症　187
初期意識障害　433
書痙　190, 523
書字　488
徐波バースト　571
除脳硬直姿勢　481, 482
除皮質硬直姿勢　481, 482
小後頭神経　454
小視症　498

小指対立筋　517
小児欠神てんかん　443, 447
小児多発筋炎　67
小児慢性進行性持続性部分てんかん　447
小声　511
小節　154
小脳
　──による運動制御　159
　──の機能　158
　──の機能単位　158
　──の形態　154
　──の発生　155
小脳遠心路　155
小脳延髄槽　546
小脳回　154
小脳核　154
小脳脚　155
小脳系　512
小脳溝　154
小脳出血　246
小脳障害，中枢性めまい　471
小脳症状　161
小脳性運動失調　161
小脳性失調性歩行　514
小脳体　155
小脳テントヘルニア　479, 480
小脳半球　154
小脳半球外側部　160
小脳皮質　156
　──からの出力　158
　──のニューロン　156
　──への入力　157
小脳扁桃ヘルニア　479, 480, 482
小葉　155
松果体部に発生する腫瘍　408
症候性てんかんの病因　442
症候性パーキンソニズム　193
笑筋　506
掌側骨間筋　520
踵膝試験　528
上位頸髄　123
上衣系腫瘍　412
上衣腫　412
上位ニューロン路　146
上顎神経　503
上丘　153
上行頸動脈　115
上行性網様体賦活系　477
上矢状静脈洞　226
上矢状静脈洞閉塞　255
上肢の抵抗症　231
上四分盲　215
上縦束　220
上小脳脚　152, 155
上小脳脚交叉　152
上小脳脚線維　155
上小脳動脈の閉塞　233
上前頭回　203
上前頭溝　203
上頭頂小葉　208
上方型小脳テントヘルニア　479, 480
上腕三頭筋　516

上腕三頭筋反射　120, 529
上腕二頭筋　516
上腕二頭筋反射　120, 529
常染色体劣性若年性パーキンソニズム
　　277
常同行動　268
情動関連皮質　217
情動障害　220
　──，視床下部障害　171
静脈圧説，脊髄空洞症　130
静脈系，脳の　223
静脈性麻痺　255
食欲中枢　170
触覚　538
触覚性失認　494
触覚過敏　541
触覚性呼称障害，左手の　221
触覚性消去現象　212
触認知障害　210
職歴　474
心筋　6
心原性脳塞栓症　234, 238
　──による出血性脳梗塞　xxx
心電図，くも膜下出血　252
身体失認　494
身体部位失認　211, 494
神経学的診察　477
神経管　145
　──の発生　xvii
神経筋接合部　7
神経原線維　265
神経膠腫　411
神経根徴候　140
神経サルコイドーシス　369
神経疾患
　──の遺伝子診断ガイドライン2009
　　307
　──の病因別分類　4
神経鞘腫　417
神経生検　84
神経生理学的検査，脊髄の　124
神経線維腫症　340
神経伝導速度　565
神経梅毒　356
　──の分類　357
神経・皮膚症候群　339
神経ベーチェット病　367
神経放射線学的検査　550
神経ホルモン　167, 169
振戦　193, 376, 524
　──，安静時　182
振動覚　539
真菌性髄膜炎　356
深昏睡　478
深指屈筋　517
深部感覚　121, 537, 539
深部感覚障害による失調性歩行　514
深部腱反射　528
深部脳静脈閉塞　255
進行性核上性麻痺　184, 192, 277
進行性多巣性白質脳症　347
進行性ミオクローヌスてんかん　292, 446

進行性非流暢性失語　205, 267, 270
進行麻痺　358
診断の流れ　5
新小脳　156
新鮮脳梗塞　xxix
新皮質　164, 195
人為的血管損傷　548
迅速交互運動　528

す

スウィート病　385
スカルパ神経節　507
スキャロピング　421
スクレイピー　350
スタージ・ウェーバー症候群　341
スタチン系脂質異常症薬，中毒　406
スチュワート・ホームズ徴候　162
ステロイドミオパチー　62
ストラチャン症候群　382
ストリオソーム　175
スネレンチャート　497
スパスム　524
スフィンゴ脂質　310
スフィンゴミエリナーゼ欠損症　314
スフィンゴミエリンリピドーシス　314
スフィンゴリピドーシス　310
スモン　406
スライ症候群　323
すくみ足歩行　186, 277, 514
頭痛　454
　──の分類　456
水銀過敏症　397
水銀中毒　397
水頭症　412, 423
　──，Chiari II型奇形に伴う　424
　──，中脳水道狭窄症による　424
　──の分類　424
水平溝　154
水力学説，脊髄空洞症　130
垂直性眼球運動障害，視床障害　167
錐体外路（系）　181, 512
錐体外路系疾患　181
錐体外路症状　181, 378
錐体外路系障害，抗精神病薬中毒　405
錐体外路性異常反射　535
錐体交叉　152
錐体ニューロン　199
錐体路　146
錘内線維　7
髄核ヘルニア　141
髄芽腫　412
髄節性解離性感覚障害　131
髄節性支配，脊髄の　118
髄内腫瘍　421
髄板内核群　164
髄膜炎　351
　──，頭痛との鑑別　463
髄膜癌腫症　392
髄膜血管型梅毒　357
髄膜刺激症候　542
髄膜腫　413
髄膜白血病　389

髄膜腫　335
髄膜リンパ腫　389

せ

セルディンガー法　556
セントラルコア病　55
ゼブリンバンド　154
せん妄　479
瀬川病　191, 285
正カリウム血性周期性四肢麻痺　61
正常脳波　570
正中神経　77
正中線核群　164
正中中心核　163, 164
正中中脳枝の閉塞　233
正中隆起　168
成長ホルモン産生腫瘍　416
成人型多発筋炎　64
性腺機能異常（低下），視床下部障害　170
青斑　149
星状細胞　156
星状細胞系腫瘍　411
星状神経節　503
星状ニューロン　199
清明　478
清明度の低下　478
精神緩慢　192
精神症状，パーキンソン病　274
精神性注視麻痺　492
精神遅滞　484
精神発作　444
精神盲　220
脊髄　145
　── の機能解剖　112
　── の発生　xvii
脊髄CT　124
脊髄MRI　124
脊髄外傷　437
脊髄空洞症　129
脊髄血管炎　127
脊髄血管奇形　125
脊髄血管撮影（造影）　124, 557
脊髄血管障害　125
脊髄梗塞　127
脊髄硬膜外膿瘍　135
脊髄視床路　112
脊髄視床路障害　131
脊髄疾患　124
脊髄腫瘍　420
　──，ミエログラフィ　558
　── のミエログラフィ所見　559
脊髄症　135, 369
脊髄小脳　154, 157, 159
脊髄小脳変性症　287
　──，遺伝性　289
　──，孤発性　288
　──，常染色体優性遺伝の　289
　──，常染色体劣性遺伝の　292
　── の治療　294
脊髄ショック　135, 437
脊髄小脳路　114
脊髄髄膜炎　127

脊髄髄膜腫　335
脊髄性筋萎縮症　297
脊髄中間外側核障害　131
脊髄徴候　140
脊髄動静脈奇形　125
　── の脊髄血管撮影　558
脊髄動静脈瘻　125
脊髄瘻　357
脊椎疾患　138
脊椎損傷　437
脊椎披裂　335
赤核　152
赤核症候群　153, 233
赤核脊髄路　160
赤筋　13
赤血球疾患　388
赤色ぼろ線維　14
赤色ぼろ線維・ミオクローヌスてんかん症候群　52, 446
石灰化　551
摂食の異常，視床下部障害　170
節性脱髄　82
舌咽神経　77, 509
舌下神経　77, 512
舌下神経核　146
舌下腺　505
舌状回　213, 215
仙髄　123
仙部回避　121
先天奇形　335
先天性アンチトロンビン（AT）欠乏症　391
先天性眼球運動失行　489
先天性筋強直症　57
先天性筋ジストロフィー　32
先天性筋線維タイプ不均等症　57
先天性血栓傾向　391
先天性甲状腺機能低下症　62
先天性水頭症　336, 424
先天性トキソプラズマ症　336
先天性梅毒　337
先天性パラミオトニア　61
先天性プロテインC欠乏症　391
先天性プロテインS欠乏症　391
先天性ミオパチー　14, 54
浅指屈筋　517
浅中大脳静脈　226
栓状核　154
閃輝暗点　214, 455, 457
潜在性二分脊椎　335
線維素析出，髄液　548
線維束性収縮　516
線維束性収縮電位　562
線条体　171, 174, 180
線条体黒質変性症　278
線条体投射ニューロンの役割　178
線条体動脈　223
線条体内包梗塞　232, 238
線条体ニューロン　175
選択的抗トロンビン薬　236
全失語　261, 487
全身痙攣発作時の処置　451

全身性エリテマトーデス　103, 384
全身性ジストニア　522
全体論，大脳皮質　202
全般てんかん　570
全般発作　440, 442, 443
前下小脳動脈の閉塞　234
前核群　164, 165
前角障害　131
前屈姿勢，パーキンソン病　274
前脛骨筋　520
前向性健忘　219
前交連　221
前根　xvii
前錐体溝　154
前脊髄小脳路　159
前脊髄動脈　115
　── の閉塞　232
前脊髄動脈症候群　127
前大脳動脈　223, 454
前大脳動脈閉塞　231
前兆
　──，てんかん　440, 444
　── のある片頭痛　456
　── のない片頭痛　456
前庭眼反射　480, 501, 509
前庭機能　507
前庭小脳　157, 159
前庭小葉　155
前庭神経　507
前庭神経核　146
前庭神経鞘腫　417
前庭性眼振　502
前庭動眼反射　159
前庭ニューロン炎　470
前頭蓋窩底部　454
前頭眼野　150, 203
前頭極　205
前頭筋　505
前頭神経　503
前頭前動脈の閉塞　232
前頭前野　203
前頭前野系ループ　173
前頭側頭型認知症　268
前頭側頭葉変性症　205, 267
前頭頂動脈の閉塞　232
前頭葉　197, 203
前頭葉眼球運動野　499
前頭葉性運動失調　207
前頭葉徴候　534
前頭葉てんかん　449
前脳基底部　220
前腹側核　163, 166
前脈絡叢動脈　223
前脈絡叢動脈領域の閉塞　233
前腕屈筋群　516
前腕伸筋群　516

そ

咀嚼筋　504
組織発生，小脳　156
双極誘導　570, 572
早発動員　563

相貌失認　214, 216, 492
僧帽筋上部　512
総指伸筋　517
増強効果　552
臓性運動域　145
臓性感覚域　145
足間代　121, 532
足底反射　533
束傍核　164
速筋　13
側坐核　217, 220
側頭動脈炎　255, 387
　──，頭痛との鑑別　463
側頭平面　215
側頭葉　197, 215
側頭葉切除術　454
側脳室　423
側副溝　213
側方型小脳テントヘルニア　480, 481
側方注視中枢　499
側方注視麻痺　151
測定過小　161
測定過大　161
測定障害　527
塞栓術，脊髄疾患の　126

た

タイプ1線維　13
タイプ2線維　13
タリウム中毒　398
たまねぎの皮　504
多因子疾患，孤発性疾患　304
多汗の手　131
多形膠芽腫　412
多型細胞層　198
多系統萎縮症　278
　──のMRI T1強調画像　554
　──の橋底部　xxxii
多血症　388
多発筋炎　64, 394
多発神経炎　85
多発性異骨症　321
多発性硬化症　136, 151, 360
　──のMRI T2強調画像　553
多発性骨髄腫　390
　──に伴うニューロパチー　101
多発性単神経炎　85
　──，糖尿病性　100
多発性単ニューロパチー
　──，関節リウマチ　387
　──，シェーグレン症候群　386
多発ニューロパチー　382
　──，関節リウマチ　387
　──，糖尿病性　100
　──，ビタミンB6欠乏症　383
他人の手徴候　207, 231, 267, 491
体温調節異常，視床下部障害　170
体性運動域　145
体性感覚　217
体性感覚域　145, 155
体性感覚発作　444
体性感覚野　208

体性感覚誘発電位　566
体性感覚連合野　208
体部位局在性　173
体平衡受容器　464
胎児性癌　419
胎内感染症　336
苔状線維　157
退形成性星状細胞腫　412
帯状回　217
帯状束　220
帯状皮質運動野　203
大胸筋　516
大後頭神経　454
大細胞赤核　160
大視症　498
大耳介神経　454
大前根動脈　557
大槽　546
大腿四頭筋　520
大腿四頭筋反射　121, 531
大腿内転筋群　520
大殿筋　520
大動脈炎症候群　388
大動脈弓症候群　254
大脳回　197
大脳鎌髄膜腫　415
大脳鎌ヘルニア　479, 480
大脳基底核　171, 195
　──の機能　176
　──の構造　171
　──の症状　181
大脳脚　151
大脳溝　197
大脳小脳　158, 160
大脳髄質　195
大脳・脊髄誘発電位　566
大脳白質　220
大脳半球実質外に発生する腫瘍　408
大脳半球実質内に発生する腫瘍　407
大脳半球上面　xx
大脳半球内側面　xxi
大脳皮質　164, 195
　──の機能局在　202
　──の構造　195
大脳皮質基底核変性症　184, 267, 276
大脳辺縁系　215, 217
大脳葉　197
高安動脈炎　388
高安病　254
脱神経　562
脱髄性疾患　360
脱分枝酵素欠損　54
脱抑制　176, 268
脱落症状，脳腫瘍　409
脱力発作　443
　──に対する外科治療　454
縦緩和時間　552
垂井病　54
単一遺伝子疾患　303
単一フォトン断層撮影　560
単極誘導　570
単純骨折，頭部外傷　431

単純部分発作　440, 444
単純ヘルペスウイルス　343
単純ヘルペス脳炎　343
　──の脳波　572
単神経炎　85, 380
単ニューロパチー　85, 104
淡蒼球　171
淡蒼球外節　175
淡蒼球内節　176
炭酸ガスナルコーシス　374
炭酸リチウム，中毒　405
短期記憶　218
短周辺動脈の閉塞　233
短母指外転筋　517
短母指屈筋　516
短母指伸筋　517
断綴性言語　511
断綴性発語　162

ち

チェーン・ストークス呼吸　480
チック　181, 191, 195, 525
チャーグ・ストラウス症候群　388
チャドック反射(徴候)　121, 534
地誌的記銘力障害　493
地誌的見当識障害　493
地理的認知障害　214, 216
治療的血管撮影　558
知覚　181
知識　484
知能検査スケール　484
知能障害　484
　──の原因　486
遅棘徐波複合　446
遅筋　13
遅発性ジスキネジア　189, 405, 524
遅発性尺骨神経麻痺　110
遅発動員　563
緻密部　171
着衣失行　212, 491
中位核　154
中隔核　217, 220
中隔側坐核　174
中間神経　505
中間帯　167
中間皮質　195
中間溝　154
中型有棘細胞　175
中硬膜動脈　454
中小脳脚　155
中小脳脚線維　155
中心核ミオパチー　56
中心型小脳テントヘルニア　480
中心溝　xxi, xxii, 197, 203
中心後回　xxi, xxii, 208
中心後溝　208
中心前回　xxi, xxii, 203
中心前溝　203
中心前動脈の閉塞　232
中心側頭棘波を伴う良性小児期てんかん
　　　　　　447
中心動脈の閉塞　232

中心脳性機序説，てんかん　442
中心ヘルニア　xxix
中心傍小葉　203
中枢性尿崩症　169
中枢性めまい　471
中枢伝導時間　567
中前頭回　203
中前頭回中部　203
中側頭動脈の閉塞　232
中大脳動脈　223, 454
中大脳動脈領域の閉塞　232
中殿筋　520
中脳　145
── の構造　151
中脳エディンガー・ウェストファル核
　　　　　　　　　　　　　499
中脳蓋　151
中脳ステージ，小脳テントヘルニア　481
中脳水道狭窄症による水頭症　424
虫部　154
虫様筋　517
抽象的思考　484
注意力障害　485
注視眼振　502
注視麻痺　277, 503
長期記憶　218
長経路　146
長趾屈筋　521
長趾伸筋　521
長腓骨筋　521
長母指外転筋　517
長母指屈筋　516
長母指伸筋　516
長母趾屈筋　521
長母趾伸筋　521
鳥距溝　213
超皮質性運動性失語　206, 487
超皮質性感覚性失語　216, 487
腸腰筋　520
蝶形骨縁髄膜腫　415
聴覚　217
聴覚性失認　494
聴神経　507
聴神経鞘腫　417
聴性脳幹反応　567
直撃損傷，脳損傷　431
直接穿刺法　556
直腸障害　545
陳旧性脳梗塞　xxx
陳述記憶　180, 219
── の障害　217
鎮痛薬，片頭痛　460

つ

つぎ足歩行　162, 513
椎間板　139
椎骨動脈　115, 454
椎骨動脈系　223
椎骨動脈撮影　556
椎骨動脈領域の閉塞　234
椎骨・脳底動脈解離　xxxi
椎骨脳底動脈循環不全症　240

痛覚　539
痛覚過敏　541

て

テイ・サックス病　313
ティネル徴候　107
テント上びまん性両側性病変　433
テント切痕ヘルニア　xxviii, 433
デジュリン症候群　147
デジュリン・ソッタス病　88
デジュリン・ルシー症候群　233
テタニー　378
デュシェンヌ型筋ジストロフィー　11, 17
デュレー出血　243, 481
てんかん　439
── の外科治療　453
── の診断　450
── の治療　451
── の発症機序　442
── の薬物療法　451
てんかん遺伝子　443
てんかんおよびてんかん症候群の国際分
　　類　440
てんかん患者の自動車運転免許　439
てんかん重積状態　445
── の治療　451
てんかん症候群　447, 449
てんかん診断・治療のフローチャート
　　　　　　　　　　　　　441
てんかん放電　439
てんかん発作　439
てんかん発作型
── の国際分類　439
── の出現機序　442
手口感覚症候群　233
手続き学習　180
手続き記憶　180, 219
手廃用症候群　122
手袋靴下型の感覚低下　538
低カリウム血性周期性四肢麻痺　58
低カリウム血性ミオパチー　62
低吸収　551
低吸収域病変　551
低血糖　381
低酸素性脳症　374
低体温，視床下部障害　170
底板　145
底部　145
抵抗症　534
挺舌失行　490
点頭発作　445
転移性脳腫瘍　420
伝音性難聴　507
伝導性失語　212, 217, 221, 261, 487
伝導ブロック　565
伝導路，脊髄の　112
電気生理学的検査　562
電極の配置，脳波　569
電撃痛　541

と

トキソプラズマ感染症　349

トリプタン系薬剤
── ，群発頭痛の治療　462
── ，片頭痛　460
トルエン中毒　402
トルコ鞍近傍に発生する腫瘍　408
トルソー徴候　378
トレムナー反射　531
ドゥヴィック病　365
ドパ反応性ジストニア　191
ドパミン　180
ドパミン調節異常症候群　188
ドパミンニューロンの役割　179
ドパ誘発性ジスキネジア　189
徒手筋力検査（テスト）　118, 516, 566
徒手筋力検査票　119
閉じ込め症候群　151, 479
登上線維　157
登攀性起立　24
投射線維　220
投射ニューロン　175
島　175, 197, 217
島皮質　197
透析認知症　373
等吸収域病変　551
等皮質　195
糖原病　52
糖蛋白代謝異常症　323
── の臨床的特徴　324
糖尿病　380
糖尿病性外眼筋麻痺　99
糖尿病性筋萎縮症　100, 380
糖尿病性ケトアシドーシス　381
糖尿病性中枢神経障害　380
糖尿病性ニューロパチー　99, 380
頭位運動療法，めまい　468
頭位変換眼球反射　480, 501
頭蓋咽頭腫　418
頭蓋外の疼痛感受部位　454
頭蓋骨骨折　436
頭蓋骨の歪みによる脳損傷　431
頭蓋単純X線撮影，脳腫瘍　409
頭蓋内圧モニタリング　436
頭蓋内圧亢進　378, 479
── ，脳腫瘍　408
── に対する処置　436
頭蓋内血腫　431
── の治療　437
頭蓋内腫瘍　369
頭蓋内の疼痛感受部位　454
頭頂間溝　208
頭頂後頭溝　213
頭頂後頭動脈の閉塞　232
頭頂葉　197, 208
頭頂葉性運動失調　211
頭頂葉てんかん　449
頭皮挫傷　436
頭部CT検査　436
頭部外傷　430
── の全身管理　436
橈骨神経　77
橈骨神経麻痺　108
橈側手根屈筋　516

と

橈側手根伸筋　516
同時失認　214
同名性下四分盲　211
同名性半盲　214, 215
動眼神経　498
動眼神経核　151
動眼神経麻痺　502
動作時振戦　524
動作時ミオクローヌス　525
動作性ジストニア　190
動静脈奇形のMRI T2強調画像　555
動脈解離，頭痛との鑑別　463
動脈系，脳の　223
動脈原性塞栓症　239
動脈原性脳塞栓症　234
動揺性歩行　513
道具の強迫的使用　206, 231, 491
銅線動脈　497
瞳孔　499
特殊核　165
特殊臓性運動域　145
特殊臓性感覚域　145
特殊体性感覚域　145, 155
特発性正常圧水頭症　425
突進現象　514
突発性異常　570

な

ナビゲーション手術，脳腫瘍　410
内科疾患に伴うニューロパチー　99
内顆粒層　197
内頸動脈　454
　── の閉塞　230
内頸動脈系　223
内減圧術，頭部損傷　436
内視鏡的第3脳室開放術，非交通性水頭症に対する　426
内耳障害によるめまい疾患　464
内耳神経　155, 507
内耳の構造　465
内錐体細胞層　198
内水頭症　423
内髄板　163
内節　171
内側核群　163
内側膝状体　163, 165
内側縦束　149
内側縦束症候群　151
内側前頭前皮質　204
内側側頭葉てんかん　448
　── の外科治療　454
内側毛帯　146
内直筋　498
内転筋反射　531
内反尖足　277
内分泌性・代謝性ミオパチー　61
内包　221
内包外側型出血　243
内包内側型出血　244
内リンパ水腫　464
斜め型筋萎縮　134
斜め徴候　187

鉛中毒　396
軟口蓋　511
難治性てんかん　453
難治てんかん性脳症　445

に

ニコチン酸欠乏症　383
ニーマン・ピック病　314
ニューロノパチー　393
ニューロパチー　382
ニューロン，大脳皮質の　198
二次運動ニューロン　512
二次運動野　203
二次性（症候性）ジストニア　191, 195
二次性全般てんかん　570
二次性全般発作　440
二次性損傷，頭部外傷　430
二次性脳炎　344
二点識別覚　540
二分脊椎　335
肉芽腫性筋炎　68
肉芽腫性髄膜脳炎　369
日常生活動作　257
日内変動　277
日本コーマスケール　478, 479
日本脳炎　343, 344
西ナイル脳炎　344
入力部，大脳基底核　171
乳酸，髄液　550
乳酸性アシドーシス　381
乳児型脊髄性筋萎縮症　297
乳頭体　167, 217
尿意促迫　544
尿意頻数　544
尿素サイクル代謝異常症　330
尿毒症　372
尿毒症性ニューロパチー　100, 373
尿毒症性脳症　372
尿崩症，視床下部障害　169
妊娠とてんかん　453
認知　181
認知・精神症候，視床障害　167
認知機能障害，大脳基底核由来　191
認知症　220, 264, 484
　── を伴うパーキンソン病　276

ね

ネマリンミオパチー　55
熱性痙攣　445, 448
熱帯性痙性不全対麻痺症　138
粘液水腫　377
捻転ジストニア　283

の

ノートナーゲル症候群　153
ノルマルヘキサン中毒　402
脳
　── に入る動脈　xxvi
　── の萎縮，アルツハイマー病　xxxi
　── の凝固壊死　xxx
　── の最表面　xxvi
　── の腫大　xxviii

　── の先天性障害によるてんかん　442
脳アミロイドアンギオパチー　249
　── とそれによる脳出血　249
脳炎　343
　──，頭痛との鑑別　463
　── の病因ウイルス　343
脳画像検査，てんかん　450
脳回　xxi, xxii
脳幹　145
　── の神経核　xviii
　── の発生　xviii
脳幹出血　244
脳幹障害，中枢性めまい　471
脳幹聴覚誘発電位　567
脳幹脳炎　345
脳幹網様体　477, 478
脳感染症後のてんかん　442
脳虚血　432
脳虚血スコア　269
脳血管撮影　556
　──，くも膜下出血　252
　──，脳出血　246
脳血管障害　219
　──，SPECT　560
　──，虚血性　234
　──，出血性　243
　── の危険因子　235
　── の定義　223
　── の分類（NNDSによる）　226
　── のリハビリテーション　257
　── の臨床分類　230
脳血管不全症　240
脳血栓症　234
脳血流シンチグラフィ製剤　560
脳梗塞　234
　── のMRI　555
　── のX線CT　552
　── の左頸動脈撮影　557
脳挫傷　431
脳塞栓症　234
　── の原因疾患　238
脳死　483
脳死患者脳　xxix
脳室　546
　── に発生する腫瘍　408
脳室系　xxvii, xxviii
脳室周囲帯　167
脳室心房短絡術　426
脳室腹腔短絡（シャント）術　426
脳腫脹　432
脳腫瘍　407
　── の局所症状　409
　── の好発部位と組織分類　408
　── の症状　408
　── の診断　409
　── の組織分類　407
　── の治療　409
　── の発生頻度　407
　── の予後　411
脳出血　xxviii, 243
　──，超急性期　248

脳出血(つづき)
　　—— と虚血性脳血管障害のベッドサイドでの鑑別　248
　　—— の眼徴候　244
脳症　378
　　——，ビタミンB_6欠乏症　383
脳神経　77, 494
　　—— とその機能　495
脳神経根の配列　xxiii
脳神経サルコイドーシス　369
脳神経麻痺　380
　　——，糖尿病性　99
脳振盪　431, 432
脳性麻痺　338
脳静脈洞血栓症，頭痛との鑑別　462
脳静脈洞閉塞症　255
脳静脈閉塞症　255
脳脊髄液　423, 546
　　—— の混濁　546
　　—— の産生と吸収　546
脳脊髄液圧　548
脳脊髄液圧波効果　130
脳脊髄液検査　124
　　——，くも膜下出血　252
脳脊髄液凝固　548
脳脊髄液シャント術　426
脳脊髄液蛋白　549
脳脊髄液糖　549
脳脊髄液排除試験　426
脳卒中　223
脳卒中集中治療室　257
脳卒中早期離床開始基準　259
脳卒中リハビリ　257
　　——，予後予測　257
　　—— における下肢装具　260
　　—— の流れ　258
脳損傷，回転運動による　431
脳定位放射線照射療法　410
脳底髄膜炎　355
脳底動脈　223
脳底動脈領域の閉塞　233
脳動静脈奇形　253
脳動脈先端症候群　233
脳動脈瘤　250
脳内血腫　432
脳膿瘍　358
脳波　568
　　—— の起源　568
　　—— の分類　568
脳波検査，てんかん　449
脳浮腫　432
脳ヘルニア　433, 479
　　—— の種類　480
脳梁　217, 221
脳梁縁動脈領域の閉塞　231
脳梁周動脈領域の閉塞　231
脳梁性失行　221, 490
脳梁離断術　454
嚢状動脈瘤　250
嚢胞性二分脊椎　335

は

ハイパー直接路　173, 176
　　—— の機能　177
ハッチンソンの3主徴　337
ハートナップ病　329, 383
ハーラー症候群　321
ハラーフォルデン・シュパッツ病　333
ハンター症候群　321
ハンチントン病　181, 189, 280
　　——，基底核の萎縮　xxxi
　　—— のX線CT　553
バイタルサイン，頭部外傷　433
バーグマングリア　157
バースト発火型ニューロン　180
バセドウ病　375
バソプレシン　168
バッセン・コルンツヴァイク症候群(病)
　　　320, 384
バビンスキー徴候　533
バビンスキー反射　121
バリズム　189, 194, 523
バーリント症候群　213, 492
バレー徴候　118
バロー病　366
パーキンソニズム　181, 182, 193
　　——，レヴィ小体型認知症　270
　　——，常染色体劣性若年性　277
　　——，脳血管障害　274
　　—— の3主徴　182
　　—— の4主徴　182
　　—— を起こす主な疾患　274
　　—— を主とする疾患　271
パーキンソン病　271
　　——，認知症を伴う　276
　　—— の徴候　274
パーキンソン病治療薬　276
パーキンソン病様歩行　514
パターン反転視覚誘発電位　567
パッチ　175
パリノー症候群　154
パレステジー　541
パントテン酸キナーゼ関連神経変性症
　　　283, 333
把握現象　205
把握反射　205, 534
波形形成　421
歯車現象　184
歯車様固縮　527
　　——，パーキンソン病　274
播種性血管内凝固　390, 391
馬尾　123
馬尾症候群　124
背側外側核　163
背側骨間筋　517
背側視床　163
背側中脳症候群　154
背内側核　163, 166
肺性脳症　374
胚細胞腫瘍　419
胚腫　419
排尿障害　543

廃用症候群　259
培養，髄液　550
白筋　13
白血病　389
白質　112, 195
白質脳症，抗癌剤中毒　406
薄束　114
爆発性発語(言語)　162, 511
発汗障害　543
発現促進現象　289
針筋電図　82
反響言語　487
反射　528
反射機能　528
反射性膀胱　544
反衝損傷，脳損傷　431
半規管結石症　467
半昏睡　478, 482
半側空間無視　212, 492
半側身体失認　494
判断力　484

ひ

ヒステリー性感覚低下　504
ヒ素中毒　399
ヒトTリンパ球向性ウイルス脊髄症
　　　137
ヒト免疫不全ウイルス関連進行性多巣性白質脳症　348
ヒプサリスミア　445, 446, 574
　　—— を伴う点頭てんかん　445
ヒペルパチー　166
ヒポキサンチン-グアニンホスホリボシルトランスフェラーゼ　333
ヒラメ筋　521
ビーヴァー徴候　29
ビタミンB_1(サイアミン)欠乏症　382
ビタミンB_1欠乏性ニューロパチー　91
ビタミンB_6欠乏症　382
ビタミンB_6欠乏性ニューロパチー　92
ビタミンB_{12}欠乏症　383
ビタミンB_{12}欠乏性ニューロパチー　92
ビタミンD欠乏症　383
ビタミンE欠乏症　384
ビタミン欠乏症　381
ビタミン欠乏性ニューロパチー　91
ビッカースタッフ型脳幹脳炎　345
ビールショウスキー・平野変法　xxvi
ビンスワンガー型進行性皮質下血管性脳障害　242
ビンスワンガー型脳梗塞　242
ビンスワンガー型白質脳症　274
ビンスワンガー病　242
ピサ徴候　187
ピリドキシン，中毒　406
びまん性軸索損傷　431
びまん性星状細胞腫　411
びまん性全身性被角血管腫　315
びまん性脳損傷　431
日和見感染症　348
皮質下出血　244
皮質下性運動性失語　206, 487

皮質下性感覚性失語　215, 487
皮質下性認知症　188, 192
皮質下動脈硬化性脳障害　242
皮質拡延性抑制　458
皮質性感覚　539
皮質性感覚障害　210
皮質性機序，てんかん　442
皮質性消去　541
皮質脊髄路　xxv
皮質脊髄路障害　131
皮質中継核　165
皮質盲　215
皮質聾　217
皮膚筋炎　64, 65, 67, 394
皮膚書字覚　540
皮膚分節　118
非感覚系中継核　165
非感染性炎症性疾患　367
非機能性下垂体腺腫　416
非ケトン性高浸透圧性昏睡　380
非痙攣性発作の対処　451
非交通性水頭症　336, 424
非高血圧性脳出血　243
非陳述記憶　219
非特殊核　164, 166
非突発性異常　572
非福山型先天性筋ジストロフィー　34
非ヘルペス性急性辺縁系脳炎　345
非ホジキンリンパ腫　389
非流暢性失語　485
被蓋　145, 151
被殻　171, 174, 175
被角血管腫　315
被殻出血　243
腓骨筋萎縮症　86
腓骨神経　77
腓腹筋　521
腓腹神経　84
尾状核　171, 175
尾状核出血　244
尾状殻　174
光反射　499
表在感覚　121, 536, 538
表在脳静脈閉塞　255
表在反射　532
病態失認　212, 494
病態無関心　212
病的反射　120, 533
平山病　132, 298
頻尿　544

ふ

ファブリ病　315
フィッシャー症候群　95
フェニトイン，中毒　405
フェニルアラニン水酸化酵素　325
フェニルケトン尿症　325
フォア・アラジュアニン病　128, 136
フォヴィーユ症候群　233
フォスター ケネディ症候群　495
フォン ヒッペル・リンドウ症候群　341
フォン・レックリングハウゼン病　340

フリードライヒ運動失調症　293
フローボイド　554
ブラウン・セカール症候群　121, 140
ブルジンスキー徴候　542
ブルダッハ束　114
ブルンス眼振　417
ブローカ失語　485
ブローカ野　203
ブロードマンの領野　201
プリオン病　308, 350
── の分類　350
プルキンエ細胞　156
プロチレリン酒石酸塩水和物　294
プロラクチン産生腫瘍（プロラクチノーマ）　416
不均衡症候群　373
不随意運動　181, 188, 521
──，L-dopa 長期使用による　276
── の分類　522
── を主とする疾患　280
不等皮質　195
不明瞭言語　511
浮動性めまい　463
部分発作　440, 442, 444
舞踏運動　181, 189, 194, 521
舞踏病，有棘赤血球舞踏病　282
封入体筋炎　68
副交感枝　507
──，顔面神経　505
──，舌咽神経　509
──，迷走神経　510
副交感神経系　543
副甲状腺機能低下症　378
── の X 線 CT　551
副甲状腺機能亢進症　377
副神経　511
副腎白質ジストロフィー　318
副腎皮質刺激ホルモン産生腫瘍　416
副鼻腔炎，頭痛との鑑別　463
復唱　488
福山型先天性筋ジストロフィー　32
腹側核群　163
腹側視床　163, 167
腹側被蓋野　176
腹皮反射　121
腹壁反射　532
複雑骨折，頭部損傷　431
複雑部分発作　219, 440, 445
複視　501
輻輳反射　499
縁取り空胞を伴う遠位型ミオパチー　37
物品呼称　488
振子様眼振　502
吻部　221
分子層　156, 197
分子標的治療　304
分枝酵素欠損　54
分枝鎖α-ケト酸脱水素酵素複合体　328
分枝粥腫病　237
分水嶺梗塞　xxx, 231, 240
分回し歩行　513

へ

ヘマトキシリン・エオジン染色　14
ヘールフォルト症候群　369
ベーチェット病　367, 385
ベッカー型筋ジストロフィー　18
── の症状　23
ベネディクト症候群　153, 233
ベル・マジャンディの法則　145
ベル麻痺　104
ペラグラ　92, 383
平滑筋　6
平衡感覚　217
平衡機能　514
平衡障害　162, 463
並進運動による脳損傷　431
閉鎖性頭部損傷　431
閉鎖性脳損傷　431
閉塞性水頭症　424
片頭痛　219, 455
── の神経説　458
── の特徴（診断基準）　456
片側身体失認　212
片側バリズム　181, 189, 194
片側舞踏運動　190
片麻痺のリハビリ　259
片葉　155
片葉小節葉　155
辺縁系　217
辺縁系てんかん　448
辺縁系ループ　173
辺縁皮質　197
辺縁葉　197
変形視　214, 498
変形性筋ジストニア　283
変形性頸椎症　138
変性疾患　264
──，SPECT　560
──，中枢性めまい　471
変動体温，視床下部障害　170
扁桃体　166, 215, 217, 220
偏向発作　444
弁蓋部　203

ほ

ホイブナー動脈　223
ホフマン症候群　62, 376
ホフマン反射　121, 531
ホモシスチン尿症　329
ホモバニリン酸，髄液　550
ホルネル症候群　501
ポジショナルクローニング　304
ポルフィリン症　102
ポルフィリンニューロパチー　102
ポンペ病　53
歩行　513
歩行失行　207, 488, 514
歩行障害　162
── の分類　513
補足運動野　203
補足運動野発作　444
母指対立筋　517

母斑症　339
放散痛　541
放射線脊髄症のMRI T2強調画像　554
放射線療法，脳腫瘍　409
放線冠　221
報酬　178
報酬位置特異性　179
報酬バイアス課題　179
乏突起膠細胞系腫瘍　412
乏突起膠腫　412
紡錘状回　213, 215
傍矢状洞部髄膜腫　415
傍腫瘍性眼球クローヌス・ミオクローヌス　393
傍腫瘍性小脳変性症　393
傍腫瘍性(神経)症候群　103, 392
傍腫瘍性脳脊髄炎　393
傍腫瘍性辺縁系脳炎　345, 393
傍正中橋網様体　151
傍正中部　154
膨大部　221
発作型，てんかん　439
発作時の治療，片頭痛　460
本態性血小板血症　389
本態性振戦　189, 287
本態性頭蓋内圧亢進　428
本態性捻転ジストニア　191

ま

マイアーソン徴候　535
マイヤー係蹄　496
マシャド・ジョセフ病　291
マジャンディ孔　423, 546
マターナルPKU　328
マッカードル病　54
マトリックス　175
マリー・フォア徴候　534
マルキアファーヴァ・ビニャミ病　xxxii
マロトー・ラミー症候群　323
マンガン中毒　398
膜異常説，デュシェンヌ型筋ジストロフィーの　23
街並失認　216
末梢神経系　77
末梢神経障害
　——，抗癌剤中毒　406
　——の分類　86
末梢神経伝導検査　82, 565
末梢神経(脊髄神経)サルコイドーシス　369
満腹中枢　170
慢性炎症性脱髄性多発ニューロパチー　96
慢性記憶障害　220
慢性硬膜下血腫　435
　——の検査　435
慢性進行性外眼筋麻痺症候群　49
慢性多巣性チック　191

み

ミエログラフィ　558
　——，脊髄の　124

ミオクロニー発作　443
ミオクローヌス　525
ミオシン　8
ミオシンフィラメント　8
ミオトニア(ミオトニー)　516
ミオパチー，先天性　14
ミオパチー顔貌　29
ミトコンドリアDNA　46
ミトコンドリア脳筋症・乳酸アシドーシス・脳卒中様発作症候群　50
ミトコンドリア病　46, 49
ミヤール・ギュブレール症候群　150, 233
ミルクコーヒー斑　340
三好型ミオパチー　37
未破綻動脈瘤　250
未破裂動脈瘤のMRA　556
味覚　217, 507
味覚枝
　——，顔面神経　505
　——，舌咽神経　509
道順障害　216
耳帯状疱疹　104
脈なし病　388
脈絡叢　423, 546

む

ムコ多糖症　320
　——の臨床的特徴　322
ムコリピドーシス　323
むち打ち症　437
無βリポ蛋白血症　320, 384
無顆粒型新皮質　198
無感情　268
無感動　192
無機鉛中毒　396
無棘非錐体ニューロン　199
無緊張性膀胱　545
無呼吸性呼吸　481
無症候型神経梅毒　357
無動　181, 185
　——，パーキンソン病　274
無動性無言　478
無名質　220
無欲　268
無抑制性神経因性膀胱　544

め

メージュ症候群　286, 522
メタノール(メチルアルコール)中毒　401
メチル水銀中毒　397
メニエール病　464
　——の診断基準　466
メロシン欠損型先天性筋ジストロフィー　34
メンキーズ病　332
メンデル・ベヒテレフ反射　532
めまい　463
めまい類似疾患　471
迷走神経　77, 509
免疫グロブリン血症，意義不明の単クローン性　390

免疫グロブリン大量静脈注射療法，ギラン・バレー症候群　94
免疫・細菌学的検索，髄液　550

も

モジュール　158
モジュール型神経機構　175
モラレ髄膜炎　352
モルキオ症候群　322
モンロー孔　423, 546
もやもや病　xxxi, 254
模倣行為　207
模倣性連合運動　536
毛細血管拡張性運動失調症　341
毛様体　499
網膜　495
網膜色素変性　498
網様体脊髄路　159
網様部　171
問診のとりかた　473

や

ヤンツ症候群　446
薬物中毒　405
薬物抵抗性てんかん　453

ゆ

有機鉛(四エチル鉛)中毒　396
有機物質中毒　400
有機リン中毒　403
有棘赤血球舞踏病　282
有線領　213
有痛性感覚消失　233
有痛性強直性痙攣　361
有痛性ニューロパチー，シェーグレン症候群　386
指鼻試験　527

よ

予後予測，脳卒中(リハビリ)　257
予防的治療法，片頭痛　461
読み取り枠説　19
葉性萎縮　267
陽性鋭波　562
陽性症状　202
陽電子断層撮影法　560
腰髄　123
腰椎くも膜下腔腹腔短絡術　426
腰椎穿刺　426, 546
腰椎椎間板ヘルニア　142
抑制刺激　158
翼状肩甲　28, 515
翼板　145, 155
横緩和時間　552

ら

ライソゾーム酵素欠損症　310
ライム病　356
ラクナ梗塞　236
　——により生じうる臨床症候　237
ラスムッセン症候群　447

ラゼーグ徴候　541
　──　の陽性　122
ラフォラ病　446
ラムゼイ ハント症候群　104
ランス・アダムス症候群　375
ランバート・イートン症候群　72, 394
卵黄嚢腫瘍　419

り

リード基準線　551
リハビリテーション
　──, 維持期　259
　──, 嚥下障害の　262
　──, 回復期　258
　──, 急性期　257
　──, 言語の　261
　──, 脳血管障害の　257
　──, 片麻痺の　259
リバウンド現象　528
リンネ陰性/陽性　507
離床プログラム, 片麻痺　259
離断症候群　221, 487
立位・歩行障害, 片麻痺　260
立体覚　539
流暢性失語　487
隆起部　167

両側性痙性歩行　513
良性頭蓋内圧亢進　428
良性脳腫瘍　407
良性発作性頭位めまい症　466
　──　の診断基準　467

る

ルイス・サムナー症候群　96
ルイ体　171
ルイ・バー症候群　341
ルシュカ孔　423, 546
涙腺　505
類線維素壊死(変性)　243

れ

レヴィ小体　271
レヴィ小体型認知症　270, 276
レヴィ小体病　193, 276
レーバー遺伝性視神経萎縮症　52
レッシュ・ナイハン症候群　333
レフスム病　319
レプチン　167
レム睡眠行動障害　188
レルミット徴候　122, 361, 541
レンズ核　171
レンズ核線条体動脈の閉塞　232

レンズ核束　176
レンズ核ワナ　176
レンノックス・ガストー症候群　446
礼拝発作　445
連合核　164, 166
連合線維　220
連鎖解析　303

ろ

ロゼット　412
ロッソリーモ反射　532
ロンベルク試験　514
ロンベルク徴候　357
老人斑　265
労働衛生の重要問題　475

わ

ワーラー変性　82
ワルデンシュトレームマクログロブリン
　血症　390
ワルテンベルク徴候　536
ワレンベルク症候群　146, 234, 471
笑い発作　445
腕橈骨筋　516
腕橈骨筋反射　120, 529

欧文索引

A

A 165
Abadie 徴候 357
abasia 207
abdominal reflex 532
abducens nerve 498
abducens nucleus 149
abducens palsy 502
abductor pollicis brevis 517
abductor pollicis longus 517
abetalipoproteinemia 320, 384
abnormal associated movement 535
absence seizure 443
abstract thinking 484
AB variant 314
accessory nerve 511
acoustic nerve 507
acoustic neurilemoma 417
acquired immunodeficiency syndrome (AIDS) 348
acrodynia 397
actin filament 8
action dystonia 190
action myoclonus 525
action tremor 524
activator protein 314
activities of daily living(ADL) 257, 259
——, 片麻痺 261
acute disseminated encephalomyelitis (ADEM) 136, 367
acute leukemia(AL) 390
acute limbic encephalitis(ALE) 345
acute lymphoblastic leukemia(ALL) 389
acute myelogenous leukemia(AML) 389
acute pandysautonomia 80
acute viral encephalitis 343
Adamkiewicz 動脈 115, 127, 557
Addison 病 379
adductor reflex 531
adductors of the thigh 520
adenosine deaminase(ADA) 550
adrenoleukodystrophy(ALD) 318
Adson 試験 541
adult-onset type 2 citrullinemia 331
adversive seizure 444
affect 484
afferent fibers 221

agnosia 491
agnosia of body 494
agraphia 488
AIDS encephalopathy 348
akinesia 185
akinetic mutism 478
alar plate 145, 155
alcoholic myopathy 63
alcoholic neuropathy 91
alert 478
alexia with agraphia 212
alexia without agraphia 214
alien hand sign 207, 231, 491
Allen-Tsukahara モデル 512
allergic granulomatous angitis 388
allocortex 195
Alzheimer 型認知症の診断基準 268
Alzheimer 型老年認知症 264
Alzheimer 病 264
——, 脳の萎縮 xxxi
—— の SPECT 所見 267, 561
—— の X 線 CT 553
amaurosis fugax 231
ambiguus nucleus 146
amnestic aphasia 212, 216, 487
amnestic syndrome 218
amygdala 166, 217
amyotrophic lateral sclerosis(ALS) 294, 559
—— の萎縮した中心前回 xxxii
anal reflex 533
anaplastic astrocytoma 412
anesthesia dolorosa 233
angiography 556
angiokeratoma 315
angiokeratoma corporis diffusum 315
angionecrosis 243
angular gyrus 208
ankle clonus 532
ankle jerk 531
anomic aphasia 269, 487
anosodiaphoria 212
anosognosia 212, 494
ansa lenticularis 176
antepulsion 274
anterior cerebral artery 223
anterior choroidal artery 223
anterior commissure 221
anterior spinocerebellar tract 159
anterograde amnesia 219

anticipation 289
antidiuretic hormone(ADH) 169, 170
antiphospholipid antibody syndrome 391
Anton 症候群 215, 217
aortic arch syndrome 254
apallic syndrome 479
apathy 192, 268
aphasia 485
appetite center 170
apraxia 488
—— of eyelid opening 489
—— of gait 207, 488, 514
—— of speech 206
—— of tongue 490
archicerebellum 155
archicortex 164, 195
arcuate fasciculus 220
arcuate nucleus 167
argininosuccinate lyase 332
argininosuccinate synthetase(ASS) 331
argininosuccinic aciduria 332
Argyll Robertson 徴候 358
Arnold-Chiari malformation(奇形) 336, 479
arsenic poisoning 399
arsenism 399
artery-to-artery embolism 234, 239
ascending reticular activating system 478
association fibers 220
association nuclei 166
astasia 207
astasia-abasia 207
astatic seizure 443
astereognosis 210
astrocytic tumor 411
astrocytoma 411
asymptomatic neurosyphilis 357
asynergia 161
ataxia 161, 527
ataxia-telangiectasia 341
ataxic gait 162, 514
ataxie optique 211, 494
atherosclerosis 234
atherothrombotic infarction 234
athetosis 181, 190, 194, 522
atlantoaxial subluxation 387
atonic bladder 545

atonic seizure 443
ATPase 染色 14
auditory agnosia 494
auditory brainstem response(ABR) 567
auditory nerve 507
auditory sound agnosia 494
aura 440, 455
automatism 440, 445
autonomic disturbance 80
autonomic nervous system 80, 542
autonomic seizure 445
autonomous bladder 545
autoregulation 239
autotopagnosia 494
axonal degeneration 82

B

Babinski 徴候 121, 533
bacterial meningitis 353
Bálint 症候群 213, 215, 492
ballism 189, 194, 523
Bálo concentric sclerosis 366
Bálo 病 366
Barré 徴候 118
basal forebrain 220
basal ganglia 171
basal plate 145
base 145
Basedow 病 375
basilar meningitis 355
basket cell 156
basolateral circuit 217
Bassen-Kornzweig 症候群(病)
　　　　　　　　　283, 320, 384
Becker muscular dystrophy 18, 23, 308
Beevor 徴候 29
Behçet 病 367, 385
Bell-Magendie の法則 145
Bell palsy 104
Benedikt 症候群 153, 233
benign childhood epilepsy with centro-
　temporal spikes 447
benign paroxysmal positional vertigo
　(BPPV) 466
Bergmann グリア 157
beriberi 382
beriberi neuropathy 91
Betz cell 198, 203
biceps brachii 516
biceps brachii reflex 529
Bickerstaff 型脳幹脳炎 345
Bielschowsky・平野変法 xxvi
Binswanger 型進行性皮質下血管性脳障
　害 242
Binswanger 型脳梗塞 242
Binswanger 型白質脳症 274
Binswanger 病 242
bipolar lead(BP) 570
blepharospasm 522
body 221
borderzone infarction 231
bovine spongiform encephalopathy 350

brachioradialis 516
brachioradial reflex 529
bradykinesia 185
bradylalia 511
bradyphrenia 192
brain abscess 358
brainstem auditory evoked potentials
　(BAEP) 567
brainstem encephalitis 345
brainstem hemorrhage 244
brain tumor 407
brain wave 568
branch atheromatous disease 237
branched chain α-keto acid dehydro-
　genase complex(BCKDC) 328
brancher enzyme deficiency 54
branchial arch 145
Broca 202
Broca aphasia 205, 261, 485
Broca 三角帯 220
Broca 野 203
Brodmann の領野 201
Brown-Séquard 症候群 121, 140
Brudzinski 徴候 542
Bruns 眼振 417
bulbospinal muscular atrophy(BSMA)
　　　　　　　　　　　　　297
Burdach 束 114

C

CACNA1A 遺伝子 459
café-au-lait spots 340
calcarine sulcus 213
calcification 551
calculation 484
callosal apraxia 221, 490
callosal alien hand 徴候 231
camptocormia 187
carbamyl phosphate synthetase
　deficiency 332
carbon monoxide poisoning 404
carcinoid syndrome 383
carcinomatous meningitis 392
carcinomatous neuropathy 103
cardiac muscle 6
cardiogenic cerebral embolism 238
carotid angiography(CAG) 556
carpal tunnel syndrome 106
carpal tunnel syndrome 387
caudate hemorrhage 244
caudate nucleus 171
causalgia 541
celiac syndrome 320
cella media index 426
central conduction time(CCT) 567
central core disease(CCD) 55
central diabetes insipidus 169
centrencephalic theory 442
centromedian nucleus 163
centronuclear myopathy 56
cerebellar fissure 154
cerebellar folia 154

cerebellar hemorrhage 246
cerebellomedullary cistern 546
cerebral amyloid angiopathy 249
cerebral aneurysm 250
cerebral angiography 556
cerebral arterio-venous malformation
　(AVM) 253
cerebral embolism 234
cerebral gyrus 197
cerebral hemorrhage 243
　── due to amyloid angiopathy 249
cerebral infarction 234
cerebral lobe 197
cerebral palsy 338
cerebral peduncle 151
cerebral sulcus 197
cerebral thrombosis 234
cerebral vascular insufficiency 240
cerebrocerebellum 158
cerebrospinal fluid(CSF) 546
cerebrovascular disease(CVD) 223
cervical spondylosis 139
cervical spondylosis deformans 138
cervical spondylotic amyotrophy(CSA)
　　　　　　　　　　　140, 559
Chaddock(反射)徴候 121, 534
Charcot-Marie-Tooth(CMT)病 86
cherry-red spot-myoclonus 325
Cheyne-Stokes 呼吸 480
Chiari Ⅱ型奇形に伴う水頭症 424
chiasmatic region 167
childhood absence epilepsy 443, 447
chorea 189
chorea-acanthocytosis 282
choreic movement 194, 521
choreoathetosis 190
choriocarcinoma 419
chronic inflammatory demyelinating
　polyneuropathy(CIDP) 96
chronic multifocal tic 191
chronic progressive external ophthal-
　moplegia(CPEO) 49
Churg-Strauss 症候群 388
Chvostek 徴候 378
ciliary body 499
cingulate gyrus 217
cingulate motor area(CMA) 203
cingulum 220
circumductory gait 513
cisterna magna 546
citrin 331
citrullinemia 331
clasp-knife phenomenon 525
Claude 症候群 153
climbing fiber 157
clonic seizure 443
closed brain injury 431
closed head injury 431
cluster attack 465
cluster breathing 481
cluster headache 461
CO_2 narcosis 374

cogwheel phenomenon 184
cogwheel rigidity 527
cold paresis 134
color agnosia 492
column 198
coma 478
commissural fibers 220
communicating hydrocephalus 336
complex partial seizure(CPS)
　　　　　　　　　219, 440, 445
complex spike 158
compound fracture 431
compulsatory manipulation of tools 206
computed tomography(CT) 550
　——, くも膜下出血 252
　——, 脳出血 246
conduction aphasia 212, 221, 487
confusion 479
congenital antithrombin deficiency 391
congenital fiber type disproportion 57
congenital hydrocephalus 336
congenital hypothyroidism 62
congenital malformation 335
congenital muscular dystrophy(CMD)
　　　　　　　　　　　　　32
congenital myopathy 54
congenital myotonia 57
congenital oculomotor apraxia 489
congenital protein C deficiency 391
congenital protein S deficiency 391
congenital syphilis 337
congenital toxoplasmosis 336
conjugate deviation 503
consensual reflex 501
constructional apraxia 211, 490
contrecoup injury 431
convergence reflex 499
convulsion 378
coprolalia 191
cord sign 140
corneal reflex 504
corona radiata 221
corpus callosum 217, 221
corpus cerebelli 155
corpus geniculatum laterale(GL) 163
corpus geniculatum mediale(GM) 163
corpus luysi 171
corpus striatum 171
cortex cerebri 195
cortical blindness 215
cortical deafness 217
cortical extinction 541
cortical sensation 539
cortical spreading depression(CSD) 458
cortical theory 442
corticobasal degeneration(CBD)
　　　　　　　　　　　184, 267
coup injury 431
cranial nerve(CN) 77, 494
cranial neuropathy 380
craniopharyngioma 418
cremasteric reflex 533

cretinism 62, 377
Creutzfeldt–Jakob disease(CJD) 350
Creutzfeldt–Jakob 病の脳波 573
Crow–Fukase 症候群 101, 391
CT ミエログラフィ 558
Cushing 現象 433
Cushing 病 416
cystathionine synthase 329
cytomegalic inclusion disease 337
cytomegalovirus disease 337

D

debrancher enzyme deficiency 54
decerebrate posture 481
declarative memory 180
decomposition of movement 162
decorticate posture 481
decussation of the superior cerebellar
　peduncle 152
deep coma 478
deep sensation 539
deep tendon reflex(DTR) 528
Dejerine–Roussy 症候群 233
Dejerine–Sottas 病 88
Dejerine 症候群 147, 234
delirium 479
deltoid 516
dementia 484
dementia with Lewy bodies(DLB)
　　　　　　　　　　　270, 276
denervation 562
dentate nucleus 154
dentato–rubro–pallido–luysian atrophy
　(DRPLA) 292, 446
dermatome 118
dermatomyositis(DM) 64, 65, 394
Devic 病 365
diabetic amyotrophy 100, 380
diabetic ketoacidosis 381
diabetic neuropathy 99, 380
diabetic ophthalmoplegia 99
diagonal band of Broca 220
diagonistic apraxia 221, 491
dialysis dementia 373
diencephalic stage 480
diencephalon 163
diffuse astrocytoma 411
diffusion weighted image(DWI) 555
digital subtraction angiography(DSA)
　　　　　　　　　　　　　557
diplopia 501
direct pathway 172
disconnection syndrome 221, 487
disequilibrium 162
disinhibition 268
disseminated intravascular coagulation
　(DIC) 390, 391
distal myopathy 36
distractibility 220
disturbance
　—— of attention 485
　—— of consciousness 477

　—— of intelligence 484
DMRV 37
DNA 多型マーカー 303
dopa–induced dyskinesia 189
dopamine dysregulation syndrome
　(DDS) 188
dopa–responsive dystonia(DRD) 191
dorsal interossei 517
dorsal thalamus 163
dressing apraxia 212, 491
drug poisoning 405
Duchenne muscular dystrophy
　　　　　　　　　11, 17, 308
Duret hemorrhage 243, 481
dysarthria 510
dysequilibrium syndrome 373
dysesthesia 541
dyskinesia 181
dyskinetic speech 511
dysmetria 527
dysphagia 511
dysthyroid ophthalmopathy 376
dystonia 181, 190, 194, 522
dystonia musculorum deformans(DMD)
　　　　　　　　　　　191, 283
dystrophin axis 10
dystrophinopathy 17
DYT1 283
DYT5 285

E

early recruitment 563
echolalia 487
Edinger–Westphal 核 151, 153
efferent fibers 221
electroencephalogram(EEG) 568
electromyography(EMG) 562
emboliform nucleus 154
embryonal carcinoma 419
Emery–Dreifuss muscular dystrophy
　(EDMD) 27
encephalitis 343
encephalopathy 378
endocrine/metabolic myopathy 61
endolymphatic hydrops 464
endomysial fibrosis 7
endomysium 7
ependymoma 412
epidural hematoma 432
epilepsia partialis continua 445
epilepsy 439
epileptic seizure 439
epithalamus 163
Epley の耳石器置換法 468
equilibrium 514
Erb 徴候 378
erethism mercurialis 397
essential thrombocytosis 389
ethanol(alcohol)poisoning 400
Evans index 426
explosive speech 162, 511
extensibilité の亢進 527

extensor carpi radialis 516
extensor digitorum communis 517
extensor digitorum longus 521
extensor hallucis longus 521
extensor pollicis brevis 517
extensor pollicis longus 516
extensors of the forearm 516
external segment 171
extradural tumor 421
extrapyramidal sign 378, 535
extrapyramidal syndrome 181
extrapyramidal tracts or system 181
eyeball tenderness 542

F

Fabry 病 315
facial apraxia 488, 490
facial dystonia 522
facial nerve 77, 505
facial nerve nucleus 149
facies myopathica 29
facioscapulohumeral muscular dystrophy(FSHD) 28
familial amyloid polyneuropathy(FAP) 88
familial hemiplegic migraine(FHM) 459
familial spastic paraplegia 294
family history 474
fanning sign 533
fascia 7
fasciculation 516
fasciculation potential 562
fasciculus lenticularis 176
fasciculus thalamicus 176
fastigial nucleus 154
febrile convulsion 445
festinating gait 514
fibrillation potential 562
fibrinoid necrosis(degeneration) 243
finger agnosia 211, 494
finger flexor reflex 529
finger-to-nose test 527
Fisher 症候群 95
flexor carpi radialis 516
flexor carpi ulnaris 516
flexor digitorum longus 521
flexor digitorum profundus 517
flexor digitorum sublimis 517
flexor hallucis longus 521
flexor pollicis brevis 516
flexor pollicis longus 516
flexors
── of the forearm 516
── of the knee 520
flocculus 154, 155
floor plate 145
floppy infant 54, 297
flow void 554
fluent aphasia 487, 488
fluid-attenuated inversion recovery (FLAIR)法 555
focal dystonia 522

Foix-Alajouanine 病 128, 136
forced grasping 205
forced groping 205
Foster-Kennedy 症候群 495
Foville 症候群 234
frame shift theory 19
frataxin 293
frequency of micturition 544
Friedreich 運動失調症 293
Fröhlich 症候群 170
frontal ataxia 207
frontal eye field(FEF) 150, 203, 499
frontal lobe 197
frontal lobe epilepsy 449
frontal lobe signs 534
frontal muscle 505
frontal pole 205
frontotemporal dementia(FTD) 268
frontotemporal lobar degeneration (FTLD) 205, 267
frozen gait 514
Fukuyama congenital muscular dystrophy(FCMD) 32
Functional independence measure(FIM) 261
functional map 201
functional pituitary adenoma 416
fungal meningitis 356

G

GABA 作動性介在ニューロン 199
GABA 作動性投射ニューロン 180
gait 513
gait disturbance 162
galactosialidosis 325
ganglia 171
ganglioglioma 411
Garcin 型視覚性運動失調 211
gasserian ganglion 503
gastrocnemius 521
Gaucher 病 305, 315
gaze nystagmus 502
gaze palsy 503
gegenhalten 231, 534
gelastic seizure 445
generalized dystonia 522
generalized epilepsy 570
generalized seizure 440, 442
general paresis 358
genome-wide association study (GWAS) 305
genu 221
geographical disorientation 493
geographical memory loss 493
germ cell tumor 419
germinoma 419
Gerstmann-Sträussler-Scheinker (GSS)症候群 350
Gerstmann 症候群 211, 232, 494
ghrelin 167
giant cell arteritis 387
giant unit 563

Gilles de la Tourette 症候群 191
Glasgow Coma Scale(GCS) 435
glioblastoma 412
glioblastoma multiforme 412
glioma 411
global aphasia 487
globoid cell leukodystrophy 317
globose nucleus 154
globus pallidus 171
glomerulus 157
glossopharyngeal nerve 77, 509
glucocerebrosidase 305
glucocerebrosidosis 315
gluteus maximus 520
gluteus medius 520
glycogenosis 52, 53, 54
glycogen-storage disease 52
G_{M1}-gangliosidosis 310
G_{M1}-ガングリオシドーシス 310
G_{M2}-gangliosidosis 312
G_{M2}-ガングリオシドーシス 312
Gogi aphasia 216
Golgi 細胞 156
Goll 束 114
Gomori トリクローム染色変法 14
Gonda 徴候 534
Gowers 徴候 21, 24
granular layer 156
granule cell 156
granulomatous myositis 68
graphesthesia 540
grasping phenomenon 205
grasp reflex 205, 534
Guillain-Barré 症候群 93

H

Hallervorden-Spatz disease(HSD) 333
hamartoma 170
hamstring muscles 520
hamstring reflex 531
Hartnup 病 329, 383
headache 454
head injury 430
heel-knee test 162
heel-to-knee test 528
Heerfordt 症候群 369
hematoxylin and eosin(HE)染色 14
hemi-asomatognosia 212
hemiballism 190, 194
hemichorea 190
hemispatial neglect 212, 492
hemodynamic cerebral infarction 239
hemodynamic TIA 241
hepatic encephalopathy 371
hepatolenticular degeneration 332
hereditary hepatic porphyria 102
hereditary progressive dystonia 285
hereditary syphilis 337
herpes simplex encephalitis 343
herpes simplex virus(HSV) 343
herpes zoster oticus 104
Heschl 横回 215

Heubner 動脈　223
　　　より末梢の閉塞　231
Heubner 動脈領域のみの閉塞　231
high density　551
higher cerebral function　485
highly active antiretroviral therapy（HAART）　348
hippocampal commissure　221
hippocampal sclerosis　442
hippocampus　217
history taking　473
HIV encephalopathy　348
hoarseness　510
Hoffmann 症候群　62, 376
Hoffmann 反射　121, 531
homocystinuria　329
homonymous hemianopsia　214, 215
homonymous lower quadrantanopsia　211
homovanillic acid（HVA）　550
horizontal fissure　154
Horner 症候群　501
HTLV-I associated myelopathy（HAM）　137
human immunodeficiency virus（HIV）　348
Hunter 症候群　321
Huntington 病　181, 189, 280, 283
　　　, 基底核の萎縮　xxxi
　　　の X 線 CT　553
Hurler 症候群　321
Hutchinson の 3 主徴　337
hydrocephalus　423
hydrocephalus ex vacuo　423
hydrocephaly　423
hyperalgesia　541
hyperargininemia　332
hypercapnic encephalopathy　374
hypercortisolemia　379
hyperdirect pathway　173
hyperesthesia　541
hyperkalemic periodic paralysis　61
hyperkinetic disorder　182
hypermetria　161
hyperorality　220
hyperparathyroidism　377
hyperpathia　166
hyperphenylalaninemia　326
hypersexuality　220
hypertensive encephalopathy　256
hyperthermia　170
hyperthyroidism　375
hypertone　182
hypoglossal nerve　77, 512
hypoglossal nucleus　146
hypoglycemia　381
hypokalemic myopathy　62
hypokalemic periodic paralysis　58
hypokinesia　185
hypokinetic disorder　181
hypometria　161
hypoparathyroidism　378

hypophysial portal vein　168
hypothalamus　163
hypothermia　170
hypothyroid encephalopathy　377
hypothyroidism　376
hypothyroid myopathy　376
hypothyroid neuropathy　377
hypotone　182
hypotonia　162
hypoxanthine-guanine phosphoribosyl transferase（HGPRT）　333
hypoxic encephalopathy　374
hypsarrhythmia　445, 574

I
ideational apraxia　212, 490
identification data　473
ideo-motor apraxia　212
ideomotor apraxia　489
idiopathic torsion dystonia　191, 283
iliopsoas　520
imitation behavior　207
inclusion body myositis　68
incoordination　161
indirect pathway　172
infantile spasm　445
infantile spasm with hypsarrhythmia　445
infantile spinal muscular atrophy type 1　297
inferior cerebellar peduncle　155, 157
inferior colliculus　151
inferior longitudinal fasciculus　220
inferior olivary nucleus　157
inferior parietal lobule　208
influenza encephalopathy　345
infraspinatus　516
infundibulum　168
initial unconsciousness　433
instrumental activities of daily living（IADL）　259
insula　197, 217
insular cortex　197
intelligence　484
intention tremor　524
interference　563
intermediate zone　167
intermyofibrillar network　14
internal capsule　221
internal medullary lamina　163
internal segment　171
internuclear ophthalmoplegia　502
interposed nucleus　154
interventional angiography　558
intracerebral hematoma　432
intracranial hypertension　378
intractable epileptic encephalopathy　445
intradural-extramedullary tumor　421
intrafusal fiber　7
intramedullary tumor　421

intravascular malignant lymphomatosis　390
intravenous immunoglobulin（IVIG）療法　94
in utero infection　336
involuntary movement（IVM）　188, 521
isocortex　195
isodensity　551
isolation aphasia　487

J
jacksonian seizure　444
Jacoby 線　546
Janz 症候群　446
Japan Coma Scale（JCS）　434, 478
Japanese B encephalitis　344
jargon　216
jargon aphasia　487
jaw deviation　504
jaw jerk　504, 529
jaw reflex　529
Jendrassik の手技　121
judgement　484
juvenile absence epilepsy　443, 447
juvenile muscular atrophy of unilateral upper extremity　132, 298, 560
juvenile myoclonic epilepsy（JME）　443, 446

K
Kayser-Fleischer 角膜輪　332
Kearns-Sayre 症候群　49
Kennedy-Alter-Sung 症候群　297
Kernig 徴候　344, 542
Kernohan 圧痕　xxix
kinésie paradoxale　514
Klüver-Bucy 症候群　220
knee jerk　531
Kocher-Debré-Sémélaigne 症候群　377
Kojevnikoff 症候群　445
Korsakoff syndrome　382, 484
Krabbe 病　317
Kugelberg-Welander 病　297
kuru　350
Kussmaul 呼吸　381

L
lactic acidosis　381
lacunar infarction　236
lacunar state　274
Lafora 病　446
Lambert-Eaton syndrome　72, 393
lamina terminalis　167
Lance-Adams 症候群　375
Lasègue 徴候　541
Lasègue 徴候陽性　122
lateral geniculate body（LGB）　165
lateral medullary syndrome　146
lateral prefrontal cortex（LPFC）　204
lateral spinothalamic tract　146
lateral vestibular nucleus　159

lateral vestibulospinal tract　159
lateral zone　167
late recruitment　563
lead－pipe rigidity　527
lead poisoning　396
Leber hereditary optic atrophy　52
left－right disorientation　494
Lennox－Gastaut 症候群　446
lentiform nucleus　171
leptin　167
Lesch－Nyhan 症候群　333
leukemia　389
Lewis－Sumner 症候群　96
Lewy 小体　271
Lewy 小体型認知症　270, 276
Lewy 小体病　193, 276
Lhermitte 徴候　122, 361, 541
lightning pain　541
light reflex　499
limb－girdle muscular dystrophy
　　(LGMD)　29, 30, 31
limbic cortex　197
limbic epilepsy　448
limbic lobe　197
limbic loop　173
limbic system　217
limb－kinetic apraxia　205, 210, 488
linkage analysis　303
lissencephaly　442
lobulus flocculonodularis　155
localization－related epilepsy　447
locked－in syndrome　479
locus ceruleus　149
Louis－Bar 症候群　341
low density　551
lucid interval　434
lumbar puncture　546
lumbo－peritoneal shunt(L－P shunt)
　　　　　　　　　　　　　　　426
lumbricales　517
Luschka 孔　423, 546
Lyme 病　356

M

Machado－Joseph disease(MJD)　291
macropsia　498
macular sparing　214
Magendie 孔　423, 546
magnetic resonance angiography(MRA)
　　　　　　　　　　　　　　　556
magnetic resonance imaging(MRI)　552
　──, 脳出血　246
　──, 脳腫瘍　409
magnetic resonance spectroscopy(MRS)
　　　　　　　　　　　　　　　556
magnocellular part of red nucleus　160
main succulente　131
major problems of occupational health
　　　　　　　　　　　　　　　475
malignant lymphoma　389, 419
malignant syndrome　405

mammillary body　167, 217
mammillary region　167
manganese poisoning　398
Mann test　162
manual muscle test(MMT)　516, 566
maple syrup urine disease(MSUD)　328
marche à petits pas　514
Marchiafava－Bignami 病　xxxii
Marie－Foix 徴候　534
Maroteaux－Lamy 症候群　323
mask－like face　186
mass flexion reflex　534
masticatory muscle　504
maternal phenylketonuria　328
matrix　175
McArdle 病　54
McLeod 症候群　283
medial geniculate body(MGB)　165
medial lemniscus　146
medial longitudinal fasciculus(MLF)
　　　　　　　　　　　　　　　149
medial prefrontal cortex(MPFC)　204
medial vestibulospinal tract　159
median nerve　77
medium spiny neuron　175
medulla oblongata　145
medullary stage　481
medulloblastoma　412
Mees 線　400
Meige 症候群　286, 522
memory　484
Mendel－Bechterew 反射　532
Ménière disease(MD)　166, 464
meningeal leukemia　389
meningeal lymphomatosis　389
meningeal signs and symptoms　542
meningioma　413
meningitis　351
meningocele　335
meningovascular neurosyphilis　357
Menkes 病　332
mental retardation　484
mercury poisoning　397
mesial temporal lobe epilepsy　448
mesocortex　195
metachromatic leukodystrophy　316
metamorphopsia　214, 498
metastatic brain tumor　420
metathalamus　163
methanol(methyl alcohol)poisoning　401
Meyer 係蹄　496
micropsia　498
microscopic polyangiitis　388
midbrain　145
midbrain stage　481
middle cerebellar peduncle　155
middle cerebral artery　223
midline nuclei　164
migraine　455
migraine with aura　456
migraine without aura　456
Millard－Gubler 症候群　150, 233

Mini－Mental State Examination
　　(MMSE)　485
mitochondrial disease　46
mitochondrial DNA(mtDNA)　46
mitochondrial myopathy, encephalopa-
　　thy, lactic acidosis, and stroke－like
　　episodes(MELAS)　50
mixed connective tissue disease(MCTD)
　　　　　　　　　　　　　　　387
mixed germ cell tumor　419
modified Gomori trichrome stain　14
molecular layer　156
Mollaret 髄膜炎　352
Mollaret の三角　159
monoclonal gammopathy of unknown
　　significance(MGUS)　390
monocular nystagmus　502
mononeuritis　380
mononeuropathy　104
mononeuropathy multiplex　387
monopolar lead(MP)　570
Monro 孔　423, 546
morning headache　408
Morquio 症候群　322
mossy fiber　157
motor aphasia　205, 485
motor apraxia　488
motor branch of trigeminal nerve　77
motor function　512
motor impersistence　207
motor loop　173
motor nerve　77
motor nucleus of the trigeminal nerve
　　　　　　　　　　　　　　　149
motor paralysis　205
motor seizure　444
motor system　77
motor unit　562
movement disorders　181
moyamoya disease　254
MPTP パーキンソニズム　187
mucolipidosis I　325
mucopolysaccharide　320
mucopolysaccharidosis(MPS)　320
　　MPS Ｉ S 型　321
　　MPS Ｉ H 型　321
　　MPS Ⅱ 型　321
　　MPS Ⅲ 型　321
　　MPS Ⅳ 型　322
　　MPS Ⅵ 型　323
　　MPS Ⅶ 型　323
multiple mononeuropathy　387
multiple myeloma　101, 390
multiple sclerosis(MS)　360
multiple system atrophy(MSA)　278
muscle atrophy　515
muscle－eye－brain 病(MEB)　35
muscle fascicle　7
muscle fiber　6
muscle spindle　7
muscle strength　516
muscle tone　525

muscular atrophy 211
muscular dystrophy 14
muscular sarcoidosis 369
muscular tone 184
musculus mentalis 506
musculus orbicularis oculi 506
musculus orbicularis oris 506
musculus risorius 506
musculus stapedius 506
musculus sternocleidomastoideus 511
myasthenia gravis(MG) 62, 68, 376
myélite necrotique subaiguë 128
myelography 558
myelomeningocele 335
Myerson 徴候 535
myoblast 7, 10
myoclonic seizure 443
myoclonus 525
myoclonus epilepsy associated with ragged-red fibers(MERRF) 52, 446
myofibril 8
myosin filament 8
myotendinous junction 7
myotonia 516
myotonia congenita 57
myotonic dystrophy 37
myotube 10
myxedema 377

N

needle electrocardiogram(EMG) 82
negative symptom 202
nemaline myopathy 55
neocerebellum 156
neocortex 164, 195
nerve biopsy 84
nerve conduction study 82
nervus intermedius 505
neural tube 145
neuraminidase 324
neuro-Behçet disease 367
neurocutaneous syndrome 339
neurofibrillary tangle 265
neurofibromatosis(NF) 340
neurohypophysis 168
neuromuscular junction 7
neuromyelitis optica 365
neuronopathy 393
neuropathy associated with collagen-vascular disorders 103
neurosarcoidosis 369
neurosyphilis 356
nicotinamide adenine dinucleotide-tetrazolium reductase(NADH-TR)染色 14
Niemann-Pick 病 314
noncommunicating hydrocephalus 336
non-FCMD 34
nonfluent aphasia 485, 488
non-functional pituitary adenoma 416
non-herpetic acute limbic encephalitis 345

non Hodgkin lymphoma 389
nonketotic hyperosmotic coma 380
normal hexane poisoning 402
normokalemic periodic paralysis 61
Nothnagel 症候群 153
nuc. centrum medianum(CM) 164
nuc. dorsalis medialis(DM) 164
nuc. intralaminares(IL) 164
nuc. lateralis posterior(LP) 163
nuc. lateralis dorsalis(LD) 163
nuc. parafascicularis(Pf) 164
nuc. ventralis anterior(VA) 163
nuc. ventralis lateralis(VL) 163
nuc. ventralis posterior lateralis(VPL) 163
nuc. ventralis posterior medialis(VPM) 163
nuc. ventralis posterior(VP) 163
nuchal rigidity 542
nucleus accumbens 217
nucleus accumbens septi 174
nystagmus 502

O

oblique amyotrophy 134
occipital horn 症候群 333
occipital lobe 197
occipital lobe epilepsy 449
occulusion
 —— of circle Willis 254
 —— of the intracranial veins 255
 —— of the intracranial venous sinuses 255
occupation 474
ocular movement 501
ocular nystagmus 502
oculocephalic response 501
oculomotor loop 173
oculomotor nerve 498
oculomotor nucleus 151
oculomotor palsy 502
oculopharyngeal muscular dystrophy (OPMD) 43
olfactory cortex 217
olfactory nerve 494
oligoclonal bands(OB) 363
oligodendroglioma 412
olivopontocerebellar atrophy(OPCA) 288
oncneural antibody 392
one-and-a-half 症候群 151
onion peel 504
onset and course of illness 473
Oppenheim 徴候 534
Oppenheim の手廃用症候群 122
opponens digiti minimi 517
opponens pollicis 517
opportunistic infection 348
opsoclonus 525
optic ataxia 221
optic chiasma 167
optic fundi 496

optic nerve 495
optic neuromyelitis 365
optic tract 495
optische Ataxie 492
optokinetic nystagmus(OKN) 211
optokinetic response 159
orbicularis oculi reflex 529
orbitofrontal cortex(OFC) 204
orbitomeatal line(OM 線) 551
organophosphate poisoning 403
organophosphorus poisoning 403
orientation 484
ornithine transcarbamylase deficiency (OTCD) 330
orobuccolingual dyskinesia 189
oro-lingo-facial apraxia 206
orolingual dyskinesia 523
Osserman 分類 69
ossification of posterior longitudinal ligament(OPLL) 141
overflow phenomenon 190
oxytocin 168

P

palatal myoclonus 525
paleocerebellum 155
paleocortex 164, 195
pallidum 171
pallium 195
palmar interossei 520
palmomental reflex 535
palpatory apraxia 210
pantothenate kinase associated neurodegeneration(PKAN) 282
pantothenate kinase-associated neurodegeneration 333
Papez の回路 166, 217, 219
paradoxical embolism 239
parahippocampal gyrus 217
paramedian pontine reticular formation (PPRF) 499
paramyotonia congenita 61
paraneoplastic encephalomyelitis 393
paraneoplastic limbic encephalitis
paraneoplastic limbic encephalitis(PLE) 345, 393
paraneoplastic neurological syndromes 392
paraneoplastic opsoclonus-myoclonus 393
paraneoplastic syndrome 103
parapontine reticular formation(PPRF) 151
paraventricular nucleus 167
paresthesia 541
parietal lobe 197
parietal lobe epilepsy 449
Parinaud 症候群 154
parkinsonian gait 514
parkinsonian tremor 189
Parkinsonism 182

Parkinson disease 181, 193, 271
── , 認知症を伴う 276
── with dementia(PDD) 276
── の徴候 274
── の非運動症状 188
── の歩行障害 186
Parkinson 症状 181, 182
Parkinson 病振戦 189
Parkinson 病治療薬 276
Parkinson 病様歩行 514
pars compacta 171
pars reticulata 171
partial seizure 440, 442, 444
passivité の亢進 527
past history 474
past pointing test 509
patch 175
patellar clonus 532
pathological reflex 533
patient profile 473
pattern reversal VEP 567
pectoralis major 516
pellagra 92, 383
pendular nystagmus 502
penetrating head injury 430
percussion myotonia 516
percutaneous transluminal angiography (PTA) 558
perimysium 7
perinatal brain injury 338
periodic lateralized epileptiform discharges(PLEDs) 572
periodic paralysis 57
periodic synchronous discharge(PSD) 572
peripheral nervous system(PNS) 77
periventricular lucency(PVL) 426
periventricular zone 167
pernicious anemia 388
peroneal muscular atrophy 86
peroneal nerve 77
peroneus longus 521
phacomatosis 339
phantom limb 494
pharmacoresistant epilepsy 453
pharyngeal reflex 511
phasically active neuron(PAN) 180
phenylalanine hydroxylase(PAH) 325
phenylketonuria(PKU) 325
photophobia 542
pin prick 539
pituitary adenoma 416
pituitary apoplexy 417
plantar grasp reflex 205
plantar reflex 533
plasma cell dyscrasias 390
plasma exchange, Guillain-Barré 症候群 94
plastic rigidity 184
platysma 506
plumbism 396

POEMS(polyneuropathy, organomegaly, endocrinopathy, M-proteinemia, skin change)症候群 391
poikilothermia 170
polyarteritis nodosa 103, 388
polycythemia 388
polymyositis(PM) 64, 394
polyneuropathy 382, 383, 387
Pompe disease 53
pons 145
pontine hemorrhage 244
pontine stage 481
pontocerebellum 158
porphyria 102
porphyrin neuropathy 102
portio major 503
portio minor 503
position sense 539
positive sharp wave 562
positive symptom 202
positron emission tomography(PET) 560
posterior commissure 221
posterior communicating artery 223
posterior paramedian thalamic artery 223
posterior spinocerebellar tract 146, 159
posterior superior fissure 154
posterolateral fissure 154
post-traumatic amnesia(PTA) 434
postural tremor 188, 524
precocious puberty 170
prefrontal area 203
prefrontal loop 173
premotor area 203
prepyramidal fissure 154
primary fissure 154
primary motor area 152, 203
principal sensory nucleus of the trigeminal nerve 149
prion disease 350
procedural learning 180
procedural memory 180
progressive multifocal leucoencephalopathy(PML) 347
progressive myoclonus epilepsy(PME) 446
progressive myoclonus epilepsy type 1 292
progressive nonfluent aphasia(PNFA) 205, 270
progressive subcortical vascular encephalopathy of Binswanger type 242
progressive supranuclear palsy(PSP) 184, 277
projection fibers 220
pronation sign 118
prosopagnosia 214, 216, 492
proximal myotonic myopathy(PROMM) 43
pseudoathetosis 122

pseudobulbar palsy 151
pseudohypertrophy 17
pseudohypoparathyroidism 378
pseudoseizure 449
PSP 192
psychiatric blindness 220
psychic seizure 444
ptosis 501
pulmonary encephalopathy 374
pulsion 514
pulvinar(Pul) 163
pupils 499
pure agraphia 206, 211
pure akinesia 187
pure alexia 214, 492
pure anarthria 206
pure word deafness 215, 494
Purkinje cell 156
putamen 171
putaminal hemorrhage 243
PVL 426
pyramidal decussation 152

Q

quadriceps femoris 520
quadriceps femoris reflex 531
quadrigeminal body 151
Queckenstedt テスト 548

R

rachischisis 335
radial nerve 77
radial nerve palsy 108
radicular pain 541
ragged red fiber 14
Ramsay Hunt 症候群 104
range of motion(ROM) 260
rapid alternating movement 528
Rasmussen 症候群 447
recombinant tissue-plasminogen activator(rt-PA) 236
red nucleus 152
referred pain 541
reflex bladder 544
reflexes 528
Refsum 病 319
Reid base line(RBL) 551
Reid 基準線 551
reinforcement learning 179
release phenomenon 202
REM-sleep behavior disorder(RBD) 188
resting tremor 182, 524
reticular formation of the medulla oblongata 146
reticulospinal tract 159
retrograde amnesia 219, 434
retropulsion 187, 274, 514
rheumatoid arthritis(RA) 103, 387
rigidity 184, 525
Rinne 陰性/陽性 507
Roland 197

Romberg 試験　514
Romberg 徴候　357
roof plate　145
root sign　140
Rossolimo 反射　532
rostrum　221
rt-PA　239
rubrospinal tract　160

S

saccade　176
saccular aneurysm　250
sacral sparing　121
saddle anesthesia　122
salaam attacks　445
Sandhoff 病　313
Sanfilippo 症候群　321
sarcoidosis　369, 386
sarcolemma　10
sarcoplasmic reticulum(SR)　8
satiety center　170
sausage-string 現象　256
scalloping　421
scanning speech　162, 511
scapula alata　28
SCARMD1　31
SCARMD2　32
Scarpa 神経節　507
Schäffer 徴候　534
Scheie 症候群　321
Schirmer 試験　507
Schwann 細胞　417
schwannoma　417
sciatic nerve　77
scintillating scotoma　214
scissoring gait　513
scrapie　350
secondary generalized epilepsy　570
secondary generalized seizure　440
segmental demyelination　82
seizure type　439
Seldinger 法　556, 557
semantic dementia(SD)　216, 219, 269
semicoma　478
sensory amusia　494
sensory aphasia　487
sensory nerve action potential(SNAP)　565
sensory system　77, 536
sensory trick　190, 286
septal nuclei　217
severe infantile myotubular myopathy　56
sharp wave　570
Shy-Drager 症候群　276, 279
sialidase　324
sialidosis　324, 446
signe de rideau　511
simple fracture　431
simple partial seizure(SPS)　440, 444
simultagnosia　492
simultanagnosia　214

single photon emission computed tomography(SPECT)　560
Sjögren 症候群　386
skeletal muscle　6
skew deviation　502
slow wave burst　570
slurred speech　511
Sly 症候群　323
SMA1　297
SMA3　297
small voice　511
smooth muscle　6
Snellen チャート　497
snout reflex　529
social history　474
soft palate　511
soleus　521
solitary nucleus　146
somatic motor area　145
somatic sensory area　145
somatosensory evoked potential(SEP)　566
somatosensory seizure　444
somatotopagnosia　211
somatotopy　173
somnolent　478
spasm
spasmodic torticollis　286, 522
spastic-ataxic gait　514
spastic gait　513
spasticity　184, 525
spatial agnosia　492
special somatic sensory area　145
special visceral motor area　145
special visceral sensory area　145
spectacular shrinking deficit　238
speech-language-hearing therapist(ST)　261
sphingolipidosis　310
sphingolipids　310
sphingomyelin lipidosis　314
spike　570
spike and wave complex　570
spina bifida　335
spina bifida cystica　335
spina bifida occulta　335
spinal muscular atrophy(SMA)　297
spinal angiography　557
spinal arteriovenous fistula(AVF)　125
spinal arteriovenous malformation(AVM)　125
spinal cord injury　437
spinal muscular atrophy(SMA)　297
spinal muscular atrophy type 3　297
spinal shock　135
spinal tract of trigeminal nerve　146
spinal tumor　420
spinocerebellar ataxia(SCA)　293
spinocerebellar ataxia 1(SCA1)　289
spinocerebellar ataxia 2(SCA2)　290
spinocerebellar ataxia 6(SCA6)　291
spinocerebellar degeneration(SCD)　287

spinocerebellum　154, 158
spinothalamic tract　112
splenium　221
sporadic cortical cerebellar atrophy(SCCA)　288
spreading depression　457
status epilepticus(SE)　445
Steinert 病　38
stellate cell　156
steppage gait　513
stepping test　509
stereognosis　539
steroid myopathy　62
Stewart-Holmes 徴候　162
Strümpell の脛骨現象　536
Strachan syndrome　382
striate cortex　213
striated muscle　6
striato-capsular infarction　232, 238
striatonigral degeneration(SND)　278
striatum　171, 174
striosome　175
stroke　223
stroke care unit(SCU)　257
stupor　478
Sturge-Weber syndrome　341
subacute combined degeneration of the spinal cord　92
subacute myelo-optico-neuropathy(SMON)　406
subacute necrotizing myelitis　128
subacute sclerosing panencephalitis(SPPE)　525
subacute sclerosing panencephalitis(SSPE)　346
subacute sensory neuronopathy(SSN)　393
subarachnoid hemorrhage　250
subcortical arteriosclerotic encephalopathy　242
subcortical hemorrhage　244
subcortical motor aphasia　206, 487
subcortical sensory aphasia　487
subdural hematoma　432
substantia innominata　220
substantia nigra　171
subthalamic nucleus(STN)　171
subthalamus　167
sucking reflex　207, 534
sulcus hypothalamicus　167
superficial reflex　532
superficial sensation　538
superior cerebellar peduncle　152, 155
superior colliculus　153
superior longitudinal fasciculus　220
superior parietal lobule　208
supplementary motor area seizure　444
supplementary motor area(SMA)　203
suprachiasmatic nucleus　167
supramarginal gyrus　208
supraoptic nucleus　167
supraspinatus　516

sural nerve 84
Sweet 病 385
Sylvius 197
sympathetic apraxia 490
syncinésie imitative 536
syndrome of inappropriate secretion of ADH(SIADH) 170
syndrome of nicotinic acid deficiency 383
syndrome sensitif à topographie chéiro-orale 233
syringomyelia 129
systemic lupus erythematosus(SLE) 103, 384

T

T1 552
T2 552
tabes dorsalis 357
tactile agnosia 494
tactile extinction 212
tactile sensation 538
tandem gait 162, 513
tardive dyskinesia 189, 405, 524
tardy ulnar palsy 110
Tarui 病 54
Tay-Sachs 病 313
tectum 151
tegmentum 145
telencephalon 163
temperature sensation 539
temporal arteritis 255, 387
temporal lobe 197
tension-type headache 462
teratoma 170, 419
tetany 378
thalamic hemorrhage 244
thalamic pain 541
thalamo-cortical theory 442
thalamus 163
thallium poisoning 398
thrombotic thrombocytopenic purpura (TTP) 389
thyroid ophthalmopathy 376
thyrotoxic encephalopathy 376
thyrotoxic myopathy 62, 375
thyrotoxic periodic paralysis 376
tibialis anterior 520
tibialis posterior 521
tibial nerve 77
tic 181, 191, 195, 525
Tinel 徴候 107
toluene poisoning 402
tonically active neuron(TAN) 180
tonic-clonic seizure 443
tonic plantar reflex 534
tonic seizure 443
tonotopy 215
tonsillar herniation 482
top of basilar artery syndrome 333
topographical disorientation 214, 216
toxoplasmosis 349

tractography 556
transcatheter arterial embolization (TAE) 558
transcortical motor aphasia 206, 487
transcortical sensory aphasia 216, 487
transient global amnesia 219, 484
transient global amnesia syndrome 242
transient ischemic attack(TIA) 241
transmedullary theory 130
transperivascular theory 130
transtentorial herniation 480
transverse myelitis 135
traumatic tap 548
tremor 193, 376, 524
triceps brachii 516
triceps brachii reflex 529
triceps surae 521
triceps surae reflex 531
trigeminal nerve 503
trigeminal neuralgia 463
triple flexion 534
trochlear nerve 151, 498
trochlear nucleus 151
trochlear palsy 502
Trömner 反射 531
tropical spastic paraparesis(TSP) 138
Trousseau 徴候 378
tuberal region 167
tuberculous meningitis 355
tuber eminens 168
tuberous sclerosis 339
two point discrimination 540
two-step MCA embolus syndrome 238

U

U-fiber 221
Ullrich 病 35
ulnar nerve 77
ulnar nerve palsy 108
ulnar pronator reflex 529
uncinate fasciculus 220
unilateral body agnosia 494
uninhibited neurogenic bladder 544
Unverricht-Lundborg 病 292, 446
upper quadrantanopsia 215
upper trapezius 512
urea cycle disorders(UCD) 330
uremia 372
uremic encephalopathy 372
uremic neuropathy 100, 373
urinary frequency 544
urinary urgency 544
useless hand syndrome of Oppenheim 122
utilization behavior 207
U 線維 221

V

VA 166
vagal nerve 509
vagus nerve 77

vasopressin 168
venous pressure theory 130
ventral tegmental area 176
ventriculo-atrial shunt(V-A shunt) 426
ventriculo-peritoneal shunt(V-P shunt) 426
vermis 154
Vernet rideau phenomenon 511
versive seizure 444
vertebral angiography(VAG) 556
vertebrobasilar insufficiency 240
vertigo 463
vestibular nerve 507
vestibular neuronitis(VN) 470
vestibular nystagmus 502
vestibular schwannoma 417
vestibulocerebellum 155, 157
vestibulocochlear nerve 155
vestibulo-ocular reflex 159, 501
vibration sense 539
viral meningitis 352
visceral motor area 145
visceral sensory area 145
visual acuity 496
visual agnosia 220, 492
visual constructive disability 211
visual evoked potential(VEP) 567
visual field 496
visual hallucination 214
visual object agnosia 215, 492
visual seizure 444
visuospatial agnosia 493
vitamin B_6 deficiency 382
vitamin B_{12} deficiency 383
vitamin D deficiency 383
vitamin E deficiency 384
VL 166
von Hippel-Lindau 症候群 341
von Recklinghausen 病 340
VP 165

W

wadding gait 513
Waldenström macroglobulinemia 390
Walker-Warburg syndrome(WWS) 35
Wallenberg 症候 471
Wallenberg 症候群 146, 234
wallerian degeneration 82
Waller 変性 82
Wartenberg 徴候 536
water hammer effect 130
Waterhouse-Friderichsen 症候群 354
watershed infarction 231
wearing-off 277
Weber 症候群 153 233
Weber 聴覚試験 507
Wegener granulomatosis 370, 388
weight perception 541
Werdnig-Hoffmann 病 297
Wernicke 202

Wernicke encephalopathy　382
Wernicke–Korsakoff 症候群　91
Wernicke–Mann の姿勢　513
Wernicke 失語　216, 232, 261, 487
Wernicke 脳症　382
West Nile encephalitis　344
Westphal 現象　184
Westphal 徴候　358, 535
West 症候群　445
whiplash injury　437

Willis 動脈輪　223
Willis 動脈輪閉塞症　254
Wilson disease　332
writer's cramp　523

X

xanthochromia　252, 548
X–linked Charcot–Marie–Tooth disease (CMTX)　88

X 線 CT　550
　　—, 脳腫瘍　409
X 線単純撮影, 脊髄の　124
X 線断層撮影, 脊髄の　124
X 連鎖 Charcot–Marie–Tooth 病　88

Y

Yakovlev の回路　217, 219
yolk sac tumor　419